In der Zahnarztpraxis
Ausbildungsjahr 1

Autorinnen und Autoren
Dr. Bernhard Alfter, Dr. Jochen Eble,
Helmut Hagmeier, Waltraud Hollstein,
Albert Mergelsberg, Dr. Dr. Birgitte Nestle-Oechslin,
Susanne Weiß

In Zusammenarbeit mit der Verlagsredaktion

Cornelsen

In der Zahnarztpraxis
Ausbildungsjahr 1

Beratung:
Albert Mergelsberg, Susanne Weiß, Erstauflage Leistungsabrechnung begründet durch Dr. Anke Handrock

Redaktion:
Dr. Franz Schaller, Susanne Stucki

Außenredaktion:
Elisabeth Berten, Lars Wilker

Videoredaktion:
Maria-Stefania Bidian, Lisa Budzynski

Redaktionelle Mitarbeit:
Dr. Angelika Fallert-Müller, Carla Junghans, Stefan Schiefer, Rebecca Syme

Rechte und Lizenzen:
Marlene Moser

Gesamtgestaltung:
Ungermeyer, Berlin

Titelfoto:
mauritius images/alamy stock photo/Sebastian Duda

Satz:
Straive, Chennai

Begleitmaterialien für Lernende:
Das Buch ist auch als E-Book erhältlich. Die Videos finden Sie im E-Book oder in der **Cornelsen Lernen App**.

Begleitmaterialien für Lehrende:
Die Lösungen zu den Aufgaben aus dem Schulbuch finden Sie auf den Internetseiten des Cornelsen-Verlags unter dem Webcode **rohapo**.

www.cornelsen.de

1. Auflage, 1. Druck 2023

Druck: Firmengruppe APPL, aprinta Druck, Wemding

ISBN 978-3-06-452390-6

PEFC
PEFC/04-32-0928

PEFC zertifiziert
Dieses Produkt stammt aus nachhaltig bewirtschafteten Wäldern.

www.pefc.de

Vorwort

Liebe angehende Zahnmedizinische Fachangestellte, liebe Kolleginnen und Kollegen,

der Beruf der Zahnmedizinischen Fachangestellten hat eine lange Tradition. Er hat sich von anfänglichen Hilfsdiensten zu einem anspruchsvollen, Verantwortung fordernden Beruf entwickelt, der aus dem Team Zahnarztpraxis nicht mehr wegzudenken ist. Hinzu kommt der enorme Ausbau der Fort- und Weiterbildungsmöglichkeiten in den letzten Jahren, der diesen Beruf noch attraktiver macht.
Um dies auch in der Zukunft zu gewährleisten, wurde die Ausbildungsordnung nach über 20 Jahren zum 01. August 2022 aktualisiert und auf den neuesten Stand der zahnmedizinischen Erkenntnisse gebracht. Im neuen Rahmenlehrplan wurde das bewährte Lernfeldkonzept beibehalten und es wird vom Cornelsen-Verlag durch die Herausgabe von Jahrgangsbänden zusätzlich unterstützt. Durch die neue Struktur der Lernfelder haben die Schulen noch größere Freiheiten, die Lernfelder umzusetzen.
Ein Schwerpunkt für die Ausbildung ist die Kommunikationsfähigkeit im Team und gegenüber den Patientinnen und Patienten. Einen weiteren Schwerpunkt bildet das Thema Hygiene, welches in einem eigenen Lernfeld bearbeitet wird. Mit der Erarbeitung der Inhalte in der Hygiene und dem Thema Bildgebende Verfahren und Strahlenschutzmaßnahmen anwenden sollen die ZFA befähigt werden, mit der Ausbildung einen entsprechenden Nachweis zu erhalten. Durch die flächendeckende Einführung der Telematikinfrastruktur (TI) gibt es in den Zahnarztpraxen einen großen Digitalschub bis zum Einsatz Künstlicher Intelligenz (KI). Die drei Themen Kommunikation, Hygiene und Digitalisierung sind zudem spiralcurricular aufgebaut, d. h., sie kommen in fast allen Lernfeldern vor. In den neu aufgelegten Schulbüchern haben wir diese Themen verstärkt aufgegriffen. Nach wie vor bildet die Behandlungsassistenz für die Zahnarztpraxis die Grundlage des zahnmedizinischen Wissens für die Zahnmedizinischen Fachangestellten. Der neue Schwerpunkt Kommunikation in einer fremden Sprache ist ein einem Extra-Band („Dentistry Matters") aufgegriffen.

Das Thema Durchführen von Hygienemaßnahmen und Aufbereiten von Medizinprodukten wird schon in der Abschlussprüfung Teil 1 am Ende des zweiten Ausbildungsjahres geprüft. Der zweite Teil der Abschlussprüfung in der Behandlungsassistenz findet als Fachgespräch (Projektprüfung) am Schluss der Ausbildung statt und umfasst die übrigen Themengebiete (Assistieren bei und Dokumentieren von zahnärztlichen Maßnahmen). Dem neuen Aufbau der Prüfungsordnung dient ebenfalls das Erscheinen der Jahrgangsbände. Am Ende des zweiten Ausbildungsjahres finden Sie alle Inhalte des ersten Teils der Abschlussprüfung in den ersten beiden Bänden und können sich optimal auf die Prüfung vorbereiten.

Wir freuen uns, dass es uns gelungen ist, ein Autorenteam von Zahnärztinnen und Zahnärzten, Biologen und Zahnmedizinischen Fachangestellten zu bilden, die alle auch gleichzeitig Lehrerinnen und Lehrer sind.
Den Familien, den Partnerinnen und Partnern, den Freundinnen und Freunden der Autorinnen und Autoren gebührt unser Dank, dass sie so viele Stunden auf sie verzichtet haben.
Ohne die hervorragende Unterstützung der Gesundheitsredaktion des Cornelsen-Verlages wäre dieses Werk nicht zustande gekommen.

Wir wünschen Ihnen viel Spaß und Erfolg bei Ihrer Arbeit mit diesem Lehrwerk. Senden Sie Ihre Anregungen bitte an service@cornelsen.de.

Für das Autorenteam
Susanne Weiß
Albert Mergelsberg

Ludwigsburg/Freiburg, Mai 2023

Hinweis der Redaktion: Im Sinne der Geschlechtergerechtigkeit wird in diesem Buch konsequent zwischen den einzelnen Lernfeldern die weibliche und die männliche Form abwechselnd verwendet. In der Regel sind damit immer alle Geschlechter gemeint.

Arbeiten mit diesem Fachbuch

Merke-Kästen fassen wichtige Informationen zusammen.

In der **Cornelsen Lernen App** finden Sie digitale Zusatzmaterialien: **Videos** für Smartphone und Tablet. Eine Übersicht über die Videos finden Sie im Buch auf Seite 490.

Merke
Rechtsgeschäfte, die nicht geschäftsfähige Personen tätigen, sind ungültig (nichtig).

Video
Geschäftsfähigkeit

Geschäftsunfähigkeit (§ 104 BGB)
– Kinder unter 7 Jahren
– Personen mit andauernder krankhafter Störung der Geistestätigkeit

Beispiel
a Eine 4-Jährige kauft sich ein Tafel Schokolade und isst sie auf. Der Kaufvertrag ist ungültig. Der Kaufmann muss den Kaufpreis den Eltern rückerstatten. Dass die Schokolade nicht mehr zurückerstattet werden kann, geht zulasten des Kaufmanns.
b Eine 4-Jährige wird von ihren Eltern mit einem Zettel zum Einkaufen geschickt. Den Einkaufszettel und den abgezählten Betrag übergibt sie dem Verkäufer. Dieser packt ihr die Sachen ein und nimmt das Geld an sich. Der Kaufvertrag ist gültig. Die 4-Jährige ist als Bote ihrer Eltern unterwegs und überbringt deren Willenserklärung.

Merke
Botengänge sind auch nicht geschäftsfähigen Personen erlaubt.

Ein 6-jähriges Kind kann kein Rechtsgeschäft (Behandlungsvertrag) schließen. Daraus folgt, dass das Rechtsgeschäft (Fluoridierung und Fissurenversiegelung bei der 6-Jährigen) ungültig ist und folglich die Zahnärztin keinen Honoraranspruch hat. Erscheint ein Elternteil mit zur Behandlung, gilt dies grundsätzlich als Einwilligung zur Behandlung. Erscheint ein Kind unter 7 Jahren und übermittelt mündlich die Einwilligung seiner Eltern zur Behandlung (als Bote), sollte dies durch einen Anruf bei den Eltern überprüft werden. Empfehlenswert ist in jedem Fall die schriftliche Einwilligung der Eltern. Eine nachträgliche Genehmigung ist in jedem Fall ausgeschlossen. Der Behandlungsvertrag kommt zwischen Eltern und Zahnarzt zustande.

Beschränkte Geschäftsfähigkeit (§ 106 BGB)
– Personen von 7 bis 18 Jahren
– Unter Umständen sind hiermit auch Personen vergleichbar, die unter Betreuung gestellt sind (s. § 1903 BGB).

Tätigen beschränkt Geschäftsfähige ein Rechtsgeschäft ohne vorherige Zustimmung, ist dieses schwebend unwirksam. Das bedeutet, dass die gesetzliche Vertreterin dem Rechtsgeschäft auch nachträglich zustimmen kann. Verweigert sie die Zustimmung, ist das Rechtsgeschäft von Anfang an nichtig (§ 107 BGB).

82

Unter einer Diagnose versteht man die Zuordnung einer gesundheitlichen Störung zu einem Krankheitsbegriff. Der Zahnarzt ordnet die Erkenntnisse aus der **Anamnese** und der **Befunderhebung** einem Krankheitsbild zu und benennt dieses.

Eine Diagnose darf nicht mit der **Diagnostik** verwechselt werden. Die Diagnostik ist eine Sammelbezeichnung für alle Verfahren, die zur Abklärung einer Krankheitsursache angewendet werden, z. B. Anamnese, Röntgenbilder, Vitalitätsprobe. Aus den Ergebnissen der Diagnostik kann eine Diagnose gestellt werden.

2.4 Therapie

Jede Erkrankung wird nach einem festgelegten Schema behandelt (therapiert). Auf der Basis der Diagnose erfolgt die **Therapie** nach einem auf den Patienten abgestimmten **Therapieplan**. Bei größeren Behandlungen sollte dieser Therapieplan notiert und in Behandlungssitzungen unterteilt werden. Außerdem sollte notiert werden, wie viel Zeit für jede Behandlungssitzung notwendig ist. Nur so kann eine systematische Termin- und Behandlungsplanung in der Praxis erfolgen.

Beispiel
Die Befunderhebung ergab am Zahn 11 ein geschwollenes, gerötetes und leicht blutendes Zahnfleisch. Der Zahn ist nicht kariös und das Röntgenbild zeigt keinen Knochenabbau. Außerdem lässt sich bei dem Patienten eine unzureichende Mundhygiene feststellen:
Diagnose: Gingivitis (Zahnfleischentzündung) am Zahn 11

Terminologie: Allgemeine Untersuchungsmethoden

Auskultation, die	Untersuchung durch Abhorchen der im Körper entstehenden Geräusche und Töne, meist mit einem Stethoskop
Diagnose, die	Zuordnung einer gesundheitlichen Störung zu einem Krankheitsbegriff
Diagnostik, die	Sammelbezeichnung für alle Verfahren, die zur Abklärung einer Krankheitsursache angewendet werden, z. B. Anamnese, Röntgenbilder, Vitalitätsprobe
Inspektion, die	äußerliche Untersuchung eines Patienten durch Betrachten
Palpation, die	Untersuchung durch Betasten
Perkussion, die	Untersuchung durch Beklopfen der Körperoberfläche
Therapie, die	Behandlung von Erkrankungen

Aufgaben

1 Nennen Sie vier Schritte, die zur Behandlung eines Patienten gehören.
2 Nennen Sie vier Untersuchungsmethoden, die beim intraoralen Befund erfasst werden.
3 Worin besteht der Unterschied zwischen einer Diagnose und der Diagnostik?

347

Hinterlegte Begriffe werden in der Terminologie erklärt.

Zahlreiche **Beispiele** unterstützen das Verständnis komplexer Zusammenhänge und fordern zur Anwendung der gelernten Inhalte auf.

In der **Terminologie** finden Sie die Erklärungen der im vorhergehenden Kapitel benutzten neuen Fachbegriffe.

Aufgaben bieten Ihnen die Möglichkeit, erarbeitete Kenntnisse zu wiederholen und anzuwenden.

Beginn der Behandlung mit Untersuchungen und Beratungen

BEMA-Pos.	Abk.	Leistung	Bewertungszahl
Ä 70	AU	Kurze Bescheinigung oder kurzes Zeugnis, Arbeitsunfähigkeitsbescheinigung	5

Für die erneute Ausstellung einer AU-Bescheinigung darf die Position Ä70 auch ein weiteres Mal berechnet werden.

Wird eine Arbeitsunfähigkeitsbescheinigung mit einem PVS ausgestellt, archiviert das Programm diese gleichzeitig elektronisch. Sie muss mindestens ein Jahr aufbewahrt werden.

Das Formular der eAU wird über das PVS an die Krankenkassen mittels elektronisch zertifizierter Unterschrift übermittelt. Ein Ausdruck bleibt möglich.

eAU →S. 169

Arztbriefe sind ausführliche, schriftliche Krankheits- oder Befundberichte, die ein Zahnarzt anderen (zahn)ärztlichen Kollegen übermittelt. Sie werden mit der Pos. Ä 75 abgerechnet. Die Mitteilung muss aber über eine einfache Kopie des Anamnesebogens oder eine Kopie der Befunde hinausgehen, um die Position abrechnen zu können. Dies erfolgt über KIM.

BEMA-Pos.	Abk.	Leistung	Bewertungszahl
Ä 75		Ausführlicher schriftlicher Krankheits- und Befundbericht (einschließlich Angaben zur Anamnese, zu dem/den Befund(en), zur epikritischen Bewertung und gegebenenfalls zur Therapie	15

Die Leistungstabellen zum BEMA sind nach einheitlichem Schema aufgebaut und zitieren die Leistung im Originaltext der Gebührenordnung.

Positionen aus dem BEMA sind in den Texten und auch den Tabellen in pink gedruckt.

Seitenverweise zu den einzelnen Begriffen ermöglichen einen schnellen Zugriff auf weitere Informationen im Buch.

GOÄ-Pos.	Leistung	Punktzahl
0010	Eingehende Untersuchung zur Feststellung von Zahn-,Mund- und Kiefererkrankungen einschließlich Erhebung des Parodontalbefundes sowie Aufzeichnung des Befundes	100 P
Ä 6	Vollständige körperliche Untersuchung mindestens eines der folgenden Organsysteme ... des stomatognathen Systems ... – gegebenenfalls einschließlich Dokumentation	100 P

A Zur Untersuchung des stomatognathen Systems gehören die Inspektion der Mundhöhle, die Inspektion und Palpation der Zunge und der Kiefergelenke sowie ein vollständiger Zahnstatus.

Zur Berechnung der Positionen 0010 und Ä 6 sind keine Zeitabstände zu beachten. Weder die Halbjahresregel noch die Viermonatsregel wie bei der Abrechnung von Untersuchungen nach dem BEMA sind zu beachten.

P̸ Neben der 0010 können folgende Leistungen nicht in einer Sitzung berechnet werden: Ä 2 (Ausstellen von Wiederholungsrezepten), Ä 6, 6190 (Beratungsgespräch) und 8000 (Funktionsstatus).

Neben einer Ä 6 können Leistungen nach 0010 und Ä 5 (Symptom bezogene Untersuchung) nicht berechnet werden.

Die Dokumentationspflichten entsprechen denen der Position 01 im BEMA.

409

Alle Positionen aus GOZ und GOÄ sind zur Unterscheidung zum BEMA in blauer Farbe gedruckt. Das trifft auch auf die Darstellung der Leistungstabellen zu.

Die Abrechnungsbestimmungen geben zusätzliche Erklärungen zur Position. Zur schnellen Orientierung sind den Erklärungen Symbole vorangestellt.

Symbole und ihre Bedeutung:

- ✎ Aspekte, die bei der Abrechnung zu dokumentieren sind.
- **A** gibt an, welche Abrechnungsbestimmungen mit der zuvor zitierten Leistungsposition verbunden sind.
- **B** weist auf Besonderheiten hin.
- **P** Können zu einer Position zusätzlich weitere Positionen abgerechnet werden, steht dies Symbol vor dem Text.
- **P̸** Damit sind Ausschlüsse gekennzeichnet.
- **M** Wenn zusätzlich Material abgerechnet werden kann, steht dies Symbol vor dem Text.
- **M̸** Nicht zusätzlich berechenbares Material wird nach diesem Symbol genannt.

Zum Inhalt des Buches

Die markierten Lernfelder enthalten die Inhalte des ersten Ausbildungsjahres und geben die Gliederung dieses Buches wieder. Die genauen Inhaltsangaben der Lernfelder finden Sie im Inhaltsverzeichnis.

Innerhalb jedes Lernfeldes kennzeichnet
- die blaue Markierung die Lerninhalte zur Behandlungsassistenz,
- die grüne Markierung die Lerninhalte zur Leistungsabrechnung und
- die rote Markierung die Lerninhalte zur Organisation und Verwaltung bzw. Wirtschafts- und Sozialkunde.

LF 1 Die eigene Rolle im Ausbildungsbetrieb mitgestalten 13

LF 2 Patienten empfangen und begleiten 93

LF 3 Hygienemaßnahmen organisieren und Medizinprodukte aufbereiten 291

LF 4 Patienten bei der Kariestherapie begleiten 339

LF 5 Patienten bei endodontischen Behandlungen begleiten

LF 6 Patienten bei chirurgischen Behandlungen begleiten

LF 7 Medizinische Notfälle begleiten

LF 8 Patienten bei paradontologischen Behandlungen begleiten

LF 9 Praxisbedarf beschaffen und verwalten

LF 10 Patienten bei prophylaktischen und kieferorthopädischen Behandlungen begleiten

LF 11 Patienten bei prothetischen Behandlungen begleiten

LF 12 Bildgebende Verfahren und Strahlenschutzmaßnahmen

LF 13 Arbeitsprozesse organisieren und optimieren

WiSo Wirtschafts- und Sozialkunde

Stichwortverzeichnis 475

Übersicht über die Videos 490

Abkürzungsverzeichnis 491

Inhalt

LF 1 Die eigene Rolle im Ausbildungsbetrieb mitgestalten

1 Ausbildung zur Zahnmedizinischen Fachangestellten 14
1.1 Entstehung des Berufs 14
1.2 Heutige Situation 15
1.2.1 Tätigkeitsfelder 15
1.2.2 Röntgen 17
1.2.3 Verstöße 17
1.2.4 Berufsqualifikationen 18
1.3 Duales Ausbildungssystem 19
1.4 Berufsausbildungsvertrag 19
1.4.1 Rechtliche Grundlagen 19
1.4.2 Tarifvertragliche Regelungen 22
1.4.3 Pflichten der Ausbildenden und der Auszubildenden 23
1.4.4 Beendigung der Berufsausbildung 24

2 Schutzgesetze für Auszubildende 26
2.1 Jugendarbeitsschutzgesetz 26
2.2 Arbeitszeitregelung für Erwachsene 27
2.3 Bundesurlaubsgesetz 28
2.4 Mutterschutz, Elternzeit, Elterngeld und Teilzeitarbeit 28

3 Besondere Schutzvorschriften am Arbeitsplatz 30
3.1 Arbeitsschutzgesetz (ArbSchuG) 30
3.1.1 Pflichten der Arbeitgeberin 30
3.1.2 Pflichten von Beschäftigten 31
3.2 Arbeitssicherheitsgesetz (ASiG) 31
3.3 Vorschriften der Berufsgenossenschaft (BG) 31
3.4 Unfallverhütungsvorschriften (UVV) 32
3.5 Überwachung der Schutzvorschriften 32

4 Ergonomie, Ökologie und Nachhaltigkeit 34
4.1 Ergonomie 34
4.1.1 Anzahl und Lage der Praxisräume 35
4.1.2 Arbeitsplanung 36
4.1.3 Teamarbeit 36
4.1.4 Arbeitshaltung 37
4.1.5 Technische Einrichtung 39
4.2 Ökologie und Nachhaltigkeit 40

5 Gesundheitswesen 43
5.1 Öffentliches Gesundheitswesen 44
5.2 Krankenhauswesen 45
5.3 Berufe im Gesundheitswesen 46
5.4 Zahnarztpraxis 47
5.4.1 Voraussetzungen für die Berufsausübung 47
5.4.2 Unternehmen „Zahnarztpraxis“ 48
5.4.3 Zahnärztliche Organisationen 50
5.4.4 Räume und Funktionsbereiche der Zahnarztpraxis 51
5.4.5 Partner der Zahnarztpraxis 55

6 Praxisorganisation 59
6.1 Organisation und Personalführung 59
6.1.1 Formelle Organisation 59
6.1.2 Informelle Organisation 59
6.1.3 Führungsstile 60
6.2 Kompetenzen und Qualifikationen 61
6.3 Arbeiten im Team 62

7 Private und soziale Absicherung 65
7.1 Sozialversicherungen 65
7.1.1 Krankenversicherung 66
7.1.2 Pflegeversicherung 69
7.1.3 Unfallversicherung 70
7.1.4 Rentenversicherung 71
7.1.5 Arbeitslosenversicherung 73
7.2 Private Absicherung 76

8 Entgeltabrechnung für Auszubildende 79

9 Grundlagen des Vertragsrechts 81
9.1 Rechts- und Geschäftsfähigkeit 81
9.1.1 Rechtsfähigkeit 81
9.1.2 Geschäftsfähigkeit 82
9.2 Delikts- und Schuldfähigkeit 84
9.2.1 Deliktsfähigkeit 84
9.2.2 Schuldfähigkeit 85
9.3 Rechtsgeschäfte 86
9.4 Stellvertretung 87
9.5 Form der Willenserklärungen (Rechtsgeschäfte) 89

LF 2 Patienten empfangen und begleiten

1 Patientenbetreuung ... 94
1.1 Patienten empfangen ... 94
1.2 Vorbereitung des Behandlungsraums ... 95
1.3 Begleitung des Patienten ... 95
1.4 Patientenlagerung ... 96
1.5 Absaugen und Abhalten ... 96
1.5.1 Allgemeines zur Technik bzw. zum Vorgehen ... 96
1.5.2 Spezielle Abhalte- und Absaugtechnik in verschiedenen Positionen ... 98
1.6 Verabschiedung des Patienten ... 99
1.7 Nachbereitung des Behandlungsraums ... 99

2 Anamnese ... 100
2.1 Rechtliche Grundlagen ... 100
2.2 Verschiedene Bereiche der Anamnese ... 100
2.2.1 Allgemeine Anamnese ... 100
2.2.2 Spezielle Anamnese ... 102
2.2.3 Familienanamnese ... 103
2.2.4 Medikamentenanamnese ... 103
2.3 Anamnesebogen ... 103
2.4 Erhebung der Anamnese bei englischsprechenden Patienten ... 105
2.5 Anamnesebogen für Kleinkinder ... 106

3 Mundhöhle und Rachen ... 109
3.1 Mundhöhle ... 110
3.1.1 Einteilung und Begrenzung der Mundhöhle 110
3.1.2 Mundschleimhaut ... 110
3.1.3 Gaumen ... 111
3.1.4 Wangen und Mundboden ... 112
3.1.5 Zunge ... 112
3.1.6 Speicheldrüsen ... 114
3.1.7 Erkrankungen der Speicheldrüsen ... 115
3.2 Rachen ... 115

4 Zähne ... 118
4.1 Aufbau des Gebisses und der Zähne ... 118
4.1.1 Aufbau des Gebisses ... 118
4.1.2 Aufbau der Zähne ... 119
4.2 Lage-, Flächen- und Richtungsbezeichnungen ... 121
4.3 Erkennungsmerkmale einzelner Zähne ... 123
4.4 Die einzelnen Zähne im bleibenden Gebiss ... 124
4.4.1 Schneidezähne ... 124
4.4.2 Eckzähne ... 124
4.4.3 Prämolaren ... 124
4.4.4 Molaren ... 125
4.5 Zahnschemata ... 126
4.5.1 Internationales Zahnschema ... 126
4.5.2 Winkelhaken-Zahnschema ... 127
4.5.3 Zahnschema nach Haderup ... 127

5 Grundlagen der zahnärztlichen Abrechnung ... 130
5.1 Ein Rückblick in die Geschichte ... 130
5.1.1 Von Krankenhilfevereinen bis zum heutigen Sozialgesetzbuch ... 130
5.1.2 Entwicklung der Gebührenordnungen ... 131
5.2 Zahnärztliche Abrechnung heute ... 133
5.2.1 Versicherte und Kostenträger ... 133
5.2.2 Grundlagen der Honorierung ... 134

6 Gebührenordnungen und Verträge . 136
6.1 Regelungen für Kassenpatienten ... 136
6.1.1 „Grundgesetz" der Abrechnung: Bestimmungen des SGB V ... 136
6.1.2 Überblick über die Verträge ... 138
6.1.3 Allgemeine Bestimmungen im BMV-Z ... 139
6.1.4 Bewertungsmaßstab für zahnärztliche Leistungen (BEMA) ... 140
6.1.5 Allgemeine Regelungen zur Abrechnung nach BEMA ... 140
6.1.6 Aufbau des BEMA-Gebührentarifs ... 144
6.2 Zahlungswege in der gesetzlichen Krankenversicherung ... 146
6.3 Regelungen für Privatpatienten ... 147
6.3.1 Die Gebührenordnung für Zahnärzte (GOZ 2012) ... 147
6.3.2 Bestimmungen der GOZ ... 147
6.3.3 Ärztliche Leistungen bei Privatpatienten ... 154
6.3.4 Regelungen für Basisversicherte ... 155
6.3.5 Abweichende Vereinbarungen ... 155
6.3.6 Leistungen, die teils nicht in der GOZ/GOÄ genannt sind ... 156
6.3.7 Begründungen bei erhöhtem Steigerungssatz ... 157
6.3.8 Berechnung von Auslagen nach GOZ ... 158
6.3.9 Ersatz von Auslagen nach GOÄ ... 159

7 Abrechnung außervertraglicher Leistungen bei Kassenpatienten ... 160

8 **Leistungsabrechnung bei Kassenpatienten** ... 164
8.1 Die elektronische Gesundheitskarte ... 164
8.2 (Elektronische) Formulare ... 166
8.2.1 Arzneimittelverordnungsblatt (eRezept) ... 166
8.2.2 Elektronische Arbeitsunfähigkeitsbescheinigung (eAU) ... 169
8.2.3 Erfassungsschein ... 173
8.3 Quartalsabrechnung mittels Upload ... 175
8.3.1 Vorbereitung des Uploads ... 175
8.3.2 Durchführung des Uploads ... 175

9 **Patientenbetreuung** ... 180
9.1 Patienten empfangen ... 180
9.1.1 Gestaltung des Außenbereichs ... 180
9.1.2 Gestaltung des Empfangsbereichs ... 180
9.1.3 Gestaltung des Wartebereichs ... 181
9.2 Patienten begleiten ... 183
9.2.1 Gestaltung des Behandlungsraums ... 183
9.2.2 Vorbereitung des Behandlungsraums ... 183
9.2.3 Vorbereiten der Behandlungs ... 184
9.3 Mit Patienten kommunizieren ... 184
9.3.1 Sender-Empfänger-Modell ... 184
9.3.2 Kommunikationsarten ... 185
9.4 Verhalten und Umgangsformen ... 187
9.4.1 Verhalten gegenüber den Patienten ... 187
9.4.2 Verhalten gegenüber dem Arbeitsteam ... 188
9.4.3 Umgangsformen ... 188
9.4.4 Sprache ... 188

10 **Konfliktmanagement** ... 190
10.1 Konflikte in der Zahnarztpraxis ... 190
10.1.1 Interne Konflikte ... 190
10.1.2 Externes Konflikt- und Beschwerdemanagement ... 192
10.2 Verhaltensregeln in Konfliktsituationen ... 193
10.3 Konflikte – eine gestörte Kommunikation ... 194
10.3.1 Grundregeln der Kommunikation ... 194
10.3.2 Beschwerden meistern ... 196

11 **Patientengruppen und Patiententypen** ... 203
11.1 Patientengruppen ... 203
11.1.1 Kinder ... 203
11.1.2 Jugendliche ... 204
11.1.3 Erwachsene ... 204
11.1.4 Senioren ... 204
11.1.5 Patienten mit körperlichen Einschränkungen ... 205
11.1.6 Fremdsprachige Patienten ... 206
11.2 Patiententypen ... 207
11.2.1 Patienten mit Ängsten ... 207
11.2.2 Patienten mit Schmerzen ... 208
11.2.3 Herausfordernde Patienten ... 208

12 **Behandlungsvertrag** ... 209
12.1 Zustandekommen des Behandlungsvertrags ... 209
12.2 Vertragsarten ... 209
12.2.1 Werkvertrag (§§ 631 ff. BGB) ... 209
12.2.2 Dienstvertrag (§§ 630a und b BGB) ... 209
12.2.3 Sorgfaltspflichtverhältnis ... 210
12.3 Rechte und Pflichten aus dem Behandlungsvertrag ... 211
12.3.1 Pflicht zur sorgfältigen Behandlung ... 211
12.3.2 Informations- und Aufklärungspflicht, Einwilligung ... 213
12.3.3 Schweigepflicht ... 214
12.3.4 Dokumentationspflicht ... 217
12.3.5 Mitwirkungspflicht des Patienten ... 219
12.3.6 Pflicht zur Zahlung des Honorars ... 219
12.4 Beendigung des Behandlungsvertrags ... 220
12.5 Haftung und Schadensersatz ... 220
12.5.1 Allgemeine Grundsätze ... 220
12.5.2 Haftung des Zahnarztes ... 222
12.5.3 Haftung des Zahnarztes für das Praxispersonal ... 223
12.6 Strafrechtliche Verantwortung des Zahnarztes und seiner Mitarbeiter ... 224
12.7 Schiedsstellen (Schlichtungsstellen) ... 224
12.7.1 Streitigkeiten aus zahnärztlichen Rechnungen 225
12.7.2 Abrechnungsstreitigkeiten mit gesetzlichen Krankenkassen ... 225
12.7.3 Gutachter von Gericht ... 225
12.7.4 Medizinischer Dienst der Krankenversicherung ... 226

13 **Datenverarbeitung in der Zahnarztpraxis** ... 229
13.1 Neue Patienten empfangen und registrieren ... 229
13.2 Ordnen von Daten (Ordnungssysteme) ... 230
13.2.1 Alphabetische Ordnung ... 230
13.2.2 Numerische Ordnung ... 233
13.2.3 Alphanumerische Ordnung ... 234
13.2.4 Chronologische (zeitliche) Ordnung ... 235
13.2.5 Sachliche (mnemotechnische) Ordnung ... 235

13.3 Auf dem Weg zur elektronischen Datenverarbeitung ... 235
13.3.1 Aufgaben der Patientenkartei ... 235
13.3.2 Aufbau einer Patientenkartei ... 236
13.3.3 Elektronische Gesundheitskarte (eGK) ... 237
13.4 Elektronische Datenverarbeitung ... 238
13.4.1 Beispiele für den Computereinsatz in der Zahnarztpraxis ... 239
13.4.2 Konfiguration einer EDV-Anlage für eine Zahnarztpraxis ... 241
13.4.3 Telematikinfrastruktur (TI) ... 244
13.4.4 Cloud-basierte Praxisverwaltungssysteme ... 247
13.5 Europäische Datenschutzgrundverordnung (EU DSGVO) in der Zahnarztpraxis ... 248
13.5.1 Datenschutz ... 248
13.5.2 Datensicherung ... 251

14 Organisation der Fernkommunikation ... 258
14.1 Kommunikation per Brief- und Schriftverkehr ... 258
14.1.1 Versendungsformen ... 259
14.1.2 Besondere Versendungsformen und Dienste ... 260
14.2 Organisation Posteingang ... 262
14.2.1 Posteingang verwalten ... 263
14.2.2 Einteilung des Schriftgutes ... 265
14.2.3 Gesetzliche und vertragliche Aufbewahrungsfristen ... 266
14.3 Schriftgutablage ... 267
14.4 Dokumentenmanagement ... 267
14.5 Organisation Postausgang ... 269
14.6 Telekommunikation ... 270
14.6.1 Fortschritte in der Telekommunikation ... 270
14.6.2 Festnetzangebot ... 271
14.6.3 Mobilfunknetzangebot ... 274
14.6.4 Serviceleistungen von Telefongesellschaften ... 275
14.6.5 Telefontarife ... 277
14.6.6 Telefonrechnung ... 277
14.7 Organisation eines Telefongesprächs ... 278
14.7.1 Die richtige Telefonnummer finden ... 278
14.7.2 Dokumentation der Telefongespräche ... 278
14.7.3 Telefonkommunikation ... 279
14.7.4 Telefonische Gesprächsführung ... 280
14.8 Internet ... 283
14.9 Praxishomepage ... 284
14.10 E-Mail (Electronic Mail): Die elektronische Post ... 284
14.11 Informations- und Kommunikationsmedium ... 285
14.12 Kritik am Internet ... 285

LF 3 Hygienemaßnahmen organisieren und Medizinprodukte aufbereiten

Einführung in die Hygiene ... 292

1 Mikrobiologie ... 292
1.1 Bakterien ... 292
1.2 Viren ... 294
1.3 Pilze ... 295
1.4 Protozoen ... 295
1.5 Prionen ... 295

2 Infektionslehre ... 297
2.1 Infektionsquellen ... 297
2.2 Infektionswege ... 297
2.3 Ablauf einer Infektionskrankheit ... 299
2.4 Berufsrelevante Infektionskrankheiten ... 300
2.4.1 Hepatitis ... 300
2.4.2 HIV-Infektion/AIDS ... 302
2.4.3 Covid-19 ... 302
2.4.4 Virusgrippe (Influenza) ... 302
2.4.5 Soor ... 303
2.5 Impfungen ... 303
2.5.1 Aktive Impfung ... 304
2.5.2 Passive Impfung ... 305
2.5.3 Simultanimpfung ... 305
2.6 Postexpositionsprophylaxe ... 306

3 Grundbegriffe und Grundlagen der Hygiene ... 308
3.1 Reinigung ... 308
3.2 Desinfektion ... 308
3.3 Sterilisation ... 309

4 Hygienemanagement ... 312
4.1 Rechtliche Vorschriften und Empfehlungen ... 312
4.2 Hygieneunterweisungen und Dokumentation ... 312
4.3 Hygieneplan ... 313

5 **Maßnahmen zur Verringerung des Infektionsrisikos in der Zahnarztpraxis** ... 314
5.1 Persönliche Hygiene ... 314
5.2 Persönliche Schutzausrüstung (PSA) ... 314
5.3 Händehygiene ... 316
5.3.1 Händewaschen (Händereinigung) ... 316
5.3.2 Händedesinfektion ... 316
5.3.3 Hautschutz und -pflege ... 318
5.4 Reinigung und Desinfektion von Flächen ... 318
5.5 Reinigung und Desinfektion von Abformungen und zahntechnischen Arbeiten ... 319
5.6 Hygienische Wartung von wasserführenden Systemen und Absauganlagen ... 320
5.6.1 Wasserführende Systeme ... 320
5.6.2 Absauganlagen ... 320
5.7 Aufbereitung der Praxiswäsche ... 321

6 **Medizinprodukteaufbereitung** ... 323
6.1 Rechtliche Grundlagen der Medizinprodukteaufbereitung ... 323
6.2 Risikoeinschätzung und Risikobewertung von Medizinprodukten ... 323
6.3 Aufbereitung von unkritischen Medizinprodukten ... 324
6.4 Aufbereitung von semikritischen Instrumenten ... 324
6.5 Aufbereitung von kritischen Instrumenten ... 324
6.6 Der Aufbereitungszyklus (Instrumentenkreislauf) ... 325
6.6.1 Vorbereitung und Sammeln von Instrumenten ... 325
6.6.2 Transport ... 326
6.6.3 Reinigung, Desinfektion, Spülung und Trocknung ... 326
6.6.4 Prüfung der Medizinprodukte ... 327
6.6.5 Pflege und Instandsetzung mit anschließender Funktionsprüfung ... 327
6.6.6 Verpackung ... 327
6.6.7 Sterilisation ... 328
6.6.8 Kennzeichnung ... 328
6.6.9 Dokumentation und Freigabe ... 328
6.6.10 Transport und Lagerung ... 329
6.7 Aufbereitung von nicht benutzten Medizinprodukten für den sterilen Gebrauch ... 329
6.8 Aufbereitung von Übertragungsinstrumenten ... 329
6.9 Fehlerbehandlung bei der Medizinprodukteaufbereitung ... 330
6.10 Validierung ... 330

7 **Gefahrstoffe und biologische Arbeitsstoffe in der Zahnarztpraxis** ... 331
7.1 Gefahrstoffe ... 331
7.2 Biologische Arbeitsstoffe ... 336
7.3 Fachgerechte Entsorgung des Praxismülls ... 337

LF 4 Patienten bei der Kariestherapie begleiten

1 **Aufbau der Zähne und deren Entwicklung** ... 340
1.1 Histologischer Zahnaufbau ... 340
1.1.1 Pulpa ... 340
1.1.2 Dentin ... 341
1.1.3 Zahnschmelz ... 341
1.1.4 Wurzelzement ... 342
1.2 Entwicklung der Zähne und des Gebisses ... 342
1.2.1 Entwicklung der Zähne ... 342
1.2.2 Gebissentwicklung ... 344

2 **Allgemeine Untersuchungsmethoden** ... 346
2.1 Anamnese ... 346
2.2 Befunderhebung ... 346
2.2.1 Allgemeiner Befund ... 346
2.2.2 Spezieller Befund ... 346
2.3 Diagnose ... 347
2.4 Therapie ... 347

3 **Karies** ... 348
3.1 Kariesentstehung ... 348
3.1.1 Primäre Faktoren der Kariesentstehung ... 348
3.1.2 Sekundäre Faktoren der Kariesentstehung ... 351
3.2 Erosionen ... 353
3.3 Kariesverlauf ... 354
3.3.1 Kariesverlauf an der Zahnkrone ... 354
3.3.2 Kariesverlauf an der Wurzeloberfläche ... 355
3.4 Spezielle Kariesformen ... 355

4 **Therapie der Karies** ... 357
4.1 Diagnostik der Karies ... 357

4.1.1 Inspektion und Sondierung ... 357
4.1.2 Röntgenuntersuchung ... 358
4.1.3 Laserfluoreszenzmessung ... 358
4.1.4 Kariesdetektor ... 358
4.2 Der Kariesindex ... 359
4.3 Möglichkeiten der Kariestherapie ... 360
4.3.1 Plastische Füllungsmaterialien ... 361
4.3.2 Einlagefüllungen ... 371
4.3.3 Veneers ... 372
4.4 Instrumente und Behandlungsabläufe ... 373
4.4.1 Trockenlegung ... 374
4.4.2 Präparation ... 377
4.4.3 Kariesentfernung ... 381
4.4.4 Vorbereitende Maßnahmen ... 382
4.4.5 Füllung, Ausarbeitung und Politur ... 383
4.5 Behandlungsschritte bei einer Einlagefüllung ... 384

5 Beginn der Behandlung mit Untersuchungen und Beratungen ... 388
5.1 Behandlung von Kassenpatienten ... 388
5.1.1 Eingehende Untersuchungen ... 388
5.1.2 Beratung und symptombezogene Untersuchung ... 390
5.1.3 Kieferorthopädische Untersuchung und Beratung ... 394
5.1.4 Zahnärztliche Früherkennungsuntersuchung ... 394
5.1.5 Weitere Leistungen zu Beratungen und Untersuchungen ... 396
5.1.6 Elektronische Patientenakte (ePA) ... 408
5.2 Behandlung von Privatpatienten ... 408
5.2.1 Untersuchungen ... 408
5.2.2 Symptombezogene Untersuchung ... 410
5.2.3 Beratungen ... 410
5.2.4 Weitere Leistungen zu Beratungen und Untersuchungen ... 413

6 Hauptleistungen in einer Zahnarztpraxis: Füllungen ... 419
6.1 Füllungstherapie bei Kassenpatienten ... 419
6.1.1 Definitive Füllungen ... 419
6.1.2 Aufbaufüllungen ... 423
6.1.3 Provisorische, temporäre und unvollendete Füllungen ... 425
6.1.4 Füllungsalternative bei Kindern ... 425
6.1.5 Stiftverankerung bei Füllungen ... 426
6.1.6 Besondere Maßnahmen bei Füllungen ... 428
6.2 Füllungstherapie bei Privatpatienten ... 433
6.2.1 Definitive Füllungen ... 433
6.2.2 Provisorische Füllungen ... 438
6.2.3 Füllungsalternative bei Kindern ... 438
6.2.4 Stiftverankerungen bei Füllungen ... 438
6.2.5 Besondere Maßnahmen bei Füllungen ... 439
6.3 Privatleistungen bei Kassenpatienten: Füllungstherapie ... 441
6.3.1 Mehrkostenregelung („§-28-Füllung") ... 441
6.3.2 Reine Privatleistungen ... 445

7 Häufige Begleitleistungen in der zahnärztlichen Behandlung ... 449
7.1 Begleitleistungen bei Kassenpatienten ... 449
7.1.1 Sensibilitätsprüfung ... 450
7.1.2 Behandlung überempfindlicher Zahnflächen ... 450
7.1.3 Zahnsteinentfernung ... 451
7.1.4 Beseitigen scharfer Zahnkanten ... 451
7.1.5 Behandlung von Mundkrankheiten ... 452
7.1.6 Hilfeleistung bei Ohnmacht ... 453
7.2 Begleitleistungen bei Privatpatienten ... 455
7.2.1 Vitalitätsprüfung ... 455
7.2.2 Behandlung überempfindlicher Zahnflächen ... 455
7.2.3 Zahnsteinentfernung ... 456
7.2.4 Beseitigen scharfer Zahnkanten ... 457
7.2.5 Behandlung von Mundkrankheiten ... 458
7.2.6 Hilfeleistung bei Ohnmacht ... 459
7.2.7 Bestrahlung und Behandlung mit Strömen ... 459

8 Röntgenleistungen ... 461
8.1 Röntgenleistungen bei Kassenpatienten ... 461
8.1.1 Abrechnung bei Zahnfilmen – Einzelbilder ... 461
8.1.2 Abrechnung bei Schichtaufnahmen ... 463
8.2 Röntgenleistungen bei Privatpatienten ... 465
8.2.1 Abrechnung bei Zahnfilmen – Einzelbilder ... 466
8.2.2 Abrechnung von Schichtaufnahmen ... 466

Zahnmedizinische Fachsprache und -wörter ... 471

Stichwortverzeichnis ... 475

Bildquellenverzeichnis ... 488

Übersicht über die Videos ... 490

Abkürzungsverzeichnis ... 491

LF 1
Die eigene Rolle im Ausbildungsbetrieb mitgestalten

1 Ausbildung zur Zahnmedizinischen Fachangestellten
2 Schutzgesetze für Auszubildende
3 Besondere Schutzvorschriften am Arbeitsplatz
4 Ergonomie, Ökologie und Nachhaltigkeit
5 Gesundheitswesen
6 Organisation und Personalführung
7 Private und soziale Absicherung
8 Entgeltabrechnung für Auszubildende
9 Grundlagen des Vertragsrechts

1 Ausbildung zur Zahnmedizinischen Fachangestellten

1.1 Entstehung des Berufs

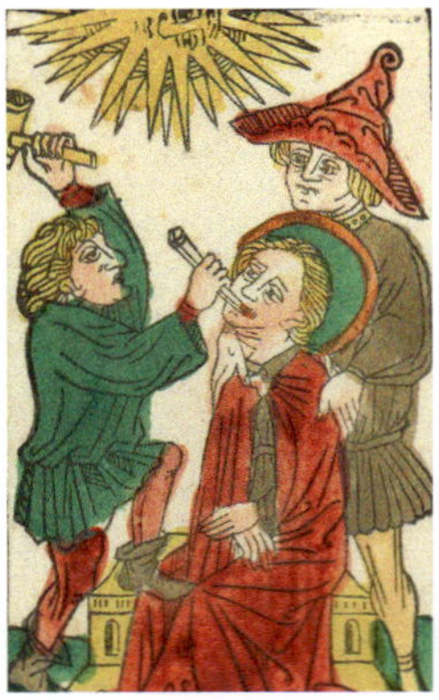

Abb. 1 Assistenz bei einer Zahnextraktion

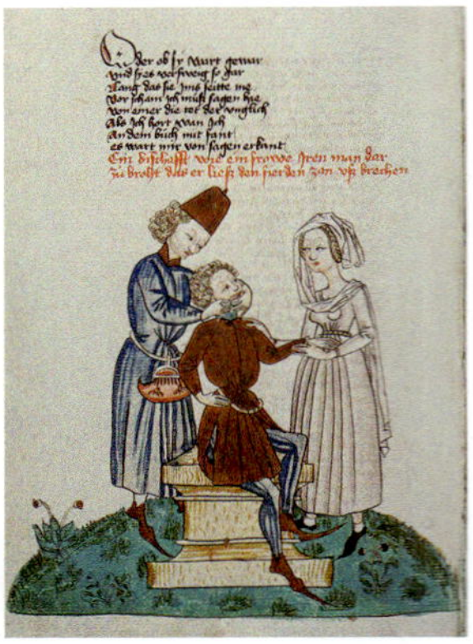

Abb. 2 Trost spenden beim Ziehen eines Zahnes, 15. Jahrhundert

Helfer und Helferinnen bei „zahnärztlichen“ Eingriffen sind bereits aus dem 13. Jahrhundert bekannt. Historische Darstellungen zeigen sie bei einer Zahnextraktion →Abb. 1 oder beim Trostspenden →Abb. 2.

Im Mittelalter wurde der Beruf des Zahnarztes von landfahrenden Gesellen, Steinschneidern, Starstechern, Knocheneinrenkern, Zahnbrechern und Zahnreißern auf Jahrmärkten, in Wirtshäusern und Badestuben ausgeübt. Da alle Eingriffe ohne Anästhesie erfolgten, waren die Helfer häufig starke Männer, die aus dem Publikum kamen.

Im 18. Jahrhundert verlagerte sich die zahnärztliche Tätigkeit allmählich in die Wohnung, zunächst in die des Patienten. Mitte des 19. Jahrhunderts arbeiteten einzelne Zahnärzte schon in eigenen Räumen →Abb. 3.

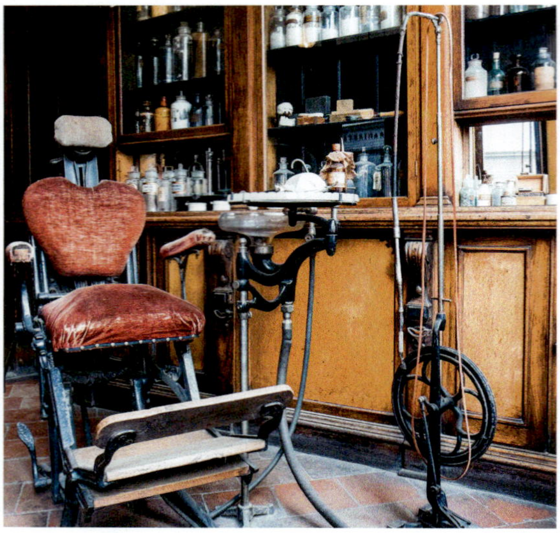

Abb. 3 Zahnarztpraxis um 1900 (England): Die gerade Sitzhaltung des Patienten ließ das Arbeiten von Helferin und Zahnarzt zur Qual werden. Der Stuhl gleicht einem Barbierstuhl.

Die Patientenbetreuung änderte sich bis weit in das 19. Jahrhundert kaum. Patienten wurden bei Fehlen eines Helfers auf dem Behandlungsstuhl angeschnallt, damit sie stillhielten. Bei unerwartetem Patientenandrang oder bei komplizierten Situationen wurde auch schon einmal die Hausfrau oder das Dienstmädchen zur Unterstützung gerufen.

Mit der Möglichkeit der Narkose und der Lokalanästhesie, der Erfindung des elektrischen Bohrers sowie neuer Materialien zur Zahnversorgung wurde die Behandlung erträglicher.

Ebenso war aber nun auch eine Hilfskraft gefragt, die eine gewisse Schulung benötigte. Sie sollte Kontakt zu den Patienten aufnehmen, sie empfangen, während des Zahnarztbesuchs betreuen und die Termine regeln. Man sprach damals vom „Empfangsfräulein des Zahnarztes“. Sie wurde verglichen mit einer Mischung aus Krankenschwester, Bürofrau und Verkäuferin. Nach und nach übernahm die „Sprechstundenhilfe“, wie man sie bald nannte, unterstützende Tätigkeiten während der Behandlung, wie das Anmischen und Anreichen von Füllungs- und Abdruckmaterialien.

Im Jahr 1940 wurde der Beruf mit der offiziellen Berufsbezeichnung „zahnärztliche Sprechstundenhilfe“ ein staatlich anerkannter Anlernberuf mit einjähriger Ausbildungszeit und Abschlussprüfung. 1952 wurde die Ausbildungszeit auf zwei Jahre angehoben, da die Aufgaben der Sprechstundenhilfe immer umfangreicher wurden. Die Assistenz bei der Behandlung nahm einen immer größer werdenden Stellenwert ein.

Ausbildung zur Zahnmedizinischen Fachangestellten

Im Jahre 1954 wurde der neue Lehrberuf „Zahnarzthelferin" mit zwei- bzw. dreijähriger Ausbildungsdauer eingeführt und staatlich anerkannt. In der ehemaligen DDR gab es als Pendant die „stomatologische Schwester". 1969 trat das Berufsbildungsgesetz in Kraft, welches das duale Ausbildungssystem festigte und den Zahnärzten in freier Praxis sowie den Lehrern in der Berufsschule große Verantwortung und Verpflichtung auferlegte. 2001 änderte man die Berufsbezeichnung erneut, diesmal in „Zahnmedizinische Fachangestellte", da der Begriff „Helferin" zu wenig ausdrückte, dass es sich um einen verantwortungsvollen Beruf im Team der Zahnarztpraxis handelt →Abb. 1.

Informationen zum Ausbildungsberuf „Zahnmedizinische Fachangestellte" finden Sie unter

www.bmwi.de
→ Themen
→ Ausbildung und Beruf
→ Ausbildungsberufe

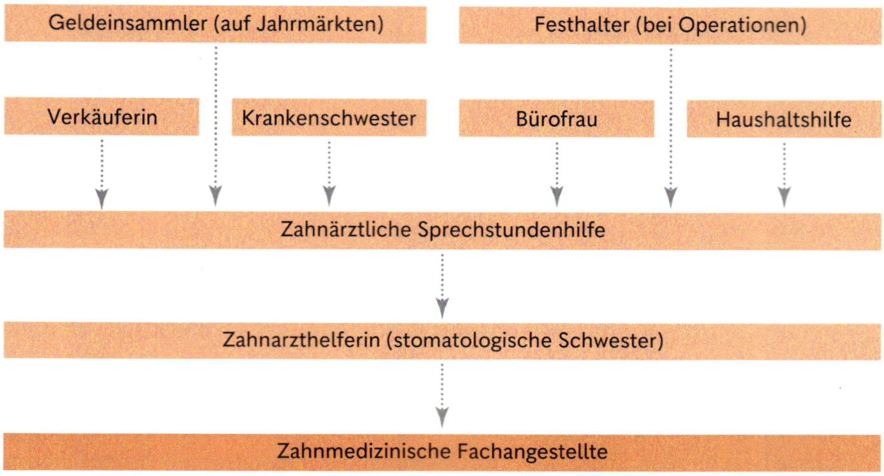

Abb. 1 Entwicklung des Berufs der Zahnmedizinischen Fachangestellten

1.2 Heutige Situation

1.2.1 Tätigkeitsfelder

Nach über 20 Jahren Gültigkeit wurde die Ausbildungsordnung für Zahnmedizinische Fachangestellte der Entwicklung in den Zahnarztpraxen angepasst und aktualisiert. Der Unterricht in den Berufsschulen findet in neu strukturierten Lernfeldern statt. Besondere Schwerpunkte sind die Kommunikation im Team und mit den Patientinnen, die Hygiene und die Digitalisierung. Neben den Lernfeldern sollen diese Themen spiral curricular unterrichtet werden. Das bedeutet, dass sie auch in anderen Lernfelder beachtet werden soll.

Das Zahnheilkundegesetz finden Sie unter

www.gesetze-im-internet.de/bundesrecht/zhg/gesamt.pdf

Nach § 1 des Zahnheilkundegesetzes (ZHKG) dürfen auf „zahnärztlich-wissenschaftliche Erkenntnisse gegründete Feststellungen und Behandlungen von Zahn-, Mund- und Kieferkrankheiten" nur von approbierten Zahnärztinnen durchgeführt werden. Nach strenger Auslegung könnten hiernach Zahnmedizinische Fachangestellte keine Tätigkeiten „im Munde der Patientin" verrichten. Jedoch hatte bereits der Bundesgerichtshof im Jahr 1975 festgestellt, dass nichtärztliche Hilfspersonen aus der modernen Medizin nicht mehr wegzudenken seien. Dies ist in den Absätzen 5 und 6 des § 1 ZHKG beschrieben.

approbierte Zahnärztin
→S. 47

Die Tätigkeit von nicht ausgebildeten Personen in der Zahnarztpraxis würde zu einer erheblichen Ausdehnung der Aufsichtspflicht und damit auch der Haftpflicht für die Zahnärztin führen, die sie kaum leisten kann. Bestimmte Tätigkeiten können in diesem Fall gar nicht delegiert werden (z. B. Röntgen, Hygienemaßnahmen).

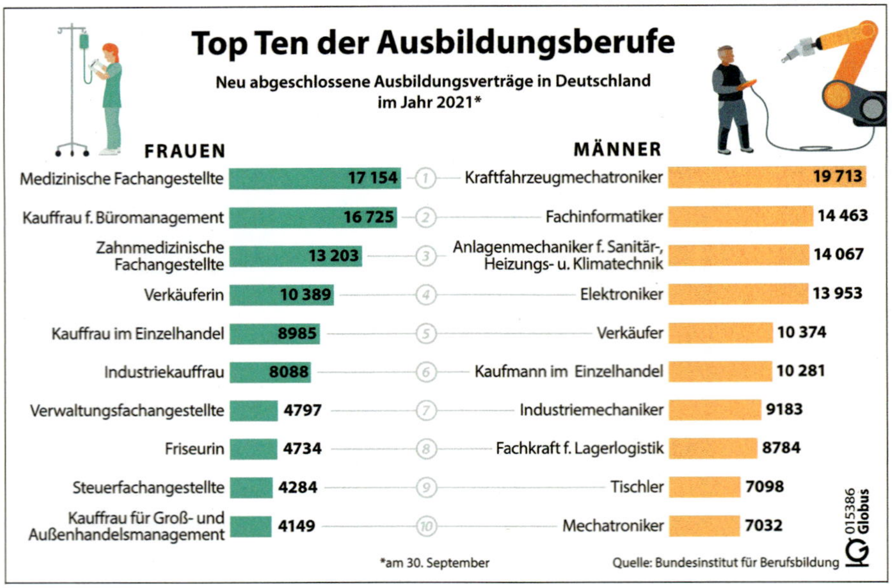

Die Berufsordnung der Zahnärzte der Landeszahnärztekammer (LZK) Baden-Württemberg hat in § 19 die Tätigkeit der Zahnmedizinischen Fachangestellten beispielsweise wie folgt geregelt (in anderen LZKs finden sich ähnliche Regelungen):

- Auszubildende Zahnmedizinische Fachangestellte dürfen nur **entsprechend ihrem Ausbildungsstand** eingesetzt werden (s. auch Ausbildungsordnung, Ausbildungsrahmenplan, Ausbildungsplan und Berichtsheft).
- Zahnmedizinische Fachangestellte dürfen nur für Aufgaben eingesetzt werden, die ihren **in der Ausbildung erworbenen Kenntnissen**, die durch ein **Prüfungszeugnis** nachgewiesen werden, entsprechen. Hier wird insbesondere auf die Ausbildungsordnung verwiesen. In § 4 wird in Absatz 2 in 10 Punkten die Ausbildung beschrieben (in Absatz 3 noch einmal die integrativ zu vermittelnden Kenntnisse). Die dort aufgeführten Tätigkeiten von Zahnmedizinischen Fachangestellten lassen sich in die folgenden drei großen Tätigkeitsfelder einordnen:
  - Patientenbetreuung
  - Verwaltung
  - Assistenz

Den Delegationsrahmen finden Sie unter

www.bzaek.de
→ Service
→ Positionen & Statements
→ Einzelansicht
→ Delegationsrahmen für Zahnmedizinische Fachangestellte

Obwohl alle drei Tätigkeitsfelder in der Ausbildung den gleichen Stellenwert haben, führt die Assistenz immer wieder zu Auslegungsschwierigkeiten.

Grundsätzlich ist hier an **behandlungsbegleitende Maßnahmen** gedacht. Die Zahnärztin ist für alle an der Patientin ausgeführten Arbeiten allein verantwortlich. Im Rahmen dieser Verantwortung bestimmt die Zahnärztin, welche Art von Krankheit vorliegt (Diagnose), ob und wann mit der Behandlung begonnen wird sowie das Ziel, die Art und die Methode der Behandlung (Therapie).

Die Übertragung von Hilfstätigkeiten darf nur unter **Anweisung** und **Aufsicht** der Zahnärztin geschehen. Dies bedeutet:

- Die Hilfstätigkeit muss von der Zahnärztin genau beschrieben werden.
- Die zahnärztliche Hilfskraft muss die erforderliche Qualifikation besitzen (s. auch Abschlusszeugnis, Ausbildungsordnung).
- Die Tätigkeit muss von der Zahnärztin überwacht werden:
  a) persönlich, z. B. die Zahnärztin behandelt und gibt der Hilfskraft den Auftrag, ihre Behandlung durch gleichzeitig stattfindende Maßnahmen zu unterstützen, oder
  b) direkt, z. B. die Zahnärztin beschreibt die Aufgabe und lässt sie von der Hilfskraft ausführen; während der Ausführung muss sie erreichbar sein, um korrigierend eingreifen und die Ausführung kontrollieren zu können.

Die jeweilige Intensität der Überwachung muss sich dabei nach dem Schwierigkeitsgrad der auszuführenden Arbeit richten.

Die Übertragung von Hilfstätigkeiten im Bereich der Zahnarztpraxis ist auch in Gesetzen (Zahnheilkundegesetz, Sozialgesetzbuch Band V: Krankenversicherungsgesetz, Gebührenordnung für Zahnärzte) und in den Verträgen mit den gesetzlichen Krankenkassen (BMV-Z für Primär- und Ersatzkassen) vorgesehen.

BMV-Z
Bundesmantelvertrag – Zahnärzte

Niemals können Tätigkeiten, die einer zahnärztlich-wissenschaftlichen Ausbildung bedürfen, auf Hilfskräfte delegiert (übertragen) werden.

1.2.2 Röntgen

Eine ebenfalls wichtige Frage ist, ob (auszubildende) Zahnmedizinische Fachangestellte Röntgenaufnahmen anfertigen dürfen, weil dies eine „gefährliche Tätigkeit" ist. Nach der Strahlenschutzverordnung dürfen Personen, die zur Ausübung des zahnärztlichen Berufes berechtigt sind, Hilfskräfte für das Anfertigen von Röntgenaufnahmen anstellen, wenn diese die erforderlichen Kenntnisse im Strahlenschutz besitzen und unter ständiger Aufsicht und Verantwortung des approbierten Zahnarztes stehen.

Die Strahlenschutzverordnung finden Sie unter

www.gesetze-im-internet.de/strlschv_2018

Schwangeren Frauen und Personen unter 18 Jahren darf der Zutritt zum Kontrollbereich nur erlaubt werden, wenn sie untersucht oder behandelt werden. Auszubildende Zahnmedizinische Fachangestellte zwischen 16 und 18 Jahren dürfen sich im Kontrollbereich nur aufhalten, wenn dies dem Ausbildungszweck dient, dies gilt nicht für Schwangere. Die erforderlichen Kenntnisse im Strahlenschutz können Zahnmedizinische Fachangestellte in ihrer Ausbildung (Praktische Ausbildung: in der Zahnarztpraxis, theoretische Ausbildung: Lernfeld 12) erhalten. In den Abschlussprüfungen können nach der neuen Ausbildungsverordnung von 2022 Zahnmedizinische Fachangestellte neben ihrem Abschlusszeugnis eine Bescheinigung über die erworbenen Grundkenntnisse im Strahlenschutz erhalten, wenn die entsprechende Länderaufsichtsbehörde für das Röntgen dem Verfahren zugestimmt hat.

1.2.3 Verstöße

Wird gegen die obigen Bestimmungen bei der Übertragung von Arbeiten im Assistenzbereich sowie bei der Patientenbetreuung und Verwaltung verstoßen, kann dies gravierende Folgen haben:

- Mit Freiheitsstrafe bis zu einem Jahr oder mit Geldstrafe wird bestraft, wer die Zahnheilkunde ausübt, ohne die Approbation als Zahnärztin zu besitzen.
- Bei Verstoß gegen die Berufsordnung kommt auf die Zahnärztin ein Berufsgerichtsverfahren zu.
- Wird eine Leistung, die nicht delegierbar war, mit den Kostenträgern abgerechnet, müssen bewirkte Leistungen zurückerstattet werden. Gleichzeitig kann der Tatbestand des Betrugs nach § 263 StGB (Strafgesetzbuch) vorliegen. Dies wird von der Staatsanwaltschaft überprüft.
- Privatpatientinnen können bezahlte Rechnungsbeträge zurückfordern.

Aus den Gerichtsakten:
An die Zähne darf nur die Zahnärztin
Von Zahnärztinnen, die Krankenkassenpatientinnen von ihren Helferinnen behandeln lassen, kann die dafür erhaltene Vergütung nachträglich zurückgefordert werden. Ein Zahnarzt aus Nordrhein-Westfalen wurde deswegen vom Bundessozialgericht verpflichtet, 16 876,63 Euro zu erstatten. Der Zahnarzt ließ bei seinen Kassenpatientinnen über ein halbes Jahr lang Zahnstein von einer dafür nicht ausgebildeten Mitarbeiterin entfernen. Diese Arbeit seiner Helferin rechnete er als eigene Leistung zulasten der Krankenkasse ab. Das Gericht erkannte, es sei unzulässig, dass der Zahnarzt eine ihm obliegende Tätigkeit auf seine Helferin delegiert habe. (AZ: 6 RKa 3/93)

1.2.4 Berufsqualifikationen

Zahnmedizinische Fachangestellte sind das Aushängeschild und die Sympathieträger der Praxis. Der erste Eindruck, den sie bei den Patientinnen hinterlassen, ist prägend und entscheidet wesentlich über das Image der Praxis. Jede Zahnarztpraxis ist ein Dienstleistungsunternehmen, das besondere Qualifikationen erfordert →Tab. 1. Die Art und Weise, wie eine Zahnmedizinische Fachangestellte mit den Patientinnen und ihren Teamkolleginnen umgeht, ist entscheidend für den Erfolg der Praxis.

Eine besondere Schwierigkeit ergibt sich für Auszubildende, wenn sie sich zum ersten Mal mit dem Team Zahnarztpraxis „identifizieren“ müssen. Man kann sich leicht selbst testen, um das herauszufinden: Eine Patientin beschwert sich bei Ihnen über einen vermeintlichen Fehler, der in der Praxis passiert sein soll, mit dem man selbst nicht das Geringste zu tun hat. Kann man hier antworten, dass „wir“ uns dafür entschuldigen und man der Sache nachgehen wird, ist man auf dem richtigen Weg. Meint man allerdings „ich bin hier nur die Auszubildende und habe damit nichts zu tun“, fehlt es noch an der Identifikation mit dem Team Zahnarztpraxis.

Zielbereich	Arbeitsplanung und -ausführung, Ergebniskontrolle	Sozialkompetenz, Kommunikation, Teamarbeit	Methodenkompetenz, Lernverhalten	Handlungskompetenz, Selbstständigkeit und Verantwortung	Psychische und physische Beanspruchung
Wesentliche Einzelqualifikationen	Organisationsfähigkeit, Koordinationsfähigkeit, systematisches Vorgehen, vorausschauendes Denken, prozessorientiertes Denken, Genauigkeit	Soziale Verantwortung, Einfühlungsvermögen, patientengerechtes Verhalten, schriftliche und mündliche Ausdrucksfähigkeit, Kooperationsfähigkeit, Teamfähigkeit, Integrationsfähigkeit, Kritikfähigkeit	Umsetzen von theoretischen Grundlagen in praktisches Handeln, rationelles Arbeiten, Einsatz von Lerntechniken, Weiterbildungsbereitschaft, gute Auffassungsgabe	Zuverlässigkeit, Entscheidungsfähigkeit, Qualitätsbewusstsein, Denken in Zusammenhängen, Erkennen eigener Grenzen und Defizite, Mitdenken, Transferfähigkeit	Belastungsfähigkeit, Konzentrationsfähigkeit, Aufmerksamkeit, Umstellungsfähigkeit

Tab. 1 Persönliche Qualifikationen, die eine Zahnmedizinische Fachangestellte haben sollte (nach: praxisnah, Magazin des Berufsverbandes der Arzt-, Zahnarzt- und Tierarzthelferinnen; Heft 9, 2001)

1.3 Duales Ausbildungssystem

Die Ausbildung zur Zahnmedizinischen Fachangestellten erfolgt im dualen Ausbildungssystem. In der Zahnarztpraxis findet überwiegend die praktische Ausbildung statt. In der Berufsschule werden die berufsbezogene theoretische Ausbildung und die Allgemeinbildung geleistet →Abb. 1.

Bundeseinheitlich legt eine **Ausbildungsordnung** fest, was in der Zahnarztpraxis gelernt werden muss. Ein **Rahmenlehrplan** nennt die Ziele und Inhalte des Unterrichts in der Berufsschule.

Interessantes zur Ausbildungsverordnung finden Sie unter
www.lzk-bw.de
→ Praxisteam
→ Ausbildung
www.vmf-online.de

Duales Ausbildungssystem

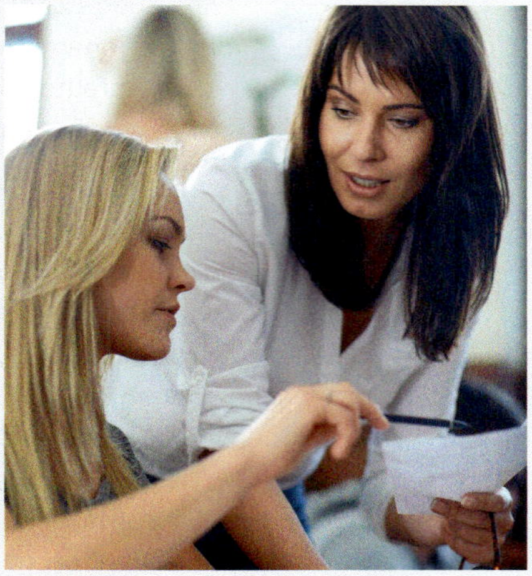

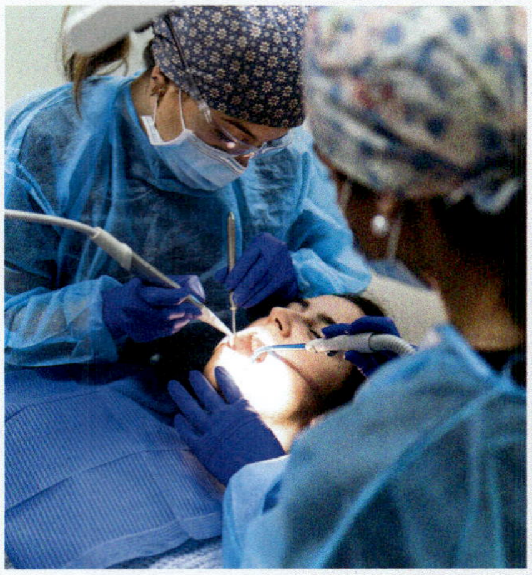

Berufsschule
Im **Rahmenlehrplan** sind für jedes Ausbildungsjahr Lernfelder mit Zeitvorgaben, Zielen und Inhalten vorgegeben.

Besonderer Wert wird auf den integrativen Umgang mit aktuellen Medien, mit moderner Bürotechnik und zahnärztlicher Software zur Informationsbeschaffung und zur Informationsbearbeitung gelegt.

Zahnarztpraxis
In jeder **Ausbildungsordnung** ist festgelegt:
- die Bezeichnung des Ausbildungsberufes
- die Ausbildungsdauer
- die zu erwerbenden Fertigkeiten und Kenntnisse (Ausbildungsberufsbild)
- eine Anleitung zur sachlichen und zeitlichen Gliederung der Ausbildung (Ausbildungsrahmenplan)
- die Prüfungsordnung

Abb. 1 Duales Ausbildungssystem

1.4 Berufsausbildungsvertrag

1.4.1 Rechtliche Grundlagen

Zum Schutz der Auszubildenden wurden in den letzten Jahrzehnten immer mehr arbeits- und sozialrechtliche Vorschriften erlassen, die beim Abschluss eines Ausbildungsverhältnisses zu beachten sind →Abb. 1, S. 20.

Die bundeseinheitlichen gesetzlichen Regelungen bezüglich Fragen der Berufsausbildung sind dem Berufsbildungsgesetz (BBiG) zu entnehmen. Das BBiG wurde 2020 überarbeitet.

Den Ausbildungsvertrag mit einem Merkblatt als Download finden Sie unter
www.lzk-bw.de
→ Praxisteam
→ Ausbildung
→ Gesetzliche Regelungen

Zum Thema „Abschluss eines Berufsausbildungsvertrags“ ist in § 10 Absatz 1 festgelegt:

„Wer andere Personen zur Berufsausbildung einstellt (Ausbildende), hat mit den Auszubildenden einen Berufsausbildungsvertrag zu schließen.“

Der Vertrag muss vor Beginn der Berufsausbildung schriftlich abgefasst werden. Bei minderjährigen Auszubildenden muss der gesetzliche Vertreter zustimmen (Unterschrift eines Erziehungsberechtigten).

Bürgerliches Gesetzbuch	Berufsbildungsgesetz	Ausbildungsordnung
z. B. Bestimmungen bei Kündigungen	z. B. Rechte und Pflichten während der Ausbildung	z. B. zeitliche Gliederung der Ausbildung

Vorschriften der Landesärztekammern	Arbeitsrechtliche Vorschriften
z. B. Zustimmung bei Verkürzung der Ausbildungszeit	z. B. Arbeitszeitgesetz Kündigungsschutzgesetz Bundesurlaubsgesetz

Abb. 1 Wichtige Vorschriften für Berufsausbildungsverträge

Auszubildende einstellen darf nur, wer persönlich geeignet ist. Persönlich nicht geeignet ist, wer
- Kinder und Jugendliche nicht beschäftigen darf, z. B. Personen, die die bürgerlichen Ehrenrechte nicht besitzen, weil sie zu einer Freiheitsstrafe von über einem Jahr verurteilt wurden,
- wiederholt oder schwer gegen die Ausbildungsvorschriften verstoßen hat.

Das Berufsbildungsgesetz können Sie nachlesen unter *www.gesetze-im-internet.de/bundesrecht/bbig_2005/gesamt.pdf*

Auszubildende ausbilden darf nur, wer persönlich und fachlich geeignet ist. Fachlich geeignet ist, wer
- die erforderlichen beruflichen Fertigkeiten und Kenntnisse sowie
- die erforderlichen berufs- und arbeitspädagogischen Kenntnisse besitzt.

Zahnärztinnen besitzen diese Eignung nach der Approbation.

Die Ausbildungsstätte muss nach Art und Einrichtung für die Berufsausbildung geeignet sein. Außerdem hat die Zahl der Auszubildenden in einem angemessenen Verhältnis zur Zahl der Ausbildungsplätze oder zur Zahl der beschäftigten Fachkräfte zu stehen. Für Zahnarztpraxen bestehen hier Empfehlungen der Zahnärztekammern.

Bei Fehlen einer gesetzlichen Voraussetzung kann die zuständige Behörde das Einstellen und Ausbilden untersagen.

Video Ausbildungsvertrag

Ein **Berufsausbildungsvertrag** muss mindestens folgende Punkte enthalten:

- **Gliederung sowie das Ziel der Berufsausbildung:** *Die Art, sachliche und zeitliche Gliederung sowie das Ziel der Berufsausbildung gehen aus der Ausbildungsordnung hervor. Diese muss die Ausbilderin der Auszubildenden aushändigen. Sie ist Bestandteil des Ausbildungsvertrags.*
- **Beginn und Dauer der Ausbildung:** *Der Beginn der Ausbildung wird im Vertrag festgelegt. Die Ausbildungsdauer legt der zuständige Bundesminister fest. Sie kann im Einzelfall mit Zustimmung der Kammer verkürzt werden. Auch eine Teilzeitausbildung ist möglich (§ 7a BBiG).*
- **Ausbildungsmaßnahmen außerhalb der Ausbildungsstätte:** *Ausbildungsmaßnahmen außerhalb der Betriebsstätte müssen besonders vereinbart werden. Es handelt sich z. B. um die überbetriebliche Ausbildung.*

- **Dauer der regelmäßigen täglichen Arbeitszeit:** *Die Dauer der regelmäßigen täglichen oder wöchentlichen Arbeitszeit wird meist in Tarifverträgen geregelt. Ansonsten gilt das Jugendarbeitsschutzgesetz oder das Arbeitszeitgesetz. Jugendliche dürfen nach Jugendarbeitsschutzgesetz keine Überstunden leisten. Die Überstundenzuschlagssätze für volljährige Auszubildende ergeben sich in der Regel aus dem Tarifvertrag.*

Jugendarbeitsschutzgesetz →S. 26
Arbeitszeitgesetz →S. 27
Tarifvertrag →S. 22

- **Dauer der Probezeit:** *Die Probezeit ist in die Ausbildungszeit einzurechnen. Sie muss mindestens einen Monat dauern und darf vier Monate nicht überschreiten. Innerhalb der Probezeit kann das Ausbildungsverhältnis von den Partnern fristlos und ohne Grund gekündigt werden.*
- **Zahlung und Höhe der Vergütung:** *Die Zahlung der Vergütung erfolgt üblicherweise in Geld. In bestimmten Branchen ist teilweise noch Kost und Logis üblich. Die Höhe der monatlichen Vergütung muss „angemessen“ sein. Sie richtet sich in der Regel nach dem Tarifvertrag oder Empfehlungen der Zahnärztekammer. Die Vergütung muss jährlich ansteigen. Bei Krankheit wird die Vergütung 6 Wochen weiter bezahlt. Der Beitragsanteil zur Sozialversicherung muss von der Arbeitgeberin einbehalten werden, wenn die Vergütung höher als 325,00 € (Stand 2022) ist. Unter diesem Betrag muss die Arbeitgeberin die Sozialversicherungsbeiträge alleine aufbringen. Während des Urlaubs wird die Vergütung weiterbezahlt. Ab 2023 gilt eine Mindestausbildungsvergütung (620,00 €), die jährlich steigt. Gegen die Weiterbezahlung bei Krankheit muss sich ein Kleinbetrieb (Zahnarztpraxis) durch Teilnahme an der U1-Umlage der Umlagekassen „versichern“. Dies gilt für Auszubildende und alle Arbeitnehmerinnen nach dem Lohnfortzahlungsgesetz.*

Sozialversicherungsbeiträge →S. 65

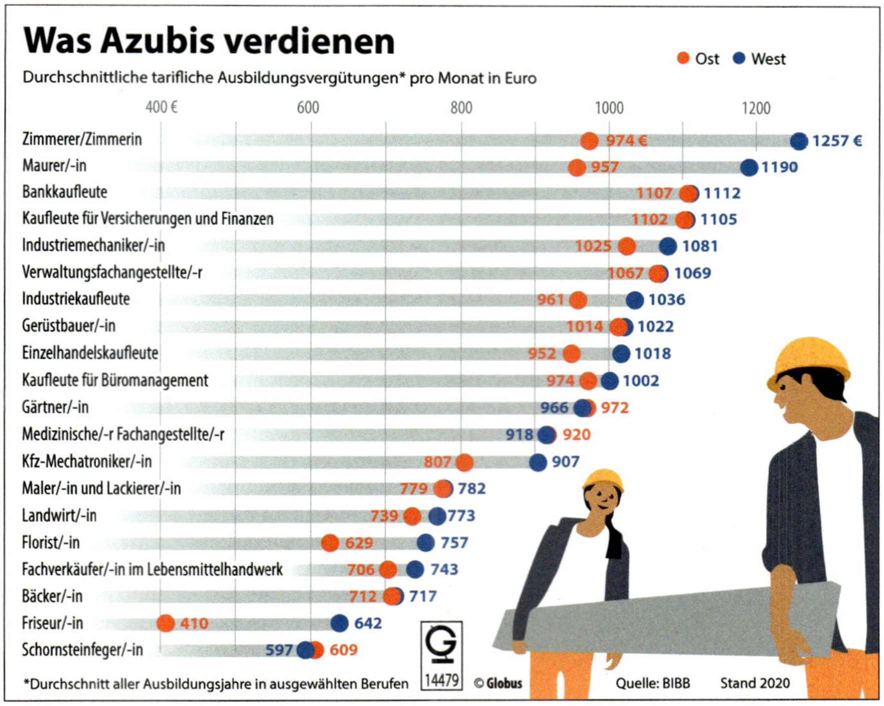

- **Dauer des Urlaubs:** *Urlaub ist nach den geltenden Bestimmungen (Jugendarbeitsschutzgesetz, Bundesurlaubsgesetz, Tarifvertrag, Betriebsvereinbarung) zu gewähren. Er dient der Erholung und soll daher zusammenhängend in die Zeit der Berufsschulferien gelegt werden.*

Bundesurlaubsgesetz →S. 28

- **Voraussetzungen für die Kündigung:** *Für eine Kündigung müssen bestimmte Voraussetzungen erfüllt sein. Sind die zugrunde liegenden Bestimmungen in der Kündigung nicht aufgenommen, gelten die entsprechenden Gesetze (Berufsbildungsgesetz, Bürgerliches Gesetzbuch, Kündigungsschutzgesetz).*

Kündigungsschutzgesetz →LF 13

Arbeitsgericht →LF 13

Zahnärztekammer →S. 50

Zur Beilegung von Streitigkeiten aus einem Berufsausbildungsverhältnis haben die verschiedenen Landeszahnärztekammern sogenannte Schlichtungsausschüsse gebildet, denen Arbeitgeber und Arbeitnehmer in gleicher Zahl angehören müssen. Führt eine solche Schlichtung zu keinem Erfolg, ist die Klage beim Arbeitsgericht möglich. Die zuständige Stelle für alle Angelegenheiten der Berufsbildung (nach Berufsbildungsgesetz: Ausbildung, Fortbildung und Umschulung) ist ebenfalls im Berufsbildungsgesetz festgelegt. Für die Berufsausbildung zur Zahnmedizinischen Fachangestellten sind die Zahnärztekammern der Länder zuständig.

1.4.2 Tarifvertragliche Regelungen

Der Tarifvertrag ist ein schriftliches Abkommen zwischen den Sozialpartnern, d. h. den Tarifvertragsparteien. Dabei handelt es sich um Verbände und Organisationen zur Wahrung der Arbeitnehmer- bzw. der Arbeitgeberinteressen.

Auszug aus dem Tarifvertragsgesetz § 1 Abs. 1
Der Tarifvertrag regelt die Rechte und Pflichten der Tarifvertragsparteien und enthält Rechtsnormen, die den Inhalt, den Abschluss und die Beendigung von Arbeitsverhältnissen sowie betriebliche und betriebsverfassungsrechtliche Fragen ordnen können.

Den VMF finden Sie unter *www.vmf-online.de*
Verdi finden Sie unter *www.verdi.de*

Die Zahnmedizinischen Fachangestellten/Zahnarzthelferinnen **(Arbeitnehmerseite)** werden auf Bundes- und/oder Landesebene vom Verband medizinischer Fachberufe e.V. (VMF) und von der Vereinigten Dienstleistungsgewerkschaft (Verdi) vertreten. Die Interessen der selbstständigen Zahnärztinnen gegenüber ihren Angestellten **(Arbeitgeberseite)** werden auf Bundesebene durch die Arbeitsgemeinschaft zur Regelung der Arbeitsbedingungen für Zahnarzthelferinnen/Zahnmedizinische Fachangestellte, Zahnmedizinische Fachhelferinnen/Zahnmedizinische Fachassistentinnen, Zahnmedizinische Verwaltungshelferinnen/Zahnmedizinische Verwaltungsassistentinnen und Dentalhygienikerinnen wahrgenommen. Diese Arbeitsgemeinschaft beschließt mit den o.a. Verbänden der Arbeitnehmerseite die **Vergütungs- und Manteltarifverträge** für Zahnmedizinische Fachangestellte und die verschiedenen weiterqualifizierten Berufe in der Zahnarztpraxis.

Video
Tarifvertrag, Tarifvertragspartner

Der **Manteltarifvertrag** enthält den „Mantel" der Arbeit, d. h. die sonstigen Arbeitsbedingungen. Hierin ist beispielsweise geregelt:
- Arbeitszeit und Urlaub
- Mehr-, Sonntags- und Nachtarbeit
- 13. Monatsgehalt
- Fortzahlung der Vergütung bei persönlicher Arbeitsverhinderung
- Beendigung des Arbeitsverhältnisses und Zeugniserstellung

Der **Vergütungstarifvertrag** enthält alle Bestimmungen, die mit der Bezahlung der Arbeitskraft zusammenhängen, z. B. die Ausbildungsvergütung, die Überstundenzuschläge. Die Tarifverträge können auf Bundesebene oder auf regionaler Ebene, z. B. für Baden-Württemberg geschlossen sein. Sie finden die aktuellen Verträge auf der Website der Gewerkschaften.

Wenn keine aktuellen Tarifverträge in einem Bereich existieren, gelten oft die alten Tarifverträge eine gewisse Zeit weiter. Sind überhaupt keine Tarifverträge geschlossen bzw. gelten auch die alten nicht mehr, dann gibt es meist Vergütungsempfehlungen (auch für die Ausbildungsvergütung) der jeweiligen Zahnärztekammer. Diese Empfehlungen dürfen maximal um 20 % unterschritten werden. Ansonsten wird der Ausbildungsvertrag von der Kammer nicht akzeptiert.

1.4.3 Pflichten der Ausbildenden und der Auszubildenden

Der Ausbildenden und der Auszubildenden kommen während der Berufsausbildung nach §§ 13 bis 19 bzw. § 13 BBiG verschiedene Pflichten zu.

Merke
Die Pflichten des einen sind gleichzeitig die Rechte des anderen.

Pflichten der Ausbildenden

- **Ausbildungspflicht:** Während der Ausbildungszeit müssen planmäßig die Kenntnisse und Fertigkeiten vermittelt werden, die zum Erreichen des Ausbildungszieles erforderlich sind. Die Ausbildende muss selbst ausbilden oder eine Ausbilderin ausdrücklich damit beauftragen.
- **Bereitstellung von Arbeitsmitteln:** Ausbildungsmittel (Materialien, Geräte, Arbeitskleidung) werden kostenlos zur Verfügung gestellt.
- **Freistellung für den Berufsschulunterricht:** Die Auszubildende muss zum Besuch der Berufsschule und anderer Ausbildungsmaßnahmen angehalten und dafür freigestellt werden.
- **Berichtsheftpflicht:** Die Ausbildende hat das Führen des schriftlichen Ausbildungsnachweises zu überwachen und diesen durchzusehen.
- **Fürsorgepflicht:** Die Auszubildende soll charakterlich gefördert und darf sittlich sowie körperlich nicht gefährdet werden. Ihr werden nur Verrichtungen übertragen, die dem Ausbildungszweck dienen und angemessen sind.
- **Zeugnispflicht:** Bei Beendigung der Berufsausbildung ist ein Zeugnis auszustellen. Ein sogenanntes **einfaches Zeugnis** muss Angaben enthalten über Art, Dauer und Ziel der Berufsausbildung sowie über die erworbenen Fertigkeiten und Kenntnisse. Auf Wunsch der Auszubildenden müssen auch Aussagen über Führung, Leistung und besondere fachliche Fähigkeiten aufgenommen werden. In einem solchen **qualifizierten Zeugnis** darf nichts stehen, was das berufliche Fortkommen der Arbeitnehmerin behindert. Auf der anderen Seite darf auch nicht die Unwahrheit im Zeugnis stehen.
- **Vergütungspflicht:** Die Ausbildung muss angemessen vergütet werden. Das Mindestlohngesetz findet hier und bei Praktika unter 3 Monaten keine Anwendung.

Pflichten der Auszubildenden

- **Lernpflicht:** Die Auszubildende bemüht sich, die Fertigkeiten und Kenntnisse zu erwerben, die erforderlich sind, um das Ausbildungsziel zu erreichen.
- **Sorgfaltspflicht:** Die im Rahmen der Berufsausbildung übertragenen Verpflichtungen werden sorgfältig ausgeführt. Geräte, Materialien und sonstige Einrichtungen werden pfleglich behandelt.
- **Besuch der Berufsschule:** Die Auszubildende ist verpflichtet, an Ausbildungsmaßnahmen teilzunehmen, für die sie freigestellt ist.
- **Befolgen von Anweisungen:** Weisungen, die weisungsberechtigte Personen im Rahmen der Berufsausbildung erteilen, müssen befolgt werden.
- **Berichtsheftpflicht:** Der schriftliche Ausbildungsnachweis muss gewissenhaft geführt und der Ausbildenden zur Einsicht vorgelegt werden. In manchen Bundesländern kann das Berichtsheft auch elektronisch geführt werden.
- **Einhaltung der Betriebsordnung:** Die Auszubildende beachtet die für die Ausbildungsstätte geltende Ordnung.
- **Schweigepflicht:** Über Betriebs- und Geschäftsgeheimnisse wird Stillschweigen bewahrt.

1.4.4 Beendigung der Berufsausbildung

Das Berufsausbildungsverhältnis kann nach der Probezeit auf vielfältige Weise enden. Grundsätzlich gilt für das Ausbildungsverhältnis aber ein besonderer Kündigungsschutz.

Regelfall

Das Ausbildungsverhältnis endet entweder mit Ablauf der Ausbildungszeit oder mit Bestehen der Abschlussprüfung (auch wenn der Vertrag noch länger läuft). Bei Nichtbestehen der Abschlussprüfung muss das Ausbildungsverhältnis auf Antrag der Auszubildenden bis zur nächsten Wiederholungsprüfung verlängert werden.

Sonderfälle

- Aus wichtigem Grund ist eine fristlose schriftliche Kündigung von beiden Seiten immer möglich (z. B. Diebstahl, schwerer Betrug, Körperverletzung). Dies ist nicht mehr möglich, wenn der Grund länger als zwei Wochen bekannt ist.
- bei Aufgabe oder Wechsel der Berufsausbildung durch die Auszubildende durch schriftliche Kündigung mit einer Frist von vier Wochen
- bei Auflösung der Praxis
- bei Tod der Auszubildenden (nicht aber bei Tod der Ausbilderin!)

Einvernehmliche Regelung

Ausbildungsbetrieb und Auszubildende kommen gemeinsam überein, das Ausbildungsverhältnis zu lösen (Aufhebungsvertrag, möglichst schriftlich). Etwa 20 % der Ausbildungsverträge werden aufgelöst. In Kleinbetrieben wie Zahnarztpraxen ist die Quote manchmal noch höher. Nicht jede Vertragsauflösung ist ein Scheitern der Ausbildung, weil es in über 50 % der Fälle eine Weiterbeschäftigung gibt – oft in einem anderen Beruf. Die Gründe für eine Auflösung können vielfältig sein →Abb. 1.

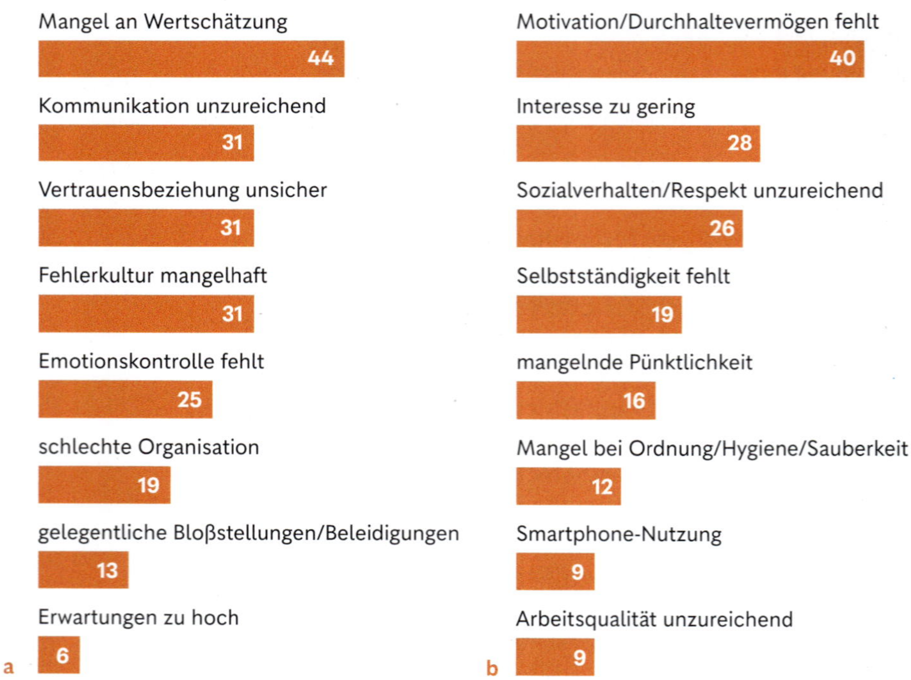
Mangel an Wertschätzung
44
Kommunikation unzureichend
31
Vertrauensbeziehung unsicher
31
Fehlerkultur mangelhaft
31
Emotionskontrolle fehlt
25
schlechte Organisation
19
gelegentliche Bloßstellungen/Beleidigungen
13
Erwartungen zu hoch
6
a
Motivation/Durchhaltevermögen fehlt
40
Interesse zu gering
28
Sozialverhalten/Respekt unzureichend
26
Selbstständigkeit fehlt
19
mangelnde Pünktlichkeit
16
Mangel bei Ordnung/Hygiene/Sauberkeit
12
Smartphone-Nutzung
9
Arbeitsqualität unzureichend
9
b

Abb. 1 Mögliche Gründe für eine Vertragsauflösung: Was Auszubildende (a) und Ausbildende (b) am jeweils anderen stört (Angaben in %). Quelle: Umfrage im Projekt HABI-Competence, Handwerk und Bildung, Sondershausen 2019

Entschädigungspflicht

Wenn das Berufsausbildungsverhältnis durch Verschulden der Auszubildenden oder der Ausbildenden vorzeitig aufgelöst wird, ist der nicht schuldige Vertragspartner berechtigt, von dem anderen Entschädigung zu verlangen. Es ist nicht möglich, im Ausbildungsvertrag hierauf zu verzichten oder die Höhe der Entschädigung festzulegen.

Aufgaben

1	Wo ist geregelt, für welche Tätigkeiten eine Zahnmedizinische Fachangestellte herangezogen werden kann?
2	Die Ausbildungsordnung ist Bestandteil des Berufsausbildungsvertrags. Ordnen Sie die zehn in der Ausbildungsordnung genannten Tätigkeitsbereiche den drei großen Tätigkeitsfeldern Assistenz – Betreuung – Verwaltung zu.
3	Was muss die Zahnärztin beachten, wenn sie Hilfstätigkeiten in der Behandlung auf eine Zahnmedizinische Fachangestellte bzw. Zahnarzthelferin überträgt?
4	Können auch nicht ausgebildete Personen in der Zahnarztpraxis beschäftigt werden?
5	Nennen Sie Gesetze und Vorschriften, die die rechtliche Grundlage des Berufsausbildungsvertrags bilden.
6	Wer darf Zahnmedizinische Fachangestellte ausbilden?
7	Wie ist die Art, sachliche und zeitliche Gliederung der Berufsausbildung im Ausbildungsvertrag geregelt?
8	Was versteht man unter einer „angemessenen“ Vergütung?
9	Gilt das Mindestlohngesetz auch für Ausbildungsverträge?
10	Eine Schülerin macht ein zweimonatiges Praktikum in einer Zahnarztpraxis, um den Beruf kennenzulernen. Muss Sie nach Mindestlohngesetz entlohnt werden?
11	Überprüfen Sie Ihren Ausbildungsvertrag, ob alle auf S. 20 aufgeführten Punkte enthalten sind.
12	Welche Gesetze gelten, wenn in der Kündigung die entsprechenden rechtlichen Bestimmungen fehlen?
13	Warum wird die Berufsausbildung zur Zahnmedizinischen Fachangestellten in der ganzen Bundesrepublik anerkannt? Gilt dies auch für Europa?
14	Der Organisationsgrad der Zahnmedizinischen Fachangestellten (Zahnarzthelferinnen) in Berufsverbänden (Gewerkschaften) war immer und ist bis heute sehr gering. Geben Sie mögliche Gründe dafür an.
15	Welche Organisationen vertreten die Interessen der Zahnmedizinischen Fachangestellten (Zahnarzthelferinnen)?
16	Für Baden-Württemberg gibt es keinen gültigen Tarifvertrag. Versuchen Sie auf der Seite der LZK BW die Vergütungsempfehlung für die auszubildenden Zahnmedizinischen Fachangestellten zu finden.
17	Besorgen Sie sich die aktuellen Tarifverträge und klären Sie:
a	Haben Sie Anspruch auf einen Zuschuss zu den vermögensbildenden Leistungen?
b	Haben Sie Anspruch auf ein 13. Monatsgehalt?
c	Sie müssen am Sonntag acht Stunden Notdienst leisten. Wie ist die Bezahlung geregelt?
18	Wann ist die Ausbildung im folgenden Fall beendet? Ende laut Ausbildungsvertrag: 01.08.2023, Abschlussprüfung bestanden: 15.07.2023
19	Ist eine Kündigung des Ausbildungsverhältnisses im folgenden Fall möglich? Die Auszubildende hat die Ausbilderin vor drei Wochen bestohlen. Dafür hat die Ausbilderin der Auszubildenden „eine geknallt“.
20	Kann die Auszubildende das Ausbildungsverhältnis kündigen, wenn sie sich einen anderen Ausbildungsbetrieb der gleichen Branche sucht? Begründen Sie Ihre Antwort.

2 Schutzgesetze für Auszubildende

2.1 Jugendarbeitsschutzgesetz

Das Jugendarbeitsschutzgesetz finden Sie unter: *www.gesetze-im-internet.de* → Suche nach JArbSchG

Schon in den mittelalterlichen Zunftordnungen und im damaligen Stadtrecht gab es Bestimmungen zum Schutz jugendlicher Arbeiter. Das heutige Gesetz stammt aus dem Jahre 1960 und wurde 2000, 2017 und 2019 in wesentlichen Bestimmungen geändert und ergänzt.

Manche Bestimmungen gelten auch noch, wenn die auszubildende Jugendliche während der Ausbildungszeit 18 Jahre alt wird (z. B. die Freistellung für den Berufsschulbesuch) →Tab. 1. Das Gewerbeaufsichtsamt überwacht die Einhaltung der Bestimmungen. Bei Verstößen droht ein Bußgeld bis 15000,00 €.

Das Jugendarbeitsschutzgesetz gilt für Jugendliche ab dem 15. bis zum 17. Lebensjahr, die in einem Betrieb oder beim Staat beschäftigt sind. Dies kann als Auszubildende, Arbeitnehmerin, Heimarbeiterin oder Beamtenanwärterin sein. Kinderarbeit (bis 15 Jahre) ist nach diesem Gesetz grundsätzlich verboten. Manche Bestimmungen gelten auch für erwachsene Auszubildende. Kinder ab 13 Jahren dürfen leichte Tätigkeiten (z. B. Prospekte verteilen, Haustiere betreuen, Babysitting, Einkaufen) bis zu zwei Stunden täglich ausüben. In der Landwirtschaft sind bis zu drei Stunden für leichte Tätigkeiten zulässig.

Tab. 1 Arbeitsbedingungen für Jugendliche

Arbeitsbedingungen	Bestimmungen
Arbeitszeit	täglich 8 Stunden (in Ausnahmefällen 8,5 Stunden), wöchentlich 40 Stunden
Schichtzeit	Anwesenheitszeit in der Praxis (Arbeitszeit + Ruhepausen) darf nicht länger als 10 Stunden betragen.
Berufsschulbesuch	Freistellung zum Berufsschulbesuch; dieser wird auf die Arbeitszeit angerechnet und vergütet (gilt auch für Erwachsene).
Unterrichtszeit	Beträgt die Unterrichtszeit mehr als 5 Stunden zu je 45 Minuten, werden diese Jugendlichen mit der durchschnittlichen täglichen Arbeitszeit auf ihre Ausbildungszeit angerechnet. Bei Unterricht an einem weiteren Tag in der Woche wird die tatsächlich in der Schule verbrachte Unterrichtszeit auf die Arbeitszeit angerechnet. Bei Unterrichtsbeginn vor 9 Uhr darf der Jugendliche vorher nicht im Betrieb beschäftigt werden. An dem Arbeitstag, der der schriftlichen Abschlussprüfung unmittelbar vorausgeht, ist der Jugendliche freizustellen. Diese Regelungen gelten auch für Erwachsene.
Ruhepausen	Bei 4,5 bis 6 Arbeitsstunden mindestens 30 Minuten, bei mehr als 6 Arbeitsstunden mindestens 60 Minuten; länger als 4,5 Stunden hintereinander dürfen Jugendliche nicht beschäftigt werden. Eine Arbeitsunterbrechung muss mindestens 15 Minuten betragen. Die Ruhepausen müssen in angemessener zeitlicher Lage gewährt werden, frühestens 1 Stunde nach Beginn und spätestens 1 Stunde vor Ende der Arbeitszeit.
Freizeit	täglich mindestens 12 Stunden ununterbrochen (inklusive Schlaf)
Nachtruhe	Beschäftigungsverbot von 20 Uhr bis 6 Uhr, Ausnahmen: Jugendliche über 16 Jahren z. B. – in Bäckereien (ab 5 Uhr, über 17 Jahre ab 4 Uhr), – in Gaststätten (bis 22 bzw. 23 Uhr), – in der Landwirtschaft, – in Molkereien, – ZFA im Notdienst

Fünftagewoche	An Samstagen ist die Beschäftigung verboten; Ausnahmen z. B. Bäckereien, Gaststätten, Verkaufsstellen, Friseurhandwerk, ZFA im Notdienst. Ausgleich dafür an einem anderen berufsschulfreien Arbeitstag
Sonn- und Feiertagsruhe	Beschäftigungsverbot; Ausnahmen z. B. Landwirtschaft, Familienhaushalte, Gaststätten, Gesundheitswesen; Ausgleich dafür an einem anderen berufsschulfreien Arbeitstag
Urlaub	Jugendlicher ist am 1. Januar des Jahres – noch nicht 16: 30 Werktage Urlaubsanspruch, – noch nicht 17: 27 Werktage Urlaubsanspruch, – noch nicht 18: 25 Werktage Urlaubsanspruch. Der Urlaub ist zusammenhängend in den Berufsschulferien zu gewähren.
Beschäftigungsverbot	Arbeiten, die die Leistungsfähigkeit übersteigen, z. B. Akkord- und Fließbandarbeiten, sowie gefährliche Arbeiten (ausgenommen bei Arbeiten zu Ausbildungszwecken, z. B. Röntgen)
Ärztliche Untersuchungen	Erstuntersuchung vor Beschäftigungsbeginn (frühestens 14 Monate), erste Nachuntersuchung spätestens 14 Monate nach Ausbildungsbeginn

Tab. 1 Arbeitsbedingungen für Jugendliche (Fortsetzung)

2.2 Arbeitszeitregelung für Erwachsene

Die für Erwachsene, also Personen ab 18 Jahre, geltenden Höchstarbeitszeiten hat man in der EU vereinheitlicht und im Arbeitszeitgesetz geregelt →Tab. 1. Dieses Gesetz gilt nach Wegfall des Bäckereiarbeitszeitgesetzes auch in Bäckereien und Konditoreien. Dennoch bestehen einige Ausnahmen.

Arbeitszeitregelung	Bestimmungen in allen Betrieben für Arbeitnehmer über 18 Jahre
Arbeitszeit	reine Arbeitszeit, ohne Ruhepausen
Normalarbeitszeit	8 Stunden täglich (an 6 Werktagen), die Arbeitszeit kann bis 10 Stunden verlängert werden, d. h. wöchentlich höchstens 60 Stunden, innerhalb von 6 Monaten muss der Schnitt von 8 Stunden/Werktag jedoch gewahrt werden. Hierdurch können Praxen flexibler auf Arbeitsanfall reagieren.
Ruhezeit	mindestens 11 Stunden täglich; Ausnahme: 10 Stunden mit Ausgleich innerhalb von 4 Wochen, z. B. in der Landwirtschaft, möglich
Ruhepausen	Arbeitszeit von mehr als 6 bis 9 Stunden: mindestens 30 Minuten; Arbeitszeit von mehr als 9 Stunden: mindestens 45 Minuten
Sonn- und Feiertagsruhe	keine Beschäftigung; Ausnahmen z. B. Gastgewerbe, Notdienste. Es müssen jedoch 15 Sonntage im Jahr beschäftigungsfrei bleiben. Ersatzruhetage müssen gewährt werden.

Tab. 1 Arbeitszeitregelungen für Erwachsene

In Tarifverträgen und Betriebsvereinbarungen können andere Regelungen für die Arbeitnehmer eines Betriebs bzw. einer Branche vorgesehen sein. Momentan (2023) wird über die verpflichtende Erfassung der Arbeitszeit durch den Arbeitgeber diskutiert.

Tarifvertrag →S. 22

2.3 Bundesurlaubsgesetz

Das Bundesurlaubsgesetz finden Sie unter: *www.gesetze-im-internet.de* → Suche nach BUrlG

Dieses Gesetz wurde den EU-Regelungen angepasst und regelt die grundlegende Jahresarbeitszeit für Arbeitnehmerinnen. Es gilt für alle Arbeitnehmerinnen, auch Teilzeitbeschäftigte, über 18 Jahre, die seit über sechs Monaten in der Praxis tätig sind. Die wichtigsten Bestimmungen im Einzelnen:

- Der Mindesturlaub beträgt 24 Werktage (der Samstag ist ein Werktag, in vielen Zahnarztpraxen aber kein Arbeitstag).
- Umrechnungsformel: (Werktage geteilt durch 6) · wöchentliche Arbeitstage
- Der Urlaubsanspruch beträgt 1/12 des Jahresurlaubs für jeden beschäftigten Monat. Der volle Urlaubsanspruch entsteht für den Arbeitnehmer bei einer Beschäftigung über den 30.06. eines Jahres hinaus.
- Der Urlaub muss zusammenhängend gewährt werden (mindestens zwölf Werktage).
- Die Barabgeltung ist grundsätzlich verboten.
- Der Urlaub muss in dem Jahr genommen werden, in dem der Anspruch entstanden ist (Ausnahme bei Vereinbarung bis zum 31.03. des Folgejahres).

2.4 Mutterschutz, Elternzeit, Elterngeld und Teilzeitarbeit

Nach dem Grundgesetz haben Mütter Anspruch auf den Schutz und die Fürsorge durch die Gemeinschaft. Hieraus leitet sich der Anspruch des Mutterschutzgesetzes ab. Dieses gilt seit 1951, wurde 1968 verbessert und um das Bundeselterngeld- und das Elternzeitgesetz erweitert:

- Alle Arbeiten, die das Leben von Mutter und Kind gefährden, sind verboten (z. B. Akkord, Fließbandarbeit, Einwirkung gesundheitsschädigender Stoffe).
- Sechs Wochen vor und acht Wochen nach Entbindung Wochen) besteht ein absolutes Beschäftigungsverbot (Schutzfrist, bei Zwillingsgeburten oder Frühgeburten wird die Frist nach Geburt bis auf 14 Wochen verlängert).
- Sobald die Schwangerschaft dem Arbeitgeber angezeigt wird, besteht absoluter Kündigungsschutz bis vier Monate nach Entbindung.
- Die Mutter erhält Mutterschaftsgeld über die Lohnfortzahlung durch den Arbeitgeber und die Krankenkasse.

Gegen diesen Anspruch der werdenden Mütter auf Mutterschaftsgeld müssen sich alle Arbeitgeber (auch Zahnarztpraxen) durch die Umlage U 2 „versichern". Die Umlagekasse erstattet den Anteil des Arztes am Mutterschaftsgeld. Umlagekassen können alle Krankenkassen sein.

Informationen zum Elterngeld, Elterngeld Plus und zur Elternzeit: *www.elternzeit.de*

Für alle Kinder, die ab dem 01.01.2015 geboren sind, können Eltern zwischen dem Elterngeld und den Elterngeld Plus wählen →Abb. 1, S. 29. Es gilt eine Höchstbeschäftigungszeit von 30 Stunden in der Woche. Das Elterngeld wird bis zu zwölf Monate gewährt und beträgt zwischen 300,00 € und 1800,00 €. Dies erhalten die Eltern unabhängig von ihrem Status (z. B. Bürgergeldbezieherin, Auszubildende).

Wird eine Berufstätigkeit aufgegeben, beträgt das Elterngeld 67 % des Bruttoeinkommens, maximal aber 1800,00 €. Die Bezugsdauer wird um zwei weitere Monate verlängert, wenn auch der Partner (oft der Vater) in dieser Zeit auf die Beschäftigung verzichtet. Mit dem Elterngeld Plus kann die Bezugszeit verdoppelt werden. Das Elterngeld wird dann monatlich zur Hälfte ausgezahlt. Das Elterngeld muss beantragt werden.

Schutzgesetze für Auszubildende

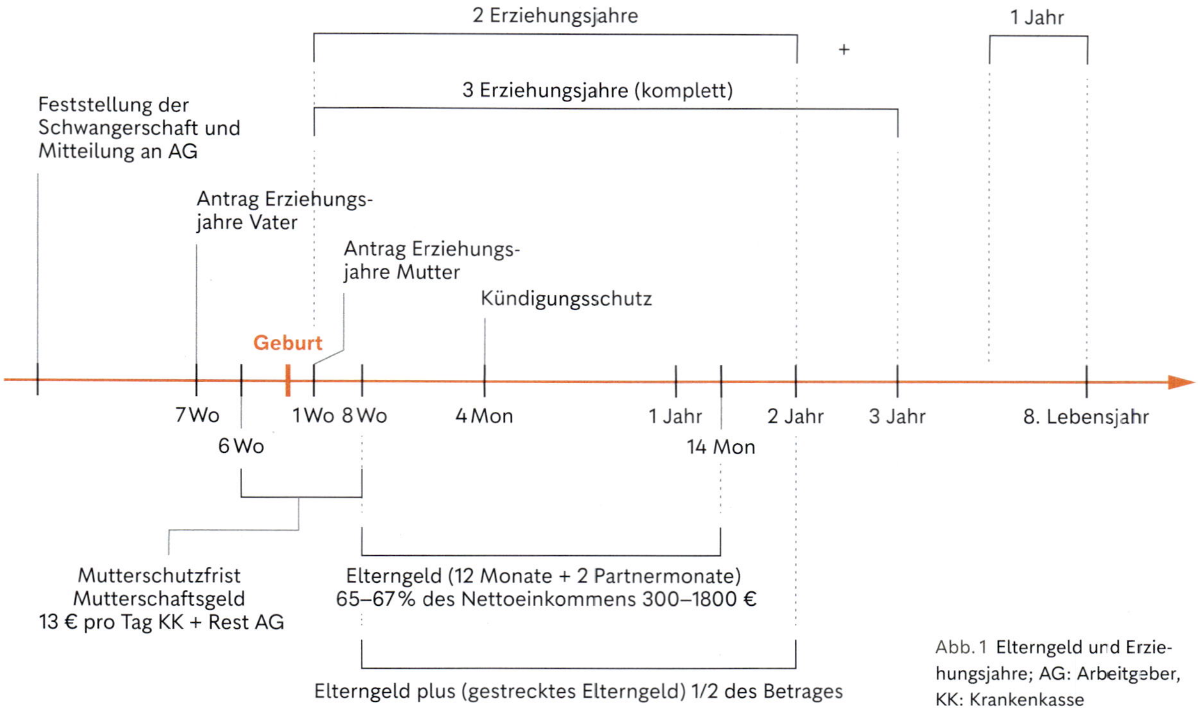

Abb. 1 Elterngeld und Erziehungsjahre; AG: Arbeitgeber, KK: Krankenkasse

Zwischen dem Elterngeld und der Elternzeit gibt es einen direkten Zusammenhang. So wird Elterngeld nur dann gezahlt, wenn auch tatsächlich Elternzeit genommen wird. Eltern, die erwerbstätig sind, steht nach diesem Gesetz die Elternzeit bis zu 36 Monate zu. Diese können sie sich auch teilen oder eventuell gemeinsam nehmen. Während der Elternzeit gilt ein absoluter Kündigungsschutz.

Zudem haben Eltern das Recht auf Teilzeitbeschäftigung, wenn sie in einem Betrieb arbeiten, der mindestens 15 Arbeitnehmer beschäftigt. Nach Vereinbarung mit dem Arbeitgeber kann ein Jahr der Elternzeit auch auf die Zeit zwischen dem dritten und achten Lebensjahr des Kindes verlegt werden.

Das Gesetz über Teilzeitarbeit und befristete Arbeitsverträge (Teilzeit- und Befristungsgesetz) finden Sie unter:
www.gesetze-im-internet.de
→ Suche nach TzBfG

Aufgaben

1 Eine Auszubildende wird im zweiten Ausbildungsjahr schwanger. Sie nimmt anschließend zwei Jahre Elternzeit in Anspruch. Hat sie anschließend das Recht, die Ausbildung zu beenden?

2 In einer Praxis mit vier Zahnmedizinischen Fachangestellten, zwei älteren Zahnarzthelferinnen und drei Auszubildenden sowie einer Zahnmedizinischen Verwaltungsassistentin muss wegen eines drastischen Umsatzeinbruchs einer Arbeitnehmerin gekündigt werden. Welche Überlegungen muss die Praxisinhaberin anstellen?

3 Nach der Geburt des Kindes und unter Einhaltung der Mutterschutzfrist möchte eine Arbeitskollegin während der Elternzeit in der Praxis arbeiten.
a Ist es gesetzlich erlaubt, die Tätigkeit aufzunehmen?
b Wenn ja, wie viele Stunden die Woche ist es möglich?

4 Einer ZFA-Auszubildenden wird gekündigt. Drei Tage später behauptet sie, dass sie schwanger sei. Nehmen Sie dazu unter Einbeziehung der Schutzgesetze Stellung.

5 Wie kann sich die Praxis gegen die Kosten des Mutterschaftsgeldes versichern?

3 Besondere Schutzvorschriften am Arbeitsplatz

Der Arbeitsschutz sorgt für **Sicherheit und Gesundheit** aller Beschäftigen einer Zahnarztpraxis während ihrer Arbeit. Wichtige Inhalte sind die Verhütung von Arbeitsunfällen, Berufskrankheiten und mögliche Gefahren während der Arbeit. Dies wird durch staatliche Arbeitsschutzvorschriften (Arbeitsschutz- und Arbeitssicherheitsgesetz, das Siebte Buch Sozialgesetzbuch (SGB VII) – Gesetzliche Unfallversicherung, Gefahrstoffverordnung) und den Unfallverhütungsvorschriften der Berufsgenossenschaften gesichert.

Merke
Die Arbeitgeberin, in der Zahnarztpraxis die Praxisinhaberin, ist für die Einhaltung der Schutzgesetze und -verordnungen verantwortlich.

3.1 Arbeitsschutzgesetz (ArbSchG)

Wichtige gesetzlichen Regelungen zum Arbeitsschutz stehen auch im „Gesetz über die Durchführung von Maßnahmen des Arbeitsschutzes zur Verbesserung der Sicherheit und des Gesundheitsschutzes der Beschäftigten bei der Arbeit“, dem Arbeitsschutzgesetz. Mögliche Gefahren sollen erkannt und prophylaktisch beseitigt werden.

Es regelt für alle Tätigkeitsbereiche die folgenden Punkte:
- Alle Pflichten von Arbeitgeberinnen.
- Alle Pflichten, aber auch alle Rechte von Arbeitnehmerinnen.
- Die Überwachung des Arbeitsschutzes durch die zuständigen Behörden.

Außerdem bildet das Arbeitsschutzgesetz die Grundlage für verschiedene Verordnungen, wie z. B.:
- Arbeitsstättenverordnung (ArbStättV)
- Betriebssicherheitsverordnung (BetrSichV)
- Persönliche Schutzausrüstung-Benutzungsverordnung (PSA-BV)
- Strahlenschutzverordnung (StrlSchV)

3.1.1 Pflichten der Arbeitgeberin

Neben den gesetzlichen Vorschriften stehen im Arbeitsschutzgesetz die Pflichten der Praxisinhaberin:
- Die Praxisinhaberin legt die für ihre Praxis erforderlichen betrieblichen Arbeitsschutzmaßnahmen fest, indem sie zunächst eine Gefährdungsbeurteilung vornimmt. Die Gefährdungsbeurteilung mit den festgelegten Schutzmaßnahmen wird dokumentiert und muss alle 3 Jahre aktualisiert werden.
- Sie führt regelmäßige Unterweisungen (mindestens einmal jährlich) mit ihren Angestellten durch und dokumentiert die Durchführung.
- Sie hat den Beschäftigten die geltenden Unfallverhütungsvorschriften zugänglich zu machen. Eine Einsicht muss jederzeit möglich sein.
- Nach einem Unfall muss sie dafür sorgen, dass unverzüglich Erste Hilfe geleistet und eine ärztliche Versorgung bei der Durchgangsärztin (D-Ärztin) veranlasst wird.

- Sie muss meldepflichtige Arbeitsunfälle dokumentieren und bei einer Arbeitsunfähigkeit von mehr als 3 Tagen der BGW und der zuständigen staatlichen Arbeitsschutzbehörde melden. Die Aufbewahrungspflicht beträgt 3 Jahre.
- Jede Nadelstichverletzung soll über eine Unfallanzeige der BGW gemeldet werden. Wegen der hohen Ansteckungsgefahr soll außerdem unverzüglich das weitere Vorgehen mit einer D-Ärztin besprochen werden.
- Jede Erst-Hilfe-Leistung ist im Verbandbuch zu dokumentieren. Die Aufbewahrungsfrist beträgt mindestens 5 Jahr nach der letzten Eintragung. Das Verbandbuch dient bei Spätschäden als Nachweis gegenüber dem Unfallversicherungsträger. Einzutragen sind: Datum und Uhrzeit, Ort und Unfallbeschreibung, Name des Verletzten, des Erstversorgers mit Zeugen (falls vorhanden), Art und Umfang der Verletzungen, die durchgeführte Erste-Hilfe-Leistung.
- Sie muss eine geeignete persönliche Schutzausrüstung zur Verfügung stellen.
- Sie muss genügend Beschäftigte durch Unterweisung und Übung im Umgang mit Feuerlöscheinrichtungen zur Bekämpfung von Entstehungsbränden vertraut machen.

3.1.2 Pflichten von Beschäftigten

Neben den Pflichten der Arbeitgeberin sind auch Pflichten der Versicherten im Arbeitsschutzgesetz verankert:
- Beschäftigte sind verpflichtet, den Anweisungen der Praxisinhaberin zum Arbeitsschutz zu folgen. **Ausnahme:** Anweisungen müssen nicht befolgt werden, wenn sie mit einer Gefährdung der eigenen Gesundheit und Sicherheit verbunden sind.
- Sie müssen alle Maschinen, Geräte, Werkzeuge, Arbeitsstoffe und sonstigen Arbeitsmittel wie von der Praxisinhaberin angewiesen, benutzen.
- Sie sind verpflichtet, die bereitgestellte persönliche Schutzausrüstung bestimmungsgemäß zu tragen.
- Sie haben eine Meldepflicht gegenüber der Arbeitgeberin, wenn sie erhebliche Mängel an Schutzvorrichtungen bemerken. Die Meldepflicht besteht auch, wenn Beschäftigte feststellen, dass von irgendetwas eine Gefahr für die Sicherheit und Gesundheit ausgeht.

3.2 Arbeitssicherheitsgesetz (ASiG)

Mithilfe des Arbeitssicherheitsgesetzes (ASiG) soll eine Verbesserung der Arbeitssicherheit und der arbeitsmedizinischen Betreuung durch den Einsatz von Betriebsärzten und Fachkräften für Arbeitssicherheit erreicht werden. Der betrieblichen Prävention kommt hierbei eine besondere Bedeutung zu.

3.3 Vorschriften der Berufsgenossenschaft (BG)

Neben dem staatlichen Arbeitsschutz gibt es auch Regelungen der **gesetzlichen Unfallversicherungsträger.** Dazu gehören die Berufsgenossenschaften. Sie sind Träger der gesetzlichen Unfallversicherungen. Sie haben den Auftrag, Arbeitsunfälle, Berufskrankheiten und arbeitsbedingte Gesundheitsgefährdungen zu verhindern und die Arbeitgeberinnen bei der Umsetzung ihrer Pflichten zu unterstützen.

Website der BGW
https://www.bgw-online.de

Die gesetzliche Unfallversicherung ist eine Pflichtversicherung. Das bedeutet, dass alle Arbeitnehmerinnen bei ihrer zuständigen Berufsgenossenschaft pflichtversichert sind. Die Versicherungsbeiträge werden von der Arbeitgeberin bezahlt. Für den medizinischen und zahnmedizinischen Bereich ist hauptsächlich die Berufsgenossenschaft für Gesundheitsdienst und Wohlfahrtspflege (BGW) zuständig. Hier kann man nachlesen, wie Arbeitsunfälle, Berufskrankheiten und arbeitsbedingte Gesundheitsgefahren in Zahnarztpraxen vermieden werden können. Die Regelungen werden mit praxisbezogenen Beispielen beschrieben.

Die von der BGW verfassten Regelungen der TRBA 250 „Technische Regeln für biologische Arbeitsstoffe im Gesundheitswesen" haben für die Ausübung des Berufes ZFA eine besondere Bedeutung.

3.4 Unfallverhütungsvorschriften (UVV)

Die DGUV-Unfallverhütungsvorschriften sind rechtsverbindliche Vorschriften, die von der Deutschen Gesetzlichen Unfallversicherung (DGUV), den Berufsgenossenschaften und Unfallkassen erlassen werden. Wichtige Unfallverhütungsvorschriften für die Sicherheit und Gesundheit in der Zahnarztpraxis sind z. B.:

- **DGUV-Vorschrift 1,** Grundsätze der Prävention (DGUV Regel 100-001): Festlegung des Geltungsbereichs von Unfallverhütungsvorschriften, den Pflichten des Unternehmers und der Versicherten sowie der Organisation des betrieblichen Arbeitsschutzes, Aufzeichnung von Erste-Hilfe-Leistungen im Verbandsbuch, Bereitstellung von Erste-Hilfe-Materialien, Regelungen für Erste-Hilfe-Sofortmaßnahmen/Postexpositionsprophylaxe, Persönliche Schutzausrüstung.
- **DGUV-Vorschrift 2,** Betriebsärztinnen und Fachkräfte für Arbeitssicherheit: Die Praxisinhaberin ist gesetzlich zu einer betriebsärztlichen und sicherheitstechnischen Betreuung (BuS-Dienst) verpflichtet.
- **DGUV-Vorschrift 3,** elektrische Anlagen und Betriebsmittel: Durchführungsanweisungen zum sicheren Umgang mit elektrotechnischen Anlagen und Betriebsmitteln.
- **DGUV-Vorschrift 9,** Sicherheits- und Gesundheitsschutzkennzeichnung am Arbeitsplatz: Kennzeichnung von Gefahren, die trotz Schutzeinrichtungen bestehen bleiben, z. B. Warnzeichen, Verbotszeichen, Rettungszeichen.
- **DGUV-Vorschrift 11,** Laserstrahlung: Unfallverhütungsvorschrift für die Erzeugung, Übertragung und Anwendung von Laserstrahlen.

3.5 Überwachung der Schutzvorschriften

Für die Überwachung der Schutzvorschriften sind die Bundesländer zuständig. Jedes Bundesland hat seine eigene Arbeitsschutzaufsicht, welche für die Überwachung und Einhaltung der Arbeitsschutzgesetze und für Beratungen der Arbeitgeberinnen verantwortlich ist. Zuständige Arbeitsschutzbehörden können, je nach Bundesland, z. B. Regierungspräsidien, Landratsämter, Gewerbeaufsichtsämter oder Ämter für Arbeitsschutz sein.

Besondere Schutzvorschriften am Arbeitsplatz

Aufgaben

1 Nennen Sie wichtige Pflichten von Arbeitgeberinnen und Arbeitnehmerinnen, die im Arbeitsschutzgesetz stehen.

2 Zählen Sie Personen auf, die
a für die Einhaltung der Schutzgesetze und -verordnungen in der Zahnarztpraxis zuständig sind.
b für die Überwachung der Schutzvorschriften zuständig sind.

3 Erläutern Sie die Bedeutung von Berufsgenossenschaften für den Arbeitsschutz.

4 Ergonomie, Ökologie und Nachhaltigkeit

4.1 Ergonomie

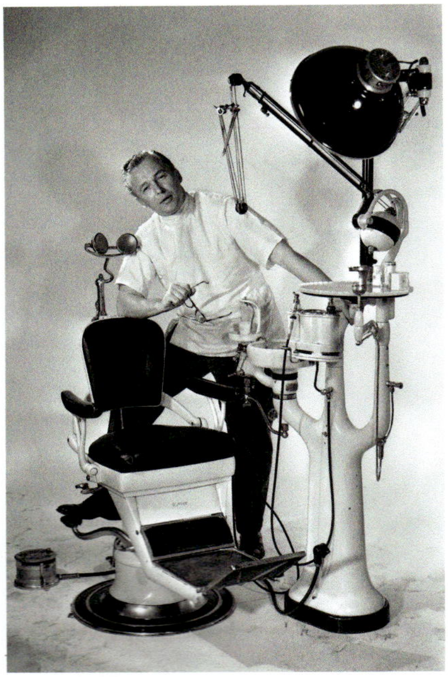

Abb. 1 Behandlungseinheit eines Zahnarztes in den 1950er-Jahren

Die Ergonomie ist die Wissenschaft von den Leistungsmöglichkeiten und -grenzen des arbeitenden Menschen. Dabei werden die Anpassung der Arbeitsbedingungen (z. B. Werkzeuge, Maschinen, Arbeitsumfeld) an die menschliche Arbeitskraft untersucht und Arbeitsabläufe zeitlich optimiert.
Mit der Einführung der Zahnarztpraxis als „Behandlung in einem fest installierten Raum" ging es zunächst mal um die technische Einrichtung, die eine Behandlung erst möglich machte. Die Ergonomie war zum damaligen Zeitpunkt noch nicht so ausgeprägt →Abb. 1.

Die Untersuchung ergonomischer Fragestellungen erfordert auch eine Arbeits- oder Zeitanalyse. Der Erste, der diese Gedanken in die Wirtschaft einbrachte, war Frederick W. Taylor (1856–1915). Er zerlegte jede Arbeit in Teilarbeiten und ermittelte so alle überflüssigen Bewegungen, die ausgeschaltet werden sollten.
Für alle Arbeiten führte er Zeitmessungen durch und versuchte so, eine optimale Gestaltung des Arbeitsablaufes zu ermitteln. Dies führte naturgemäß zu einer Änderung der Werkzeuge, Maschinen und des gesamten Arbeitsplatzes, zu Verbesserungen der Organisation des Betriebs und zu einer Steigerung der Arbeitsleistung bei gleichzeitiger Arbeitserleichterung.

Auf die Zahnarztpraxis übertragen, betrachtet die Ergonomie die gesamte Behandlung der Patientin in der Praxis.
Dabei stehen folgende **Arbeitsbedingungen** im Vordergrund:
- Anzahl und Lage der Praxisräume
- Arbeitshaltung
- Arbeitsplanung
- Teamarbeit
- technische Einrichtung der Praxis
- sonstige Ausstattung der Praxis
- Organisation der Praxis
- Atmosphäre der Praxis

Die genannten Bedingungen werden daraufhin untersucht, ob sie einerseits einer optimalen Behandlungsweise der Patientin dienen und andererseits die Kosten (z. B. Zeitaufwand der Behandlung, Haltungsschäden bei Mitarbeiterinnen, Patientenabwanderung) minimieren.

Beispiel

a Die Patientinnen einer Praxis werden optimal versorgt, jedoch führt die schlechte Arbeitshaltung des Praxispersonals bei diesem immer wieder zu Rückenschmerzen (hoher Krankenstand führt zu Kosten).

b Die Behandlung der Patientin erfolgte mit Werkzeugen und Geräten nach neuesten ergonomischen Erkenntnissen. Die Patientin fühlte sich bei der Behandlung aber „unwohl" in der Praxis, da sie z. B. zu lange warten musste, sie der „Ton" des Praxisteams störte oder die Behandlung zu lange dauerte.

c Die Zahnarztpraxis ist perfekt durchorganisiert, das Praxisteam ist freundlich, es herrscht ein angenehmes Betriebsklima. Die Patientin erschrickt aber über die altmodischen Geräte und Werkzeuge, die verwendet werden.

4.1.1 Anzahl und Lage der Praxisräume

Neben der Lage und Ausstattung der Praxisräume (Funktionsbereiche) spielt die Anzahl der Behandlungszimmer (zahnärztlicher Arbeitsplatz) bei ergonomischen Untersuchungen (z. B. Vermeidung unproduktiver Zeiten) eine wichtige Rolle.

Funktionsbereiche der Praxis →S. 51

Man kann die gesamte Behandlung einer Patientin zunächst in drei Abschnitte einteilen:
- Vorarbeiten (z. B. Terminierung, Empfangen)
- eigentliche Behandlung
- Nacharbeiten (z. B. Terminierung, Telefongespräche, Formulare ausfüllen, Hinweise)

Bezeichnet man die Vor- und Nacharbeiten sowie die Wartezeiten bei der Patientin während der Behandlung als **unproduktive Zeiten** (manchmal auch als Rüstzeiten), kommen die Untersuchungen zu folgendem Ergebnis:

Fall 1
Ein Behandlungszimmer – keine Zahnmedizinische Fachangestellte – 8-stündige Arbeitszeit (eine Zahnärztin)
produktive Zeit: 4½ Stunden
unproduktive Zeit: 3½ Stunden

Fall 2
Ein Behandlungszimmer – eine Zahnmedizinische Fachangestellte – 8-stündige Arbeitszeit (eine Zahnärztin)
produktive Zeit: 5¾ Stunden
unproduktive Zeit: 2¼ Stunden

Fall 3
Zwei Behandlungszimmer – eine Zahnmedizinische Fachangestellte – 8-stündige Arbeitszeit (eine Zahnärztin)
produktive Zeit: 6½ Stunden
unproduktive Zeit: 1½ Stunden

Fall 4
Drei Behandlungszimmer – zwei Zahnmedizinische Fachangestellte – eine Zahnmedizinische Fachassistentin – 8-stündige Arbeitszeit (eine Zahnärztin)
produktive Zeit: 7 Stunden
unproduktive Zeit: 1 Stunde

Die Zahnarztpraxis kann ihre produktive Zeit und damit die Einnahmen durch mehrere Behandlungszimmer und durch Einsatz von zahnmedizinischem Fachpersonal steigern.

Unter ergonomischen Gesichtspunkten sollten die Behandlungszimmer identisch ausgestattet sein. Die Anordnung der verschiedenen Elemente sollte ebenfalls gleich sein. Nur so können überflüssige Bewegungen, dauernde Überlegungen sowie Umstellungen vermieden werden.

Auch unter betriebswirtschaftlichen Gesichtspunkten ist es natürlich wichtig, dass die produktiven Zeiten in der Praxis und damit die Einnahmen erhöht werden, was meist nur durch die Behandlungstätigkeit der Zahnärztin erreicht wird. Die zusätzliche Einrichtung eines Prophylaxeraumes (Behandlung erfolgt durch eine ZMF oder ZMP) kann man dabei auch ins Auge fassen.

4.1.2 Arbeitsplanung

Vor- und Nacharbeiten können in der Regel von ZFA erledigt werden. Die Behandlung selbst kann ebenfalls noch einmal in verschiedene Teilschritte zerlegt werden. Auch hier ist nicht für alle Teilarbeiten eine zahnärztliche Approbation erforderlich. Daraus folgt, dass die zahnärztliche Produktivität durch **Delegation** (Übertragung) bestimmter Arbeiten an das zahnmedizinische Personal (z.B. ZFA, Dentalhygienikerin) noch einmal gesteigert werden kann.
Voraussetzung dafür ist eine genaue Arbeitszerlegung, ein entsprechendes Delegieren und damit die Teamarbeit in der zahnärztlichen Praxis.

Beispiel
Zerlegung einer Alginat-Abdrucknahme in einzelne Teilarbeitsgänge:
1 Aussuchen des Löffels
2 Einpassen des Löffels
3 Vorbereiten der Abdruckmasse
4 Mischen der Abdruckmasse
5 Einstreichen der Abdruckmasse in den Löffel
6 Einführen des Löffels in den Mund
7 Halten im Mund
8 Bestimmen der Erhärtung
9 Herausnehmen des Löffels
10 Reinigen des Abdrucks
11 Kontrolle

Der Behandlungsschritt einer Alginat-Abformung lässt sich so in mindestens 11 Teilschritte zerlegen, wovon lediglich die Schritte 2, 6 und 11 rein zahnärztliche Aufgaben sind. Nimmt man noch die Vor- und Nachbereitungszeit hinzu, beträgt der zahnärztliche Zeitanteil nur noch einen Bruchteil.
Diese Art der Arbeitsplanung setzt voraus, dass die ZFA entsprechend ausgebildet wurde. Keine Zahnärztin wird Hilfstätigkeiten delegieren, ohne von der Qualität der Arbeit der ZFA überzeugt zu sein.

Die Produktivität einer Praxis kann erhöht werden, wenn sich die ZFA fortbilden und damit weiter in der eigentlichen Behandlung eingesetzt werden können.

Fortbildung →LF 13

Neben der Delegation von Arbeiten gehören auch die Organisation von Arbeitsabläufen und der Einsatz von Arbeitsmitteln zur Arbeitsplanung, z. B.
- Erlernen systematischer Arbeitsweisen (z. B. Reihenfolge von Griffen),
- sich wiederholende Arbeitsgänge in Schemata bringen (z. B. Checklisten),
- Zusammenstellung von Trays (für Behandlung vorbereitete Schalen),
- Einsatz geeigneter Geräte und Maschinen.

4.1.3 Teamarbeit

Neben der Aufgabe, Behandlungsabläufe zu zerlegen und Arbeitsgänge an die ZFA zu delegieren, muss auch das Arbeiten im Team trainiert werden.

Zahnärztinnen beschäftigen sich oft erst mit der Teamarbeit mit ZFA, wenn sie sich mit einer eigenen Praxis niederlassen. Vielversprechend sind Ansätze in den Universitätszahnkliniken, wo die Arbeit im Team an folgenden Punkten gelernt wird:
- richtige Lagerung der Patientin
- entspannte Sitzposition
- Arbeit in direkter Sicht
- Absaugtechnik
- Vierhand-Instrumentation
- Farbcode-System
- Tray-System

Wie in einer Fußballmannschaft arbeitet das Team nicht nebeneinander, sondern miteinander auf ein gemeinsames Ziel hin. Jeder übernimmt dabei bestimmte Funktionen. Wichtig ist dabei das gegenseitige Verstehen und Respektieren des anderen sowie die Offenheit untereinander.

4.1.4 Arbeitshaltung

Zur Abgrenzung der Tätigkeitsbereiche von Zahnärztin und Zahnmedizinischer Fachangestellter wird häufig die Uhrzeigerstellung als Hilfsmittel verwendet. Die Zahnärztin nimmt in der Regel eine Sitzposition zwischen 8:00 und 12:00 Uhr ein, während die Zahnmedizinische Fachangestellte sich im Bereich von 2:00 und 5:00 Uhr bewegt. Die Übergabe der Instrumente erfolgt im 6:00-Uhr-Bereich →Abb. 1.

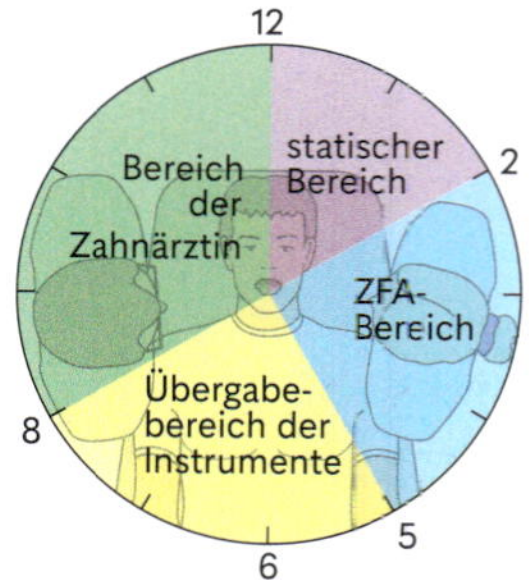

Abb. 1 Tätigkeitsbereiche

Rückenbeschwerden zählen zu den häufigsten Erkrankungen von Mitarbeiterinnen in Zahnarztpraxen. Oft sind diese auf eine falsche Arbeitshaltung zurückzuführen. Die Arbeitshaltung der Zahnärztin und ihrer Assistentin wird wesentlich durch den Behandlungsstuhl geprägt. Früher stand man während der Behandlung vor oder hinter der sitzenden Patientin, wodurch die Wirbelsäule stark belastet wurde.

Trotz der heutzutage verbreiteten sitzenden Behandlung an der liegenden Patientin sind Haltungsschäden bei Zahnärztin und Zahnmedizinischer Fachangestellter nicht auszuschließen →Abb. 2. Unter ergonomischen Gesichtspunkten wird eine aufrechte, entspannte Sitzposition von Zahnmedizinischer Fachangestellter und Zahnärztin mit direkter Sicht auf den Mund der Patientin gefordert. Der Rücken sollte möglichst gerade sein ohne seitliche Krümmungen des Körpers. Dauernde Seitenneigungen und verkrampfte Haltungen müssen unbedingt vermieden werden. Alle neueren Behandlungsstühle lassen diese Arbeitshaltung zu →Abb. 3.

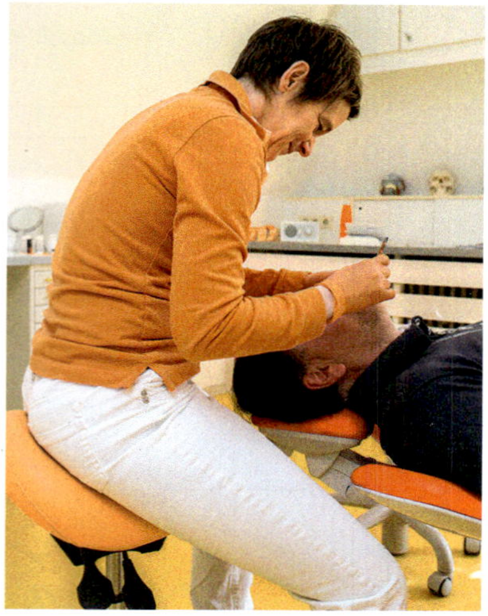
Abb. 2 Wirbelsäule in ungesunder C-Form durch zu niedrige Patientenlagerung

Bei der Sitzposition können Zahnärztin und Zahnmedizinische Fachangestellte mit gespreizten oder gekreuzten Beinen sitzen. Wichtig ist hierbei, dass beide möglichst nahe an der Patientin sitzen und das Arbeitsfeld von oben gut einsehen können →Abb. 4.

Folgende Körperhaltungen bzw. Arbeitsbedingungen sollten prinzipiell vermieden werden:
- hohe Ellbogen bzw. Ellbogen höher als Hände (ungestützt)
- abgebogene Nackenpartie
- Weitherholen von Instrumenten
- Körperdrehungen
- Griffe über Schulterhöhe
- kraftanstrengende Handpositionen
- auf einem Fuß stehen
- breitbeiniges Stehen
- auf nur einer Seite lehnen
- zu langes Sitzen oder Stehen
- schlechtes Licht

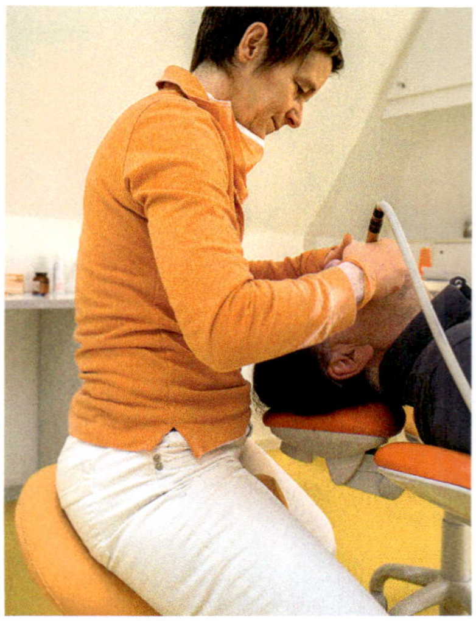
Abb. 3 Sitzhaltung, die sowohl die Wirbelsäule vor Fehlbelastung schützt als auch einer Verspannung der Muskulatur vorbeugt

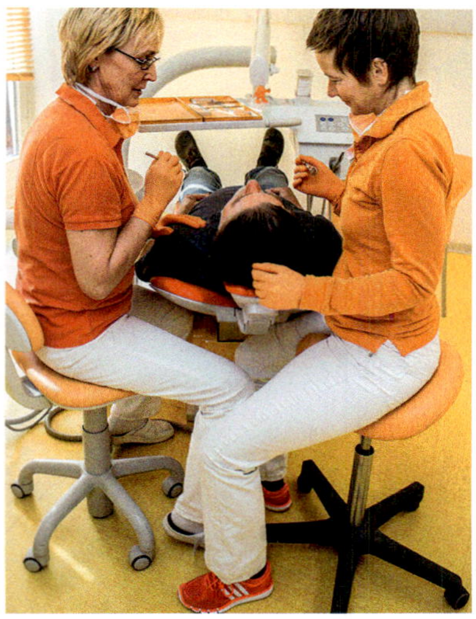
Abb. 4 Sitzposition mit gekreuzten Beinen; die Füße sollten auf dem Boden stehen, um sie etwas belasten zu können

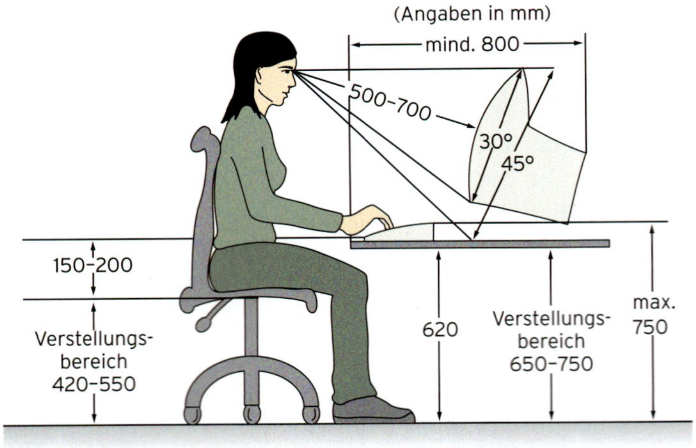

Abb. 1 Empfohlene Maße für einen Bildschirmarbeitsplatz

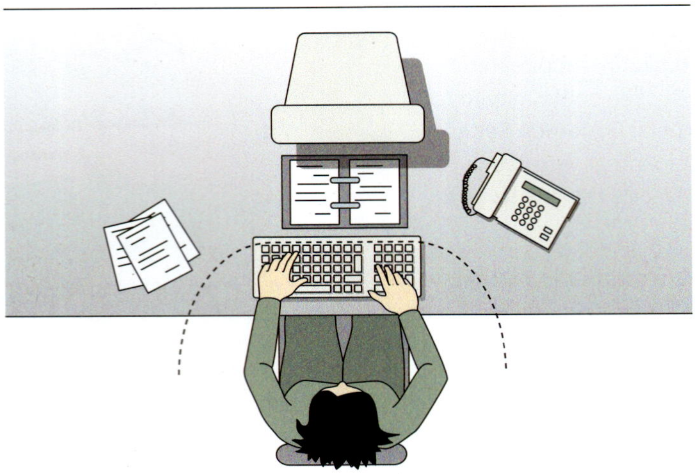

Abb. 2 Anordnung von Arbeitsmitteln, wenn vor allem Tastatur, Vorlage und Bildschirm benötigt werden

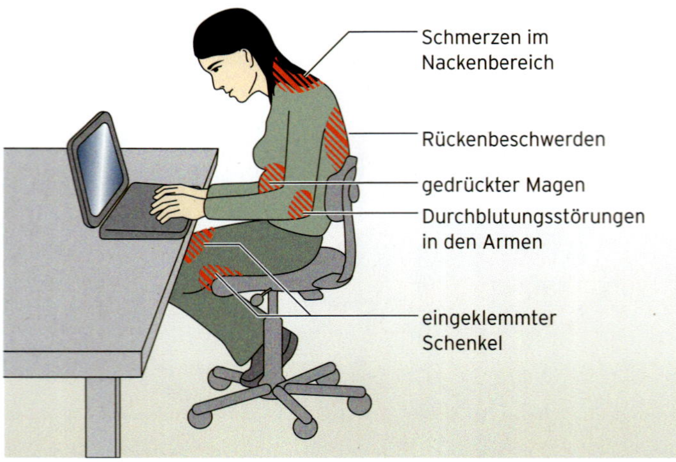
Schmerzen im
Nackenbereich
Rückenbeschwerden
gedrückter Magen
Durchblutungsstörungen
in den Armen
eingeklemmter
Schenkel

Abb. 3 Folgen physischer Beanspruchung durch Fehlhaltung

Auch am Bildschirmarbeitsplatz ist eine optimale Arbeitshaltung Voraussetzung für effektives Arbeiten.

Die Arbeitsstättenverordnung (Anhang Abschnitt 6: Maßnahmen zur Gestaltung von Bildschirmarbeitsplätzen) legt Standards über die Gestaltung von Bildschirmarbeitsplätzen fest →Abb. 1. Dazu gehören auch die folgenden Forderungen:

- Die verwendeten Geräte tragen das GS-Zeichen (technische Sicherheit).
- Die oberste Bildschirmzeile liegt höchstens in Augenhöhe, der Bildschirm ist dreh- und neigbar.
- Der Bildschirm ist vom Hersteller als strahlungsarm angegeben.
- Der Arbeitsbereich hat folgende Mindestmaße: 160 cm breit, 80 cm tief.
- Der Drehstuhl steht auf einem 5-Rollen-Untergestell mit gebremsten Rollen, ist höhenverstellbar mit abgerundeter Vorderkante und gepolsterter Sitzfläche.
- Die Beleuchtung hat den Stärkewert von mindestens 500 Lux.
- Die Lärmwerte betragen maximal 55 dB(A).
- Bildschirmarbeit wird durch Tätigkeitswechsel oder Kurzpausen unterbrochen.

Neben diesen technischen Maßnahmen lässt sich der Arbeitsplatz auch ergonomisch organisieren →Abb. 2.

Der Raum, in dem der Computer steht, sollte eine gewisse Mindestgröße haben (ca. 8 m^2) und ein gutes Raumklima aufweisen.
Empfohlene Temperatur beträgt 21–23 °C, relative Luftfeuchtigkeit 40–60 %. Zugluft, Wärmestrahlung und Wärmestaus sollten vermieden werden. Kurzes und kräftiges Lüften bewirkt manchmal „Wunder“.
Ausreichender Raum für wechselnde Arbeitshaltungen sollte vorhanden sein.
Ab und zu sollten Entspannungsübungen mit Augen und Körper durchgeführt werden. So lassen sich bestimmte arbeitsbedingte Beschwerden vermeiden →Abb. 3.

4.1.5 Technische Einrichtung

Alle Maschinen, Geräte, Stühle, Behandlungsstühle und Instrumente der Zahnarztpraxis sind heute nach ergonomischen Prinzipien konstruiert. Bei den Behandlungsstühlen kommt es neben der bequemen Lagerung der Patientin auch für Zahnärztin und Assistentin auf eine entspannte Arbeitshaltung an.

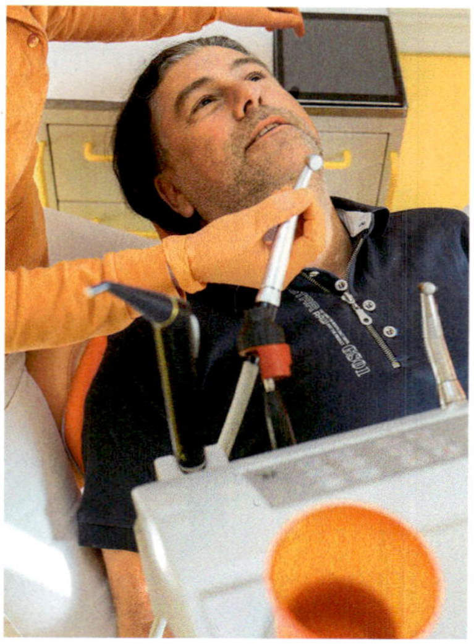

Abb. 1 Schwingbügelsystem mit Geräten in 6-Uhr-Position

Die für die Behandlung erforderlichen Geräte (z. B. OP-Leuchte, Tablett, Absauganlage, Bohrer, Turbine) sind in Greifnähe des Behandlungsstuhls anzubringen.

Weit verbreitet sind in Zahnarztpraxen die „Rechtsgeräte". Diese schränken den Aktionsradius des Behandlungsteams stark ein, da die Instrumente inklusive Schläuchen rechts neben der Patientin herabhängen.

Der Behandelnde ist z. B. in der 9:00-Uhr-Stellung gezwungen, bei der Instrumentenauswahl und -ablage den Blick von der Patientin abzuwenden und eine Körperdrehung auszuführen. Im Gegensatz dazu erleichtern Schwingbügeleinheiten die Arbeit erheblich, da die Instrumente wie Hand- und Winkelstücke durch flexible Positionierung viel besser erreichbar sind →Abb. 1. Die Schläuche der Hand- und Winkelstücke werden wieder automatisch zurückgezogen. Einige Systeme ermöglichen auch die Positionierung des Trays in 1:00-Uhr-Stellung.

Gleichzeitig sollte die Patientin nicht schon beim Eintritt in das Behandlungszimmer die für den Laien oft Angst einflößenden Instrumente zu Gesicht bekommen.

Die technischen und funktionellen Voraussetzungen sind unbedingt mit den psychologischen Gesichtspunkten der Ausstattung der Zahnarztpraxis in Einklang zu bringen.

Auch bei der Verwendung von Handinstrumenten sind ergonomische Erkenntnisse zu berücksichtigen. Kraftanstrengende Handpositionen können durch ergonomisch geformte Handinstrumente günstig beeinflusst werden. Handinstrumente sollten daher optimal ausbalanciert →Abb. 2, leicht und rutschsicher sein und sich dem individuellen Haltestil des Behandelnden anpassen. Die Abb. 2a und 2b zeigen Handinstrumente mit elastischer Griffoberfläche. Diese Oberflächen ermöglichen auch ein geräuschärmeres Arbeiten.

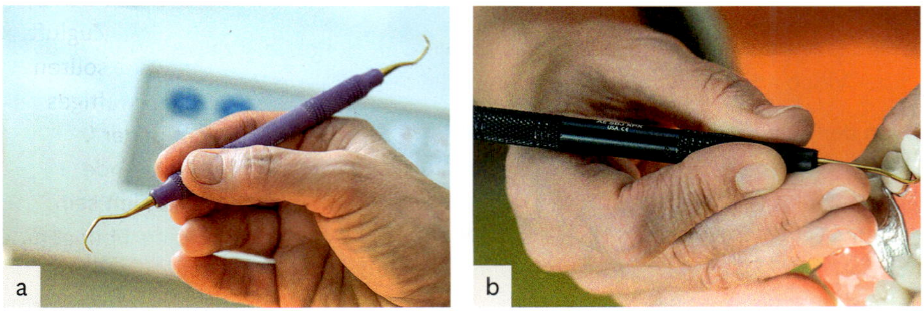

Abb. 2 a) Ausbalancierte Instrumente erleichtern die Handhabung und Führung.
b) Die elastische Oberfläche des Griffs ermöglicht rutschfreies und geräuschärmeres Arbeiten.

4.2 Ökologie und Nachhaltigkeit

Der Begriff **Ökologie** stammt aus dem Altgriechischen und bedeutete Lehre vom Haushalt. Es handelte sich hierbei um eine Teildisziplin der Biologie. In den Jahren 1960 bis 1970 erweiterte sich die Bedeutung des Begriffes in der öffentlichen Wahrnehmung zu „Gesamtumweltsituation". Ökologisch bedeute seitdem auch „schonend mit der Umwelt (den Umweltressourcen) umgehen". In der Alltagssprache versteht man heute unter Ökologie und unter „ökologisch" zunehmend ein die Ressourcen und die intakte Umwelt schonender, nachhaltiger Umgang mit der Natur. Auch eine „naturnahe" Lebensführung wird oft darunter verstanden. Etwa gleichbedeutend hat sich der Begriff der **Nachhaltigkeit** entwickelt. Umweltbewusstes Handeln ist nachhaltiges Handeln. Ursprünglich kam der Begriff aus der Forstwissenschaft und meinte, im Wald nur so viel Holz zu schlagen, wie permanent nachwächst. Als in der zweiten Hälfte des 20. Jahrhunderts erkannt wurde, dass alle Rohstoffe und Energievorräte auf der Welt auszugehen drohen, ging Gebrauch des Begriffes Nachhaltigkeit auf den Umgang mit allen Ressourcen über.

Merke
Alle Systeme können nur ein bestimmtes Maß an Ressourcennutzung „aushalten", ohne Schaden zu nehmen.

Heute werden diese Begriffe für viele Produkten bei der Herstellung und beim Verbrauch verwendet, z. B. nachhaltige Autoproduktion, ökologische Kleidungsstücke, nachhaltige Essensgewohnheiten, Öko- und Bio-Produkte, ökologische Geldanlagen. Dabei fällt eine exakte Definition schwer.

Auf die Zahnarztpraxis bezogen denkt man bei Ökologie und Nachhaltigkeit zunächst an die Materialien, die hier verwendet und verbraucht werden.

Doch schon „vorher" lässt sich fragen, welche (ökologischen) Baumaterialien wurden für die Räume der Praxis verwendet, z. B. Welche Farben wurden verwendet? Welche Heizung und Klimatisierung gibt es? Handelt es sich um ein Niedrig-Energie-Haus? Gibt es eine Solaranlage? Dies ist oft weder vom Zahnarzt noch vom späteren Benutzer zu beeinflussen.

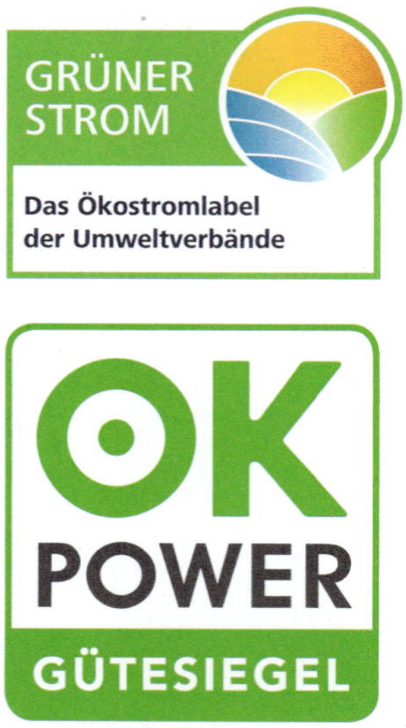

Abb. 1 Labels für zertifizierten Ökostrom

Beschränkt beeinflussbar ist die Erreichbarkeit der Praxis für das Team und die Patientinnen, also ob die Praxis zu Fuß, per Fahrrad oder mit dem Öffentlichen Personennahverkehr zu erreichen ist. Es können aber Fahrradabstellplätze bereitgestellt werden und eventuell ein Duschraum für die Fahrradfahrerinnen. Auch besteht die Möglichkeit, Dienstfahrräder zur Verfügung zu stellen. Dazu sollten Elektro-Ladestationen für PKW und Fahrräder in der Nähe vorhanden sein. Über solche Möglichkeiten der „nachhaltigen Erreichbarkeit" sollten die Patientinnen auf der Homepage informiert werden.

Für das Team sollte die Möglichkeit bestehen, im Home-Office zu arbeiten und über Video an Besprechungen teilzunehmen.

Von der Praxis **unmittelbar beeinflussbar** ist der Stromverbrauch. Zum einen sollte nur Ökostrom verwendet werden, dessen Nachhaltigkeit auch durch entsprechende Zertifikate bestätigt wird →Abb. 1. Zum anderen sollte der Stromverbrauch reduziert werden, z. B. Verzicht auf Stand-by-Modus bei Elektrogeräten, Einsatz von LED-Leuchten mit geringem Stromverbrauch. Für die dunkle Jahreszeit sind Bewegungsmelder in den Praxisräumen möglich, die das Licht nur bei Bedarf einschalten.

Ergonomie, Ökologie und Nachhaltigkeit

Beim Neukauf sollte auf hochwertige Elektro- und IT-Geräte mit geringem Stromverbrauch und langer Lebensdauer geachtet werden. Hier kann die Einteilung in Energieeffizienzklassen von A bis G eine wertvolle Hilfe sein →Abb. 1. Den geringsten Stromverbrauch haben Geräte bei Klasse A.

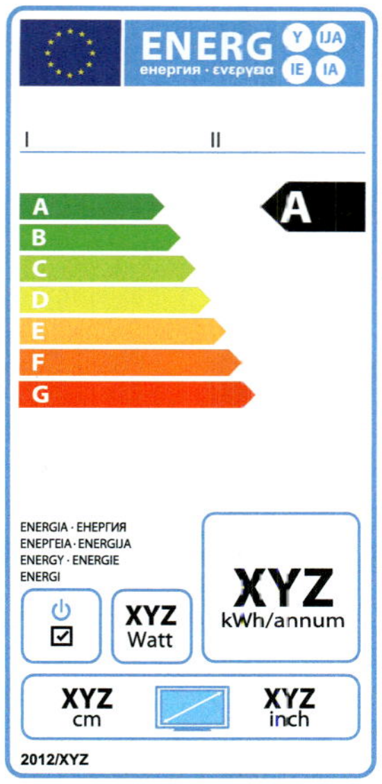

Abb. 1 Warenauszeichnung zur Klassifizierung der Energieeffizienz

Auch der Energieverbrauch beim Heizen ist beeinflussbar. Die Raumtemperatur sollte regelmäßig kontrolliert werden, um unnötiges Heizen zu verhindern. Hierzu können Thermostate verwendetet werden, die eine Nacht- und Wochenendabsenkung möglich machen. Die Belüftung der Praxis sollte durch stoßweises Lüften erfolgen, damit die Räume nicht auskühlen. Bei einer Gasheizung kann zertifiziertes Ökogas verwendet werden →Abb. 2.

Auch bei der Materialbestellung und der Müllentsorgung kann auf Nachhaltigkeit geachtet werden. In der Praxis muss es ein **Abfallkonzept** geben. So müssen folgende Abfälle getrennt eingesammelt, gelagert, befördert und verwertet werden:
- Papier/Pappe
- Glas
- Kunststoffe
- Metalle
- Bioabfälle

Keinesfalls dürfen gefährliche Abfälle in diesen Entsorgungsweg gelangen, hierzu zählen:
- amalgamkontaminierte Abfälle (auch extrahierte Zähne mit Amalgamfüllungen)
- Entwickler- und Fixierbäder
- Chemikalien, die aus gefährlichen Stoffen bestehen oder solche beinhalten
- infektiöse Abfälle

Materialbestellung →LF 9

Müllentsorgung →LF 9

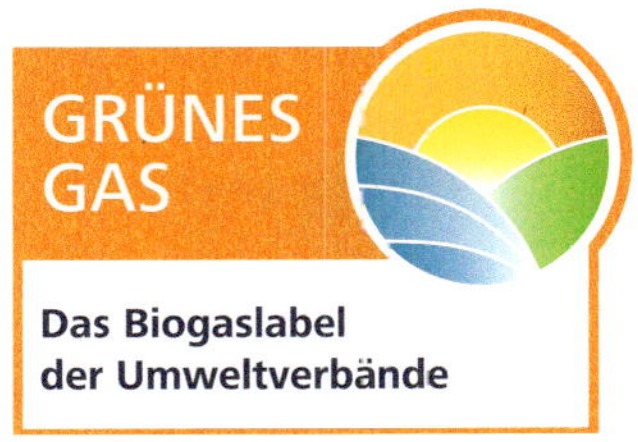

Abb. 2 Label für zertifiziertes Ökogas

Diese Abfälle müssen nach wie vor einem geordneten Entsorgungsweg zugeführt werden.

Neben der richtigen Müllentsorgung kommt der **Abfallvermeidung** eine große Bedeutung zu. Hier können verschiedene Maßnahmen getroffen werden:
- Die Praxis sollte, wo möglich, große Verpackungseinheiten gebündelt bestellen. Dabei sollte auf eine umweltgerechte Verpackung geachtet werden.
- Die Verwendung von Mehrweg- statt Einweg-Mündspülbechern oder -Getränkeflaschen reduziert den Kunststoffmüll. Der Grundsatz sollte immer sein: Mehrweg statt Einweg.
- Beschaffung von Müllbeuteln aus abbaubarer Zellulose.
- Verwendung nachhaltiger Produkte für die Patientenbehandlung.
- Die Patientin bringt ihre eigene Zahnbürste mit.

Merke
Der umweltfreundlichste Müll ist der, der nicht entsteht.

Auch beim Einsatz von Papier kann auf Nachhaltigkeit geachtet werden. Zur Schonung der natürlichen Ressourcen sollte Recycling-Papier verwendet werden, z. B. für Einmal-Handtücher oder Druckerpapier. Wo es möglich ist, sollte das **papierfreie Arbeiten** bevorzugt werden, z. B.
- Einsparung von Papier durch Digitalisierung.
- Nutzung der digitalen Patientenkartei.
- Den Papierversand der Praxis durch die Nutzung von E-Mail und KIM reduzieren.

KIM →S. 245

Die LZK Baden-Württemberg hat eine Checkliste für Nachhaltigkeit zusammengestellt.

www.lzk-bw.de
→ Zahnärzte
→ Praxisführung
→ Nachhaltigkeit

Materialwirtschaft

- Konsequentes Lagermanagement (siehe LF 9 Lagerwirtschaft)
- Die Getränke für das Praxisteam und die Patientinnen könnten in Glasflaschen statt in Plastikflaschen gekauft werden.
- Fairtrade Tee-Kaffe kaufen

Die **Digitalisierung** in der Patientenbehandlung bietet weitere Möglichkeiten für nachhaltiges Handeln:

- Durch digitales Röntgen kann der Einsatz von umweltbelastenden Chemikalien, die für das konventionelle Röntgen notwendig sind, vermieden werden.
- Die digitale Abformtechnik spart Abformmaterial, Medizinprodukteaufbereitung und Fahrten zwischen dem Dentallabor und der Praxis ein.
- Durch die Telezahnmedizin können Fahrten zur Praxis vermieden werden.

Lagerorganisation →LF 9

Alle genannten Maßnahmen werden durch eine **konsequente** Lagerorganisation unterstützt, indem bei der Bestellung auf nachhaltige Produkte geachtet wird und nur so viel bestellt wird, wie auch benötigt wird. Auch nachhaltig produzierte Produkte, die weggeschmissen werden müssen, weil das Verfallsdatum erreicht ist, sind eine unnötige Belastung für die Umwelt.

Aufgrund des wachsenden Bewusstseins für Ökologie und Nachhaltigkeit in der Bevölkerung kommt auch der **Außendarstellung** der Praxis zu diesem Thema eine immer größere Bedeutung zu. So kann die Nachhaltigkeit und ökologische Ausrichtung der Praxis auf der Homepage und in Flyern dargestellt werden. Auch eine mögliche Klimaneutralität der Praxis kann durch eine Berechnung der CO_2-Emissionen der Praxis und/oder den Erwerb von Klimazertifikaten zum Ausgleich des CO_2-Fußabdrucks der Praxis auf diesem Weg gezeigt werden.

Beispiel für Nachhaltigkeit in der Zahnarztpraxis:

www.praxis-an-der-elz.de

Beispiel

Ein schönes Beispiel für nachhaltiges Handeln findet sich bei einer Zahnarztpraxis in Teningen (Baden-Württemberg), die energieautark ist. Schon beim Neubau wurden ökologische Materialien verwendet und ein Energiekonzept erarbeitet. Auf dem Dach befinden sich zwei Windräder und eine Solaranlage. Zusätzliche Solarpaneele sind an der Fassade und an einem Zaun angebracht. Die Kühlung wird über eine besondere Lüftungsanlage gesteuert. Dadurch findet ein permanenter Luftaustausch statt und es müssen kein Fenster geöffnet werden. Die Heizung wird über das praxiseigene Kraftwerk betrieben und kann individuell an jedem Arbeitsplatz eingestellt werden. Für die Mitarbeiterinnen stehen Elektroautos zur Verfügung, die an der Praxis mit Strom versorgt werden.

Aufgaben

1 Welche Fragen untersucht die Ergonomie in der Zahnarztpraxis?

2 a Zerlegen Sie den Arbeitsgang „Herstellen eines Brückenprovisoriums“ in mehrere Arbeitsschritte.
b Welche Teile der Arbeitsschritte kann eine Zahnmedizinische Fachangestellte übernehmen?

3 Lassen Sie sich von Ihrer Chefin ein Instrument und seine Handhabung genau erklären. Bringen Sie es anschließend in den Unterricht mit und demonstrieren Sie, weshalb dieses Instrument die entsprechenden Gestaltungsmerkmale aufweist.

4 Sind ergonomische Arbeitsmittel auch nachhaltig?

5 Nennen Sie Unterschiede zwischen Nachhaltigkeit und Ökologie.

6 Welche ökologischen Erkenntnisse finden in Ihrer Praxis Anwendung?

5 Gesundheitswesen

Unter dem Gesundheitswesen versteht man die gesundheitliche Versorgung aller Menschen eines Staatsgebietes durch Einrichtungen und Personen, die die Gesundheit fördern und erhalten.
Die Aufgaben des Gesundheitswesens im Einzelnen:

- **Gesundheitsschutz**
  - Schutz vor Erkrankung
  - allgemeine Hygiene
  - Arbeits- und Betriebsmedizin
  - Umweltschutz
  - Seuchenbekämpfung
  - Unfallverhütung
  - Überwachung der Arzneimittel und der Gesundheitseinrichtungen
- **Gesundheitspflege**
  - Bewahrung vor gesundheitsschädlichem Handeln
  - Aufklärung (primäre Prävention)
  - Prophylaxe (sekundäre Prävention)
  - tertiäre Prävention, z. B. Infarktsportgruppe
- **kurative Medizin**
  - Maßnahmen zur Wiederherstellung der Gesundheit

Das Gesundheitswesen in Deutschland besteht aus mehreren traditionell gewachsenen Bereichen: der ambulanten Versorgung, der stationären Versorgung, dem öffentlichen Gesundheitswesen – und einem wachsenden Anteil ergänzender Angebote →Abb. 1. Bei seinen Zielen, die Gesundheit der Bevölkerung zu schützen bzw. zu erhalten und wiederherzustellen, arbeiten die vier Bereiche teilweise miteinander vernetzt.
Die Befugnisse der einzelnen Anbieter medizinischer Leistungen sind gesetzlich geregelt, d. h., es wird eine bestimmte Ausbildung und ggf. ein Studium mit bestandener Abschlussprüfung und die Kenntnis grundlegender Gesetze verlangt, bevor sich jemand im Gesundheitswesen betätigen darf.

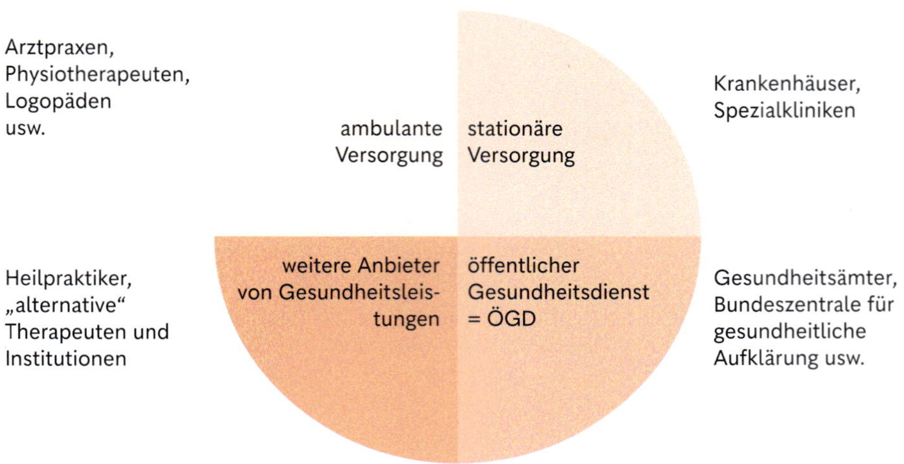

Abb. 1 Gliederung des Gesundheitswesens

5.1 Öffentliches Gesundheitswesen

Nationale Einrichtungen	Internationale Einrichtungen
Einrichtungen – des Bundes – der Länder – der Kreise/ Gemeinden	**WHO** (**W**orld **H**ealth **O**rganization) Etwa 190 Länder der Erde sind Mitglied dieser Weltgesundheitsorganisation.

Tab. 1 Einrichtungen des Gesundheitswesens

Das öffentliche Gesundheitswesen umfasst alle Einrichtungen des öffentlichen Dienstes, die dazu geeignet sind, den Gesundheitsstand der Bevölkerung
- zu ermitteln,
- laufend zu überwachen,
- zu fördern sowie
- drohende Gefahren festzustellen und zu beseitigen.

Dies geschieht durch verschiedene nationale und internationale Einrichtungen →Tab. 1.

Video
Einrichtungen des Gesundheitswesens

Die Hauptaufgaben der Weltgesundheitsorganisation (WHO), die eine Sonderbehörde der Vereinten Nationen (UN) darstellt, sind:
- Seuchenbekämpfung
- Kontrolle von Arzneimitteln
- Standardisierung von Heilmitteln
- Förderung der Aus- und Weiterbildung von Personal im Gesundheitswesen
- Forschung
- Gesundheitsstatistiken

Im Gesundheitswesen gilt das Subsidiaritätsprinzip, d. h., die staatlichen Aufgaben werden so weit wie möglich von der unteren Behörde wahrgenommen. Die Länder erfüllen die Aufgaben im Gesundheitswesen und sind verantwortlich für die Durchführung der Bundesgesetze →Abb. 1.

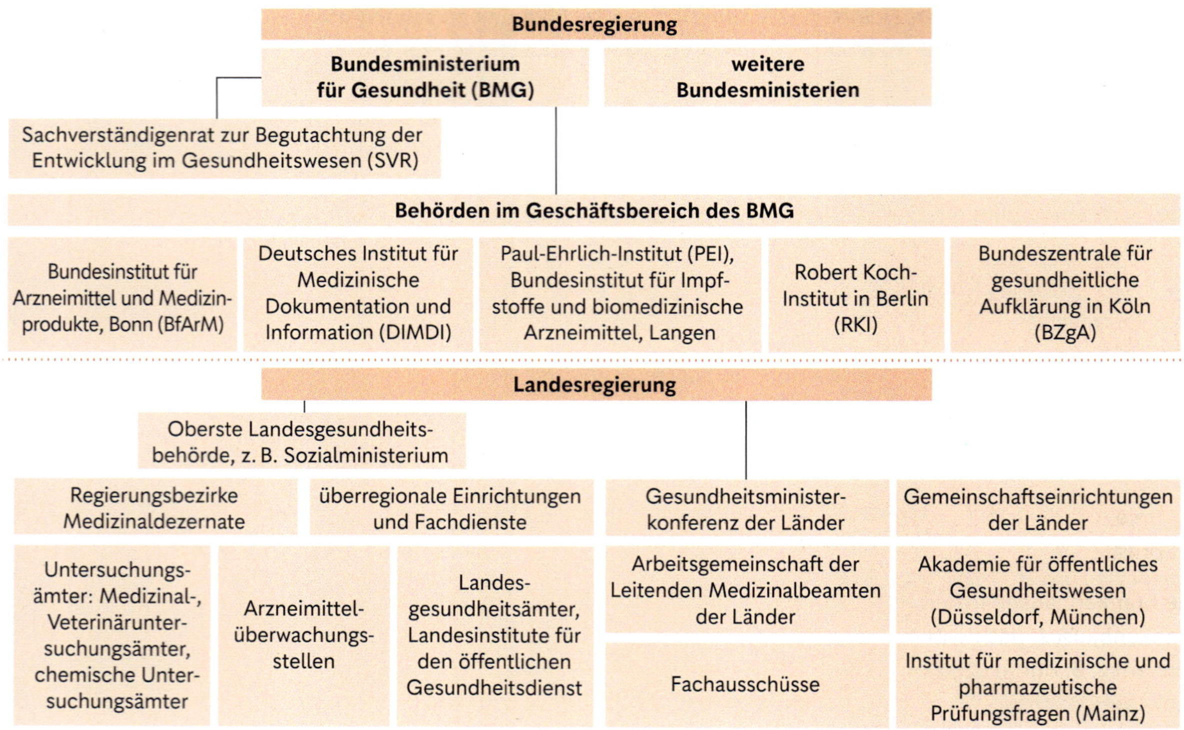

Abb. 1 Einrichtungen des öffentlichen Gesundheitswesens in Deutschland

Die deutschen Zahnärztinnen haben die Mundgesundheitsziele für 2030 in einem Zielkatalog formuliert →Tab. 1.

Merkmal	Alter	Ziele deutscher Zahnärztinnen
Kariesfreiheit	3 Jahre	90 % kariesfreie Gebisse
DMF-T-Wert	3 Jahre	0,4
Kariesfreiheit	12 Jahre	90 % kariesfreie Gebisse
DMF-T-Wert	12 Jahre	0,5
Parodontalerkrankungen	35–44 Jahre	10 %schwere Parodontalerkrankungen
Parodontalerkrankungen	65–74 Jahre	20 % schwere Parodontalerkrankungen
Zahnlosigkeit	65–74 Jahre	Weniger als 10 % vollständig zahnlos
Zahnlosigkeit	75–100 Jahre	Weniger als 30 % vollständig zahnlos

Tab. 1 Mundgesundheitsziele für Deutschland 2030; D = decayed (kariös), M = missing (fehlend), F = filled (gefüllt), T = teeth (Zähne)

5.2 Krankenhauswesen

Patientinnen, die in einer Praxis nicht mehr ambulant versorgt werden können, werden in Krankenhäusern stationär aufgenommen. Bestimmte Untersuchungen (z. B. Biopsie, Koloskopie), kleinere chirurgische Eingriffe und Geburtshilfe werden heute z. T. auch in Krankenhäusern ambulant durchgeführt.

In den **allgemeinen Krankenhäusern** (Krankenhäuser der Grund- und Regelversorgung) werden akut erkrankte Patientinnen untersucht, behandelt und gepflegt. In **Fachkrankenhäusern** werden Patientinnen in einer bestimmten medizinischen Fachrichtung versorgt (z. B. Kinderklinik, Zahnklinik). Ähnlich den allgemeinen Krankenhäusern ist die Verweildauer hier relativ kurz. Müssen Patientinnen für längere Zeit im Krankenhaus aufgenommen werden oder sollen bestimmte Personengruppen betreut werden, stehen **Sonderkrankenhäuser** zur Verfügung (z. B. Psychiatrisches Landeskrankenhaus, Kurkliniken). Daneben unterscheidet man noch Krankenhäuser, die neben der Patientenversorgung auch Ärztinnen ausbilden und Forschung betreiben (z. B. die Universitätskliniken). Man spricht auch von **Krankenhäusern der Maximalversorgung**.
Krankenhausträger sind für die wirtschaftliche Führung des Krankenhauses verantwortlich. Träger können sein:
- öffentliche Träger, z.B. Land, Regierungsbezirk, Kreis, Stadt, Knappschaft-Bahn-See
- freie, gemeinnützige Träger, z.B. Ordenskrankenhäuser, Kirchen, Caritas
- private Träger, z. B. Zusammenschluss von privaten Krankenversicherern

Die Krankenhausfinanzierung geschieht durch eine Zweiteilung. Die Erstellung des Krankenhauses, das heißt die Investitionskosten, erfolgt bei öffentlichen Krankenhäusern z. B. durch das Land. Die Betriebskosten hingegen werden von den Krankenkassen und den Privatpatientinnen finanziert. Zwischen den Krankenhäusern und den Krankenkassen werden hierzu Pflegesätze vereinbart.
Die Krankenhäuser haben bereits seit 2003 auf das neue Abrechnungssystem nach diagnoseorientierten Fallpauschalen (Diagnosis Related Groups = DRG) umgestellt. Es besteht hier kein Anreiz mehr, die Patientinnen unnötig lange im Krankenhaus zu behalten.

Pflegesatz
Betrag, den das Krankenhaus pauschal von der Krankenkasse für die Pflege (inkl. ärztliche Versorgung) erhält.

Die Ärztinnen sind Angestellte des Krankenhauses, teilweise auch Beamtinnen. Sie können zusätzlich eine Teilzulassung der Kassenärztlichen Vereinigung für ihre Fachrichtung beantragen. Damit können sie die Behandlung von Kassenpatientinnen mit den Krankenkassen abrechnen. Diese Ärztinnen haben keine eigene Praxis.

In Belegkrankenhäusern sind sogenannte Belegärztinnen tätig. Eine Belegärztin ist eine in freier Praxis tätige niedergelassene Ärztin, die neben ihrer ambulanten Tätigkeit noch Betten in einem Krankenhaus belegt. Ihre persönlichen Leistung rechnet sie mit der Privatpatientin oder der Krankenkasse ab. Das Krankenhaus rechnet den um die Arztkosten gekürzten Pflegesatz mit der Privatpatientin oder der Krankenkasse ab. Die belegärztliche Tätigkeit muss von der KV genehmigt werden.

5.3 Berufe im Gesundheitswesen

Die Einrichtungen des Gesundheitswesens werden von Menschen aus unterschiedlichen Berufsgruppen betreut →Abb. 1.

Heilberufe	Nichtärztliche Berufe	Handwerkliche Berufe	Assistentenberufe
– Ärztin – Apothekerin – Zahnärztin – Tierärztin – Heilpraktikerin	– Psychologin – nicht-ärztliche Psychotherapeutin – Psychagogin	– Augenoptikerin – Bandagistin – Orthopädiemechanikerin – Zahntechnikerin	– Zahnmedizinische Fachangestellte – Medizinische Fachangestellte – Tiermedizinische Fachangestellte – Pharmazeutisch-kaufmännische Angestellte (PKA)

Heilhilfsberufe

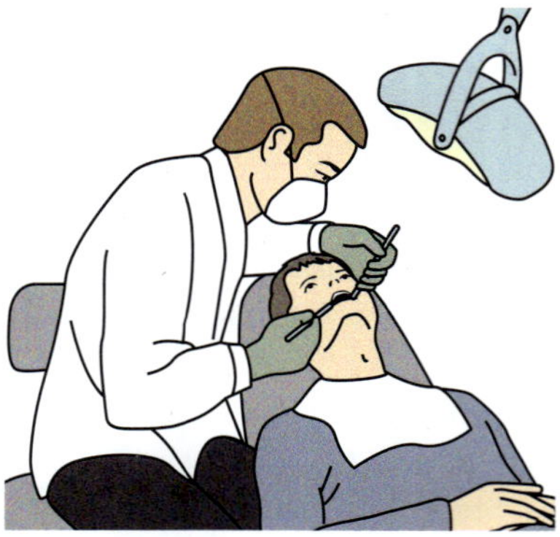

Fortgebildete Assistentinnen

- Fachwirtin für ambulante medizinische Versorgung
- Fortgebildete Zahnmedizinische Fachangestellte (ZFA, Prophylaxe oder Verwaltung)
- Zahnmedizinische Prophylaxeassistentin (ZMP)
- Zahnmedizinische Fachassistentin (ZMF)
- Zahnmedizinische Verwaltungsassistentin (ZMV)
- Dentalhygienikerin (DH)

Berufe der Primärversorgung	Diagnostisch-technische Berufe	Therapeutisch-rehabilitative Berufe	Pflegeberufe
z. B. Hebamme	z. B. Medizinisch-technische Radiologieassistentin	z. B. Physiotherapeutin	z. B. Gesundheits- und Krankenpflegerin

Abb. 1 Berufe im Gesundheitswesen (Auswahl)

Daneben existieren noch zahlreiche Berufe im Gesundheitswesen, die nicht bundeseinheitlich geregelt sind, wie z. B. Medizinische Dokumentarin, Desinfektorin.

Zurzeit sind in Deutschland über fünf Millionen Menschen im Gesundheitswesen beschäftigt. Wie sich diese Beschäftigten auf die einzelnen Berufsgruppen verteilen, zeigt die folgende Abbildung.

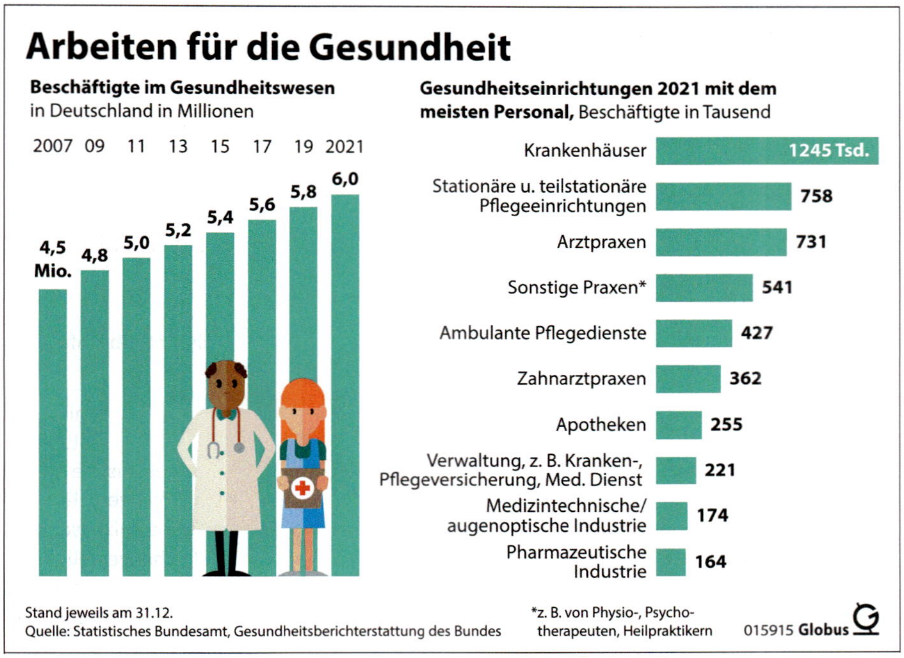

5.4 Zahnarztpraxis

5.4.1 Voraussetzungen für die Berufsausübung

Im „Gesetz über die Ausübung der Zahnheilkunde" wird in der Bundesrepublik festgelegt, unter welchen Voraussetzungen man als Zahnärztin tätig werden kann. In § 1 des Gesetzes heißt es:

> *„Ausübung der Zahnheilkunde ist die berufsmäßige, auf zahnärztlich-wissenschaftliche Erkenntnisse gegründete Feststellung und Behandlung von Zahn-, Mund- und Kieferkrankheiten. Als Krankheit ist jede von der Norm abweichende Erscheinung im Bereich der Zähne, des Mundes und der Kiefer anzusehen, einschließlich der Anomalie der Zahnstellung und des Fehlens von Zähnen."*

Nur wer die Approbation (Bestallung) als Zahnärztin besitzt, darf die Zahnheilkunde betreiben. Diese Approbation erhält jeder Deutsche und EU-Ausländer, der nach dem Studium der Zahnmedizin die zahnärztliche Prüfung abgelegt hat (Staatsexamen). Das zuständige Landesministerium spricht dann die Approbation aus.
Bei „berufsbezogenen Verfehlungen" kann die Zulassung zum Beruf entzogen oder versagt werden. Hierzu gehören beispielsweise
- unbefugtes Führen eines akademischen Grades, Urkundenfälschung,
- Steuerhinterziehung,
- unberechtigte Ausübung der Zahnheilkunde.

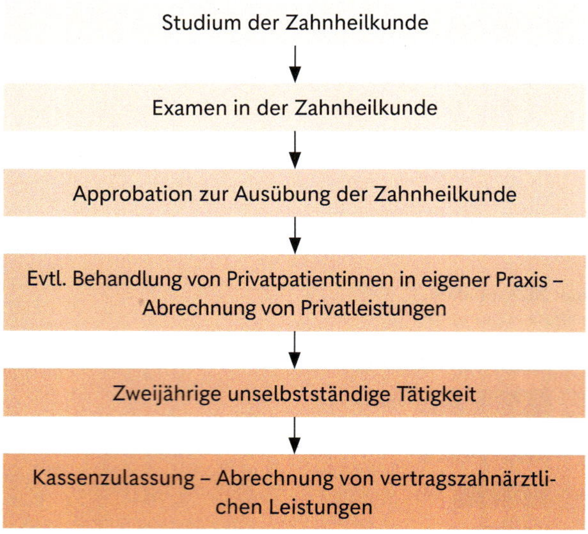

Abb. 1 Ausbildungsweg einer Zahnärztin

Nach der Erteilung der Approbation kann sich die Zahnärztin niederlassen und den Beruf ausüben. Sie kann zunächst jedoch nur Privatpatientinnen behandeln und Privatleistungen abrechnen. Um auch die Kassenzulassung zu erhalten, d. h., auch vertragszahnärztliche Leistungen abrechnen zu dürfen, muss eine zweijährige unselbstständige Tätigkeit nachgewiesen werden. Hierbei ist mindestens eine Tätigkeit in einem Quartal in einer freien Praxis nachzuweisen (dazu zählt nicht: Universität, Bundeswehr, öffentliches Gesundheitswesen). Durch diese Voraussetzung soll gewährleistet sein, dass sich die Zahnärztin mit der besonderen Abrechnung bei Kassenpatientinnen vertraut macht →Abb. 1.

Promotion
lat. promotio = Beförderung (zur Doktorwürde)

Dissertation
lat. dissertatio = wissenschaftliche Abhandlung, Erörterung

Unabhängig von der Approbation ist die Promotion zum „Dr. med. dent.“. Die Ernennung zum Doktor der Zahnheilkunde erfolgt durch die medizinische Fakultät einer Universität. Um den akademischen Grad eines Doktors der Zahnheilkunde zu erlangen, muss die Doktorandin eine bislang noch nicht geklärte wissenschaftliche Fragestellung bearbeiten. Die erzielten Ergebnisse legt sie in ihrer Dissertation, ihrer Doktorarbeit, schriftlich nieder. Wird die Arbeit von der medizinischen Fakultät einer Universität angenommen und positiv bewertet, erfolgt eine mündliche Prüfung und an manchen Universitäten muss auch ein Vortrag über die Doktorarbeit gehalten werden. Mit Bestehen dieser Prüfung ist die Promotion abgeschlossen.

5.4.2 Unternehmen „Zahnarztpraxis“

Die Tätigkeit als niedergelassene Zahnärztin ist ein sogenannter freier Beruf. Dies ist vergleichbar mit der Tätigkeit von z. B. Rechtsanwältinnen, Steuerberaterinnen, Architektinnen. Zu den freien Berufen zählen aber auch Ausbildungsberufe wie Physiotherapeutin oder Hebamme.

Es handelt sich bei einer Zahnarztpraxis nicht um einen Gewerbebetrieb wie das beispielsweise bei einer selbstständigen Maler- oder Optikermeisterin der Fall ist. Freie Berufe dürfen keine Werbung treiben, ihre Tätigkeit und ihre Bezahlung sind durch eine Berufsordnung bzw. Vergütungsbestimmungen geregelt. Sie unterliegen nicht der Gewerbeordnung.

Eine Zahnarztpraxis ist vergleichbar mit einem kleinen Unternehmen, das den Namen des Unternehmers trägt. Der Name der Praxis (die Firma) ist immer der Name der Zahnärztin. Neben der klassischen Einzelpraxis gibt es auch verschiedene Kooperationsformen. Es können bis zu vier Zahnärztinnen in der Praxis angestellt sein.

Bei einer **Organisationsgemeinschaft** besteht der Behandlungsvertrag zwischen der Patientin und einer Zahnärztin. Die Zahnärztin nutzt bei dieser Praxisform Personal, Räumlichkeiten und Geräte gemeinsam mit anderen Zahnärztinnen.

Es werden zwei Formen der Organisationsgemeinschaft unterschieden:
- **Praxisgemeinschaft:** Mindestens zwei Zahnärztinnen schließen sich zusammen, um bestimmte Einrichtungen und Personal (z. B. Verwaltung, Röntgen) gemeinsam zu nutzen. Die Zahnärztinnen sind jedoch wirtschaftlich unabhängig, d. h., jeder Ärztin arbeitet für sich und erhält ihre Einnahmen. Auf dem Praxisschild (Firmenname) stehen mindestens zwei Namen. Die Praxis besitzt mindestens zwei KZV-Abrechnungsnummern.
- **Apparategemeinschaft:** Mehrere Zahnärztinnen gleicher oder verschiedener Fachrichtungen üben ihre Praxis getrennt aus und nutzen gemeinsam technische Einrichtungen.

Video
Die verschiedenen Praxisformen

Bei einer **Berufsausübungsgemeinschaft** (BAG) besteht der Behandlungsvertrag zwischen der Berufsausübungsgemeinschaft und der Patientin. Die Patientin hat keinen Anspruch, von einer bestimmten Zahnärztin der Gemeinschaft behandelt zu werden. Die Berufsausübungsgemeinschaft erhält einen gemeinsamen Honorarbescheid der KZV. Zahnärztinnen können Mitglied in verschiedenen Berufsausübungsgemeinschaften sein. Die Berufsausübungsgemeinschaft ist eine Gesellschaft des bürgerlichen Rechts. Sie kann z.B. von Vertragszahnärztinnen oder Medizinischen Versorgungszentren gebildet werden. Diese Praxisform wurde früher auch als Gemeinschaftspraxis bezeichnet.

Die Berufsausübungsgemeinschaft kann sich auch nur auf einen Teil der medizinischen Leistungen beziehen. In diesem Fall spricht man von einer Teilberufsausübungsgemeinschaft.

In Europa hat man die Möglichkeit geschaffen, dass sich die „freien Berufe" in einer Partnerschaftsgesellschaft bzw. **Partnerschaft** zusammenschließen. Dies ist auch für Zahnärztinnen und Ärztinnen möglich. Den Partnerschaften ist gemein, dass sie einen besseren Personaleinsatz gewährleisten (z. B. Teilzeitarbeit, bessere Urlaubskoordination). Ebenso können Mitarbeiterinnen besser entsprechend ihren individuellen Eigenschaften eingesetzt werden.

Unter MVZ versteht man **Medizinische Versorgungszentren** in denen fächerübergreifend Ärztinnen und Zahnärztinnen als Angestellte oder Vertrags(zahn)ärztinnen tätig sind. Unter einem Z-MVZ versteht man ein Zahnarzt-MVZ, in denen nur Zahnärztinnen tätig sind. Meist wurden hierfür von Unternehmen Krankenhäuser „aufgekauft" und in MVZ umgewandelt, oft auch in Form einer GmbH. Ursprünglich wollte der Gesetzgeber damit die Versorgung auf dem Land sicherstellen. Dies ist aber nur in Einzelfällen gelungen. Die Gründung von Z-MVZ wurde dahingehend geändert, dass sie an den Versorgungsgrad eines Planungsbereichs angepasst werden müssen. Zum Beispiel: In einem Gebiet, dass zu 50–110% mit Zahnärztinnen versorgt ist, dürfen nur maximal 10 % (mindestens jedoch 5) Z-MVZ Sitze bestehen. Bei einem geringeren Versorgungsgrad ist die Zahl der Z-MVZ höher (20%). In einem überversorgten Gebiet entsprechend geringer (5%). Diese Regelungen gelten nicht für MVZ. Kritik kommt von allen Krankenkassen, weil hier höhere Abrechnungsleistungen je (Zahn-)Ärztin erfolgen. Ebenfalls tritt hier ein gesellschaftlicher Trend (Work-Life-Balance) zutage: Viele Zahnärztinnen wollen nicht mehr selbstständig tätig sein. Insbesondere die Bürokratie hält viel Zahnärztinnen vom Selbstständigsein ab. Die Patientinnen in MVZ sehen es als Vorteil an, dass sie durch die verlängerten Öffnungszeiten schneller einen Wunschtermin, auch an Abenden, erhalten können.

GmbH
Gesellschaft mit beschränkter Haftung

5.4.3 Zahnärztliche Organisationen

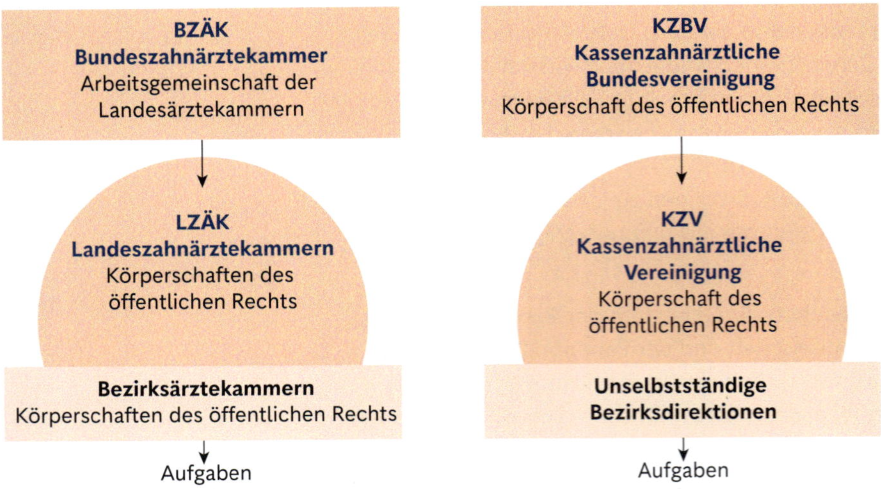

Abb. 1 Zahnärztliche Organisationen

Landeszahnärztekammer

Jede Zahnärztin ist Pflichtmitglied in ihrer jeweiligen Länderkammer. Sie ist eine **Körperschaft des öffentlichen Rechts.** Das heißt, dass sie durch Gesetz zur Durchführung ihrer Aufgaben bestimmt ist und dass sie dazu verpflichtet ist, diese Aufgaben dem Gesetz entsprechend wahrzunehmen. Die Landeszahnärztekammern können in Bezirkszahnärztekammern (BZK) unterteilt sein.

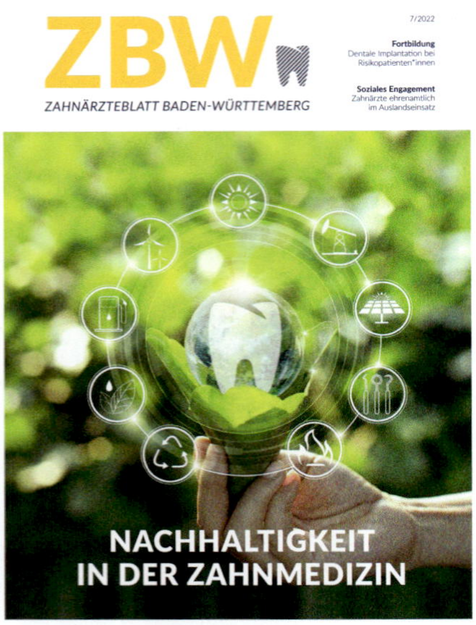

Abb. 1 Zahnärzteblatt Baden-Württemberg

Die **Aufgaben der LZK** sind z.B.:

- die Berufsausbildung der ZFA im Rahmen der gesetzlichen Bestimmungen zu regeln und die Durchführung der Berufsausbildung zu überwachen und durch Beratung zu fördern:
  - die persönliche und fachliche Eignung der Ausbilderinnen und die Eignung der Ausbildungsstätte zu überwachen,
  - das Verzeichnis der Berufsausbildungsverhältnisse zu führen (Lehrlingsrolle),
  - Prüfungsausschüsse für Zwischen- und Abschlussprüfungen zu errichten,
  - Prüfungsordnungen für diese Prüfungen zu erlassen,
  - einen Berufsbildungsausschuss zu errichten,
  - Abschlussprüfungen der ZFA durchzuführen,
- Fortbildungen der Zahnärztinnen und der ZFA durchzuführen,
- Fachzahnarztanerkennungen zu erteilen,
- die Altersversorgung der Zahnärztinnen zu gewährleisten,
- die Bevölkerung über zahnmedizinische Angelegenheiten aufzuklären,
- standespolitische Interessen zu vertreten,
- den öffentlichen Gesundheitsdienst zu unterstützen.

Die Landeszahnärztekammern sind in der **Bundeszahnärztekammer (BZÄK)** zusammengeschlossen. Der BZÄK ist ein eingetragener Verein, während die LZK Körperschaften des öffentlichen Rechts sind.

Die Aufgabe des Verbandes ist die Förderung und Wahrung der beruflichen Interessen der deutschen Zahnärzte und die Förderung der Gesundheitspflege. Das offizielle Mitteilungsorgan der BZÄK sind die „Zahnärztlichen Mitteilungen", die 14-tägig erscheinen. In den Ländern existieren daneben meist noch andere Bekanntmachungen der LZK, z. B. das „Zahnärzteblatt Baden-Württemberg" →Abb. 1.

Die Kassenzahnärztliche Vereinigung (KZV)

Neben der Mitgliedschaft in der Kammer muss eine Zahnärztin, die Kassenpatientinnen behandelt, auch Mitglied in der KZV sein. Auch sie ist eine Körperschaft des öffentlichen Rechts. Die KZV ist ähnlich der Unterteilung der LZK gegliedert. Sie können auf Landes- und Regionalebene existieren. In Nordrhein-Westfalen existieren zum Beispiel die KZV Nordrhein und die KZV Westfalen-Lippe.

Video
Zahnärztekammern und Kassenzahnärztliche Vereinigungen

Die **Aufgaben der KZV** sind
- Sicherstellung der vertragszahnärztlichen Versorgung der Versicherten,
- Vertretung der Vertragszahnärztinnen gegenüber den Krankenkassen,
- Kontrolle und Überwachung der vertragszahnärztlichen Pflichten und Tätigkeiten,
- Abrechnung der vertragszahnärztlichen Leistungen der Zahnärztinnen mit den Krankenkassen,
- Einsetzen eines Zulassungs- und Berufungsausschusses zur Vertragszahnärztin,
- Unterstützung notleidender Mitglieder,
- Fortbildung der Mitglieder der KZV,
- Führung des Vertragszahnarztregisters,
- standespolitische Aufgaben.

Alle KZV sind in der Kassenzahnärztlichen Bundesvereinigung (KZBV) zusammengeschlossen. Sie ist ebenfalls eine Körperschaft des öffentlichen Rechts. Ihre Aufgaben sind u. a.
- Abschluss von Verträgen mit den Krankenkassen,
- Regelungen überbezirklicher Durchführungen der vertragszahnärztlichen Versorgung,
- Zahlungsausgleich zwischen den KZV,
- statistische Aufgaben (Erfassung und Auswertung von Daten).

Bekanntmachungen der KZBV und der KZV erfolgen durch Rundschreiben (z. B. in Baden-Württemberg nur noch digital) an die Praxen. Diese erscheinen unregelmäßig, mindestens aber quartalsweise.

5.4.4 Räume und Funktionsbereiche der Zahnarztpraxis

Bei der Einrichtung einer Zahnarztpraxis um 1900 empfahl man, dass der Raum so groß sein sollte, dass neben dem Operationsstuhl Bohrmaschine, Instrumententisch, Warmwasserständer, Operationstisch und natürlich der Operateur Platz finden sollten →Abb. 1. Für die Tretbohrmaschine mussten umgerechnet etwa 35,00 Euro ausgegeben werden. Sollte sich der Operateur eine Assistentin leisten, könnte sie alle Vorrichtungen für das „Nebensächliche" bedienen, z. B. die Maschine treten, damit sie die notwendige Umdrehungszahl erreicht. Bei den ersten elektrischen Bohrmaschinen war das Wohlbefinden der Patienten durch Funkenflug und elektrische Schläge erheblich beeinträchtigt. Weit entfernt war man damals von mehreren Räumen einer Zahnarztpraxis sowie von Behandlungseinheiten.

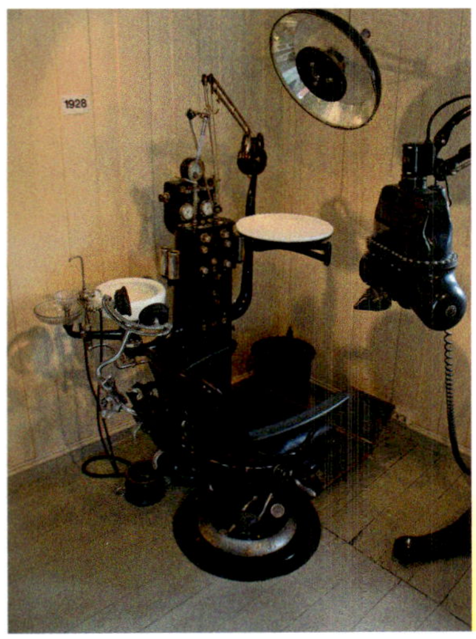

Abb. 1 Zahnarztpraxis um 1900

Heute sollte jede Zahnarztpraxis, die nach ergonomischen Erkenntnissen geplant wird, die in →Abb. 1 (S. 52) gezeigten Räume enthalten.

ergonomisch
wechselseitige Anpassung zwischen der Arbeitskraft des Menschen und seinen Arbeitsbedingungen →S. 34

Neben der Anzahl und Art der Räume spielt auch deren Anordnung in der Zahnarztpraxis eine große Rolle →Abb. 1. Um

- die Wegzeiten in der Praxis zu verkürzen,
- die Wartezeiten für die Patientinnen zu verringern,
- ein Ausruhen des Praxispersonals in Pausen zu ermöglichen,
- eine für die Patientin optimale Behandlung sicherzustellen und
- einen reibungslosen Praxisablauf zu gewährleisten,

sollte die Zahnarztpraxis in sogenannte Funktionsbereiche aufgeteilt werden. Ein Funktionsbereich umfasst meist mehrere Räume, in denen bestimmte Aufgaben erledigt werden (Arbeitsplätze im engeren Sinne).

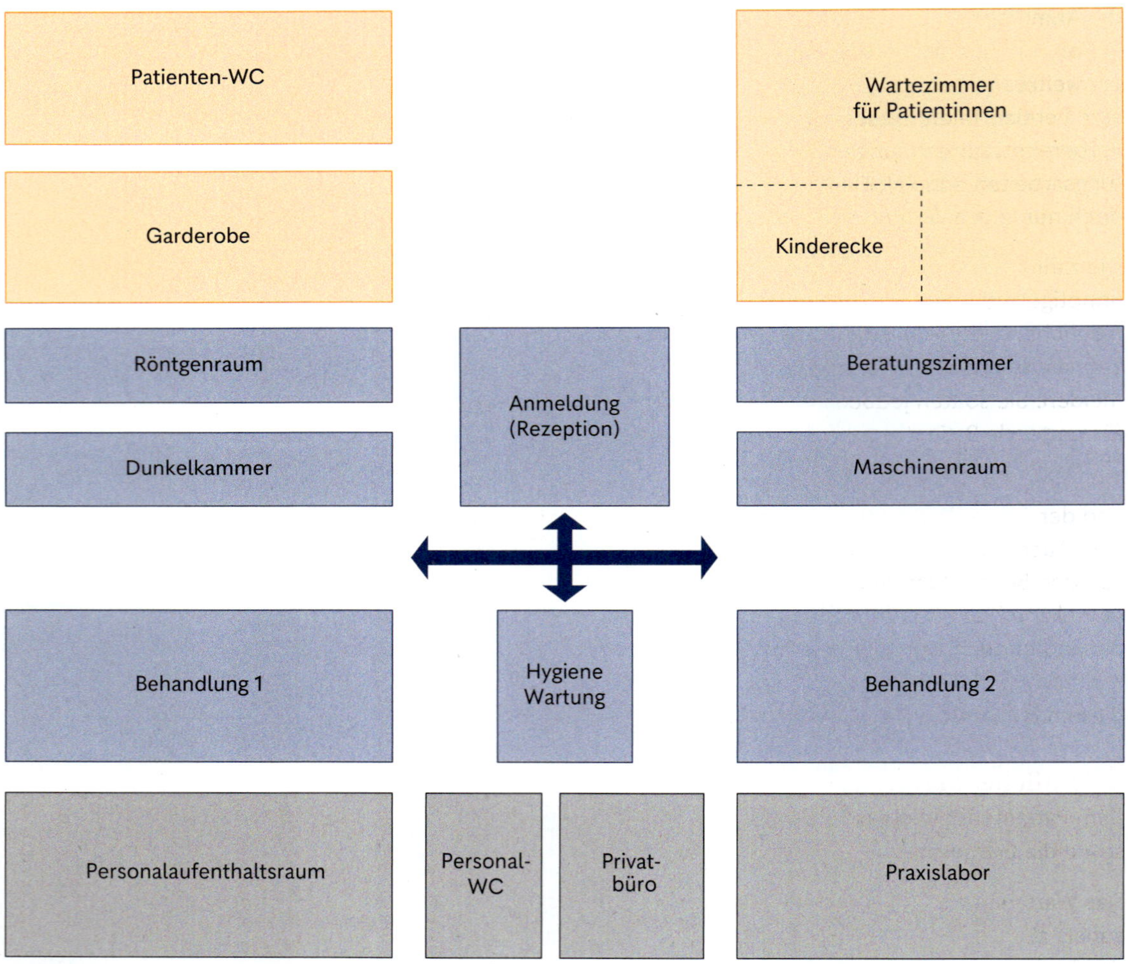

Abb. 1 Funktionsbereiche einer Zahnarztpraxis

In der Abbildung ist die Aufteilung einer Zahnarztpraxis in die Funktionsbereiche

- interner Bereich (Personalbereich),
- Kommunikationsbereich und
- öffentlicher Bereich (Patientenbereich)

skizziert.

Wie Sie der Skizze entnehmen können, sollten die Bereiche möglichst getrennt liegen, um die Anforderungen an die jeweiligen Funktionsbereiche zu erfüllen.

Interner Bereich

Zum internen oder Personalbereich gehören ein Aufenthaltsraum für das Personal und ein zusätzlicher Raum für den Zahnarzt, um Besuch empfangen zu können oder in entspannter Atmosphäre eine Beratung durchzuführen.

Ebenso gehört in diesen Bereich das Praxislabor, wo kleinere zahntechnische Arbeiten ohne die „Hektik der Praxis“ erledigt werden können. Ein Personal-WC ist nach den gesetzlichen Bestimmungen vorgeschrieben.

Kommunikationsbereich

Die zentrale Kommunikationsstelle in jeder Zahnarztpraxis ist die Anmeldung, vergleichbar mit der Rezeption in einem Hotel →Abb. 1. Eintretende Patientinnen werden hier begrüßt und bis zur weiteren Versorgung betreut. Gleichzeitig werden in diesem Bereich Telefongespräche geführt, Patientenkarteikarten vorbereitet, Abrechnungen durchgeführt sowie weitere Verwaltungsarbeiten erledigt. Die Patientinnen sollten sich hier jedoch nur kurz aufhalten.

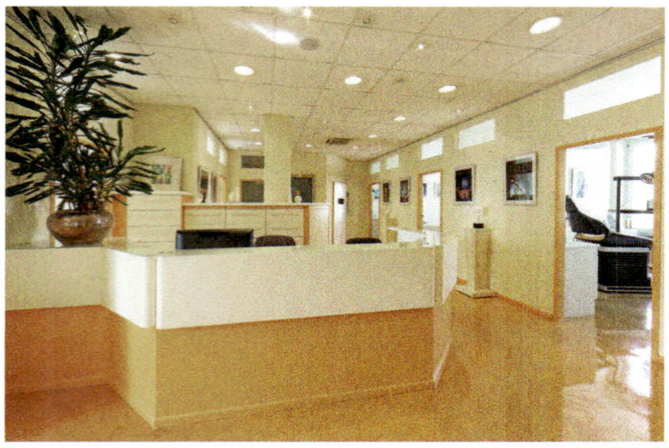

Abb. 1 Anmeldung

Die zahnärztlichen Behandlungszimmer (mindestens zwei, um unnötige Wartezeiten für die Zahnärztin zu vermeiden) sollten möglichst nahe beieinanderliegen, um lange Wege für die Zahnärztin und die Zahnmedizinische Fachangestellte zu vermeiden. Sie sollten jedoch voneinander abgeschirmt sein und für wartende Patientinnen keine Einsicht bieten.

Ein Vorratslager, der Maschinenraum sowie der Bereich der Hygiene und Wartung und der Raum für die Sterilisation sollten nahe bei den Behandlungsräumen liegen. Auch der Röntgenraum wird während der Behandlung gebraucht, sodass er von den Behandlungszimmern aus leicht erreichbar liegen soll. Der Entwicklungsraum kann hier oder dem internen Bereich zugeordnet werden. Wird neben dem Behandler noch eine ZMF beschäftigt, empfiehlt sich zusätzlich ein Mundhygieneraum oder ein ZMF-Behandlungszimmer. Auch das Büro der Zahnärztin kann in diesem Bereich eingerichtet werden.

Öffentlicher Bereich (Patientenbereich)

Zum Patientenbereich gehören Wartezimmer, Patienten-WC sowie die Garderobe.

Das Wartezimmer sollte ähnlich dem Aufenthaltsraum des Personals abseits der Praxishektik liegen. Auch auf die Ausstattung des Raumes sollte sich dies auswirken. Unbedingt ist darauf zu achten, dass das Wartezimmer von den Behandlungszimmern abgeschirmt liegt. Ein spezielles Wartezimmer für Kinder oder zumindest eine Kinderecke ist empfehlenswert. Alle Räume der Praxis sollten für die Patientinnen gut sichtbar mit Symbolen oder mit Schriftzeichen markiert sein, damit sie sich in der Praxis zurechtfindet → Abb. 2.

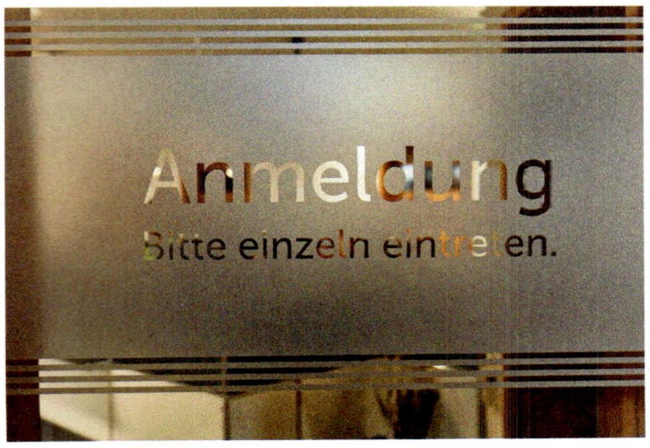

Abb. 2 Beschriftungen als Orientierungshilfe

Ausstattung der Zahnarztpraxis

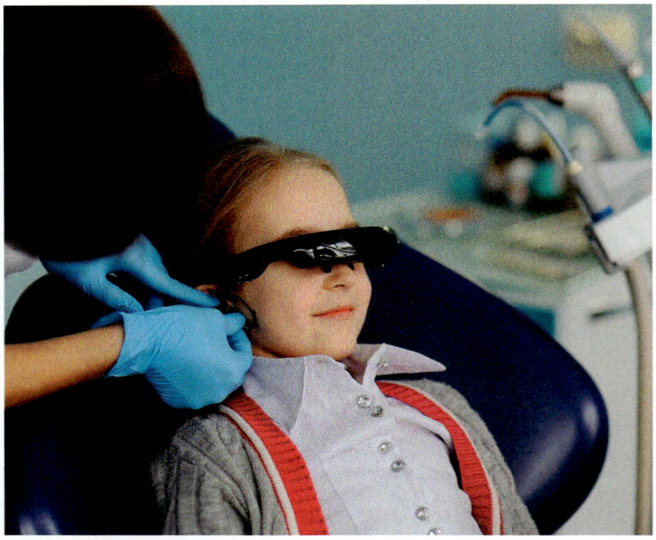
Abb. 1 Cyberbrille

In den heutigen Behandlungszimmern sind die Behandlungseinheiten (Units) nach neuesten ergonomischen Erkenntnissen gefertigt („gestylt"). Dies bringt nicht nur für Zahnärztin und Angestellte Entlastung bei der Arbeitshaltung. Auch die Patientin sieht die „Folterinstrumente" nicht mehr. Der Bohrer kommt unsichtbar aus einem Gehäuse und läuft fast geräuschlos.

In vielen Praxen kann die Patientin bei der Behandlung ihre Lieblingsmusik über Kopfhörer hören. Da die Patientin meist mit dem Gesicht zur Decke schaut, bietet sich diese für Bilder geradezu an.
Moderne Praxen stellen ihren Patientinnen Cyberbrillen zur Verfügung, damit diese ungestört einen Film sehen können →Abb. 1.

Die individuelle Note einer Praxis wird unter Marketinggesichtspunkten immer wichtiger. Dies kann durch modernes Möbeldesign, Bilder, Blumen und farbliche Gestaltung der Praxis erreicht werden.
Manche Praxen arbeiten mit Bildergalerien zusammen und veranstalten regelrechte Vernissagen, hauptsächlich in Wartezimmern. Eine Spielzeugecke lockert jedes Wartezimmer auf.
Unschätzbar ist ein eigenes Wartezimmer für Kinder mit einem alten Behandlungsstuhl, der sich auf- und abfahren lässt. Sehr beliebt sind auch weiße Boards, die die ganze Wand bedecken. Sie können von Kindern mit Wandmalerei gestaltet werden. Es existieren auch spezielle Kinderarztpraxen, die Räume speziell für Kinder hergerichtet haben.

In diesem Zusammenhang gewinnt auch in Zahnarztpraxen die **Corporate Identity** eine größere Bedeutung. Den Begriff kann man mit Firmenidentität eines Unternehmens übersetzen. Man spricht auch vom „Fingerabdruck" eines Unternehmens oder einer Zahnarztpraxis. Corporate Identity setzt sich aus drei Elementen zusammen:

- Das **Corporate Design** (Erscheinungsbild) visualisiert die Praxis nach außen. Dies macht sich fest an z. B. der Praxiskleidung, der Gestaltung der Praxisräume, der Verwendung von Logos und Broschüren. Der Patientin bietet sich ein einheitliches und professionelles Bild der Praxis.
- Die **Corporate Culture** (Praxiskultur) definiert das Verhalten, das Denken, die Kompetenz, das Wertesystem und den Führungsstil in einer Praxis. Ziehen alle an einem Strang, um die Praxisziele zu erreichen? Wie gehen die Praxismitglieder miteinander um? Welche Werte sind in der Zusammenarbeit wichtig? Dadurch wird die „Kultur" einer Praxis bestimmt.
- Die **Corporate Communication** (Praxiskommunikation) umfasst die „gesprochene" Kommunikation zwischen Mitarbeiterinnen und Patientinnen sowie die „gelesene" Kommunikation z. B. in Broschüren, Praxiskompass, Neuen Medien. Sie dient dazu, Mitarbeiterinnen und Patientinnen zu informieren, zu motivieren und zu binden.

5.4.5 Partner der Zahnarztpraxis

Die Zahnarztpraxis ist keine Insel in der Arbeitswelt, sondern auf vielfältige Weise mit ihr verknüpft, z. B. durch

- KZV (Kassenzahnärztliche Vereinigung) als unmittelbare Abrechnungsstelle,
- zahntechnische Fremdlaboratorien für in Auftrag gegebene prothetische Arbeiten,
- andere Zahnarzt- und Arztpraxen bei Überweisungen und Beratungen,
- gesetzliche Krankenversicherungen als „Bezahler" der zahnärztlichen Leistungen,
- private Krankenversicherungen als „Bezahler" der zahnärztlichen Leistungen,
- das öffentliche Gesundheitswesen (z. B. Staatliches Gesundheitsamt),
- Krankenhäuser, Zahnkliniken bei Überweisungen, Nachbetreuungen von Patientinnen,
- Fortbildungseinrichtungen für die Fortbildung der Mitarbeiterinnen und der Zahnärztinnen,
- Forschungseinrichtungen für aktuelle Informationen,
- Dentaldepots für Bestellung von Sprechstundenbedarf,
- Apotheken für die Rezeptierung und Sprechstundenbedarfsartikel,
- private Versicherungen der Zahnarztpraxis,
- Bürobedarfshandel, Druckereien,
- Hard- und Softwareanbieter,
- Internetberatungsfirmen für die Website-Gestaltung der Praxis,
- andere freiberufliche Praxen (z. B. Steuerberaterin, Anlageberaterin, Rechtsanwältin),
- Schul- und Jugendzahnpflege (z. B. Kindergärten und Schulen bei Patenschaften),
- andere Sozialversicherungen (z. B. Berufsgenossenschaft bei Arbeitsunfällen),
- zahnärztliche Interessenvertretungen (z. B. Freier Verband Deutscher Zahnärzte),
- internationale Organisationen (zahlreiche Zahnärztinnen gehören z. B. dem FDI, der Weltzahnärzteorganisation an).

Aufgaben

1 Nennen Sie die Hauptaufgaben des Bundesministeriums für Gesundheit.

2 Nennen Sie die zuständige staatliche Behörde für folgende Fragen.
a Wo kann man einen anonymen Aidstest durchführen lassen?
b Wo kann man die Stuhlprobe eines Salmonellenausscheiders kontrollieren lassen?
c Wo erhält man kostenlos Beratung über Impfungen, die für bestimmte Länder notwendig bzw. empfohlen werden?
d Wo werden Blutalkoholuntersuchungen als Kontrolluntersuchungen durchgeführt?
e Wo werden tierische Lebensmittel kontrolliert?
f Wo werden die verarbeiteten Lebensmittel kontrolliert?
g Wo kann eine stillende Mutter die Unbedenklichkeit ihrer Muttermilch prüfen lassen?
h Wer prüft die Funktionstüchtigkeit der Sterilisations- und Desinfektionsapparate?
i iWo werden medizinische Messgeräte auf ihre Funktionstüchtigkeit geprüft?
j Wer führt die Untersuchungen verdorbener Lebensmittel in Geschäften und Gaststätten durch?
k Wer prüft in Zahnarztpraxen die Einhaltung der Arbeitszeiten?
l Wer berät Krankenhäuser in hygienischen Fragen?
m Wer prüft, ob Menschen in der Umgebung eines Betriebes einer unzumutbaren Lärmbelästigung oder Strahlenbelastung ausgesetzt sind?

3 Nennen Sie unterschiedliche Krankenhaustypen.

4 Stellen Sie anhand des Telefonbuchs unterschiedliche Träger von Krankenhäusern in Ihrem Kreis bzw. in Ihrer Stadt fest.

5 Informieren Sie sich über einen der auf S. 46 genannten Berufe genauer (z. B. Berufsbild, Ausbildung). Wo können Sie diese Informationen erhalten?

6 Suchen Sie weitere, auf S. 46 nicht aufgeführte Berufe im Gesundheitswesen.

7 In einer Tageszeitung wurde nebenstehende Anzeige veröffentlicht:
a Welche Voraussetzungen musste die Zahnärztin erfüllen, um diese neue Praxis eröffnen zu können? In welchem Gesetz ist das geregelt?
b Ist es zulässig, dass sie nur Privatpatientinnen behandelt?
c In welcher zahnärztlichen Organisation muss sie Mitglied sein?
d Weshalb könnte es für sie von Interesse sein, nur Privatpatientinnen zu behandeln?

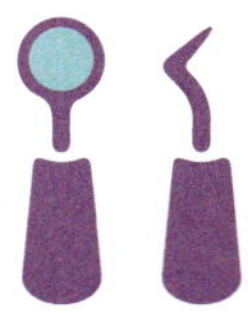

N E U E R Ö F F N U N G

Nur für Privatpatientinnen!

Preisgünstige Behandlung, das heißt:
- hervorragende Qualität
- Kinderbetreuung
- schnelle Behandlungstermine
- Abendsprechstunde
- Internettermine buchbar
- keine Wartezeiten
- Kindersprechstunde
- schmerzfreie Behandlung

WIR HABEN ZEIT FÜR IHRE ZÄHNE!
Praxisteam Dr. Raisa Müller
Domstraße 4 · 79100 Freiburg
Tel. (kostenlos): 0800 45778

8 Lesen Sie den folgenden Auszug aus der Berufsordnung für Zahnärztinnen und beantworten Sie die angegebenen Fragen:

§ 21 Erlaubte Information und berufswidrige Werbung
(1) Dem Zahnarzt sind sachliche Informationen über seine Berufstätigkeit gestattet. Berufsrechtswidrige Werbung ist dem Zahnarzt untersagt. Berufsrechtswidrig ist insbesondere eine anpreisende, irreführende, herabsetzende oder vergleichende Werbung. Der Zahnarzt darf eine berufsrechtswidrige Werbung durch Dritte weder veranlassen noch dulden und hat dem entgegenzuwirken.
(2) Der Zahnarzt darf auf besondere, personenbezogene Kenntnisse und Fertigkeiten in der Zahn-, Mund- und Kieferheilkunde hinweisen. Hinweise nach Satz 1 sind unzulässig, soweit sie die Gefahr einer Verwechslung mit Fachgebietsbezeichnungen begründen oder sonst irreführend sind.
(3) Der Zahnarzt, der eine nicht nur vorübergehende belegzahnärztliche oder konsiliarische Tätigkeit ausübt, darf auf diese Tätigkeit hinweisen.
(4) Es ist dem Zahnarzt untersagt, seine zahnärztliche Berufsbezeichnung für gewerbliche Zwecke zu verwenden oder ihre Verwendung für gewerbliche Zwecke zu gestatten.
(5) Eine Einzelpraxis sowie eine Berufsausübungsgemeinschaft darf nicht als Akademie, Institut, Poliklinik, Ärztehaus oder als ein Unternehmen mit Bezug zum gewerblichen Betrieb bezeichnet werden.

a Darf die Zahnärztin die in Aufgabe 7 dargestellte Anzeige in der vorliegenden Art verfassen? Wer überwacht dies?
b In welchen Berufszweigen (Branchen) gibt es ähnliche Bestimmungen?

9 Von welcher Stelle erhalten Sie am Ende Ihrer Ausbildung das Kammerzertifikat (Fachangestelltenbrief)?

10 Nennen Sie mindestens vier Aufgaben der KZV.

11 Welche Stelle ist in den folgenden Fällen zuständig?
a Es gibt Streit im Ausbildungsverhältnis.
b Sie haben vergessen, einen Behandlungsfall abzurechnen.
c Eine Privatpatientin möchte sich über die Höhe der zahnärztlichen Rechnung beschweren.
d Eine Fortbildung für Zahnmedizinische Fachangestellte und Zahnärztinnen im EDV-Bereich soll angeboten werden.
e Eine Zahnärztin hat eine Frage bezüglich seiner Altersvorsorge.
f Eine Zahnärztin möchte die Kassenzulassung erhalten.
g Eine Fortbildung zu neuen Abrechnungsziffern der Primärkassen wird angeboten.
h Eine Zahnärztin rechnet mit einer Ersatzkasse falsch ab.
i Die Praxis soll eine neue Abrechnungsnummer (Abrechnungsstempel) erhalten.

12 Was spricht aus Ihrer Sicht für (oder gegen) eine Beschäftigung in einer Praxisgemeinschaft oder Berufsausübungsgemeinschaft?

13 Wodurch unterscheiden sich BZÄK und KZBV?

14 a Skizzieren Sie einen Plan mit den Räumen Ihrer Praxis.
b Zeichnen Sie anhand der folgenden Beschreibung die Wege der Patientinnen, der Zahnärztin und des Personals in unterschiedlichen Farben in die Skizze ein.
Zwei Patientinnen sitzen bereits in den beiden Behandlungszimmern (eine Patientin erhält eine Füllung, die zweite hat gerade eine Injektion erhalten, weil ein Zahn gezogen werden muss). Zwei Patientinnen sitzen im Wartezimmer. Eine Schmerzpatientin erscheint mit geschwollener Backe. Eine Zahnmedizinische Fachangestellte sitzt an der Rezeption, ihre Kollegin assistiert der Zahnärztin. Zwei Zahnmedizinische Fachangestellte machen gerade eine halbe Stunde Pause.
Wo erkennen Sie Probleme? Wie könnte man sie lösen?

15 a Ordnen Sie in den vier Planungen die unterschiedlichen Funktionsbereiche einer Zahnarztpraxis zu.

b Finden Sie Argumente für und gegen die einzelnen Planungen.

c In welcher Praxis möchten Sie als Zahnmedizinische Fachangestellte arbeiten? Begründen Sie Ihre Antwort.

Praxis 1

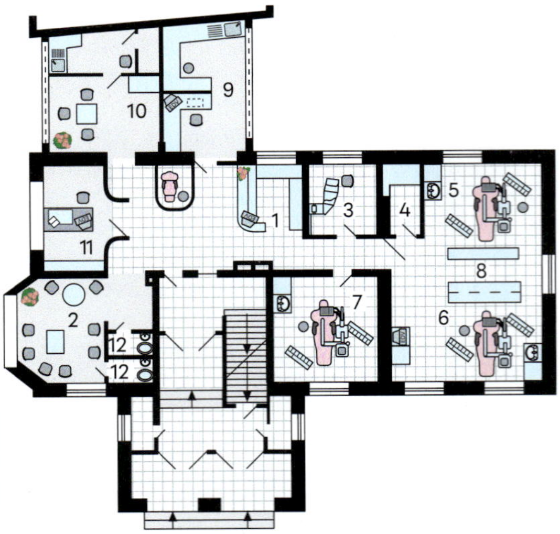

Praxis 2

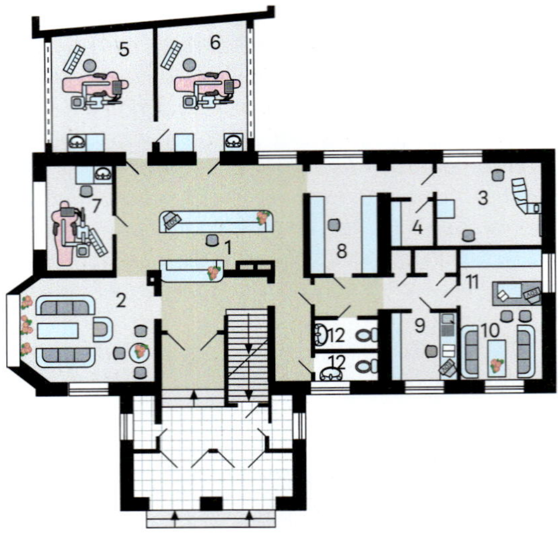

Praxis 3

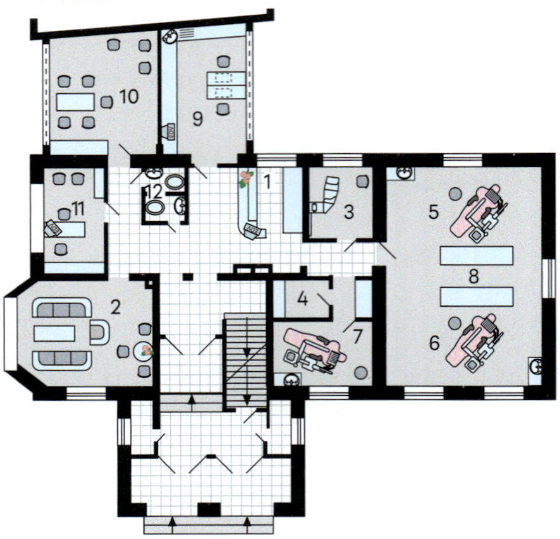

Praxis 4

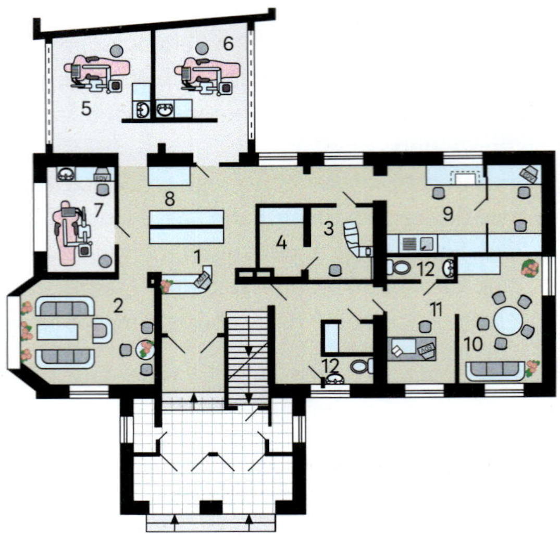

Raumbezeichnungen:

1 Rezeption	4 Dunkelkammer	7 ZMF-Raum	10 Personalraum
2 Wartezimmer	5 Behandlung 1	8 Sterilisation	11 Privatbüro
3 Röntgenraum	6 Behandlung 2	9 Labor	12 WC Personal/Patientinnen

16 Zeigen Sie an drei Beispielen aus Ihrer Ausbildungspraxis, dass diese mit anderen Bereichen der Wirtschaft verknüpft ist.

6 Praxisorganisation

Das Ziel der Praxisorganisation ist es, eine Optimierung der Durchlaufzeiten aller Arbeitsabläufe zu erreichen. Dies sollte mit möglichst geringem Aufwand und niedriger Fehlerquote umgesetzt werden. Das erfordert bei den vielen unterschiedlichen Aufgabenbereichen einer Praxis ein Höchstmaß an Organisation. Mehrere oft parallel besetzte Funktionsräume und der Apparateeinsatz verlangen nach einer termingerechten Arbeitsausführung und einer engen Koordination mit dem Verwaltungs- und Kommunikationsbereich.

6.1 Organisation und Personalführung

6.1.1 Formelle Organisation

Unter der formellen Organisation versteht man sämtliche Beziehungen und Kommunikationswege innerhalb der Zahnarztpraxis, deren Ablauf festgelegt ist. Sie ermöglicht einen weitgehend ungestörten Praxisablauf mit eindeutig zugeordneten Tätigkeitsfeldern, sodass Terminkonflikte und Arbeitsleerlauf vermieden werden können. Für die Patientinnen bedeutet dies eine patientenorientierte Struktur der Zahnarztpraxis und ein Zeitmanagement ohne unvorhergesehene Wartezeiten. Langfristige Termine werden in einen Terminplaner →Abb. 1 eingetragen, so z. B. Fortbildungsveranstaltungen, Schultage der Auszubildenden und die Urlaubsplanung.

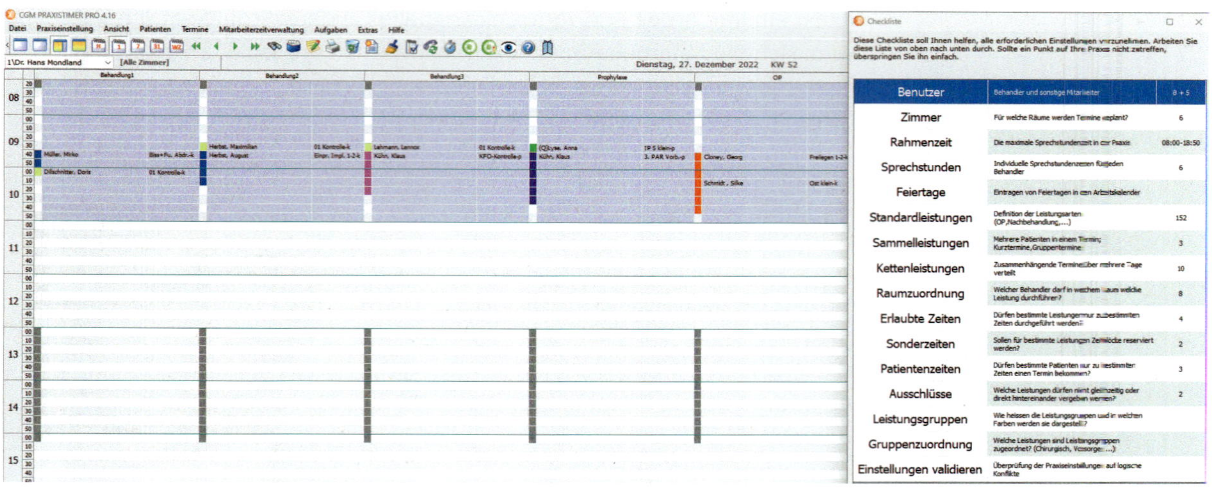

Abb. 1 Termine und Arbeitsaufgaben im Terminplaner in einem PVS

6.1.2 Informelle Organisation

Der Praxisalltag erfordert häufig ein Abweichen von der Planung. Patientinnen sagen ab oder versäumen ihren Termin, Patientinnen mit Schmerzen stehen unangemeldet vor der Tür, aus der Extraktion entwickelt sich eine zeitaufwendige Osteotomie oder es gibt technische Probleme mit der Behandlungseinheit. Diese und andere Situationen erfordern eine professionelle und schnelle Umplanung. Gefragt sind Improvisationstalent und Teamgeist, um einen geregelten, nach außen hin ruhig erscheinenden Praxisablauf zu demonstrieren und die Patientinnen nicht zu verunsichern.

6.1.3 Führungsstile

Führung bedeutet die gesteuerte Einflussnahme einer Führenden auf das Verhalten anderer Personen (Geführte) mit der Absicht, bestimmte Ergebnisse zu erreichen. Der Führungsstil ist die Art und Weise, wie eine Vorgesetzte ihre Mitarbeiterinnen führt und anleitet. Dabei hat jede Arbeitgeberin ihren persönlichen Stil.

Grundsätzlich werden zwei gegensätzliche Führungsstile unterschieden:
- **der autoritäre Führungsstil:** Die Führende setzt die aufgrund ihrer Position zugesprochene Macht ein. Sie verwendet ausschließlich formale Argumente. Nur die Führende hat Entscheidungs- und Anweisungskompetenz. Die Geführte akzeptiert und führt aus. Die Führende kontrolliert die Mitarbeiterin oft, unregelmäßig und unangekündigt. Der Teamgedanke gilt hier nur wenig.

Beispiel
Die ZFA macht die Patientin darauf aufmerksam, dass sie wieder zu spät zu ihrem Behandlungstermin gekommen ist, und bittet sie, in Zukunft pünktlich zu sein. Die Chefin erfährt davon und verbietet der Empfangs-ZFA, Patientinnen auf Unpünktlichkeit hinzuweisen. Dies sei Aufgabe der Chefin!

laissez faire
französisch: lassen Sie es laufen

- **der Laissez-faire-Stil:** Diese Methode wird oft nicht als Führungsstil bezeichnet, weil praktisch keine Führung vorhanden ist. Die Mitarbeiterinnen machen, was sie wollen, man „lässt sie laufen". Die Führende kümmert sich im Wesentlichen um ihre Arbeit und vernachlässigt alles andere. Problematisch wird dies, wenn sich die Mitarbeiterinnen in ihren Entscheidungsspielräumen widersprechen. Hier kommt es oft zu Einzelfallentscheidungen (Entlassungen) durch die Führung, die kaum nachvollziehbar sind.

Beispiel
Die Empfangs-ZFA sagt nichts zur Patientin, obwohl diese wieder zu spät zu ihrem Behandlungstermin gekommen ist. Die ZFA, die die Patientin in das Behandlungszimmer begleitet, macht die Patientin auf die Verspätung aufmerksam. Die anwesende Chefin meint, dass das doch nicht so schlimm sei.

An diesen beiden Extremen orientieren sich die meisten Führungsstile:
- **der informierende Führungsstil:** Dieser Stil ist sehr nah am autoritären Führungsstil mit dem Unterschied, dass die Führende ihre Handlungen und Anweisungen zumindest begründet.
  Leitsatz: Die Entscheidungen der Führung werden begründet.
- **der kooperative Führungsstil:** Die Führende setzt inhaltliche Argumente aufgrund ihres Wissens ein. Entscheidungen werden dorthin verlagert, wo die notwendige Fachkompetenz ist. Die Kontrolle bezieht sich auf die Arbeitsergebnisse. Kritik an der Führenden ist ebenfalls möglich. Hierdurch wird die Teambildung gefördert.
  Leitsatz: Die Mitarbeiterinnen haben große Mitbestimmungsmöglichkeiten.
- **der demokratische Führungsstil:** Im Unterschied zum kooperativen Führungsstil nimmt sich die Führende hier noch mehr zurück. Die Mitarbeiterinnen nehmen aktiv und gleichberechtigt an allen Entscheidungsprozessen teil.
  Leitsatz: Man kann eine Praxis nicht gegen die Mitarbeiterinnen führen.

Teambesprechung →LF 13

Jeder nicht autoritäre Führungsstil erfordert heute eine Beteiligung der Mitarbeiterinnen – zum Wohle der Praxis und der Patientinnen. Dies wird am besten in Teambesprechungen gewährleistet.

6.2 Kompetenzen und Qualifikationen

Die ZFA arbeitet im Team Zahnarztpraxis. Sie hat direkten Kontakt zu den Patientinnen, zu ihren Kolleginnen und zur Chefin. Dabei ist sie in der Behandlungsassistenz, eventuell in der Prophylaxe aber auch in der Praxisorganisation und Verwaltung eingesetzt. Das erfordert von ihr die Entwicklung umfassender Handlungskompetenz. Darunter versteht man die Bereitschaft und Befähigung, sich in beruflichen, gesellschaftlichen und privaten Situationen sachgerecht durchdacht sowie individuell und sozial verantwortlich zu verhalten.

Handlungskompetenz entfaltet sich in den Dimensionen von Fachkompetenz, Selbstkompetenz und Sozialkompetenz:

- **Fachkompetenz:** Bereitschaft und Fähigkeit, auf der Grundlage fachlichen Wissens und Könnens Aufgaben und Probleme zielorientiert, sachgerecht, methodengeleitet und selbstständig zu lösen und das Ergebnis zu beurteilen. Beispiele: Organisations- und Koordinationsfähigkeit, Planungsfähigkeit, systematisches Arbeiten, präzises Arbeiten, prozessorientiertes Arbeiten, rationelles Arbeiten.
- **Selbstkompetenz:** Bereitschaft und Fähigkeit, als individuelle Persönlichkeit die Entwicklungschancen, Anforderungen und Einschränkungen in Familie, Beruf und öffentlichem Leben zu klären, zu durchdenken und zu beurteilen, eigene Begabungen zu entfalten sowie Lebenspläne zu fassen und fortzuentwickeln. Beispiel: Eigenschaften wie Selbstständigkeit, Kritikfähigkeit, Selbstvertrauen, Zuverlässigkeit, Verantwortungs- und Pflichtbewusstsein. Zu ihr gehören insbesondere auch die Entwicklung durchdachter Wertvorstellungen und die selbstbestimmte Bindung an Werte.
- **Sozialkompetenz:** Hierunter versteht man die Bereitschaft und Fähigkeit, soziale Beziehungen zu leben und zu gestalten, Zuwendungen und Spannungen zu erfassen und zu verstehen sowie sich mit anderen rational und verantwortungsbewusst auseinanderzusetzen und zu verständigen. Beispiele: Entwicklung sozialer Verantwortung und Solidarität. Einfühlungsvermögen, Hilfsbereitschaft, patientenorientiertes Verhalten, Teamfähigkeit, mündlich und schriftliche Ausdrucksfähigkeit

Methodenkompetenz, kommunikative Kompetenz und Lernkompetenz sind immanenter Bestandteil von Fachkompetenz, Selbstkompetenz und Sozialkompetenz:

- **Methodenkompetenz:** Ist die Bereitschaft und Fähigkeit zu zielgerichtetem, planmäßigem Vorgehen bei der Bearbeitung von Aufgaben und Problemen, z. B. bei der Planung der Arbeitsschritte bei einer Behandlung.
- **Kommunikative Kompetenz:** Ist die Bereitschaft und Fähigkeit, kommunikative Situationen zu verstehen und zu gestalten. Hierzu gehört es, eigene Absichten und Bedürfnisse sowie die der Mitarbeiterinnen wahrzunehmen, zu verstehen und darzustellen.
- **Lernkompetenz:** Ist die Bereitschaft und Fähigkeit, Informationen über Sachverhalte und Zusammenhänge selbstständig und gemeinsam mit Mitarbeiterinnen, auszuwerten und in gedankliche Strukturen einzuordnen. Zur Lernkompetenz gehört insbesondere auch die Fähigkeit und Bereitschaft, in der Praxis und über die Praxis hinaus Lerntechniken und Lernstrategien zu entwickeln und diese für lebenslanges Lernen zu nutzen.

6.3 Arbeiten im Team

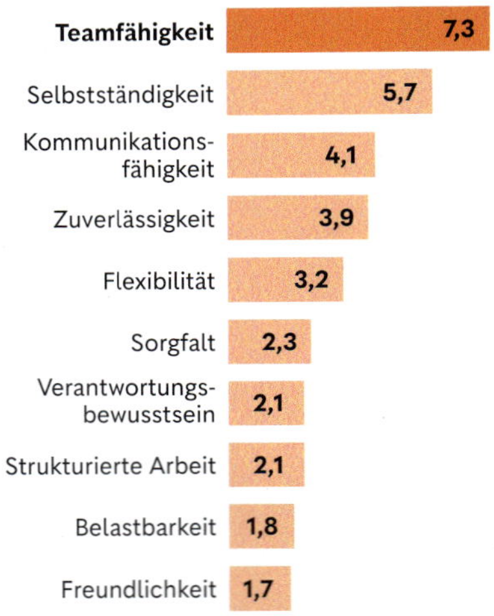

Abb. 1 Eigenschaften, die sich Unternehmen von Bewerberinnen wünschen (Stellenanzeigen, die diese Fähigkeiten nennen in Millionen; Quelle: Index Research 2022)

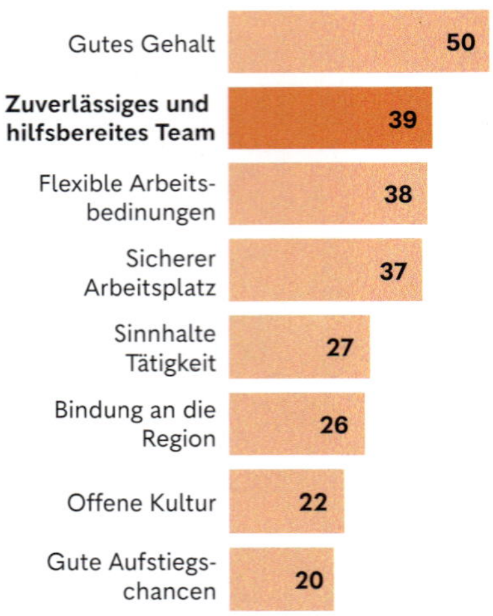

Abb. 2 Gründe für Beschäftigte in ihrem Job zu bleiben (Angaben in Prozent)

In Stellenangeboten nimmt die Nennung der Teamfähigkeit der zukünftigen Mitarbeiterin den ersten Platz ein →Abb. 1. Gleichzeitig ist der Teamgedanke für die Mitarbeiterinnen der zweitsichtigste Grund im Unternehmen zu bleiben →Abb. 2. Unter einem Team versteht man eine kleine Gruppe von Personen, deren Fähigkeiten einander ergänzen und die sich für eine gemeinsame Sache, gemeinsame Leistungsziele und einen gemeinsamen Arbeitsansatz engagieren und gegenseitig zur Verantwortung ziehen

Tritt man neu in eine Zahnarztpraxis ein, besteht in den meisten Fälle bereits ein Team. Mit einer Neueinstellung fängt die **Teamentwicklung** dennoch (meist) wieder von vorne an. Man unterscheidet vier wichtige Phasen:

- **1. Forming-Phase (Testphase):** In dieser Phase entsteht das Team. Die Mitglieder kommen mit bestimmten Erwartungen zusammen und sind auf der Suche nach ihrer Rolle innerhalb des Teams. Man „beschnuppert" sich gegenseitig und auf der Sachebene werden erste Informationen gesammelt und gemeinsame Ziele formuliert. Als Neuankömmling in einem bestehenden Team hält man sich zunächst einmal etwas zurück.
- **2. Storming-Phase (Nahkampfphase):** Dies ist die wichtigste Phase der Teamentwicklung. Teams, die in dieser Phase nicht einen allgemeinen Grundkonsens finden, werden scheitern. In dieser Phase wird um Machtpositionen gekämpft, Meinungen werden strikt vertreten und persönliche Differenzen der Teammitglieder untereinander deutlich. Dazu kommt, dass die eingesetzten Methoden und die Teamleitung diskutiert oder gar angegriffen werden. Am Ende dieser Phase sollten die Definition der Aufgabenrollen und der Konsens hinsichtlich der Aufgabenbewältigung sowie der Zielsetzung stehen. Meist ist diese Phase schon vorbei, kann aber immer wieder „aufbrechen".
- **3. Norming-Phase (Orientierungsphase):** Die Wogen im Team haben sich geglättet, Verhaltensnormen werden offenkundig und es ist ein Wir-Gefühl entstanden. Jetzt beginnt die eigentliche Arbeit im Team. Gedanken, Daten und Ideen werden offen ausgetauscht und bewertet. Auftretende Konflikte sollten aber auch in dieser Phase thematisiert werden, da sonst die Arbeit langfristig ins Stocken kommen könnte. So langsam hat man sich als Neue damit auch orientiert.
- **4. Performing-Phase (Arbeitsphase):** In dieser Phase sind dank der hohen Teamkohäsion Spitzenleistungen möglich. Die Gruppe steuert sich überwiegend selbständig. Konflikte und andere Probleme werden in Teamsitzungen diskutiert und in der Regel auch gelöst.

Die dargestellten Phasen sind **idealtypischer Natur.** So kann die Reihenfolge durch eventuelle Rückschläge des Teams verändert werden oder manche Phasen laufen fast gleichzeitig ab.

Folgende Leitlinien sollten bei der Teamentwicklung gelten:
- Zielorientierung: „Wir machen die Ziele transparent und setzen sie um."
- Zusammenarbeit: „Wir arbeiten partnerschaftlich zusammen."
- Kommunikation: „Wir sprechen offen und ehrlich miteinander."
- Information: „Wir informieren umfassend und rechtzeitig."
- Führen und Entscheiden: „Führungshandeln ist gekennzeichnet von Wertschätzung, Offenheit, Vertrauen, Entscheidungsfreude, Konsequenz."
- Weiterentwicklung: „Gemeinsam und kontinuierlich suchen wir nach Verbesserungen."

In einem Team zu arbeiten bedeutet, sich gegenseitig zu unterstützen, um etwas Gemeinsames zu erreichen. Zu Beginn werden im Rahmen des Qualitätsmanagements die Praxisziele mit dem Praxisteam im Rahmen eines Prozesses festgelegt. Daran orientieren sich alle Teammitglieder.

Qualitätsmanagement
→LF 13

Merke
In jedem Team gibt es Mitglieder, die sich für besondere Aufgaben empfehlen.

Die Zuständigkeiten und Aufgabenbereiche der einzelnen Mitglieder sollen dabei eindeutig und verbindlich definiert worden sein. Dies wird z. B. dadurch erreicht, dass der Empfang der Patientinnen von besonders kontaktfreudigen, kommunikationsbegabten Kolleginnen besetz wird. Die einfühlsame Betreuung im Behandlungsraum erfolgt durch die psychologisch geschulte ZFA und das Erleben des Wohlfühlambientes durch das Engagement von Mitarbeiterinnen mit dem Blick für gestalterisch-ästhetische Elemente.
Die Teamfähigkeit aller Mitarbeiterinnen wird besonders durch sozial und kommunikative Kompetenzen gefördert →Tab. 1.

Soziale Kompetenzen	Kommunikative Kompetenzen
– fair kritisieren – soziale Verantwortung tragen – Bedürfnisse und Interessen artikulieren – unterschiedliche Standpunkte tolerieren – Hilfestellung geben – sich in Teamarbeit einbinden – Kooperation fördern – gruppendynamische Prozesse mitgestalten – Vertrauen herstellen – soziale Beziehungen und Handlungen verstehen – Mitverantwortung tragen – flexibel auf neue Situationen einstellen – Probleme erkennen und zur Lösung beitragen	– sachlich argumentieren – mit Medien sachgerecht umgehen – Dokumentationen auswerten – Informationen strukturieren – Informationen nach Kriterien aufbereiten und darstellen – Informationsquellen auffinden – Verständnisfragen stellen – Informationen austauschen – sich in andere hineinversetzen (Empathie)

Tab. 1 Soziale und kommunikative Kompetenzen

Nur durch die Teamfähigkeit kommt es zu einer patientenorientierten Praxisphilosophie und einem respektvollen Umgang mit gegenseitiger Wertschätzung. Teamfähigkeit bedeutet deshalb aber nicht, seine Persönlichkeit oder die eigenen Ziele aufzugeben. Der eigene Arbeitsbereich bleibt bestimmt durch individuelle Fähigkeiten und Vorstellungen. Nur gemeinsam ist es möglich, den hohen Anforderungen des Dienstleistungsunternehmens „Zahnarztpraxis" gerecht zu werden.

Teambesprechung →LF 13

Diese Form der engen Zusammenarbeit kommt nicht ohne **gut funktionierende Kommunikationswege** aus. Dazu ist es notwendig, regelmäßig eine Teambesprechung durchzuführen. Es sollte ein gesonderter Termin angesetzt werden, der nicht unter Zeitdruck innerhalb der Behandlungszeit liegt.
Das Entstehen von Konflikten lässt sich auch innerhalb eines Praxisteams nicht vermeiden. Die sogenannten **internen Konflikte** können verschiedene Ursachen haben:
- **Wertekonflikte** aufgrund unterschiedlicher Zielvorstellungen und Grundsätze
- **Beziehungskonflikte** aufgrund unterschiedlicher Rollenverteilungen im Team
- **Sachkonflikte** aufgrund verschiedener Vorstellungen von Aufgabenerfüllung oder Gestaltung von Arbeitsschritten

Delegationsrahmen für Zahnmedizinische Fachangestellte
www.bzaek.de
- Service
- Positionen & Statements
- Einzelansicht
- Delegationsrahmen für Zahnmedizinische Fachangestellte

Werden Konflikte nicht gelöst, können sie die Arbeitsqualität im Praxisteam stark vermindern und dadurch das Ansehen der Praxis schädigen.

Der **Delegationsrahmen** für Zahnmedizinische Fachangestellte ist eine Stellungnahme der Bundeszahnärztekammer und enthält die Definition, welche Tätigkeiten an dafür aus- bzw. fortgebildetes Prophylaxe-Personal übertragen (delegiert) werden können.

Informationen zu den einzelnen Weiterbildungsmaßnahmen erteilen die Zahnärztekammern der jeweiligen Bundesländer.

Aufgaben

1 Was versteht man unter der formellen Praxisorganisation?

2 Ordnen Sie jedem Führungsstil drei typische Kennzeichen zu.

3 Welche Kompetenzformen bilden zusammen die Handlungskompetenz?

4 Nennen Sie Kennzeichen eines erfolgreichen Teams.

5 Warum sollten Teambesprechungen erfolgen?

6 Was versteht man unter einem Beziehungskonflikt?

7 Private und soziale Absicherung

7.1 Sozialversicherungen

Die in Deutschland bis zum heutigen Tag gültigen Sozialversicherungen verdanken ihr Entstehen der kaiserlichen Botschaft vom 17.11.1881, die der damalige Reichskanzler Otto von Bismarck verkündete →Abb. 1. Die Industrialisierung des 19. Jahrhunderts führte zu einer Verelendung großer Teile der Arbeiterschaft. Aus sozialen und politischen Gründen regte von Bismarck eine soziale Absicherung der Arbeitnehmer an. Die kaiserliche Botschaft versprach „den Hülfsbedürftigen größere Sicherheit".

Weitere Informationen zu den Sozialversicherungen finden Sie unter
www.sozialpolitik.com
www.deutsche-sozialversicherung.de

Nacheinander entstanden als staatliche **Pflichtversicherungen**:
- Krankenversicherung (1883)
- Unfallversicherung (1884)
- Invalidenversicherung (1889), heutige Rentenversicherung
- Arbeitslosenversicherung (1927)
- Pflegeversicherung (1995)

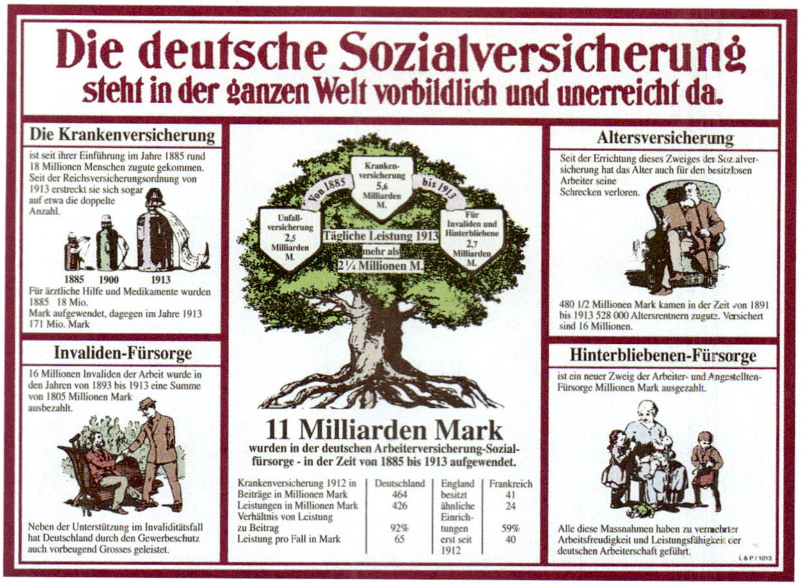
Die deutsche Sozialversicherung
steht in der ganzen Welt vorbildlich und unerreicht da.
Die Krankenversicherung
ist seit ihrer Einführung im Jahre 1885 rund 18 Millionen Menschen zugute gekommen. Seit der Reichsversicherungsordnung von 1913 erstreckt sie sich sogar auf etwa die doppelte Anzahl.
1885 1900 1913
Für ärztliche Hilfe und Medikamente wurden 1885 18 Mio. Mark aufgewendet, dagegen im Jahre 1913 171 Mio. Mark
Invaliden-Fürsorge
16 Millionen Invaliden der Arbeit wurde in den Jahren von 1893 bis 1913 eine Summe von 1805 Millionen Mark ausbezahlt.
Neben der Unterstützung im Invaliditätsfall hat Deutschland durch den Gewerbeschutz auch vorbeugend Grosses geleistet.
Von 1885
bis 1913
Krankenversicherung 5,6 Milliarden M.
Unfallversicherung 2,5 Milliarden M.
Für Invaliden und Hinterbliebene 2,7 Milliarden M.
Tägliche Leistung 1913 mehr als 2¼ Millionen M.
11 Milliarden Mark
wurden in der deutschen Arbeiterversicherung-Sozialfürsorge - in der Zeit von 1885 bis 1913 aufgewendet.
Krankenversicherung 1912 in | Deutschland | England | Frankreich
Beiträge in Millionen Mark | 464 | besitzt ähnliche Einrichtungen erst seit 1912 | 41
Leistungen in Millionen Mark | 426 | | 24
Verhältnis von Leistung zu Beitrag | 92% | | 59%
Leistung pro Fall in Mark | 65 | | 40
Altersversicherung
Seit der Errichtung dieses Zweiges der Sozialversicherung hat das Alter auch für den besitzlosen Arbeiter seine Schrecken verloren.
480 1/2 Millionen Mark kamen in der Zeit von 1891 bis 1913 528 000 Altersrentnern zugute. Versichert sind 16 Millionen.
Hinterbliebenen-Fürsorge
ist ein neuer Zweig der Arbeiter- und Angestellten-Fürsorge Millionen Mark ausgezahlt.
Alle diese Massnahmen haben zu vermehrter Arbeitsfreudigkeit und Leistungsfähigkeit der deutschen Arbeiterschaft geführt.
L&P/1013

Abb. 1 Historisches Informationsplakat zur Sozialversicherung

Die Sozialversicherungen bzw. die entsprechenden Sozialgesetze sind heute im **Sozialgesetzbuch** (SGB) in folgenden Bänden zusammengefasst:
- Band III: Arbeitslosenversicherung
- Band V: Krankenversicherung
- Band VI: Rentenversicherung
- Band VII: Unfallversicherung
- Band XI: Pflegeversicherung

Wesentliche Merkmale der Sozialversicherungen sind:
- Absicherung eines bedeutenden Teils der wirtschaftlichen Risiken des Lebens.
- Arbeitnehmerin und Arbeitgeberin bringen die Beiträge gemeinsam auf.
- Die Sozialversicherungen erhalten Staatszuschüsse.
- Die Versicherten haben einen Rechtsanspruch auf die Leistungen.
- Die Sozialversicherungen verwalten sich selbst durch ihre Mitglieder.
- Die Sozialversicherungen heben die Volksgesundheit und die Produktionskraft unserer Wirtschaft.

Die Bedeutung der Sozialversicherungen hat sich im Laufe der Jahrzehnte nicht geändert, obwohl sich die Situation der Arbeitnehmerinnen erheblich verbessert hat. Die zunehmenden, vor allem wirtschaftlichen Probleme einzelner Versicherungszweige der Sozialversicherung führen heute zu Diskussionen, ob die Sozialversicherung als Pflichtversicherung noch Bestand haben soll.

Die **Träger der Sozialversicherungen**, d. h. die Organisationen, die die Versicherungen verwalten, sind im Gegensatz zu privaten Versicherungen Körperschaften des öffentlichen Rechts. Sie stehen somit unter Staatsaufsicht.

Krankenversicherung	Allgemeine Ortskrankenkasse (AOK), wenn kein sonstiger Träger vorhanden Innungskrankenkassen (IKK) Betriebskrankenkassen (BKK) Sozialversicherung für Landwirtschaft, Forsten und Gartenbau (SVLFG) Ersatzkrankenkassen Deutsche Rentenversicherung Knappschaft-Bahn-See (KBS)
Rentenversicherung	Deutsche Rentenversicherung Bund Deutsche Rentenversicherung Knappschaft-Bahn-See
Pflegeversicherung	Pflegekassen; ihre Aufgaben werden von den gesetzlichen Krankenkassen übernommen
Unfallversicherung	Fachlich gegliederte Berufsgenossenschaften: gewerbliche Berufsgenossenschaften, landwirtschaftliche Berufsgenossenschaften Gemeindeunfallversicherungsverbände
Arbeitslosenversicherung	Bundesagentur für Arbeit in Nürnberg, ihr unterstehen die Landes- und örtlichen Arbeitsagenturen

Tab. 1 Träger der Sozialversicherungen

7.1.1 Krankenversicherung

Krankenversicherte haben grundsätzlich Anspruch auf Leistungen zur Verhütung, Früherkennung und Behandlung von Krankheiten.
Die Leistungen müssen zweckmäßig, ausreichend, notwendig und wirtschaftlich sein. Grundsätzlich gilt das sogenannte **Sachleistungsprinzip**, d. h., alle Sachleistungen werden nach oben genanntem Grundsatz von der Krankenversicherung bezahlt. Nur in wenigen Fällen sieht das Gesetz abweichend vom Sachleistungsprinzip eine Geldleistung oder Kostenerstattung vor. Alle Versicherten können die Kostenerstattung für ein Quartal – differenziert nach Ärztin, Zahnärztin, ambulant und stationär – wählen, wenn sie sich vorher bei der Krankenkasse beraten lassen.

private Krankenversicherung →S. 76

Bei der privaten Krankenversicherung gilt vorwiegend das Prinzip der **Kostenerstattung**, d. h., die privat Versicherte muss sich zunächst die Leistungen selbst einkaufen (und bezahlen) und kann sich dann vom Versicherungsunternehmen die (versicherten) Kosten erstatten lassen.

Leistungen der Krankenversicherung:
- **Leistungen zur Verhütung von Krankheiten:**
  - Aufklärung der Bevölkerung
  - Zusammenarbeit mit Berufsgenossenschaften
  - Gruppenprophylaxe bei Zahnerkrankungen (Kindergärten und Schulen)
  - Individualprophylaxe und Früherkennungsuntersuchungen bei Zahnerkrankungen
  - Kuren (Kostenbeteiligung der Versicherten)

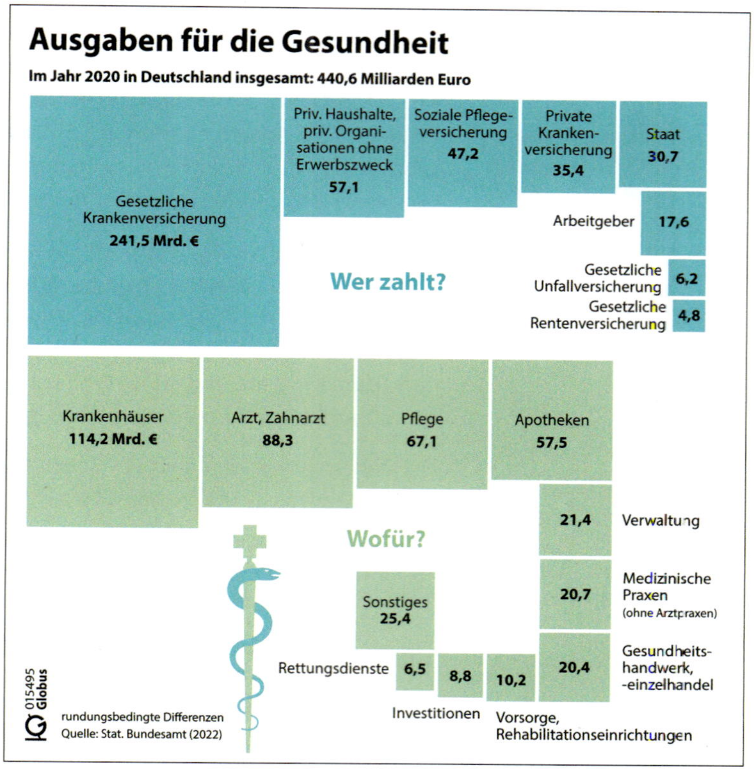

- **Leistungen zur Früherkennung von Krankheiten:**
  - Vorsorgeuntersuchungen bei Kindern bis zum 6. Lebensjahr
  - Krebsfrüherkennung bei Frauen ab dem 20. und bei Männern ab dem 35. Lebensjahr
- **Leistungen bei Krankheit:**
  - Krankenbehandlung (ärztliche, zahnärztliche)
  - Versorgung mit Arznei-, Verband-, Heil- und Hilfsmitteln
  - Krankenhausaufenthalt (Kostenbeteiligungen der Versicherten)
  - Zahnersatz (Kostenbeteiligungen der Versicherten)
  - Haushaltshilfe, wenn ein Kind unter 8 Jahren bei einem Krankenhausaufenthalt zu versorgen ist
  - Krankengeld (78 Wochen lang innerhalb von 3 Jahren nach Ablauf der sechswöchigen Lohnfortzahlung durch den Arbeitgeber)
- **Sonstige Leistungen:**
  - Betreuung während der Schwangerschaft
  - Entbindungskosten
  - Mutterschaftshilfe
  - Mutterschaftsgeld (6 Wochen vor und 8 Wochen nach Entbindung)
  - Mitversicherung von Familienangehörigen: Haben Familienangehörige kein oder nur ein geringes Einkommen, erhalten sie die gleichen Leistungen wie das versicherte Mitglied (Ausnahmen bestehen). Der Beitrag des versicherten Mitglieds erhöht sich dadurch nicht.

In der Krankenversicherung gibt es **Pflichtversicherte** und **freiwillige Mitglieder**. Pflichtversicherte sind Angestellte und Arbeiterinnen bis zu einem bestimmten Bruttoentgelt (**Jahresarbeitsentgeltgrenze, früher: Versicherungspflichtgrenze**). Diese liegt im Jahr 2023 bei **5550,00 €** pro Monat. Ferner unterliegen alle Auszubildenden, Rentnerinnen, Studentinnen, Künstlerinnen, Arbeitslose und selbstständige Landwirtinnen der Versicherungspflicht.

Arbeitnehmerinnen, deren Verdienst über der Versicherungspflichtgrenze liegt, können sich freiwillig in den gesetzlichen Krankenkassen weiterversichern. Ebenso können sie sich privat gegen Krankheit versichern. Seit 2007 sind alle Bundesbürgerinnen zur Versicherung verpflichtet. Trotzdem gibt es weiterhin etwa 200 000 Menschen ohne Versicherungsschutz.
Selbstständige können sich ebenfalls freiwillig in einer gesetzlichen Krankenkasse oder privat versichern.

Zusatzbeiträge finden Sie unter:

www.krankenkassen.de/gesetzliche-krankenkassen/krankenkasse-beitrag/zusatzbeitrag/

Die Beiträge zur Krankenversicherung werden von **Arbeitgeberin** und **Arbeitnehmerin** aufgebracht. Der einheitliche Beitragssatz beträgt ab 01.01.2015 14,6 % vom Bruttolohn (14,0 % ohne Krankengeldanspruch). Die Arbeitnehmerinnen zahlen 7,3 % und die Arbeitgeberinnen 7,3 % hiervon →Abb. 1. Die Krankenkassen können prozentuale Zusatzbeiträge verlangen, die ebenfalls von Arbeitgeberin und Arbeitnehmerin je zur Hälfte getragen werden.

Ab einem bestimmten Bruttoentgelt steigen die Beiträge für den Versicherten nicht mehr (**Beitragsbemessungsgrenze,** 4837,50 € brutto monatlich im Jahr 2023). Bis zu einer Ausbildungsvergütung von **325,00 €** monatlich werden die Beiträge **allein von der Arbeitgeberin** bezahlt. Eine Lohnerhöhung für Auszubildende kann damit mit einem geringeren Nettoentgelt verbunden sein. Dies gilt auch für das „Taschengeld“ im Bundesfreiwilligendienst.

Die Zahlungen erfolgen an den Gesundheitsfonds, der die weitere Verteilung an die Krankenkassen übernimmt.

Beispiel

Die Zahnmedizinische Fachangestellte Susanne Markus erhält ein monatliches Bruttogehalt von 1469,00 €.
Ihr Krankenkassenbeitrag beträgt 14,6 %. Ihre Kasse erhebt einen Zusatzbeitrag von 0,9 %. Frau Markus übernimmt also als Arbeitnehmerin einen Krankenkassenbeitrag von 7,75 %. Die Arbeitgeberin übernimmt die anderen 7,75 % des Krankenkassenbeitrags. Der überwiesenen Summe von 227,70 € entsprechen somit 15,5 % des sozialpflichtigen Arbeitnehmerbruttogehalts. Für Frau Markus bedeutet das, dass sie 113,85 € an ihre Krankenkasse abführt; ihre Arbeitgeberin führt ebenfalls 113,85 € ab.

Video
Die Gesundheitsfonds

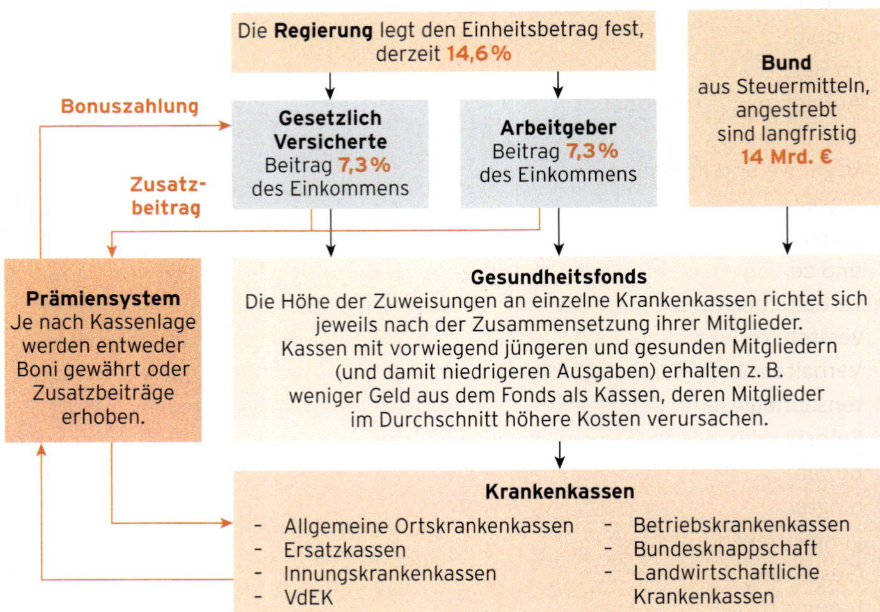

Abb. 1 So funktioniert der Gesundheitsfonds

7.1.2 Pflegeversicherung

Die Pflegeversicherung erbringt Leistungen (Sachleistungen und Pflegegeld) bei häuslicher und stationärer Pflege. **Versicherungspflichtig** sind alle in der Krankenversicherung versicherten Personen, auch freiwillig Versicherte. Ebenso sind privat Krankenversicherte verpflichtet, sich gegen das Risiko der Pflege zu versichern. Der Beitrag beträgt 3,05 % vom Bruttomonatsentgelt und wird je zur Hälfte von Arbeitgeber und Arbeitnehmer getragen (kinderlose Versicherte ab Vollendung des 23. Lebensjahres und Rentner ab Jahrgang 1940 zahlen zusätzlich 0,35 Punkte mehr = 3,4 %). Ehegatten und Kinder sind beitragsfrei mitversichert. Die Zuzahlung tragen Kinderlose alleine.
Die Einteilung in drei Pflegestufen wurde 2017 durch die Einteilung in fünf **Pflegegrade** ersetzt →Abb. 1:

- Pflegegrad 1: geringe Beeinträchtigung der Selbstständigkeit
- Pflegegrad 2: erhebliche Beeinträchtigung der Selbstständigkeit
- Pflegegrad 3: schwere Beeinträchtigung der Selbstständigkeit
- Pflegegrad 4: schwerste Beeinträchtigung der Selbstständigkeit
- Pflegegrad 5: schwerste Beeinträchtigung der Selbstständigkeit mit besonderen Anforderungen an die pflegerische Versorgung

12,5 bis unter 27 Punkte	**Pflegegrad 1**
27 bis unter 47,5 Punkte	**Pflegegrad 2**
47,5 bis unter 70 Punkte	**Pflegegrad 3**
70 bis unter 90 Punkte	**Pflegegrad 4**
90 bis unter 100 Punkte	**Pflegegrad 5**

Abb. 1 Einteilung der Pflegegrade

Wie selbstständig ein Antragsteller noch ist, ermitteln die Prüfer mit dem neuen Begutachtungsinstrument NBA (**Neues Begutachtungsassessment**) nach einem Punktesystem. Dabei gilt: Je mehr Punkte der Begutachtete erhält, umso höher ist der Pflegegrad und umso mehr Pflege- und Betreuungsleistungen genehmigt seine Pflegekasse. Ausschlaggebend für die Berechnung der Punkte ist der Grad der Selbstständigkeit in sechs Modulen, die unterschiedlich gewichtet werden →Abb. 2:

- Mobilität: z. B. Positionswechsel im Bett, stabile Sitzposition halten, Aufstehen aus sitzender Position und Umsetzen
- kognitive und kommunikative Fähigkeiten: z. B. Personen aus dem näheren Umfeld erkennen, örtliche und zeitliche Orientierung, Sachverhalte und Informationen verstehen

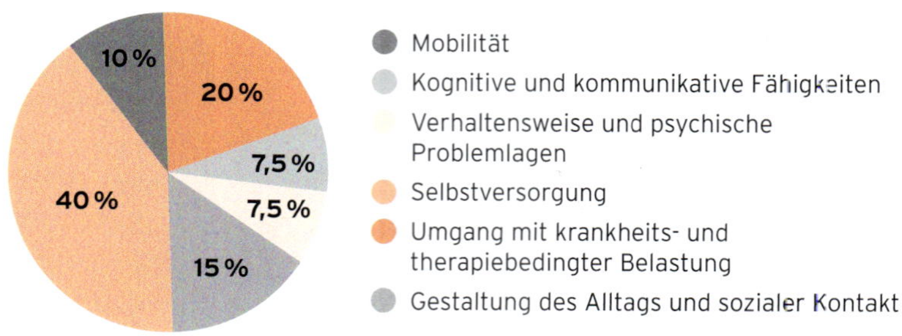

Abb. 2 Gewichtung der Module im NBA

- Verhaltensweisen und psychische Problemlagen: motorisch geprägte Verhaltensauffälligkeiten, nächtliche Unruhe
- Selbstversorgung: z. B. Körperpflege, An- und Auskleiden, Ernährung
- Bewältigung von und selbständiger Umgang mit krankheits- oder therapiebedingten Anforderungen und Belastungen: z. B. Medikation, Injektionen, Versorgung intravenöser Zugänge
- Gestaltung des Alltagslebens und sozialer Kontakte: z. B. Tagesablauf gestalten und an Veränderungen anpassen, sich beschäftigen

Genau genommen gibt es noch zwei weitere Pflegegrad-Module: außerhäusliche Aktivitäten und Haushaltsführung. Diese beiden Module werden jedoch nicht für die Einstufung der Pflegebedürftigkeit herangezogen, sondern sollen v. a. Pflegekräften eine individuellere Pflegeplanung ermöglichen.

7.1.3 Unfallversicherung

Berufskrankheiten der Berufsgenossenschaften für Gesundheitsdienst und Wohlfahrtspflege und Informationen zur Unfallversicherung finden Sie unter *www.bgw-online.de*

Die Leistungen der Unfallversicherung bestehen zur Hauptsache in der Verhütung von Arbeitsunfällen. Die Leistungspflicht der Unfallversicherung tritt ein bei Arbeitsunfällen, Wegeunfällen und Berufskrankheiten.
Arbeitsunfälle sind Unfälle, die der Versicherten im Zusammenhang mit ihrer beruflichen Tätigkeit zustoßen, z. B. beim Assistieren fällt ein infiziertes Skalpell auf den Fuß der Zahnmedizinischen Fachangestellten. Unfälle auf Praxisveranstaltungen zählen ebenfalls zu den Arbeitsunfällen.
Wegeunfälle sind Unfälle auf dem direkten Weg von und zur Praxis.
Berufskrankheiten sind Krankheiten, die die Versicherte sich durch die Berufsausübung zugezogen hat, z. B. Bäckerkaries (bei Bäckerinnen und Konditorinnen), Hepatitis und Aids (bei Zahnmedizinischen Fachangestellten).

Leistungen der Unfallversicherung:
- Heilung der Unfallverletzten durch (zahn-)ärztliche Heilbehandlung
- Berufshilfe mit dem Ziel, die Verletzte wieder in ihren Beruf einzugliedern oder sie zur Aufnahme eines anderen Berufes zu befähigen
- Entschädigungen für Unfallfolgen durch Geldleistungen:
  - Verletztengeld soll die Lohnausfälle während der Verletzung ausgleichen, ähnlich dem Krankengeld der Krankenkassen.
  - Verletztenrente wird gewährt, wenn die Erwerbsfähigkeit der Verletzten dauernd gemindert ist. Die Höhe richtet sich nach dem Grad der Behinderung und dem Jahresarbeitsverdienst der Verletzten.
- Hinterbliebenenrente und Sterbegeld werden an Hinterbliebene bezahlt, wenn die Verletzte an den Folgen eines Arbeitsunfalls, Wegeunfalls oder einer Berufskrankheit verstorben ist.

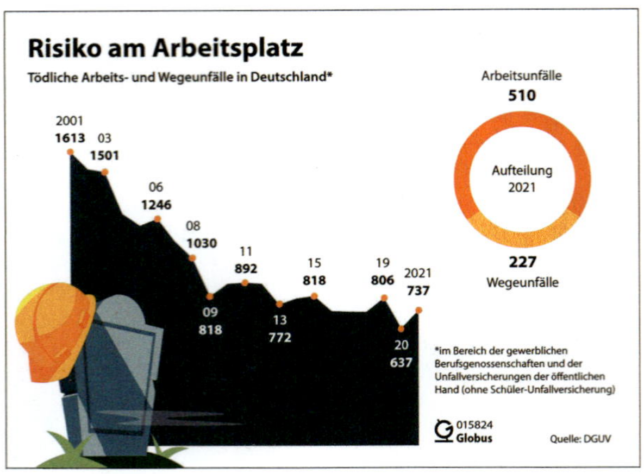

In der Unfallversicherung sind **alle Arbeitnehmerinnen pflichtversichert.** Mitarbeiterinnen in Zahnarztpraxen sind in der Berufsgenossenschaft für Gesundheitsdienst und Wohlfahrtspflege (BGW), Pappelallee 35–37, 22089 Hamburg, pflichtversichert. Während des Berufsschulbesuchs sind Schülerinnen ebenfalls versichert.

Die Beiträge werden von der **Arbeitgeberin (Praxisinhaberin)** allein aufgebracht. Ihre Höhe richtet sich nach der Gefahrenklasse des Betriebs und der Anzahl der Mitarbeiterinnen (Lohnsumme). Die geleisteten Arbeitsstunden müssen jährlich an die BGW gemeldet werden. Ereignen sich viele Unfälle in der Praxis, wird sie höher eingestuft – die Beiträge steigen.

Alle Versicherten haben die Unfall- und Krankheitsverhütungsvorschriften der Unfallversicherung genau zu beachten. Ein vorsätzlicher oder grob fahrlässiger Verstoß hiergegen ist strafbar und führt u. U. zu Leistungseinschränkungen. Jeder Arbeitsunfall ist der Arbeitgeberin unverzüglich zu melden. Beteiligte an Arbeitsunfällen oder Zeuginnen müssen wahrheitsgemäße Aussagen machen. Ärztlich angeordnete Maßnahmen hat eine Verletzte gewissenhaft zu befolgen und sich den Untersuchungen zu stellen.

7.1.4 Rentenversicherung

In der Rentenversicherung gilt der „Generationenvertrag“. Das bedeutet, dass die zurzeit erwerbstätige Generation mit ihren Beiträgen die Generation unterstützt, die nicht mehr im Erwerbsleben steht. Das Prinzip des Schutzes vor Alter und Erwerbsminderung durch den Generationenvertrag „funktioniert“ nur, wenn genügend junge erwerbstätige Menschen zur Beitragsfinanzierung vorhanden sind.

Mehr zur Frage „Reicht die Rente?“ finden Sie unter

www.rente.com

www.ihre-vorsorge.de

www.deutsche-rentenversicherung.de

Leistungen der Rentenversicherung

- Medizinische und berufsfördernde Maßnahmen sollen die Erwerbsfähigkeit erhalten, bessern und wiederherstellen. Dazu zählen
  - Heilbehandlungen in Kurkliniken und Sanatorien,
  - Berufsförderung durch Weiterbildung, Umschulung, Stellenvermittlung,
  - Übergangsgeld während der Dauer der Heilbehandlung oder Umschulung;
- Renten als laufende Leistung zur Sicherung des Alters durch
  - Versichertenrenten (Regelaltersrente, Erwerbsminderungsrente),
  - Hinterbliebenenrenten (z. B. Witwen- und Waisenrente).

Von wenigen Ausnahmen abgesehen gilt für den Anspruch auf Versichertenrente eine allgemeine Wartezeit von 60 Kalendermonaten (5 Jahre). Beitragsfreie, beitragsgeminderte und Kindererziehungszeiten werden hierbei unterschiedlich berücksichtigt. Ein Altersruhegeld wurde in der Regel ab dem 65. Lebensjahr bezahlt. Diese Grenze steigt seit 2012 schrittweise auf 67 Jahre. Das heißt, alle nach 1964 geborenen können erst ab dem 67. Lebensjahr Rente beziehen.

Besondere Renten:

- Rente wegen verminderter Erwerbsfähigkeit (ersetzt die Erwerbsminderungsrente) wird gezahlt bei
  - teilweiser Erwerbsfähigkeit: Arbeitsfähigkeit 3 bis unter 6 Stunden täglich,
  - voller Erwerbsunfähigkeit: Arbeitsfähigkeit weniger als 3 Stunden täglich.
- Flexible Renten: Die Altersrente ab 65 (67) Jahren kann bis zu 3 Jahre früher in Anspruch genommen werden (Frührente). Hierfür muss ein Abschlag von 0,3 % pro Monat des vorzeitigen Bezugs von der Rente in Kauf genommen werden. Ebenso ist eine Verlängerung der Lebensarbeitszeit möglich (Zuschlag von 0,5 % pro aufgeschobenem Monat).
- Teilrenten: Um den Eintritt in das „Rentendasein“ gleitend zu gestalten, hat der Versicherte die Möglichkeit, Teilrenten zu beantragen. Möglich sind eine 1/3-Rente, 1/2-Rente und 2/3-Rente.

Weitere Informationen finden Sie unter

www.deutsche-rentenversicherung-bund.de

www.kbs.de
→ Minijob-Zentrale

Für langjährig Versicherte (45 Beitragsjahre) besteht die Möglichkeit, mit 63 Jahren in Rente zu gehen. Mit der Grundrente soll ab 2021 versucht werden, die Altersarmut zu bekämpfen.

Versicherungspflichtig in der Rentenversicherung sind alle Arbeitnehmerinnen (Arbeiterinnen, Angestellte, Auszubildende). Die Beitragsbemessungsgrenze liegt bei einem Bruttoentgelt von 7300,00 € (West) bzw. 7100,00 € (Ost) monatlich (Stand 2023). Nicht Versicherungspflichtige können freiwillig der Rentenversicherung beitreten.

Die Beiträge werden von Arbeitgeberin und Arbeitnehmerin je zur Hälfte aufgebracht. Der Beitragssatz beträgt 18,6 % vom Bruttoentgelt (Stand 2023).
Nur bei Auszubildenden gilt, dass die Beiträge von der Arbeitgeberin allein aufgebracht werden müssen, wenn das Bruttoentgelt unter 325,00 € monatlich liegt.

Die Rentenreform

Neben der Reform der Krankenversicherung betrachtet man die Reform der Rentenversicherung als dringend erforderlich, weil
- die Lebenserwartung der Menschen ständig steigt,
- Altersrenten immer früher in Anspruch genommen werden,
- Ausbildungszeiten immer länger geworden sind,
- die Geburtenrate ständig gesunken ist.

Die politische Forderung lautet: Die Rentenbeiträge sollen nicht über 22 % steigen und das Rentenniveau soll nicht unter 48 % vom Bruttolohn sinken. Man geht davon aus, dass man ca. 60 % des Bruttogehalts im Alter benötigt, um seinen Lebensstandard zu erhalten. Deswegen muss die Altersvorsorge der Zukunft auf drei Säulen verlagert werden →Abb. 1.

Die sich ergebenden Lasten für die kommenden Jahrzehnte sollen von Rentnern, Bund und Beitragszahlern gemeinsam getragen werden. Ziel dabei ist, das hohe Niveau der Renten (Rente als Lohnersatz) beizubehalten und die Renten an der Wirtschaftsentwicklung (Nettolohnverdienste) zu orientieren.

Die Direktversicherung ist die populärste Form der betrieblichen Altersvorsorge und besonders in Klein- und Kleinstbetrieben, entsprechend der Betriebsgröße von Zahnarztpraxen, verbreitet. Es handelt sich hierbei um eine kapitalbildende Rentenversicherung, die die Arbeitgeberin als Versicherungsnehmerin zugunsten einer oder mehrerer Arbeitnehmerinnen und ggf. ihrer Angehörigen abschließt. Versicherungsnehmerin und Beitragszahlerin ist die Arbeitgeberin, Bezugsberechtigte ist die Arbeitnehmerin (bzw. eine Angehörige).
Bei einem Arbeitgeberwechsel kann die Rentenversicherung übertragen werden (Portabilität). Bis zu gewissen Höchstbeträgen sind die Lohnerhöhungen oder Umwandlungen von Teilen des Arbeitslohnes steuerfrei. Die Arbeitgeberin ist zur Beratung verpflichtet und wird ihrerseits von ihren Institutionen hierbei unterstützt.

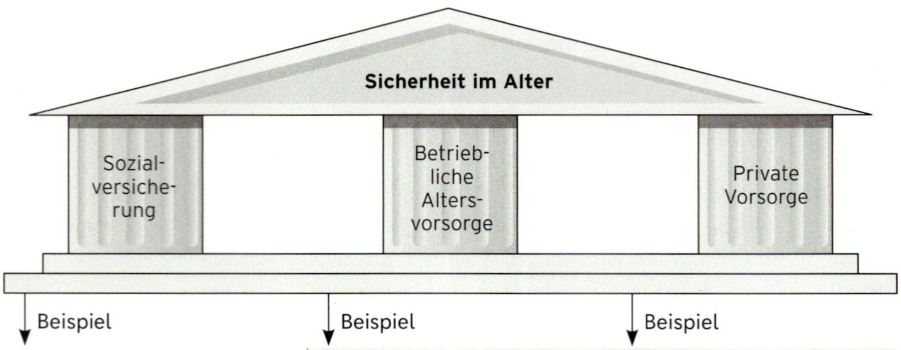

	Steuerlich und sozialversicherungsrechtlich gefördert	
– **Gesetzliche Rentenversicherung als Grundsicherung**	– **Direktversicherung** AG schließt für AN eine Lebens- oder Rentenversicherung ab. – **Pensionskasse** AN hat Anspruch auf die Versicherung auch bei AG-Wechsel. – **Pensionsfonds** wie Pensionskasse geregelt, größere Risiken und Gewinne – **Unterstützungskassen** von AG gegründet, um AN im Alter zu unterstützen	– **Private Rentenversicherung** – **Eigentumswohnung oder eigenes Haus** – **Private Lebensversicherung**

Abb. 1 Säulen der Rentenversicherung, AG: Arbeitgeberin, AN: Arbeitnehmerin

Diese Erkenntnis findet ihren Niederschlag im sogenannten Altersvermögensgesetz. Der Staat bietet auf freiwilliger Basis eine Förderung der privaten Vorsorge an. Wer 4 % seines sozialversicherungspflichtigen Jahresentgelts anlegt, erhält die jeweils maximale Zulage. Zusätzlich kann es auch noch einen Sonderausgabenabzug in der Steuererklärung geben. Dies wird vom Finanzamt geprüft.

Beispiel

Eine verheiratete Arbeitnehmerin hat ein sozialversicherungspflichtiges Jahreseinkommen von 30 000,00 €, der Partner ist nicht berufstätig. Das Paar hat zwei Kinder und spart 1200,00 € (= 4 % von 30 000,00 €) pro Jahr.

Es erhält folgende Zulagen:

2 · 154,00 € =	308,00 €	(zwei Erwachsene)
2 · 185,00 € =	370,00 €	(zwei Kinder)
Gesamtzulage	678,00 €	

Die Zulage macht bereits mehr als die Hälfte der Sparsumme aus. Das Paar muss nur noch 522,00 € jährlich bzw. 43,50 € monatlich zusätzlich aufbringen.

Die Anlage nach dem Altersvermögensgesetz kann in folgenden Bereichen erfolgen:
- Banksparplan
- private Rentenversicherung (Lebensversicherung)
- Fondsprodukte
- betriebliche Altersvorsorge (Direktversicherung, Pensionskasse/-fonds)

Die Bundesanstalt für Finanzdienstleistungsaufsicht – Versicherungen – finden Sie unter *www.bafin.de*

Jedes Anlageprodukt, das die staatliche Förderung erhalten will, muss vom Bundesaufsichtsamt für das Versicherungswesen zertifiziert werden. Hierzu müssen die Produkte folgende Kriterien erfüllen:
- Die Auszahlung darf erst mit Beginn einer Altersrente, frühestens ab dem 60. Lebensjahr erfolgen.
- Bei Beginn der Auszahlung müssen mindestens die eingezahlten Beträge zugesichert sein.
- Die Zahlungen müssen dauerhaft bis in hohes Alter absichern (keine Einmalzahlungen).

Dazu wird folgendermaßen verfahren: Der Anbieter des Anlageprodukts schickt der Sparerin einen Antrag auf Zulage. Die Sparerin füllt den Antrag aus und sendet ihn an den Anbieter zurück. Dieser schickt den Antrag an das Zulagenamt, welches die Zulage direkt an den Anbieter überweist.

7.1.5 Arbeitslosenversicherung

Das Sozialgesetzbuch Band III (SGB III) weist der Bundesagentur für Arbeit folgende arbeitsmarkt- und beschäftigungspolitischen Aufgaben zu:
- Berufsberatung
- Arbeitsvermittlung
- Förderung der beruflichen Bildung
- Erhaltung und Schaffung von Arbeitsplätzen
- Arbeitsmarkt- und Berufsforschung

Die Seite des Bundesministeriums für Arbeit und Soziales:
www.bmas.de
www.arbeitsagentur.de

Durch geeignete Maßnahmen soll ein hoher Beschäftigungsgrad erzielt und aufrechterhalten sowie das Wachstum der Wirtschaft gefördert werden.

Arbeitslosengeld

Das Arbeitslosengeld, auch ALG I genannt, ist eine Leistung der Arbeitslosenversicherung. Arbeitslos ist, wer vorübergehend keine Arbeitsstelle hat. Um Arbeitslosengeld beziehen zu können, müssen mehrere Voraussetzungen erfüllt sein:

- Die Arbeitslose muss der Arbeitsvermittlung zur Verfügung stehen.
- Die Arbeitslose muss sich arbeitslos gemeldet haben (sofort nach Erhalt der Kündigung).
- Die Arbeitslose muss die Anwartschaft erfüllt haben, d. h., sie muss innerhalb der letzten drei Jahre mindestens 360 Tage lang Beiträge an die Arbeitslosenversicherung bezahlt haben. Arbeitslosengeld wird für unter 55-Jährige höchstens für ein Jahr gewährt. Die Dauer richtet sich nach den beitragspflichtigen Beschäftigungszeiten. Über 58-Jährige erhalten bis zu 24 Monate ALG I →Tab. 1.

Ist die Arbeitslosigkeit selbst verschuldet (z. B. durch eigene Kündigung), kann eine Sperrfrist von 12 Wochen verhängt werden, ansonsten wird das Arbeitslosengeld vom Tag der Antragstellung an gewährt.

Die Höhe des Arbeitslosengeldes hängt vom Lebensalter der Arbeitslosen und ihrem Familienstatus ab. Ledige Arbeitnehmerinnen ohne Kinder erhalten 60 % des letzten Nettoentgelts, Arbeitslose mit Kindern 67 %. Bei Auszubildenden orientiert sich das Arbeitslosengeld an 50 % des ersten zu erwartenden Entgelts, mindestens jedoch an der letzten Auszubildendenvergütung.

Versicherungspflichtig in der Arbeitslosenversicherung sind alle Arbeitnehmerinnen. Eine freiwillige Mitgliedschaft gibt es z. B. für Selbstständige. Die **Beitragsbemessungsgrenze** ist mit derjenigen der Rentenversicherung identisch.

Die Beiträge werden von Arbeitgeberin und Arbeitnehmerin je zur Hälfte aufgebracht. Der Beitragssatz beträgt 2,6 % vom Bruttoentgelt (Stand 2023). Liegt die Ausbildungsvergütung unter 325,00 € monatlich, muss der Beitrag zur Arbeitslosenversicherung von der Arbeitgeberin allein aufgebracht werden. Dies gilt auch für das Taschengeld im Bundesfreiwilligendienst.

nach Versicherungspflichtverhältnissen mit einer Dauer* von insgesamt mindestens		und nach Vollendung des ... Lebensjahres	Anspruchsdauer in	
... Monaten	... Kalendertagen		... Monaten	... Kalendertagen
12	360		6	180
16	480		8	240
20	600		10	300
24	720		12	360
30	900	50.	15	450
36	1080	55.	18	540
48	1440	58.	24	720

* – Bei der Feststellung der Anspruchsdauer können nur die Versicherungszeiten berücksichtigt werden, die der Arbeitsnehmer in den fünf Jahren vor der aktuellen Arbeitslosigkeit zurückgelegt hat.

– Für kurzfristig Beschäftigte gelten Ausnahmen.

Quelle: www.arbeitsagentur.de

Tab. 1 Anspruchsdauer Arbeitslosengeld

Bürgergeld

Im Gegensatz zum Arbeitslosengeld ist das Bürgergeld keine Versicherungsleistung, sondern eine aus **Steuermitteln finanzierte Fürsorgeleistung**, die über die Jobcenter verwaltet werden. Es wird allen erwerbsfähigen Hilfsbedürftigen zwischen 15 und 67 Jahren (je nach Renteneintritt) zur Sicherung des Lebensstandards gewährt. Die Jobcenter werden in Zukunft großzügiger mit der Lebenssituation von Leistungsempfängerinnen umgehen, damit diese sich vor allem darum kümmern können, möglichst schnell wieder Fuß auf dem Arbeitsmarkt zu fassen. Man setzt auf das Prinzip Vertrauen, Qualifizierung und Weiterbildung. Ausbildung und berufsabschlussbezogene Weiterbildung haben Vorrang vor einem Aushilfsjob. Bürgergeld-Empfängerinnen sollen nicht den erstbesten Job annehmen müssen, für den sie überqualifiziert sind und sich lieber weiterqualifizieren.

Im ersten halben Jahr des Bürgergeld-Bezugs **(Vertrauenszeit)** gibt es keine Sanktionen – außer bei hartnäckigen Terminversäumnissen. Anschließend kann das Bürgergeld bei Pflichtverletzungen um bis zu 30 Prozent gekürzt werden. Bürgergeld-Bezieherinnen dürfen in den ersten beiden Jahren in ihrer Wohnung bleiben, auch wenn sie eigentlich zu groß ist. Ebenso werden in der Schonfrist Ersparnisse bis 40000,00 € nicht angerechnet, für jede weitere Person im Haushalt sind es 15000,00 €. Wer oberhalb der Minijob-Grenze (520,00 €) bis zu 1000,00 € hinzuverdient, darf 30 Prozent der Einkünfte behalten. Schülerinnen, Studierende und Auszubildende können bis zu 520,00 € hinzuverdienen. Es wird von einer Bedarfsgemeinschaft ausgegangen. Dazu gehören Personen, die in einem Haushalt leben, auch Kinder bis 25 Jahren. Die Regelsätze (2023) sind in →Tab. 1 aufgeführt.

Mitglied der Bedarfsgemeinschaft	Betrag in €
Alleinstehende, alleinerziehende Erwachsene	502,00
Lebenspartner oder -partnerin	451,00
Kinder im Alter von 14–17 Jahren	420,00
Kinder im Alter von 6–13 Jahren	348,00
Kleinkinder bis 5 Jahre	318,00

Tab. 1 Regelsätze beim Bürgergeld

Diese Regelsätze sollen vorausschauend an die kommende Inflationsrate jährlich angepasst werden. Daneben gibt es weitere Hilfen z. B. Wohngeld, Heizkostenzuschuss, Beiträge zur Kranken- und Pflegeversicherung, Hilfe für Schwangere.

Bedingungsloses Grundeinkommen

Es gab schon öfters Versuche, den Menschen eines Staates bedingungslos einen bestimmten Betrag ohne Gegenleistung in Form von Arbeit zu überlassen. In der Bundesrepublik startet 2021 ein weiterer Versuch mit 122 Menschen, die 1200,00 € monatlich erhalten. Der Betrag orientiert sich an der sogenannten Armutsgefährdungsgrenze und soll die Existenz sichern, aber auch die Teilnahme am gesellschaftlichen, kulturellen und politischen Leben ermöglichen. Es wird dabei untersucht, wie sich das Verhalten der Menschen ändert: Wie verändert sich das Leben und ihre Sichtweisen? Welche Auswirkungen hat das auf die Arbeitsbereitschaft? Welche Auswirkungen hat das auf den Arbeitsmarkt, insbesondere auf einfache Arbeiten? Das Deutsche Institut für Wirtschaftsforschung in Berlin und das Max-Planck-Institut für zur Erforschung von Gemeinschaftsgütern und die Universität Köln begleiten das Projekt. Parallel dazu läuft eine Studie des Vereins „Mein Grundeinkommen“ mit ca. 680 Teilnehmern, die 1000,00 € bedingungslos erhalten, die über Spenden finanziert werden.

7.2 Private Absicherung

Die Sozialversicherungen erfassen nicht alle Bevölkerungsgruppen und sind vorwiegend auf die Sicherung vor Gefahren im Berufsleben sowie auf die Vorsorge für die häufigsten Risiken des menschlichen Lebens ausgerichtet.
Wer in der Sozialversicherung nicht versichert ist oder sich dort nicht ausreichend versichert sieht, kann eine **Individualversicherung** abschließen.

Die Aufgaben der Individualversicherung sind:
— Abdeckung von Risiken, für die die Sozialversicherung nicht eintritt (z. B. Versicherung gegen private Unfälle, Rechtsschutzversicherung, Schutz vor Diebstahl, Einbruch, Unwetter).
— Ersatz der Sozialversicherung, wenn sie für bestimmte Personen nicht angeboten wird (z. B. private Krankenversicherung, Unfallversicherung für Arbeitgeberin).
— Ergänzung der Sozialversicherung, wenn die Leistungen nicht ausreichend sind (z. B. Lebens- und Rentenversicherung, private Krankenzusatzversicherung).

Die Hauptunterschiede zur Sozialversicherung sind:
— Träger sind meist private Versicherungsunternehmen.
— Leistungen richten sich nur nach dem Vertrag und sind z. B. unabhängig vom Familienstand oder dem Einkommen.
— Beiträge müssen von der Versicherten allein aufgebracht werden.
— Der Beitritt ist bis auf wenige Ausnahmen freiwillig.
Man unterscheidet drei Arten von privaten Versicherungen →Tab. 1.

Personenversicherungen	Sachversicherungen	Vermögensversicherungen
Durch sie werden die Folgen eines Ereignisses versichert, das unmittelbar den Körper des Versicherten betrifft.	Die Sachen (das Eigentum) einer Person werden versichert.	Das Vermögen der Versicherten wird vor Ansprüchen anderer Personen versichert.
Beispiele		
— Lebensversicherung — Rentenversicherung — Berufsunfähigkeitsversicherung — Unfallversicherung — Krankenversicherung	— Hausratversicherung — Kfz-Teil- und Vollkaskoversicherung — Fahrradversicherung	— Haftpflichtversicherung — Rechtsschutzversicherung

Tab. 1 Arten von Privatversicherungen

Aufgaben

1 Wann sind die Sozialversicherungen entstanden? Warum gerade zu dieser Zeit?

2 Nennen Sie die fünf bis heute existierenden Sozialversicherungen.

3 Gegen welche Risiken sind Sie als Arbeitnehmerin versichert?

4 Begründen Sie den „Zwangscharakter" der Sozialversicherungen.

5 Sind Sozialversicherungen Ihrer Ansicht nach heute noch notwendig?

6 Nennen Sie die Träger der Sozialversicherungen.

7 Wer bringt die Beiträge zu den Sozialversicherungen auf?

8 Nennen Sie die Träger der Krankenversicherung.

9 Was ist das Besondere bei den Trägern der Krankenversicherung von Landwirtinnen, Winzerinnen und bei der Knappschaft-Bahn-See?

10 Was versteht man unter dem Sachleistungsprinzip in der Krankenversicherung?

11 Suchen Sie im Internet vier Krankenversicherungen, die keine Zuzahlung von ihren Versicherten verlangen.

12 Was versteht man unter dem morbiditätsorientierten Risikostrukturausgleich in der Krankenversicherung?

13 Welche Leistungen bietet die Krankenversicherung bei Erkrankungen?

14 Können die Versicherten die Erstattung aller von einem Arzt oder Zahnarzt angebotenen Leistungen von ihrer Krankenversicherung verlangen?

15 Kann eine gesetzlich Versicherter nur bei der zahnärztlichen Behandlung (ambulant) die Kostenerstattung wählen?

16 Welche Leistungen Ihrer Krankenversicherung haben Sie schon in Anspruch genommen?

17 Erklären Sie anhand der Gesamtrechnung im Gesundheitswesen (s. S. 67), wo die Ausgabenschwerpunkte der Krankenversicherung liegen.

18 Wer bezahlt Ihre Krankenversicherungsbeiträge?

19 Überprüfen Sie anhand eines Vergleichs der Gehaltsabrechnung vom Dezember des Vorjahres mit einer Abrechnung nach dem 30.01. des aktuellen Jahres, ob Sie prozentual mehr oder weniger für Ihre Krankenversicherung bezahlen.

20 Was versteht man unter der Versicherungspflichtgrenze?

21 Was spricht für oder gegen eine Beitragsbemessungsgrenze?

22 Entwickeln Sie Lösungsvorschläge, um die Kassen der Pflegeversicherung aufzustocken.

23 Informieren Sie sich, welche Unfallverhütungsvorschriften in Ihrer Ausbildungspraxis zu beachten sind.

24 Wer kommt in folgenden Fällen für die Behandlungskosten auf?
- a Bei einem Sportunfall werden einer Fußballspielerin zwei Zähne ausgeschlagen.
- b Auf dem Weg zur Arbeit verunglückt eine Arbeitnehmerin und muss in die Klinik eingeliefert werden.
- c Eine Zahnmedizinische Fachangestellte muss umgeschult werden, weil sie eine Allergie gegen Nickel entwickelt hat.
- d Mehrere Arbeitnehmerinnen fahren gemeinsam zur Arbeit. Auf dem Umweg zur Abholung einer Arbeitnehmerin kommt es zu einem Autounfall.
- e In einer Praxis ist Mittagspause von 12:00 bis 14:00 Uhr. Auf dem Weg in einen benachbarten Imbiss fällt die ZFA hin und bricht sich ein Bein.
- f Eine ZFA fährt in der Mittagspause eine Freundin im benachbarten Ort besuchen. Auf dem Weg dorthin passiert ein Autounfall und sie wird verletzt.

25 Wonach richtet sich die Beitragshöhe zur Unfallversicherung?

26 Nennen Sie drei Branchen, in denen vermutlich viele Arbeitsunfälle passieren.

27 Was bedeutet „Beitragsbemessungsgrenze" in der Rentenversicherung und wie hoch ist sie aktuell?

28 a Wie lange müssen Sie mindestens noch in die Rentenversicherung einzahlen, um einen Anspruch auf Altersruhegeld zu erhalten?

b Weshalb werden Sie vermutlich länger einzahlen?

29 Welche Ziele verfolgt die Bundesregierung mit der Regelung zur Frührente? Diskutieren Sie die Auswirkungen auf die verschiedenen Sozialversicherungszweige.

30 Errechnen Sie das Jahr, ab dem Sie vermutlich Altersruhegeld beziehen können.

31 Wer ist in der Rentenversicherung beitragspflichtig?

32 Was versteht man unter der „flexiblen Rente"?

33 Wie kann man nach dem Altersvermögensgesetz die höchsten Zulagen erhalten?

34 Mit 27 Jahren entschließen Sie sich, als Ledige eine private Altersvorsorge nach dem Altersvermögensgesetz abzuschließen. Sie wollen hieraus ab dem 67. Lebensjahr 511,00 € Zusatzrente erhalten. Mehr als 50,00 € wollen Sie monatlich nicht zusätzlich sparen. Erkundigen Sie sich über die Höhe des Sparaufwands in einer Anlageform.

35 Nennen Sie die Aufgaben der Bundesagentur für Arbeit.

36 Geben Sie an, unter welchen Voraussetzungen Arbeitslosengeld gewährt wird.

37 Errechnen Sie die Sozialversicherungsbeiträge (ohne Unfallversicherung) für Arbeitgeberin und Arbeitnehmerin bei folgenden monatlichen versicherungspflichtigen Bruttoentgelten:

a 1456,00 €
b 2134,00 €
c 2755,00 €
d 3442,00 €
e 4950,00 €
f 6700,00 €

38 Haben Sie nach Beendigung Ihrer Ausbildung Anspruch auf

a Arbeitslosengeld?
b Bürgergeld?

39 Inwiefern ergänzen Individualversicherungen Sozialversicherungen?

40 Wie kommt der Beitritt bei einer Individualversicherung zustande?

41 Welche drei Arten von Individualversicherungen unterscheidet man?

42 Wer bringt die Beiträge zu den Sozialversicherungen auf?

43 Wer bringt die Beiträge zu den Individualversicherungen auf?

8 Entgeltabrechnung für Auszubildende

Im Normalfall fallen bei der Entgeltabrechnung für Auszubildende keine Steuern an, da die Bruttovergütung in die Grundfreibetragszone des Einkommensteuertarifs fallen. Das bedeutet, dass ca. 10000,00 € zu versteuerndes Einkommen (nicht zu verwechseln mit dem Bruttoeinkommen) einkommensteuerfrei bleiben. Jedoch fallen immer Sozialversicherungsabgaben an.

Steuern →Wi & So

Sozialversicherungsabgaben →S. 65

Neben dem Bruttoverdienst können auch zusätzliche Zahlungen des Arbeitgebers erfolgen, z. B. Fahrgeld, Essensgeld. Ob diese Zahlungen der Sozialversicherungspflicht unterliegen, muss man im Einzelnen in Erfahrung bringen. Neben den Abzügen der Sozialversicherungen können auch weitere Abzüge erfolgen, z. B. Kindergartenbeiträge.

Als Beispiel werden Abrechnungen der Auszubildendenvergütung im Anfangsmonat September von Martina Wunderlich und Anja Werder verglichen →Tab. 1, →Tab. 1, S. 80.

Zeile	Bezeichnung	Menge	Faktor	%	Betrag €
1	Auszubildendenvergütung				1100,00
2	Überstunden	2	15,00		30,00
3	Überstundenzuschlag	2	3,75	25	7,50
4	Vermögensw. Leistungen Zuschuss (VWL)				20,00
5	**Gesamtbrutto**				**1157,50**
6	Steuer von		1157,50		
7	Lohnsteuer		0,75		
8	Kirchensteuer		0,06		
9	**Steuergesamtabzug**				**0,81**
10	Sozialversicherungen von		1157,50		
11	Krankenversicherung		92,02		
12	Pflegeversicherung (ohne Zuschlag)		17,65		
13	Rentenversicherung		107,65		
14	Arbeitslosenversicherung		13,89		
15	**SV-Gesamtabzug**				**231,21**
16	**Nettoentgelt**				**925,48**
17	**Auszahlung-Überweisung**				
18	Zuschuss Berufskleidung		plus		15,00
19	Vorschuss erhalten		minus		100,00
20	VWL-Überweisung		minus		40,00
21	**Überweisung auf Konto**				**800,48**

Tab. 1 Entgeltabrechnung Martina Wunderlich, geboren am 15.10.2005, AOK Baden-Württemberg, Konfession rk, Steuerklasse 1

Zeile	Bezeichnung	Menge	Faktor	%	Betrag €
1	Auszubildendenvergütung				1100,00
2	Überstunden	2	15,00		30,00
3	Überstundenzuschlag Sonntag	2	7,50	50	15,00
4	Vermögensw. Leistungen Zuschuss (VWL)				20,00
5	Fahrgeld steuerfrei				70,00
6	**Gesamtbrutto**				**1235,00**
7	Steuer von		1165,00		
8	Lohnsteuer		1,58		
9	Kirchensteuer		0,12		
10	**Steuergesamtabzug**				**1,70**
11	Sozialversicherungen von		1165,00		
12	Krankenversicherung		93,79		
13	Pflegeversicherung (ohne Zuschlag)		17,77		
14	Rentenversicherung		108,35		
15	Arbeitslosenversicherung		13,98		
16	**SV-Gesamtabzug**				**233,89**
17	**Nettoentgelt**				**999,41**
18	**Auszahlung-Überweisung**				
19	Zuschuss Berufskleidung		plus		15,00
20	VWL-Überweisung		minus		50,00
21	**Überweisung auf Konto**				**964,41**

Tab. 1 Entgeltabrechnung Anja Werder, geboren 20.04.2005, DAK-Gesundheit, Konfession: ev, Steuerklasse 1

Die Auszubildendenvergütung ist übertariflich bei beiden gleich. Beide wollten einmal Überstunden leisten, Martina an einem Freitagnachmittag und Anja im Notdienst an einem Sonntag. Die Zuschläge sind dafür unterschiedlich geregelt (siehe Zeile 3). Anja wohnt weiter entfernt von der Praxis und bekommt das Fahrgeld vom Arbeitgeber steuerfrei erstattet (ähnlich Jobticket). Damit unterscheidet sich das Gesamtbrutto der beiden Auszubildenden. Beide erhalten die Zuschüsse zur VWL in Höhe von 20,00 €, die auch versteuert werden müssen.

Da die beiden übertariflich bezahlt werden, ergibt sich ein höheres zu versteuerndes Einkommen (pro Jahr gerechnet) und damit eine geringe Steuerbelastung. Das Programm (des Arbeitgebers oder Steuerberaters) ermittelt aufgrund der Monatseinkünfte die ungefähre jährlich anfallende Steuer. Da beide aber erst im September angefangen haben, bleibt die Vergütung unter der Grundfreibetragszone und am Ende des Jahres erhalten sie über die Lohnsteuerausgleichszahlung des Arbeitgebers die Steuerzahlungen zurück. Die Sozialversicherungsabgaben schwanken aufgrund der unterschiedlichen Bruttoeinkommen.

Martina hatte noch einen Vorschluss in bar von ihrem Arbeitgeber bekommen, weil sie sich ein neues Handy kaufen wollte. Martina spart 40,00 € und Anja 50,00 € für eine Anlage nach dem Vermögensbildungsgesetz. Diese Zahlungen müssen vom Arbeitgeber direkt abgeführt werden.

Aufgaben

1 Wodurch können sich in der Entgeltabrechnung bei Auszubildenden die ausgezahlten Beträge unterscheiden, wenn das Bruttoentgelt gleich ist?

2 Wodurch unterscheiden sich Entgeltabrechnungen für ZFA-Auszubildenden von Entgeltabrechnungen für ausgelernten ZFA?

9 Grundlagen des Vertragsrechts

In einer Zahnarztpraxis werden täglich Verträge abgeschlossen bzw. gelten „im Hintergrund". Dabei können sehr verschiedene **Vertragsarten** vorkommen. So werden mit Patientinnen Behandlungsverträge, mit Zahnmedizinischen Fachangestellten Arbeitsverträge und mit Auszubildenden Ausbildungsverträge geschlossen. Die Materialeinkäufe werden durch Kaufverträge und das Erstellen der Webseite über einen Werkvertrag geregelt.

Um einen Vertrag abschließen zu können, sind aber gewisse Voraussetzungen nötig.

Beispiel
Eine 6-Jährige und eine 12-Jährige sind seit Jahren bei einer Zahnärztin in Behandlung. Nach der Aufforderung der Schule zur zahnärztlichen Untersuchung erschienen sie erneut in der Praxis. Neben der Untersuchung wurden bei der 12-Jährigen Röntgenaufnahmen gefertigt, bei der 6-Jährigen erfolgte eine Fluoridierung und Fissurenversiegelung.

Die Honorarforderung der Zahnärztin wurde von den Eltern nicht beglichen. Das Gericht gab den Eltern recht, da zwischen der Zahnärztin und den Eltern kein Behandlungsvertrag zustande gekommen war.

Um das Gerichtsurteil nachvollziehen zu können, ist zu klären, wie Rechtsgeschäfte zustande kommen und wer welche Rechte und Pflichten hat.

9.1 Rechts- und Geschäftsfähigkeit

9.1.1 Rechtsfähigkeit

Video
Rechtsfähigkeit

Nach § 1 des **Bürgerlichen Gesetzbuches (BGB)** ist jeder Mensch mit Vollendung der Geburt rechtsfähig, das heißt sie oder er hat Rechte und damit immer verbundene Pflichten.

Menschen werden im Gesetz als **natürliche Personen** bezeichnet →Abb. 1. Die Rechtsfähigkeit kann einem Menschen von niemandem genommen werden. Die Rechtsfähigkeit erlischt erst mit dem Tod. Neben den natürlichen gibt es noch künstliche, vom Recht geschaffene Personen, die sogenannten **juristischen Personen**. Dies sind rechtliche Gebilde, wie z. B. Aktiengesellschaften, Gesellschaften mit beschränkter Haftung (GmbH), aber auch Vereinigungen des öffentlichen Rechts (Bund, Länder, Gemeinden), die ebenfalls die Rechtsfähigkeit besitzen →Abb. 2.

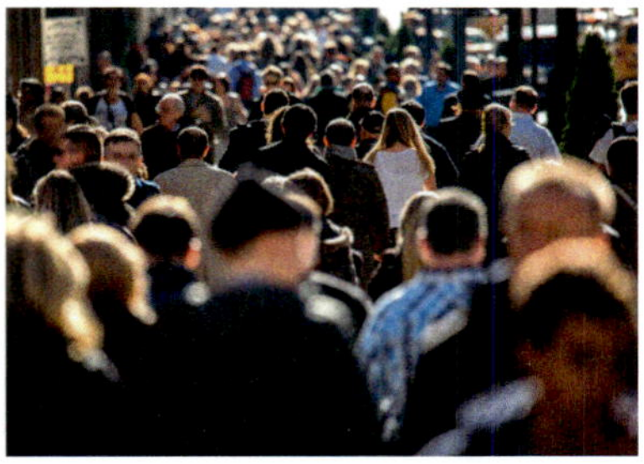

Abb. 1 Natürliche Personen

Eine Zahnarztpraxis ist keine juristische Person, auch wenn sie in der Form einer Berufsausübungsgemeinschaft (BAG) oder Partnerschaft geführt wird. Die Zahnärztin handelt für die Zahnarztpraxis. Sie ist, bis auf wenige Ausnahmen, immer haftbar und nur sie kann für Schäden verklagt werden, die die „Praxis" verursacht hat.

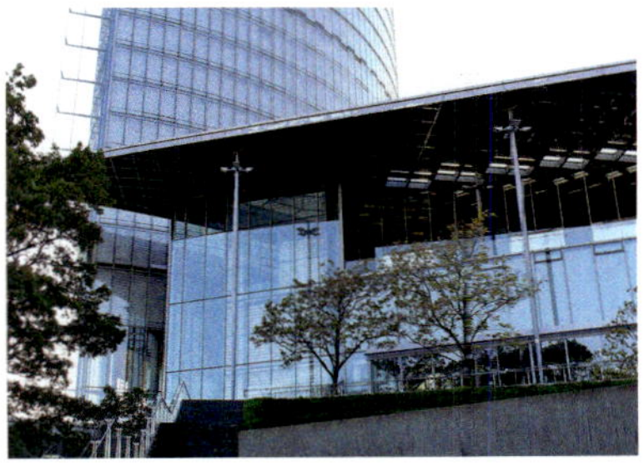

Abb. 2 Juristische Personen, z. B. Aktiengesellschaft

Dass die Kinder in dem Eingangsfall das Recht auf Behandlung haben, geht aus der Rechtsfähigkeit hervor. Können sie aber auch ein Einverständnis zu einer Röntgenaufnahme, einer Fissurenversiegelung oder einer Fluoridierung geben bzw. einen Kauf tätigen? Können sie also Rechtsgeschäfte selbstständig und voll wirksam abschließen? Dies ist die Frage nach der Geschäftsfähigkeit.

9.1.2 Geschäftsfähigkeit

Im BGB hat man die Geschäftsfähigkeit in drei Stufen eingeteilt:

Geschäftsfähigkeit
Fähigkeit, Rechtsgeschäfte selbstständig und rechtswirksam abzuschließen

Geschäftsunfähigkeit
- Kinder bis 6 Jahre
- Personen mit andauernder krankhafter Störung der Geistestätigkeit

Rechtsfolgen:
- Willenserklärung ist nichtig (Risiko trägt der Käufer)
- kann Bote sein
- gesetzlicher Vertreter oder Vormund handelt

Beschränkte Geschäftsfähigkeit
- 7 bis 18 Jahre

Rechtsfolgen:
- Zustimmung des gesetzlichen Vertreters notwendig
- Verträge sind schwebend unwirksam

Ausnahmen:
- Taschengeld
- kein rechtlicher Nachteil
- Arbeitsverhältnis

Unbeschränkte Geschäftsfähigkeit
- über 18 Jahre

Rechtsfolgen:
- alle Rechtsgeschäfte sind gültig
- Person handelt selbst

Merke
Rechtsgeschäfte, die nicht geschäftsfähige Personen tätigen, sind ungültig (nichtig).

Video
Geschäftsfähigkeit

Geschäftsunfähigkeit (§ 104 BGB)

- Kinder unter 7 Jahren
- Personen mit andauernder krankhafter Störung der Geistestätigkeit

Beispiel

a Eine 4-Jährige kauft sich ein Tafel Schokolade und isst sie auf. Der Kaufvertrag ist ungültig. Der Kaufmann muss den Kaufpreis den Eltern rückerstatten. Dass die Schokolade nicht mehr zurückerstattet werden kann, geht zulasten des Kaufmanns.

b Eine 4-Jährige wird von ihren Eltern mit einem Zettel zum Einkaufen geschickt. Den Einkaufszettel und den abgezählten Betrag übergibt sie dem Verkäufer. Dieser packt ihr die Sachen ein und nimmt das Geld an sich. Der Kaufvertrag ist gültig. Die 4-Jährige ist als Bote ihrer Eltern unterwegs und überbringt deren Willenserklärung.

Merke
Botengänge sind auch nicht geschäftsfähigen Personen erlaubt.

Ein 6-jähriges Kind kann kein Rechtsgeschäft (Behandlungsvertrag) schließen. Daraus folgt, dass das Rechtsgeschäft (Fluoridierung und Fissurenversiegelung bei der 6-Jährigen) ungültig ist und folglich die Zahnärztin keinen Honoraranspruch hat. Erscheint ein Elternteil mit zur Behandlung, gilt dies grundsätzlich als Einwilligung zur Behandlung. Erscheint ein Kind unter 7 Jahren und übermittelt mündlich die Einwilligung seiner Eltern zur Behandlung (als Bote), sollte dies durch einen Anruf bei den Eltern überprüft werden. Empfehlenswert ist in jedem Fall die schriftliche Einwilligung der Eltern. Eine nachträgliche Genehmigung ist in jedem Fall ausgeschlossen. Der Behandlungsvertrag kommt zwischen Eltern und Zahnarzt zustande.

Beschränkte Geschäftsfähigkeit (§ 106 BGB)

- Personen von 7 bis 18 Jahren
- Unter Umständen sind hiermit auch Personen vergleichbar, die unter Betreuung gestellt sind (s. § 1903 BGB).

Tätigen beschränkt Geschäftsfähige ein Rechtsgeschäft ohne vorherige Zustimmung, ist dieses schwebend unwirksam. Das bedeutet, dass die gesetzliche Vertreterin dem Rechtsgeschäft auch nachträglich zustimmen kann. Verweigert sie die Zustimmung, ist das Rechtsgeschäft von Anfang an nichtig (§ 107 BGB).

Auch zwischen der 12-Jährigen und der Zahnärztin ist kein Behandlungsvertrag zustande gekommen, da die Eltern die nachträgliche Zustimmung verweigern.

Merke
Alle Rechtsgeschäfte, die beschränkt Geschäftsfähige tätigen wollen, bedürfen der Einwilligung der gesetzlichen Vertreterin, auch vorherige Zustimmung genannt.

Beispiel
Eine 16-Jährige kauft sich ein gebrauchtes Fahrrad. Das Rechtsgeschäft ist schwebend unwirksam, da die Zustimmung der gesetzlichen Vertreterin nicht vorliegt. Die Händlerin fordert die Mutter der 16-Jährigen auf, die Zustimmung zu erteilen. Da sie aber nicht reagiert, gilt die Zustimmung als verweigert. Der Kauf ist somit ungültig. Das Fahrrad und der Kaufpreis müssen zurückerstattet werden. Wenn die Verkäuferin die Mutter nicht zur Zustimmung aufgefordert und die Mutter den Kauf stillschweigend geduldet hätte, wäre der Kauf gültig.

Der Behandlungsvertrag kommt zwischen der beschränkt Geschäftsfähigen und der Zahnärztin zustande.

Für die Zahnarztpraxis empfiehlt sich bei der Behandlung beschränkt Geschäftsfähiger folgende Vorgehensweise: Nach der Untersuchung sollte ein Schreiben an die gesetzliche Vertreterin geschickt werden mit der Bitte um Genehmigung der aufgeführten Behandlung. Erfolgt hierauf innerhalb von 14 Tagen keine Antwort, gilt die Zustimmung als verweigert.

Ab dem 14. Lebensjahr kann auch eine Jugendliche einen Behandlungsvertrag abschließen, wenn sie die nötige **Einwilligungsfähigkeit** besitzt. Das heißt, sie muss die Bedeutung des Eingriffs verstehen und die Tragweite der Entscheidung abmessen können.

Merke
Die Europäische Datenschutz-Grundverordnung (EU DSGVO) enthält eine neue 16-Jahres-Grenze zur Einwilligung in die Verarbeitung personenbezogener Daten.

Bestimmte Rechtsgeschäfte kann auch die beschränkt Geschäftsfähige tätigen, ohne dass sie die gesetzliche Vertreterin benötigt.

Dazu zählen:

- **Taschengeldparagraf**
  Für alle Geschäfte, die eine beschränkt Geschäftsfähige mit Mitteln bewirkt, die ihr zur freien Verfügung stehen, ist sie voll geschäftsfähig (z. B. Taschengeld, Ausbildungsvergütung). Dies gilt auch, wenn ihr größere Summen für einen bestimmten Zweck (z. B. Kauf eines Autos) überlassen werden. Dennoch wird die Verkäuferin sich in diesen Fällen immer bei den Erziehungsberechtigten rückversichern. Nicht durch den Taschengeldparagrafen abgedeckt sind Ratenkaufverträge. Auch wenn die Raten nicht hoch sind und die Jugendliche sie mit „eigenen" Mitteln bestreiten kann, sind diese Verträge von der Zustimmung der Erziehungsberechtigten abhängig.
  Unter den Taschengeldparagrafen fallen auch Zahnarztbesuche von Auszubildenden und Arbeitnehmerinnen, wenn es um die Wiederherstellung ihrer Arbeitsfähigkeit geht. Ebenso sind damit unaufschiebbare Behandlungsmaßnahmen (Schmerzpatientinnen) gedeckt. Hier besteht eine Pflicht der gesetzlichen Vertreterin zur nachträglichen (stillschweigenden) Genehmigung.
- **Rechtliche Vorteilsgeschäfte**
  Für alle Geschäfte, die der beschränkt Geschäftsfähigen nur einen rechtlichen Vorteil bringen, ist sie voll geschäftsfähig. Dies gilt nicht für wirtschaftliche Vorteilsgeschäfte, d. h. Geschäfte, die für sie „lukrativ" sein können, z. B. man erhält ein teures Auto für einen geringen Verkaufspreis.

– **Geschäfte im Rahmen eines Arbeits- oder Ausbildungsverhältnisses**
Geht eine beschränkt Geschäftsfähige ein Arbeits- oder Ausbildungsverhältnis mit Zustimmung ihrer gesetzlichen Vertreterin ein, so ist sie für alle Rechtsgeschäfte, die normalerweise damit zusammenhängen, voll geschäftsfähig. Beim Arbeitsverhältnis umfasst dies sogar die selbstständige Kündigung.

Beispiel
Eine auszubildende Zahnmedizinische Fachangestellte unter 17 Jahren willigt in eine Änderung der Praxisarbeitszeit ein.

– **Geschäfte im Rahmen eines selbstständigen Betriebs**
Wird eine beschränkt Geschäftsfähige von ihrer gesetzlichen Vertreterin und dem Vormundschaftsgericht ermächtigt, selbstständig einen Betrieb zu führen, ist sie für alle Rechtsgeschäfte voll geschäftsfähig, die der Betrieb mit sich bringt.

Volle (unbeschränkte) Geschäftsfähigkeit

Mit Vollendung des 18. Lebensjahres ist man voll geschäftsfähig. Das bedeutet, alle Rechtsgeschäfte sind voll wirksam.

Müssen Menschen betreut werden (z. B. ältere Menschen in Pflegeeinrichtungen), hat dies keine automatische Auswirkung auf die Geschäftsfähigkeit. Die Betreuung soll stärker als bisher auf das individuelle Betreuungsbedürfnis eingehen und die verbliebenen Fähigkeiten des Betroffenen berücksichtigen. Soweit die Teilnahme am Rechtsverkehr im Einzelfall eingeschränkt werden muss, kann das Gericht dies anordnen. Dann kann die Betreute nur mit Einwilligung einer Betreuerin rechtswirksame Willenserklärungen abgeben.

Willenserklärungen →S. 86

9.2 Delikts- und Schuldfähigkeit

9.2.1 Deliktsfähigkeit

Zivilrecht
regelt Ansprüche der Bürgerinnen untereinander

Strafrecht
regelt Ansprüche des Staates gegenüber Bürgerinnen

Die Deliktsfähigkeit legt fest, wer aus unerlaubten Handlungen zivilrechtlich den Schaden zu tragen hat. Die Schuldfähigkeit legt fest, wer aus unerlaubten Handlungen strafrechtlich zur Verantwortung gezogen werden kann.

Beispiel
Eine 6-Jährige fährt mit dem Auto ihrer Mutter gegen ein anderes Auto. In dieser Situation stellen sich folgende juristische Fragen:
a Ist die 6-Jährige deliktsfähig, d. h., muss sie für den Schaden haften?
b Ist die 6-Jährige schuldfähig, d. h., kann ein Gericht sie zu einer Strafe verurteilen?

Bei der **Deliktsfähigkeit** unterscheidet man drei Stufen:
– **Deliktsunfähigkeit**
  - Personen bis zum vollendeten 7. Lebensjahr
  - Kinder bis zum 10. vollendeten Lebensjahr, wenn sie bei einem Unfall mit einem Kraftfahrzeug, einer Schienenbahn oder einer Schwebebahn einen Schaden verursachen und nicht vorsätzlich handeln.
  - bewusstlose und psychisch kranke Menschen, sofern sie einen vorübergehenden Zustand solcher Art nicht selbst verschuldet verursacht haben.

Deliktsunfähige haften nicht für Schäden, die sie anderen zufügen. Unter Umständen haftet die gesetzliche Vertreterin, wenn sie die Aufsichtspflicht verletzt.

— **Beschränkte Deliktsfähigkeit**
  · Personen von 7 bis 18 Jahren

Beschränkt Deliktsfähige haften für den verursachten Schaden nur, wenn sie bei der Begehung der unerlaubten Handlung die zur Erkenntnis ihrer Verantwortlichkeit erforderliche Einsicht hatten. Unter Umständen haftet die gesetzliche Vertreterin für die Verletzung der Aufsichtspflicht.

— **Volle Deliktsfähigkeit**
Ab dem 18. Lebensjahr ist jeder Mensch für seine (unerlaubten) Handlungen zivilrechtlich voll verantwortlich.

9.2.2 Schuldfähigkeit

Im Strafrecht können Personen bis zum 14. Lebensjahr nicht bestraft werden (strafrechtliche Schuldunfähigkeit des Kindes nach § 19 des Strafgesetzbuches). Ab dem 14. Lebensjahr überprüft das Gericht, ob die Jugendliche die Einsicht in die Verantwortlichkeit ihrer unerlaubten Handlung hatte. Wird dies bejaht, wird die Jugendliche nach Jugendstrafrecht bestraft. Man spricht in diesem Fall von einer **bedingten Schuldfähigkeit** →Abb. 1.

Bei unerlaubten Handlungen, die zwischen dem 18. und 21. Lebensjahr begangen werden, überprüft das Gericht, ob das Jugendstrafrecht oder das schwerwiegendere Erwachsenenstrafrecht angewendet werden muss. Auch dies richtet sich nach der Einsichtsfähigkeit der jungen Erwachsenen.

Die 6-Jährige aus dem Eingangsfall ist somit weder delikts- noch schuldfähig. Es ist zu prüfen, ob die Eltern ihre Aufsichtspflicht verletzt haben.

In der Zahnarztpraxis spielt die Altersbegrenzung des Strafrechts u. U. eine wichtige Rolle. Haben die gesetzlichen Vertreter einer Behandlung zugestimmt, muss die Zahnärztin die beschränkt Geschäftsfähige auch über die Risiken des Eingriffs aufklären.
Unter 14 Jahren muss diese Aufklärung gegenüber den gesetzlichen Vertretern erfolgen. Über 14 Jahren steht die Zahnärztin vor der gleichen Entscheidung wie eine Richterin im Strafrecht: Hat die Jugendliche das Verständnis und die Einsicht, um die Aufklärung über den zahnärztlichen Eingriff zu verstehen?

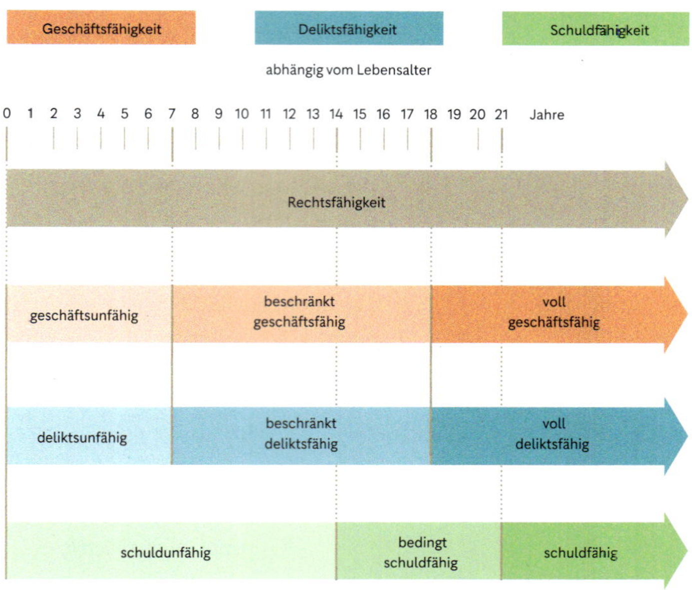

Abb. 1 Entwicklung der Geschäfts-, Delikts- und Schuldfähigkeit ab der Geburt

Hat die Jugendliche diese Einsicht nicht, muss die Aufklärung gegenüber den gesetzlichen Vertretern erfolgen. Andernfalls begeht die Zahnärztin eine unerlaubte Handlung.

9.3 Rechtsgeschäfte

Video
Rechtsgeschäfte

Rechtsgeschäfte entstehen durch die Erklärung eines Willens. Um rechtswirksam zu sein, muss die Willenserklärung auf einen rechtlichen Erfolg gerichtet sein.

Beispiel
Wer einer Freundin verspricht, aus dem Urlaubsort einen Brief zu schreiben, hat zwar eine Willenserklärung abgegeben, sie ist aber rechtlich ohne Bedeutung. Wenn aber ein Lieferer verspricht, die bestellte Sache zu einem bestimmten Termin zu liefern, so hat er sich verpflichtet, den Liefertermin einzuhalten.

Willenserklärungen können auf vielfältige Weise abgegeben werden →Abb. 1.

Willenserklärungen

ausdrückliche Äußerung	schlüssiges (konkludentes) Handeln	Schweigen
Sie kann mündlich, telefonisch oder schriftlich erfolgen. Beispiele: Onlinebestellung bei einem Versandhaus, mündliches Angebot an Käufer, Patient bittet um einen Behandlungstermin	Durch eine Handlung erklärt man, etwas zu wollen. Beispiele: Vorlage der Supermarkteinkäufe an der Kasse, Patient begibt sich ins Sprechzimmer	Auf bestimmte Erklärungen anderer erfolgt keine Reaktion. Beispiele: Schweigen nach Zusendung des Kontoauszugs durch das eigene Kreditinstitut, Patient duldet die Behandlung

Abb. 1 Abgabe einer Willenserklärung

Normalerweise bedeutet Schweigen Ablehnung. Jedoch unter Kaufleuten kann es in bestimmten Fällen als Zustimmung gelten (z. B. Nichtreaktion auf eine abgeänderte Auftragsbestätigung). Schweigt man als Privatperson auf die Zusendung einer unbestellten Ware, bedeutet dies Ablehnung. Man hat lediglich die Pflicht, die Ware so aufzubewahren, wie man ähnliche Waren aufbewahrt.

Arbeitet eine Zahnarztpraxis schon lange mit einem Dentaldepot zusammen, kann dieses Depot auch unbestellte Ware (zur Probe) zusenden. Schweigen bedeutet in diesem Fall Annahme und Pflicht zur Bezahlung.

Ein Rechtsgeschäft besteht aus mindestens einer Willenserklärung. Nach der Anzahl der Willenserklärungen unterscheidet man einseitige und mehrseitige Willenserklärungen →Abb. 2, →Abb. 1, S. 87.

einseitige Rechtsgeschäfte
eine Willenserklärung liegt vor

empfangsbedürftig	nicht empfangsbedürftig
Damit das einseitige Rechtsgeschäft wirksam wird, muss die Willenserklärung dem Empfänger zugehen. Beispiele: Kündigung, Anfechtung, Rücktrittserklärung	Das einseitige Rechtsgeschäft wird sofort wirksam. Beispiele: Testament, Auslobung

Abb. 2 Einseitiges Rechtsgeschäft

mehrseitige Rechtsgeschäfte
mindestens *zwei* übereinstimmende Willenserklärungen liegen vor

einseitig verpflichtend

Die Verpflichtungen aus dem Rechtsgeschäft sind auf eine Seite beschränkt.

Beispiele: Schenkungen, Bürgschaft

zweiseitig verpflichtend

Hier verpflichten sich beide Seiten.

Beispiele: Kaufvertrag, Mietvertrag, Leihvertrag, Behandlungsvertrag, Berufsausbildungsvertrag, Arbeitsvertrag

Abb. 1 Mehrseitiges Rechtsgeschäft

Mehrseitige Rechtsgeschäfte bezeichnet man als Verträge. Sie kommen nur zustande, wenn die Willenserklärungen übereinstimmen, d. h., wenn sie sich „vertragen".

Eine Willenserklärung wird als Antrag, die andere Willenserklärung als Annahme bezeichnet →Abb. 2.

Antrag (Willenserklärung) → **Übereinstimmung** ← **Annahme** (Willenserklärung)

↓

Vertrag

Abb. 2 Zustandekommen von Rechtsgeschäften

9.4 Stellvertretung

Die Möglichkeit, dass man als Stellvertreterin Willenserklärungen für eine andere abgibt, d. h., für sie handelt, ist in unserer arbeitsteiligen Wirtschaft nicht mehr wegzudenken →Abb. 3. Die ZFA gibt häufig Willenserklärungen für die Praxis ab.

Beispiel
Eine Zahnmedizinische Fachangestellte wird gebeten, bei der Bürohändlerin um die Ecke für die Zahnarztpraxis Papier und Schreibmaterial zu besorgen. Sie gibt eine Willenserklärung im Auftrag der Praxis (stellvertretend für die Praxis) gegenüber der Bürohändlerin ab.

Stellvertretung

vorgeschriebene gesetzliche

In einer Reihe von Fällen ordnet das Gesetz an, dass eine Person durch eine andere vertreten werden muss, z. B. Minderjährige handeln durch ihre Erziehungsberechtigten (i. d. R. Eltern).

herzustellende gesetzliche

Für juristische Personen muss die Handlungsfähigkeit durch Stellvertretung erst hergestellt werden. So kann z. B. eine GmbH durch eine natürliche Person (Geschäftsführer) handeln.

rechtsgeschäftliche

Jemand wird bevollmächtigt, einen anderen zu vertreten. Diese Stellvertretung ist lediglich für höchstpersönliche Anlässe (z. B. Eheschließung, Testament) nicht möglich. Die Erteilung der Vollmacht kann formlos geschehen.

Abb. 3 Stellvertretung

Erklärungsvollmacht	Duldungsvollmacht
Die Zahnärztin **erklärt** ausdrücklich, dass die ZFA Rechtsgeschäfte für sie tätigen dürfen.	Die Zahnärztin **duldet,** dass die ZFA Rechtsgeschäfte für sie tätigen.

Tab. 1 Vollmachten

Für die Zahnarztpraxis kommt hauptsächlich die rechtsgeschäftliche Stellvertretung infrage. Dazu ist eine Erklärungsvollmacht oder eine Duldungsvollmacht erforderlich →Tab. 1.

Für eine **wirksame** Stellvertretung sind drei Voraussetzungen notwendig:

- Die ZFA muss eine **eigene Willenserklärung** abgeben können. Sie bestimmt, welches Papier und welches Schreibmaterial sie einkauft. Ohne Spielraum für eigene Entscheidungen handelt sie als Bote.
- Die ZFA muss im **Namen der Zahnarztpraxis** (der Zahnärztin) handeln und dies ausdrücklich zu erkennen geben. Der Bürohändlerin muss klar sein, dass sie es mit einer Stellvertreterin der Zahnarztpraxis zu tun hat.
- Die ZFA muss die **Vertretungsmacht** auch tatsächlich besitzen (Erklärungs- oder Duldungsvollmacht).

Wenn diese drei Voraussetzungen vorliegen, spricht man von einer wirksamen Stellvertretung, d. h., die Auswirkungen des von der ZFA abgeschlossenen Rechtsgeschäfts gelten für und gegen die Zahnarztpraxis (z. B. die Zahnärztin).
Die Praxis muss die eingekauften Büromaterialien bezahlen, auch wenn sie der Zahnärztin nicht gefallen.
Die **Vollmacht erlischt**

- durch Erledigung, wenn sie nur für ein bestimmtes Rechtsgeschäft erteilt war,
- durch Widerruf der Vollmacht,
- mit dem Erlöschen des Grundgeschäftes zwischen Zahnarztpraxis und ZFA, in der Regel nach Beendigung des Arbeits- oder Ausbildungsvertrags.

Unter **Vertretung ohne Vertretungsmacht** versteht man die Verletzung der dritten Voraussetzung für die wirksame Stellvertretung. Das heißt, eine ZFA handelt für die Zahnarztpraxis, ohne dass sie eine Vollmacht besitzt. Ein Vertrag, der im Namen eines anderen ohne Vollmacht geschlossen wird, ist schwebend unwirksam. Das bedeutet, dass der Vertrag nicht zustande kommt, es sei denn, dass die Zahnärztin innerhalb von 14 Tagen den Vertrag bestätigt.

Beispiel
Die Auszubildende Petra bestellt für die Praxis im Versand einen Computer, der auch prompt geliefert wird. Folgende Rechtsfolgen sind möglich:

- Die Zahnärztin genehmigt das Rechtsgeschäft, indem sie bezahlt.
- Die Zahnärztin genehmigt das Rechtsgeschäft nicht. Folgen:
  - Wenn die Auszubildende wusste, dass sie nicht die Vollmacht der Praxis besaß, kann der Computerversand von ihr die Erfüllung des Vertrags (Annahme und Zahlung) oder Schadensersatz (Zu- und Rücksendung, entgangener Gewinn) verlangen.
  - Wenn die Auszubildende nicht wusste, dass sie einen Computer für die Praxis nicht kaufen durfte, haftet sie nur für den sogenannten Vertrauensschaden (die Kosten der Zu- und Rücksendung und die Kosten, die dem Computerversand dadurch entstanden sind, dass er darauf vertraute, dass es ein normales Rechtsgeschäft sei).
  - Die Haftung der Auszubildenden entfällt, wenn der Computerversand wusste, dass sie die Vollmacht nicht besaß, oder wenn die Auszubildende beschränkt geschäftsfähig war und ohne Zustimmung ihres gesetzlichen Vertreters handelte.

9.5 Form der Willenserklärungen (Rechtsgeschäfte)

Bei Willenserklärungen hat der Gesetzgeber grundsätzlich Formfreiheit vorgesehen. Nur für einige wichtige Willenserklärungen schreibt das Gesetz eine bestimmte Form bindend vor. Man unterscheidet:

- **Schriftform:**
  Sie ist vorgeschrieben bei Berufsausbildungsverträgen, Ratenkaufverträgen, Arbeitsverträgen, Schuldversprechen, Schuldanerkenntnissen, Testamenten, Miet- und Pachtverträgen (wenn die Dauer von vornherein über ein Jahr betragen soll) und Bürgschaften. In der Zahnarztpraxis ist die Schriftform bei Abdingungen erforderlich. Mindestens die Unterschriften unter den Erklärungen müssen handschriftlich geleistet werden.
  Durch das Signaturgesetz können auch über Computerverbindungen Unterschriften „geleistet" werden. Die Partner müssen hierbei an einen sogenannten Trustcenter angeschlossen sein (z. B. D-Trust GmbH der Bundesdruckerei). Über die Signaturkarte (z.B. Personalausweis), Lesegerät und Software wird die „Echtheit" der Unterschrift der Erklärung beigefügt (sogenannte Authentifizierung).
- **Öffentliche Beglaubigung:**
  Diese können nur von Notarinnen und Gerichten durchgeführt werden und sind z. B. erforderlich bei Antrag auf Eintrag in das Handelsregister, Antrag auf Eintrag in das Grundbuch sowie Ausschlagen einer Erbschaft.
  Beglaubigt wird von der Notarin nur, dass die Unterschrift von der betreffenden Person geleistet wurde. Normale Beglaubigungen, z. B. von Zeugnissen, können Behörden durchführen, die ein Dienstsiegel führen (z. B. Schulen).
- **Öffentliche Beurkundung:**
  Diese „höchste Stufe der Form" ist erforderlich bei Haus- und Grundstücksverträgen, Schenkungsversprechen, Belastung von Grundstücken, Adoptionsanträgen, Erbverträgen (ähnlich: Ehevertrag).
  Die Notarin fasst die Willenserklärung der Beteiligten schriftlich ab, nachdem sie deren Willen erfasst hat, und bestätigt, dass die Willenserklärungen in ihrer Gegenwart abgegeben und unterschrieben wurden.

Merke
Bei Verstößen gegen die gesetzlichen Formvorschriften gelten die Willenserklärungen nicht.

Grundsätzlich ist man an eine abgegebene Willenserklärung gebunden, wenn man nichts anderes vereinbart hat. Natürlich gilt diese nur, solange man im Gespräch ist oder unter normalen Umständen mit einer Antwort (Annahme) rechnen kann →Abb. 1.

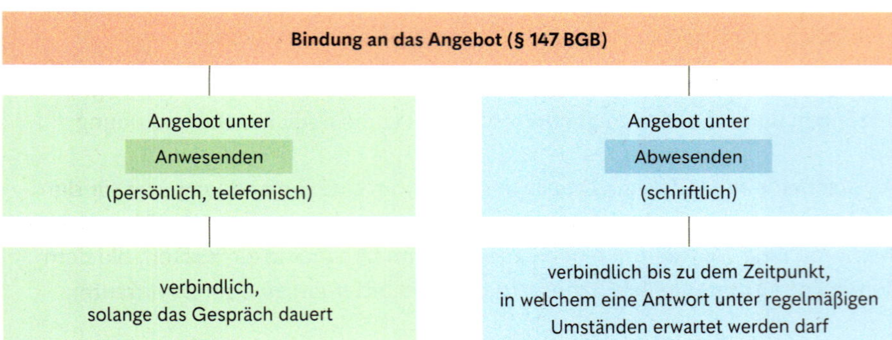

Abb. 1 Gültigkeit von Angeboten

Es gibt Willenserklärungen, die mit einem solchen Mangel behaftet sind, dass der Gesetzgeber sie von Anfang an als ungültig erklärt hat. Bei manchen Willenserklärungen hat der Gesetzgeber einen „Mittelweg" eingeschlagen. Diese Willenserklärungen sollen gelten, können aber durch **Anfechtung** vernichtet werden. Das daraus folgende Rechtsgeschäft **gilt zunächst,** kann aber aus bestimmten Gründen im Nachhinein für **nichtig** erklärt werden →Tab. 1.

Video Nichtigkeit

Video Anfechtbarkeit

Gründe für die Nichtigkeit eines Vertrages	**Gründe für die Anfechtbarkeit eines Vertrages**
– Mangel in der Geschäftsfähigkeit (Vertrag mit Geschäftsunfähigen). – Mangel im Willen, das Rechtsgeschäft abzuschließen (z. B. bei Bewusstlosigkeit oder vorübergehender Störung der Geistestätigkeit; beim Scheingeschäft z. B. wird im Grundstückskaufvertrag der Kaufpreis niedriger als tatsächlich vereinbart eingetragen, um Steuern und Gebühren zu sparen; beim Scherzgeschäft: ein Vertrag, bei dem eigentlich jeder sieht, dass er nicht ernst gemeint sein kann). – Der Inhalt des Vertrages verstößt gegen ein Gesetz (z. B. Drogenhandel) oder gegen die guten Sitten (z. B. Mietwucher). – Fehler in der Vertragsform (Verstoß gegen eine Formvorschrift, z. B. Kauf eines Hauses ohne Einschalten einer Notarin). – Unmöglichkeit der Leistung (z. B. Grundstücksverkauf auf dem Mond).	– Erklärungsirrtum (ein Vertragspartner hat sich verschrieben oder versprochen); vom Erklärungsirrtum zu unterscheiden ist der Motivirrtum, der keinen Anfechtungsgrund hergibt (z. B. hofft die Käuferin von Aktien, dass der Aktienkurs steigt; wenn der Aktienkurs tatsächlich sinkt, kann sie nicht wegen dieses Motivirrtums anfechten). – Arglistige Täuschung (die Verkäuferin eines Kraftfahrzeugs kennt eine nicht unmittelbar sichtbare Beschädigung des Fahrzeugs und verschweigt diese). – Widerrechtliche Drohung (unter Androhung körperlicher Gewalt wird eine Schülerin gezwungen, ihr Fahrrad zu einem Zehntel des Wertes zu verkaufen).

Tab. 1 Ungültigkeit von Verträgen

Aufgaben

1 Erklären Sie die Begriffe Rechtsfähigkeit und Geschäftsfähigkeit. Erläutern Sie anhand eines Beispiels die Unterschiede.

2 Nennen Sie die Stufen der Geschäftsfähigkeit und ordnen Sie Ihren gesamten Bekannten- und Verwandtenkreis zu.

3 Unter welchen Voraussetzungen kommt in den folgenden Fällen ein (zahnärztlicher Behandlungs-) Vertrag zustande?

a Die 5-jährige Frida Walter erscheint in der Zahnarztpraxis und bittet um eine Behandlung, weil sie sich beim Fußballspielen eine Zahnkante abgeschlagen hat.

b Die 6-jährige Maxi erscheint mit ihrer Mutter, um einen kariösen Zahn behandeln zu lassen.

c Die 17-jährige Auszubildende Petra kommt in Ihre Zahnarztpraxis und bittet um eine prophylaktische Behandlung.

d Bei der Patientin in Fall c) wurde bei der Behandlung in Ihrer Zahnarztpraxis eine Röntgenübersichtsaufnahme (Orthopantomogramm) angefertigt. Hierbei wurde eine ausgedehnte Zyste im Oberkiefer festgestellt. Nunmehr erscheint sie mit einem Überweisungsschein in der Universitätszahnklinik und bittet um Durchführung der großen Operation der Zyste.

e Die 16-jährige Gymnasiastin Oxana erscheint mit ihrer Krankenversicherungskarte (sie ist familienmitversichert) in der Zahnarztpraxis und bittet um eine konservierend-chirurgische Behandlung.

f Die 17 Jahre alte Janne ist privatversichert. Sie bittet in der Zahnarztpraxis um eine chirurgische Behandlung.

g Die 13-jährige Bettina wird schon seit Jahren in der Praxis behandelt. Heute ergibt die Untersuchung, dass eine größere Operation nötig ist.

---

h In der Schule gibt es auf dem Schulhof ein „Gerangel“. Dabei wird die 8-jährige Anita im Mundbereich verletzt. Die Sanitäts-AG der Schule geht mit ihr zur gegenüberliegenden Zahnarztpraxis. Dort wird eine Röntgenaufnahme gefertigt.

i Vor der Zahnarztpraxis geschieht ein Fahrradunfall. Ein 12-jähriges Mädchen blutet stark aus dem Mund. Es müssen zwei lockere Zähne vollständig entfernt werden, weil die Gefahr besteht, dass sie sie verschluckt.

---

4 Gelten hier die Ausnahmen von der Zustimmungspflicht bei beschränkt Geschäftsfähigen?

a Eine Auszubildende (17 Jahre) kauft sich ein gebrauchtes eBike von ihrer Ausbildungsvergütung.

b Eine Auszubildende (16 Jahre) kauft sich ein neues Fahrrad auf Raten, deren Höhe im Rahmen ihrer Ausbildungsvergütung liegen.

c In einer Zahnarztpraxis erhält die 17-jährige Auszubildende Monika den Auftrag, Blumen für das Wartezimmer zu besorgen.

d In einer Zahnarztpraxis stimmt auch die Auszubildende Petra für das neue Arbeitszeitmodell der Praxis, welches am Mittwochnachmittag und am Freitag ganztags freie Zeit bedeutet.

e Einer 16-Jährigen wird ein tolles Auto zu einem sagenhaften Preis angeboten. Sie willigt sofort ein, da sie weiß, dass das Auto viel mehr wert ist.

f Die Oma schenkt der 17-jährigen Enkelin ihr 2 Jahre altes Auto.

g Eine 16-Jährige wird zum Einkaufen geschickt. Dabei kauft sie Waren im Gesamtwert von 400,00 €.

---

5 Erklären Sie die Begriffe Deliktsfähigkeit und Schuldfähigkeit. Erläutern Sie anhand eines Beispiels die Unterschiede.

---

6 Handelt es sich im rechtlichen Sinne um eine Willenserklärung?

a Eine Verliebte: „Dein ist mein ganzes Herz!“

b Eine Klassenkameradin: „Mein Mofa bekommst du für 300,00 €.“

c Eine Politikerin: „Wenn ich die Wahl gewinne, senke ich die Steuern.“

d Sie zu Ihrem Chef: „Hiermit kündige ich fristlos.“

e Ware, die im Regal des Supermarkts liegt.

f Speisen auf einer Speisekarte in einem Restaurant.

g Sie legen Waren aus dem Supermarkt auf das Kassenband und wollen bezahlen.

h Waren in Automaten am Straßenrand.

i Ich liebe dieses Land.

j Dir würde ich gerne mein Auto verkaufen.

---

7 Finden Sie Beispiele aus Ihrem Alltag, wo Sie Ihren Willen durch schlüssiges Handeln und Schweigen erklären.

---

8 Sie ahnen, dass Ihnen Ihr Chef schriftlich kündigen möchte. Das Einschreiben mit Rückschein nehmen Sie daraufhin von der Postbotin nicht an. Gilt die Kündigung?

9 Die Äußerung unter 6d) haben Sie gemacht, weil Sie sehr wütend waren, die Kündigung aber eigentlich nicht wollten. Diskutieren Sie die Situation.

10 Ihre Chefin erklärt der Patientin die Vorgehensweise bei einer notwendigen Operation. Die Patientin daraufhin: „Ich weiß nicht so recht." Gilt dies als zustimmende Willenserklärung?

11 Einer Kassenpatientin wird erklärt, dass eine bestimmte Behandlung (Prothetik: Verblendung einer Krone am Zahn 27) nicht voll von der Kasse bezahlt wird. Sie stimmt dem zu. Beim Zugang der Rechnung erklärt sie, dass sie Kassenpatientin sei und sie durch die Vorlage der eGK alle Behandlungen bezahlt hätte.

a Ist der Behandlungsvertrag zustande gekommen?
b Ist die Patientin wirtschaftlich aufgeklärt worden?
c Sind mit der Vorlage der eGK immer alle Behandlungen bezahlt?
d In welcher Form muss die Zustimmung der Patientin erfolgt sein?
e Wie ist die Rechtslage, wenn die Zahnarztpraxis die Zustimmung nicht nachweisen kann?

12 Liegt in folgenden Fällen eine wirksame Stellvertretung vor? Begründen Sie Ihre Antwort.

a Die Zahnärztin Dr. Christa Meyer beauftragt ihre Auszubildende Ayse, die bestellten 10 kg Abformmaterial abzuholen. Neben den 10 kg Abformmaterial hat ihr die Verkäuferin auch noch zwei Pakete Einmalhandschuhe „aufgeschwatzt", wie sie sagt.

b Die ZMF Anita Schumacher, die seit Jahren den Einkauf für die Praxis Dr. Michaela Schuster macht, kauft 5 kg eines neuen Materials für provisorische Kronen. Ihre Chefin, die gerade einen negativen Bericht über dieses Material gelesen hat, möchte dieses Material aber nicht verwenden und nicht bezahlen.

c Die ZMV Jutta wird von einer Patientin um Geldrückgabe für die gekaufte elektrische Zahnbürste gebeten. Jutta habe ihr schließlich die defekte Maschine verkauft, argumentiert die Patientin.

d Die ZMF Nora erhält von ihrer Zahnärztin Claudia Winkler den Auftrag, ein paar Blumen für das Wartezimmer zu besorgen. Nora erscheint mit einem 50,00 € teuren Strauß Schnittblumen. Die Zahnärztin hatte aber Topfblumen gemeint, die nicht so teuer sein sollten. Das Blumengeschäft weigert sich, die Blumen zurückzunehmen.

13 Weshalb gilt für die meisten Rechtsgeschäfte des täglichen Lebens keine Formvorschrift?

14 Für manche Rechtsgeschäfte ist die Schriftform verbindlich bzw. wird empfohlen. Nennen Sie Gründe für diese Regelung und finden Sie Beispiele.

15 Eine Zahnärztin legt bei Anstellung einer Zahnmedizinischen Fachangestellten Wert auf einschlägige Berufserfahrungen in ihrem Fachgebiet. Ausgewählt wird unter den Bewerberinnen eine aus einem anderen Bundesland, die erklärt, sie verfüge über langjährige einschlägige Erfahrungen. Nach der Einstellung stellt sich heraus, dass diese Angaben nicht stimmen. Ist der Vertrag nichtig, anfechtbar oder gültig? Begründen Sie Ihre Antwort.

16 Pia, 17 Jahre alt, hat eine Ausbildung als Zahnmedizinische Fachangestellte begonnen. Sie versteht sich nicht sehr gut mit ihren Kolleginnen. In der Praxis einer Freundin wird eine Auszubildende gesucht. Pia kündigt bei ihrer alten Ausbilderin und unterschreibt den neuen Ausbildungsvertrag. Ihre Eltern sind dagegen. Können Pias Eltern den Wechsel rechtswirksam verhindern?

LF 2
Patienten empfangen und begleiten

1 Patientenbetreuung
2 Anamnese
3 Mundhöhle und Rachen
4 Zähne
5 Grundlagen der zahnärztlichen Abrechnung
6 Gebührenordnungen und Verträge
7 Abrechnung außervertraglicher Leistungen bei Kassenpatienten
8 Leistungsabrechnung bei Kassenpatienten
9 Patientenbetreuung
10 Konfliktmanagement
11 Patientengruppen und Patiententypen
12 Behandlungsvertrag
13 Datenverarbeitung in der Zahnarztpraxis
14 Organisation der Fernkommunikation

1 Patientenbetreuung

Die moderne Zahnarztpraxis ist ein patientenorientiertes Dienstleistungsunternehmen. Der Mensch steht im Vordergrund. Die Zahnmedizinischen Fachangestellten haben dabei eine wichtige Funktion. Der Patient möchte nicht nur professionell behandelt werden. Er möchte auch persönlich gesehen und angesprochen werden. Er möchte einfühlsam begleitet werden und seine Fragen verständlich beantwortet bekommen. Zahnmedizinische Fachangestellte begleiten ihn vor, während und nach der Behandlung. Eine gute Kommunikationsfähigkeit, Einfühlsamkeit und Teamfähigkeit sind dafür notwendig.

Bevor der erste Patient in die Zahnarztpraxis kommt, sind bereits Vorbereitungen durch den ZFA getätigt worden:

Video
Empfangsgespräch (deutsch und englisch)

- Das Wartezimmer und die Behandlungsräume werden vorbereitet.
- Die Computer werden hochgefahren.
- Materialien, Instrumente und Geräte werden bereitgestellt.
- Die wasserführenden Systeme werden gespült.

1.1 Patienten empfangen

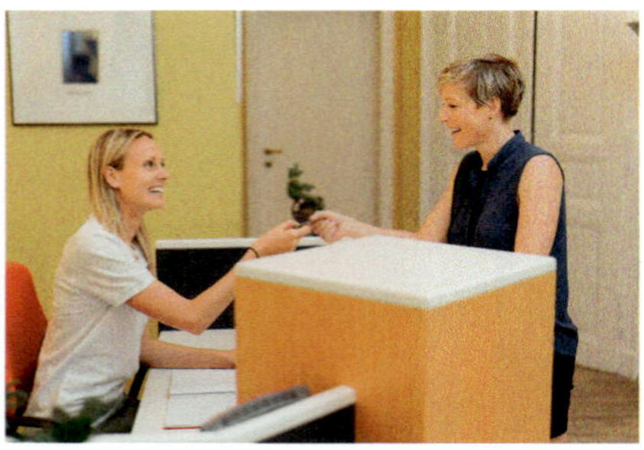

Abb. 1 An der Rezeption

Der Patient wird an der Rezeption →Abb. 1 freundlich empfangen. Alle Formalitäten werden geklärt und die elektronische Gesundheitskarte wird eingelesen. Persönliche Einzelheiten werden an der Rezeption nicht erörtert, da Schweigepflicht und Datenschutz zu beachten sind. Einzelheiten und Anliegen des Patienten werden im Behandlungszimmer besprochen. Für neue Patienten ist für die Aufnahme an der Rezeption eine längere Zeitspanne einzuplanen.

Schweigepflicht, Datenschutz
→ O & V, LF 2

Der Patient sollte sich von Anfang an wohlfühlen und Vertrauen in die Arbeit der Praxis haben. Dadurch entsteht eine Patientenbindung. Ein Zahnarztbesuch ist für den Patienten ein Ausnahmezustand. Er ist in der Regel angespannt, eventuell ängstlich. Der Umgang mit ihm erfordert Einfühlungsvermögen und eine klare Kommunikation. Ein erfahrener ZFA erkennt, ob es sich um einen ängstlichen Menschen, einen unzufriedenen Menschen oder einen hilfsbedürftigen Menschen handelt. Kompetent geht er auf den Patienten ein, der vor ihm steht.

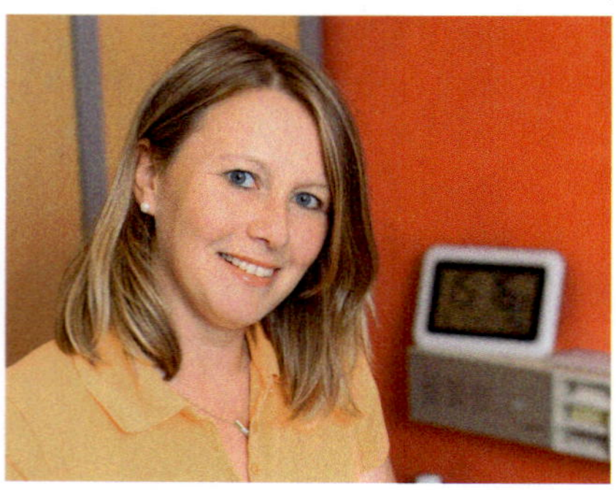

Abb. 2 Freundlicher und zugewandter Empfang

Merke
- Patienten mit Namen ansprechen
- Augenkontakt halten
- Eine verständliche Sprache verwenden, angepasst an den Patienten
- Aufmerksam und zugewandt sprechen
- Lächeln!

1.2 Vorbereitung des Behandlungsraums

Das Behandlungszimmer ist das Herzstück der Zahnarztpraxis. Im Mittelpunkt des Zimmers steht der Behandlungsstuhl.

Die Instrumente und Materialien sind für die entsprechende Behandlung gerichtet. Manchen Menschen macht der Anblick der Instrumente Angst, daher empfiehlt es sich, diese abzudecken. Der Raum sollte nach dem vorhergehenden Patienten gelüftet sein. Gerüche können Angst und Unwohlsein hervorrufen.

Die digitale Karteikarte des Patienten ist aufgerufen. Der Behandlungsstuhl ist heruntergefahren. Die Ablageflächen sind sauber und aufgeräumt. Das vermittelt den Eindruck von Professionalität und weckt Vertrauen.

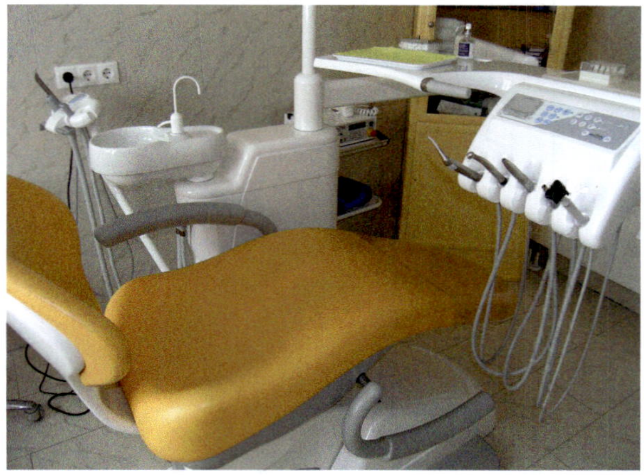

Abb. 1 Vorbereiteter Behandlungsraum

1.3 Begleitung des Patienten

Der Patient wird freundlich in den Behandlungsraum geführt und nimmt Platz auf dem Behandlungsstuhl. Bei Kindern, behinderten oder älteren Menschen ist die Hilfe des Zahnmedizinischen Fachangestellten gefragt. Ein frischer Becher wird mit Wasser gefüllt und eine Serviette als Schutz umgelegt.

Video
Umgang mit älteren Patientinnen und Patienten

Der Patient sollte im Behandlungsraum nicht zu lange auf die Behandlung warten müssen, da er dadurch unsicher und ängstlich werden könnte. Der ZFA spricht freundlich mit dem Patienten, sodass dieser sich wahrgenommen fühlt und auch Fragen stellen kann. Die Situation sollte angstfrei und entspannt sein. Die Erläuterungen erfolgen patientengerecht.

Bei der Behandlung haben Zahnmedizinische Fachangestellte immer einen Blick auf den Patienten. Sie sehen, wenn es ihm nicht gut geht oder er eine Pause braucht. Manche Patienten empfinden es als beruhigend, wenn der ZFA ihnen eine Hand auf die Schulter legen.

Exkurs

Distanz und Nähe
Jeder Mensch hat seine Distanzzonen. Wenn man diese unterschreitet, ihm also zu nahe kommt, dann empfindet er es als unangenehm. Bei der zahnärztlichen Behandlung können wir die Mindestdistanz von ca. 60 cm nicht einhalten. Die Mundhöhle ist eine intime Zone, die nur nahestehenden Personen zusteht. Wir überschreiten als Fremde diese Grenze und der Patient kann nicht ausweichen. Das erfordert Feingefühl bei den behandelnden Personen.

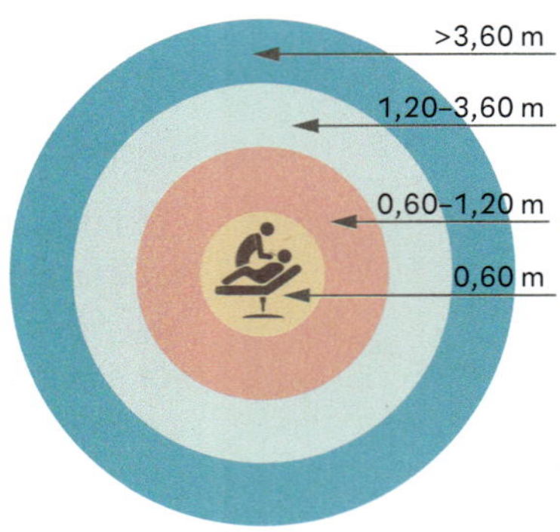

Distanzzonen

1.4 Patientenlagerung

Die richtige, d. h. behandlungsbezogene Lagerung des Patienten auf dem Behandlungsstuhl ist für Zahnmedizinische Fachangestellte nicht immer einfach. Sie müssen dem Patienten eine möglichst entspannte, individuelle Liegehaltung ermöglichen und ihm das Gefühl von Sicherheit und Wohlbefinden geben. Grundsätzlich wird dabei zuerst die bequeme Lagerung des Körpers vorgenommen und anschließend die des Kopfes →Abb. 1.

Gleichzeitig muss aber für den Zahnarzt und den assistierenden Mitarbeiter eine ergonomische Sitzposition für ein ermüdungsfreies und präzises Arbeiten gewährleistet sein.

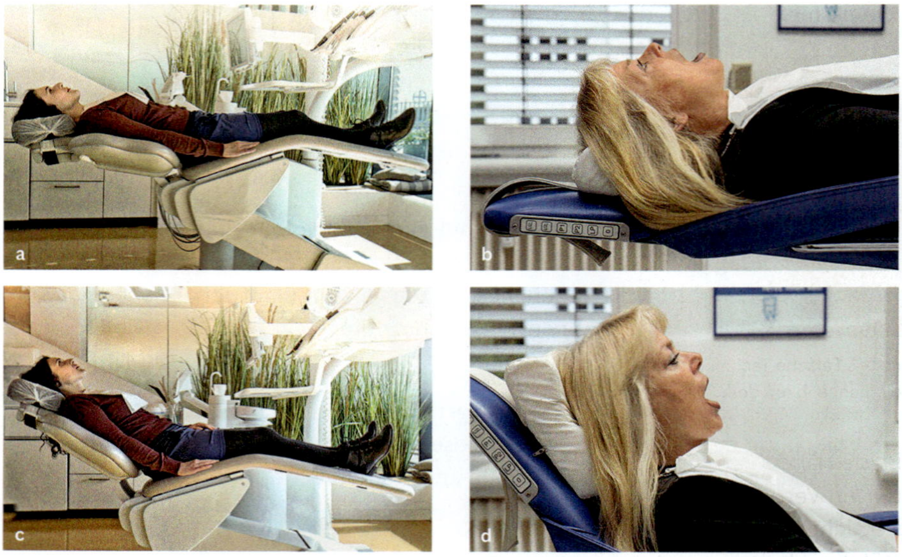

Abb. 1 Patientenlagerung für die Behandlung. **a** und **b** Im OK: Die Verbindungslinie zwischen Kopf und Füßen ist parallel zum Boden, die gedachte Linie durch die Kauflächen der OK-Seitenzähne ist senkrecht zum Boden. **c** und **d** Im UK: Die Füße liegen etwas tiefer als der Kopf, die gedachte Linie durch die Kauflächen der UK-Seitenzähne ist leicht nach distal geneigt.

1.5 Absaugen und Abhalten

1.5.1 Allgemeines zur Technik bzw. zum Vorgehen

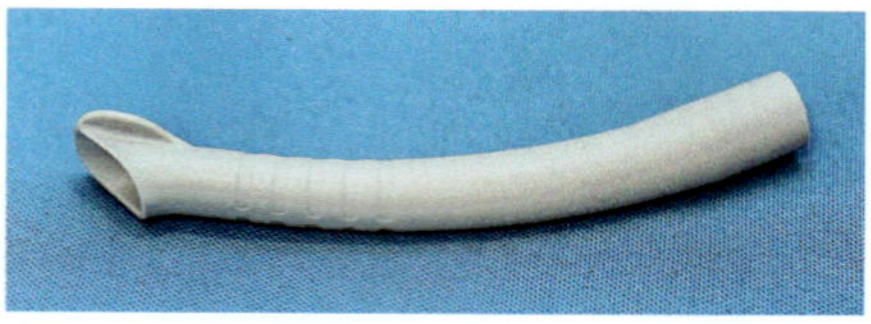

Abb. 2 Große Saugkanüle

Grundsätzlich sollten Zahnmedizinische Fachangestellte die Weichteile so abhalten, dass diese geschützt werden und der Zahnarzt einen guten Blick auf das Arbeitsfeld hat. Zunge und Wangen müssen vor etwaigen Verletzungen, z. B. durch rotierende Instrumente, bewahrt werden.

Zum Schutz der Weichteile und zur Sichtverbesserung ist es meist sinnvoll, an gegenüberliegenden Seiten der Zähne abzuhalten, d. h. sowohl vestibulär als auch lingual bzw. palatinal. Das Abhalten der Wange erfolgt mithilfe eines zahnärztlichen Spiegels oder eines Wangenhalters. Beim Abhalten der Zunge kann ein zahnärztlicher Spiegel oder ein spezieller Zungenspatel verwendet werden.

Statt eines dieser Abhalteinstrumente kommt häufig an einer Seite, also vestibulär oder lingual/palatinal, der große Speichelsauger, Saugkanüle genannt, zum Einsatz →Abb. 2, S. 24. Dieser hält die Weichteile ab und saugt gleichzeitig den Speichel, Kühlflüssigkeit, evtl. Blut, das Aerosol und Fremdkörper wie Amalgamreste ab.

Das Absaugen von Speichel, Wasser und Aerosol mit der Saugkanüle ist bei allen Eingriffen in der Mundhöhle notwendig, bei denen mit Wasserkühlung gearbeitet wird. Dies ist sehr häufig in vielen Bereichen der Chirurgie, der konservierenden und der prothetischen Zahnheilkunde der Fall. Die Saugkanüle wird so platziert, dass sie bestmögliche Absaugleistung vollbringt, ohne die Sicht des Zahnarztes einzuschränken. Bei einer Präparation von vestibulär wird die Saugkanüle meistens lingual/palatinal gehalten. Arbeitet der Zahnarzt lingual/palatinal, so liegt die Saugkanüle meist vestibulär.

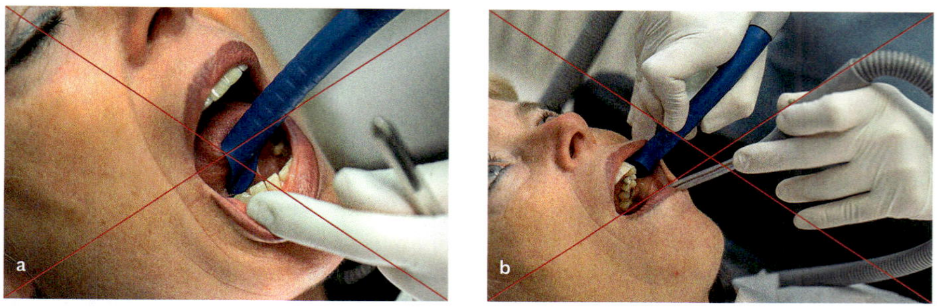

Abb. 1 **Falsche** Technik. **a** die große Saugkanüle befindet sich zu nahe am Zungengrund und drückt auf die Zunge. **b** mit dem Speichelzieher wird zu viel Druck ausgeübt.

Beide Hände der Assistenz müssen am Kopf des Patienten gut abgestützt werden, um ein Verrutschen zu vermeiden. Bei der Saugkanüle ist darauf zu achten, dass sie nicht zu fest auf dem Gewebe abgestützt wird, da es sonst zu Verletzungen und Quetschungen kommen kann →Abb. 1. Des Weiteren sollte die Saugkanüle wegen der Gefahr eines Würgereizes nicht zu weit nach palatinal in Richtung des weichen Gaumens und nicht zu nahe am Zungengrund gehalten werden. Dies gilt sowohl für die Saugkanüle aus Kunststoff als auch für die chirurgischen Speichelsauger aus Metall.

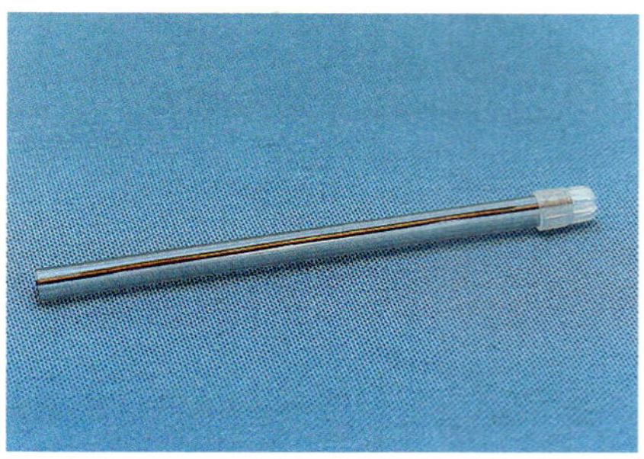

Abb. 2 Speichelzieher

Der kleine Speichelzieher lässt sich durch seine Drahtverstärkung leicht biegen; er kann dann im Mundboden so angenehm wie möglich für den Patienten gelagert werden und kleinere Mengen Speichel absaugen →Abb. 2.

1.5.2 Spezielle Abhalte- und Absaugtechnik in verschiedenen Positionen

Die Zahnregion, in der gerade behandelt wird, ist ausschlaggebend für die Absaug- und Abhaltetechnik. So unterscheiden wir Positionen im Oberkiefer und im Unterkiefer, jeweils vorn, rechts und links. Die folgenden Handpositionen der Assistenz sind allgemeine Empfehlungen, von denen jedoch von Fall zu Fall abgewichen werden kann.

Abhalten bei der Behandlung im Oberkiefer

- Rechts: Der Assistent hält in seiner linken Hand palatinal die Saugkanüle und den Spiegel mit der rechten Hand im Vestibulum.
- Mitte: Die Saugkanüle wird mit der rechten Hand vestibulär bzw. palatinal (kontralateral zur Behandlerseite) gehalten. Der Spiegel wird zum Abhalten der Oberlippe vestibulär eingesetzt.
- Links: Hier gibt es zwei Möglichkeiten.
  - Die Saugkanüle wird palatinal mit der rechten Hand gehalten, der Spiegel mit der linken Hand zum Abhalten der Wange.
  - Beide Hände halten von vestibulär mit rechts die Saugkanüle und mit links den Spiegel. Vorteil dieser Methode ist, dass das Aerosol besser abgesaugt wird. Der Nachteil ist, dass sich Wasser im Bereich der rechten Wange sammelt und dort regelmäßig abgesaugt werden muss.

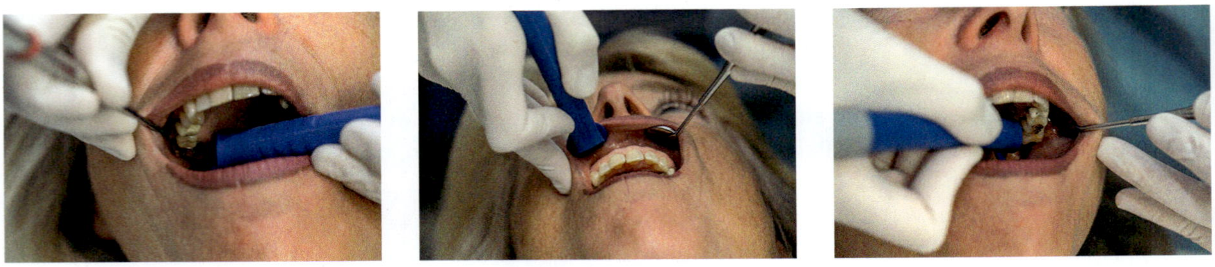

Abb. 1 Absaug- und Abhaltetechnik bei Behandlung im Oberkiefer

Abhalten bei der Behandlung im Unterkiefer

- Rechts: Der Assistent hält mit seiner linken Hand die Saugkanüle von lingual, mit seiner rechten Hand hält er den Spiegel zum Abhalten der Wange.
- Mitte: Mit der linken Hand wird die Lippe abgehalten, mit der rechten Hand wird die Saugkanüle von lingual gehalten.
- Links: Mit der rechten Hand wird die Saugkanüle gehalten, mit der linken Hand wird die Wange abgehalten.

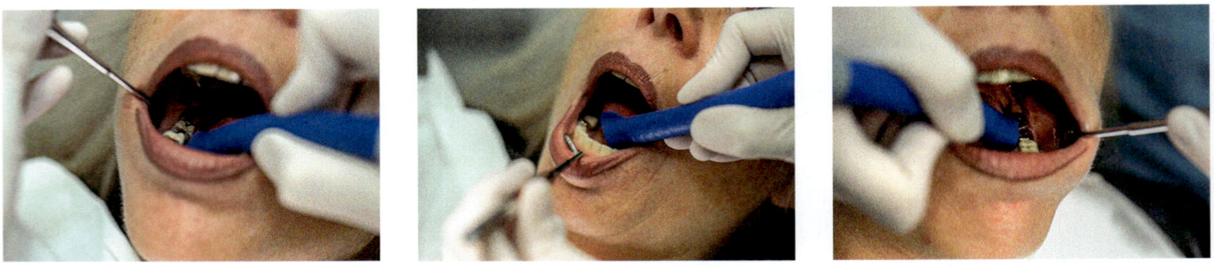

Abb. 2 Absaug- und Abhaltetechnik bei Behandlung im Unterkiefer

1.6 Verabschiedung des Patienten

Ist die Behandlung beendet, so wird der Patient sorgfältig von Rückständen wie z. B. Zementresten gesäubert. Er darf noch einmal ausspülen. Danach wird die Serviette abgenommen. Eventuelle Verhaltensmaßnahmen nach der Behandlung werden mit ihm besprochen. Der Behandlungsstuhl wird heruntergefahren, der Schwebetisch zur Seite geschoben, sodass der Patient mühelos aufstehen kann. Vielleicht benötigt er dabei die Hilfe des ZFA. Der ZFA begleitet den Patienten an die Rezeption, wo ggf. weitere Termine vereinbart werden. Der ZFA verabschiedet sich freundlich von dem Patienten und kehrt in den Behandlungsraum zurück.

1.7 Nachbereitung des Behandlungsraums

Zahnmedizinische Fachangestellte dokumentieren die vorangegangene Behandlung, soweit dies nicht bereits während der Behandlung erfolgt ist. Dazu gehören folgende Punkte:

- Grund des Patientenbesuchs
- Befunde der Untersuchung und die mögliche Diagnose
- Diagnostik wie z. B. Röntgenaufnahmen
- Therapiemöglichkeiten
- Aufklärung und Einverständnis des Patienten zur Therapie
- die Behandlung und die dazugehörigen Materialien, Medikamente
- Besonderheiten bei der Behandlung

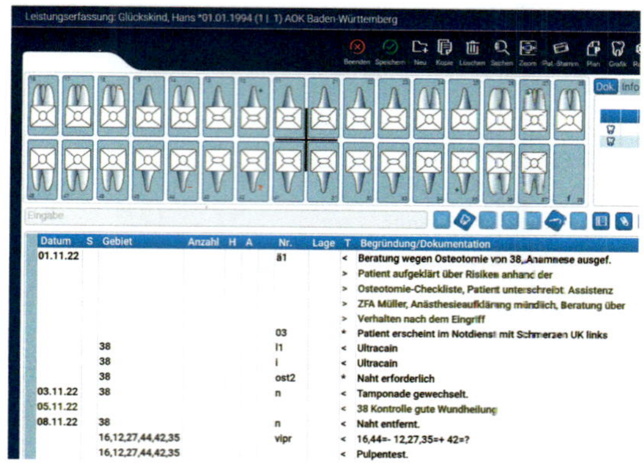

Abb. 1 Karteikarteneinträge

Danach wird der Arbeitsplatz von schmutzigen Instrumenten und Materialien gesäubert. Diese werden in einer geschlossenen Box in den Sterilisationsraum gebracht. Es wird eine gründliche Desinfektion durchgeführt und gelüftet.

Hygiene →S. 308

Terminologie: Patientenbetreuung

distal	von der Mitte des Zahnbogens weg
Distanz, die	räumlicher Abstand, Entfernung
Kommunikation, die	Austausch von Informationen durch Mimik, Gestik, Sprache oder Schrift
lingual	zur Zunge hin (im Unterkiefer)
palatinal	in Richtung Gaumen (im Oberkiefer)
vestibulär	in Richtung Mundvorhof; an der Zahnfläche außen

Aufgaben

1. Erläutern Sie, wie Sie einen Patienten an der Rezeption empfangen und welche Tätigkeiten notwendig sind.
2. Schildern Sie die Vorbereitung des Behandlungsraums.
3. Erklären Sie den Begriff Distanzzonen. In welcher Entfernung fühlen sich einander fremde Menschen wohl?
4. Zählen Sie vier wichtige Punkte auf, die zur Nachbereitung des Behandlungsraums gehören.

2 Anamnese

Zu Beginn einer zahnärztlichen Behandlung werden die Stammdaten des Patienten erfasst. Danach wird er aufgefordert, den Anamnesebogen auszufüllen. Mithilfe der Anamnese kann der Zahnarzt Risikofaktoren erkennen, die bei der Behandlung zu Komplikationen führen könnten.

Merke
Anamnese – gesundheitliche Vorgeschichte eines Patienten bezüglich Krankheiten, Allergien, Behinderungen; der Patient macht selbst die Angaben
Fremdanamnese – Angehörige, Begleitpersonen werden befragt, z. B. bei Kindern oder an Demenz erkrankten Patienten

2.1 Rechtliche Grundlagen

www.bmj.de/SharedDocs/Publikationen/DE/Ratgeber_Patientenrechte.html

Der Zahnarzt ist verpflichtet, eine allgemeinmedizinische Anamnese zu erheben. Diese gehört zur Patientenakte und muss „im unmittelbaren zeitlichen Zusammenhang mit der Behandlung" aktualisiert werden (Patientenrechtegesetz 2022).

2.2 Verschiedene Bereiche der Anamnese

Allgemeine Anamnese	Spezielle Anamnese	Familienanamnese	Medikamentenanamnese
Fragen nach Allgemeinerkrankungen	Beschwerden im Zahn-, Mund-, Kieferbereich	Fragen nach Erbkrankheiten, familiärer Disposition	Welche Medikamente werden eingenommen?
z. B. – Allergien – Herz-Kreislauf-Erkrankungen – Stoffwechselerkrankungen – Infektionskrankheiten – Schwangerschaft	z. B. – Grund des Besuchs – Unfall, Verletzungen – Schmerzen	z. B. – Parodontitis – unvollständig ausgebildeter Zahnschmelz – Zahnstellungs- und Kieferanomalien	z. B. – blutverdünnende Medikamente – Medikamente, die zu Mundtrockenheit führen

Tab. 1 Übersicht über die wichtigsten Bereiche einer Anamnese

2.2.1 Allgemeine Anamnese

Die Erfassung der **Allgemeinerkrankungen** ist sehr wichtig, um bedrohliche Komplikationen zu vermeiden.

Anästhesie →LF 5

- **Allergien und Unverträglichkeiten**
  - Allergische Reaktionen gegen Bestandteile des Lokalanästhetikums, gegen Latexhandschuhe, gegen bestimmte Kunststoffe in den Materialien können vermieden werden, indem man diese Stoffe austauscht.
- **Herz-Kreislauf-Erkrankungen**
  - Bei Bluthochdruck, Herzrhythmusstörungen, Herzmuskelschwäche und anderen Herzerkrankungen darf das Lokalanästhetikum kein Adrenalin enthalten. Adrenalin hat eine gefäßverengende Wirkung und würde bei den o. g. Erkrankungen zu einem Risiko führen.

- Bei Patienten mit einem Herzschrittmacher oder einem implantierten Hörgerät dürfen keine Ultraschallgeräte und Elektrochirurgiegeräte verwendet werden. Diese könnten den Impuls des Herzschrittmachers bzw. des Hörgerätes stören.
- Nimmt ein Patient ein Medikament mit einer blutgerinnungshemmenden Wirkung ein, so ist vor einem chirurgischen Eingriff der Hausarzt zu kontaktieren. Eventuell muss das Medikament für ein paar Tage abgesetzt werden. Komplikationen wie starke Blutungen sind zu vermeiden.
- Hat ein Patient eine künstliche Herzklappe oder einen Herzklappenfehler, so muss mit dem Facharzt besprochen werden, ob eine vorbeugende Antibiotikatherapie vor einem Eingriff notwendig ist. Durch die Behandlung im Mund könnte es durch ausgeschwemmte Bakterien im Blut zu einer Entzündung der Herzinnenschicht kommen. Dies nennt man Endokarditisprophylaxe.

— **Stoffwechselerkrankungen**

Zunehmend erkranken Menschen an Diabetes mellitus („Zuckerkrankheit“). Ein Diabetiker gilt in der Zahnarztpraxis als Risikopatient, abhängig von der Stabilität seines Blutzuckerwertes.

- Eine Unterzuckerung, Hypoglykämie, kann durch die Aufnahme von zu wenig Kohlenhydraten (lange Wartezeiten) entstehen. Die Anzeichen sind Zittern, Unruhe, Orientierungslosigkeit bis zum Bewusstseinsverlust (hypoglykämischer Schock). Wenn dies bekannt ist, kann das Praxisteam mithilfe eines Blutzuckermessgeräts und zuckerhaltigen Getränken wie Cola oder Fruchtsäften bei den ersten Anzeichen schnell helfen.
- Ein Lokalanästhetikum mit Adrenalin kann zu einer Überzuckerung (Hyperglykämie) führen, da das Insulin schneller abgebaut wird. Daher sollte der Behandler auf ein Lokalanästhetikum ohne Adrenalin zurückgreifen. Bei Angst während der Behandlung schüttet der Körper vermehrt Adrenalin aus, was ebenso zu einer Hyperglykämie führen kann. Eine Hyperglykämie äußert sich durch Mundtrockenheit, Verwirrtheit, Müdigkeit bis hin zum Koma. Nach chirurgischen Eingriffen besteht bei hyperglykämischen Patienten die Gefahr von Wundheilungsstörungen.
- Das Risiko, an einer Parodontitis zu erkranken, ist bei Diabetikern wesentlich höher.

— **Infektionskrankheiten**

Für das Praxisteam ist es wichtig zu wissen, ob der Patient an einer Infektionskrankheit leidet, z. B. Hepatitis, HIV-Infektion oder Tuberkulose. Liegt eine Infektionskrankheit vor, so sind besondere Schutzvorkehrungen und Hygienemaßnahmen notwendig. Dadurch kann eine Gefährdung des Praxisteams und der nachfolgenden Patienten vermieden werden.

Hygienemaßnahmen →S. 314

— **Schwangerschaft**

Eine Schwangerschaft ist keine Krankheit. Dennoch ist es wichtig, zu erfahren, ob eine Schwangerschaft besteht. Folgende Vorsichtsmaßnahmen wären dann zu beachten:

- Ein Lokalanästhetikum mit geringer Adrenalinkonzentration sollte gewählt werden.
- Es dürfen nur Medikamente verschrieben werden, die das ungeborene Kind nicht schädigen.

  - Amalgamfüllungen sollten während der Schwangerschaft und Stillzeit nicht gelegt werden.
  - Röntgenaufnahmen sind möglichst zu vermeiden, sie sollten nur angefertigt werden, wenn eine große Dringlichkeit besteht.

- **Sonstige Erkrankungen**
  - Wenn ein Patient an **Epilepsie** (Krampfleiden) leidet, so muss das Praxisteam informiert sein. Nur so kann es bei einem epileptischen Anfall richtig reagieren. Alle Instrumente sind aus der Mundhöhle zu entfernen. Wenn möglich, sollte der Patient vor Verletzungen geschützt werden.
  - Bei **Atemwegserkrankungen**, z. B. Asthma bronchiale, leidet der Patient unter Atemnot. Er sollte sein Notfallmedikament inhalieren, ggf. ist die Gabe von Sauerstoff notwendig.
  - Bei **Suchterkrankten** (z. B. Alkohol, Cannabis, Heroin) ist in der Regel eine höhere Dosierung des Lokalanästhetikums notwendig.
  - Wichtig ist auch die Frage nach **Rauchgewohnheiten**. Bei Rauchern treten Karies und Parodontitis häufiger auf als bei Nichtrauchern. Parodontitis wird später erkannt, da durch das Rauchen das Zahnfleisch schlecht durchblutet wird. Daher fehlen die frühen Anzeichen einer Parodontitis wie Rötung und Zahnfleischblutung.

2.2.2 Spezielle Anamnese

Bei der speziellen Anamnese fragt der Zahnarzt nach dem Grund des Besuches und den aktuellen Beschwerden. Durch weitere Fragen zieht der Zahnarzt Rückschlüsse auf den Schweregrad der Erkrankung.

Mögliche Gründe für das Aufsuchen der Zahnarztpraxis können sein:
- **Routinemäßige Kontrolluntersuchung.**
- **Schmerzen.** Es ist von Vorteil, wenn der Patient eindeutige Aussagen zu seinen Schmerzen machen kann:
  - Welche Region/welcher Zahn schmerzt?
  - Seit wann bestehen die Schmerzen?
  - Welche Art von Schmerz liegt vor (ziehend, stechend, pochend)?
  - Wie stark sind die Schmerzen auf einer Skala von 0 bis 10?
  - Wodurch werden die Schmerzen ausgelöst (Kälte, Wärme, Belastung)?
  - Wurden bereits Schmerzmittel eingenommen?
  - Liegen Röntgenbilder vor?
- **Unfall, Verletzungen.** Hierbei ist es wichtig, Ort, Datum und Uhrzeit, Unfallhergang und die gesundheitlichen Beeinträchtigungen zu erfragen und zu dokumentieren. Es könnte sein, dass spätere Anfragen von Versicherungen, Kostenträgern oder anderen Stellen kommen.
- Bei einem erhöhten Kariesvorkommen, Erosionen oder Abrasionen ist es sinnvoll, Fragen zu **Ernährungsgewohnheiten** zu stellen, z. B. Süßigkeitenverzehr, häufiges Essen von sauren Nahrungsmitteln. Fragen zum Zähneknirschen und der durchgeführten Mundhygiene können das Bild vervollständigen.

2.2.3 Familienanamnese

Bei bestimmten Krankheitsbildern wird eine Familienanamnese erstellt. Zum engeren Familienkreis gehören Eltern und Geschwister.

Das gehäufte Auftreten von **Parodontitis** im Familienkreis deutet auf eine Disposition (Veranlagung) hin, wodurch der Behandler auf den Krankheitsverlauf rückschließen kann. Ursachen können z. B. eine vererbte Reaktion des Immunsystems auf den Biofilm oder ein ständiger Austausch von bestimmten Bakterienstämmen zwischen den Familienmitgliedern sein.

Bei Verdacht auf erblich bedingte **Zahn- und Kieferanomalien** erhebt der Kieferorthopäde eine Familienanamnese, um eine optimale Behandlung einleiten zu können.

Amelogenesis imperfecta, ein unvollständig ausgebildeter Zahnschmelz, ist eine vererbte Krankheit. Der Behandler kann dementsprechend frühzeitig eine Überkronung der Zähne vorschlagen.

2.2.4 Medikamentenanamnese

Bei der Medikamentenanamnese fragt der Zahnarzt den Patienten, welche Medikamente er in welcher Dosierung einnimmt. Vor allem ältere Patienten nehmen oft mehrere Medikamente ein. Medikamente, die parallel eingenommen werden, können ihre Wirkung gegenseitig beeinflussen. Es kommt zu **Wechselwirkungen** oder **Nebenwirkungen**, die zu Risiken führen können.

Auch kann es durch die Einnahme bestimmter Medikamente zu Komplikationen bei der Behandlung kommen. **Blutverdünnende Medikamente** können bei harmlosen Eingriffen zu einer starken Blutung führen.

Antidepressiva führen zu einer **Mundtrockenheit**, wodurch der Halt von herausnehmbarem Zahnersatz Probleme bereitet. Durch die Mundtrockenheit kommt es u. a. auch zu einem erhöhten Kariesrisiko.

2.3 Anamnesebogen

Der Anamnesebogen, auch Patientenerhebungsbogen genannt, dient der Abfrage aller relevanten Informationen zur Krankengeschichte. Der Patient sollte wahrheitsgemäß antworten.

Anamnesebogen

Damit wir Sie bestmöglich behandeln können, bitten wir Sie um die Beantwortung der folgenden Fragen.

Patientenkontaktdaten	
Familienname, Vorname	
Geburtsdatum	
Straße/Hausnummer	
PLZ/Wohnort	
Telefon	
E-Mail-Adresse	
Versicherung	
Name und Anschrift des Hausarztes	

Bitte beantworten Sie die nachfolgenden Fragen zu Ihrem Gesundheitszustand möglichst genau! Die Angaben unterliegen der ärztlichen Schweigepflicht und den Bestimmungen des Datenschutzes und werden streng vertraulich behandelt.

Herz-/Kreislauferkrankungen			
Hoher Blutdruck:		○ ja	○ nein
Niedriger Blutdruck:		○ ja	○ nein
Herzschrittmacher:		○ ja	○ nein
Endokarditis:		○ ja	○ nein
Herzoperation:		○ ja	○ nein
Herzinfarkt:		○ ja	○ nein
Schlaganfall:		○ ja	○ nein
Ohnmachtsneigung:		○ ja	○ nein
Infektiöse Erkrankungen			
HIV-Infektion/Stadium AIDS:		○ ja	○ nein
Lebererkrankung/Hepatitis:		○ ja	○ nein
Tuberkulose:		○ ja	○ nein
Sonstige Krankheitsbilder			
Anfallsleiden (Epilepsie):		○ ja	○ nein
Asthma/Lungenerkrankung:		○ ja	○ nein
Blutgerinnungsstörungen:		○ ja	○ nein
Diabetes/Zuckerkrankheit:		○ ja	○ nein
Nierenerkrankungen:		○ ja	○ nein
Osteoporose:		○ ja	○ nein
Rheuma/Arthritis:		○ ja	○ nein
Schilddrüsenerkrankung:		○ ja	○ nein
Raucher:		○ ja	○ nein
Rauschmitteleinnahme?		○ ja	○ nein
Sonstige Erkrankungen:			

Abb. 1 Anamnesebogen (Beispiel)

Allergien bzw. Unverträglichkeiten			
Lokalanästhesie/Spritzen:		○ ja	○ nein
Antibiotika:		○ ja	○ nein
Schmerzmittel:		○ ja	○ nein
Metalle/welche:			
Schwangerschaft			
Besteht eine Schwangerschaft?		○ ja	○ nein
Wenn ja, in welchem Monat?	Monat:		
Einnahme von Medikamenten			
Welche Medikamente:			
Nehmen Sie blutverdünnende Medikamente ein?		○ ja	○ nein
Nehmen Sie Bisphosphonate ein?	seit:	○ ja	○ nein
Erhalten Sie eine			
Chemotherapie?	wann:	○ ja	○ nein
Bestrahlungstherapie?	wann:	○ ja	○ nein

Ich erkläre mich mit der elektronischen Speicherung, Bearbeitung und Nutzung meiner Daten zur Aufnahme in das Recall-System einverstanden.
○ ja ○ nein

Ich verpflichte mich, über alle Änderungen, die sich während der gesamten Behandlungszeit ergeben, umgehend Mitteilung zu machen.
Des Weiteren verpflichte ich mich, vereinbarte Behandlungstermine einzuhalten bzw. mindestens 24 Std. vor dem vereinbarten Termin abzusagen. Mir ist bekannt, dass nicht bzw. nicht rechtzeitig abgesagte Termine in Rechnung gestellt werden können.

(Ort, Datum)	(Unterschrift)

Abb. 1 Anamnesebogen (Forts.)

Es gibt kein vorgegebenes Formular, jede Praxis kann sich einen eigenen Anamnesebogen erstellen. Vorlagen dazu gibt es z. B. im Praxishandbuch der Landeszahnärztekammer Baden-Württemberg (LKZ BW).

Immer häufiger werden Tablets zum Ausfüllen eines digitalen Anamnesebogens verwendet. Dies erleichtert dem Praxisteam das Übertragen in die Praxisverwaltungssoftware.

Der Patient sollte bei den meisten Fragen nur mit einem einfachen „Ja“ oder „Nein“ antworten müssen. Für fremdsprachige Patienten bieten die Landeszahnärztekammern Anamnesebögen in den gängigsten Sprachen an. Im Praxishandbuch der LZK BW findet man beispielsweise solche Formulare in 17 verschiedenen Sprachen, die man für seine Praxis individualisieren kann. Die Bundeszahnärztekammer hat ein Piktogrammheft erstellt, mit dessen Hilfe sich das Praxisteam auch ohne Worte verständigen kann →Abb. 1, S. 105.

Zum Ausfüllen setzt sich der Patient ins Wartezimmer. Falls er beim Ausfüllen Hilfe braucht, so sollte der Zahnmedizinische Fachangestellte mit ihm in ein separates Zimmer gehen, da seine Angaben dem Datenschutz unterliegen. Andere Patienten sollten dem Gespräch nicht zuhören können.

Falls eine Erkrankung des Patienten nicht aufgelistet ist, so kann der Patient den Freiraum auf dem Anamnesebogen nutzen, um diese zu notieren. Oder er teilt seine spezielle Erkrankung in einem Gespräch dem Praxisteam mit.

Der Anamnesebogen wird mit Datum und Unterschrift des Patienten der Karteikarte hinzugefügt. Er muss immer wieder aktualisiert werden, v. a. bei älteren Patienten, bei denen die Wahrscheinlichkeit höher ist, dass neue Erkrankungen und Medikamente hinzukommen. Leidet ein Mensch an mehreren Erkrankungen, so nennt man das Multimorbidität. Der Behandler muss die Medikamentenliste kennen, um bei der Behandlung Wechselwirkungen vermeiden zu können.

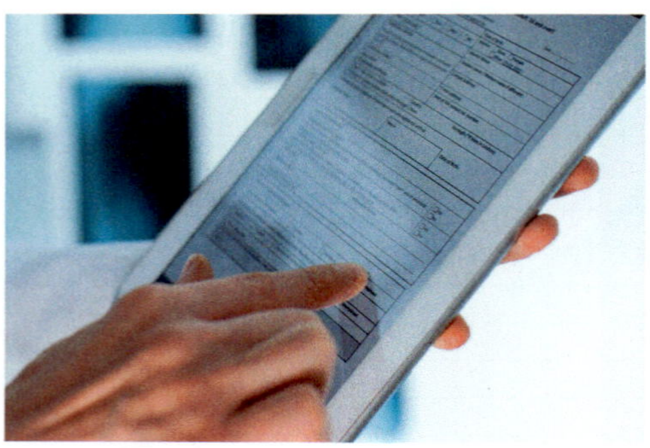

Abb. 2 Anamnese am Tablet

Anamnese

Manche Praxen bieten auf ihrer Website die Möglichkeit an, einen Anamnesebogen herunterzuladen. So kann der Patient das Formular in Ruhe zu Hause ausfüllen.

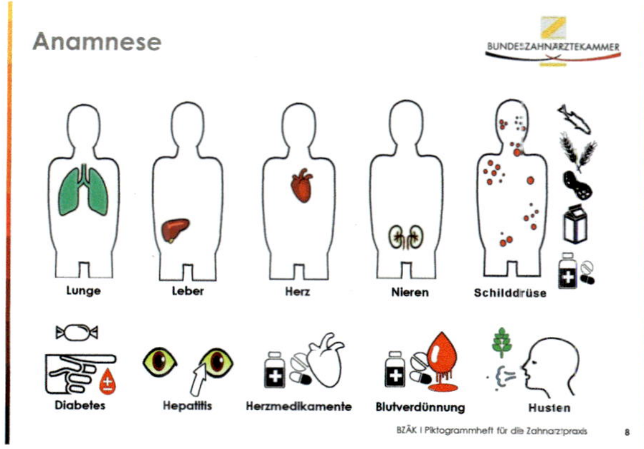

Abb. 1 Auszug aus einem Piktogrammheft

Es ist sinnvoll, dem Anamnesebogen noch weitere Ergänzungen hinzuzufügen:

- Ich verpflichte mich, alle Änderungen, die sich während der gesamten Behandlungszeit ergeben, mitzuteilen.
- Ich verpflichte mich, vereinbarte Termine einzuhalten oder mind. 24 Stunden vor dem vereinbarten Termin abzusagen. Ansonsten wird mir ein Ausfallhonorar in Höhe von .... Euro in Rechnung gestellt.
- Ich erkläre mich mit der Speicherung meiner Daten einverstanden. Sie unterliegen den gesetzlichen Datenschutzbestimmungen.
- Ich nehme am Erinnerungsservice (Recall) bezüglich der jährlichen Kontrolluntersuchungen und der Zahnreinigung teil. Ebenso nehme ich am Terminerinnerungsservice für Behandlungstermine teil.
- Dafür stimme ich der Verarbeitung und Nutzung meiner personenbezogenen Daten zu.

2.4 Erhebung der Anamnese bei englischsprechenden Patienten

Englisch ist eine Weltsprache, die sehr viele Menschen verstehen. Einen Anamnesebogen auf Englisch (Health oder Medical History Questionnaire) bereitzuhalten ist sehr sinnvoll. Folgende grundlegende Wörter bzw. Ausdrücke sollten bekannt sein:

Deutsch	Englisch
Familienname	surname
Vorname	first name
Geburtsdatum	date of birth
Staatsangehörigkeit	nationalitiy
Geburtsland und -ort	country and citiy of birth
Telefonnummer	phone number
E-Mail	email
Straße	street
PLZ	postcode
Wohnort	city/town
Allergisch gegen	allergic to

(Fortsetzung auf der nächsten Seite)

Deutsch	Englisch
Betäubungsmittel	anaesthetic
Diabetes	diabetes
Schilddrüsenerkrankung	disease of the thyroid gland
Infektionskrankheiten	infectious diseases
Hepatitis, HIV, Tuberkulose	hepatitis, HIV, tuberculosis
Blutgerinnungsstörungen	bleeding disorders
Herz-Kreislauf-Erkrankungen	heart disease, circulatory trouble
Hoher Blutdruck	high blood pressure
Niedriger Blutdruck	low blood pressure
Herzschrittmacher	pacemaker
Endokarditis	endocarditis
Nierenerkrankungen	kidney disease
Asthma	asthma
Schlaganfall	stroke
Krebs	cancer
Magen-Darm-Erkrankung	gastrointestinal diseases
Raucher	smoker
Sonstige Erkrankungen	other diseases
Zahnärztliche Röntgenaufnahme	dental x-rays
Besteht eine Schwangerschaft?	Are you pregnant?
Nehmen Sie Medikamente ein? Welche?	Do you take any medicine? If yes, which?

2.5 Anamnesebogen für Kleinkinder

Ein Anamnesebogen für minderjährige Kinder wird von den Erziehungsberechtigten ausgefüllt und unterschrieben. Er ist etwas anders gestaltet als ein Anamnesebogen für Erwachsene. Für eine Behandlung bei einem Kind muss die Einverständniserklärung des Erziehungsberechtigten vorliegen. Manchmal ist es einfacher, das Kind zu behandeln, wenn der Erziehungsberechtigte den Behandlungsraum verlässt. Er sollte im Vorhinein keine negativen Aussagen über die Praxis und die Behandlung machen.

Anamnesebogen für das 1.-3. Lebensjahr

Wir benötigen neben den Personalien auch Auskünfte über den allgemeinen Gesundheitszustand Ihres Kindes. Dies ist wichtig für eine adäquate, risikoarme Behandlung. Etwaige Änderungen des Gesundheitszustandes bitten wir uns mitzuteilen.

Zutreffendes bitte ankreuzen

Alter des Kindes (Monate): ________ Muttersprache: ____________________

Befindet sich Ihr Kind zurzeit in ärztlicher Behandlung? O Ja O Nein
Bei welchem Arzt? ______________________________

Nimmt Ihr Kind regelmäßig Medikamente ein? O Ja O Nein
Wenn ja, welche? ______________________________

Leidet es an Allergien (Jod), Asthma oder Heuschnupfen? O Ja O Nein
Verträgt Ihr Kind Latex (Luftballons, Gummihandschuhe)? O Ja O Nein
Hatte es jemals ungewöhnliche Reaktionen auf Spritzen oder Medikamente? O Ja O Nein

Hat Ihr Kind eine Herzerkrankung? O Ja O Nein
Hatte Ihr Kind schon mal Fieberkrämpfe oder Krampfanfälle? O Ja O Nein
Hat Ihr Kind Zuckerkrankheit (Diabetes) oder Schilddrüsenerkrankungen? O Ja O Nein

Blutet es lange bei Verletzungen (Blutgerinnungsstörungen)? O Ja O Nein
Leidet es an Infektionskrankheiten (Hepatitis, HIV, TBC)? O Ja O Nein
Andere Erkrankungen? ______________________________ O Ja O Nein

Wurden bereits Röntgenaufnahmen im Kopf-Kiefer-Zahnbereich angefertigt? O Ja O Nein

1. Wie oft putzen Sie Ihrem Kind die Zähne?
   O gar nicht O manchmal O 1 x täglich O 2–3 x täglich
   O vor den Mahlzeiten O nach den Mahlzeiten

2. Welche Zahnpasta verwenden Sie für Ihr Kind?
   O gar keine O fluoridfreie Kinderzahnpasta
   O Kinderzahnpasta (500 ppm Fluorid) O Kinderzahnpasta (1.000 ppm Fluorid)
   O Junior- oder Erwachsenenzahnpasta (1.400 bis 1.450 ppm Fluorid)

3. Welche Menge Kinderzahnpasta verwenden Sie für Ihr Kind bei jedem Zähneputzen?
   O Reiskorngröße O Erbsengröße

4. Darf ihr Kind in der Krippe / Tagespflege / Kita das Zähneputzen mit der Bezugsperson üben?
   O Ja O Nein
   O mit einer Erbse Kinderzahnpasta (500 ppm F) O mit einem Reiskorn Kinderzahnpasta (1.000 ppm F)
   O mit einer fluoridfreien Kinderzahnpasta

5. Womit putzen Sie die Zähne Ihres Kindes?
   O Handzahnbürste O elektrische Zahnbürste

Abb. 1 Anamnesebogen für Kinder

Terminologie: Anamnese

Abrasion, die	Verlust von Zahnhartsubstanz aufgrund mechanischen Abriebs durch Fremdstoffe
Adrenalin, das	körpereigenes Hormon, wirkt u. a. gefäßverengend, blutdrucksteigernd, wird bei Stress ausgeschüttet
Allergie, die	Überempfindlichkeitsreaktion des Immunsystems auf körperfremde Substanzen
Amelogenesis imperfecta	Gruppe von Entwicklungsstörungen des Zahnschmelzes
Anamnese, die	Vorgeschichte, Krankengeschichte eines Patienten in Bezug zu seiner aktuellen Erkrankung
Biofilm, der	auf der Zahnoberfläche haftende Schleimschicht, in der Mikroorganismen eingebettet sind
Diabetes mellitus, die	Zuckerkrankheit, erhöhter Blutzuckerspiegel
Disposition, die	Veranlagung
Endokarditis, die	Entzündung der Herzinnenwand
Epilepsie, die	Funktionsstörung des Gehirns, krampfartige Anfälle und Bewusstseinsverlust
Erosion, die	Verlust von Zahnhartsubstanz durch häufige Einwirkung von Säure
Hyperglykämie, die	zu viel Zucker im Blut
Hypoglykämie, die	zu wenig Zucker im Blut
Multimorbidität, die	gleichzeitiges Auftreten von mehreren Erkrankungen
Nebenwirkung, die	unerwünschte und schädigende Wirkung, die ein Arzneimittel neben der erwünschten Wirkung haben kann
Parodontitis, die	Entzündung des Zahnhalteapparates
Piktogramm, das	grafisches Symbol, Bild, das eine Information vereinfacht darstellt
Recall, der	Wiederbestellung, Erinnerung an fällige Termine, z. B. jährliche Kontrolluntersuchung
Wechselwirkung, die	unerwünschte Wirkung, die das gleichzeitige Einnehmen von zwei unterschiedlichen Arzneimitteln haben kann

Aufgaben

1 Erklären Sie, warum zu Beginn einer Behandlung eine Anamnese erstellt werden muss.

2 Nennen und erläutern Sie die vier Hauptbereiche einer Anamnese.

3 Zählen Sie mindestens zehn Fragen auf, die in einem Anamnesebogen erhoben werden sollten.

4 Erläutern Sie, warum es so wichtig ist, den Anamnesebogen regelmäßig vom Patienten aktualisieren zu lassen.

3 Mundhöhle und Rachen

Die Mundhöhle und der Rachen →Abb. 1 sind die Bereiche, mit denen der Zahnarzt und der ZFA vorwiegend zu tun haben. Sämtliche zahnärztlichen Eingriffe wie konservierende, chirurgische, prothetische, parodontologische und kieferorthopädische Behandlungsmaßnahmen spielen sich dort ab. Deshalb ist die Kenntnis über die Anatomie der Mundhöhle und des Rachens sowie über deren Physiologie und Pathologie von Bedeutung.

In der Mundhöhle beginnt bereits die Verdauung. Das Speichelenzym Amylase spaltet die Kohlenhydrate zu Einfachzuckern. Merkbar wird dies dadurch, dass bei längerem Kauen von Brot dieses süß schmeckt.

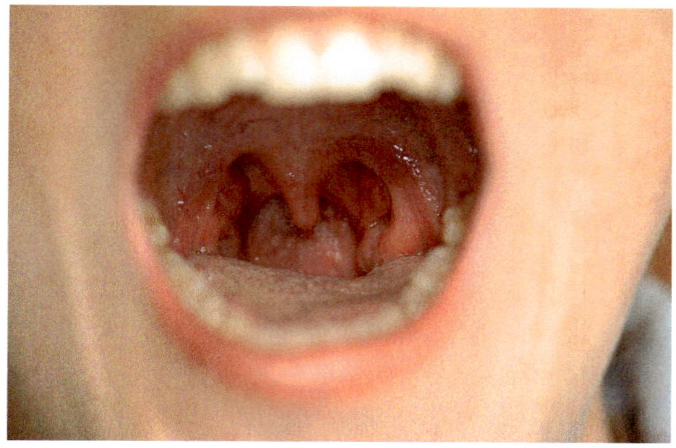

Abb. 1 Blick in die Mundhöhle und den Rachen

Rachen →S. 115
Verdauung →LF 10
Speichel →S. 351

Video
Aufbau des Verdauungssystems

An der Verdauung sind neben den Enzymen auch Bakterien beteiligt. Dabei unterscheiden wir physiologische von pathologischen Keimen. Die Gesamtheit aller Mikroorganismen der Mundhöhle wird **Mundflora** genannt. Bei Geburt liegen keine pathogenen Keime in der Mundhöhle vor. Diese werden durch andere Menschen auf das Kind übertragen. So können Keime durch Küssen oder Benutzen des gleichen Bestecke s in die Mundhöhle des Kindes gelangen. In diesem Zusammenhang spricht man bei der Karies auch von einer Infektionskrankheit. Wenn die Qualität (Art der Keime) und die Quantität (Menge der Keime) der pathogenen Erreger in der Mundhöhle eines Patienten erhöht sind, so können Karies und Erkrankungen des Zahnhalteapparates (**Parodontium**) entstehen.

Neben der Verdauung spielt die Mundhöhle als Resonanzorgan auch eine wesentliche Rolle bei der Artikulation und Phonetik, also bei der Aussprache und Lautbildung und Lautverarbeitung.

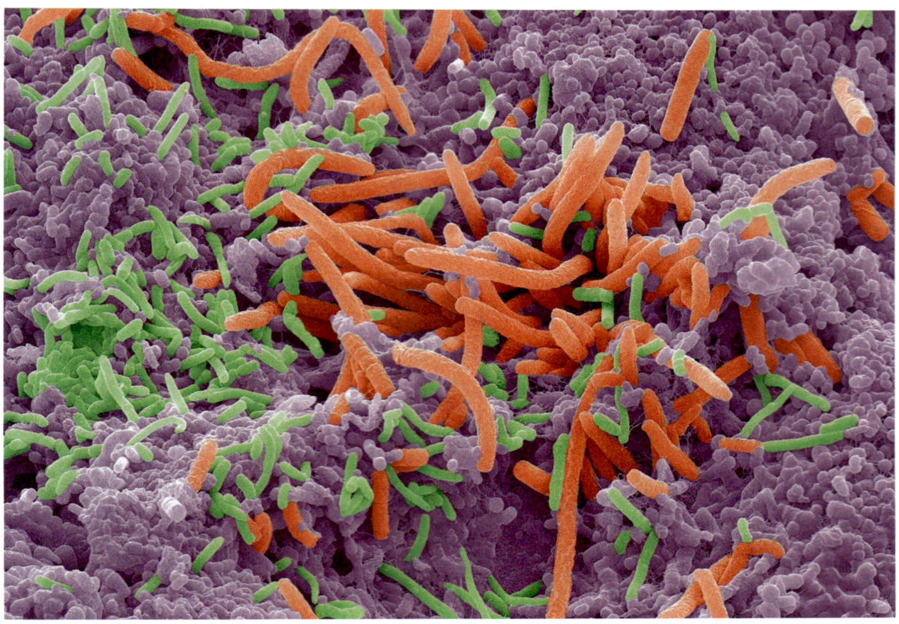

Abb. 2 Mundflora

3.1 Mundhöhle

3.1.1 Einteilung und Begrenzung der Mundhöhle

Die Zahnreihen von OK und UK stellen eine natürliche Begrenzung dar. So befindet sich hinter den Zahnreihen die eigentliche Mundhöhle (**Cavum oris**). Diese umfasst den Gaumen, den Mundboden, die Zunge, die Wangeninnenseiten und den Rachen. Vor den Zahnreihen liegt der Mundvorhof (**Vestibulum**, **Vestibulum oris**). Dies ist der Raum zwischen den Lippen (**Labia**) bzw. Wangen (**Buccae**) und den Zähnen →Abb. 1. Fährt man mit der Zunge diesen Bereich nach, so kommt man mit der Zungenspitze bis zum tiefsten Punkt des Vestibulums, der Umschlagfalte (**Fornix**).

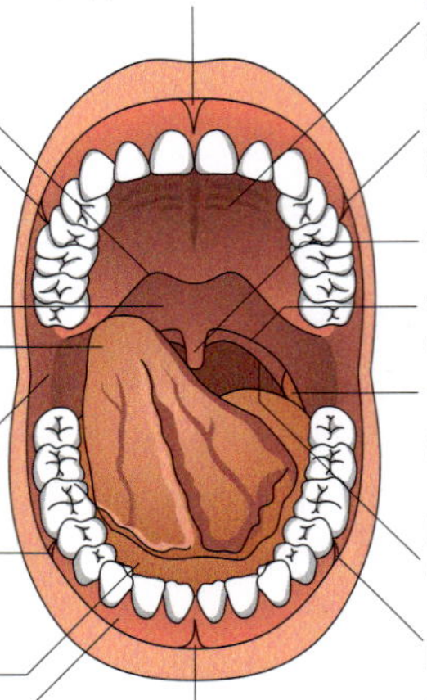

Abb. 1 Mundhöhle

3.1.2 Mundschleimhaut

Die gesamte Mundhöhle wird von der Mundschleimhaut (**Mukosa**) ausgekleidet. Diese Schleimhaut setzt sich in der inneren Auskleidung des Magen-Darm-Traktes fort. Im Bereich der Zähne geht sie in die **Gingiva** (Zahnfleisch) über. Dieser Übergang wird als **Mukogingivalgrenze** bezeichnet. Im Bereich der Lippen geht die Mukosa in die Haut über.

Aufgaben der Mundschleimhaut

Die Mundschleimhaut, die von unverhorntem Epithel bedeckt ist, fühlt sich weich an. Sie besitzt Drüsen, die einen schützenden Schleim produzieren. Daneben existieren Rezeptoren für das Tast-, Geschmacks-, und Temperaturempfinden. Eine ausreichende Speichelproduktion ist für die Aufgaben der Mundschleimhaut notwendig.

Aufbau der Mundschleimhaut und des Parodontiums →LF 8

Speichel →S. 351

Speicheldrüsen →S. 114

Die Mundschleimhaut hat drei **Hauptaufgaben**:

- Die **Sinnesfunktion** wird von in der Mundschleimhaut gelegenen Rezeptoren erbracht, die auch an der Steuerung des Kau- und Schluckvorgangs beteiligt sind. Sie umfasst das Temperaturempfinden, das Tastempfinden und das Geschmacksempfinden.
- Die **Schutzfunktion** besteht darin, dass Schutz vor schädigenden Einflüssen chemischer, mechanischer und thermischer Art und Schutz vor Austrocknung und damit v. a. vor dem Eindringen von Krankheitserregern gewährleistet wird.
- Die **Anfeuchtung der Nahrung** erfolgt durch den von den Speicheldrüsen produzierten Speichel und macht die Nahrung gleitfähig.

Video
Die Mundschleimhaut und die verschiedenen Zahnbeläge

Umschlagfalte

Der tiefste Punkt der Mundhöhle stellt gleichzeitig den Übergang von der Schleimhaut des Alveolarfortsatzes in die Schleimhaut der Wangen und Lippen dar. Die Schleimhaut des Alveolarfortsatzes ist dabei fest mit ihrer Unterlage, dem Knochen, verbunden. Die Wangen- und Lippenschleimhaut dagegen sind beweglich.

Bänder

Ober- und Unterlippe sind jeweils in der Mitte durch das **Lippenbändchen** (**Frenulum labii**) am Alveolarfortsatz befestigt.

Im Bereich der Wangen ziehen mehrere Schleimhautfalten zum Alveolarfortsatz. Diese werden **Wangenbändchen** (**Frenulum buccale**) genannt →Abb. 1.

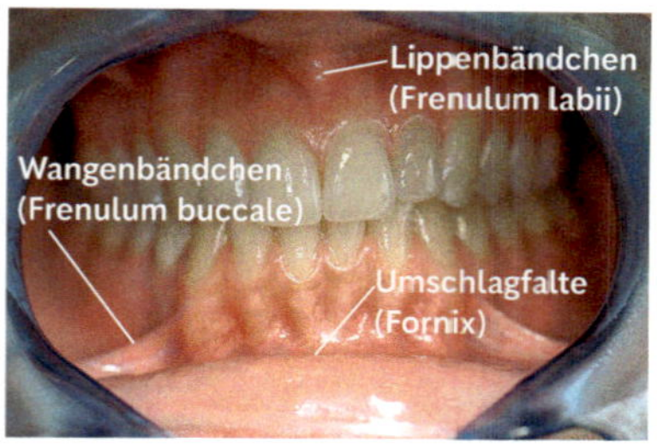

Abb. 1 Umschlagfalte und Bänder

Alveolarfortsatz →LF 5

> **Merke**
> Bei der Versorgung eines Patienten mit einer Teil- oder Totalprothese sollten die Bänder ausgespart werden. Dadurch wird der Halt der Prothesen verbessert und ein Herausfallen durch mimische Bewegungen und Kaubewegungen verhindert.

3.1.3 Gaumen

Beim Gaumen (**Palatum**) unterscheiden wir einen harten Gaumen (**Palatum durum**) und einen weichen Gaumen (**Palatum molle**).

Der vordere Teil des Gaumens hat eine knöcherne Unterlage. Diese wird vom Oberkiefer und vom Gaumenbein gebildet. Die Schleimhaut ist hier fest mit der Unterlage verankert. Deshalb spricht man vom **harten Gaumen** →Abb. 2. Der harte Gaumen stellt gleichzeitig das Dach der Mundhöhle und den Boden der Nasenhöhle dar.

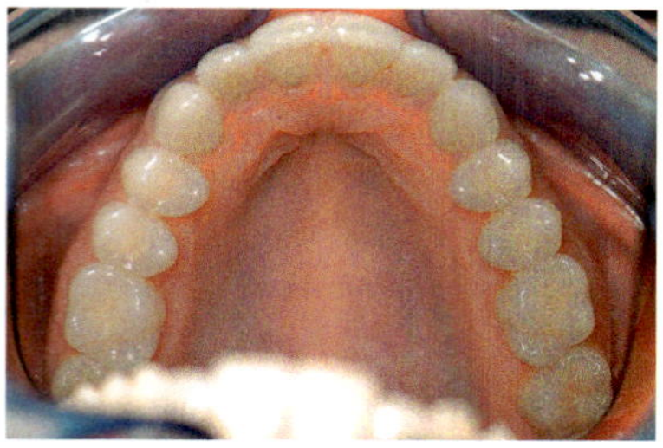

Abb. 2 Harter Gaumen mit Längsfalte und Querfalten

Hinter den beiden mittleren Schneidezähnen des Oberkiefers zeigt die Schleimhaut eine kleine Erhebung, die sogenannte **Papilla incisiva**. Diese gibt die Lage des **Foramen incisivum** an und spielt bei der Anästhesie eine Rolle. In der Mitte des Gaumens verläuft längs eine Schleimhautfalte, die **Raphe palati** oder **Raphe mediana**. Neben der Raphe palati verlaufen mehrere quer verlaufende Schleimhautfalten, die **Rugae**.

An den harten Gaumen schließt sich nach hinten der **weiche Gaumen** (**Palatum molle**) an. Dieser hat keine knöcherne Unterlage. Die Grundlage des weichen Gaumens bilden die Gaumenmuskeln. Diese können den weichen Gaumen, auch **Gaumensegel** (**Velum palatinum**) genannt, anheben. So wird beim Schlucken die Nasenhöhle von der Mundhöhle abgeschlossen.

In der Mitte des hinteren weichen Gaumens befindet sich das **Zäpfchen** (Gaumenzäpfchen; **Uvula**). Von der Uvula ziehen links und rechts jeweils zwei Gaumenbögen nach unten. Zwischen dem vorderen Gaumenbogen und dem hinteren Gaumenbogen liegt rechts und links der Zungenwurzel jeweils eine **Gaumenmandel** (**Tonsilla palatina**); auch kurz als Mandel bezeichnet; →Abb. 1, S. 38. Die Gaumenmandeln bestehen aus lymphatischem Gewebe und haben eine Abwehr- und Schutzfunktion. Zusammen mit der Rachenhinterwand, den im Rachenbereich liegenden **Rachenmandeln** (**Tonsillae pharyngeae**) und der am Zungengrund liegenden Zungenmandel bilden sie den sogenannten **lymphatischen Rachenring**.

> **Merke**
> Die Grenze zwischen weichem und hartem Gaumen wird auch **Ah-Linie** genannt. Wenn man bei weit geöffnetem Mund „Ah" sagt, so hebt sich das Gaumensegel und die Grenze zwischen hartem und weichem Gaumen wird sichtbar. Bei der Herstellung von Prothesen im OK ist dies von Bedeutung. An der Ah-Linie sollte die Prothese enden, um keinen Würgereiz hervorzurufen und damit ein Abhebeln der Prothesen zu verhindern.

3.1.4 Wangen und Mundboden

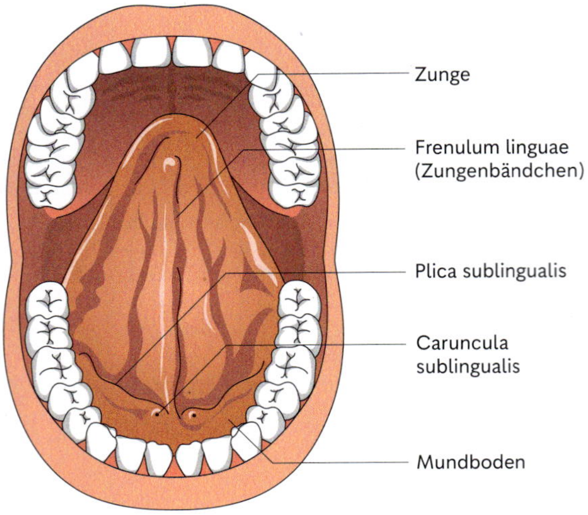

Abb. 1 Mundboden

Die linke und die rechte **Wange** (Bucca) sind innen von Mundschleimhaut überzogen und bilden die seitliche Begrenzung der Mundhöhle. Sie bestehen aus mehreren Muskeln, die Teil der mimischen Muskulatur sind.

Der **Mundboden** wird von der Muskulatur des Mundbodens, dem M. mylohyoideus, gebildet. Auf ihm ruhen die Zunge und die Unterzungendrüse, die Glandula sublingualis.

Wird die Zungenspitze angehoben, so sieht man im vorderen Bereich des Mundbodens in der Mitte eine Schleimhautfalte, die von der Zunge zum Unterkiefer zieht. Dabei handelt es sich um das **Zungenbändchen, Frenulum linguae**.

Auf der Zungenunterseite erkennt man bläulich durchschimmernde Zungenvenen. Seitlich vom Zungenbändchen findet man die **Caruncula sublingualis**, eine kleine Erhebung. Auf ihr münden die punktförmigen Ausführungsgänge der Unterzungen- und Unterkieferspeicheldrüse. Von hier zieht beidseits auf dem Mundboden ein Wulst, die **Plica sublingualis**, nach hinten. Unter diesem Wulst liegt die Unterzungendrüse, die **Glandula sublingualis**.

mimische Muskulatur →LF 5

Mundbodenmuskulatur →LF 5

Unterzungenspeicheldrüse →S. 114

Unterkieferspeicheldrüse →S. 114

3.1.5 Zunge

Die Zunge (Lingua, Glossa) ist ein von Schleimhaut überzogener Muskel. Die dreidimensionale Anordnung der einzelnen Muskeln ermöglicht die große Formbarkeit der Zunge. Die Muskulatur sorgt u. a. dafür, dass wir kauen, sprechen, schlucken oder saugen können. Schließlich ist die Zunge für die Lautbildung von Bedeutung. Erst bei Einschränkungen der Zungenmuskulatur merken wir, welche Funktionen sie übernimmt.
Die Zunge besitzt viele Sinneszellen für die Geschmacks-, Tast-, Schmerz- und Temperaturwahrnehmung. Dabei kann die Zunge schon kleinste Störfaktoren bzw. Fremdkörper wie z. B. ein Haar erkennen. Man geht davon aus, dass die Zunge beim Tasten ein Objekt um das 1,5-fache vergrößert.
Es wird berichtet, dass Albert Einstein bei einer Feier zu seinem 72. Geburtstag einem ihm unangenehmen Journalisten die Zunge herausstreckte. Das dabei entstandene Bild zeigt eine lange und schmale Zunge, was durch die Kontraktion der quer und senkrecht verlaufenden Zungenmuskulatur entstand.

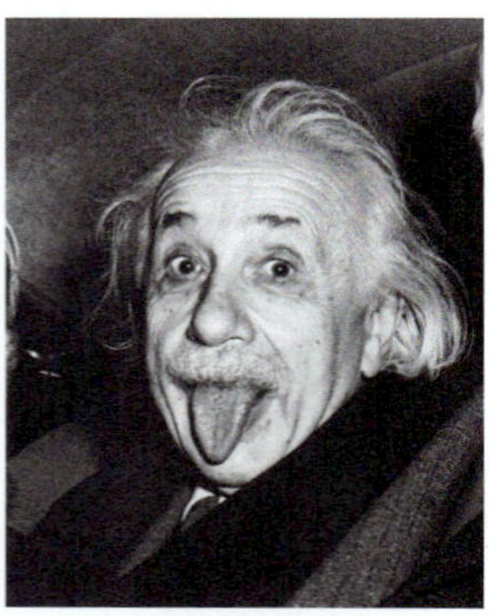

Abb. 2 Albert Einstein zeigt seine Zunge.

Äußerer Aufbau der Zunge

Der Aufbau der Zunge lässt sich im vorderen Bereich in die Zungenspitze, im mittleren Bereich in den Zungenkörper und im hinteren Bereich in den Zungengrund unterteilen. Dahinter befindet sich die Zungenwurzel. Die Zungenoberfläche wird auch Zungenrücken genannt.

Geschmacksorgan Zunge

Die Zunge hat vielfältige Aufgaben. Sie trägt zum Kauen bei. Als kräftiger Muskel kann sie die Nahrung bewegen und befähigt uns zum Sprechen. Außerdem ist sie am Schluckakt beteiligt. Mit ihr können wir tasten und schmecken. Dabei ist der Tastsinn sehr gut ausgeprägt. Dies erkennt man z. B. daran, dass wir sogar ein ganz dünnes Haar, das sich in der Mundhöhle befindet, als störend wahrnehmen können.
Für das Schmecken brauchen wir auch unseren Geruchssinn. Leiden wir an einem grippalen Infekt mit verstopfter Nase, so ist auch das Schmecken beeinträchtigt.
Für das Tasten und Schmecken sind kleine Ausstülpungen der Zungenschleimhaut und des Gaumens zuständig, die Papillen. Die **Fadenpapillen** ermöglichen v. a. das Tasten. Die **Wallpapillen**, die **pilzförmigen Papillen** und die **Blattpapillen** tragen sogenannte Geschmacksknospen, mit deren Hilfe wir schmecken. Ein Erwachsener besitzt ca. 2000 bis 5000 Geschmacksknospen, ein Säugling fast doppelt so viele.

Wir können fünf Geschmacksrichtungen wahrnehmen: süß, salzig, sauer, bitter und umami. Umami ist erst seit kurzem als fünfte Geschmacksrichtung entdeckt worden. Damit meint man einen vollmundigen Geschmack, der sogenannte Fleischgeschmack, der v. a. durch eiweißhaltige Lebensmittel und die Anwesenheit von Glutamat hervorgerufen wird.

Lange haben Wissenschaftler angenommen, dass bestimmte Geschmacksrichtungen jeweils nur an einer bestimmten Stelle auf der Zunge wahrgenommen werden. Diese Ansicht konnte mittlerweile widerlegt werden. Eine Einteilung der Zunge in bestimmte Geschmacksfelder gibt es also nicht. Allerdings werden die einzelnen Geschmacksrichtungen an bestimmten Stellen besonders gut empfunden. So schmeckt man Süßes stärker an der Zungenspitze. Der Bittergeschmack ist v. a. im hinteren Bereich der Zunge zu finden.

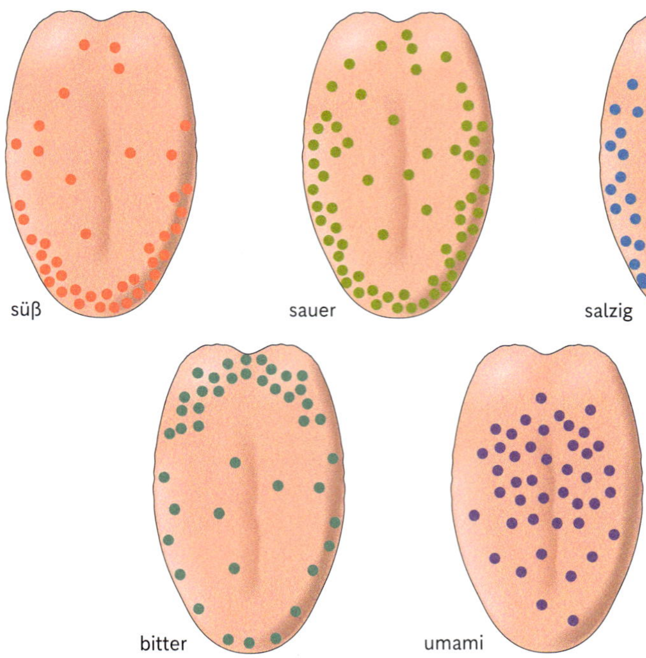

Abb. 1 Bereiche der Zunge für Geschmacksempfindungen

Merke
Die Zunge weist oft Furchen und Vertiefungen auf, in denen sich Bakterien sehr gut vermehren können. Daher ist hier besonderes Augenmerk auf die Zungenreinigung zu geben.

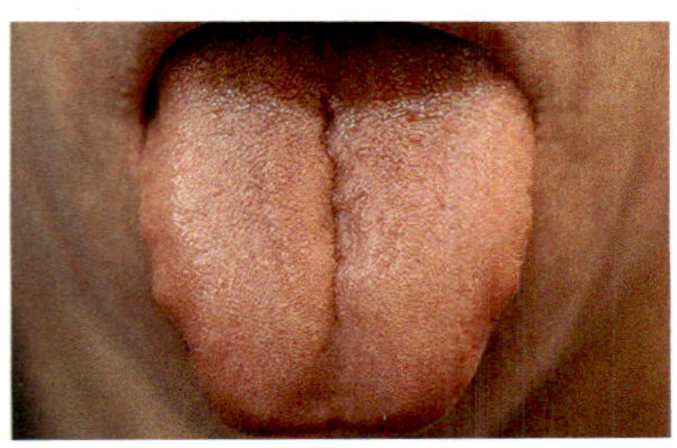
Abb. 2 Die zerklüftete Oberfläche der Zunge sollte gereinigt werden.

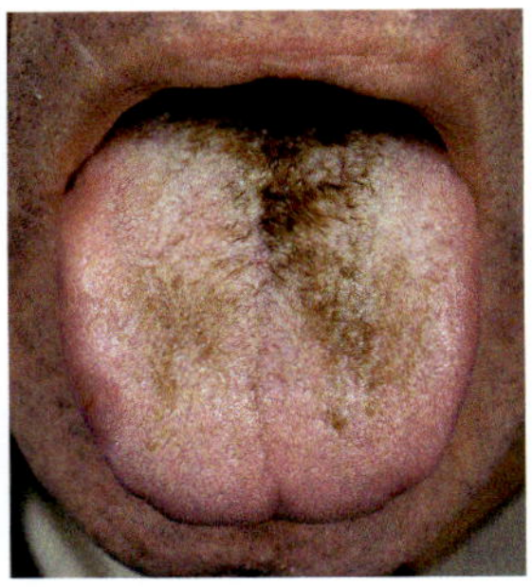

Abb. 1 Schwarze Haarzunge

Veränderungen des Aussehens der Zunge

Die Zunge kann durch Krankheiten ihr Aussehen verändern. So ist für Scharlach, eine durch Bakterien verursachte Infektionskrankheit, eine rot gefärbte Zunge, die „Himbeerzunge", charakteristisch. Bei einer Leberzirrhose kommt es zu einer glänzenden „Lackzunge". Die Schwarze Haarzunge stellt keine pathologische Veränderung der Zunge dar. Sie wird durch eine vermehrte Verhornung der Fadenpapillen hervorgerufen. Eine Lingua geographica oder Landkartenzunge weist weißliche Knötchen und tiefe Falten und Furchen auf.

3.1.6 Speicheldrüsen

Video
Zusammensetzung und Funktionen von Speichel

Der **Speichel** ist ein Sekret, das zu ca. 99 % aus Wasser und zu ca. 1 % aus Proteinen besteht. Speichel wird von den Speicheldrüsen gebildet. Dabei werden ca. 90 % des Speichels von den großen Speicheldrüsen und ca. 10 % von den kleinen Speicheldrüsen produziert. Täglich sind dies zwischen 0,5 und 1,5 Liter Speichel. Diese Menge Speichel ermöglicht eine dauerhafte Befeuchtung der Mundhöhle und damit einen gewissen Schutz vor Karies. Bei Patienten, die im Bereich der Mundhöhle bestrahlt werden müssen, kommt es zu Mundtrockenheit mit einer häufigen Kariesentstehung. Des Weiteren gelangen über den Speichel Mineralien zur Zahnhartsubstanz. Nahrungsmittelsäuren werden neutralisiert. Beides stellt einen Schutz vor Karies dar. Daneben erfüllt der Speichel noch weitere Aufgaben. So dient die Amylase im Speichel der Vorverdauung von Kohlenhydraten in der Mundhöhle.

Wir unterscheiden bei den **großen Speicheldrüsen** drei Drüsen, die alle paarig vorliegen: die Ohrspeicheldrüse (**Glandula parotidea, Glandula parotis**), die Unterkieferspeicheldrüse (**Glandula submandibularis**) und die Unterzungenspeicheldrüse (**Glandula sublingualis**). Der Speichel mündet über Ausführungsgänge in die Mundhöhle →Tab. 1, S. 115.

Die **kleinen Speicheldrüsen** verteilen sich in der Mundschleimhaut, v. a. im Bereich von Gaumen und Wange. Sie produzieren eine Mischung aus dünnfließendem und zähfließendem (seromukösem) Speichel.

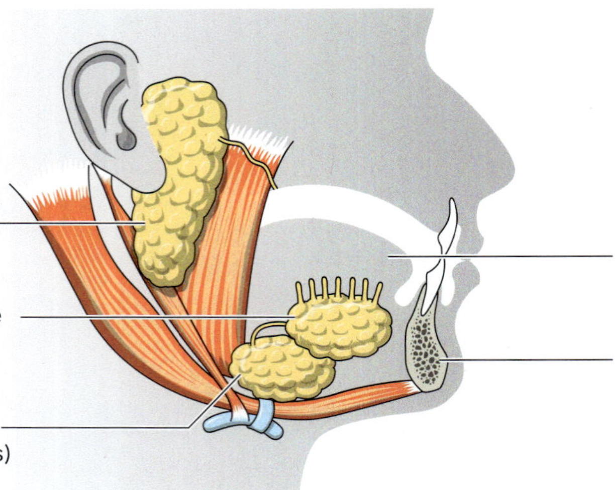

Abb. 2 Die drei großen Speicheldrüsen

Mundhöhle und Rachen

	Lage	Ausführungsgang	Speichel
Glandula parotidea, Glandula parotis	vor und unter dem Ohr	– zieht außen über den M. masseter (Kaumuskel) hinweg und dann durch die Wange – mündet in Höhe des 2. oberen Molaren auf einer kleinen Schleimhauterhebung (Papilla ductus parotidea) in das Vestibulum	seröser, d. h. wässrig-dünnfließender Speichel
Glandula submandibularis	unter dem Mundbodenmuskel (M. mylohyoideus)	– zieht um den Hinterrand des M. mylohyoideus – endet unter der Zunge, auf der Caruncula sublingualis	seromuköser (gemischter), d. h. wässrig-dünnfließender und schleimig-zähfließender Speichel
Glandula sublingualis	auf dem Mundbodenmuskel (M. mylohyoideus), unter der Mundschleimhaut	– viele kleine Gänge münden auf der Caruncula sublingualis und der Plica sublingualis – Hauptausführungsgang mündet auf der Caruncula sublingualis	seromuköser (gemischter), d. h. wässrig-dünnfließender und schleimig-zähfließender Speichel

Tab. 1 Die großen Speicheldrüsen

M. masseter →LF 5
Vestibulum →S. 110
Molar →S. 118
M. mylohyoideus →LF 5
Caruncula sublingualis →S. 112
Plica sublingualis →S. 112

3.1.7 Erkrankungen der Speicheldrüsen

Bei älteren Menschen oder Patienten nach Bestrahlung der Speicheldrüsen kommt es zu einer verminderten Speichelproduktion (**Hyposalivation**). Dies führt zu Mundtrockenheit (**Xerostomie**) mit negativen Folgen für die Verdauung, das Sprechen und die Kariesentstehung.

Durch Ablagerung von Salzen kann es zu **Speichelsteinen** kommen. Da diese oft zu einer Verstopfung des Ausführungsganges führen, kommt es zu einer schmerzhaften Schwellung der betroffenen Speicheldrüse mit Schmerzen, v. a. beim Essen. In der Folge kann eine Speicheldrüsenentzündung entstehen. Speichelsteine müssen operativ entfernt werden.

Video
Der Schluckakt

Mumps ist eine Virusinfektion der Ohrspeicheldrüse und wird auch **Parotitis** genannt. Meist tritt sie bei Kindern ohne Impfung auf.

3.2 Rachen

Der Rachen (**Pharynx**) erstreckt sich vom hinteren Teil der Mundhöhle und der Nasenhöhle bis zum Kehlkopf (**Larynx**) und zur Speiseröhre. Er ist Teil des Verdauungstraktes und des Luftweges. Da sich beide Wege, Luft- und Speiseweg, im Rachen kreuzen, kann es zum Verschlucken kommen. Normalerweise wird beim Essen die Luftröhre mit dem Kehldeckel (**Epiglottis**)verschlossen, sodass keine Speise in die Luftröhre gelangen kann. Spricht man aber beim Essen, so wird dieser Schutz außer Kraft gesetzt und man muss husten.

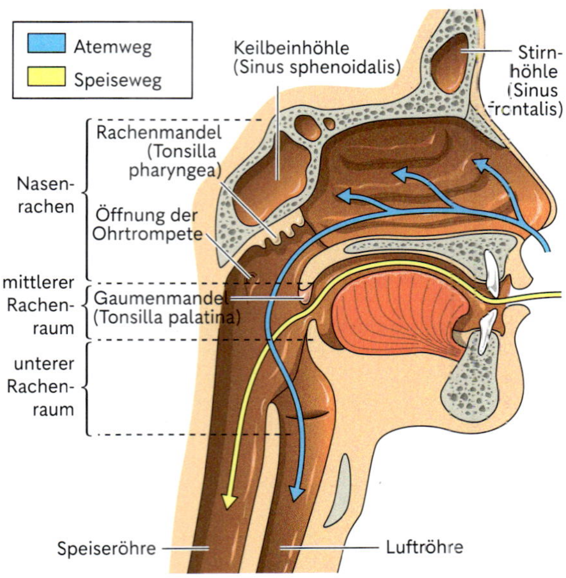

Abb. 1 Rachen (Kehlkopf mit Kehldeckel nicht abgebildet)

Merke
Speiseweg und Luftweg kreuzen sich im Rachen. Damit beim Schlucken die Speise nicht fälschlicherweise in die Luftröhre gelangt, schließt der Kehldeckel den Luftweg ab. Spricht man jedoch beim Essen, kann dieser Mechanismus außer Kraft treten und man verschluckt sich.

Der Rachen gliedert sich in drei Abschnitte:
- der **Nasenrachen (Epipharynx)** ist der obere Teil des Rachens, der sich bis zum Gaumensegel erstreckt. Hier befinden sich die Ohrtrompeten, die dem Druckausgleich dienen. Auch die Rachenmandeln (Tonsillae pharyngeae) liegen hier. Sie sind Teil unseres Abwehrsystems.
- der **Mundrachen (Mesopharynx)** erstreckt sich vom Gaumensegel bis zum Zungengrund. Hier kreuzen sich Luft- und Speiseweg. Auch die Gaumenmandel (Tonsilla palatina) befindet sich hier.
- der **untere Rachenraum (Hypopharynx)** erstreckt sich etwa bis zum Ringknorpel des Kehlkopfes. Hier trennen sich Luft- und Speiseweg.

Terminologie: Mundhöhle und Rachen

Ah-Linie, die	bogenförmige Linie am Übergang vom harten zum weichen Gaumen
Bucca, die (lat.)	Wange
Caruncula sublingualis, die	Schleimhauterhebung nahe dem Zungenbändchen; paarig
Cavum oris (lat. cavum = Höhle; os, oris = Mund)	Mundhöhle
Ductus, der	Gang
Epiglottis, die	Kehldeckel
Fornix, der	Umschlagfalte; Übergang von der beweglichen Schleimhaut von Wangen bzw. Lippen in die nichtbewegliche Schleimhaut der Kiefer
Frenulum buccale, das	Wangenbändchen
Frenulum labii, das	Lippenbändchen
Frenulum linguae, das	Zungenbändchen
Gingiva, die	Zahnfleisch
Glandula, die **Glandulae** (Mehrzahl)	Drüse
Glandula parotidea (= Glandula parotis)	Ohrspeicheldrüse
Glandula sublingualis	Unterzungenspeicheldrüse
Glandula submandibularis	Unterkieferspeicheldrüse
Glossa, die (griech.) (= Lingua; lat.)	Zunge
Labia, die (lat.), **Labium**, das (Einzahl)	Lippen
Larynx, der	Kehlkopf
Lingua (lat.) (= Glossa; griech.)	Zunge

Mundhöhle und Rachen

Mukogingivalgrenze, die	Übergangsbereich zwischen Mundschleimhaut und Gingiva
Mukosa, die; **Mucosa**	Schleimhaut
Palatum, das (lat.)	Gaumen
Palatum durum	harter Gaumen
Palatum molle (= Velum palatinum)	weicher Gaumen, Gaumensegel
Papilla incisiva	wulstartige Schleimhautvorwölbung am harten Gaumen, direkt hinter den OK-Schneidezähnen
Parodontium, das	Zahnhalteapparat, Zahnbett
Parotitis, die	Entzündung der Ohrspeicheldrüse
pathogen	krank machend
pathologisch	krankhaft
Pharynx, der (griech.)	Rachen, Schlund
Plica sublingualis, die	Schleimhautfalte im Mundboden; neben der Caruncula sublingualis
Raphe palati (= Raphe mediana), die	Schleimhautlängsfalte in der Mitte des harten Gaumens
Rugae	Gaumenfalten
Sekret, das	von einer Drüse produzierter und abgesonderter Stoff, z. B. Speichel
Symptom, das	Krankheitszeichen
Tonsilla palatina	Gaumenmandel
Tonsilla pharyngea(-lis)	Rachenmandel
Uvula, die (lat.)	Zäpfchen, Gaumenzäpfchen
Velum palatinum, das	s. Palatum molle
Vestibulum, das (= Vestibulum oris)	Mundvorhof

Aufgaben

1 Erklären Sie den Begriff Vestibulum.

2 Beschreiben Sie die Aufgaben der Mundschleimhaut.

3 Worin unterscheiden sich harter und weicher Gaumen?

4 Welche Bedeutung hat die Ah-Linie?

5 Nennen Sie die deutschen und lateinischen Namen der drei großen Speicheldrüsen.

6 Beschreiben Sie die Lage und den Verlauf des Ausführungsganges der Ohrspeicheldrüse.

7 Erklären Sie den Begriff Parotitis.

8 Welche Geschmacksrichtungen können wir unterscheiden?

4 Zähne

4.1 Aufbau des Gebisses und der Zähne

Aufbau der Mundschleimhaut und des Parodontiums →LF 8

Das menschliche Gebiss besteht aus einzelnen Zähnen (Dens, Pl.: Dentes). Zunächst sind dies die Milchzähne und später die bleibenden Zähne, die über den Zahnhalteapparat (**Parodontium**) im Knochen Halt finden.

4.1.1 Aufbau des Gebisses

Der Mensch hat also zwei Dentitionen (Zahndurchbrüche). Im Kindesalter sind das die Milchzähne (**Dentes decidui**), im Erwachsenenalter die bleibenden Zähne (**Dentes permanentes**).

Entwicklung der Zähne und des Gebisses →S. 342

Video
Gebiss: Zahnschemata und Zahndurchbruchzeiten

In jedem Gebiss unterscheidet man dabei verschiedene Zahngruppen. Zu den Frontzähnen zählen die Schneide- und Eckzähne. Die Seitenzähne sind die Molaren und Prämolaren. Die letzteren gibt es aber nur im bleibenden Gebiss.

Zahn	Fachbegriff	
	Einzahl	**Mehrzahl**
Schneidezahn	**Incisivus**	Incisivi
Eckzahn	**Caninus**	Canini
Vormahlzahn	Prämolar	Prämolaren
Mahlzahn	Molar	Molaren

Tab. 1 Zahnbezeichnungen

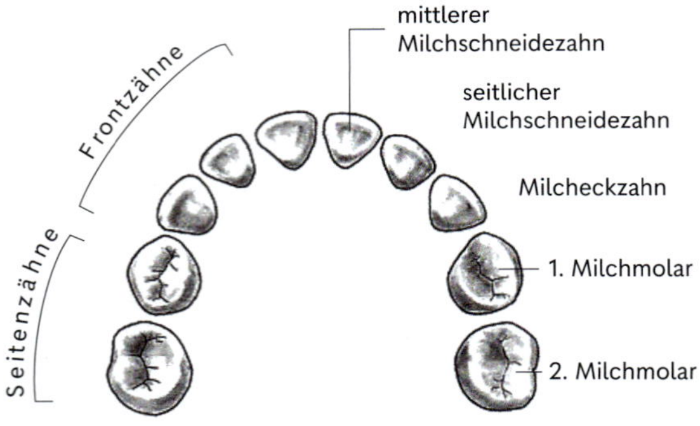

Abb. 1 Bezeichnung der Milchzähne; hier: Oberkiefer

Milchgebiss

Das Milchgebiss wird auch temporäres Gebiss genannt. Es besteht aus 20 Milchzähnen, die kleiner, heller und etwas abgerundeter sind als die bleibenden Zähne:

- 8 Milchschneidezähne (2 in jeder Kieferhälfte; →Abb. 1)
- 4 Milcheckzähne (1 in jeder Kieferhälfte)
- 8 Milchmolaren (2 in jeder Kieferhälfte)

Wechselgebiss

Die Milchzahndentition ist mit 2,5 bis 3 Jahren abgeschlossen. Der erste bleibende Zahn, der 6-Jahr-Molar, tritt im Alter von ca. 6 Jahren in die Mundhöhle. Ab diesem Zeitpunkt besteht das Gebiss aus Milchzähnen und bleibenden Zähnen. Man spricht vom Wechselgebiss. Im Laufe der Zeit werden immer mehr bleibende Zähne die Milchzähne ersetzen. Im Alter von ca. 11 bis 12 Jahren sind sämtliche Milchzähne ersetzt. Das Wechselgebiss ist beendet. In der Mundhöhle liegen jetzt nur bleibende Zähne vor.

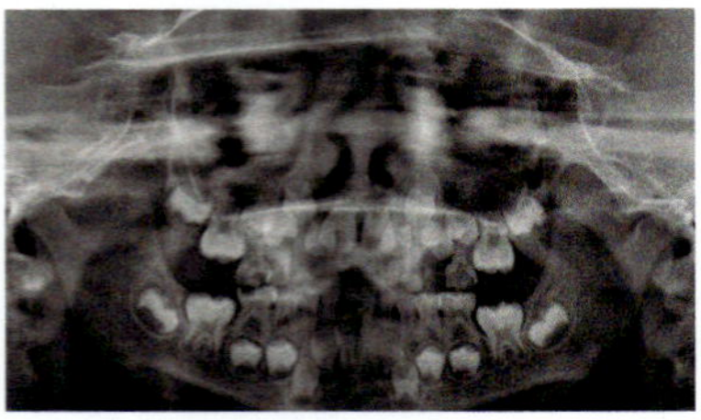

Abb. 2 Wechselgebiss im Orthopantomogramm

Zähne

Bleibendes Gebiss

Das bleibende Gebiss wird auch **permanentes** Gebiss genannt. Es besteht aus 32 Zähnen, die etwas dunkler als die Milchzähne sind:

- 8 Schneidezähne (2 in jeder Kieferhälfte; →Abb. 1)
- 4 Eckzähne (1 in jeder Kieferhälfte)
- 8 Prämolaren (2 in jeder Kieferhälfte)
- 12 Molaren (3 in jeder Kieferhälfte)

Orthopantomogramm
→LF 12

Der Durchbruch der bleibenden Zähne erfolgt in einer bestimmten Reihenfolge. Die ersten bleibenden Zähne, die unteren 6er, treten fast unmerklich in die Mundhöhle, da sie keinen Milchzahn ersetzen, sondern hinter dem letzten Milchmolar durchbrechen. Zu diesem Zeitpunkt muss darauf geachtet werden, dass die neuen, bleibenden Zähne bei der Mundhygiene nicht vergessen werden.

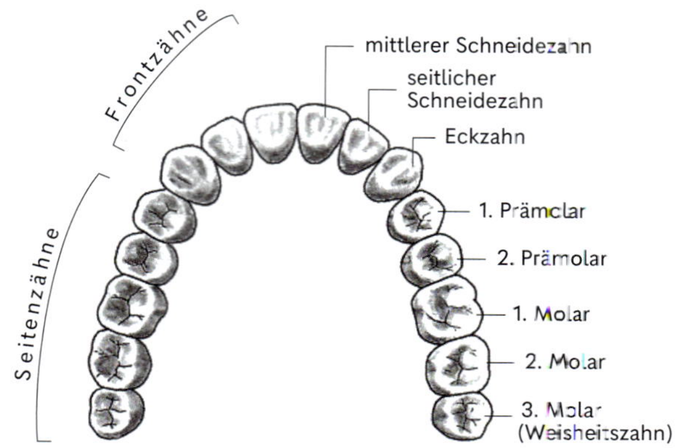

Abb. 1 Bezeichnung der bleibenden Zähne; hier: Oberkiefer

Das permanente Gebiss besteht aber nicht immer aus 32 Zähnen. So sind die Weisheitszähne (**Sapientes**) oft gar nicht angelegt. Manchmal bleiben sie auch länger im Knochen zurückgehalten. Man spricht dann von **retinierten** Zähnen. Sie brechen dann später oder gar nicht durch.

Liegt ein Zahn nicht in der korrekten Lage im Knochen, so spricht man von **verlagerten** Zähnen. Dies ist häufig bei den Weisheitszähnen der Fall. Auch andere Zähne, wie z. B. die Eckzähne, können retiniert und verlagert sein.

Okklusion und Artikulation

Unter **Okklusion** versteht man jeden Kontakt zwischen den Zahnreihen des Oberkiefers und des Unterkiefers. Dabei hat jeder Zahn Kontakt zu zwei gegenüberliegenden Zähnen des Gegenkiefers, den **Antagonisten.** Eine Ausnahme stellen die unteren Schneidezähne und die oberen Weisheitszähne dar. Diese haben jeweils nur einen Gegenspieler (Antagonisten). Dies liegt daran, dass die oberen Schneidezähne breiter als die unteren Schneidezähne sind. Die obere Zahnreihe ist um eine halbe Zahnreihe nach hinten versetzt.

Unter **Artikulation** versteht man die Bewegung des Unterkiefers unter Zahnkontakt. Mit Hilfe von Okklusions- bzw. Artikulationsfolie können die Kontakte überprüft und farblich markiert werden. Dies ist zur Diagnostik von Fehlstellungen notwendig, aber auch zur Kontrolle von Restaurationen wie Füllungen und Zahnersatz. Dem Begriff Artikulation kommt noch eine zweite Bedeutung zu. Im sprachwissenschaftlichen Sinne meint man damit die Lautbildung.

4.1.2 Aufbau der Zähne

Man spricht vom makroskopischen Aufbau der Zähne und meint damit die Teile des Zahnes, die man mit dem Auge erkennen kann. Daneben gibt es noch den mikroskopischen Aufbau des Zahnes, welcher sich auf die unter dem Mikroskop erkennbaren Strukturen bezieht.

Makroskopischer Aufbau des Zahnes

Makroskopisch werden unterschieden:

- Man unterteilt den Zahn in die Zahnkrone (**Corona dentis**) und die Zahnwurzel (**Radix dentis**). Die Zahnkrone ist der Teil des Zahnes, der in die Mundhöhle ragt. Die Zahnwurzel ist nicht sichtbar. Sie liegt im Knochen.
- Der Bereich zwischen Zahnkrone und Wurzel wird Zahnhals (**Collum dentis, Cervix dentis**) genannt. Hier liegt die Gingiva am Zahn an. Im parodontal geschädigten Gebiss ist das jedoch nicht der Fall.
- Die Zahnwurzel besitzt an ihrem Ende eine Wurzelspitze (**Apex dentis**, kurz: **Apex**)
- An der Wurzelspitze lässt sich ein kleines Loch, eine Öffnung erkennen. Dies ist das Wurzelspitzenloch (**Foramen apicale**). Hier treten Blutgefäße, Nervenfasern und Lymphgefäße in den Zahn ein.

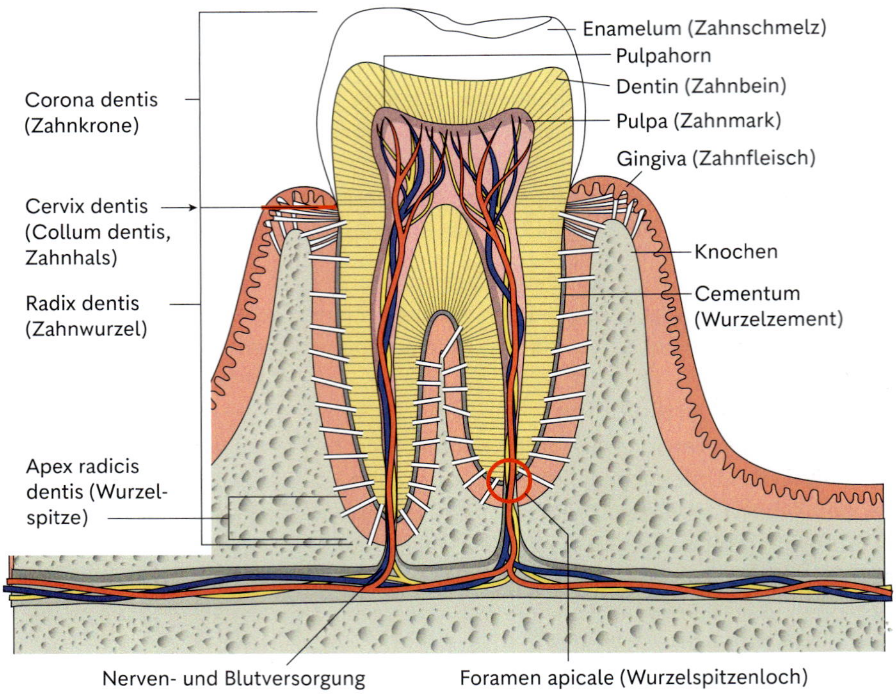

Abb. 1 Aufbau eines Zahnes

Mikroskopischer Aufbau des Zahnes, Zahnsubstanzen

Jeder Zahn besteht aus drei unterschiedlichen Zahnhartsubstanzen und einem Weichgewebe. Bei den Zahnhartsubstanzen sind das:

- Zahnschmelz (**Enamelum**)
- Zahnbein (**Dentin**)
- Wurzelzement (**Cementum**)

Beim Weichgewebe handelt es sich um das Zahnmark (die **Pulpa**).

Die Zahnhartsubstanzen bestehen zu unterschiedlich großen Teilen aus anorganischer Substanz, v. a. aus Apatit. Dies sind Mischformen von Hydroxylapatit und Fluorapatit. Der anorganische Anteil bestimmt die Härte der Zahnhartsubstanzen. Daneben sind organische Bestandteile vorhanden.

Zahnschmelz (Enamelum): Der Zahnschmelz bedeckt die Zahnkrone. Am Zahnhals ist er am dünnsten, im Bereich der Kauflächen und Höcker dicker. Schmelz ist die härteste Substanz des menschlichen Körpers, also auch härter als Knochen. Er besteht zu 96–98 % aus anorganischer Substanz. Er ist aus einzelnen Schmelzprismen aufgebaut, die von der Schmelz-Dentin-Grenze zur Schmelzoberfläche verlaufen. Der Schmelz wird von den schmelzbildenden Zellen, den **Ameloblasten** oder **Adamantoblasten** gebildet. Da diese Zellen zugrunde gehen, kann Schmelz nicht zeitlebens gebildet werden.

histologischer Aufbau des Zahnschmelzes →S. 341

Zahnbein (Dentin): Das Dentin stellt die Hauptmasse der Zahnhartsubstanz dar. Es ist die zweithärteste Substanz des Zahnes und besteht aus ca. 75 % anorganischer Substanz. Es wird von Dentinkanälchen durchzogen, die von der Pulpa-Dentin-Grenze zur Dentin-Schmelz-Grenze verlaufen. In den Dentinkanälchen liegen die Fortsätze der **Odontoblasten**, die Tomes'schen Fasern (Tomes-Fasern). Odontoblasten sind die dentinbildenden Zellen, die zeitlebens Dentin bilden können.

histologischer Aufbau des Dentins →S. 341

Wurzelzement (Cementum): Das Wurzelzement ist weicher als Dentin. Es besteht aus ca. 50 % anorganischer Substanz. Wurzelzement überzieht die gesamte Zahnwurzel, wobei es am Zahnhals am dünnsten ist. Die zementbildenden Zellen werden **Zementoblasten** genannt. Sie können Zement auch noch nach der Zahnentwicklung bilden. Die Zementschicht enthält Fasern (Sharpeysche Fasern), die in die Wurzelhaut des Zahnes einstrahlen und eine Verbindung zum Knochen herstellen. Damit ist das Wurzelzement Bestandteil des Zahnes und des Zahnhalteapparates.

Zahnmark (Pulpa): Die Pulpa ist das Weichgewebe des Zahnes, welches aus gallertartigem Bindegewebe mit Nervenfasern, Blutgefäßen und Lymphgefäßen besteht. Zu- und Abfluss der Gefäße sowie Eintritt von Nervenfasern geschehen über das Foramen apicale. Ein Zahn, dessen Pulpa nicht mehr intakt ist, ist devital. Im Bereich der Krone spricht man von Kronenpulpa, im Bereich der Wurzel von Wurzelpulpa. Die Kronenpulpa hat entsprechend der Höckerzahl Ausweitungen, sogenannte Pulpenhörner.

histologischer Aufbau der Pulpa →S. 340

4.2 Lage-, Flächen- und Richtungsbezeichnungen

Um sich in der Mundhöhle und am Zahn orientieren zu können, gibt es entsprechende Lage-, Flächen- und Richtungsbezeichnungen. Diese werden auch bei der Befunderhebung und Abrechnung eingesetzt. Dabei werden die anatomischen Begriffe der Mundhöhle zur Namensgebung herangezogen. Zu beachten gilt hierbei, dass die Endungen sich ändern. So bedeutet z. B. „bukka" die Wange, „bukkal" zur Wange hin. „Apex" ist die Wurzelspitze, „apikal" an der Wurzelspitze.

Praktisch alle Lage-, Flächen- und Richtungsbezeichnungen können von den lateinischen bzw. griechischen Wörtern für die anatomischen Strukturen in der Mundhöhle abgeleitet werden →Tab. 1, Abb. 1, S. 50. Beispielsweise bezieht sich die Bezeichnung „vestibulär" auf den Mundvorhof (Vestibulum) und bedeutet als Lagebezeichnung „im Mundvorhof", als Flächenbezeichnung „zum Mundvorhof gerichtet" oder „mundvorhofseitig" und als Richtungsbezeichnung „zum Mundvorhof hin".

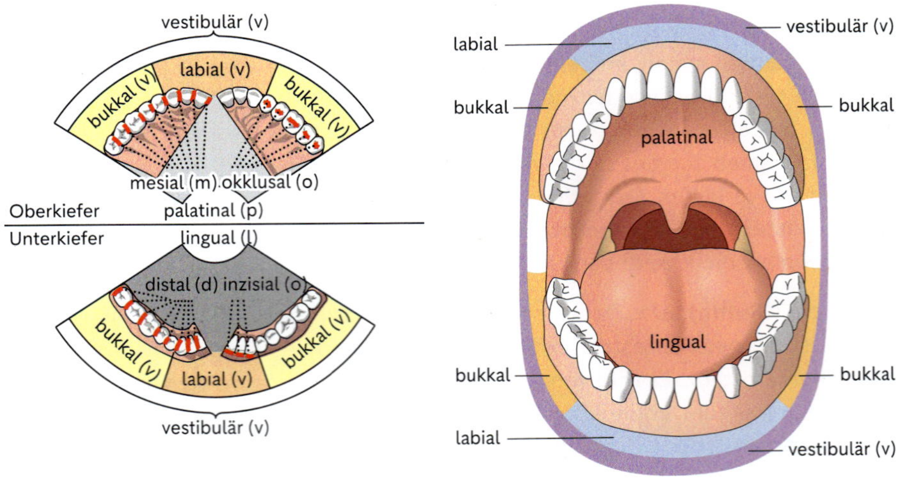

Abb. 1 Lage-, Flächen- und Richtungsbezeichnungen

Lage,- Flächen- bzw. Richtungsbezeichnung	Bedeutung	Herkunft der Bezeichnung
mesial	zur Mitte des Zahnbogens hin	griech. mesos = Mitte
distal	von der Mitte des Zahnbogens weg	lat. distare = getrennt sein, entfernt sein
okklusal	auf der Kaufläche	lat. occludere = verschließen
inzisal	zur Schneidkante, an der Schneidekante	lat. incidere = einschneiden; Inzisivus = Schneidezahn
vestibulär	zum Mundvorhof hin, im Mundvorhof	lat. vestibulum = Vorhof
lingual	zur Zunge hin	lat. lingua = Zunge
palatinal	zum Gaumen hin	lat. palatum = Gaumen
labial	zur Lippe hin, an der Lippe	lat. labium = Lippe
bukkal	zur Wange hin	lat. bucca = Wange, Backe
approximal	zum Nachbarzahn hin	lat. proximus = der nächste
interdental	zwischen den Zähnen	lat. inter = zwischen; dentes = Zähne
oral	zur Mundhöhle hin, in der Mundhöhle	lat. os = Mund
zervikal	am Zahnhals	lat. cervix = Hals
koronal	an der Zahnkrone	lat. corona = Krone
radikulär	an der Wurzel	lat. radix = Wurzel
interradikulär	zwischen den Wurzeln	lat. inter = zwischen; radix = Wurzel
apikal	an der Wurzelspitze	lat. apex = Spitze
periapikal	in der Umgebung der Wurzelspitze	griech. peri = um – herum
gingival	am Zahnfleisch	lat. gingiva = Zahnfleisch
subgingival	unter dem Zahnfleisch	lat. sub = unter; gingiva = Zahnfleisch

Lage,- Flächen- bzw. Richtungsbezeichnung	Bedeutung	Herkunft der Bezeichnung
supragingival	über dem Zahnfleisch	lat. supra = oben, oberhalb
sublingual	unter der Zunge	lat. sub = unter; lingua = Zunge
intraoral	innerhalb der Mundhöhle	lat. intra = innerhalb; os = Mund
extraoral	außerhalb der Mundhöhle	lat. extra = außerhalb; os = Mund
zentral	in der Mitte	lat. centrum = Mittelpunkt
lateral	seitlich	lat. latus = Seite
vertikal	senkrecht	lat. vertex = Wirbel, Scheitel
horizontal	waagerecht	griech. horos = Grenze, Grenzlinie
sagittal	von vorn nach hinten	lat. sagitta = Pfeil
transversal	quer verlaufend	lat. transversus = quer

Tab. 1 Lage-, Flächen- und Richtungsbezeichnungen

4.3 Erkennungsmerkmale einzelner Zähne

Allen Zähnen bzw. einzelnen Zahngruppen sind bestimmte Merkmale gemeinsam. So lassen sie sich damit einer Kieferhälfte zuordnen.

Winkelmerkmal (Schneidekantenmerkmal): Das Winkelmerkmal kann man besonders gut an den oberen Schneidezähnen erkennen. Betrachtet man die vestibuläre Kronenfläche, so sieht man, dass der Winkel zwischen Schneidekante und Seitenfläche mesial spitzer ist als distal.

Wurzelmerkmal: Die Wurzel weicht im Vergleich zur Zahnachse leicht nach distal ab →Abb. 1.

Krümmungsmerkmal: Besonders an den Schneide- und Eckzähnen kann man erkennen, dass die vestibuläre Fläche mesial eine stärkere Krümmung aufweist als distal. Die Zähne sind mesial also massiger →Abb. 2.

Kronenflucht: Sämtliche Seitenzähne im Unterkiefer weisen eine Kronenflucht auf. Deren Kronen sind nach lingual geneigt, sodass die OK-Zähne die unteren Zähne überbeißen können →Abb. 3.

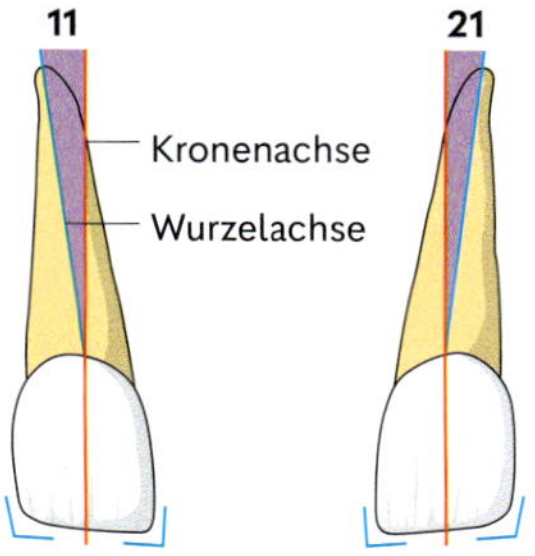

Abb. 1 Winkel- und Wurzelmerkmale der oberen Schneidezähne (vestibuläre Ansicht)

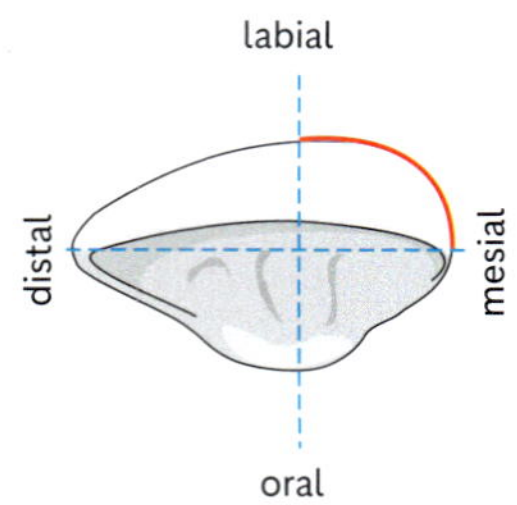

Abb. 2 Krümmungsmerkmal (okklusale Ansicht)

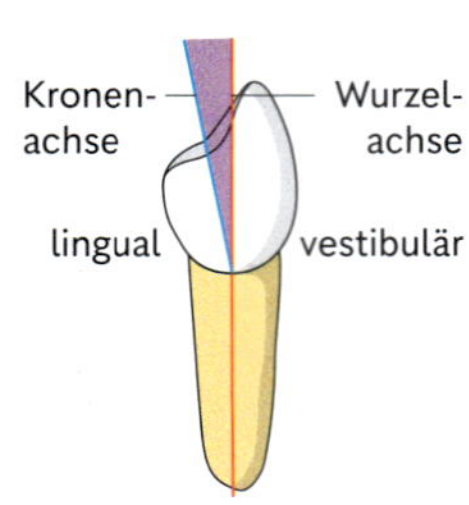

Abb. 3 Kronenflucht (approximale Ansicht)

4.4 Die einzelnen Zähne im bleibenden Gebiss

4.4.1 Schneidezähne

Die Schneidezähne haben eine Schneidekante (Inzisalkante), mit deren Hilfe wir unsere Nahrung abbeißen können. Bei Jugendlichen weist die Schneidekante zwei kleine Einschnitte auf, die im Laufe der Zeit verloren gehen. Die Schneidezähne im Oberkiefer sind schaufelförmig, im Unterkiefer meißelförmig. Die mittleren Schneidezähne im OK sind breiter als die seitlichen Schneidezähne. Im Unterkiefer ist das umgekehrt.

Von palatinal betrachtet weisen die Zahnkronen der OK-Schneidezähne zwei **Randleisten** mesial und distal auf, die sich dann in der Mitte zu einem **Tuberkulum** treffen. An den oberen seitlichen Schneidezähnen findet sich hier häufig eine kleine Einziehung, das **Foramen caecum**. Dies ist eine kariesanfällige Stelle.

Sämtliche Schneidezähne haben eine Wurzel.

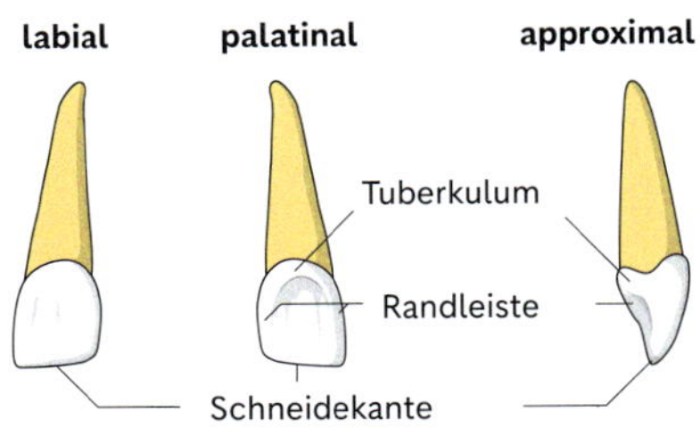

Abb. 1 Linker oberer mittlerer Schneidezahn (labiale, palatinale und approximale Ansicht)

4.4.2 Eckzähne

Alle Eckzähne haben eine Eckzahnspitze. Die mesiale Kante ist kürzer als die distale Eckzahnkante. Von oral betrachtet weisen die Eckzähne ähnlich wie die Schneidezähne jeweils zwei **Randleisten**, zusätzlich eine **Mittelleiste** und ein **Tuberkulum** auf. Die Eckzähne haben eine Wurzel, die besonders lang und stark ist.

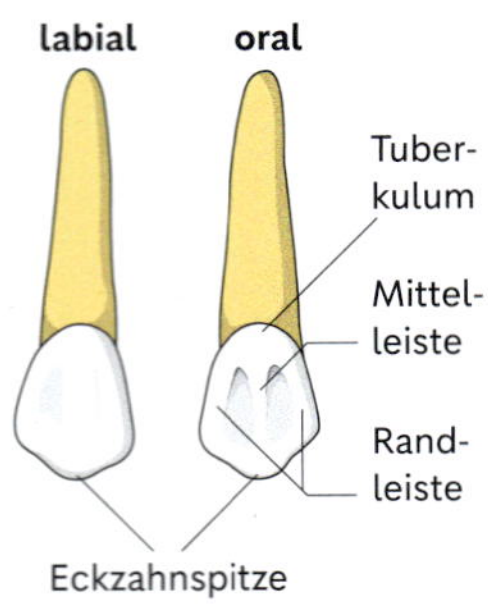

Abb. 2 Rechter oberer Eckzahn (labiale und palatinale Ansicht)

4.4.3 Prämolaren

Die Prämolaren gehören zu den Seitenzähnen und dienen der Nahrungszerkleinerung. Sie besitzen zwei Höcker in orovestibulärer Richtung. Der bukkale Höcker ist meist höher und größer als der orale Höcker. Die Höcker werden durch **Fissuren** voneinander getrennt. Nach approximal schließt sich eine Randleiste an. Die meisten Prämolaren haben eine Wurzel. Eine Ausnahme stellt der erste obere Prämolar dar. Dieser hat in ca. 60 % der Fälle zwei Wurzeln, eine bukkale und eine palatinale Wurzel. Die Gabelungsstelle der beiden Wurzeln nennt man **Bifurkation**.

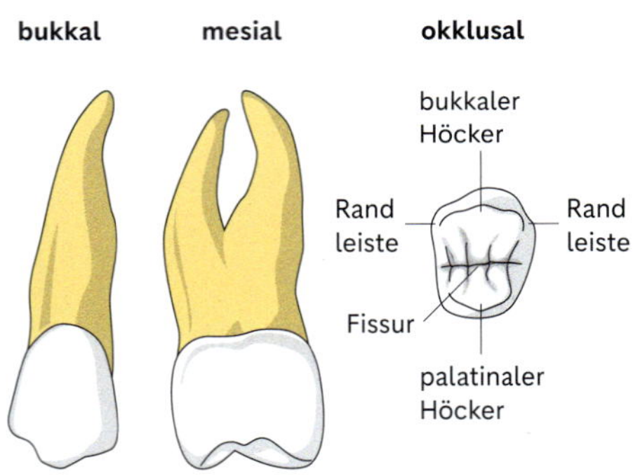

Abb. 3 Erster oberer linker Prämolar (bukkale, mesiale und okklusale Ansicht)

4.4.4 Molaren

Die Molaren gehören zu den Seitenzähnen und sind größer als die Prämolaren. Sie haben vier Höcker bis auf die unteren ersten Molaren. Diese haben fünf Höcker, drei vestibulär und zwei lingual.

Die Oberkiefermolaren haben drei Wurzeln. Zwei Wurzeln liegen bukkal, eine Wurzel palatinal. Die mesiobukkale Wurzel weist oft zwei Wurzelkanäle auf. Die Teilungsstelle der drei Wurzeln nennt man **Trifurkation**.

Im Unterkiefer besitzen die Molaren zwei Wurzeln, eine mesial und eine distal gelegene Wurzel. Die Gabelungsstelle der beiden Wurzen heißt Bifurkation.

Die dritten Molaren, auch Weisheitszähne genannt (Sapientes), ähneln den Molaren, können aber bezogen auf ihre Kronen- und Wurzelform und in der Anzahl der Wurzeln stark variieren.

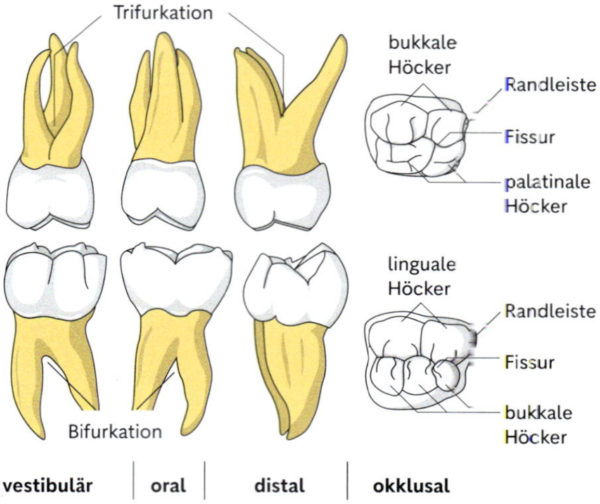

Abb. 1 Erster oberer linker und erster unterer linker Molar (vestibuläre, orale, distale und okklusale Ansicht)

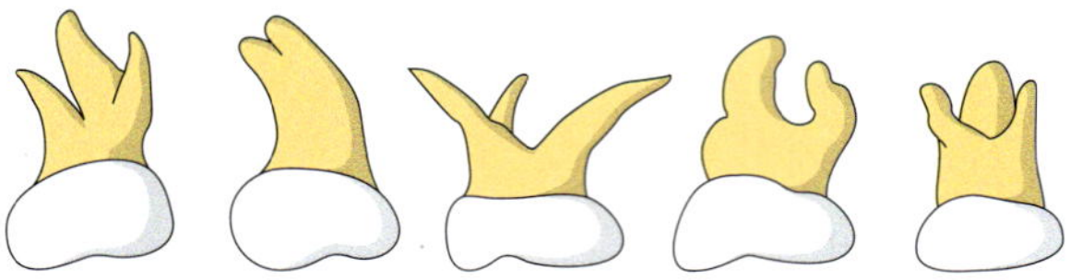

Abb. 2 Unterschiedlich geformte Weisheitszähne

	Anzahl und Lage der Wurzeln (im Regelfall)	Anzahl und Lage der Wurzelkanäle (im Regelfall)
1er OK und UK	1	1
2er OK und UK	1	1
3er OK und UK	1	1
4er OK	2 (b + p)	2 (b + p)
5er OK, 4er und 5er UK	1	1
6er und 7er OK	3 (mb, db, p)	4 (2 x mesiobukkal in orovestibulärer Richtung, distobukkal, palatinal)
6er und 7er UK	2 (m + d)	3 (distal, mesiolingual und mesiobukkal)

Tab. 1 Anzahl der Wurzeln und Wurzelkanäle

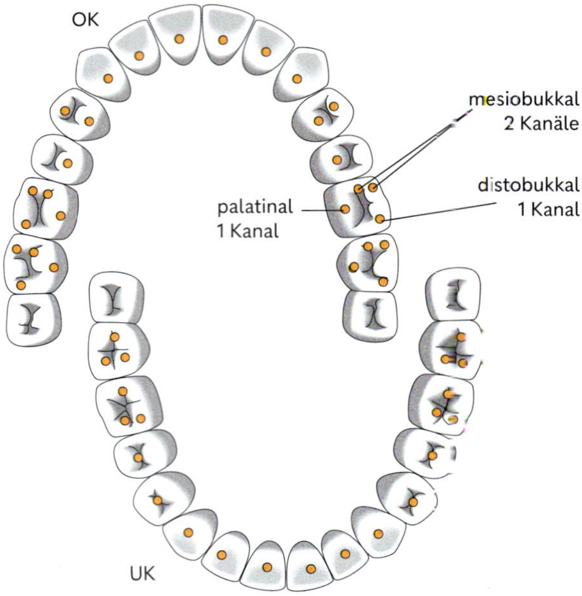

Abb. 3 Wurzelkanäle. Bei den Weisheitszähnen ist die Anzahl der Wurzelkanäle sehr unterschiedlich

4.5 Zahnschemata

Video
Gebiss: Zahnschemata und Zahndurchbruchzeiten

Um Zähne eindeutig benennen zu können, braucht man Zahnschemata. Allen üblichen Zahnschemata ist gemeinsam, dass das Gebiss in vier Abschnitte bzw. Kieferhälften, die Quadranten, eingeteilt wird. Beim Nummerieren fängt man im Oberkiefer rechts an und geht dann im Uhrzeigersinn weiter. Die obere rechte Kieferhälfte erhält die Zahl 1. Der zweite Quadrant befindet sich im Oberkiefer links. Der Unterkiefer links wird zum dritten Quadranten. Der vierte Quadrant ist unten rechts.

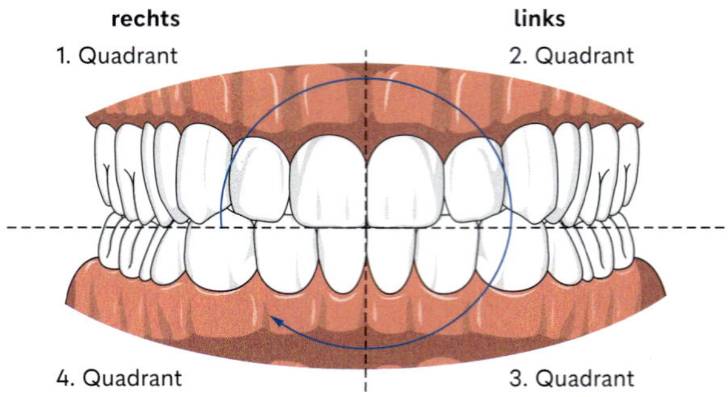

Abb. 1 Die vier Quadranten (nummeriert nach dem FDI-Schema für das bleibende Gebiss)

Merke
Beim Eintragen von Befunden ist zu beachten, dass man dabei einen Patienten vor sich hat. Dies bedeutet, dass alle Einträge auf der linken Seite des Befundschemas der rechten Patientenseite entsprechen. So wird beispielsweise eine Karies an Zahn 25 (also im linken oberen Quadranten) auf dem Zahnschema oben rechts eingetragen. Dies gilt übrigens auch für alle Abbildungen in Büchern. Die linke Seite auf dem Papier entspricht in Wirklichkeit der rechten Seite.

4.5.1 Internationales Zahnschema (FDI-Zahnschema)

	rechts															links
Oberkiefer	18	17	16	15	14	13	12	11	21	22	23	24	25	26	27	28
Unterkiefer	48	47	46	45	44	43	42	41	31	32	33	34	35	36	37	38

Abb. 2 Bezeichnung der bleibenden Zähne nach dem FDI-Schema

	rechts									links
Oberkiefer	55	54	53	52	51	61	62	63	64	65
Unterkiefer	85	84	83	82	81	71	72	73	74	75

Abb. 3 Bezeichnung der Milchzähne nach dem FDI-Schema

Das bekannte FDI-Schema der **F**édération **D**entaire **I**nternationale hat sich international durchgesetzt, sodass eine Kommunikation unter Zahnärzten verschiedener Länder erleichtert wird.

Das FDI-Zahnschema ist ein zweizifferiges Schema, wobei die erste Ziffer den Quadranten benennt. Die zweite Ziffer bezeichnet den jeweiligen Zahn in der Zahnreihe, ausgehend von der Mitte des Zahnbogens nach hinten. Der mittlere Schneidezahn bekommt die Zahl 1. Im bleibenden Gebiss wird bis zum Zahn 8 (der Weisheitszahn), im Milchgebiss bis zu Zahn 5 (der zweite Milchmolar) durchnummeriert. Bei den Milchzähnen werden die Quadranten dabei mit 5–8 benannt, um eine Unterscheidung zum bleibenden Gebiss zu ermöglichen.

So ist beispielsweise der Zahn 26 der obere erste Molar links im bleibenden Gebiss. Die beiden Ziffern werden getrennt gesprochen, z. B. „zwei – sechs“.

4.5.2 Winkelhaken-Zahnschema

Das Winkelhaken-Schema benutzt Winkelzeichen. Diese werden dem Zahnkreuz des Zahnschemas nachempfunden. Die bleibenden Zähne werden mit den arabischen Zahlen von 1 bis 8 durchnummeriert und auf den Winkelhaken geschrieben. Bei den Milchzähnen werden römische Ziffern verwendet. Der untere rechte bleibende zweite Molar z. B. wird mit 7⌉ gekennzeichnet.

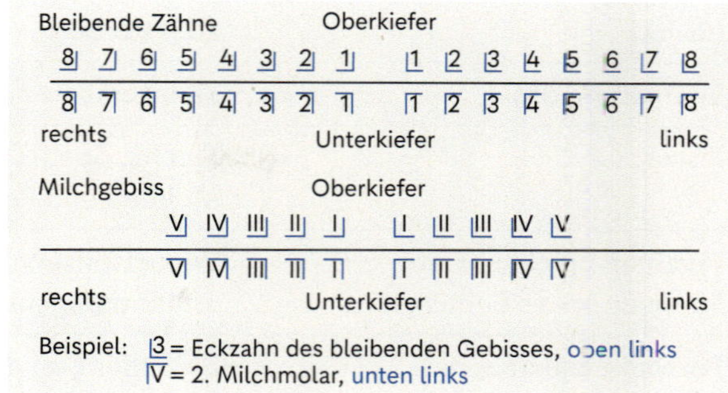

Abb. 1 Winkelhaken-Zahnschema

4.5.3 Zahnschema nach Haderup

Dieses Zahnschema wurde vom dänischen Zahnarzt Victor Haderup entwickelt. Im Oberkiefer werden die Zähne mit einem Pluszeichen (+), die Zähne im Unterkiefer mit einem Minuszeichen (-) versehen. Die Zähne werden von der Mitte nach hinten durchnummeriert. Steht das Pluszeichen rechts von der Ziffer des Zahnes, also mesial vom Zahn, so befinden wir uns im Oberkiefer rechts. Steht ein Minuszeichen links von der Ziffer des Zahnes, so sind wir im UK links. Zahn -5 beispielsweise ist der untere 2. Prämolar links. Bei den Milchzähnen wird eine Null vorangestellt.

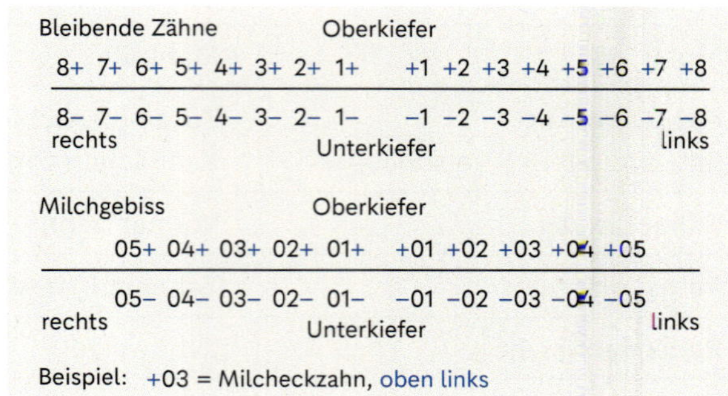

Abb. 2 Zahnschema nach Haderup

Terminologie: Zähne

Apex dentis (kurz: Apex)	Zahnwurzelspitze
Artikulation, die	1. Bewegung des Unterkiefers unter Kontakt 2. Sprechlautbildung; durch Veränderung des Mund-Nasen-Rachen-Raums werden Töne in Sprechlaute umgeformt
Bifurkation, die	Zweigabelung; Gabelungsstelle der Wurzeln bei zweiwurzeligen Zähnen
Caninus, der **Canini**, die	Eckzahn, Eckzähne
Cementum, das	Wurzelzement; auch: Zahnzement
Cervix dentis (= Collum dentis), die	Zahnhals
Corona dentis, die	Zahnkrone
Dentes, die **Dens**, der	Zähne, Zahn
Dentes decidui	Milchzähne
Dentes permanentes	bleibende Zähne
Dentin, das	Zahnbein
Dentition, die	Zahndurchbruch

devital	abgestorben
Enamelum, das	Zahnschmelz
Fissur, die	Furche, Spalte, Fissuren sind Einschnitte im Schmelz der Kaufläche von Molaren und Prämolaren
Foramen apicale (auch: Foramen apicis dentis), das	Wurzelspitzenloch; Loch an der Wurzelspitze, durch das Nerven, Blut- und Lymphgefäße in die Pulpa eintreten
Foramen caecum, das	Einziehung an der oralen Fläche von Schneidezähnen; meist bei den oberen seitlichen Schneidezähnen
Incisivus, der **Incisivi** (Mehrzahl)	Schneidezahn, Schneidezähne
Molar, der	Mahlzahn
Okklusion, die (lat. occludere = verschließen)	Zusammenschluss, „Zusammenbiss“, Schlussbiss; Berührung der Kauflächen von Ober- und Unterkiefer bei zwanglosem Kieferschluss
Prämolar, der	Vormahlzahn
Pulpa, die	Zahnmark; besteht aus Nerven, Bindegewebe und Blutgefäßen
Radix dentis, die	Zahnwurzel
Sapientes	Weisheitszähne
Trifurkation, die	Dreigabelung; Gabelungsstelle der Wurzeln bei dreiwurzeligen Zähnen
Tuberkulum, das	zahnhalsnah, oral gelegene Verdickung des Zahnschmelzes der Schneidezähne

Zähne

Aufgaben

1	Benennen Sie die makroskopisch unterteilbaren Bestandteile eines Zahnes auf Deutsch und mit lateinischen Fachbegriffen.
2	Erklären Sie die Begriffe Okklusion und Artikulation.
3	Beschreiben Sie die Unterschiede zwischen Milchgebiss und bleibendem Gebiss.
4	Benennen Sie die Zähne, die eine Bifurkation und die Zähne, die eine Trifurkation aufweisen.
5	Nennen Sie die härteste Zahnhartsubstanz und beschreiben Sie deren Zusammensetzung.
6	Erklären Sie das Winkel- und Wurzelmerkmal.
7	Benennen Sie die Zähne 24, 53, 48 und 11 nach dem Winkelhaken- und Haderup-Zahnschema.
8	Beschreiben Sie Anzahl und Lage der Wurzeln und Wurzelkanäle von unteren ersten Molaren.

5 Grundlagen der zahnärztlichen Abrechnung

Um die Abrechnung zahnmedizinischer Leistungen zu verstehen, lohnt ein Blick in in die Geschichte, in die grundlegenden Gesetze, Verordnungen und Abmachungen. Ebenso spielen Versicherungen, die ihre Mitglieder gegen Kostenrisiken bei Zahnerkrankungen schützen, eine wichtige Rolle und nicht zuletzt die Einbettung des Unternehmens **Zahnarztpraxis** in das Abrechnungssystem.

5.1 Ein Rückblick in die Geschichte

5.1.1 Von Krankenhilfevereinen bis zum heutigen Sozialgesetzbuch

Schon im Altertum und im Mittelalter versuchten sich die Menschen vor den Risiken des Lebens wie Krankheiten und Unfälle durch Versicherungen zu schützen. So gab es im alten Rom „Krankenhilfevereine", die bei Krankheit eines Mitgliedes Geldzahlungen an das Mitglied leisteten und die medizinische Behandlung bezahlten. Ähnlich war es bei den Selbsthilfeeinrichtungen der Gilden, Zünfte und Bruderschaften im Mittelalter. Diese Unterstützung kam nur wenigen Menschen zu Gute. Die meisten konnten sich eine Behandlung bei Krankheiten und Unfällen nicht leisten. Übrigens: die guten Ärzte und Zahnärzte arbeiteten „bei Hofe" und standen lediglich dem Adel zur Verfügung.

So waren die Menschen bei Krankheit und Unfällen im Wesentlichen sich selbst überlassen oder begaben sich oft in die Hände von Scharlatanen. Die Entwicklung der Zahnmedizin befand sich noch in den Kinderschuhen. Bekannt waren die Zahnreißer oder Zahnbrecher →Abb. 1. Weitere „Berufe" kümmerten sich um die Zahnbehandlung. Es gab Priester, sog. Medizinmänner, Heilige, Quacksalber, Zahnklempner, Barbiere und Bader. Die Behandlung fand oft unter freiem Himmel auf dem Marktplatz statt und ihre Bezahlung erfolgte durch Geldsammlung bei den Schaulustigen oder auch durch freie Kost und Logis. Die ersten Assistenten während der Zahnbe-

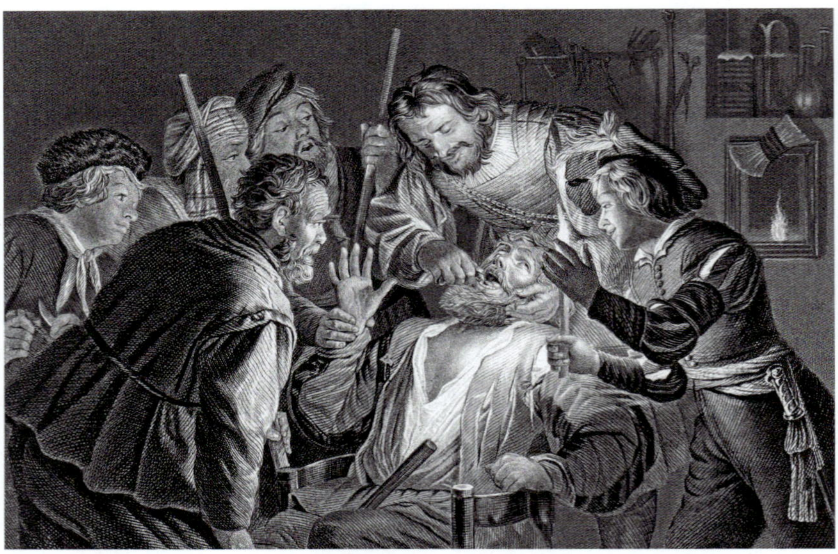

Abb. 1 Der Zähnezieher (Gemälde von Gerrit van Honthorst, 1622)

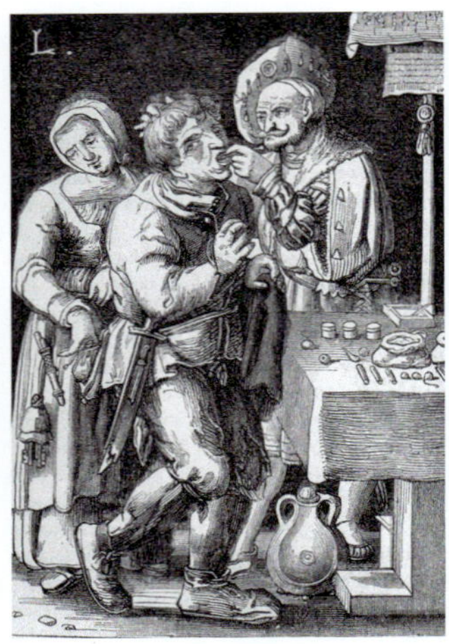

Abb. 2 Ein mittelalterlicher Zahnarzt bei der Arbeit (Kupferstich von Lucas van Leyden, 1523). Die Zahnarzthelferin „kümmert" sich um die Bezahlung.

handlung waren kräftige Männer, die den Patienten festhielten und auf dem Markt die Leute zum Zuschauen zusammentrommelten. Es gab auch „Zahnarzthelferinnen", die sich vornehmlich um um die „Bezahlung" kümmerten →Abb. 2, S. 130. Aus heutiger Sicht handelte es sich zu 100 % um Privatpatienten, die das Zahnarzthonorar ohne den Umweg über eine Versicherung direkt bezahlten.

Eine stationäre zahnärztliche Behandlung kennt man erst seit dem 18. Jahrhundert. Eine **Taxe** für zahnärztliche Leistungen fand sich zum ersten Mal in der **Gebühren-Ordnung für medizinische Berufe** von 1820.

In der Zeit der industriellen Revolution wurde die Not der Menschen durch Krankheiten, Unfälle und Invalidität unerträglich. Die Regierenden sahen darin sozialen Sprengstoff und so entstanden unter dem damaligen Reichskanzler Otto von Bismarck in Deutschland die bis heute gültigen Sozialversicherungen. 1911 wurden die ersten Sozialversicherungen in der **Reichsversicherungsordnung (RVO)** zusammengefasst. Die darin aufgeführten Krankenkassen werden bis zum heutigen Tag in zahnärztlichen Abrechnungsprogrammen oft noch als sog. RVO-Kassen bezeichnet. Die neuere Bezeichnung heißt **Primärversicherungen**, weil sie die ersten (primären) Versicherungen waren. Ab 1976 begann man mit der Integration der RVO in das Sozialgesetzbuch (SGB).

Das SGB wurde geschaffen, um sämtliche Sozialgesetze besser aufeinander abstimmen zu können. Es umfasst derzeit 12 Bücher. So lautet der § 1 des Sozialgesetzbuches, Buch I:

> Das Recht des Sozialgesetzbuches soll zur Verwirklichung sozialer Gerechtigkeit und sozialer Sicherheit Sozialleistungen einschließlich sozialer und erzieherischer Hilfen gestalten. Es soll dazu beitragen, ein menschenwürdiges Dasein zu sichern, gleiche Voraussetzungen für die freie Entfaltung der Persönlichkeit, insbesondere auch für junge Menschen, zu schaffen, die Familie zu schützen und zu fördern, den Erwerb des Lebensunterhalts durch eine frei gewählte Tätigkeit zu ermöglichen und besondere Belastungen des Lebens, auch durch Hilfe zur Selbsthilfe, abzuwenden oder auszugleichen.

Die **Krankenversicherung** findet sich heute im Buch V des Sozialgesetzbuches und wird daher oft abgekürzt als **SGB V** bezeichnet.

5.1.2 Entwicklung der Gebührenordnungen

Die Krankenversicherungspflicht galt zunächst nur für Arbeiter. Für Angestellte kam sie viel später, was auch zur Gründung unterschiedlichen Krankenkassen führte →Abb. 1, S. 20. Als Folge suchten sich die Krankenkassen an allen Orten Zahnärzte, die ihre Versicherten möglichst kostengünstig behandelten. Viele Versicherte klagten damals, dass es keine freie Zahnarztwahl gab. Sie hätten sich teils lieber von einem Zahnarzt ihrer Wahl behandeln lassen. Die Zahnärzte, die bei den Kassen „unter Vertrag standen", beklagten sich außerdem über die schlechte Bezahlung von Kassenleistungen. Oft wurden hier Pauschalen bezahlt. Die Abbildung im Simplicissimus von 1903, einer satirischen Wochenzeitschrift, zeigt das Problem sehr deutlich →Abb. 1, S. 18.
Die Bezahlung der Zahnärzte erfolgte nach Kopfpauschalen, Fallkostenpauschalen und sonstigen Pauschalvergütungen. Auf die heutige Zeit übertragen würde dies be-

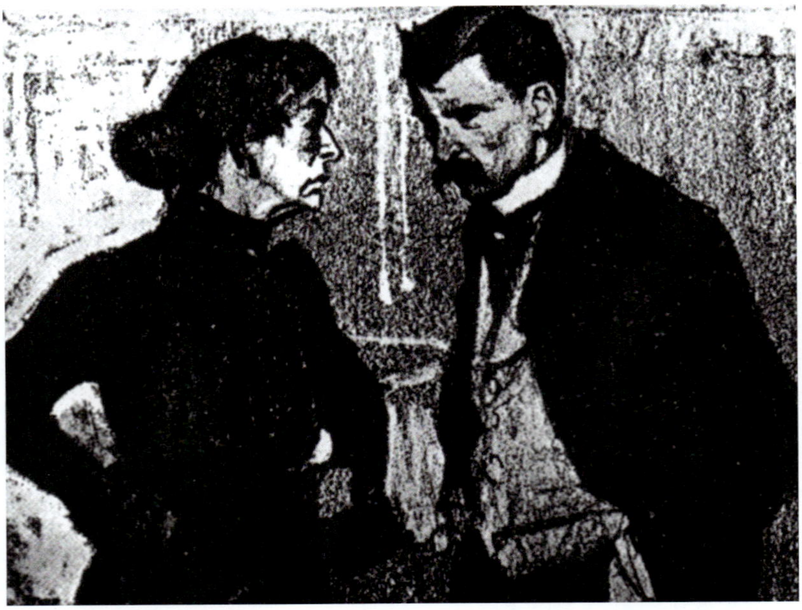

Abb. 1 Illustration von W. Schulze aus dem Simplicissimus (1903) mit der Bildunterschrift: „Der Zustand Ihres Mannes ist nicht ohne Bedenken. Er muss sofort ins Bett und ich werde zweimal täglich nachschauen." – „Na, dann ist es ja ein Glück, dass wir in der Krankenkasse sind." – „Was, Krankenkasse? Warum sagen Sie das nicht gleich? Ihr Mann soll ein paarmal am Tag heißen Kamillentee nehmen und die Sache ist behoben."

deuten, dass für die Behandlung eines Patienten pro Quartal z. B. 50 Euro gezahlt würden (Kopf- oder Fallkostenpauschale). Diese Art der Bezahlung ist im SGB V wieder vorgesehen und wird über den Gesundheitsfonds durchgeführt.

Bei Einführung der Krankenversicherungspflicht waren nur ca. 10 % der Bevölkerung gegen Krankheit versichert (Kassenpatienten). Angestellte und sog. Besserverdienende mussten selbst für die Bezahlung sorgen. Ab ca. 1900 wurde die Unterscheidung in Kassen- und Privatpatienten zum ersten Mal erwähnt. In der Folgezeit wurde für immer mehr Bürger die Krankenversicherungspflicht eingeführt. Seit 2009 besteht lt. Gesetz (VVG) für alle Personen mit Wohnsitz in Deutschland die allgemeine Krankenversicherungspflicht.

Gesundheitsfond →S. 146

Im Jahr 1924 löste die **Preußische Gebührenordnung (PREUGO)** die veralteten Medizinaltaxen ab. Die PREUGO kannte bereits ca. 60 Leistungen für Privatpatienten (Teil III der PREUGO), aber nur neun Leistungen für Kassenpatienten (Teil IV der PREUGO).

Der Teil IV der PREUGO wurde 1935 in die erste **Kassenzahnärztliche Gebührenordnung (KAZGO)** überführt. Daneben entstand in den 1950er-Jahren der zahnärztliche Bundestarif für das Versorgungswesen, ein Tarif für Kassenpatienten. Außerdem existierten eine Reihe weiterer Tarife für besondere Berufsgruppen, wie z. B. Bergleute, Polizeibeamte und Bundesgrenzschutz. Wegen der großen Unzufriedenheit und Ungerechtigkeiten wurde 1962 der **Bundesmantelvertrag Zahnärzte (BMV-Z)** mit dem **Bewertungsmaßstab für zahnärztliche Leistungen BEMA** für Kassenpatienten und 1965 für Privatpatienten die **Bundesgebührenordnung für Zahnärzte (Bugo-Z)** eingeführt.

Der BEMA ging bei seiner **Festlegung von Zahnarzthonoraren** von einer einflächigen Füllung aus, die mit 15 Minuten Behandlungsdauer veranschlagt war und mit 20 Punkten bewertet wurde (damals 8 Deutsche Mark). Daran richteten sich alle anderen Leistungen aus.

Merke
Wie auch schon in der GOZ 1988 sind auch in der GOZ 2012 nicht alle Abrechnungsbestimmungen eindeutig und werden zunehmend von Gerichtsurteilen geklärt.

Die letzte große Reform des BEMA bzw. des BMV-Z erfolgte 2004. Bis 2022 wurden aber zahlreiche Ergänzungen und Änderungen vorgenommen.

Die Bugo-Z kannte einen Gebührenrahmen vom 1fachen bis 6fachen Satz und konnte sich an den Einkommensverhältnissen des Patienten orientieren. Sie wurde von der GOZ 1988 abgelöst. Die neueste Privatgebührenordnung, die GOZ 2012, trat im Jahr 2012 in Kraft.

5.2 Zahnärztliche Abrechnung heute

5.2.1 Versicherte und Kostenträger

In Deutschland sind laut Jahrbuch 2022 der Kassenzahnärztlichen Bundesvereinigung (KZBV) ca. 88 % der Menschen gesetzlich krankenversichert (ca. 73 Mio.). Sie werden als **Kassenpatienten** bezeichnet. Etwa 12 % (ca. 10 Mio.) sind Privatpatienten. Sie sind in einer privaten Krankenkasse versichert.

In den **Primärkassen** (meist über die örtliche AOK) werden die krankenversicherungspflichtigen Arbeitnehmer „automatisch" versichert, wenn sie ein Arbeitsverhältnis beginnen. Viele gesetzliche Krankenkassen sind heute für alle Arbeitnehmer geöffnet. Das bedeutet, dass jeder nach einem Antrag Mitglied in dieser Kasse werden kann, auch wenn er nicht einer festgelegten Berufsgruppe oder einem bestimmten Unternehmen angehört. Die Kassen unterliegen dabei einem Kontrahierungszwang, d. h., sie müssen den Vertrag abschließen. (Ausnahme z. B.: die AOK eines anderen Bundeslandes).

Die Versicherten der gesetzlichen Krankenkassen werden nach ihrem Status wie folgt unterschieden:
- Mitglieder (Status M oder 1),
- Familienmitversicherte (Status F oder 3),
- Rentner (Status R oder 5).

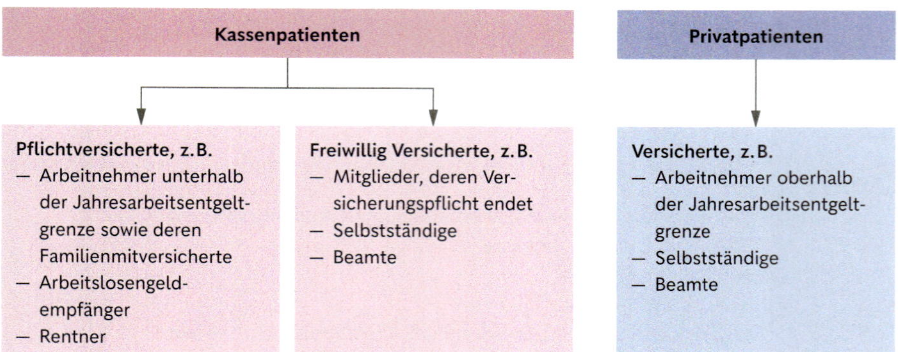

Abb. 1 Gruppierung der Krankenversicherten nach Zugehörigkeit zu den Krankenkassen

Pflichtversicherte sind alle Arbeitnehmer, deren Einkommen unter der **Jahresarbeitsentgeltgrenze** (früher: Versicherungspflichtgrenze) liegt. Diese Grenze bezieht sich auf das jährliche Brutto-Jahresarbeitsentgelt.
Die Jahresarbeitsentgeltgrenze wird jährlich der allgemeinen Einkommensentwicklung angepasst. Ehepartner und Kinder eines pflichtversicherten Mitglieds sind beitragsfrei mitversichert.

Darüber hinaus gibt es weitere pflichtversicherte Menschen, z. B. Rentner, Studenten, Auszubildende, Bezieher von Arbeitslosengeld.

Für **Privatpatienten** gibt es keine Familienmitversicherung. Die Tarife der Privatversicherungen richten sich nach Alter und speziellem Risiko des Versicherten, z. B. Vorerkrankungen.

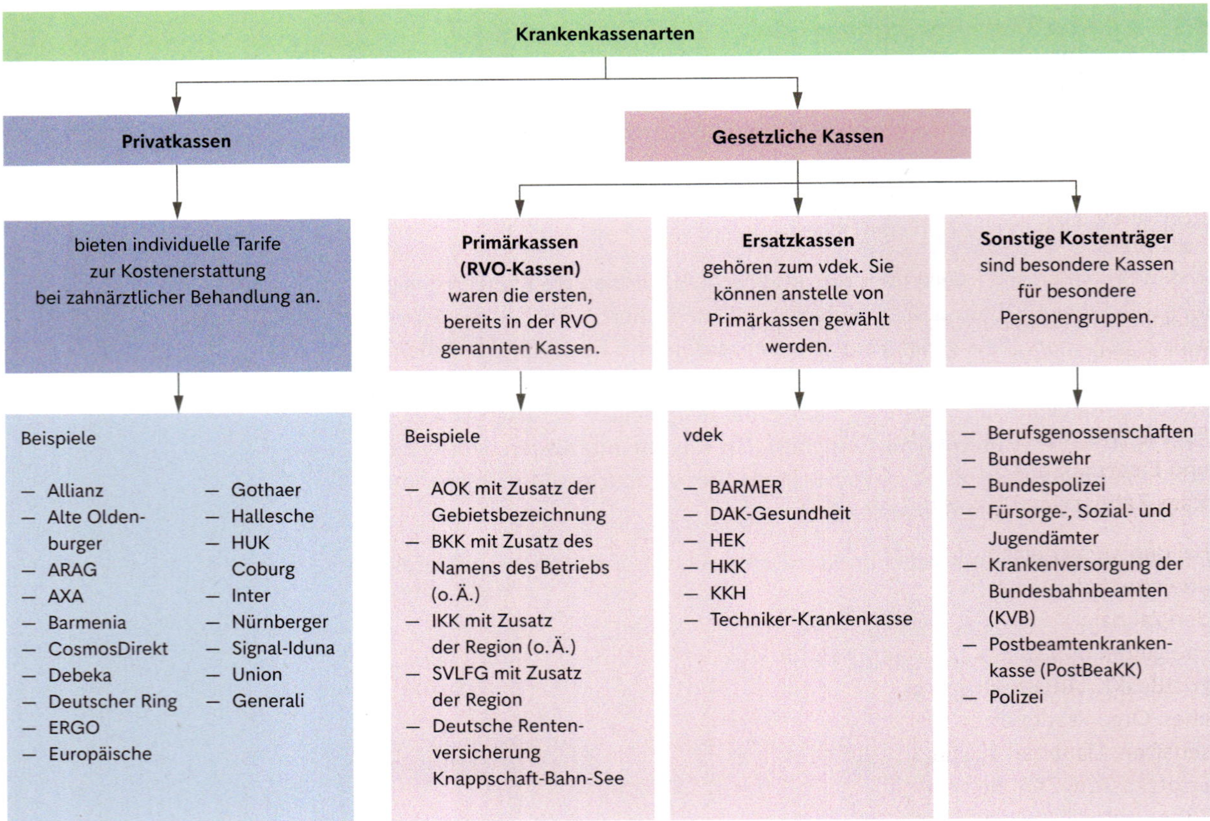

Abb. 1 Gliederung der Krankenkassen nach gesetzlich und privat

Merke

Viele Krankenkassen und Krankenkassenverbände kennt man unter ihrer Abkürzung:

AOK	= Allgemeine Ortskrankenkasse
BKK	= Betriebskrankenkasse
IKK	= Innungskrankenkasse
SVLFG	= Sozialversicherung für Landwirtschaft, Forsten und Gartenbau
BuKn	= Bundesknappschaft, heute Deutsche Rentenversicherung Knappschaft-Bahn-See, manchmal als KBN oder Knappschaft abgekürzt
BARMER	= Barmer Ersatzkasse
DAK	= Deutsche Angestellten-Krankenkasse
TK	= Techniker Krankenkasse
HEK	= Hanseatische Krankenkasse
HKK	= Handelskrankenkasse
KKH	= Kaufmännische Krankenkasse Hannover
vdek	= Verband der Ersatzkassen. Dieser Verband entstand 2009 als Zusammenschluss der ehemaligen Verbände VdAK (Verband der Angestellten Krankenkassen) und des AEV (Arbeiter-Ersatzkassen-Verbandes).

5.2.2 Grundlagen der Honorierung

Die Bezahlung der Behandlung von **Privatpatienten** richtet sich nach der **Gebührenordnung für Zahnärzte** aus dem Jahr 2012 (**GOZ 2012**). Gleichzeitig wird für Privatpatienten in Zahnarztpraxen auch die Gebührenordnung für Ärzte von 1996 (**GOÄ 96**) benötigt, da nicht alle Leistungen in der GOZ 2012 erfasst sind, z. B. Röntgenleistungen.

Wenn ein **Kassenpatient** es wünscht, kann seine Behandlung auch nach diesen Gebührenordnungen abgerechnet werden. In dem Fall verpflichtet sich der Kassenpatient, die Behandlungskosten nach der Mehrkostenregelung (teilweise) selbst zu tragen.

Mehrkostenregelung →S. 161

Beispiel
Ein Patient möchte sein Füllungswahlrecht in Anspruch nehmen und erhält ein Goldinlay anstelle einer Amalgangfüllung. Der Patient muss sich an den Kosten der Füllung beteiligen.

Gleiches gilt für **außervertragliche Leistungen**. Hierunter versteht man Leistungen für Kassenpatienten, die nicht in den entsprechenden Verträgen (Gebührenordnungen) enthalten sind und deshalb privat abgerechnet werden müssen, z. B. Implantate.

Für die „normale" Abrechnung von Leistungen bei Kassenpatienten (Primärkassen und Ersatzkassen) gelten die allgemeinen Bestimmungen des **Bundesmantelvertrags Zahnärzte (BMV-Z)** mit dem **BEMA**.

Bei den Versicherten der Gruppe der **Sonstigen Kostenträger** ist die Situation sehr uneinheitlich. Bei manchen Kostenträgern bestehen gar keine Vereinbarungen mit den zahnärztlichen Vertretungen über die Bezahlung der Leistungen. In diesem Fall gelten die GOZ 2012 und die GOÄ 96, z. B. bei Versicherten der KVB und der PostBeaKK. Andere Kostenträger haben eigene Vereinbarungen mit den zahnärztlichen Organisationen abgeschlossen, z. B. die Polizei und die Berufsgenossenschaften. Daneben existieren oft Verweise auf die Verträge mit den Primär- oder Ersatzkassen. Zum Beispiel gilt bei Sozialamtspatienten der BMV-Z; nur beim Zahnersatz gibt es vorgegebene Einschränkungen durch die Sozialämter.

Merke
Erscheint in der Praxis ein Patient, der bei einem **Sonstigen Kostenträger** versichert ist, empfiehlt sich das Nachschlagen im entsprechenden Vertragswerk, damit die richtige Abrechnung gewährleistet ist.

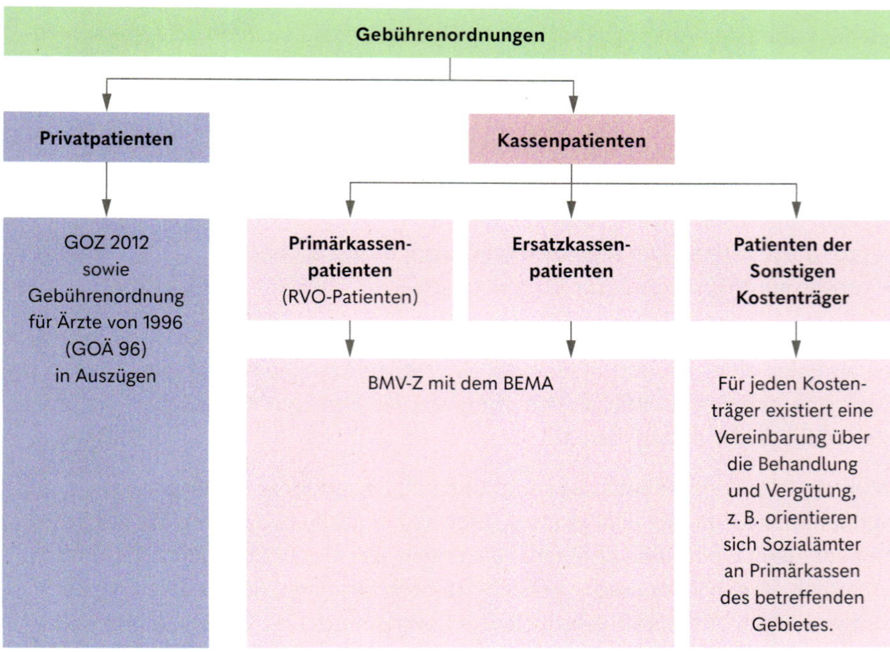

Abb. 1 Übersicht über die unterschiedlichen Gebührenordnungen in der Zahnarztpraxis

6 Gebührenordnungen und Verträge

6.1 Regelungen für Kassenpatienten

Video
Abrechnung Kassenpatientinnen und Kassenpatienten

Bei Kassenpatienten sind die Gebührenordnungen bzw. die Bestimmungen zur Abrechnung von Behandlungen ungleich komplexer als bei Privatpatienten. Neben dem Sozialgesetzbuch, Buch V (SGB V) sind die Verträge mit den Krankenkassen (**BMV-Z** mit dem **BEMA**) sowie Zusatzvereinbarungen, z. B. **besondere endodontische Leistungen** mit den BKKs, **Bezahlung der professionellen Zahnreinigung** mit diversen Kassen, **Beschlüsse des Gemeinsamen Bundesausschusses Krankenkassen-Zahnärzte (G-BA)** sowie **Sondervorschriften** und **Richtlinien** für verschiedene Behandlungen zu beachten.

www.g-ba.de

6.1.1 „Grundgesetz" der Abrechnung: Bestimmungen des SGB V

Die gesetzliche Grundlage für die Abrechnung von zahnärztlichen Leistungen innerhalb der gesetzlichen Krankenversicherung, bildet das SGB V, welches aus der Reichsversicherungsordnung (RVO) hervorgegangen ist. Da das SGB V laufend ergänzt wird, ist auf die gültige Version des Gesetzes zu achten.

www.sozialgesetzbuch-sgb.de/sgbv/1.html

Die Krankenversicherung als Solidargemeinschaft

Die **gesetzliche Krankenversicherung** (GKV) hat die Kosten (zahn)ärztlicher Leistungen zur Erhaltung, Wiederherstellung oder Verbesserung der Gesundheit der Versicherten zu tragen. Die Versicherten sind dabei für ihre Gesundheit mitverantwortlich. Sie sollen an Vorsorgemaßnahmen teilnehmen und aktiv an der Krankenbehandlung mitwirken, um den Eintritt von Krankheiten zu vermeiden und deren Folgen zu überwinden. Die GKV ist nach dem **Solidarprinzip** angelegt. Alle Mitglieder haben den Anspruch auf gleiche Gesundheitsleistungen bei unterschiedlich hohen Beiträgen. Die Beiträge richten sich nach der jeweiligen finanziellen Belastbarkeit.

Merke
Haben sich Versicherte eine Krankheit durch eine medizinisch nicht indizierte ästhetische Operation, eine Tätowierung oder ein Piercing zugezogen, kann die Krankenkasse die Versicherten an den Behandlungskosten beteiligen. Die Zahnärzte und Ärzte müssen dies der Krankenkasse mitteilen.

Gesundheitsleistungen: können die Versicherten beanspruchen
- zur Verhütung von Krankheiten,
- zur Früherkennung von Krankheiten und
- zur Behandlung einer Krankheit (ambulant und stationär)
- sowie auf Maßnahmen zur Rehabilitation.

Diese Ansprüche an die gesetzliche Krankenversicherung bestehen nicht, wenn sie als Folge eines Arbeitsunfalls oder einer Berufskrankheit entstanden sind. Dann übernimmt die Unfallversicherung bzw. die Berufsgenossenschaft die entstehenden Behandlungskosten.

Wirtschaftlichkeitsgebot („Generalklausel") besagt, dass Kassenleistungen **ausreichend, zweckmäßig** und **wirtschaftlich** sein müssen. Sie dürfen das Maß des **Notwendigen** nicht überschreiten. Leistungen, die nicht notwendig oder unwirtschaftlich sind, können weder Versicherte beanspruchen, noch dürfen die Leistungserbringer (Ärzte und Zahnärzte) sie bewirken oder die Krankenkasse sie bewilligen. Auf privater Basis sind derartige Leistungen jedoch für Kassenpatienten möglich. Sie werden dann als Privatleistungen nach GOZ 2012 durchgeführt und abgerechnet.

Zahnärztliche Behandlung

Die zahnärztliche Behandlung dient nach SGB V der Verhütung, Früherkennung und Behandlung von Zahn-, Mund- und Kieferkrankheiten sowie der Versorgung mit Zahnersatz einschließlich Zahnkronen und Suprakonstruktionen. Die Versorgung mit Arznei-, Verband-, Heil- und Hilfsmitteln sowie häusliche Krankenpflege und die Krankenhausbehandlung gehören ebenso dazu.
Die Verhütung von Zahnerkrankungen (Gruppen- und Individualprophylaxe) ist in den §§ 21 und 22 des SGB V geregelt.
Auch die kieferorthopädische Behandlung für Kinder und Jugendliche wird unter bestimmten Bedingungen von der gesetzlichen Krankenversicherung übernommen. Ausgeschlossen ist sie jedoch bei Versicherten, die das 18. Lebensjahr vollendet haben.
In den §§ 55 ff. des SGB V wird die prothetische Behandlung geregelt. Zahntechnische Leistungen werden ebenfalls von der gesetzlichen Krankenversicherung übernommen.

Sach- und Dienstleistung werden in der Regel von den Krankenkassen für die Behandlungen des Zahnarztes erstattet. →Abb. 1, S. 142. Die Krankenkassen dürfen auch **Kosten** anstelle der Sach- und Dienstleistungen erstatten. Dies aber nur in dem Rahmen, der vom SGB V vorgesehen ist, z. B. durch Festzuschüsse zum Zahnersatz.

Festzuschüsse →LF 11

Kostenerstattung (→ §13 SGB V) kann anstelle der von den Krankenkassen angebotenen Sach- und Dienstleistungen gewählt werden. Hierzu muss der Versicherte zunächst von seiner Krankenkasse beraten werden. Bei der Kostenerstattung rechnet die Zahnarztpraxis dann privat nach GOZ 2012 ab. Der Versicherte muss die Kosten vorlegen. Die Krankenkasse gewährt auf Antrag die Erstattung, aber höchstens in Höhe der Vergütung, die die Krankenkasse bei der Erbringung als Sachleistung zu tragen hätte. Die Krankenkasse darf dabei höchstens 5 % der Rechnung als Verwaltungskosten berechnen. Wählt ein Versicherter die Kostenerstattung, ist er daran ein Quartal lang gebunden. Die Wahl kann auf stationäre, ambulante, zahnärztliche und ärztliche Behandlungen beschränkt werden.

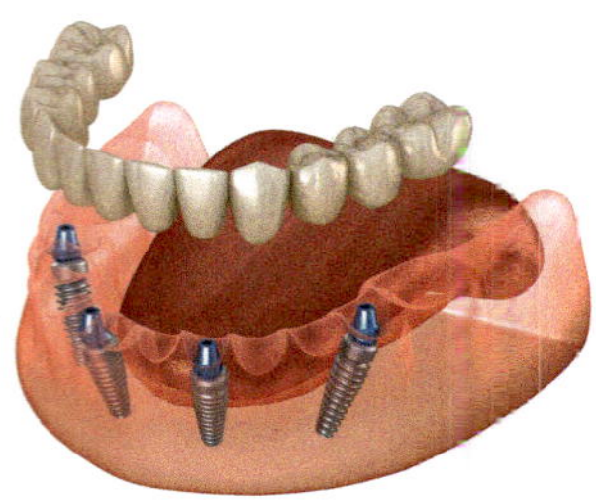

Abb. 1 Im Bereich Zahnersatz ist die **Kostenerstattung** teilweise eingeführt; sie kann auch für die gesamte Behandlung gewählt werden.

Freie Arztwahl besteht für die Versicherten nach § 76 SGB V unter den Vertragszahnärzten.

Vergütung der Zahnärzte (Budgetierung) wird in den Gesamtverträgen geregelt. Zahnärzte erhalten hierbei für ihre Leistungen **Punkte**. Die Abrechnung erfolgt nach Einzelleistungen, die eine Praxis erbracht hat.

Gesamtverträge → S. 139

Die Bezahlung der vertragszahnärztlichen Leistungen innerhalb einer Region (KZV-Bezirk) ist begrenzt (budgetiert). Die abgerechneten Leistungen dürfen z. B. in einem Jahr nicht stärker steigen als die Beitragseinnahmen der gesetzlichen Krankenversicherung im selben Zeitraum. Mit einem **Honorarverteilungsmaßstab (HVM)** wird sichergestellt, dass die Gesamtvergütung gleichmäßig auf das gesamte Jahr verteilt wird, damit es zu keiner Überschreitung der Budgets für eine Region kommt. Die Krankenkassen zahlen die sog. **Gesamtvergütung** an die jeweilige KZV.

Nicht von der Budgetierung betroffen sind prothetische Leistungen und individualprophylaktische Leistungen (auch bestimmte Leistungen für Versicherte, die einem Pflegegrad nach §15 SGB XI zugeordnet sind) an die Versicherten. Auch die Leistungen an die Versicherten der Sonstigen Kostenträger und der Sonderabkommen fallen nicht unter die Budgetierung.

Nachdem die Punktwertdegression im Jahr 2019 weggefallen war, besteht für 2023 und 2024 eine neue Art der Budgetierung. Das Gesetz sieht vor, dass sich die Gesamtvergütung der zu vergütenden vertragszahnärztlichen Leistungen (ohne Zahnersatz) an der jeweiligen Entwicklung der Grundlohnsumme (Summe der versicherungspflichtigen Arbeitsentgelte) orientiert. Im Jahr 2023 beträgt das Budget einen Abzug von 0,75 Prozentpunkten von der prozentualen Steigerung der Grundlohnsumme. Im Jahr 2024 werden 1,5 Prozentpunkte abgezogen.

Das gleiche Verfahren wird auch für die am 31.12.2022 geltenden Punktwerte für zahnärztliche Leistungen (ohne Zahnersatz) angewendet.

Von dieser Budgetierung sind alle Zahnärzte betroffen. Ausnahme: PAR-Leistungen an pflegebedürftige Personen. Früher galt das nur für Zahnärzte, die bestimmte Punktmengen überschritten hatten (z. B. 350.000 Punkte im Jahr).

Beispiel

In den Jahren 2023 und 2024 steigt die Gundlohnsumme jeweils um 4 %. Dann darf die Gesamtvergütung für Zahnärzte im Jahr 2023 nur um 3,25 % steigen. Im Jahr 2024 beträgt die Steigerung nur noch 2,5 %.

Wirtschaftlichkeit und Abrechnungsprüfung wird von einer unabhängigen Prüfungsstelle überwacht. Hier finden **Zufalls- und Auffälligkeitsprüfungen** statt. Bei den Zufallsprüfungen werden ca. 2 % der Praxen ausgewählt.

Beispiel

Eine Zahnarztpraxis überschreitet den Gesamtfallwert der erbrachten KCH-Leistungen gegenüber der Vergleichsgruppe um 60 % oder überschreitet bei KCH-Leistungen einzelne Gebührennummern gegenüber der Vergleichsgruppe um 120 %, oder ihre Abrechnungsnummern weisen Unschlüssigkeiten auf.

Die Praxen können dazu Stellung nehmen und gegen Beschlüsse vorgehen. Gegen Beschlüsse der zweiten Instanz des Beschwerdeausschusses kann beim Sozialgericht geklagt werden. Die Prüfung auf Rechtmäßigkeit und Plausibilität der Abrechnung erfolgt in einer gesonderten Abteilung der Kassenzahnärztlichen Vereinigung.

6.1.2 Überblick über die Verträge

In Deutschland sind fast alle niedergelassenen Zahnärzte als **Vertragszahnärzte (Kassenzahnärzte)** der gesetzlichen Krankenkassen tätig.

Hierzu müssen sie i. d. R. eine zweijährige Assistenzzeit in einer Kassenpraxis nachweisen und den entsprechenden Verträgen beitreten. Jeder Vertragszahnarzt ist Mitglied in der KZV seines Bezirks.

Für die Kassenpatienten schließen die gesetzlichen Krankenkassen mit der **Kassenzahnärztlichen** Bundesvereinigung **(KZBV)** bzw. den Kassenzahnärztlichen

Vereinigungen (KZV) auf Bezirks- oder Landesebene in Vertretung der Vertragszahnärzte **Gesamtverträge** über die Behandlung der Versicherten ab. Den allgemeinen Inhalt der Gesamtverträge bildet der **Bundesmantelvertrag Zahnärzte (BMV-Z)** mit dem **Bewertungsmaßstab für zahnärztliche Leistungen** (BEMA) →Abb. 1.

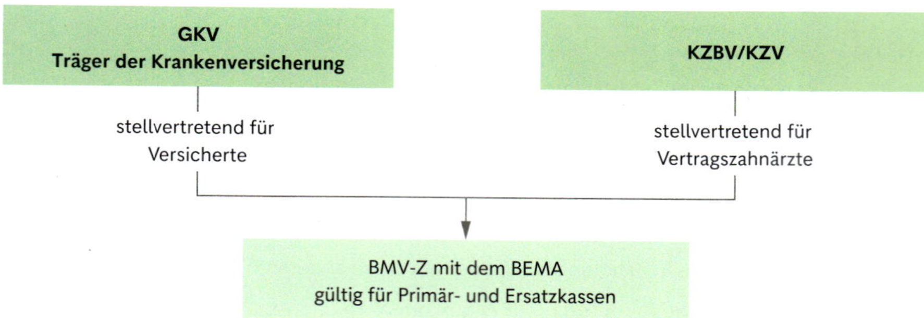

Abb. 1 Partner des BMV-Z

Der BMV-Z regelt hauptsächlich die Rechte und Pflichten der Vertragszahnärzte gegenüber den Krankenkassen und den Versicherten. Er ergänzt das Vertragszahnarztrecht und das SGB V. Neben dem BMV-Z wird die Vergütung der zahnärztlichen Leistungen (und einige weitere Punkte) in sog. regionalen **Gesamtverträgen** mit den einzelnen KZV geregelt.

Merke
Für die **Sonstigen Kostenträger** gelten jeweils besondere Gesetze und Vereinbarungen, die nachzuschlagen sind. Die Sonstigen Kostenträger verweisen häufig auf diese Gesetze und Verträge.

6.1.3 Allgemeine Bestimmungen im BMV-Z

Im **BMV-Z** sind folgende Aspekte geregelt:
- Umfang und Inhalt der vertragszahnärztlichen Versorgung
- Rechte und Pflichten des Vertragszahnarztes
- Verordnung von Arzneimitteln und des Sprechstundenbedarfs
- Abrechnungswege mit der KZV
- Gutachterverfahren bei unterschiedlichen Behandlungen, z. B. in der Prothetikabrechnung
- EDV-gemäßes Abrechnungsverfahren
- zu verwendende (meist digitale) Formulare, z. B. Einführung des elektronischen Beantragungs- und Genehmigungsverfahrens (EBZ), elektronischer Heil- und Kostenplan (eHKP), Parodontalstatus, Verordnung einer Krankenbeförderung, Patienteninformation zum Zahnersatz, eRezept, eAU
- Vorlage der elektronischen Gesundheitskarte durch den Versicherten

Video
Abrechnung Heil- und Kostenplan

Zu den Verträgen zählen viele Zusatzvereinbarungen, z. B. zur Individualprophylaxe, die oft später geschlossen wurden.
Im regionalen Teilen der Gesamtverträge gibt es erhebliche Unterschiede zwischen den Kassen. Man sieht das zum Beispiel in den Punktwertelisten, die regional vereinbart werden.

6.1.4 Bewertungsmaßstab für zahnärztliche Leistungen (BEMA)

Die wichtigste Anlage zum BMV-Z ist die Anlage A, der **Bewertungsmaßstab für zahnärztliche Leistungen (BEMA)**. Darin sind die Bestimmungen für Primär- und Ersatzkassen identisch. Die Vergütung ist in den fünf folgenden Teilen des BEMA geregelt und wird oft als die eigentliche **Gebührenordnung für Kassenpatienten** bezeichnet.

BEMA	Vertragsleistungen
Teil 1	Konservierende und chirurgische und Röntgenleistungen
Teil 2	Behandlung von Verletzungen und Erkrankungen des Gesichtsschädels (Kieferbruch), Kiefergelenkserkranungen (Aufbissbehelfe) und obstruktiver Schlafapnoe (Unterkieferprotrusionsschiene)
Teil 3	Kieferorthopädische Behandlung
Teil 4	Systematische Behandlung von Parodontitis und anderen Parodontalerkrankungen
Teil 5	Versorgung mit Zahnersatz und Zahnkronen

Tab. 1 Vergütungsregelungen der zahnärztlichen Leistungen in den BEMA-Teilen

Zahnärztliche Leistungen, die nicht Bestandteil des BEMA sind, können nach der GOÄ 82 abgerechnet werden, wenn es ärztliche Leistungen sind, die für Zahnärzte geöffnet sind (sog. „Positivliste" der GOÄ 82). Manche Leistungen sind davon nur über die Kassenärztliche Vereinigung abrechenbar, z. B. Leistungen im Rahmen der Mund-Kiefer-Gesichts-Chirurgie (MKG-Leistungen).
Die Leistungen, **die nicht** im BEMA und in der GOÄ 82 enthalten sind, bezeichnet man als **außervertragliche Leistungen**, z. B. Inlays und Implantate.

6.1.5 Allgemeine Regelungen zur Abrechnung nach BEMA

Den einzelnen Teilen des BEMA sind allgemeine Bestimmungen vorangestellt.

Honorarberechnung

Alle zahnärztlichen Leistungen erhalten im entsprechenden BEMA-Teil **Bewertungszahlen** (Punkte), **keine** Euro-Beträge. Die Bewertung in Euro pro Punkt ist der aktuellen Punktwerteliste für das zuständige KZV-Gebiet zu entnehmen.

Beispiel

Krankenkasse	KCH/KBR/PAR	IP	KFO	ZE
AOK	1,1978	1,2731	1,0161	1,0389
IKK	1,1926	1,2607	1,0134	1,0389
BKK	1,1948	1,2617	1,0161	1,0389
HKK, HEK, KKH, DAK	1,1913	1,2585	1,0111	1,0389
BARMER	1,1915	**1,2590**	1,0112	1,0389
Knappschaft	**1,1930**	**1,2597**	**1,0127**	1,0389
Berufsgenossenschaften	1,36	1,36	1,36	1,36
Bundeswehr	1,3027	1,3027	1,1186	1,1186

Tab. 1 Auszug aus einer Punktwerteliste (KZV Baden-Württemberg, Stand 01.01.2023 KCH = konservierend-chirurgische Behandlung, KBR = Kieferbruchbehandlung, PAR = parodontologische Behandlung, IP = individualprophylaktische Behandlung, KFO = kieferorthopädische Behandlung, ZE = Zahnersatzbehandlung

In einem weiteren Schritt muss festgestellt werden, zu welchem Behandlungsbereich die entsprechende Behandlung im BEMA gehört. Abhängig von der Krankenkasse des Versicherten, weichen die Punktwerte voneinander ab. Durch Multiplikation von **Bewertungszahl** (Punkte) mit dem jeweiligen **Punktwert der Kasse** errechnet sich das Honorar.

Beispiel

Für eine einflächige Füllung (Position F1) erhält der Zahnarzt 32 Punkte. Für ein zweiflächige Füllung (Position F2) erhält er 39 Punkte, für eine dreiflächige Füllung (Position F3) 49 Punkte.

1. Berechnung des Honorars für F2 (KCH); der Patient ist Mitglied der AOK:

39 P Bewertungszahl	x	1,1978 € Punktwert KCH (AOK Baden-Württemberg)	=	46,71 €

2. Berechnung des Honorars für F3 (KCH); der Patient ist über die Bundeswehr versichert:

49 P Bewertungszahl	x	1,3027 € Punktwert KCH (Bundeswehr Baden-Württemberg)	=	63,83 €

3. Berechnung des Honorars für F2 (KCH); der Patient ist Mitglied der DAK:

39 P Bewertungszahl	x	1,1913 € Punktwert KCH (DAK Baden-Württemberg)	=	46,46 €

Merke

Die Positionen nach BEMA sind immer in rot gedruckt.
An späterer Stelle sind entsprechend die Positionen nach GOZ/GOÄ blau gedruckt.

Leistungsprinzipien für die Abrechnung bei Kassenpatienten

Die Abrechnung mit gesetzlichen Krankenkassen folgt nach zwei Leistungsprinzipien:

1. Sach- und Dienstleistungen

– konservierende Behandlung einschließlich. Röntgen und Individualprophylaxe
– chirurgische Leistungen
– Behandlung von Verletzungen des Gesichtsschädels
– systematische Parodontalbehandlung

Sach- und Dienstleistungen gehen zu Lasten der Krankenkasse. Der Patient zahlt dafür nichts an den Zahnarzt. Der Zahnarzt rechnet über die KZV ab und erhält sein Honorar über die KZV.

2. Kostenerstattungsleistungen oder Festzuschüsse

– Versorgung mit Zahnkronen
– prothetische Leistungen
– kieferorthopädische Leistungen

Für den festgelegten Eigenanteil an den Kosten erhält der Patient vom Zahnarzt die Rechnung und bezahlt sie ihm. Den Kassenanteil erhält der Zahnarzt von der KZV.

Werden Leistungen aus der GOÄ 82 von der Zahnarztpraxis abgerechnet, ist kein Punktwert vereinbart. Die Leistungen erhalten in dieser Verordnung Punktzahlen. Sind Punktzahlen der GOÄ in BEMA-Punkte umzuwandeln, so sind für jeweils 9 GOÄ-Punktzahlen ein BEMA-Punkt anzusetzen.

Video

Kassenzahnärztliches Viereckmodell

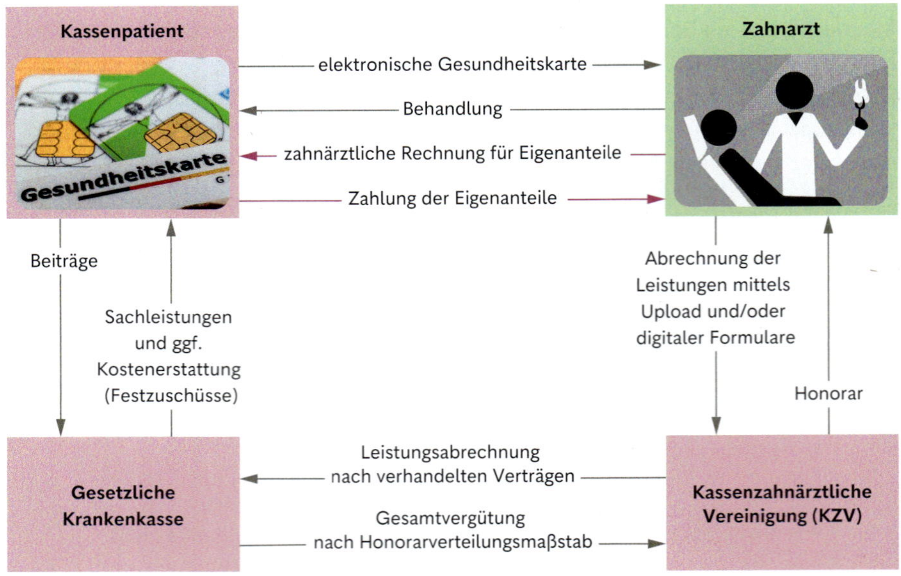

Abb. 1 Abrechnung der Leistungen bei Kassenpatienten

Umfang der Leistung

Eine selbstständige Leistung ist als solche nicht abrechnungsfähig, wenn sie Bestandteil einer anderen Leistung ist, die abgerechnet wurde.
Durch diese Bestimmung sollen Doppelabrechnungen vermieden werden. Verschiedene Leistungen setzen sich aus mehreren Arbeitsgängen zusammen. Wird eine Leistung abgerechnet, die einen solchen Arbeitsgang umfasst, können daneben nicht andere Leistungen, die diese Arbeitsgänge ebenfalls beinhalten, abgerechnet werden.

Beispiel

Leistungsbeschreibung der **Position** 01: Eingehende Untersuchung zur Feststellung von Zahn-, Mund- und Kieferkrankheiten, einschließlich Beratung

Leistungsbeschreibung der **Position** Ä 1: Beratung, auch fernmündlich

Wird nun in einem Behandlungsfall in einer ersten Sitzung die Position 01 abgerechnet, darf in derselben Sitzung keine Position Ä 1 abgerechnet werden, weil die 01 die Ä 1 umfasst.

Die allgemeinen Praxiskosten für Energie und Wasser, aber auch Maschineneinsatz sowie die Kosten der Röntgendiagnostik, sind grundsätzlich in den Leistungsansätzen enthalten. Nicht enthalten sind die Kosten für Arzneimittel und Materialien, die der Kranke zur weiteren Verwendung behält oder die mit der einmaligen Anwendung verbraucht sind sowie die zahntechnischen Laborkosten und die Versand- und Portokosten (auch die Auslagen bei Versendung von Gewebeproben).

Sprechstundenbedarf

Beim Sprechstundenbedarf handelt es sich um Materialien und Medikamente, die die Zahnarztpraxis für die Behandlung von GKV-Patienten benötigt. Dieser wird pauschaliert, bei Vorliegen bestimmter BEMA-Positionen, von den GKV bezahlt. →Tab. 1

BEMA-Pos.	Abk.	Punkte	BEMA-Pos.	Abk.	Punkte	BEMA-Pos.	Abk.	Punkte
02	Ohn	20	44	X2	15	56d	Zy4	48
25	Cp	6	52	Trep2	24	58	KnR	48
26	P	6	53	Ost3	72	59	Pla2	120
28	VitE	18	54a	WR1	72	60	Pla3	80
31	Trep1	11	54b	WR2	96	61	Dia	72
36	Nbl1	15	54c	WR3	48	62	Alv	36
38	N	10	56a	Zy1	120	CPTa	–	22
43	X1	10	56c	Zy3	48	CPTb	–	34

Tab. 1 Ausschnitt aus der Sprechstundenbedarfspunkteliste

Damit soll das ersetzt werden, was für die Versicherten verbraucht wurde. Die Abrechnung muss rückwirkend für das vergangene Quartal erfolgen. Dabei ist nach der Art und der Zahl der Behandlungsfälle im zurückliegenden Quartal sowie nach den durchgeführten und abgerechneten Leistungen zu unterscheiden.

Behandlungsfall →S. 391

Der Zuschlag ist eine (Pauschal-)Vergütung für den Sprechstundenbedarf. Es muss kein Material verbraucht worden sein.

Merke
Für Primär- und Ersatzkassenpatienten erhält die Praxis zusätzliche Punkte zu den aktuellen Punktwerten der BEMA-Position.
(0,0534 €/Punkt der Pos. Stand 2022).
Dies gilt nicht für die Sonstigen Kostenträger.

Beispiel
Ein Zahn muss gezogen werden. Neben weiteren Leistungen (z. B. Ä1, I) rechnet die Zahnarztpraxis für die Extraktion die Position X1 (Extraktion eines einwurzligen Zahnes) mit 10 Punkte x dem Punktwert für KCH-Leistungen ab. Als Zuschlag auf die Position X1 erhält die Praxis noch einmal 10-mal den **Sprechstundenpunktwert** von 0,0534 € als Vergütung für eventuelles Material, unabhängig davon, ob Sprechstundenmaterial verbraucht wurde.

Die **Verordnungsmöglichkeiten** für Materialien und Medikamente sind für Primär- und Ersatzkassenpatienten gleich. Hierzu existieren bei der jeweiligen KZV Listen. Manche Materialien können

- in tatsächlicher Höhe dem Patienten in Rechnung gestellt werden, z. B. Abformmaterial,
- können auf normalem Rezept zu Händen des Zahnarztes verordnet werden, z. B. Injektionsmittel für Heilinjektionen) oder
- gehören zur Negativliste, d. h., sie müssen vom Patienten bezahlt werden, z. B. bestimmte Schmerzmittel und andere, ohne Rezept erhältliche Medikamente.

In folgenden Fällen kann der Vertragsarzt Einzelverordnungen auf den Namen des Patienten ausstellen. Dabei können Antibiotika (keine lokale Antibiotikatherapie) immer verordnet werden.

Bis zur Vollendung des **12. Lebensjahres** können verordnet werden:
- Apothekenpflichtige, nicht verschreibungspflichtige Arzneimittel
- Fluoridierungsmittel zur häuslichen Anwendung
- rezeptpflichtige Mund- und Rachentherapeutika nur bei Pilzinfektionen, ulzerierenden Erkrankungen oder nach operativen Eingriffen.

Bis zur Vollendung des **18. Lebensjahres** können verordnet werden:
- Apothekenpflichtige, nicht verschreibungspflichtige Arzneimittel, wenn Entwicklungsstörungen vorliegen oder sie bei der Behandlung schwerwiegender Erkrankungen als Therapiestandard gelten (Antimykotika nur zur Behandlung von Pilzinfektionen im Mund- und Rachenraum sowie synthetischer Speichel nur zur Behandlung krankhaft bedingter Mundtrockenheit bei rheumatischen oder onkologischen Erkrankungen)
- Fluoridierungsmittel zur häuslichen Anwendung
- verschreibungspflichtige Mund- und Rachentherapeutika bei Pilzinfektionen

Ab dem **vollendeten 18. Lebensjahr** können verordnet werden:
- Apothekenpflichtige, nicht verschreibungspflichtige Arzneimittel, wenn
- Entwicklungsstörungen vorliegen oder sie bei der Behandlung schwerwiegender Erkrankungen als Therapiestandard gelten (Antimykotika nur zur Behandlung von Pilzinfektionen im Mund- und Rachenraum sowie synthetischer Speichel nur zur Behandlung krankhaft bedingter Mundtrockenheit bei rheumatischen oder onkologischen Erkrankungen)
- rezeptpflichtige Mund- und Rachentherapeutika bei Pilzinfektionen

Arzneimittel- und Materialkosten

Nicht in den Leistungsansätzen enthalten sind die Kosten für Arzneimittel und Materialien, die Kosten für die Instrumente, Gegenstände und Stoffe, die der Kranke zur weiteren Verwendung behält oder die mit einer einmaligen Anwendung verbraucht sind, sowie die zahntechnischen Laborkosten und die Versand- und Portokosten.

Beispiel

Benötigt ein Patient nach einer Zahnextraktion Arzneimittel, erhält er ein Rezept und muss die Mittel auf seine Kosten besorgen. Ebenso können die Kosten für Abdruckmaterial und Provisorien bei Anfertigung von Zahnersatz (auch bei KBR und KFO-Behandlungen) gesondert in Rechnung gestellt werden. Es müssen die tatsächlich entstandenen Kosten berechnet werden. Pauschalen sind unzulässig. Ausnahmen bilden die Versandgänge bei der prothetischen Behandlung und bei KFO- und KBR-Behandlungen.

6.1.6 Aufbau des BEMA-Gebührentarifs

Nach den allgemeinen Bestimmungen erfolgen im BEMA die Beschreibungen der zahnärztlichen Leistungen nach einem bestimmten Muster. →Tab. 1, S. 145.
Jede Leistung erhält
- eine BEMA-Position,
- eine Nummer,
- die Angabe ihrer Abkürzung,
- die verbale Leistungsbeschreibung sowie
- die Bewertungszahl.

Unter der Leistungsbeschreibung finden sich häufig einzelne Abrechnungsbestimmungen.

Merke

Die Bewertungszahl wird manchmal auch Punktzahl genannt, ist aber nicht zu verwechseln mit dem Punktwert!

Bei den BEMA-Positionen fallen fünf unterschiedliche Gruppen auf.

Ziffern-Positionen wie z. B 8 wurden im Wesentlichen aus der GOZ von 1965 übernommen. Manche Positionen wurden dabei gestrichen, z. B. die Position 9 (Testen bei Verdacht auf Herderkrankung), andere sollten keine Kassenleistungen sein, z. B. die Position 15 (Einlagefüllung).

0-Ziffern-Positionen wie 02, 03 oder 04 gelten seit Beginn des BEMA, waren aber in der damals vorliegenden Form nicht in der GOZ 65 enthalten. Es handelt sich um neue Behandlungsdefinitionen im Vergleich zur GOZ 65.

Ä-Ziffern-Positionen wie Ä 164 und Ä 925a sind aus der GOÄ von 1965 in den BEMA übernommen worden. Es handelt sich um zahnärztliche Behandlungen, die in der GOZ 65 nicht aufgeführt waren. Nach wie vor findet sich in den allgemeinen Bestimmungen des BEMA der Hinweis, dass nicht enthaltene Leistungen nach der Nachfolgerin der GOÄ 65 (dies ist die GOÄ 82) abgerechnet werden können.

Alphanummerische Ziffern-Positionen wie UP3 und ePA2 oder 13e-13h entstanden, da nach Inkrafttreten des BEMA im Laufe der Zeit neue Behandlungen zu Kassenleistungen wurden. Hier hat man entsprechend der Teile des BEMA, z. B. IP für Prophylaxe, neue Ziffern in den BEMA aufgenommen. Für diese Ziffern existieren meist keine Abkürzungen.

AlphaKürzel-Positionen sind reine Buchstabenkombinationen, die in den Jahren 2021–2022 neu eingeführt wurden, z. B. AIT, BEV, CPT, VS.

BEMA-Pos.	Nummer	Abkürzung	Leistung	Bewertungszahl
8	8	ViPr	Sensibilitätsprüfung der Zähne oder eines einzelnen Zahnes	6
02	02	Ohn	Hilfeleistung bei Ohnmacht oder Kollaps	20
Ä 161	9164	Inz1	Eröffnung eines oberflächlichen Abszesses	15
CPT a		CPT a	Chirurgische Therapie je behandeltem einzwurzeligen Zahn (im Rahmen der PA-Behandlung)	22
IP 4	1004		Lokale Fluoridierung der Zähne	12

Tab. 1 Aufbau des BEMA. Dies Schema wird in allen weiteren Lernfeldern verwendet, wobei auf die Spalte der Nummer verzichtet wird.

Das Verhältnis der Bewertungszahlen zueinander wird in unregelmäßigen Abständen durch einen Bewertungsausschuss überprüft.

Pseudoziffern-Positionen betreffen Leistungen, die nur für Patienten bestimmter Krankenkassen gelten, die Sonderverträge mit der KZV abgeschlossen haben. Zum Beispiel die Ziffern 660, 670, 680, 666, 690. Die Pseudoziffer 646 (erstmalige Befüllung der ePA) gilt für alle Krankenkassen.

6.2 Zahlungswege in der gesetzlichen Krankenversicherung

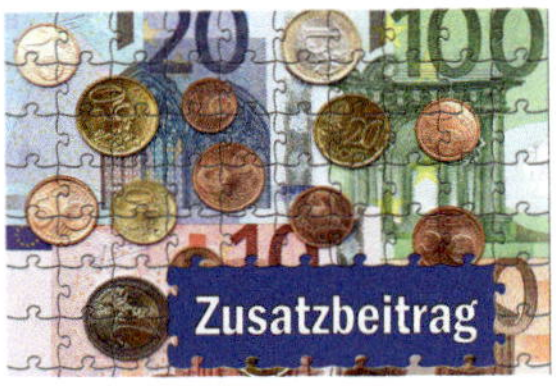

Abb. 1 Auch die Zusatzbeiträge werden in Prozent vom Bruttoentgelt berechnet.

Kassen mit Zusatzbeiträgen
https://www.krankenkassen.de/gesetzliche-krankenkassen/krankenkasse-beitrag/kein-zusatzbeitrag/

Im (reinen) Sachleistungssystem erfolgen zwischen Zahnarztpraxis und Versicherten keine Zahlungen. Die Versicherten zahlen, in den meisten Fällen zusammen mit dem Arbeitgeber bzw. dem Rentenversicherungsträger, einen prozentualen Anteil des Bruttoentgelts bzw. der Rente in den **Gesundheitsfonds** ein →Abb. 2. Der Staat finanziert ebenfalls Leistungen des Gesundheitswesens, die nicht unmittelbar zu den Ausgaben der Krankenversicherung gehören. Aus dem Gesundheitsfonds erhalten die Krankenkassen zunächst eine Pauschale. Daneben erfolgen besondere Zahlungen, insbesondere nach dem **Morbiditätsorientierten Risikostrukturausgleich (MRSA)**. Kassen mit „größeren Risiken", d. h. für Versicherte mit schweren Krankheiten, erhalten darüber hinaus Zuschläge.

Die Kassen können außerdem **Zusatzbeiträge** erheben, wenn sie mit den Einnahmen ihre Ausgaben nicht decken können.

Die Kassen zahlen die **Gesamtvergütung**, gegliedert nach KCH, IP, KBR, KFO einer Region, an die zuständige KZV. Diese bezahlt die Leistungen der Zahnarztpraxis nach Einzelleistungen. Einschränkungen durch das Budget sind möglich.

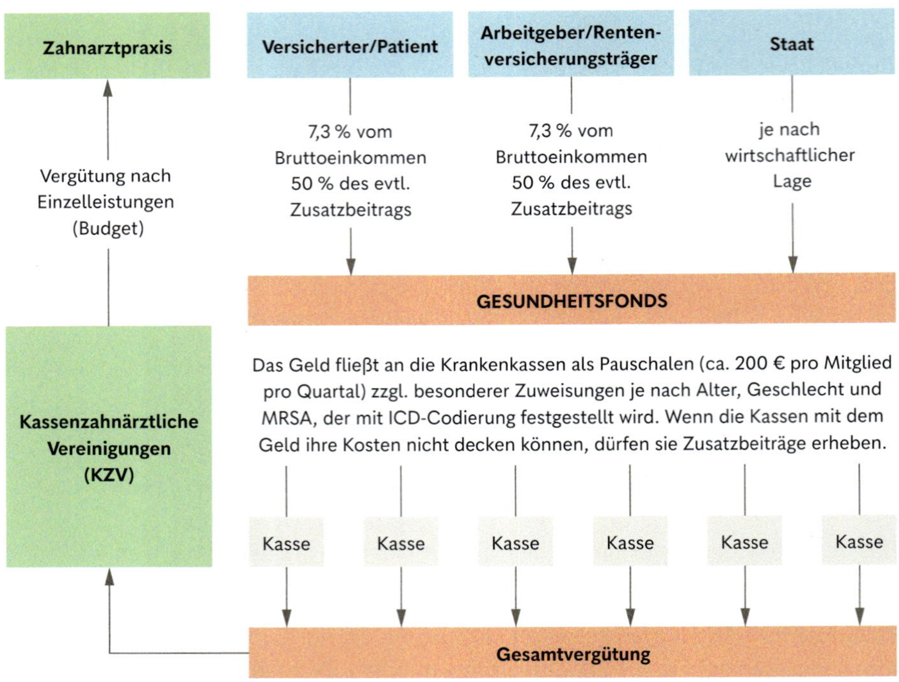

Abb. 2 Zahlungswege in der Sozialversicherung

Merke
Die internationale statistische Klassifikation der Krankheiten und verwandter Gesundheitsprobleme, die **ICD-Codierung** (engl.: International Statistical Classification of Diseases and Related Health Problems), ist das wichtigste, weltweit anerkannte Klassifikationssystem für medizinische Diagnosen. Zahnärztliche Behandlungen fallen unter die Codierungen K00–K14 und sind ab 2022 für die eAU anzuwenden.

6.3 Regelungen für Privatpatienten

6.3.1 Die Gebührenordnung für Zahnärzte (GOZ 2012)

Die **Gebührenordnung für Zahnärzte (GOZ)** ist eine Verordnung, die die Bundesregierung mit Zustimmung des Bundesrates erlassen hat. Theoretisch müssten alle Leistungen, die ein Zahnarzt erbringt, nach dieser Verordnung abgerechnet werden. Nach den Bestimmungen der GOZ § 1 ist die Versorgung von Kassenpatienten jedoch der **Ausnahmefall**. Dieser tritt dann ein, wenn ein Zahnarzt **keine** Verträge mit öffentlich-rechtlichen Kostenträgern abgeschlossen hat. In dem Fall führt er eine ausschließliche Privatpraxis, und rechnet er immer nach der GOZ ab. Kassenpatienten müssten, wenn sie von einem reinen Privatzahnarzt behandelt werden wollen, in der Regel die gesamten Kosten selbst tragen. Ausnahme: Die Kassenpatienten haben Kostenerstattung gewählt.

Video

Abrechnung Privatpatientinnen und Privatpatienten

Kostenerstattung → S. 137

Zahnärzte, die an der kassenzahnärztlichen Versorgung teilnehmen, stellen ihren Privatpatienten immer Privatrechnungen aus. Kassenpatienten erhalten dagegen eine private Rechnung für diejenigen Leistungen, die auf ihren Wunsch zusätzlich zur Kassenversorgung erbracht wurden.

Für Privatpatienten gibt es **zwei Versicherungsvarianten:**
- Sie können sich bei einer privaten Krankenversicherung (PKV) versichern, die die Krankheitskosten vollständig oder bis zu einem vereinbarten Selbstbehalt abdeckt.
- Sie schließen eine private Krankenversicherung ab, die die Krankheitskosten nur zum Teil abdeckt (das sog. Restrisiko). Diese Variante betrifft Beamte, die von ihrem Dienstherrn zunächst Beihilfen zu jeder Privatrechnung bekommen. Diese Beihilfen gelten auch für mitversicherte Familienmitglieder.

In der **zahnärztlichen Privatabrechnung** finden zwei Gebührenordnungen Anwendung:
1. Die Gebührenordnung für Zahnärzte (GOZ)
2. Sind die erbrachten Leistungen nach GOZ nicht abrechenbar, gilt die Gebührenordnung für Ärzte in der jeweils gültigen Fassung (z. Zt. GOÄ 96).

Die GOZ umfasst folgende Abschnitte:
- A Allgemeine zahnärztliche Leistungen
- B Prophylaktische Leistungen
- C Konservierende Leistungen
- D Chirurgische Leistungen
- E Leistungen bei Erkrankungen der Mundschleimhaut und des Parodontiums
- F Prothetische Leistungen
- G Kieferorthopädische Leistungen
- H Eingliederung von Aufbissbehelfen und Schienen
- J Funktionsanalytische und funktionstherapeutische Leistungen
- K Implantologische Leistungen
- L Zuschläge zu bestimmten zahnärztlich-chirurgischen Leistungen

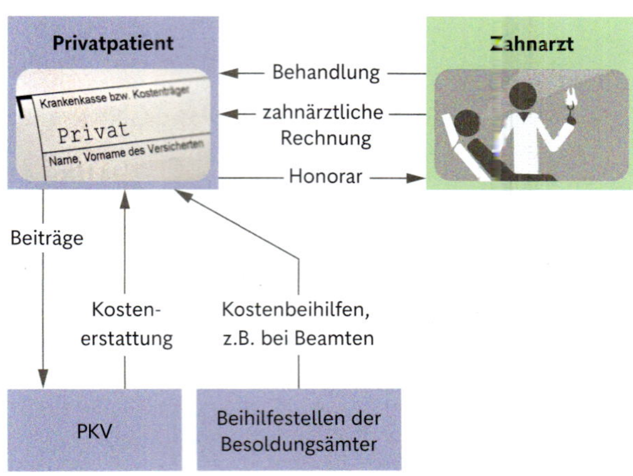

Abb. 1 Abrechnung bei Privatpatienten

Der Zahnarzt hat weder mit den privaten Krankenkassen noch mit den Beihilfestellen vertragliche Beziehungen. Ein Privatpatient ist direkt zahlungspflichtig gegenüber der Zahnarztpraxis. Nach Vorlage seiner Rechnung kann er sich den Rechnungsbetrag von seiner PKV und ggf. von der Beihilfestelle erstatten lassen. Sollten Unstimmigkeiten bei der Abrechnung auftreten, so ist die Zahnärztekammer für eventuelle Gutachten und Beratungen zuständig. Kommt es bei Streitigkeiten zu rechtlichen Auseinandersetzungen, sind die Gerichtsurteile maßgeblich. Stellungnahmen, z. B. von Beihilfestellen oder Ministerien, sind unmaßgeblich. Nur die Gerichte haben hier die Möglichkeit, Recht zu sprechen.

6.3.2 Bestimmungen der GOZ

Die GOZ finden Sie im Internet unter: *https://www.bzaek.de/fileadmin/PDFs/GOZ/gebuehrenordnung_fuer_zahnaerzte_2012.pdf*

Im Folgenden werden wichtige Bestimmungen der GOZ im Einzelnen erläutert. Im **§ 1 Anwendungsbereich** findet sich der Hinweis, dass alle zahnärztlichen Leistungen nach dieser Verordnung abgerechnet werden müssen. Absatz (1) stellt fest, dass durch Bundesgesetz (hier: SGB V) Ausnahmen möglich sind. Es handelt sich dabei um 90 % aller Krankenversicherten. Es findet sich außerdem die Bestimmung, dass nur Vergütungen für Leistungen berechnet werden dürfen, die nach den Regeln der zahnärztlichen Kunst für eine **zahnmedizinisch notwendige** zahnärztliche Versorgung geleistet wurden. Leistungen, die über das Maß einer zahnmedizinisch notwendigen zahnärztlichen Versorgung hinausgehen, darf der Zahnarzt nur berechnen, wenn sie auf Verlangen des Zahlungspflichtigen erbracht worden sind.

Der Begriff **zahnmedizinisch notwendig** ist in der GOZ nicht definiert. Gerichtsurteile kamen zu folgenden generellen Einschätzungen:

Ob eine medizinische Maßnahme überhaupt notwendig ist, kann i. d. R. nach objektiven Regeln eingeschätzt werden – man spricht dabei von einer Behandlung **lege artis** (nach den Regeln der zahnärztlichen Kunst).

Es gibt jedoch meist unterschiedliche, gleichwertige Lehrmeinungen darüber, wie eine Erkrankung am besten zu behandeln ist. Daher muss dem behandelnden Zahnarzt ein Ermessensspielraum eingeräumt werden, für welche Variante er sich in dem speziellen Behandlungsfall entscheiden will.

So sehen die Gerichte Behandlungen meist dann als medizinisch notwendig an, wenn der Zahnarzt zeigen kann, dass diese Behandlung wissenschaftlich als notwendig angesehen wird. Die Gerichte sprechen dabei den Patienten heute meist das Recht zu, die Versorgungsvariante zu wählen, die dauerhaft am besten funktionsfähig bzw. die dauerhaft am wirtschaftlichsten ist.

abweichende Vereinbarung → S. 155, 156

In **§ 2** wird die abweichende Vereinbarung geregelt. Hier wird entschieden, dass durch eine Vereinbarung mit dem Patienten eine abweichende Höhe der Vergütung für Leistungen festgelegt werden kann, die in der Verordnung beschrieben ist. Voraussetzungen für die Vereinbarung sind:

- Sie muss vor dem Eingriff getroffen werden.
- Sie muss schriftlich geschlossen werden.
- Sie enthält Angaben zur Leistung und zum Steigerungssatz.
- Sie enthält eine Erklärung, dass eine Erstattung (z. B. durch Privatversicherung) möglicherweise nicht gewährleistet ist.
- Sie enthält keine weiteren Erklärungen.
- Der Patient erhält die Vereinbarung.

Es können auch Leistungen auf Verlangen des Patienten erbracht werden, die weder in der zahnärztlichen Verordnung noch in der Gebührenordnung für Ärzte enthalten sind. Dies muss in einem Kostenvoranschlag (Therapie- und Kostenplan) mit ähnlichen Bedingungen wie oben geregelt werden.

Leistungen auf Verlangen →S. 156, 162, 163

In **§ 3** werden die **Vergütungen** geregelt. Als Vergütungen stehen dem Zahnarzt Gebühren, Entschädigungen und Ersatz von Auslagen zu.

Nach **§ 4** versteht man unter **Gebühren** die Vergütungen für die im Gebührenverzeichnis genannten zahnärztlichen Leistungen. Der Zahnarzt kann Gebühren nur für selbstständige zahnärztliche Leistungen berechnen, die er selbst erbracht hat oder die unter seiner Aufsicht nach fachlicher Weisung erbracht wurden (z. B. durch einen ZFA). Eine zahnärztliche Leistung kann aus mehreren Behandlungsschritten bestehen, für die aber unten Umständen nur eine Gebühr berechnet werden darf (Zielleistung).

Beispiel

Die GOZ-Position 2050 umfasst folgende Behandlungsschritte:
Präparieren einer Kavität und Restauration mit plastischem Füllungsmaterial einschließlich Unterfüllung, Anlegen einer Matrize oder die Benutzung anderer Hilfsmittel zur Formung der Füllung, einflächig.
Für die gesamten Behandlungsschritte darf nur diese eine GOZ-Position 2050 abgerechnet werden.

Mit den Gebühren sind die Praxiskosten einschließlich der Kosten für Füllungsmaterial, für den Sprechstundenbedarf sowie für die Anwendung von Instrumenten und Apparaten sowie die Lagerhaltungskosten abgegolten, soweit nicht im Gebührenverzeichnis etwas anderes bestimmt ist.

Beispiel

Für die obige GOZ-Position 2050 darf das Füllungsmaterial nicht berechnet werden. Hingegen darf beispielsweise atraumatisches Nahtmaterial oder das Anästhetikum gesondert in Rechnung gestellt werden, weil dies die Verordnung hinsichtlich Auslagen so festlegt.

Auslagen →S. 151

Die **Bemessung der Gebühren** für Leistungen des Gebührenverzeichnisses wird in § 5 geregelt. Die Höhe der einzelnen Gebühr kann danach zwischen dem Einfachen bis Dreieinhalbfachen des Gebührensatzes schwanken. Der **Gebührensatz** ist der Betrag, der sich ergibt, wenn die **Punktzahl** der einzelnen Leistung des Gebührenverzeichnisses mit dem **Punktwert** vervielfacht wird. Der Punktwert beträgt 5,62421 Cent. Bruchteile von Cent sind auf volle Cent-Beträge ab 0,5 aufzurunden und unter 0,5 abzurunden.

Die Schwankungsbreite der Gebühren ist unter Berücksichtigung der Schwierigkeit und des Zeitaufwandes der einzelnen Leistung sowie der Umstände bei der Ausführung zu bestimmen. Bemessungskriterien, die bereits in der Leistungsbeschreibung berücksichtigt worden sind, haben hierbei außer Acht zu bleiben.
In der Regel darf der Zahnarzt bei einer durchschnittlichen Schwierigkeit und durchschnittlichem Zeitaufwand eine Gebühr mit dem 2,3fachen des Gebührensatzes berechnen. Ein Überschreiten des 2,3fachen des Gebührensatzes ist nur zulässig, wenn Besonderheiten in der Schwierigkeit vorliegen und/oder der Zeitaufwand dies rechtfertigt.

Merke

Das Bundesverfassungsgericht hat in einer Entscheidung 2004 erläutert, dass die Zahnarztpraxen den Gebührenrahmen der GOZ ausschöpfen sollen und es keiner Punktwerterhöhung bedarf.

Zur **Festlegung der Gebühr** ist folgendermaßen vorzugehen:

1. Anhand des Leistungsverzeichnisses der GOZ ist die Punktzahl (mitunter auch Bewertungszahl genannt) der erbrachten Leistung zu ermitteln. Sie ist für jede Leistung in der GOZ angegeben.
2. Diese Punktzahl (P) wird mit dem Punktwert multipliziert. Der Punktwert ist durch die Verordnung vorgegeben (5,62421 ct). Das Ergebnis der Berechnung nennt man **Gebührensatz**.

Beispiel

Für die Position 0090, intraorale Infiltrationsanästhesie gelten 60 Punkte. So berechnet sich der einfache Gebührensatz:

60 Punktzahl	x	5,62421 ct Punktwert	=	3,374526 € (einfacher Satz, nicht gerundet)

Der einfache Gebührensatz für die Position 0090 beträgt damit 3,37 €.

Video
Steigerungssätze nach GOZ

3. Nach der Schwierigkeit der Leistung und nach dem benötigten Zeitaufwand legt der Zahnarzt jetzt den sogenannten **Steigerungssatz** (mitunter auch als Steigerungsfaktor bezeichnet) für die erbrachte Leistung fest. Der Steigerungssatz ist ein Faktor, der die Schwierigkeit und den Zeitaufwand der einzelnen Leistung ausdrückt. Er liegt zwischen 1 und 3,5 und wird mit dem Gebührensatz multipliziert.

Beispiel

3,374526 € einfacher Gebührensatz zu Pos. 0090	x	2,3 Faktor für mittelschwere Leistung	=	7,76 € Gebühr mit 2,3fachem Steigerungssatz (gerundet)

4. Handelt es sich um Leistungen, für die ein besonderer Zeitaufwand erforderlich war oder die überdurchschnittlich schwierig waren, kann der Steigerungssatz bis 3,5 erhöht werden, **muss** aber vom Zahnarzt **begründet** werden. Der 2,3fache Satz wird daher auch als **Schwellenwert** (oder Regelsatz) bezeichnet.

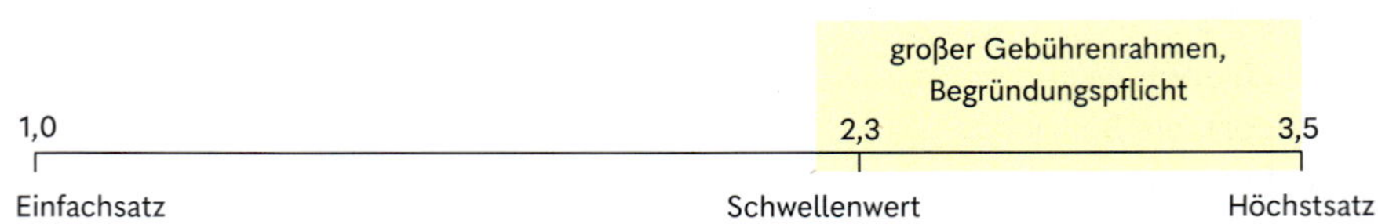

5. Bei **technischen Leistungen** in der zahnärztlichen Behandlung, z. B. Röntgen, ist ein Höchstsatz von 2,5 berechenbar, der 1,8fache Satz gilt als Schwellenwert.

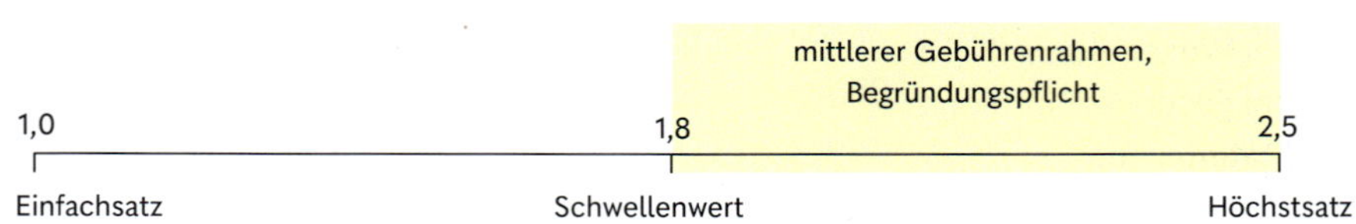

Daneben gibt es noch einen kleinen Gebührenrahmen für **Laborleistungen** in der GOÄ.

In **§ 6** werden die Leistungen in einer Zahnarztpraxis geregelt, die **nicht in der (aktuellen) GOZ** erfasst sind.
Selbstständige zahnärztliche Leistungen, die nicht in dieser Gebührenordnung enthalten sind, müssen entsprechend einer nach Art, Kosten- und Zeitaufwand gleichwertigen Leistung des Gebührenverzeichnisses für zahnärztliche Leistungen berechnet werden. Man spricht dann von einer Abrechnung als Analogleistung. Analogleistungen werden durch ein kleines „a" nach der Position gekennzeichnet, z. B. 2120a.

Bestimmte Leistungen (z. B. Röntgenleistungen) sind in der GOZ nicht enthalten. Daher sind Teile der jeweils gültigen Gebührenordnung für Ärzte (zzt. die GOÄ 96) geöffnet, d. h., der Zahnarzt darf hieraus Gebührenpositionen mit dem Patienten abrechnen.

In **§ 7** werden die **Gebühren bei stationärer Behandlung** geregelt, die für eine Zahnarztpraxis kaum Bedeutung haben.

In **§ 8** ist geregelt, wie der zusätzliche Aufwand und die Kosten des Zahnarztes **bei Besuchen von Patienten** vergütet werden.
Nach der GOZ erhält der Zahnarzt Entschädigung für Besuche (**Wegegeld** oder Reiseentschädigung). Hierdurch sind Zeitversäumnisse und die durch den Besuch bedingten Mehrkosten abgegolten. Das Wegegeld umfasst Wegstreckenentschädigung und Aufwandsentschädigung jeweils in Euro. Bei einem Besuch über 25 km Entfernung erhält der Zahnarzt eine sog. **Reiseentschädigung**.

In **§ 9** ist der **Ersatz von Auslagen für zahntechnische Leistungen** geregelt. Neben den Gebühren für zahnärztliche Leistungen können die dem Zahnarzt tatsächlich entstandenen angemessenen Kosten für zahntechnische Leistungen als Auslagen berechnet werden, soweit diese Kosten nicht nach den Bestimmungen des Gebührenverzeichnisses mit den Gebühren abgegolten sind. Werden Laborkosten voraussichtlich einen Betrag von 1000 € übersteigen, muss der Zahnarzt dem Patienten einen schriftlichen Kostenvoranschlag erstellen.

In **§ 10** finden sich die wichtigen **Bestimmungen für die Rechnungsstellung** in der Zahnarztpraxis. Die zahnärztliche Rechnung muss folgende Inhalte aufweisen:
1. das Datum der Behandlungen
2. die Gebührennummern mit der Bezeichnung der Leistung (evtl. mit Mindestdauer); die Bezeichnung kann entfallen, wenn ein Gebührenverzeichnis mitgeliefert wird
3. eine verständliche Bezeichnung des behandelten Zahnes
4. Betrag und Steigerungssatz (auch: Steigerungsfaktor) der Leistung
5. bei Ersatz von Auslagen nach § 9 den Betrag und die Art der einzelnen Auslage sowie Bezeichnung, Gewicht und Tagespreis verwendeter Legierungen
6. bei Wegegeld nach § 8 den Betrag der Berechnung
7. bei gesondert berechnungsfähigen Kosten: Art, Menge und Preis verwendeter Materialien.

Merke
Eine zahnärztliche Rechnung wurde früher als Liquidation bezeichnet.

Bei Rechnungstellung über Dritte (Rechenzentren) muss vorher die Zustimmung des Patienten eingeholt werden. Die Rechnung muss nach Anlage 2 zur GOZ in einer genau bestimmten Form erfolgen und kann mit einem Barcode versehen werden.

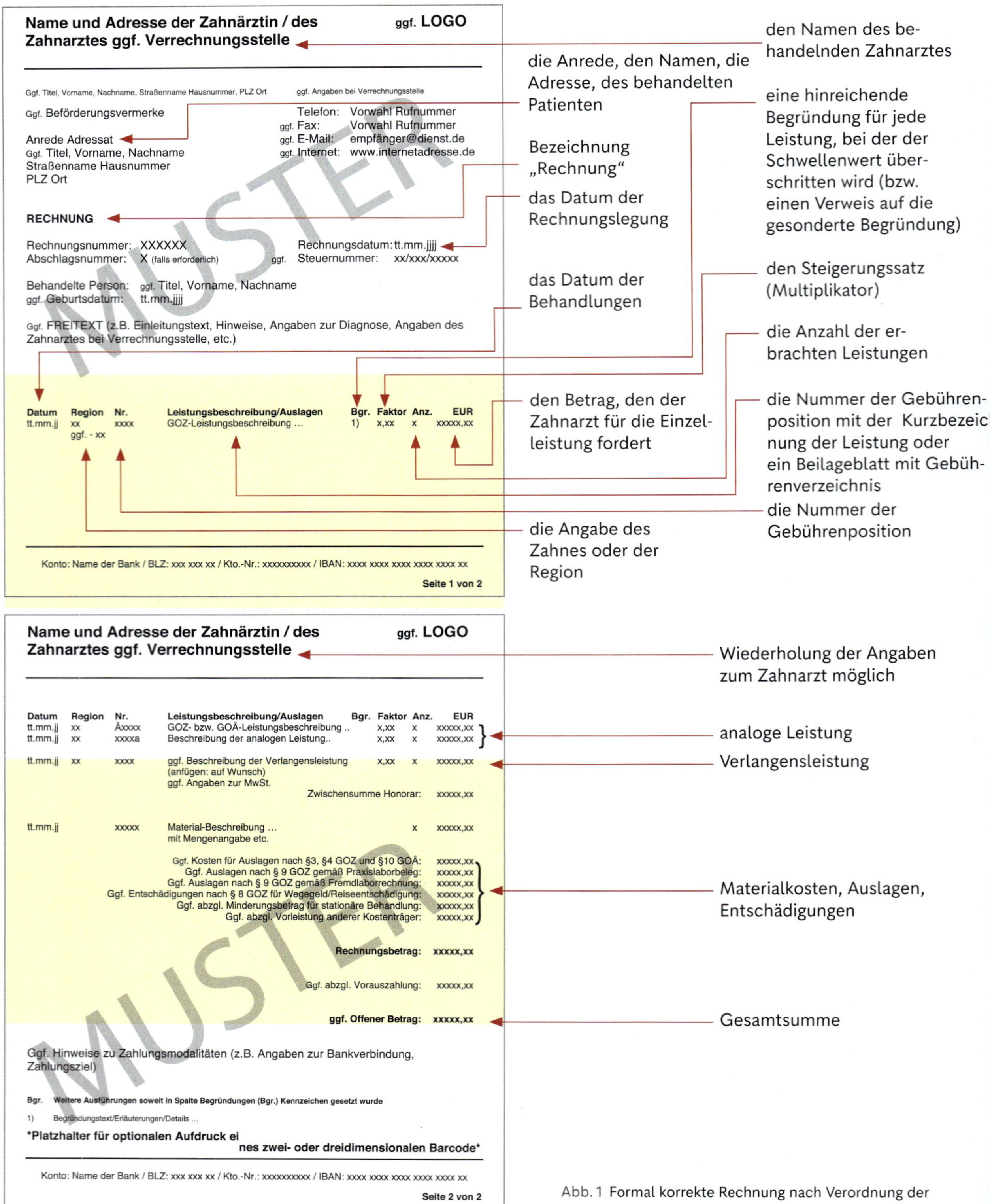

Abb. 1 Formal korrekte Rechnung nach Verordnung der Bundesregierung vom 01.07.2012

Wenn eine Gebühr das 2,3fache (1,8fache) des Gebührensatzes überschreitet, ist dies, auf die einzelne Leistung bezogen, schriftlich und für den Patienten verständlich und nachvollziehbar zu begründen. Die **Begründung** muss auf Verlangen erläutert werden.
Bei Auslagen (insbesondere bei Zahntechnik) muss ein Nachweis (Dentallaborrechnung) der Rechnung beigefügt werden.
Leistungen, die auf Verlangen erbracht worden sind, sind als solche zu bezeichnen.
Wird eine Analogleistung berechnet, so ist die entsprechend bewertete Leistung für den Patienten verständlich zu beschreiben und mit dem Hinweis „entsprechend“ sowie der Position und der als gleichwertig erachteten Leistung zu versehen (z. B. 2170a).

Falsche Rechnungen können dazu führen, dass der Patient die Zahlung verweigert. Dazu ist er berechtigt, wenn die zahnärztliche Rechnung formal nicht korrekt erstellt wurde.

Man sagt: „Wenn die Rechnung formal inkorrekt erstellt wurde, begründet sie keine Fälligkeit“.

Ist die zahnärztliche Rechnung jedoch formal korrekt erstellt, so ist der Patient auch dann zur Zahlung verpflichtet, wenn inhaltliche Differenzen über bestimmte Positionen bestehen sollten.

Oft kommt es bei Differenzen zur Einigung mit dem Patienten und die Rechnung wird korrigiert. Ansonsten ist zunächst die Kammer zuständig und versucht zu vermitteln, ggf. auch mit einem Gutachter. In dieser Zeit ruht die Verjährung.

Behandelte Person: Dietmar Schnabel
Geburtsdatum: 23.04.1986

Zeitraum: 03.04.22 - 09.04.22

Sehr geehrter Herr Schnabel,

für die zahnärztliche Behandlung erlaube ich mir, nach den zur Zeit geltenden Bestimmungen zu berechnen:

Datum	Region	Nr.	Leistungsbeschreibung/Auslagen	Bgr.	Faktor	Anz.	EUR
03.04.22	15	0090	Intraorale Infiltrationsanästhesie		2,3	1	7,76
	46	0100	Intraorale Leitungsanästhesie		2,3	1	9,05
	15	2020	Temporärer speicheldichter Verschluss einer Kavität		2,3	1	12,68
	46	2270	Provisorium im direkten Verfahren mit Abformung		2,3	1	34,93
09.04.22	15,46	2170	Einlagefüllung, mehr als zweiflächig		2,3	2	442,14
	15,46	2197	Adhäsive Befestigung		2,3	2	38,64
	46	2195a	Parapulpäre Stiftverankerung §6 (1) entsprechend 2195		1,5	1	25,31
			Zwischensumme Honorar:				565,51
03.04.22		§4(3)	Ultracain DS forte, je Ampulle	A		2	1,46
09.04.22		§4(3)	Parapulpärer Stift (Titan)	A		1	5,70
			Kosten für Auslagen nach § 3, § 4 GOZ und § 10 GOÄ:				8,16
09.04.22		9242	Eigenlaborkosten			1	19,30
			Auslagen nach § 9 GOZ gemäß Praxislaborbeleg:				19,30
			Auslagen nach § 9 GOZ gemäß Fremdlaborrechnung:				750,00
			Rechnungsbetrag:				**1.342,97**

Abb. 1 Ausschnitt aus einer Rechnung, erstellt mit einem Praxisverwaltungssystem (PVS)

6.3.3 Ärztliche Leistungen bei Privatpatienten

Die aktuelle GOZ gestattet in § 6 den Zugriff auf offene Bereiche der GOÄ. Darunter sind Gebührenabschnitte der GOÄ zu verstehen, die auch eine Zahnarztpraxis zur Abrechnung einer Behandlung verwenden darf. Aufgrund zahlreicher Unterschiede zur GOZ ist es notwendig, Auszüge aus der **GOÄ 96** wiederzugeben.

Offene Bereiche der GOÄ 96

Hier nennt die GOZ folgende Abschnitte (sog. offene Bereiche der GOÄ):
- Abschnitte B I, B II, B III unter den Positionen 30, 31 und 34, B IV bis B VI
- Abschnitt C I unter den Positionen 200, 204, 210 und 211, C II, C III bis C VII, C VIII nur, soweit eine zugrunde liegende ambulante operative Leistung berechnet wird
- Abschnitt E V und E VI
- Abschnitt J
- Abschnitt L I, L II unter den Positionen 2072 bis 2074, L III unter den Positionen 2253 bis 2256 im Rahmen der Behandlung von Kieferbrüchen, L VI unter den Nummern 2321, 2355 und 2356 im Rahmen der Behandlung von Kieferbrüchen, L VII, L IX
- Abschnitt M unter den Positionen 3511, 3712, 3714, 3715, 4504, 4530, 4538, 4605, 4606 und 4715
- Abschnitt N unter der Position 4852
- Abschnitt O

Video
Steigerungssätze nach GOZ

Für alle diese Leistungen gilt ein Punktwert von 5,82873 Cent.
Dabei ist zu beachten, dass für die unterschiedlichen Gebührenabschnitte verschiedene Steigerungssätze zulässig sind:

Gebührenabschnitt	Steigerungsfaktor ohne weitere Begründung	Steigerungsfaktor mit entsprechender Begründung
Leistungen nach GOZ und Leistungen nach den Abschnitten B, C, D, J, L und N der GOÄ 96	Faktor zwischen 1 und 2,3	Faktor 3,5
Leistungen nach den Abschnitten A, E und O der GOÄ 96	Faktor zwischen 1 und 1,8	Faktor 2,5
Leistungen nach Abschnitt M der GOÄ 96	Faktor zwischen 1 und 1,15	Faktor 1,3

Tab. 1 Zulässige Steigerungssätze der unterschiedlichen GOÄ-Abschnitte

Außerdem ist zu beachten, dass **Zuschläge** zu Beratungen, Untersuchungen und Besuchen immer mit dem **einfachen** Satz zu berechnen sind.

Abschnitt A: Gebühren in besonderen Fällen

Für bestimmte Leistungen dürfen Gebühren nach Maßgabe des § 5 nur bis zum 2,5fachen des Vergütungssatzes bemessen werden. Ausnahme: Position Ä2 und einige andere Positionen werden als Positionen des Abschnittes A definiert. Die entsprechenden Hinweise sind bei den jeweiligen Positionen zu finden.

Abschnitt B: Allgemeine Bestimmungen

1. Als **Behandlungsfall** gilt für die Behandlung derselben Erkrankung der Zeitraum eines Monats nach der jeweils ersten Inanspruchnahme des Arztes.
2. Die Leistungen nach den Positionen 1 und/oder 5 sind neben Leistungen nach den Abschnitten C bis O im Behandlungsfall nur einmal berechnungsfähig.
3. Die Leistungen nach den Positionen 1, 3, 5, 6, 7 und/oder 8 können an demselben Tag nur dann mehr als einmal berechnet werden, wenn dies durch die Beschaffenheit des Krankheitsfalls geboten war. Bei mehrmaliger Berechnung ist die jeweilige Uhrzeit der Leistungserbringung in der Rechnung anzugeben. Bei den Leistungen nach den Positionen 1, 5, 6, 7 und/oder 8 ist eine mehrmalige Berechnung an demselben Tag auf Verlangen, bei der Leistung nach Position 3 generell zu begründen.

Terminvereinbarungen sind nicht berechnungsfähig.

6.3.4 Regelungen für Basisversicherte

Jeder, der sich in der gesetzlichen Krankenversicherung nicht versichern kann, muss von der privaten Krankenversicherung in den **Basistarif** übernommen werden. Der Umfang des Versicherungsschutzes entspricht etwa dem der gesetzlichen Krankenversicherung. Das bedeutet, dass bestimmte Behandlungen nicht versichert sind (z. B. kieferorthopädische Leistungen bei Erwachsenen, implantologische Leistungen).

Folgende reduzierte Steigerungssätze gelten:
- Zahnärztliche Leistungen: 2,0facher Steigerungssatz
- Leistungen aus der GOÄ: 1,8facher Steigerungssatz
- Laborleistungen: 1,16facher Gebührensatz

Die Versicherten müssen sich vor Beginn der Behandlung als Basistarifversicherte zu erkennen geben, sonst werden sie wie normale Privatpatienten behandelt. Der Zahnarzt kann dann entscheiden, ob er den Patienten behandeln möchte. Bei den Zahnärztekammern bestehen Verzeichnisse von Zahnärzten, die Basisversicherte unter diesen Bedingungen behandeln.

Viele GOZ-Leistungen unterschreiten (aktuell) bei einer 2,3fachen Berechnung den Tarif der gesetzlichen Krankenkassen (z. B. Ost2). Eine Notfallbehandlung kann ein Zahnarzt jedoch nicht ablehnen. Grundsätzlich besteht auch die Möglichkeit, mit Patienten im Basistarif eine **abweichende Vereinbarung** zu schließen.

6.3.5 Abweichende Vereinbarungen

Sowohl in der GOZ als auch in der GOÄ ist der Abschluss einer abweichenden Vereinbarung möglich →Abb. 1, S. 156. Dadurch kann z. B. vor der Behandlung ein abweichender Steigerungsfaktor festgelegt werden.
Bei Leistungen nach den Abschnitten A, E, M und O ist eine abweichende Vereinbarung **nicht** möglich (z. B. Röntgen). Außerdem dürfen Notfall- und Schmerzbehandlungen nicht davon abhängig gemacht werden, ob eine abweichende Vereinbarung unterschrieben wird.

Abweichende Vereinbarung nach § 2 Abs. 1 und 2 GOZ

zwischen: ______________________ Zahnarzt/Zahnärztin

und: ______________________ Zahlungspflichtiger/Zahlungspflichtigem

Abweichend von der Gebührenordnung für Zahnärzte (GOZ/GOÄ) wird für folgende Leistung die aufgeführte Gebührenhöhe vereinbart:

Zahn / Region	GOZ/GOÄ-Pos.:	Leistungsbeschreibung	Anzahl	Faktor	Euro
Gesamtbetrag					

Es wurde ausdrücklich darauf hingewiesen, dass eine Erstattung der Vergütung durch Erstattungsstellen möglicherweise nicht in vollem Umfang gewährleistet ist.

Dem Zahlungspflichtigen wurde eine Ausfertigung dieser Vereinbarung ausgehändigt.

______________________ *Ort, Datum* ______________________ *Ort, Datum*

______________________ *Unterschrift Zahlungspflichtiger* ______________________ *Unterschrift Zahnarzt / Zahnärztin*

Abb. 1 Empfehlung einer abweichenden Vereinbarung nach § 2 Abs. 1 und 2 GOZ

Wenn eine abweichende Vereinbarung nach § 2 der GOZ geschlossen werden soll, müssen. Formvorschriften eingehalten werden. Die GOZ gibt den genauen Inhalt der abweichenden Vereinbarung vor, ohne jedoch ein bestimmtes Formular vorzuschreiben →Abb. 1. Wenn hierfür selbst entwickelte oder gekaufte Formulare verwendet werden sollen, müssen nach gültiger Rechtsprechung alle Patientendaten, Positionen und Steigerungssätze individuell eingetragen werden.

6.3.6 Leistungen, die teils nicht in der GOZ/GOÄ genannt sind

Es kann vorkommen, dass Leistungen erbracht und abgerechnet werden müssen, die auf folgende Situationen zutreffen:

Situation	Vorgehen bei der Abrechnung
1. Es handelt sich um eine Leistung, die nicht zahnmedizinisch notwendig ist. Sie ist in der GOZ aber aufgeführt (z. B. Austausch einer intakten Füllung). Diese Leistung wird auf Verlangen des Patienten nach § 1 Abs. 2 erbracht.	Berechnung nach § 2 Abs. 2 und 3 GOZ: Vor Beginn der Behandlung wird eine **abweichende Vereinbarung** geschlossen, die der Patient unterschreibt. Nach Ende der Behandlung wird unter Bezugnahme auf die Vereinbarung nach § 2 Abs. 2 und 3 GOZ die Rechnung erstellt.
2. Eine Leistung ist zahnmedizinisch notwendig, ist aber nicht (mehr) in der GOZ/GOÄ aufgeführt (z. B. parapulpäre Stiftverankerung).	Die Berechnung erfolgt als **Analogleistung**, d. h., eine Leistung, die nach Art, Zeitaufwand und Kosten der erbrachten Leistung entspricht, wird nach § 6 Abs. 1 GOZ zugrunde gelegt.
3. Es wird eine nicht zahnmedizinisch notwendige Leistung erbracht, die auch nicht in der GOZ enthalten ist (Kosmetik).	Die Berechnung erfolgt nach § 2 Abs. 2 und 3 GOZ oder nach § 670 BGB. Bei der Abrechnung nach § 670 BGB ist jedoch immer auf die gültigen Umsatzsteuerregelungen und die möglichen Auswirkungen auf die Gesamtversteuerung zu achten! Berufsrechtliche Regelungen sind ebenfalls zu beachten.

6.3.7 Begründungen bei erhöhtem Steigerungssatz

Die Vergütung, die ein Zahnarzt für die Behandlung gemäß der GOZ berechnen darf, liegt zwischen dem 1fachen und dem 3,5fachen Gebührensatz. Bei der Festlegung der Gebührenhöhe muss der Zahnarzt die Schwierigkeit und den Zeitaufwand sowie weitere patientenabhängige Umstände berücksichtigen. Bei Leistungen, die einen erhöhten Aufwand erfordern, wird der Zahnarzt den sog. Schwellenwert (2,3facher Gebührensatz) bei der Abrechnung überschreiten.

Überschreitet der Zahnarzt bei einer Gebührenposition den 2,3fachen Satz (bis zum 3,5fachen Satz), muss er dies kurz begründen. Diese Begründung ist auf Anforderung des Patienten näher zu erläutern (§ 10 Abs. 3). Damit ist die Verpflichtung des Zahnarztes lt. Gebührenordnung erfüllt.

Die Bestimmungen der einzelnen Privatkrankenkassen und Beihilfestellen sind sehr unterschiedlich. Bei Streitigkeiten über eine Rechnung ist nicht die Ansicht einer Beihilfestelle oder Privatkrankenkasse ausschlaggebend. Die Zahnarztpraxis verweist den Patienten in solchen Fällen i. d. R. an die zuständige Zahnärztekammer und ggf. an die zuständigen Gerichte.

Will ein Zahnarzt eine Leistung wegen des erhöhten Zeitaufwands und/oder höherer Schwierigkeit **über** den 3,5fachen Satz berechnen, muss mit dem Patienten eine abweichende Vereinbarung nach § 2 Abs. 1 GOZ geschlossen werden. Für die Begründungen sollten folgende Regeln beachtet werden (als erhöhter Steigerungssatz wird hier nur der 2,4fache bis 3,5fache Satz für zahnärztliche Leistungen betrachtet):

- Für jede Einzelleistung, die mit einem erhöhten Steigerungssatz abgerechnet wird, muss eine gesonderte Begründung erfolgen. Der Begründungstext kann sich natürlich bei verschiedenen Leistungen wiederholen.
- Die Begründungen müssen durch den Patienten oder die erbrachte Leistung bedingt sein. Die Qualifikation des Zahnarztes oder die Praxisausstattung sind gleichgültig.
- Wenn die Begründung durch die erbrachte Leistung bedingt ist, muss diese Leistung umfangreicher sein als die Leistungsbeschreibung es vorsieht.

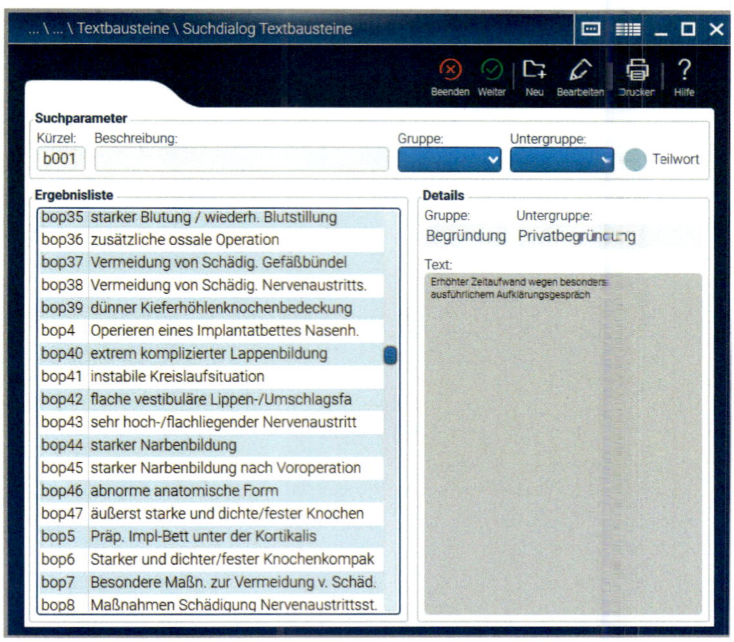

Abb. 1 Begründungen aus einem PVS

Die Begründungen lassen sich in zwei verschiedene Gruppen enteilen:

- allgemeine patientenabhängige Begründungen,
- Begründungen im Zusammenhang mit bestimmten Leistungen.

Auf der nächsten Seite sind aus jeder Gruppe einige Beispiele angeführt →Tab. 1, S. 158.

Allgemeine patientenabhängige Begründungen	Beispiele
körperlich	übermäßiger Speichelfluss, erhöhter Muskeltonus, Würgereiz, eingeschränkte Mundöffnung, labiler Kreislauf
psychisch	verminderte psychische Belastbarkeit, erschwerte Kommunikation, sehr ausführliches Aufklärungsgespräch
Begründungen im Zusammenhang mit bestimmten Leistungen	**Beispiele**
Untersuchung und Planung	schwierige Planung wegen erforderlicher fachübergreifender Abstimmung mit anderen Behandlern, besondere Beratung bei Allergieverdacht
konservierender Behandlung	schwierige Kauflächengestaltung bei Dysgnathien, erschwerte Kanalaufbereitung wegen gekrümmter Kanäle
chirurgischen Leistungen	Operationsgebiet in der Nähe gefährdeter anatomischer Strukturen (Kieferhöhle, Nervkanal, Gefäß), extrem harter und kompakter Knochen
Abformungen	besonderer Zeitaufwand wegen mehrfacher Abformungen, starke Blutungsneigung
Kronen und Brücken	ungünstige Neigung der Pfeilerzähne, Abrasionsgebiss
Prothesen	starke Atrophie der Kieferkämme, Schlotterkamm, tief ansetzende Bänder

Tab. 1 Begründungen für die Berechnung des erhöhten Steigerungssatzes

Außerdem finden sich Begründungen im Zusammenhang mit Wiederherstellungen, Aufbissbehelfen und Schienen, Röntgen, Parodontalbehandlung und Kieferorthopädie.

6.3.8 Berechnung von Auslagen nach GOZ

Nach der neuen GOZ vom 05.12.2011 können Materialien in der Zahnarztpraxis zusätzlich berechnet werden →Tab. 1, S. 159.

In der Rechnung sind dabei für alle Materialien die **Art** des Materials, ggf. die **verbrauchte Menge** und der **individuell berechnete Einzelpreis** anzugeben.

Nicht berechenbar sind alle Materialien, die allgemeine **Praxiskosten** oder **Sprechstundenbedarf** darstellen und alle plastischen Füllungsmaterialien, so z. B.:

- Füllungsmaterialien wie Amalgame, Komposite, Zemente, Materialien für Überkappungen, Materialien für Wurzelfüllungen
- wiederverwendbare Instrumente, z. B. Abdrucklöffel
- Medikamente, die in der Praxis vorrätig sind und sofort verbraucht werden
- Bohrer, Schleifer, Fräser, Polierer, Finierer
- Einmalinstrumente, z. B. Absauger, Spritzen, Skalpelle
- Einmalmaterialien, z. B. Mundschutz, Handschuhe
- Tupfer, Kompressen, Zellstoff u. a.
- Desinfektions- und Reinigungsmittel sowie Oberflächenanästhetika

Abschnitte GOZ	Materialbeispiele (ggf. zugrunde liegende Bestimmungen)
A	Abformmaterialien (Allg. Bestimmungen, Abschnitt A) Anästhetika antibakterielle Materialien (GOZ 4025) atraumatisches Nahtmaterial (Allg. Bestimmungen, Abschnitte D, E, K)
B	Bissnahmematerialien (GOZ 8010)
E	Explantationsfräsen, nur einmal verwendbar (Allg. Best., Abschnitte D, K)
F	Fixierungselemente (GOZ 9005)
I	intra-/extraorale Verankerung (GOZ 6160) Implantate, Implantatteile (Allg. Bestimmung Abschnitt K) Implantatfräsen, nur einmal verwendbar Allg. Bestimmung Abschnitt K)
K	Knochenersatzmaterialien (Allg. Bestimmungen, Abschnitt D, E, K) Knochenkollektor, Knochenschaber, nur einmal verwendbar (GOZ 4110, 9090) konfektionierte Kronen und Provisorien (GOZ 2250, 2260) konfektionierte apikale Stiftsysteme (GOZ 3110, 3120) Kopf-Kinn-Kappe (GOZ 6170)
M	Materialien zur Förderung der Blutgerinnung/Geweberegeneration Materialien zum Schutz wichtiger anatomischer Strukturen, z. B. Nerven Materialien zur Fixierung von Membranen
N	Navigationsschablone Nickel-Titan-Instrumente zur Wurzelkanalaufbereitung, nur einmal verwendbar (Allg. Bestimmungen, Abschnitt C)
O	Orientierungsschablone (GOZ 9003)
R	Röntgenmessschablone (GOZ 9000)
V	Verankerungselemente (GOZ 2190, 9195) Verschlussmaterialien oberflächlicher Blutungen bei hämorrhagischen Diathesen
Z	zahntechnische Leistungen Zumutbarkeitsgrenze wird überschritten

Tab. 1 Übersicht über zusätzlich berechenbare Materialien

Merke
Die Zumutbarkeitsgrenze ist erreicht, wenn der Materialkosteneinsatz 30 % des Einfachsatzes der Gebühr überschreitet.

6.3.9 Ersatz von Auslagen nach GOÄ

Zu den Gebühren der GOÄ für die ärztlichen Leistungen können neben den in der betreffenden Position genannten Materialien zusätzlich z. B. folgende Auslagen berechnet werden:
- Kosten für Arzneimittel
- Verbandmittel und sonstige Materialien, die der Patient zur einmaligen Anwendung erhält
- Versand- und Portokosten

Nicht berechnet werden dürfen z. B.:

- Pauschalen für Abdruckmaterial o. Ä.
- Kleinmaterialien wie Zellstoff, Mulltupfer, Verbandspray, Gewebekleber u. Ä.
- Reagenzien, Desinfektions- und Reinigungsmittel
- Augen-,Ohren-, Nasentropfen, Puder, Salben u. Ä.
- Einmalartikel wie Spritzen, Kanülen, Skalpelle, Darmrohre, Harnblasenkatheter u. Ä.

Merke
Für den Versand der zahnärztlichen Rechnung dürfen keine Portokosten berechnet werden.

7 Abrechnung außervertraglicher Leistungen bei Kassenpatienten

Manchmal wünschen Kassenpatienten eine Versorgung außerhalb der „Kassenversorgung“. Kassenzahnärzte müssen ihre Patienten dann darauf hinweisen, dass es sich hier um Leistungen handelt, die außerhalb des Rahmens der gesetzlichen Krankenversicherung liegen.

Merke
Für jede Privatvereinbarung (veraltet: Abdingung) oder Mehrkostenregelung nach § 28 SGB V muss die Aufklärung in der (elektronischen) Karteikarte, (Patientenakte) dokumentiert sein.

Ein umfassende **Patientenaufklärung** ist nötig: Ein Patient kann sich nur rechtswirksam für eine Versorgung (auch **für** die Kassenversorgung) entscheiden, wenn er weiß, welche Möglichkeiten es gibt. Deshalb ist eine Dokumentation über eine ausreichende Aufklärung in jedem Fall notwendig.

Die Aufklärung hat zu erfolgen über
- die vorhandene Situation im Mund (Erklärung der Befunde und der Diagnose),
- die Krankheitsfolgen im unbehandelten Zustand,
- die Therapiemöglichkeiten im Rahmen der gesetzlichen Krankenversicherung,
- mögliche Behandlungsalternativen, d. h. über alle anderen sinnvoll möglichen Versorgungen, auch wenn es sich um aufwendige außervertragliche oder alternative Versorgungsmöglichkeiten handelt,
- die Kosten bzw. die Mehrkosten für die einzelnen Versorgungsmöglichkeiten,
- die Risiken der einzelnen Behandlungsalternativen,
- die Prognosen der einzelnen Behandlungsalternativen (Abschätzung des jeweils zu erwartenden Therapieerfolges).

Merke
Achtung: Es ist nicht zulässig, Privatleistungen durch eine Zuzahlung zu ähnlichen Leistungen der gesetzlichen Krankenkassen zu finanzieren.

Entscheidet sich ein Patient nach einer entsprechenden Aufklärung für eine bestimmte Versorgung, dann muss der Zahnarzt die rechtlichen Grundlagen beachten. Kassenzahnärzte dürfen von Versicherten eine Vergütung nur dann fordern, wenn der Patient klar erkennbar verlangt, auf eigene Kosten behandelt zu werden. Wählt der Patient aufwendigeren Zahnersatz als notwendig, hat er die Mehrkosten selbst zu tragen. Hierüber ist vor Beginn der Behandlung eine schriftliche Vereinbarung zwischen dem Kassenzahnarzt und dem Patienten zu treffen (§ 8 Abs. 7 BMV-Z). Dafür gibt es drei unterschiedliche Vorgehensweisen:
- die Mehrkostenregelung,
- die abweichende Vereinbarung und
- das Vorgehen bei sonstigen Leistungen (Kosmetik u. Ä.)

Situation	Vorgehensweise
Der Patient wünscht eine aufwendigere Behandlung als nötig, z. B. jeweils aufwendigere Füllungen, kieferorthopädische Behandlung oder Zahnersatzversorgung.	Es wird eine der möglichen **Mehrkostenregelungen** vereinbart. →LF 4, Kap. 2.3.1 sowie LF 12, Kap. 4
Der Patient wünscht eine Behandlung, die im Rahmen der gesetzlichen Krankenkasse nicht vorgesehen ist (z. B. Hypnose, Akupunktur, professionelle Zahnreinigung (PZR), Sinuslift, Implantate).	Leistungen, deren Abrechnung nicht kassenrechtlich geregelt ist, werden nach der GOZ privat liquidiert. Dazu muss mit dem Patienten eine **schriftliche Vereinbarung** getroffen werden, die diesen Kassenpatienten für diese vereinbarte Leistung zum Privatpatienten macht. →Abb. 2, S. 163.

Abrechnung außervertraglicher Leistungen bei Kassenpatienten

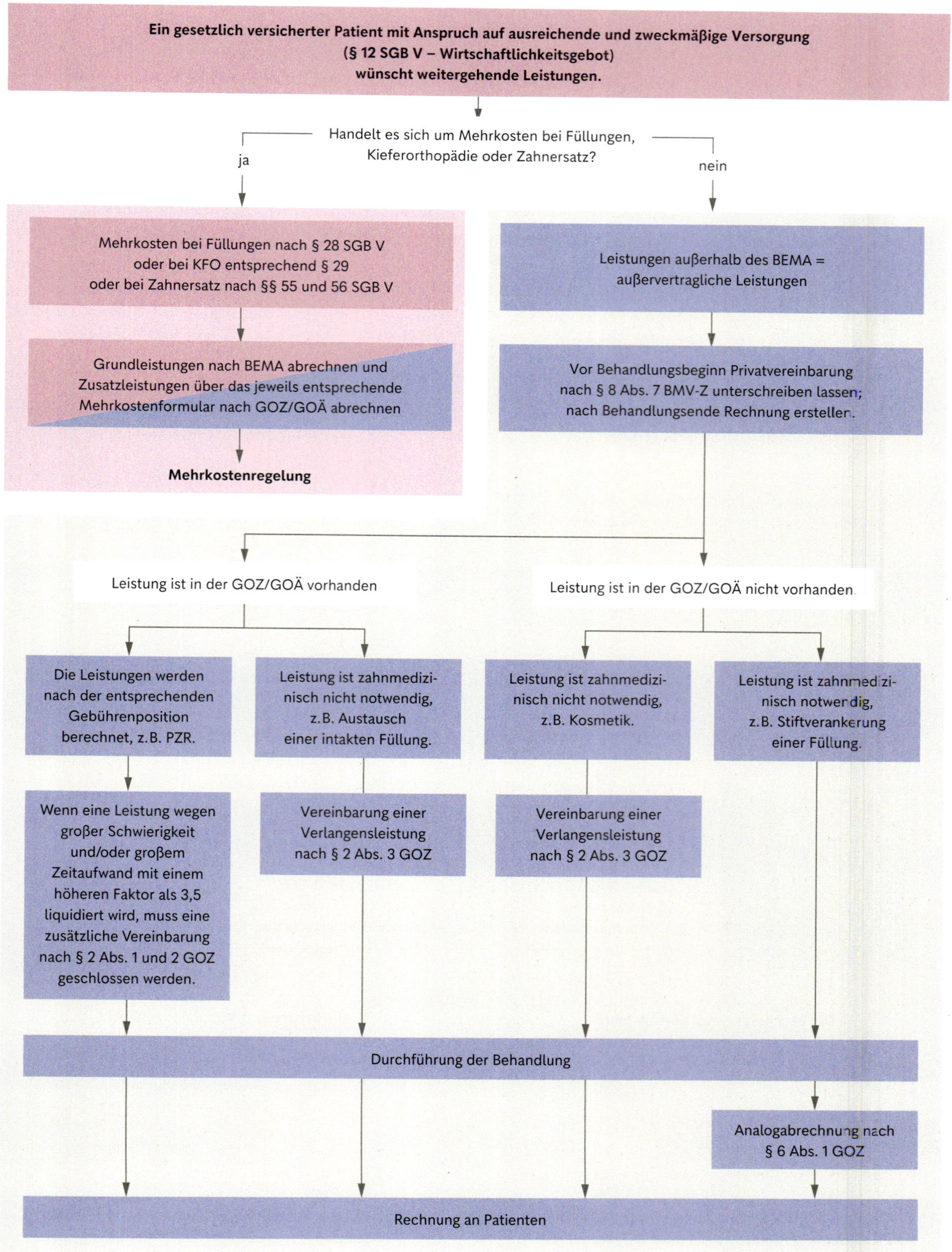

Abb. 1 Mehrkostenregelung und abweichende Vereinbarung

Sonstige Leistungen können sein:

- Verlangensleistung einer Leistung, die nicht zahnmedizinisch indiziert, aber in der GOZ enthalten ist (z. B. Austausch einer intakten Füllung); Abrechnung nach § 2 Abs. 2 und 3 der GOZ →Abb. 1, S. 163.
- Verlangensleistung, die nicht in der GOZ enthalten ist, z. B. Kosmetik, Twinkles, →Abb. 2, S. 163; Abrechnung nach § 2 und 3 der GOZ, evtl. § 670 BGB (berufs- und steuerrechtliche Auswirkungen beachten!)
- Leistung ist zahnmedizinisch notwendig, aber nicht in der GOZ enthalten →Abb. 2, S. 163; Abrechnung nach Analogverfahren § 6 Abs. 1 (kein höherer Faktor als 3,5 möglich)

Bei großem Zeitaufwand oder großer Schwierigkeit einer verlangten Leistung (höherer Faktor als 3,5) muss zusätzlich eine Vereinbarung nach § 2 Abs. 1 GOZ geschlossen werden →Abb. 1, S. 156.

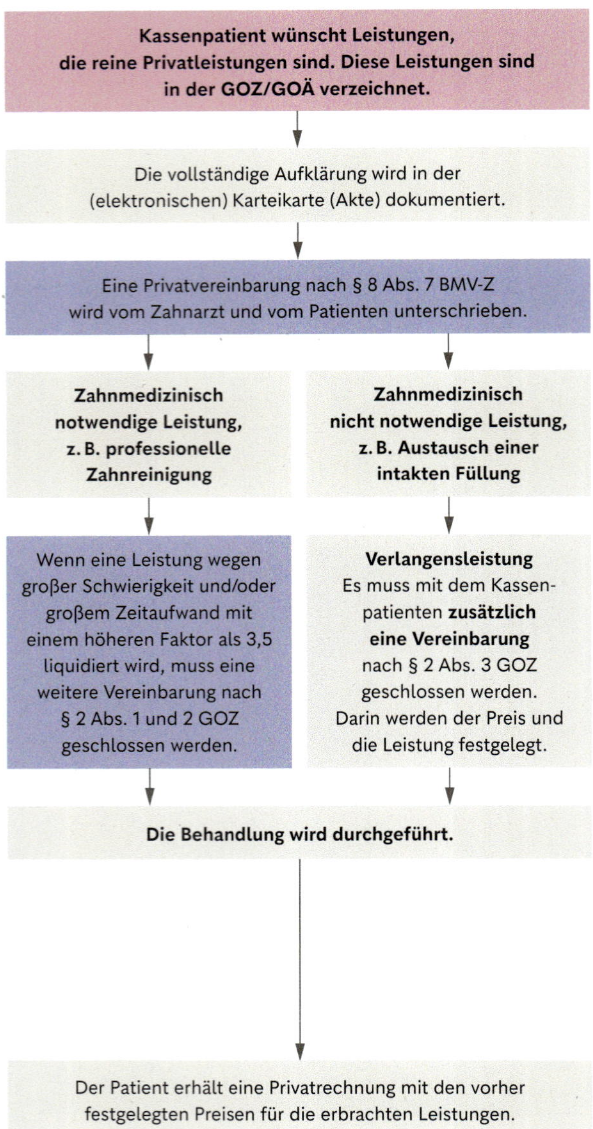

Abb. 1 Abrechnungsvorgehen 1

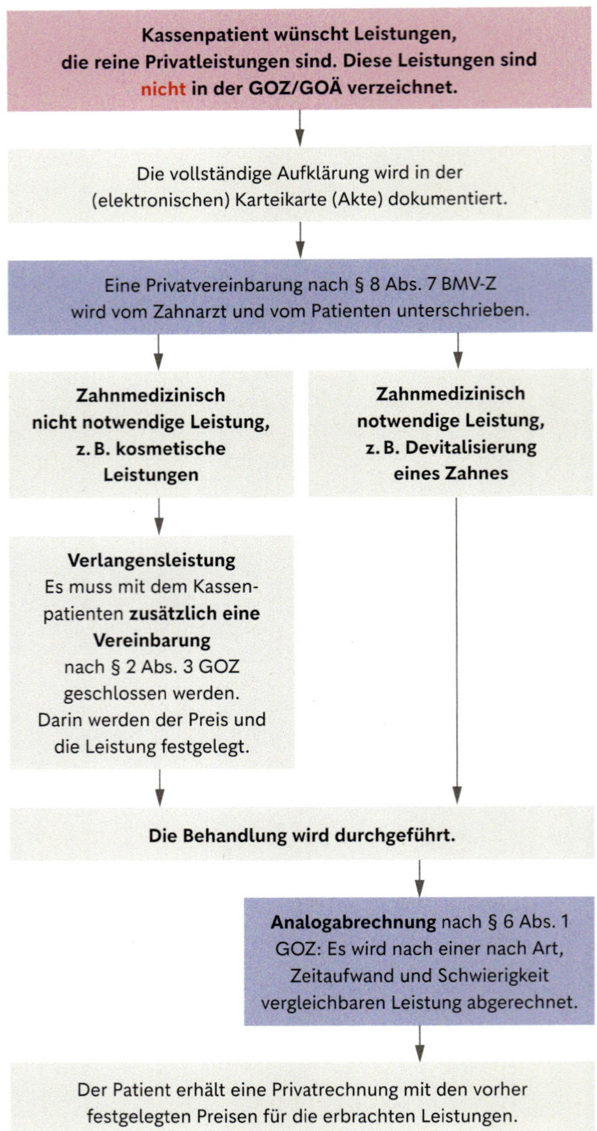

Abb. 2 Abrechnungsvorgehen 2

Abweichende Vereinbarung über Verlangensleistungen gem. § 2 Abs. 3 GOZ

zwischen
Frau (Patientin/Zahlungspflichtige), geb. am
(Anschrift)
und Frau Zahnärztin

Nach eingehender Aufklärung der o. g. Zahlungspflichtigen über die Behandlung, insbesondere deren fehlende zahnmedizinische Notwendigkeit, und die dazugehörigen Kosten sowie über die Art der Leistung (Verlangensleistung) wünscht die o. g. Zahlungspflichtige von der o. g. Zahnärztin Leistungen gem. § 1 Abs. 2 Satz 2 GOZ. Die Gebührenhöhe der Leistung wird mit diesem Heil- und Kostenplan wie folgt vereinbart:

Zahn/ Region	*GOZ-Nr./ GOÄ (soweit vorhanden)*	*Leistungsbeschreibung*	*Anzahl*	*Gebührensatz*	*€-Betrag*
Gesamtbetrag					

Es wurde ausdrücklich darauf hingewiesen, dass eine Erstattung der Vergütung durch Erstattungsstellen möglicherweise nicht in vollem Umfang gewährleistet ist.

Der Zahlungspflichtigen wurde eine Ausfertigung dieser Vereinbarung ausgehändigt.

, den

Unterschrift der Zahlungspflichtigen *Unterschrift Zahnärztin*

Abb. 1 Beispiel einer abweichenden Vereinbarung über Verlangensleistungen nach § 2 Abs.3 GOZ

Vereinbarung zur Privatbehandlung nach § 8 Abs. 7 BMV-Z
für gesetzlich versicherte Patienten

Name des Versicherten: ....

Ich wurde von meinem Zahnarzt darüber aufgeklärt und ich weiß, dass ich als Patient der gesetzlichen Krankenversicherung das Recht habe, nach den Bedingungen der gesetzlichen Krankenversicherung behandelt zu werden, wenn ich meine gültige elektronische Gesundheitskarte vorlege.

Nach Aufklärung durch meinen Zahnarzt wünsche ich ausdrücklich unabhängig davon aufgrund des folgenden privaten Behandlungsvertrages gemäß der Gebührenordnung für Zahnärzte (GOZ) privat behandelt zu werden. Mir ist bewusst, dass eine Erstattung der Kosten für die unten aufgeführten Leistungen durch die gesetzlichen Krankenkassen i. d. R. nicht erfolgt.

Die Vereinbarung erfolgt aufgrund von:

☐ § 8 Abs. 7 BMV-Z (für Versicherte der gesetzlichen Krankenkassen)

Folgende Behandlung wurde vereinbart:

☐ Vergleiche Heil- und Kostenplan (siehe ____ Anlage(n))

Bei der geplanten Behandlung handelt es sich um eine Behandlung, die
☐ nicht im Leistungskatalog der gesetzlichen Krankenversicherung enthalten ist,
☐ weit über das Maß der ausreichenden, zweckmäßigen und wirtschaftlichen Versorgung hinausgeht,
  ☐ nach §§ 12, 70 SGB V,
  ☐ gemäß den Richtlinien des Bundesausschusses der Zahnärzte und Krankenkassen,
☐ auf Wunsch des Patienten durchgeführt wird.

Ort, Datum *Unterschrift des Versicherten* *Unterschrift des Zahnarztes*

Abb. 2 Beispiel einer Vereinbarung zur Privatbehandlung von Kassenpatienten

8 Leistungsabrechnung bei Kassenpatienten

8.1 Die elektronische Gesundheitskarte

Seit 2015 weist sich der gesetzlich Versicherte in der Praxis mit der elektronischen Gesundheitskarte (eGK) als Versicherter einer Krankenkasse aus. Ausnahmen gibt es bei den Sonstigen Kostenträgern und im Ersatzverfahren.

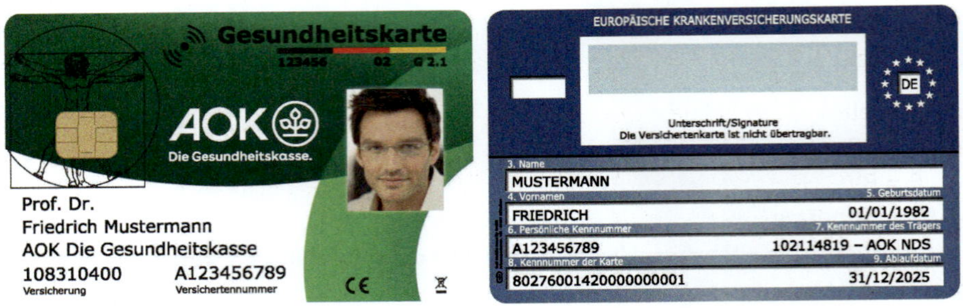

Abb. 1 Vorder- und Rückseite einer elektronischen Gesundheitskarte (eGK)

Merke
Es kommt zum **Ersatzverfahren**, wenn die eGK nicht eingelesen werden kann, wenn der Patient einen Berechtigungsschein vorlegt, das Lesegerät defekt ist, die eGK defekt ist oder es sich um einen Hausbesuch handelt. Die Patientenaufnahme erfolgt dann „von Hand" in das Zahnarztverwaltungsprogramm.

Bei einer eGK handelt sich um eine Karte aus Kunststoff mit dem Bild des Versicherten (ab dem 15. Lebensjahr; es sei denn, die Mitwirkung bei der Erstellung des Lichtbildes ist nicht möglich), einer Blindenaufschrift und einem Prozessorchip. Auf der Rückseite muss der Versicherte unterschreiben.
Folgende Daten des Versicherten sind auf Vorder- und Rückseite der Karte **sichtbar:**

- Name und Vorname(n)
- Geburtsdatum
- Krankenkasse mit Kennnummer des Trägers
- 10-stellige Versichertennummer (unveränderlich)
- Ablaufdatum
- Angabe der Kartengeneration (z. B. G 2.1). Oft muss eine neue Karte angefordert werden, wenn sie aus einer älteren Generation stammt.
- Ein Wellenliniensymbol oben auf der Vorderseite weist auf den NFC-Datenüberragungsstandard hin. Ist dies vorhanden, kann die Karte zur Datenübertragung zwischen Lesegerät oder Smartphone verwendet wird. Dabei darf die Entfernung von Karte und Gerät nur wenige Zentimetern betragen. Die Technik wird bereits regelmäßig beim neuen Personalausweis sowie vielen Bankkarten verwendet.
- Der Hinweis Europäische Krankenversicherungskarte zeigt an, dass die Karte in den meisten europäischen Staaten verwendet werden kann.
- Das CE-Zeichen zeigt an, dass die Karte den geltenden Anforderungen genügt, die in der Richtlinie zur Beschränkung der Verwendung bestimmter gefährlicher Stoffe in Elektro-/Elektronikgeräten (RoHS) der Europäischen Gemeinschaft festgelegt sind.
- Das durchgestrichene Papierkorbsymbol auf der Vorderseite weist darauf hin, dass abgelaufene Karten Elektroschrott sind und nicht im Papierkorb entsorgt werden dürfen.
- Die Kennnummer auf der Rückseite der Karte auch CAN (Card Access Number) genannt, dient zum Einlesen von Daten mittels Lesegerät. Sie muss zuvor in das Gerät eingegeben werden.

Auf dem **Prozessorchip** müssen zusätzlich folgende, äußerlich **nicht sichtbare** Daten gespeichert sein: die Anschrift des Versicherten und sein Geschlecht, die Bezeichnung der ausstellenden Krankenkasse, einschließlich eines Kennzeichens für die Kassenärztliche Vereinigung, in deren Bezirk der Versicherte seinen Wohnsitz hat, der Tag des Beginns des Versicherungsschutzes und der Status des Versicherten. Dieser kann durch eine dreistellige Ziffernfolge erkannt werden.

- **1.** Stelle = Versicherungsart (1 = Mitglied, 3 = Familienangehöriger, 5 = Rentner)
- **2.** Stelle = Angaben zu besonderen Personengruppen
- **3.** Stelle = Angaben zur Teilnahme an besonderen Behandlungsprogrammen

An 2. Stelle der Statusangabe finden sich ggf. folgende (Status)ergänzungen:
- 4 = BSHG (Bundessozialhilfegesetz)
- 6 = BVG (Gesetz über die Versorgung der Opfer des Krieges),
- 7 = SVA-Kennzeichnung für zwischenstaatliches Krankenversicherungsrecht: Personen mit Wohnsitz im Inland, Abrechnung nach Aufwand,
- 8 = SVA-Kennzeichnung, pauschal,
- 9 = Empfänger von Gesundheitsleistungen nach §§ 4 und 6 des Asylbewerberleistungsgesetzes (AsylbLG).

Auf dem **Prozessorchip** können auch die Notfalldaten und der Medikationsplan des Patienten (nur mit seiner Genehmigung) abgelegt werden. Ebenso kann über den Chip im Beisein des Patienten auf die ePA (elektronische Patientenakte) zugegriffen werden. Patienten benötigen dazu ihre eGK, Zahnärzte ihren Heilberufsausweis (HBA) und dafür jeweils eine PIN (Personal Identification Number). Der Patient erhält seine PIN von seiner Krankenkasse und der Zahnarzt von der KZV.

Die Karte muss vom Versicherten auf Verlangen vorgelegt werden. Sie ist für jedes Quartal einmal in das PVS einzulesen.

Ist es einmal nicht möglich, die eGK vorzulegen (z. B. bei einer Notfallbehandlung), kann die Karte innerhalb von zehn Tagen nachgereicht werden. Wird die eGK nicht vorgelegt, kann die Zahnarztpraxis eine Privatvergütung verlangen.

Bei Vorlage der eGK in der Praxis müssen „offensichtliche Unstimmigkeiten" überprüft werden, z. B.
- Stimmt das Bild mit der Person überein?
- Stimmt das Geburtsdatum?

Wenn diese Daten stimmen, haftet bei Missbrauch immer die ausstellende Krankenkasse, z. B. wenn es sich um eine gestohlene Karte handelt.

Die Daten der eGK werden über eine sichere VPN-Verbindung (VPN = Virtual Privat Network) an die jeweilige gesetzliche Krankenkasse (KK) übermittelt. Dies ist mittels der **Telematikinfrastruktur (TI)** möglich. Mit ihrer Hilfe wird das gesamte Praxisnetz – auch das Kartenlesegerät (eHKT = elektronic Health- Kartenterminal)– an einen Konnektor angeschlossen, der die Daten verschlüsselt und dann an die KK weiterleitet. Der Konnektor kann auch durch eine Software ersetzt werden.

Über den Server der GKV erfolgt eine Rückmeldung zur eGK. Haben sich Daten auf der eGK geändert, z. B. Verwaltungsdaten wie etwa ein Adresswechsel, werden diese auf die eGK abgespeichert.

Merke

Viele Patienten haben mehrere Karten. Die Vorlage einer falschen Karte kann mehrere Ursachen haben:
- versehentlich eGK eines Familienmitglieds vorgelegt
- versehentlich eGK der alten Versicherung vorgelegt

Ist die eGK nicht mehr gültig, wird sie gesperrt. Im Falle einer Sperrung kann der Patient im Ersatzverfahren aufgenommen und behandelt werden.

Patienten, die im Ersatzverfahren aufgenommen wurden, werden in der Upload-Datei besonders gekennzeichnet.

8.2 (Elektronische) Formulare

Die Bestimmungen zu den Formularen für Kassenpatienten unterliegen stetigen Veränderungen. Immer mehr Formulare können, bzw. müssen über zahnärztliche EDV-Programme generiert (erstellt) werden, z. B.
- die Arbeitsunfähigkeitsbescheinigung (eAU) oder
- der Heil- und Kostenplan (die Information des Patienten zum Zahnersatz).

Manche Formulare entfallen durch die digitale Übermittlung der Abrechnung **(Upload)** (fast) ganz, z. B.
- der Erfassungsschein,
- das Arzneimittelverordnungsblatt in Form des eRezeptes sowie
- das Bonusheft in Form des eZahnbonusheftes (vermutlich ab Mitte 2023).

8.2.1 Arzneimittelverordnungsblatt (eRezept)

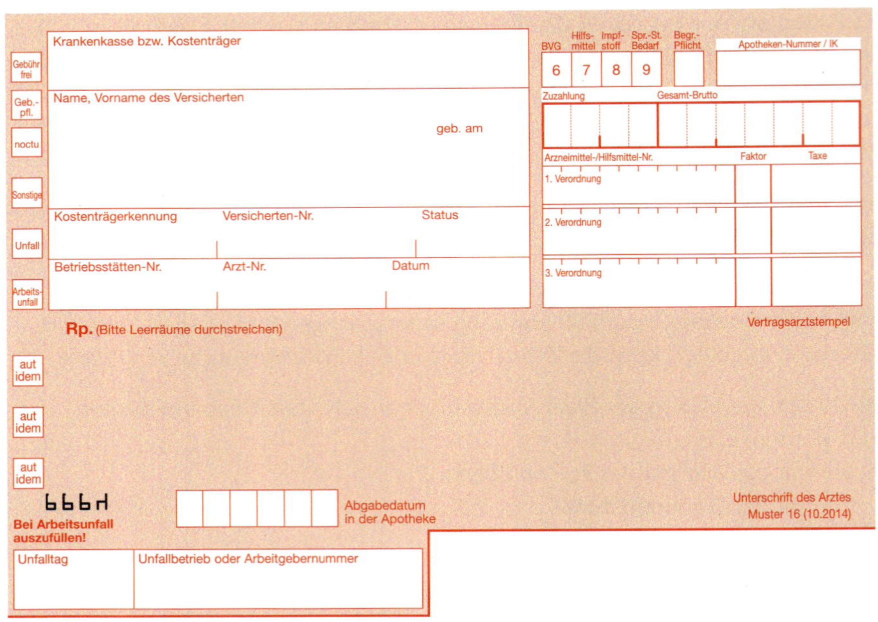
Gebühr frei
Geb.-pfl.
noctu
Sonstige
Unfall
Arbeits-unfall
Krankenkasse bzw. Kostenträger
Name, Vorname des Versicherten
geb. am
Kostenträgerkennung
Versicherten-Nr.
Status
Betriebsstätten-Nr.
Arzt-Nr.
Datum
BVG
Hilfs-mittel
Impf-stoff
Spr.-St. Bedarf
Begr.-Pflicht
Apotheken-Nummer / IK
6 7 8 9
Zuzahlung
Gesamt-Brutto
Arzneimittel-/Hilfsmittel-Nr.
Faktor
Taxe
1. Verordnung
2. Verordnung
3. Verordnung
Vertragsarztstempel
Rp. (Bitte Leerräume durchstreichen)
aut idem
aut idem
aut idem
6 6 6 4
Bei Arbeitsunfall auszufüllen!
Abgabedatum in der Apotheke
Unterschrift des Arztes
Muster 16 (10.2014)
Unfalltag
Unfallbetrieb oder Arbeitgebernummer

Abb. 1: Bisheriges Arzneimittelverordnungsblatt (Muster 16)

Das bisherige Arzneimittelverordnungsblatt (Muster 16) → Abb. 1 diente zum Verschreiben von Medikamenten an Versicherte der gesetzlichen Krankenkassen. Dies alte Muster darf nur noch im Notfall (z. B. TI-Ausfall, Hausbesuche, verwendet werden (Ersatzverfahren).

Das Muster 16 ist abgelöst vom eRezept, das mit Hilfe eines Praxisverwaltungssystems (PVS) ausgestellt wird.

Leistungsabrechnung bei Kassenpatienten

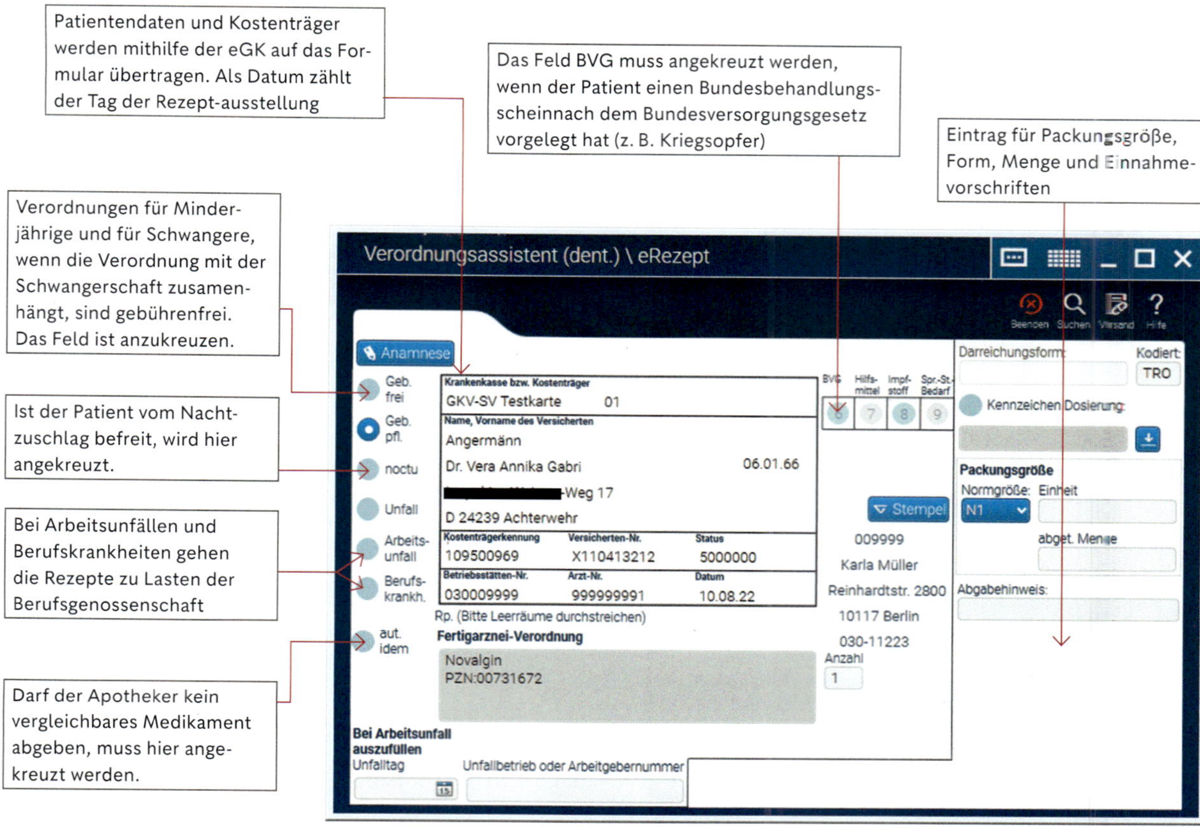

Abb. 2 Muster eines ausgefüllten eRezepts im PVS mit Erklärungen

Die Felder auf der rechten Seite (neben dem eigentlichen Formular) können auch gefüllt werden. Bei der Fertigarznei-Verordnung müssen die Medikamente von den Praxen selbst angelegt werden. Hier muss die korrekte PZN (Pharmazentralnummer), Normgröße oder Einheit und Darreichungsform hinterlegt werden. Die PZN wird dabei aus dem PVS generiert.

Die Darreichungsform wird dann kodiert ausgegeben. Außerdem hat die Praxis auch noch die Möglichkeit eine Freitext-Verordnung zu verschreiben, z. B. Medikamente aus dem Ausland oder Rezepturen und Wirkstoffverordnungen.

Generell gilt: Jeweils eine Verordnung je eRezept bei Erstellung. Auf dem Ausdruck für den Patenten können bis zu drei Medikamenten ausgedruckt werden.

Im PVS wurde das eRezept angelegt und somit für den Versand vorbereitet →Abb. 3.

Das Stylesheet im PVS →Abb. 1, S. 168 des eRezepts dient vor dem Versand der Kontrolle, ob alles richtig ausgewählt ist.

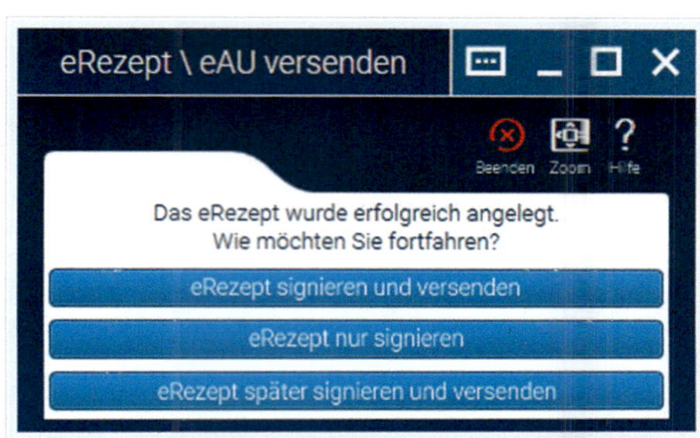

eRezept \ eAU versenden
Beenden
Zoom
Hilfe
Das eRezept wurde erfolgreich angelegt.
Wie möchten Sie fortfahren?
eRezept signieren und versenden
eRezept nur signieren
eRezept später signieren und versenden

Abb. 3 eRezept mit Abfrage vor dem Versand

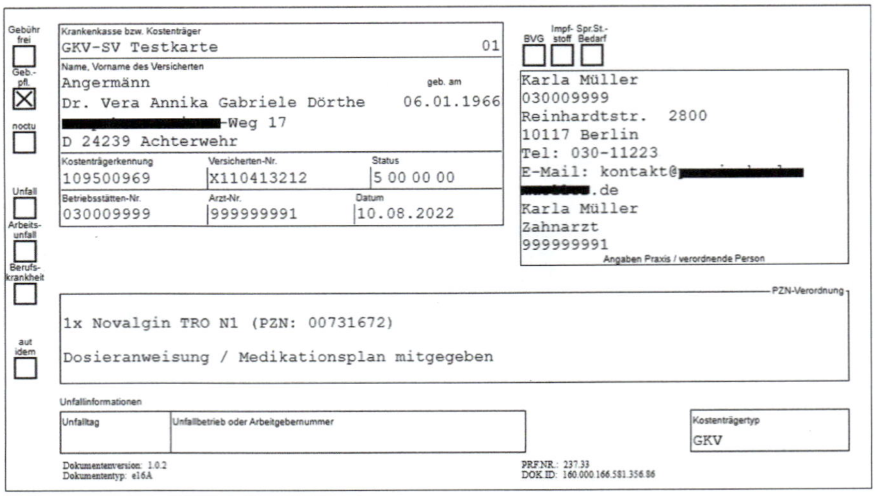

Gebühr frei ☐ | Geb.-pfl. ☒ | noctu ☐ | Unfall ☐ | Arbeitsunfall ☐ | Berufskrankheit ☐ | aut idem ☐

Krankenkasse bzw. Kostenträger
GKV-SV Testkarte 01

Name, Vorname des Versicherten
Angermänn
Dr. Vera Annika Gabriele Dörthe — geb. am 06.01.1966
[redacted]-Weg 17
D 24239 Achterwehr

Kostenträgerkennung	Versicherten-Nr.	Status
109500969	X110413212	5 00 00 00

Betriebsstätten-Nr.	Arzt-Nr.	Datum
030009999	999999991	10.08.2022

BVG ☐ Impf-stoff ☐ Spr.St.-Bedarf ☐

Karla Müller
030009999
Reinhardtstr. 2800
10117 Berlin
Tel: 030-11223
E-Mail: kontakt@[redacted].de
Karla Müller
Zahnarzt
999999991
Angaben Praxis / verordnende Person

PZN-Verordnung
1x Novalgin TRO N1 (PZN: 00731672)
Dosieranweisung / Medikationsplan mitgegeben

Unfallinformationen

Unfalltag	Unfallbetrieb oder Arbeitgebernummer

Kostenträgertyp: GKV

Dokumentenversion: 1.0.2
Dokumententyp: e16A
PRF.NR.: 237.33
DOK.ID: 160.000.166.581.356.86

Abb. 1 Stylesheet eines eRezepts im PVS

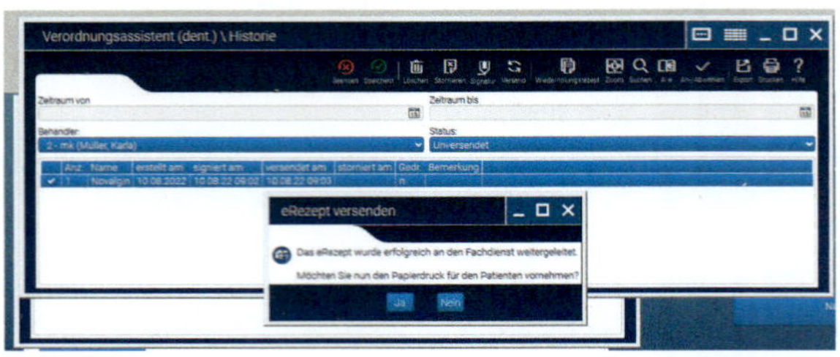

Abb. 2 Bestätigung des eRezept-Versands und Druckabfrage

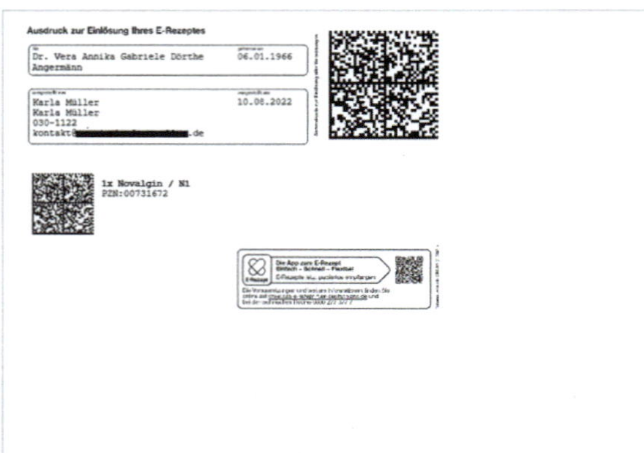

Ausdruck zur Einlösung Ihres E-Rezeptes
Dr. Vera Annika Gabriele Dörthe
Angermänn
06.01.1966
Karla Müller
Karla Müller
030-1122
kontakt@[redacted].de
10.08.2022
1x Novalgin / N1
PZN:00731672

Abb. 3 Audruck des eRezept-Token

Nach Versand des eRezepts an den Fachdienst erscheint eine Bestätigung mit gleichzeitiger Druckabfrage →Abb. 2.

Der Patient erhält einen Ausdruck →Abb. 3 oder greift mit einer eRezept-App auf seinem Smartphone darauf zu. Die eRezept-App stammt von der **gematik**, der Nationalen Agentur für digitale Anwendungen im deutschen Gesundheitswesen. Für den Einsatz der App wird zusätzlich eine eGK mit NFC-Funktion benötigt.

In den QR-Codes stecken alle Informationen, die über das PVS eingegeben wurden. Auch die qualifizierte Signatur (elektronische Unterschrift) des Zahnarztes ist enthalten. Pro Rezept können drei Medikamente verordnet werden. Durch den Versand wird es im eRezept-Fachdienst der Telematikinfrastruktur (verschlüsselt) gespeichert.

Die Einlöse Information, die zum Zugriff berechtigt, steckt in dem Rezeptcode, der mit jedem Rezept erzeugt wird (sog. eRezept-Token). Der Apotheker scannt den Code ein und erhält Zugriff auf den Fachdienst, wo die Medikamente gespeichert sind. Später soll das eRezept auch in der ePA gespeichert werden können.

Der Versicherte übernimmt weiterhin eine Zuzahlung von 10 % des Medikamentenpreises, mindestens 5 € und maximal 10 €.

Damit der Zahnarzt nicht jedes einzelne Rezept mit PIN und eZahnarztausweis signieren muss, empfiehlt sich die sog. Komfortsignatur für 24 Stunden, die im PVS vorhanden sein sollte. Es können dann mehrere eRezepte am Tag qualifiziert elektronisch signiert werden.

8.2.2 Elektronische Arbeitsunfähigkeitsbescheinigung (eAU)

2 Bei Unfällen am Arbeitsplatz oder einer Berufskrankheit müssen hier die entsprechenden Kreuze gesetzt werden.

1 Eine Erstbescheinigung wird erstellt, wenn der Patient mit dieser Erkrankung erstmalig arbeitsunfähig erklärt wird. Sollte der Patient länger als erwartet arbeitsunfähig sein, so muss eine Folgebescheinigung erstellt werden.

3 **4** **5** Hier muss angegeben werden, seit wann diese Erkrankung besteht. (In Ausnahmefällen kann der Beginn der Arbeitsunfähigkeit um bis zu drei Tage zurückdatiert werden.) Außerdem ist anzugeben, wie lange die Arbeitsunfähigkeit bestehen wird und der Tag der Feststellung der Arbeitsunfähigkeit (kein Rückdatieren möglich)

6 Hier sind die Diagnosen für die aktuelle Arbeitsunfähigkeit in Form der ICD-10 GM (International Classification of Desease, Version 10, German Modification) anzugeben → Abb. 1, S. 170.

7 Dieses Kästchen ist anzukreuzen, wenn es sich um einen nicht arbeitsbedingten Unfall handelt, z. B. im Haushalt, beim Sport.

9 Entfallen für den Vertragszahnarzt

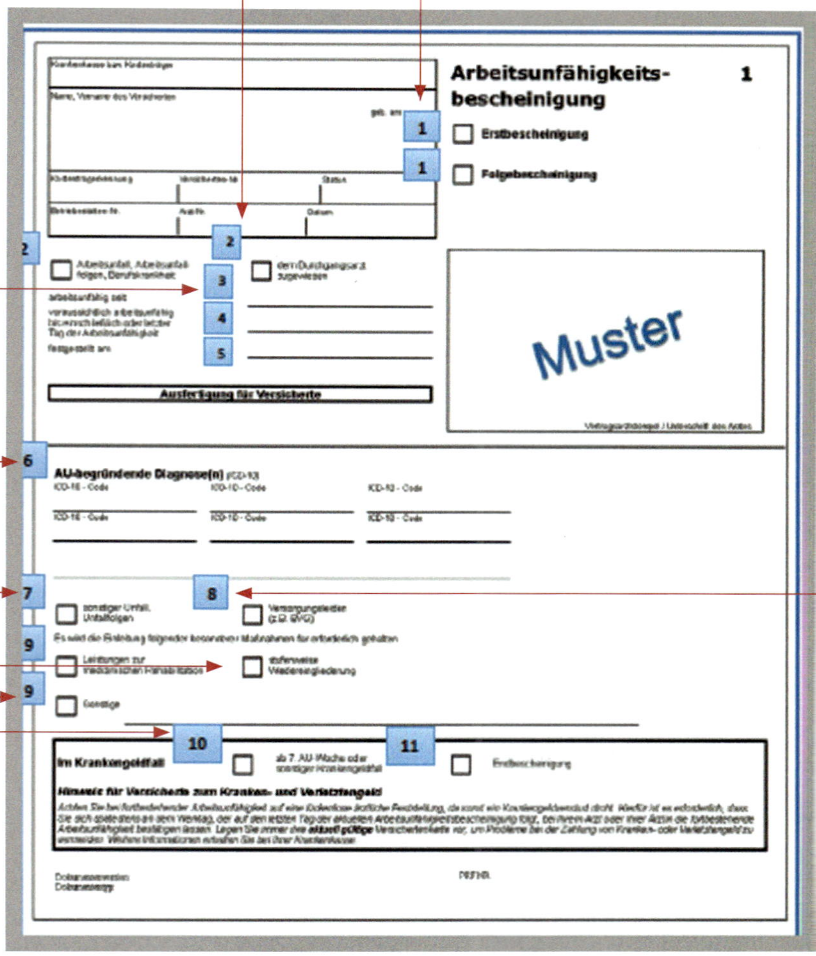

Abb. 1 Formular einer eAU mit Ausfüllhinweisen

10 **11** Bei Arbeitsunfähigkeit über 6 Wochen hinaus (kommt selten bei Vertragszahnärzten vor), müssen die entsprechenden Kreuze gesetzt werden.

8 Bei einem Versorgungsleiden ist hier anzukreuzen. Leistungen nach dem BVG (Bundesversorgungsgesetz infolge Kriegsleiden), OEG Opferentschädigungsgesetz (Opfer von Gewalttaten), Infektionsschutzgesetz (Impfschäden), Soldatenversorgungsgesetz.

Das ehemalige DIN-A5-Formular (gelb), welches aus vier Teilen bestand, ist durch ein elektronisches Formular in drei Ausfertigungen ersetzt worden:
- für die Krankenkasse,
- für den Arbeitgeber,
- für den Versicherten.

Das Formular eAU hat die Bezeichnungen **e01**. Der bisherige Ausdruck für die Praxis entfällt. Dieser wird elektronisch mindestens 12 Monate lang im PVS gespeichert.

Die Daten des elektronischen Formulars für die Krankenkasse werden qualifiziert elektronisch mittels elektronischem Heilberufsausweis (eHBA) über die TI an die Krankenkasse übersandt.

Die Krankenkasse stellt die Ausfertigung für den Arbeitgeber diesem elektronisch zur Verfügung (sobald möglich). Auf diesem Teil sind keine medizinischen Daten vermerkt (wie bisher).

Zum dritten Teil erhält der Versicherte einen Ausdruck. Nur in Ausnahmefällen können noch alle Ausdrucke erfolgen und dem Versicherten zur Bearbeitung weitergegeben werden.

Die Abrechnung der Ausstellung einer Arbeitsunfähigkeitsbescheinigung erfolgt durch die Position Ä70 oder die Position 7700.

Soll eine eAU erstellt werden, werden zunächst die Patientendaten mit der eGK und dem PVS auf das Formular für die eAU übertragen. Die weiteren Felder müssen Patientenbezogen ausgefüllt werden.

Merke

Für Zahnärzte relevante Diagnosen finden sich größtenteils in der ICD-Liste – Krankheiten des Verdauungssystems. Das Kapitel gliedert sich wiederum in Gruppen. Die Gruppe K00-K14 beinhaltet z. B. die Diagnosen für Krankheiten der Mundhöhle. Beispiele:

- Zustand nach Extraktion = K08.1,
- Apikale Ostitis = K10.2,
- Dolor post = K08.88,
- Dentin Karies = K02.1,
- Schmelzkaries = K02.2
- Dent. Diff. = K00.7,
- Akuter Schmerz = R52.0,
- Zustand nach Wurzelspitzenresektion = K04.4.

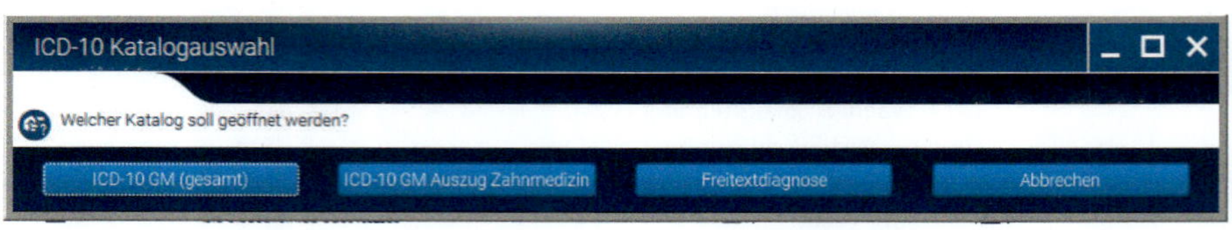

Abb. 1 ICD 10 Katalogauswahl im PVS

Eine Freitextdiagnose kann zusätzlich auf der unteren Freizeile eingetragen werden. In den PVS ist die ICD-Codierung hinterlegt, so dass man sie hier auswählen kann.

Die Freitexte →Abb. 1 können ebenfalls aus dem PVS generiert und in das eAU-Formular eingefügt werden.

Abschließend kann die elektronisch ausgefüllte eAU als Stylesheet zur Kontrolle vor dem Versand an den Fachdienst angezeigt werden →Abb. 1, S. 172.

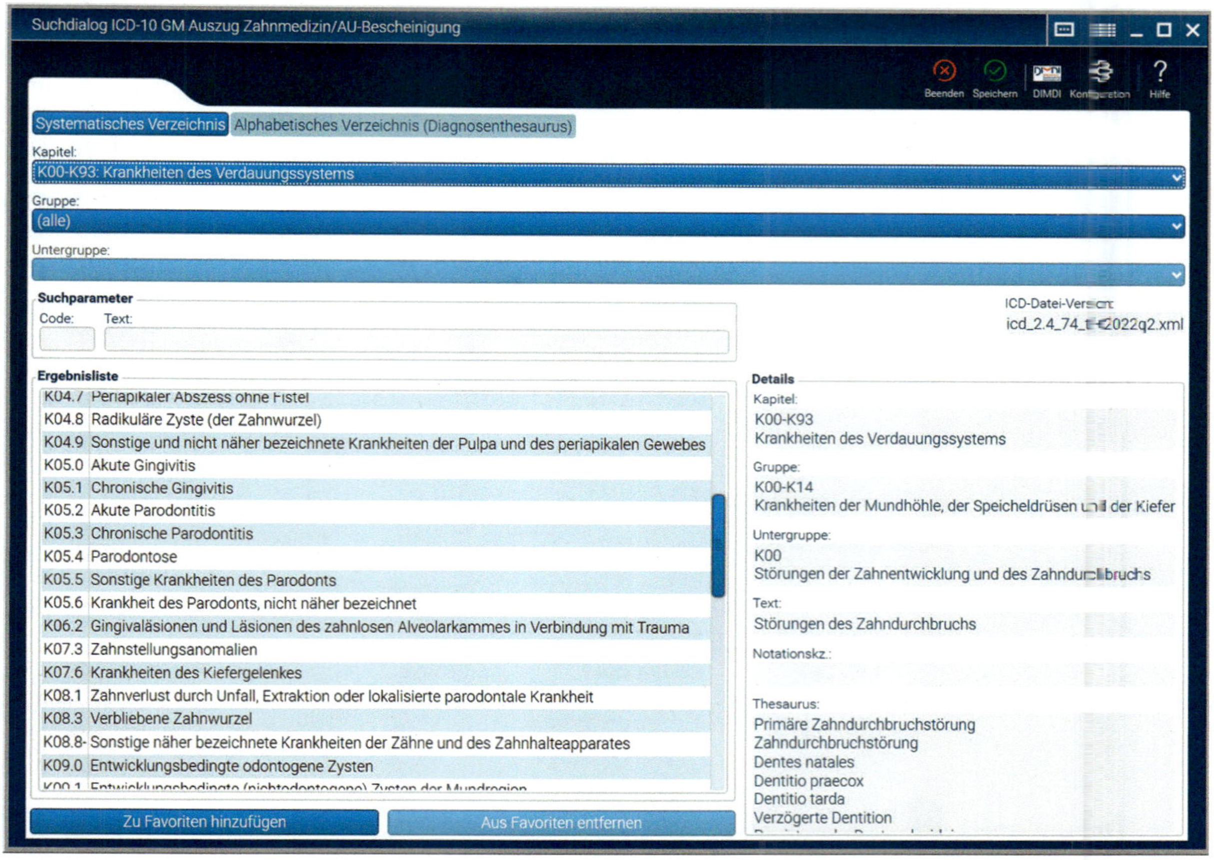

Abb. 1 Suchmaske für Diagnosefreitexte wenn der Praxis die ICDs nicht bekannt sind

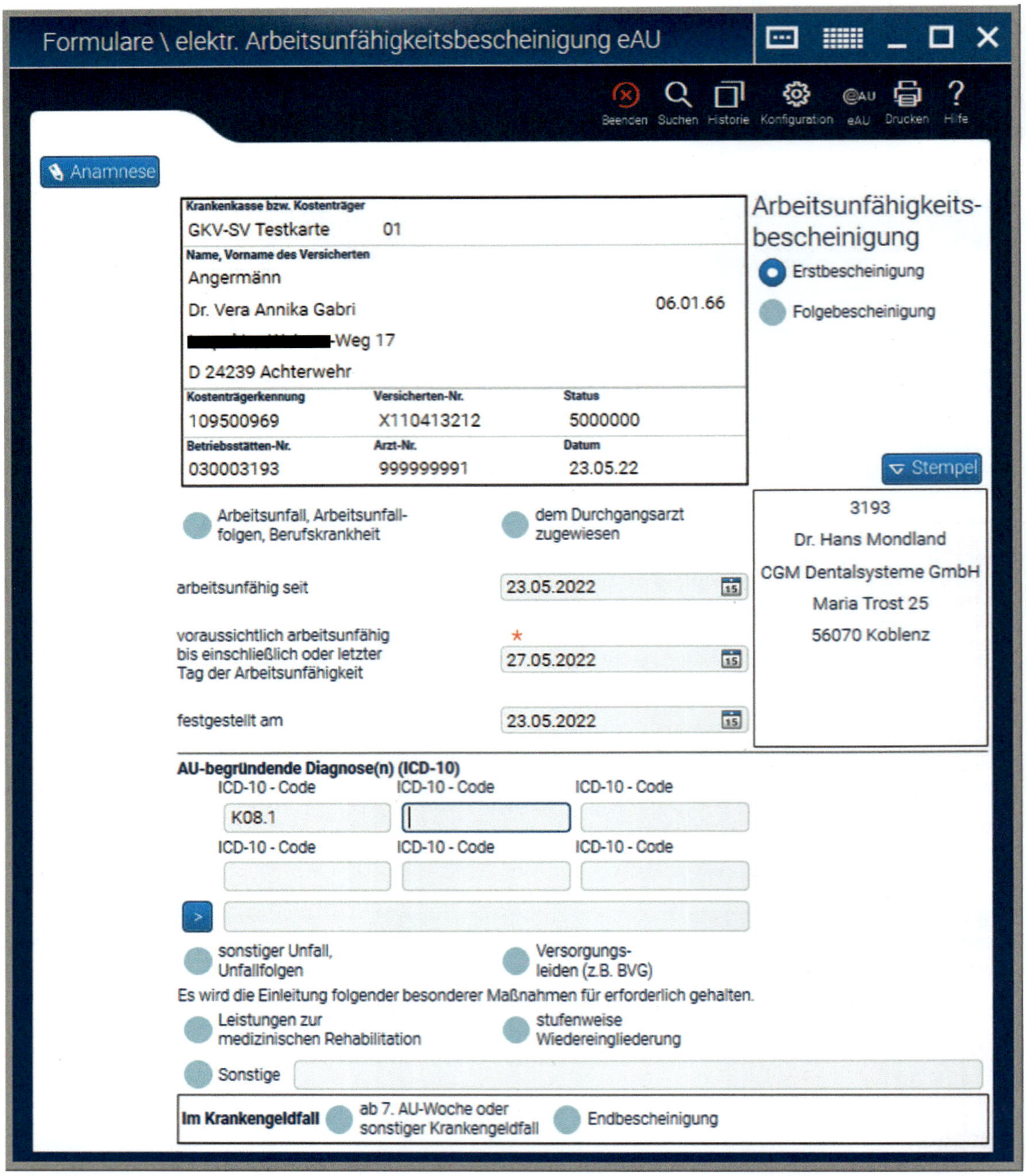

Formulare \ elektr. Arbeitsunfähigkeitsbescheinigung eAU

Beenden Suchen Historie Konfiguration eAU Drucken Hilfe

Anamnese

Krankenkasse bzw. Kostenträger
GKV-SV Testkarte 01
Name, Vorname des Versicherten
Angermänn
Dr. Vera Annika Gabri 06.01.66
[redacted]-Weg 17
D 24239 Achterwehr

Kostenträgerkennung	Versicherten-Nr.	Status
109500969	X110413212	5000000
Betriebsstätten-Nr.	**Arzt-Nr.**	**Datum**
030003193	999999991	23.05.22

Arbeitsunfähigkeits-bescheinigung
Erstbescheinigung
Folgebescheinigung

Stempel
3193
Dr. Hans Mondland
CGM Dentalsysteme GmbH
Maria Trost 25
56070 Koblenz

Arbeitsunfall, Arbeitsunfall-folgen, Berufskrankheit
dem Durchgangsarzt zugewiesen

arbeitsunfähig seit 23.05.2022
voraussichtlich arbeitsunfähig bis einschließlich oder letzter Tag der Arbeitsunfähigkeit * 27.05.2022
festgestellt am 23.05.2022

AU-begründende Diagnose(n) (ICD-10)
ICD-10 - Code: K08.1
ICD-10 - Code
ICD-10 - Code
ICD-10 - Code
ICD-10 - Code
ICD-10 - Code

sonstiger Unfall, Unfallfolgen
Versorgungs-leiden (z.B. BVG)
Es wird die Einleitung folgender besonderer Maßnahmen für erforderlich gehalten.
Leistungen zur medizinischen Rehabilitation
stufenweise Wiedereingliederung
Sonstige

Im Krankengeldfall
ab 7. AU-Woche oder sonstiger Krankengeldfall
Endbescheinigung

Abb. 1 ausgefüllte eAU

Neben diesen Formularen existieren weitere vorgeschriebene Formulare, die an den entsprechenden Stellen erklärt werden.
Seltener zu verwendende Formulare sind z. B.

- die **Verordnung einer Krankenbeförderung** bei Patienten mit eingeschränkter Mobilität oder
- die **Patientenerklärung Europäische Krankenversicherung** bei ausländischen Patienten, auf die im Buch nicht weiter eingegangen wird.

8.2.3 Erfassungsschein

Der Erfassungsschein →Abb. 1 wird nur noch in seltenen Ausnahmefällen (z. B. bei Ruhen der Ansprüche im Rahmen von Kooperationsverträgen mit Pflegeeinrichtungen) zur Abrechnung in der Zahnarztpraxis benötigt. Die Kenntnis der Eintragungen im Erfassungsschein ist hilfreich zum Verständnis der Daten in einer Upload-Datei.

Upload-Datei →S. 175

Laufende Nummer erst bei der Quartalsabrechnung nach dem Sortieren der Scheine eintragen.

Reicht ein Schein für die Abrechnung nicht aus, werden die weiteren Scheine nummeriert.

Die Patientendaten werden mithilfe der eGK auf den Erfassungsschein übertragen.

Dieses Feld ist anzukreuzen, wenn der Schein als Notdienstschein verwendet wird.

Bei Unfällen (z. B. privater Autounfall) ankreuzen – nicht bei Arbeits-, Schulunfällen, Berufskrankheiten.

Laufende Nummer erst bei der Quartalsabrechnung nach dem Sortieren der Scheine eintragen.

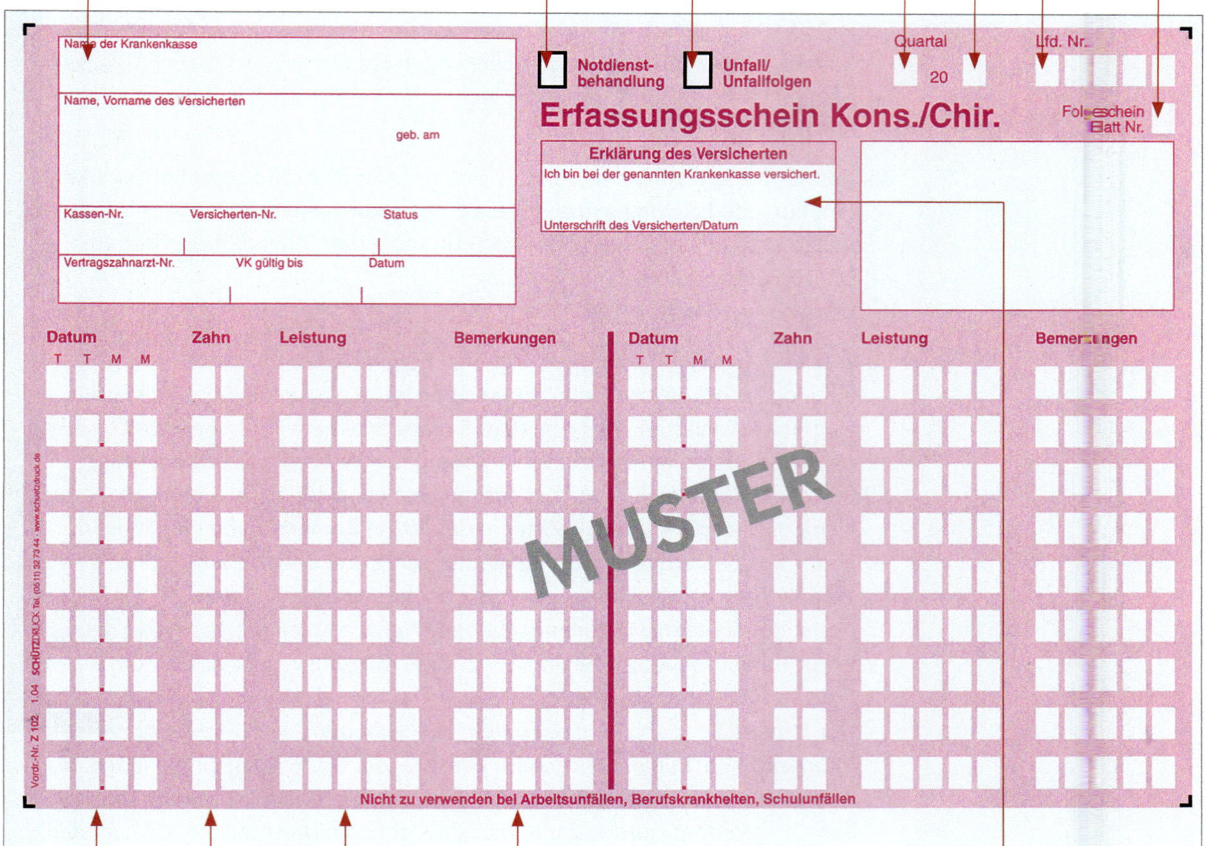
Name der Krankenkasse
Name, Vorname des Versicherten
geb. am
Kassen-Nr. | Versicherten-Nr. | Status
Vertragszahnarzt-Nr. | VK gültig bis | Datum
Notdienst-behandlung
Unfall/ Unfallfolgen
Quartal 20
Lfd. Nr.
Erfassungsschein Kons./Chir.
Folgeschein Blatt Nr.
Erklärung des Versicherten
Ich bin bei der genannten Krankenkasse versichert.
Unterschrift des Versicherten/Datum
Datum (T T M M) | Zahn | Leistung | Bemerkungen | Datum (T T M M) | Zahn | Leistung | Bemerkungen
MUSTER
Nicht zu verwenden bei Arbeitsunfällen, Berufskrankheiten, Schulunfällen
Vordr.-Nr. Z 102 1.04 SCHÜTZDRUCK

Behandlungstag und Behandlungsmonat eintragen. Jedes Kästchen ausfüllen (z. B. 3. Januar: 0301).

Kennzeichnung des Zahnes erfolgt nach dem FDI-System.

Leistungsbezeichnung linksbündig eintragen nach dem von der KZV festgelegten System.

Für einige Leistungen ist die Eintragung von Bemerkungen vorgeschrieben (z. B. für Füllungen und Röntgenleistungen).

Bei manueller Abrechnung und im Ersatzverfahren unterschreibt der Patient mit Angabe des Datums.

Abb. 1 Erfassungsschein

Der Erfassungsschein diente der Abrechnung konservierender und chirurgischer Leistungen sowie von Röntgenleistungen. Die Daten, die auf diesem Formular eingetragen werden können, werden heute von 99 % der Zahnarztpraxen im Rahmen der Abrechnung per Upload an die KZV übermittelt. Die hierzu erzeugte Datei entspricht exakt den unten stehenden Angaben zum Erfassungsschein.

Aus diesen Angaben wird die Vergütung für den Zahnarzt aus dem BEMA Teil 1 errechnet. Darin sind folgende Kosten enthalten:
- allgemeine Praxiskosten (z. B. Miete, allgemeine Verbrauchsgegenstände, Personal-, Investitionskosten)
- Kosten, die durch die Anwendung von Instrumenten oder Geräten entstehen (einschließlich Kosten für Röntgenfilme und Entwicklung der Bilder)
- Materialien, die in Gebührenpositionen bereits enthalten sind (z. B. Füllungsmaterialien, Anästhetika)

Dagegen kann der Zahnarzt folgende Kosten gesondert berechnen:
Arzneimittel, Materialien und andere Gegenstände, die der Patient behält
- Arzneimittel, Materialien und andere Gegenstände, die nach der Benutzung verbraucht sind (z. B. Abdruckmaterialien)
- Kosten, die für zahntechnische Leistungen anfallen
- bestimmte Porto- und Versandkosten
- Stiftkosten

Bei dem Erfassungsschein handelt es sich um einen **chronologischen Krankenschein**. Für jede Leistung aus dem BEMA Teil 1 (konservierende und chirurgische Leistungen sowie Individualprophylaxe) sind folgende Angaben zu machen:
- Datum, behandelter Zahn, Leistung
- Bemerkungen (falls erforderlich)

Beim Ausfüllen des Erfassungsscheines ist Folgendes zu beachten:
- Für jede abrechenbare Gebührenposition muss eine neue Zeile verwendet werden. Ausnahmen: Wenn in einer Sitzung an einem Zahn mehrere Leistungen nach den Positionen 28 (Vitalexstirpation), 32 (Wurzelkanalaufbereitung), 35 (Wurzelfüllung), 54 (Wurzelspitzenresektion) oder 62 (Alveolotomie) erbracht werden, wird die Anzahl als Ziffer in der Spalte **Bemerkungen** eingetragen.
- In der Spalte **Datum** werden Behandlungstag und Behandlungsmonat eingetragen. Wenn mehrere Leistungen in einer Sitzung erbracht werden, wird nur in der ersten Zeile das Datum angegeben. Werden an einem Tag zwei Sitzungen erforderlich, so wird zu Beginn der zweiten Sitzung erneut das Datum in die Datumsspalte eingetragen.
- Der behandelte Zahn wird nach dem FDI-System (Abk. für Fédération Dentaire Internationale) in die Spalte **Zahn** eingetragen. Der Eintrag gilt so lange, bis dort eine neue Zahnangabe erfolgt. Wenn eine erbrachte Leistung keinem Zahn zugeordnet werden kann, darf die Zahnangabe entfallen, z. B. bei den Positionen 8 (Vitalitätsprüfung), 10 (überempfindliche Zahnflächen), 105 (Mundschleimhauterkrankungen), 106 (scharfe Zahnkanten), 107 (Zahnstein) oder IP 4 (Fluoridierung).
- Die Leistungspositionen werden immer linksbündig in der Spalte **Leistung** eingetragen. Die Abrechnung der Leistungspositionen auf dem Erfassungsschein kann mithilfe unterschiedlicher Eintragungsvarianten erfolgen. Die einzelnen

regionalen KZV legen fest, welches System in ihrem Bereich gelten soll. Infrage kommen folgende Varianten, dargestellt am Beispiel der Abrechnung einer intraoralen Leitungsanästhesie und einer dreiflächigen Amalgamfüllung an Zahn 46:

- Die Leistungen werden mit den **Kurzzeichen** eingetragen, z. B. L1, Inz1 →Abb. 1.
- Die Angabe der Leistungen erfolgt durch die Positionsnummern →Abb. 2. Die Verwendung von Buchstaben ist bei bestimmten Positionen zulässig, z. B. Ä925a.
- Die Angaben der Leistungen werden ausschließlich durch **Zifferncodes** gemacht →Abb. 3.

Datum (TT.MM)	Zahn	Leistung	Bemerkungen
11.12	46	L1	
		F3	mcdz

Abb. 1 Eintragung mithilfe der Leistungsabkürzungen

Datum (TT.MM)	Zahn	Leistung	Bemerkungen
11.12	46	41a	
		13c	mcdz

Abb. 2 Eintragung mit Hilfe der im BEMA festgelegten alphanumerischen Leistungsnummern

Datum (TT.MM)	Zahn	Leistung	Bemerkungen
11.12	46	411	
		1333	1237

Abb. 3 Eintragung mithilfe des numerischen Leistungsnummernsystems

8.3 Quartalsabrechnung mittels Upload

Nach der Eingabe der Behandlungen im Praxisverwaltungsprogramm führt die Zahnarztpraxis an jedem Quartalsende die Abrechnung mit der KZV durch. Dabei werden mithilfe des Abrechnungsprogramms alle Behandlungen in einer Datei gespeichert. Unter **Upload** versteht man, dass diese Datei über das Internet mit einem Zertifikat, welches im Browser eingerichtet werden muss, an die KZV übermittelt wird. Die Praxis meldet sich dazu auf der Site der KZV mit ihren Daten an und übermittelt die Datei in einem geschützten Tunnel (Zertifikat) über das Internet an die KZV. In Zukunft soll dies über die KIM (Kommunikation im Medizinwesen) gesichert laufen.

8.3.1 Vorbereitung des Uploads

Um einen Upload durchführen zu können, müssen alle in dem Quartal behandelten Kassenpatienten mit der eGK oder im Ersatzverfahren in einem Abrechnungsprogramm aufgenommen worden sein. Außerdem sollte das aktuelle **bundeseinheitliche Kassenverzeichnis (BKV)** im Programm in jedem Quartal neu eingelesen werden. Ohne Einlesen des aktuellen BKVs funktioniert das Prüfmodul nicht. Im BKV finden sich alle gesetzlichen Krankenkassen in Deutschland, geordnet nach den 17 KZV und in West und Ost unterteilt →Abb. 3.

Nach dem Download des BKV muss es in das PVS eingelesen werden. Der Dateiname des Downloads, vergeben von der KZBV, darf hierbei nicht geändert werden.

100019813	19813	SHT Sozialamt Stadt Gelsenkirchen	Gelsenkirchen
100019815	19815	SHT Sozialamt Kreis Gütersloh	Rheda-Wiedenbrück
100019815	19815	SHT Sozialamt Kreis Gütersloh	Rheda-Wiedenbrück
100019816	19816	SHT Sozialamt Kreis Herford	Herford
100019816	19816	SHT Sozialamt Kreis Herford	Herford
100019817	19817	SHT Sozialamt Kreis Höxter	Höxter
100019817	19817	SHT Sozialamt Kreis Höxter	Höxter
100019820	19820	SHT Sozialamt Kreis Minden Lübbecke	Minden
100019820	19820	SHT Sozialamt Kreis Minden Lübbecke	Minden
100019822	19822	SHT Sozialamt der Stadt Münster	Münster
100019822	19822	SHT Sozialamt der Stadt Münster	Münster
100019823	19823	SHT Sozialamt Kreis Paderborn	Paderborn
100019823	19823	SHT Sozialamt Kreis Paderborn	Paderborn
100019824	19824	SHT Sozialamt Kreis Recklinghausen	Recklinghausen
100019824	19824	SHT Sozialamt Kreis Recklinghausen	Recklinghausen
100019828	19828	SHT Sozialamt Kreis Warendorf	Warendorf
100019828	19828	SHT Sozialamt Kreis Warendorf	Warendorf
100019829	19829	SHT Stadt Emsdetten FD 51-Jugendamt	Emsdetten
100019830	19830	SHT Kreis Steinfurt Jugendamt	Steinfurt
100019831	19831	Amt für Kinder, Jugendliche u. Familien AS	Münster
100019850	19850	PBA Postbeamtenkrankenkasse Münster	Münster
100019871	19871	POL Polizei Regierungsbezirk Detmold	Detmold
100019872	19872	POL Polizeipräsidium Bielefeld	Bielefeld
100019873	19873	POL Polizeipräsidium Gelsenkirchen	Gelsenkirchen
100019874	19874	Polizei-Führungsakademie -Fre.Heilfürs.	Münster
100019875	19875	POL Polizeipräsidium Münster	Münster
100019876	19876	POL Polizeipräsidium Recklinghausen	Recklinghausen
100019877	19877	POL Bereitschaftspolizei Stukenbrock	Stukenbrock
100019878	19878	POL Polizei Regierungsbezirk Münster	Münster
100019950	19950	Asylstelle der Stadt Bielefeld (500.13)	Bielefeld
100019950	19950	Asylstelle der Stadt Bielefeld (500.13)	Bielefeld
100019951	19951	Asylstelle Stadt Bottrop	Bottrop
100019951	19951	Asylstelle Stadt Bottrop	Bottrop

Abb. 3 Auszug aus dem BKV

Beispiel
Der Dateiname BKZ_2304KPR bedeutet:
Bundeskassenverzeichnis – April 2023, 2. Quartal 2023 – komprimiert.

Anschließend findet automatisch der Abgleich statt. Das bedeutet, dass die gesetzlichen Kassen aller Patienten für den jeweiligen Upload durch das Programm mit denen des BKV „verglichen“ werden. Hier sollte es keine Fehlermeldung geben. Der Abgleich geschieht auch automatisch, sobald eine eGK eingelesen und über die KK-Server kontrolliert werden. Jede Kasse hat im BKV eine besondere 12-stellige BKV-Nummer (→Tab. 1).

Das BKV für Baden-Württemberg finden Sie z. B. unter: *https://www.kzvbw.de/zahnaerzte/abrechnung/punktwerte-formulare-vordrucke/bkv-dateien-download/*

Ziffernposition	Bedeutung
1. Ziffer	Kassengruppe: 1 Primärkasse, 2 Ersatzkasse, 9 Sonstige Kostenträger
2. und 3. Ziffer	KZV-Nummer: z. B. 02 Baden-Württemberg, 56 Sachsen, 57 Berlin-Ost
4. und 5. Ziffer	Regionalkennzeichen
6. bis 9. Ziffer	Kassenseriennummer
10. Ziffer	Prüfziffer
11. und 12. Ziffer	Entweder 00 oder KZV-Nr. des Hauptsitzes von Kassen, wenn diese nicht den Stellen 2 und 3 entspricht

Tab. 1 Schlüssel der BKV-Nummern

8.3.2 Durchführung des Uploads

Vor dem Erstellen der Upload-Datei zur Abrechnung mit der KZV sollten alle eingegebenen Abrechnungsdaten vom **BEMA-Prüfmodul** auf BEMA-Richtigkeit geprüft werden. Dieses Prüfmodul ist von der KZBV entwickelt und vom jeweiligen Softwareentwickler in das PVS integriert worden. Normalerweise erscheinen schon während der Eingabe von Leistungen in das Abrechnungsprogramm bestimmte Hinweise, z. B. auf Nichtabrechenbarkeit oder fehlende Begründungen. Werden z. B. an einem Zahn zwei Füllungen mit der gleichen Lagebezeichnung eingegeben, erkennt das Programm dies als nicht möglich und ein Hinweis erscheint. Ist die Abrechnung korrigiert, wird sie vom Programm und auch vom Prüfmodul angenommen. Daneben treten programmspezifische Meldungen auf, die nicht mit Fehlermeldungen gleichbedeutend sein müssen, z. B. der Hinweis, dass eine Zahnangabe bei einer bestimmten BEMA-Position nicht notwendig ist.

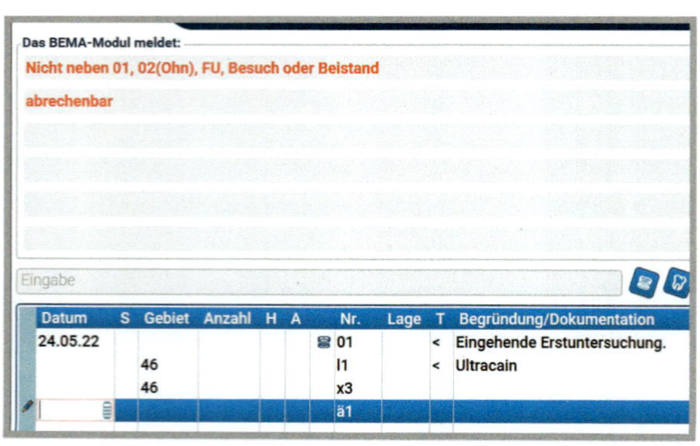

Abb. 2 Erläuterung einer Fehlermeldung des BEMA-Prüfmoduls

Vor der Übersendung der Upload-Datei an die KZV sollte noch einmal eine **BEMA-Prüfung** durchgeführt werden. Es sind zwei Fehlermeldungen möglich:

– Ein **Behandlungsfall** wird **abgewiesen:** Dies ist bei fehlender (oder falscher) BKV-Nummer der Fall. Die für diesen Patienten erbrachten Leistungen können nicht über den Upload abgerechnet werden.
– Eine **Leistung** wird **markiert** →Abb. 2: Hierbei muss in der Zahnarztpraxis entschieden werden, ob die Leistung dennoch abgerechnet werden soll, ob Ergänzungen vorgenommen werden sollen oder ob die Leistung gestrichen werden soll.

Leistungsabrechnung bei Kassenpatienten

Wird die Aufnahme einer Leistung erzwungen, die sachlich und rechnerisch nicht mit dem BEMA in Einklang steht, gelangt sie dennoch in die Upload-Datei. Sie wird gesondert ausgewiesen. Diese Fälle werden bei der KZV individuell geprüft und entweder akzeptiert oder zurückgewiesen. Bei der Prüfung in der KZV erfolgen dieselben Fehlermeldungen am dortigen Bildschirm.

Anschließend werden die Abrechnungsdaten vom Programm in einer Datei **verschlüsselt,** je nach Behandlungsart →Abb. 1, **aufbereitet.** Ein Lesen durch Dritte ist nahezu ausgeschlossen. In einem Programmpunkt, der je nach Programm z. B. „Transparenz“ heißen kann, ist es möglich, den Inhalt der Datei am Bildschirm anzuschauen. Eine Korrektur einzelner Behandlungsfälle, z. B. durch Nachtragen von Leistungen, ist in allen Programmen möglich. Damit diese Leistungen auch abgerechnet werden, muss dann die gesamte Erstellung der Upload-Datei wiederholt werden.
Die im unten stehenden Beispiel aufgeführten Leistungen werden in der KZV überprüft, wie hier der Fehler 369 →Abb. 2.

Aus Sicherheitsgründen sollte eine zweite (und dritte) Datei mit den Abrechnungsdaten der Praxis erstellt werden, aber keine Kopie der u. U. fehlerhaften ersten Datei.

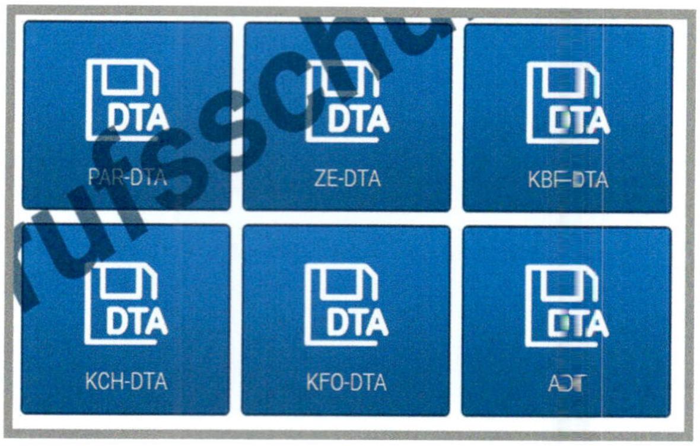

Abb. 1 Erstellung unterschiedlicher Behandlungen in Upload-Dateien im PVS

Hat die Zahnarztpraxis das Praxisprogramm wegen Sicherheitsbedenken vom Internet getrennt, muss die Datei auf einem Datenträger (z. B. einen USB-Stick) an einen Praxisrechner gebracht werden, der einen Zugang zum Internet hat.

Die KZV leitet nun die Leistungen mit den verschlüsselten Patientendaten elektronisch an die Krankenkassen weiter. Die Kassen können über ihre EDV aus Datenschutzgründen keine Rückschlüsse auf die Zahnarztpraxis und den einzelnen Patienten ziehen. Die Repersonalisierung ist nur in der KZV möglich. Dies ist z. B. bei Rückfragen wichtig.

Leistungen zum Kieferbruch, parodontologische Leistungen sowie Zahnersatz- und kieferorthopädische Leistungen können ebenfalls per Upload an die KZV eingereicht werden. Im Bereich Zahnersatz ist dies nur möglich, wenn auch das Zahnlabor in der Lage ist, seine Rechnungen elektronisch in einem bestimmten Format an die Zahnarztpraxis zu liefern.

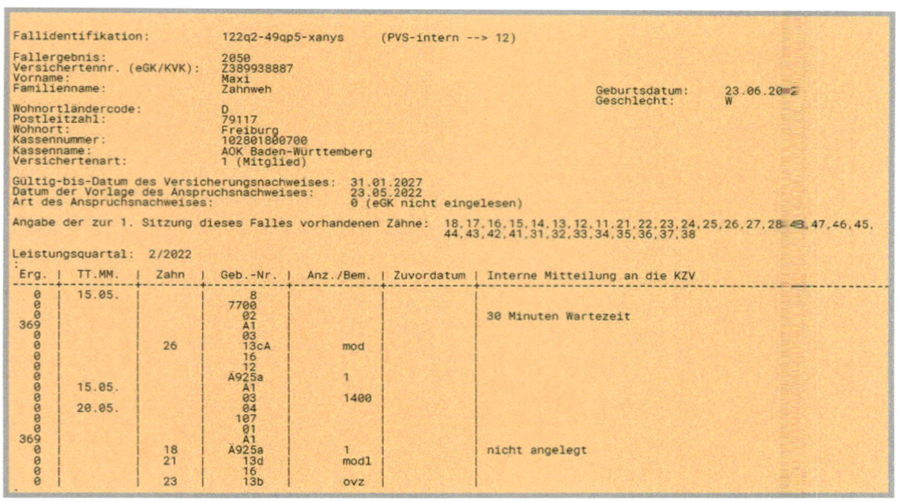
Fallidentifikation: 122q2-49qp5-xanys (PVS-intern --> 12)

Fallergebnis: 2050
Versichertennr. (eGK/KVK): Z389938887
Vorname: Maxi
Familienname: Zahnweh
Geburtsdatum: 23.06.20[illegible]2
Geschlecht: W

Wohnortländercode: D
Postleitzahl: 79117
Wohnort: Freiburg
Kassennummer: 102801800700
Kassenname: AOK Baden-Württemberg
Versichertenart: 1 (Mitglied)

Gültig-bis-Datum des Versicherungsnachweises: 31.01.2027
Datum der Vorlage des Anspruchsnachweises: 23.05.2022
Art des Anspruchsnachweises: 0 (eGK nicht eingelesen)

Angabe der zur 1. Sitzung dieses Falles vorhandenen Zähne: 18,17,16,15,14,13,12,11,21,22,23,24,25,26,27,28,[illegible],47,46,45,44,43,42,41,31,32,33,34,35,36,37,38

Leistungsquartal: 2/2022

Erg.	TT.MM.	Zahn	Geb.-Nr.	Anz./Bem.	Zuvordatum	Interne Mitteilung an die KZV
0	15.05.		8			
0			7700			
0			02			30 Minuten Wartezeit
369			A1			
0			03			
0		26	13cA	mod		
0			16			
0			12			
0			Ä925a	1		
0	15.05.		A1			
0			03	1400		
0	20.05.		04			
0			107			
0			01			
369			A1			
0		18	Ä925a	1		nicht angelegt
0		21	13d	modl		
0			16			
0		23	13b	ovz		

Abb. 2 BEMA-Prüfmeldung in der Upload-Datei mit Fehlermeldung 369

Aufgaben

1 Nennen Sie Konfliktpunkte in der Abrechnung von Leistungen, wenn die PREUGO für Kassenpatienten heute noch gelten würde?

2 1993 plädierten die Kassenärzte für eine Quartalspauschale. Beurteilen Sie, welche Probleme sich für eine Zahnarztpraxis ergeben, wenn man eine Quartalspauschale von 50 € einführen würde.

3 Begründen Sie, warum die beiden Patientengruppen Privat- und Kassenversicherte in der Zahnarztpraxis unterschieden werden müssen.

4 Nennen Sie drei Primär- und drei Ersatzkassen.

5 Bei den gesetzlichen Krankenversicherungen unterscheidet man Pflichtversicherte und freiwillig Versicherte. Erklären Sie die Unterscheidung und die Bedeutung für die Abrechnung.

6 Ein Patient erscheint in der Praxis und bittet um (Notfall-)Behandlung. Sein Versicherungsstatus lässt sich nicht klären. Ordnen Sie ihn der passenden Patientengruppe zu.

7 Nennen Sie die Gebührenordnungen, zur Abrechnung von Behandlungen bei Privatpatienten.

8 Nennen Sie die normale Schwankungsbreite des Honorars bei Privatpatienten.

9 Erklären Sie den Begriff „Schwellenwert“.

10 Entscheiden und begründen Sie, ob der 3,5fache Satz bei Privatpatienten überschritten werden kann.

11 Eine Gebührenposition findet sich weder in der GOZ noch in der GOÄ. Nennen Sie Möglichkeiten um die entsprechende Leistung bei Privatpatienten abzurechnen.

12 Nennen Sie mindestens fünf Anforderungen an eine zahnärztliche Rechnung.

13 Erläutern Sie, was man unter der „verständlichen Bezeichnung eines Zahnes“ versteht.

14 Ein Patient versteht die Begründung für den 3,5fachen Satz einer Behandlung nicht. Erklären Sie, inwiefern ihm die Begründung näher erläutert werden muss.

Leistungsabrechnung bei Kassenpatienten

15 Unterscheiden Sie die Begriffe „Sachleistungssystem“ und „Kostenerstattungssystem“.

16 Entscheiden Sie entsprechend der jeweils gültigen Kassenverträge:

a Ein Patient hat seine eGK vergessen. Darf der Vertragszahnarzt eine private Rechnung nach GOZ ausstellen? Begründen Sie, ob die Zahnarztpraxis dies tun wird.

b Wer haftet für die Behandlungskosten, wenn der Patient eine unrechtmäßig ausgestellte eGK beim Zahnarzt vorgelegt hat?

c Welche Daten auf der eGK sind für den Versicherten nicht ersichtlich?

d Wie wird das zahnärztliche Honorar ermittelt?

e Wie ist es möglich, dass bei der gleichen zahnärztlichen Leistung bei verschiedenen Kassenpatienten eine unterschiedlich hohe Vergütung anfällt?

17 Erklären Sie, weshalb die Krankenkasse wissen möchte, ob die Behandlung eines Patienten ihre Ursache in einer Berufskrankheit hat?

18 Nennen Sie Leistungen, die nicht im BEMA enthalten sind (sog. außervertragliche Leistungen).

19 Suchen Sie in Ihrer Praxis die gültigen Punktwerte für folgende Kassen heraus: Bahn-BKK, AOK Ihres Ortes, BARMER, DAK und Kassen unter dem Dach der IKK.

20 Ein GKV-Patient hat keine APP der gematik auf seinem Smartphone. Wie muss er vorgehen, um trotzdem ein Rezept in der Apotheke einzulösen?

9 Patientenbetreuung

9.1 Patienten empfangen

Video
Empfangsgespräch (deutsch und englisch)

Sprüche wie „es war Liebe auf den ersten Blick" oder „es gibt keine zweite Chance für den ersten Eindruck" kommen nicht von ungefähr. Menschen machen sich innerhalb von wenigen Sekunden ein Bild von Personen, die sie noch nicht kennen →Tab. 1. Dazu reicht ein kurzer Augenkontakt, noch vor der ersten Begrüßung. Dieses **erste Bild eines Menschen** ist häufig entscheidend, ob man einen Menschen mag oder eben nicht sympathisch findet. Der Zahnmedizinische Fachangestellte am Empfang ordnet daher innerhalb weniger Sekunden einen neuen Patienten einem bestimmten Patiententypen zu.

Das gleiche passiert jedoch auch umgekehrt. Daher ist der erste Eindruck eines Neupatienten vom ZFA am Empfang von entscheidender Bedeutung. Körpersprache, Kleidung, Mimik und Gestik werden wahrgenommen und vom Patienten eingeordnet. Dieser **erste Eindruck einer Zahnarztpraxis** hinterlässt meist einen bleibenden Eindruck und kann das Fundament für eine lange Praxisbindung sein. Fühlt sich jedoch der neue Patient von Beginn an nicht wohl, kann das Auswirkungen auf die weitere Beziehung zur Praxis in allen Belangen haben.

1. Phase	Sekundenbruchteile	Einordnung in Raster: männlich/weiblich, bekannt/unbekannt, jung/alt, ansprechend/uninteressant
2. Phase	erste 30 Sekunden	Einordnung von Menschen nach Körpersprache, Verhalten, Mimik, Gestik, Kleidung, Wortwahl, Sympathie und Antipathie
3. Phase	erste 3 Minuten	während des ersten Gesprächs wird der Eindruck bestätigt oder korrigiert

Tab. 1 Der erste Eindruck

9.1.1 Gestaltung des Außenbereichs

Der erste Eindruck einer Zahnarztpraxis entsteht noch vor dem Betreten der Praxisräume. Ein ungepflegter Vorgarten, ein zu kleines Praxisschild, eine kaputte oder schmutzige Eingangstüre, eine schlecht beschriftete und nicht gut zu lesende Klingel, ein verschmutztes Treppenhaus ohne Handlauf werden vom Patienten, aber auch von Passanten wahrgenommen und bewertet. Daher ist es wichtig, auf die Gestaltung des Außenbereichs zu achten, um Patienten von Beginn an ein gutes Gefühl zu geben. Auch fällt ein schön gestalteter Außenbereich vorbeikommenden Passanten auf und ist somit eine gute Werbung für die Praxis.

9.1.2 Gestaltung des Empfangsbereichs

Anmeldung →S. 53

Der Empfangsbereich mit der Anmeldung ist der Ort der ersten persönlichen Kontaktaufnahme nach Betreten der Praxis. Daher ist es wichtig, dass der Empfangsbereich gut für den Patienten erkennbar ist.

Patienten kommen meist eher ungern oder sogar mit Angst vor einer geplanten Behandlung in die Zahnarztpraxis. Ein freundliches Lächeln und eine nette Begrüßung mit Namen geben dem Patienten Sicherheit und Vertrauen und nehmen ihm etwas das unangenehme Gefühl oder die Angst. Der Praxismitarbeiter am Empfang sollte daher immer aufmerksam für neu eintretende Patienten sein. Er sollte nach Möglichkeit seine volle Aufmerksamkeit dem eintretenden Patienten widmen und keine weiteren Tätigkeiten ausführen. Nach der Begrüßung eines Neupatienten kann ein Hinweis erfolgen, wo die **Garderobe** zu finden ist. Idealerweise ist die Garderobe vom Empfang einsehbar, sodass Patienten ein beruhigendes Gefühl haben. Trotzdem ist es ratsam, ein Hinweisschild anzubringen, dass für die Garderobe nicht gehaftet wird. Bei Patienten mit körperlichen Einschränkungen ist ein höfliches Hilfsangebot beim Ablegen von Jacken und Mänteln angebracht.

Der Empfangsbereich ist die Visitenkarte der Praxis. Daher ist die Gestaltung des Empfangsbereiches sehr wichtig. Helle Farben, ein ansprechendes Möbeldesign, eine angepasste Beleuchtung, frische Blumen und ein unaufdringlicher, angenehmer Geruch können zu einer Wohlfühlatmosphäre von Anfang an beitragen. Der Empfang soll ordentlich und aufgeräumt sein.

Merke

Aus Datenschutzgründen dürfen keine Patientenunterlagen herumliegen und ein möglicher Blick auf den Computerbildschirm muss unbedingt vermieden werden.

Datenschutz →S. 248

Leitsystem

Patienten, die zum ersten Mal in die Zahnarztpraxis kommen, müssen sich zunächst in der Praxis zurechtfinden. Zahnarztpraxen haben oft sehr viele verschiedene Räume. Praxisleitsysteme erleichtern dabei die Orientierung →Abb. 1. Raumbezeichnungen an den Türen oder Hinweisschilder an Wänden und Funktionsbereiche, die farblich unterschieden werden, können dabei gute Dienste leisten. Trotzdem sollte der Mitarbeiter am Empfang Patienten hilfsbereit zur Seite stehen, damit sie sich gut in der Praxis zurechtfinden und den angedachten Raum schnell finden.

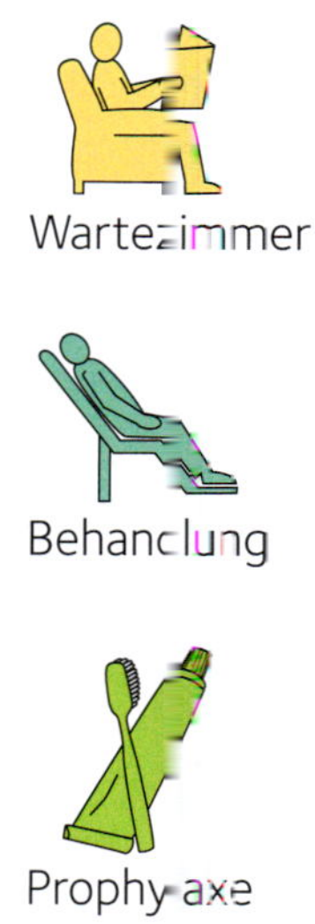

Abb. 1 Beispiel für ein Leitsystem

Patiententoiletten

In einer Zahnarztpraxis wird ein besonders großer Wert auf Hygiene und Sauberkeit gelegt. Dies betrifft auch die Toiletten. Regelmäßige Kontrollen, Reinigung und Desinfektion der sanitären Anlagen sind unbedingt notwendig. Um die regelmäßige Kontrolle der Patiententoilette zu gewährleisten, kann eine Checkliste benutzt werden, mit Datum und Uhrzeit, Name des Mitarbeiters und einer Auflistung von allen Dingen, die zu kontrollieren sind, z. B. Sauberkeit Toilette/Handwaschbecken, Seifenspender, Einmalhandtücher.

Wenn es die baulichen Voraussetzungen zulassen, ist eine behindertengerechte Toilette empfehlenswert.

9.1.3 Gestaltung des Wartebereichs

Häufig sind trotz einer guten Terminplanung Wartezeiten für den Patienten nicht zu vermeiden. Die Farbgestaltung, evtl. unter Berücksichtigung des Praxislogos und der Corporate Identity, Lichtverhältnisse und die Luftqualität sind wichtige Faktoren, die das Wohlbefinden beeinflussen. Daher müssen sie für einen **angenehmen Aufenthalt** im Wartebereich berücksichtigt werden. Nach Möglichkeit soll eine Ablenkung geschaffen werden, um die Nervosität der Patienten zu senken. Dies kann mit interessanten Informations- und Lesemöglichkeiten

Corporate Identity →S. 328

(auch über Fernseher/Bildschirme) erzielt werden. Das Lesematerial sollte beständig aktualisiert und bei sichtbarer Abnutzung/Verschmutzung ausgetauscht werden.

Kostenlose Getränke wie z. B. Wasser, Tee oder Kaffee werden von wartenden Patienten geschätzt. Ebenso ist es zeitgemäß, Patienten einen WLAN-Zugang zu ermöglichen.

Der Wartebereich sollte nach Möglichkeit ein geschlossener Raum sein, der durch ein Glaselement vom Empfangsbereich einsehbar ist. Dies hat verschiedene positive Effekte:

- Ein optischer Kontakt von Praxismitarbeitern und wartenden Patienten ist möglich.
- Gespräche am Empfang zwischen Patienten und Praxismitarbeitern (auch am Telefon) können ungestört und ohne Verletzung des Datenschutzes durchgeführt werden.
- Unliebsame Geräusche aus den Behandlungszimmern, wie z. B. Bohrgeräusche oder das Weinen von Kindern, sind nicht im Wartebereich zu hören.

Weitere Gestaltungsmöglichkeiten

Bilder, Fotografien und Fernsehgeräte/Bildschirme bringen Abwechslung und Ablenkung in den Raum. Dabei ist zu beachten, dass keine angsteinflößenden Darstellungen von Behandlungen, Materialien oder von Zahnersatz zu sehen sind.

Grünpflanzen lockern auf und wirken sich positiv auf das Befinden des Patienten aus.

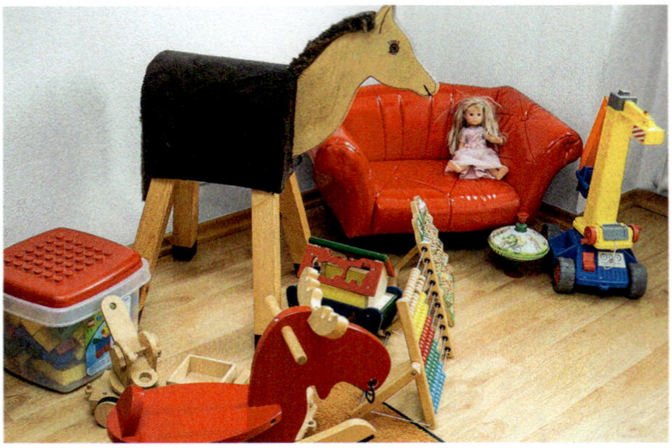

Abb. 1 Kinderecke im Wartebereich

Kinderecke

Da regelmäßig Kinder entweder als Patient oder als Begleiter ihrer Eltern oder Geschwister in Zahnarztpraxen kommen, ist eine Kinderspielecke zu empfehlen →Abb. 1. Die Wartezeit wird positiv beeinflusst und eventuell vorhandene Ängste können abgebaut werden. Wenn genügen Platz vorhanden ist, sind Kinderstühle und ein Kindertisch zum Lesen, Malen und Spielen von Vorteil. Die Spielsachen sollen frei von Schadstoffen, gut zu reinigen und auch für Kleinkinder geeignet sein. Lesematerialien und zur Verfügung gestelltes Spielzeug müssen regelmäßig kontrolliert und bei Beschädigung oder Verschmutzung ausgetauscht oder gereinigt werden.

Praxisordner

Um Informationen zur Praxis und zum Behandlungsspektrum an die Patienten weiterzugeben, kann man einen Praxisordner zusammenstellen und im Wartezimmer auslegen. Weiter Inhalte können z. B. Fotos der Praxismitarbeiter, Aufklärungsschriften, Behandlungsmethoden oder Empfehlungen, z. B. zur Ernährung oder für eine optimale Mundhygiene, sein.

Merke
Der Wartebereich hat eine wichtige Funktion in der Zahnarztpraxis. Die Mitarbeiter müssen daher regelmäßig lüften, Stühle wieder ordnen, Zeitschriften kontrollieren, ordnen und optisch ansprechend auslegen und die Kinderecke kontrollieren, aufräumen, eventuell reinigen.

9.2 Patienten begleiten

9.2.1 Gestaltung des Behandlungsraums

Idealerweise setzt sich die **Wohlfühlatmosphäre** des Empfangs- und Wartebereichs im Behandlungszimmer fort. Die Ausgestaltung der Behandlungsräume muss sich individuell den Anforderungen der jeweiligen Behandler und dem Tätigkeitsspektrum anpassen.

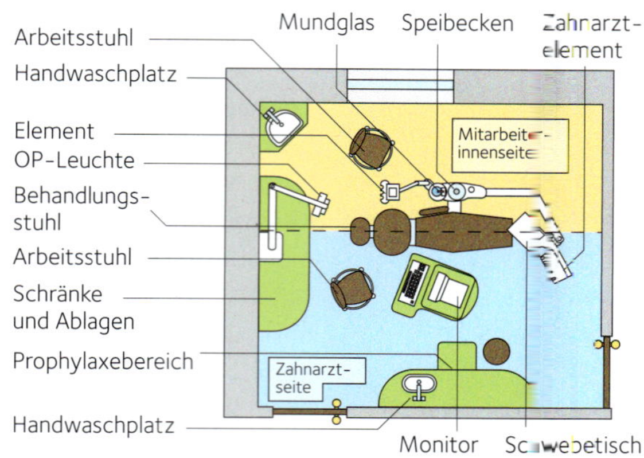

Abb. 1 Ausgestaltung eines Behandlungsraums

Hohe **hygienische Anforderungen** müssen umgesetzt werden. Möbel, Fußböden, Arbeits- und Behandlungsflächen müssen leicht zu reinigen und zu desinfizieren sein.

Aufgeräumte Flächen, geschlossene Schubladen und Schränke vermitteln ein Gefühl von Ordnung und Professionalität. Deckenbilder oder Fernseher an der Decke sind für auf dem Behandlungsstuhl liegende Patienten ein Blickfang, auf den sie sich konzentrieren und somit ablenken können.

Patienten erwarten einen **hohen Komfort** und ein **ansprechendes Design** der Behandlungseinheit, die mit modernster Technik ausgestattet sein soll.
Eine digitale Röntgentechnik an der Behandlungseinheit erspart dem Patienten den Raumwechsel. Sind einsehbare Bildschirme vorhanden, können die Befunde dem Patienten direkt gezeigt und erklärt werden. Intraorale Kameras ermöglichen dem Patienten einen Blick in die eigene Mundhöhle, wodurch eine optisch unterstützte Beratung möglich ist.

9.2.2 Vorbereitung des Behandlungsraums

Erst wenn der Raum hygienisch in einwandfreiem Zustand ist, wird der Patient aufgerufen und gesetzt. Der Patient betritt gemeinsam mit dem zahnmedizinischen Fachangestellten den für ihn vorbereiteten Raum. Bis der behandelnde Zahnarzt den Raum betritt, hat der Patient Zeit, sich im Raum umzusehen. Daher dürfen keine Patientendaten auf dem Bildschirm sichtbar sein und ein Sperrbildschirm muss vor dem Betreten aktiviert sein. Bereits vorbereitete Instrumente und Materialien sind verdeckt zu lagern. Der Behandlungsstuhl befindet sich in der Ausstiegsposition.

Sitzt der Patient auf dem Stuhl, beginnt man mit der **Behandlungsplatzvorbereitung**. Das ist von entscheidender Bedeutung, damit ganz klar erkennbar ist, dass alle Instrumente unbenutzt sind. Der Patient wird auf eventuell störende Gegenstände, wie z. B. Piercings und Zahnspangen aufmerksam gemacht. Brillen sind nicht unbedingt störend, können aber durch die Behandlung verschmutzt werden.

9.2.3 Vorbereiten der Behandlung

Zunächst wird dem Patienten ein Spritzschutz umgelegt, das zahnärztliche Grundbesteck wird bereitgelegt, Sauger werden aufgesteckt und der Mundspülbecher wird aufgestellt und mit Wasser befüllt. Während der Vorbereitung und bis der Behandler den Raum betritt, führt der ZFA ein **Gespräch** mit dem Patienten, wobei er sich auf den jeweiligen Patiententyp (z. B. Kind, Angstpatient) einstellen muss. Dabei antwortet er auch kompetent auf Fragen des Patienten. Bei Fragen, auf die er keine Antwort weiß oder die in die Zuständigkeit des Behandlers fallen, verweist er den Patienten auf das Gespräch mit dem behandelnden Zahnarzt.

9.3 Mit Patienten kommunizieren

Kommunikation bedeutet Austausch oder auch Übertragung von Informationen. Dies geschieht auf unterschiedliche Arten, z. B. verbal (mit Worten), nonverbal (ohne Worte), durch Reden, Schreiben, Gesten oder Berührungen. Eine gelungene Kommunikation (Verständigung) ist die Grundvoraussetzung für eine gute Zusammenarbeit zwischen allen in der Zahnarztpraxis Beteiligten. Eine schlechte Kommunikation unter Mitarbeitern oder zwischen Mitarbeitern und Vorgesetzten kann sich dabei ebenso auf die Zusammenarbeit mit dem Patienten auswirken, wie eine schlechte Kommunikation zwischen Praxismitarbeitern und Patienten. Der ZFA spielt eine wichtige Rolle bei der Patientenkommunikation. Beginnend mit der Terminvergabe am Telefon, am Empfang, vor, während und nach der Behandlung und nicht zuletzt bei der Verabschiedung. Der ZFA steht im ständigen Austausch mit dem Patienten. Auch bei Problemen und Beschwerden ist er oft der erste Ansprechpartner.

Daher ist für die Meinungsbildung des Patienten zu einer Zahnarztpraxis die kommunikative Kompetenz der Mitarbeiter von entscheidender Bedeutung.

9.3.1 Sender-Empfänger-Modell

Kommunikation umfasst alle Arten der Vermittlung, Aufnahme und des Austausches von Informationen. Grundsätzlich findet der Austausch oder die Übertragung von Informationen zwischen einem **Sender** und einem **Empfänger** statt →Abb. 1. Für die Übermittlung einer Nachricht stehen dem Sender dabei unterschiedliche Kommunikationswege zur Verfügung:

- Sprache
- geschriebene Worte
- Mimik
- Gestik
- Körpersprache

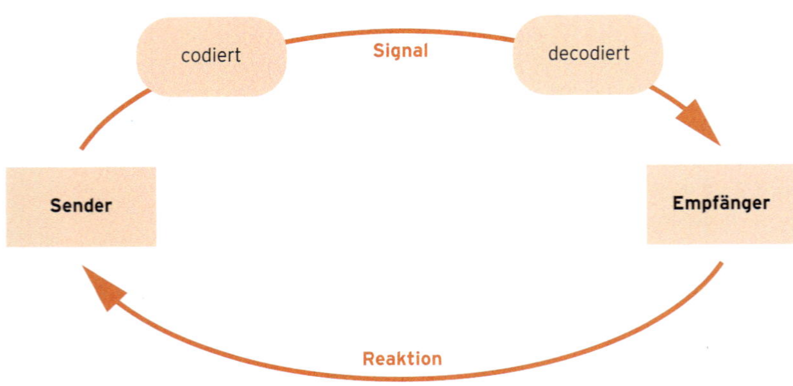

Abb. 1 Sender-Empfänger-Modell

Möchte ein Patient einem ZFA etwas mitteilen, ist der Patient der Sender und der ZFA der Empfänger der Nachricht. Die Nachricht des Senders „ich benötige einen Termin“ wird zum Versenden **codiert** (verschlüsselt). Das bedeutet, die Nachricht wird z. B. durch Sprache (Worte) oder Körpersprache zum Ausdruck gebracht. Der Empfänger einer

Nachricht **decodiert** (entschlüsselt) die Nachricht. Der Empfänger der Nachricht muss verstehen, was mit dem Wort „Termin" gemeint ist. Dies gelingt, wenn Sender und Empfänger einer Nachricht den gleichen **Code** (Schlüssel) verwenden oder anders ausgedrückt, Sender und Empfänger müssen die gleiche Sprache sprechen. Die übermittelten Signale werden dann in gleicher Art und Weise verstanden.

Vervollständigt wird die Kommunikation, wenn der Empfänger ein Feedback an den Sender zurücksendet. Mit einer Rückmeldung gibt der Empfänger zu verstehen, dass er die Nachricht verstanden oder falsch verstanden hat. Daher ist es oft ratsam, noch einmal nachzufragen: „Habe ich Sie richtig verstanden, dass ..."

Kommunikationsprobleme entstehen, wenn Sender und Empfänger nicht den gleichen Nachrichtencode beherrschen. Dadurch misslingen das Codieren und Decodieren und es kommt zu Missverständnissen.

9.3.2 Kommunikationsarten

Sobald zwei Personen aufeinandertreffen, findet eine Kommunikation statt. Beide senden Signale aus und kommunizieren miteinander. Die Signale können verbal, aber auch nonverbal sein. Man unterscheidet daher die verbale und nonverbale Kommunikation.

Merke
„Man kann nicht nicht kommunizieren" (Paul Watzlawick, Kommunikationsforscher). Auch wenn keine Worte gesprochen werden, kommt es zu einem Austausch durch Mimik, Gestik, Blickkontakt und Körperhaltung. Die nonverbalen Anteile bei einem Gespräch betragen ca. 50 Prozent.

Verbale Kommunkation

Verbale Kommunikation übermittelt eine Nachricht in Form von **Sprache** oder **geschriebenen Worten**.

Das Verstehen von Sprachimpulsen setzt bei einem Gespräch in der Zahnarztpraxis voraus, dass der Patient den gleichen **Sprachcode** besitzet, wie der ZFA oder der Zahnarzt. Patienten kennen und verstehen jedoch meistens keine zahnmedizinischen Fachbegriffe. So entstehen schnell Missverständnisse und es kommt zu einer Verunsicherung beim Patienten. Daher müssen sowohl der ZFA als auch der Behandler darauf achten, dass unbekannte Begriffe erklärt oder übersetzt werden, damit eine Codierung der Nachricht möglich ist.

Neben der rein inhaltlichen Botschaft kann das **Sprechverhalten** des ZFA die Kommunikation negativ beeinflussen. Missverständnisse entstehen, wenn eine Nachricht dadurch nicht verstanden wird. Dies kann durch ein zu schnelles Sprechen, eine undeutliche oder auch zu leise Aussprache passieren. Ein vermehrtes Nachfragen (Feedback) ist dann notwendig. Verzichtet der Empfänger auf Nachfragen, können neben Missverständnissen auch verhängnisvolle Fehler entstehen.

Nonverbale Kommunikation

Die nonverbale Kommunikation erfolgt **ohne Worte**. Auch wenn nicht gesprochen wird, findet ein Austausch, z. B. durch Mimik und Gestik statt. Selbst Schweigen und Nichthandeln haben Mitteilungscharakter. Zur nonverbalen Kommunikation gehören Mimik, Gestik, Körperhaltung, Blickkontakt und das äußere Erscheinungsbild eines Menschen.

Die Botschaften der nichtsprachlichen Verständigung werden oft **spontan und unbewusst** an einen Empfänger gesendet. Diese Art der Kommunikation kann für den Gesprächsempfänger besonders aussagekräftig sein und trägt in etwa zur Hälfte zu einem Gespräch bei.

Merke
Ein guter ZFA muss in der Lage sein, nonverbale Signale der Patienten zu erkennen und zu deuten. Dies erfordert viel Übung und Erfahrung im Umgang mit Patienten.

Mimik

Die Mimik entsteht durch sichtbare Bewegungen des Gesichts. Dafür ist die mimische Muskulatur verantwortlich, durch sie entsteht ein bestimmter Gesichtsausdruck. Lächeln, Stirnrunzeln, Augenbrauen hochziehen, Naserümpfen, auf die Lippen beißen sind Beispiele für ein Mienenspiel. So erfolgt oft das Zeigen von Verstehen, Zustimmen oder auch eine Ablehnung von Nachrichten mithilfe der Mimik (ohne Worte). Auch ist die Gefühlslage, z. B. Ärger, Freude, Trauer, Angst, eines Gesprächspartners an der Mimik erkennbar. Es ist wichtig, dass ein ZFA dies erkennt und richtig darauf reagiert.

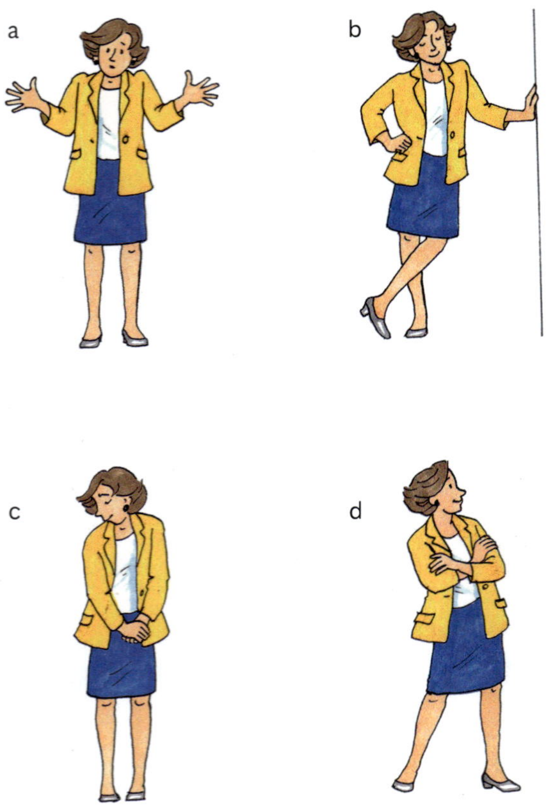

Abb. 1 Gestik und Körperhaltung. a) desinteressiert, resigniert, zweifelnd, fragend; b) selbstzufrieden, zwanglos; c) schüchtern, unsicher, bescheiden; d) erstaunt, unentschlossen, zurückhaltend

Gestik

Mit den Händen, den Armen und Kopfbewegungen kommentieren wir im Gespräch unsere Worte →Abb. 1 oder geben mithilfe von Gesten Antworten, bekunden Zustimmung oder Ablehnung. Kopfnicken oder Kopfschütteln, Faust mit Daumen nach oben, Hand vor den Mund halten, Schulterzucken und viele mehr sind dafür beispielhaft zu nennen.

Körperhaltung

Eine aufrechte Körperhaltung und unverkrampfte Bewegungen strahlen Selbstsicherheit aus. Hängende Schultern und eine gebeugte Haltung lassen eine niedergedrückte Stimmung vermuten und vermitteln Unsicherheit oder Angst. Das Verschränken der Arme vor der Brust zeigt eine Abwehrhaltung. Eine Zuwendung des Oberkörpers zum Gesprächspartner drückt Aufmerksamkeit aus →Abb. 1.

Blickkontakt

Mit Blickkontakt nehmen wir oft die erste Verbindung zu anwesenden Personen auf. Ein ruhiges in die Augen schauen erweckt Vertrauen. Schaut man jedoch starr und zu lange in die Augen des Gegenübers, kann dies eine bedrohliche Wirkung haben. Wird ein Blickkontakt vermieden, kann das auf fehlendes Interesse, Unsicherheit oder Ängstlichkeit hinweisen.

Erscheinungsbild

Das äußere Erscheinungsbild einer Person wird beim ersten Eindruck besonders stark bewertet und es werden Rückschlüsse auf die Person gezogen.
Eine Bedeutung haben dabei hauptsächlich:
- die Kleidung: sauber, passend, modern, schlampig
- die Haare und die Frisur: gepflegt, unordentlich, gestylt, aber auch die Haarfarbe
- Hände und Nägel: gepflegt, sauber, kurz, lackiert, Verwendung von künstlichen Nägeln
- Make-up: dezent, stark geschminkt
- Schmuck: protzig, modisch, abgestimmt, tragen von Piercings
- Tätowierungen

9.4 Verhalten und Umgangsformen in der Praxis

In die Praxis kommen viele verschiedene Patiententypen. Es kommen Menschen allen Alters, Patienten mit Einschränkungen, Patienten mit schweren Erkrankungen, Patienten mit verschiedenen Rollen (Eltern, Kinder, Partner) und Patientenbegleiter (z. B. Freunde, Fahrer, Übersetzer). Aber es erscheinen auch gestresste Patienten und Patienten mit Schmerzen oder mit Ängsten. Von einem ZFA ist daher ein besonderes Maß an psychologischem Geschick im Umgang mit den unterschiedlichen Patienten erforderlich. Er muss sich dabei äußerst sensibel und einfühlsam verhalten.

9.4.1 Verhalten gegenüber den Patienten

Im Praxisalltag mit seinen vielfältigen Herausforderungen und Routineabläufen ist es für den ZFA wichtig zu wissen, dass der **Umgangston** vom Patienten sehr genau wahrgenommen wird. Zeigt ein ZFA während einer Unterhaltung mit dem Patienten kein Interesse, gibt unverständliche, unfreundliche Antworten oder ein falsches Wort zum falschen Zeitpunkt, führt dies zu einem verärgerten Patienten. Eine schlechte Grundstimmung ist vorprogrammiert.

Folgende **Grundregeln** sind daher im Umgang mit dem Patienten zu beachten:
- Patienten freundlich empfangen, mit Namen ansprechen, Blickkontakt aufnehmen, lächeln.
- Nach Möglichkeit dem eintretenden Patienten sofort die volle Aufmerksamkeit schenken und keine anderen Tätigkeiten ausführen. Ist dies nicht möglich, wird beim Patienten um Verständnis gebeten.
- Bei Neupatienten erfolgt eine kurze Vorstellung mit Namen und Funktion innerhalb der Praxis, eventuell kann ein Praxisrundgang angeboten werden.
- Gut lesbare Namensschilder tragen.
- Patienten aktiv zuhören, durch Mimik und Gestik wird Verständnis signalisiert.
- Patienten aussprechen lassen und nicht unterbrechen.
- Empathie (Einfühlungsvermögen) und Verständnis zeigen, oft hilft ein Perspektivwechsel, indem man versucht, sich die Situation aus Patientensicht vorzustellen.
- Patienten über alle für ihn wichtigen Dinge informieren, dies gilt auch für „schwierige“ Patienten.

- Auf keinen Fall während eines Gespräches auf die Uhr schauen.
- Anrufe bei Patienten nach längeren Eingriffen, chirurgischen Behandlungen oder wenn es zu Zwischenfällen während einer Behandlung gekommen ist, stärken das Vertrauensverhältnis.

Merke
Freundlichkeit und Wertschätzung können nicht gespielt werden. Sie sollten von innen kommen. Mit etwas Übung und durch Feedback (z. B. von Kollegen oder Patienten) kann ein gutes patientenorientiertes Verhalten erlernt werden.

9.4.2 Verhalten gegenüber dem Arbeitsteam

Auch das Miteinander im Team prägt das Praxisklima entscheidend. Die Mitglieder kooperieren untereinander, tauschen sich regelmäßig aus, springen für einander ein und entwickeln einen Gemeinschaftsgeist, ein **„Wir-Gefühl"**. Höflichkeit, gutes Benehmen und ein respektvolles Miteinander sind dafür wichtige Voraussetzungen. Diese Harmonie im Team spürt auch der Patient und das gibt ihm ein Gefühl von Sicherheit.

Konflikte in der Zahnarztpraxis →S. 190

Private Gespräche oder das offene Austragen von Konflikten vor Patienten führen zu schlechten Gefühlen beim Patienten und es kommt zu Zweifel an der Kompetenz des gesamten Praxisteams.

Merke
Konflikte und private Gespräche mit Kollegen sind vor Patienten unbedingt zu vermeiden.

9.4.3 Umgangsformen

Zu einem professionellen Umgang mit Patienten gehören angemessene Umgangsformen. **Gutes Benehmen** und **Höflichkeit** gehören zum guten Ton, genauso wie die Verwendung von „Danke" und „Bitte" in einem passenden Tonfall.

Neben der Einhaltung und Beachtung der Grundregeln im Patientenumgang sind folgende Aspekte wichtig:
- Unaufgefordert Hilfe anbieten, diese soll unaufdringlich sein. Ist eine angebotene Hilfe nicht erwünscht, ist ein stillschweigendes, höfliches zur Kenntnis nehmen angebracht. Eventuell wird das in der Patientenakte vermerkt.
- An der Geraderobe behilflich sein.
- Patienten mit Einschränkungen begleiten und in erwünschtem Maß unterstützen.
- Während des gesamten Besuchs Ängste ab- und ein Vertrauensverhältnis zur Praxis und zur bevorstehenden Behandlung aufbauen.

9.4.4 Sprache

Bei jeder Unterhaltung in der Praxis ist bei der Wortwahl auf Freundlichkeit und Höflichkeit zu achten. Die passende Wortwahl kann durch Erlernen von bestimmten Formulierungen geübt werden.
- freundliche Formulierungen: „Was kann ich für Sie tun?", „sehr gerne".
- Höflichkeitsformulierungen benützen: „Ich freue mich sehr", „Darf ich Sie bitten?"

- Kontrolle des eigenen Sprachstils: Verwendung von kurzen Sätzen, verständlichen Formulierungen, angenehmem Tonfall; Verzicht auf Fachsprache.
- Werden Fachbegriffe benutzt, sind diese korrekt auszusprechen und dem Patienten zu erklären.
- Negative Formulierungen vermeiden: „Das geht nicht", „Heute auf keinen Fall", „Sie müssen".

Aufgaben

1	Erklären Sie, warum der erste Eindruck einer Zahnarztpraxis von Bedeutung ist.
2	Nennen Sie wichtige Aspekte, die bei der Gestaltung des Wartebereichs zu beachten sind.
3	Beschreiben Sie die Aufgabe eines Praxisleitsystems.
4	Zählen Sie wichtige Verhaltensregeln eines ZFA gegenüber Patienten auf.
5	Beschreiben Sie die Begriffe nonverbale Kommunikation und verbale Kommunikation.
6	Erläutern Sie, warum eine gute Kommunikation mit Patienten wichtig ist.
7	Erklären Sie, was man unter den Begriffen Mimik und Gestik versteht.
8	Zählen Sie Aspekte auf, die es Patienten in der Zahnarztpraxis erleichtern, sich wohl zu fühlen.

10 Konfliktmanagement

10.1 Konflikte in der Zahnarztpraxis

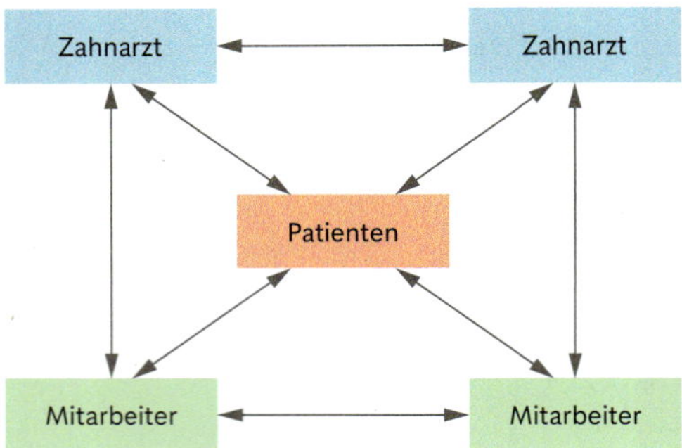

Abb. 1 Konfliktmöglichkeiten in einer Berufsausübungsgemeinschaft

In der Berufswelt stoßen verschiedene Persönlichkeiten mit unterschiedlichen Interessen und Erwartungen aufeinander. Konflikte gehören daher zum Berufsalltag.

In einer Zahnarztpraxis als mögliches Konfliktfeld treffen täglich Zahnarzt, zahnmedizinisches Personal, Arztkollegen, Dentallabore, Krankenkassen, Behörden, Apotheken, Krankenhäuser, Pharmareferenten, Patienten und viele mehr zusammen. Zwischen allen Parteien können Konflikte entstehen →Abb. 1.

Man kann dabei zwischen **internen Konflikten** (Konflikte innerhalb des Praxisteams) und **externen Konflikten** (Konflikte des Teams mit Außenstehenden, z. B. Patienten, Pharmareferenten, Dentallabor) unterscheiden.

10.1.1 Interne Konflikte

Die Ursachen interner Konflikte können sehr unterschiedlich sein.
Man unterscheidet

– Konflikte aufgrund unterschiedlicher Zielvorstellungen und Grundsätze **(Wertekonflikte).**

Beispiel

a) Für einen ZFA ist ein wichtiger Grundsatz (Wert), Patienten immer zuverlässig zu informieren. Er glaubt, dass ein anderer ZFA dies so nicht verfolgt, und wirft ihm dieses vor.

b) Ein Kollege macht auf Kosten der anderen immer pünktlich Feierabend, obwohl die Arbeiten und Vorbereitungen für den nächsten Tag noch nicht erledigt worden sind. Die anderen Mitarbeiter machen regelmäßig Überstunden, die sie zudem nicht vergütet bekommen.

– Konflikte aufgrund unterschiedlicher Rollenverteilungen im Praxisteam **(Beziehungskonflikte).** Die Kritik wird dabei in der Regel nicht sachlich, sondern auf persönlicher und emotionaler Ebene geäußert.

Beispiel

a) Ein Auszubildener trifft in einer Praxis Entscheidungen, die er gar nicht treffen darf.
Der ZFA fühlt sich dadurch gedemütigt und verletzt.
Er nimmt dies persönlich.

b) Ein ZFA zu einem Kollegen: „Da hast du ja wieder einmal am Freitagabend den Steri nicht abgeschaltet. Das Wasser kam mir schon entgegen heute früh!"

– Konflikte aufgrund verschiedener Vorstellungen, wie Aufgaben erfüllt oder Arbeitsschritte gestaltet werden sollen **(Sachkonflikte).**

Beispiel

a) Zwei Teammitglieder einer Zahnarztpraxis verfolgen dasselbe Ziel (z. B. Terminvergabe), nur der Einsatz der Mittel, der Einsatz von Ressourcen oder die Wahl der Methode sind unterschiedlich.

b) Sie haben in der Schule die Einsatzmöglichkeiten des Internets kennengelernt (z. B. Onlinebestellungen bei Dentaldepots, Downloaden des BKV-Verzeichnisses, Website der Zahnarztpraxis). Auf Ihre Anregung hin soll in der Praxis ein neuer Internetanschluss installiert werden. Ein langjähriger Mitarbeiter meint, dass man in den letzten 20 Jahren so etwas auch nicht gebraucht hat. Zudem verführe dies nur zum „Surfen".

Die Abgrenzung der verschiedenen Konflikttypen fällt oftmals schwer, da in diesem Bereich viele Überschneidungen möglich sind. Häufig entwickelt sich aus einem Sachkonflikt ein Beziehungskonflikt oder umgekehrt.

Ungelöste, stark emotionalisierte Konflikte können die Qualität der Arbeit herabsetzen und im Extremfall sogar einen wirtschaftlichen Schaden für das gesamte Praxisteam herbeiführen.

Folgendes Beispiel soll eine Kettenreaktion verdeutlichen →Abb. 1. Die Lösungsansätze zeigen, dass an den betreffenden Stellen immer noch eine „Rettung der Situation“ durch bestimmte Maßnahmen möglich ist.

Informationen zu Mobbing finden Sie unter:

www.macht-immer-sinn.de/mobbing-am-arbeitsplatz/

Eine Sonderform des internen Konfliktes stellt das **Mobbing** dar. Der Begriff Mobbing kommt aus dem Englischen („to mob“ = anpöbeln, schikanieren) und bedeutet, dass ein Kollege am Arbeitsplatz von gleichgestellten, vorgesetzten oder untergebenen Kollegen schikaniert, belästigt, beleidigt, ausgegrenzt oder mit Arbeitsaufgaben bedacht wird, die ihn heruntersetzen. Die Personen, die gemobbt werden, fühlen sich mit der Zeit unterlegen.

Handlungsbedarf	Lösungsansatz
zwei Vollzeitangestellte streiten sich über die Urlaubsplanung	
ihr Unmut steckt weitere Mitarbeiter an	Gespräch mit jedem Einzelnen suchen
Stimmung im Team verschlechtert sich	Gegensteuern und sich des Konfliktes annehmen
Qualität der Arbeit sinkt	Teambesprechung führen und Konflikt thematisieren
Stimmung überträgt sich auf die Patienten	Durchführung von Patientenbefragungen
Patienten bleiben der Praxis fern	Patienten wieder „einfangen“ und aufklären
wirtschaftliche Verluste für den Arzt und seine Mitarbeiter	Neuordnung des Praxismanagements
ökonomische Konsequenzen für die Praxis z. B. Kündigungen oder Kurzarbeit bis zur Aufgabe der Praxis	Umstrukturierung des Personals

Abb. 1 Ablauf eines Konflikts mit Lösungsansätzen

Wenn die Mitarbeiter in einer Zahnarztpraxis unzufrieden sind, tritt Mobbing häufiger auf. Mobbing existiert jedoch nicht nur in der Arbeitswelt, sondern geschieht auch im Bildungsbereich, in Freizeitinstitutionen (z. B. Vereinen), in der Nachbarschaft oder innerhalb von Familien und Sippen.

Man spricht jedoch nur dann von Mobbing, wenn Mobbing-Handlungen
- systematisch stattfinden,
- häufig und wiederholt auftreten (z. B. mindestens einmal pro Woche) und
- sich über einen längeren Zeitraum erstrecken (mindestens ein halbes Jahr).

Einmalige Vorfälle sind also kein Mobbing. Man spricht nicht von Mobbing, wenn zwei etwa gleich starke Parteien in Konflikt geraten. Mobbing-Betroffene können Folgendes tun:
- Sich frühzeitig zur Wehr setzen und eine Beratungsstelle aufsuchen.
- Vorgesetzte informieren, denn Mobbing ist ein Kündigungsgrund.
- Eventuell eine Aussprache mit dem Mobber suchen.
- Ein Mobbing-Tagebuch führen, in dem die Angriffe mit Datum und Uhrzeit festgehalten werden.

Video
Umgang mit Beschwerden

10.1.2 Externe Konflikte und Beschwerdemanagement

Der Patient hat eine bestimmte Rollenerwartung von einem Zahnmedizinischen Fachangestellten. Er sollte fachlich kompetent, hilfsbereit und einfühlsam sein sowie zwischen Patienten und Zahnarzt vermitteln.

Der Zahnmedizinische Fachangestellte hat seinerseits Erwartungen an das Verhalten des Patienten. Er sollte höflich und die Praxisorganisation betreffend kooperativ sein. Werden diese Rollenerwartungen nicht erfüllt (z. B. nörgelnder Patient, gestresster ZFA), kommt es sehr leicht zu Konflikten.

Häufige **Ursachen** externer Konflikte:
- Schmerzen nach der Behandlung, z. B. Druckstellen, Nachschmerzen nach OP, Nachblutungen, überempfindliche Zähne nach Keramikinlayeingliederung
- Patient muss länger als geplant warten, andere Patienten werden vor ihm behandelt.
- Die eGK-Vorlage erfolgt nicht rechtzeitig.
- Beschwerden über das Wartezimmer, z. B. zu kühl, zu dunkel, keine Lektüre
- Lautstärke des Radios
- Behandlungskosten: Eigenanteil nach §-28-Füllung, private Behandlungsvereinbarung (z. B. bei IP-Behandlung), Eigenanteil nach ZE-Behandlung

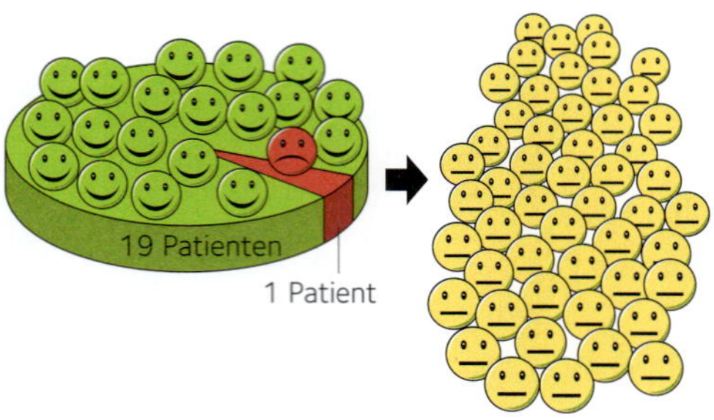

(1 + 19) x 11 = 220

Abb. 1 Beschwerde als Chance. Auf einen Patienten, der sich beschwert, kommen ca. 19, die sich nicht beschweren. Alle 20 enttäuschten Patienten berichten im Durchschnitt 11 weiteren Personen von ihrer Enttäuschung. Diese 220 Patienten kann man vielleicht gewinnen, wenn die Beschwerde ernst genommen wird.

Kommt es zu einem Konflikt, ist häufig der ZFA der Erste, bei dem sich der Patient beschweren wird, obwohl er sich freundlich und aufmerksam gegenüber dem Patienten verhalten hat. Hierin liegt auch eine Chance, Konflikte für die Praxis zu managen. Dies fällt insbesondere Berufsanfängern sehr schwer, weil sie oft nicht diejenigen sind, die für den Konflikt verantwortlich sind.

Man muss die Beschwerde eines Patienten als Chance begreifen. Nur wenige Patienten machen auf Missstände aufmerksam und geben der Praxis dadurch wertvolle Hinweise →Abb. 1. Oft kann man diesen Hinweis eines Patienten auch "provozieren", indem man bei der Verabschiedung nach der Zufriedenheit fragt. Patienten, die unzufrieden aus der Praxis gehen, beeinflussen viele weitere potenzielle Patienten (z. B. Freunde, Bekannte, Familienmitglieder) Für Patienten, die sich nicht "trauen" zu antworten, empfiehlt sich ein anonymer Fragebogen oder Beschwerdezettel im Wartebereich, den sie in einen Briefkasten werfen können.

Die wohl für den Patienten schlechteste Möglichkeit ist der Hinweis des ZFA, dass er den Konflikt nicht verursacht hat oder dass der Konflikt gänzlich geleugnet wird. Hier ist es natürlich von Vorteil, wenn es z. B. in Teambesprechungen gelungen ist, ein Team zu bilden, in dem jeder Verantwortung für das Ganze zu übernehmen bereit ist. Gerade in der Teambesprechung sollten eine Auswertung der Beschwerden und Lösungsmöglichkeiten im Sinne des QM besprochen werden.

10.2 Verhaltensregeln in Konfliktsituationen

Wer arbeitet, macht Fehler. Ein Zeichen von Reife ist, dies einzugestehen. Es wird keinem möglich sein, Konflikten im Arbeitsleben aus dem Weg zu gehen oder diese zu vermeiden. Konfliktmanagement bedeutet, dass eine Person die Kompetenz besitzt, Konflikte zu **erkennen**, zu **vermeiden** und ggf. zu **lösen**.

Ist eine Konfliktlösung in Form eines Gesprächs oder einer Verhandlung möglich, spricht man von einer **konstruktiven Handhabung.** Bleibt der Konflikt ungelöst und bricht eine streitige Auseinandersetzung aus, liegt eine **destruktive Handhabung** vor. Dies ist der Fall, wenn z. B. überhaupt keine Notiz vom unzufriedenen Patienten oder von einer gekränkten Kollegin genommen wird.

Stellt man fest, dass man selbst den Konflikt verursacht hat, ist eine **Entschuldigung** die beste Lösung. Dabei müssen der Ton, die Wortwahl, Mimik und Gestik stimmen, sodass der andere die Entschuldigung auch akzeptieren kann.

Für einen Patienten ist es wichtig, dass man sich seiner Fallschilderung ernsthaft annimmt. Dies sollte auch in einem separaten Raum möglich sein. Der Patient sollte Gelegenheit haben, den Fall ausführlich aus seiner Sicht darzulegen. Unter Umständen kann es hilfreich sein, wenn der ZFA den Patienten durch positives Feedback und Nachfragen in seiner Schilderung unterstützt.

Beispiel

Formulierungen für ein positives Feedback: „Ja, das kann ich gut verstehen.“, „Es tut mir leid, dass dies passiert ist.“, „An Ihrer Stelle wäre ich auch verärgert.“, „Ich kann mir vorstellen, wie Ihnen zumute ist.“

In streitigen Konfliktsituationen ist **Abwehrverhalten** der Beteiligten eine typisch menschliche Reaktion. Deshalb müssen beide Konfliktparteien aufeinander zugehen und miteinander über das bestehende Problem sprechen, um es lösen zu können.

Der Konflikt wird komplizierter, wenn starke Emotionen eine Rolle spielen und die Oberhand gewinnen. In solchen Situationen verliert man das eigentliche Problem aus dem Blick. Aggressionen und die daraus resultierenden möglichen Frustrationen erschweren das Aufeinanderzugehen immer mehr. Auf keinen Fall sollte man mit Emotionen einem erregten Patienten gegenübertreten, auch wenn dieser zu Beschimpfungen neigt.

Oberstes Ziel einer Konfliktlösung sollte daher eine Versachlichung des Problems sein und die Vermeidung der Emotionalisierung in diesem Zusammenhang. Dazu ist es erforderlich, dass beide Konfliktparteien ihre eigene Situation analysieren bzw. ihr Verhalten überprüfen.

Als **Adressat**, d. h. **Empfänger von Kritik**, sollte man sich folgende Fragen stellen:
- Welche Motive könnte der Kritiker haben?
- Was für Vorschläge zur Besserung des Problems könnte es geben? Versuchen Sie, einen Lösungsweg zu finden oder zu erfragen. Eine Abwehrhaltung oder ein Gegenangriff verschlimmern die Situation.
- Habe ich verstanden, warum ich eigentlich kritisiert wurde?
- Bin ich persönlich angegriffen worden oder gibt es sachlich etwas an meiner Arbeit auszusetzen? Wenn sachliche Kritik geäußert wird, so ist diese gerechtfertigt und man sollte sie nicht als persönlichen Angriff deuten.

Als **Sender von Kritik** sollte man den Rahmen und den Ton beachten:

- Niemals öffentlich vor anderen Kritik an einer Person üben oder Mitarbeiter kritisieren, ohne mit der betreffenden Person vorher gesprochen zu haben. Der Betroffene fühlt sich sonst hintergangen und verletzt.
- Kritik nicht emotional ausüben (persönlich, übertrieben, verärgert oder verletzend) und nicht mit übertriebener Lautstärke verkünden.
- Verallgemeinerungen vermeiden („Du machst ja sowieso immer alles falsch!").

10.3 Konflikte – eine gestörte Kommunikation

10.3.1 Grundregeln der Kommunikation

Ein Konflikt (Missstimmung, Auseinandersetzung) entsteht, wenn die Kommunikation, d. h., die Verständigung, zwischen zwei oder mehreren Parteien gestört ist. Man unterscheidet dabei die verbale Kommunikation (Sprache) und die nonverbale Kommunikation (Mimik und Gestik). Mithilfe der folgenden Faustregeln lassen sich bereits viele Konflikte entschärfen:

- Für ein ernstes Gesicht benötigen Sie 65 Muskeln, für ein Lächeln nur 10. Setzen Sie das Lächeln nur dosiert ein, Ihr Gegenüber darf es nicht so auslegen können, als ob Sie ihn auslachen oder nicht ernst nehmen.
- Die Stimme ist der „Leitstrahl der Ansicht". Sprechen Sie laut und deutlich. Machen Sie Pausen, um bestimmte Aussagen zu unterstreichen. Wechseln Sie die Lautstärke und den Tonfall.

Merke
In der gesamten Kommunikation mit dem Patienten darf es keinen Verlierer geben.

Ein chinesisches Sprichwort sagt: „Man darf sein Gesicht nicht verlieren."

Das Problem mangelhafter Kommunikation lässt sich in der juristischen Literatur über das Zahnarztrecht wiederfinden.

Viele Autoren kommen zu der Erkenntnis, dass die entscheidende Triebfeder des Patienten, eine entsprechende Auseinandersetzung mit dem Zahnarzt einzugehen, häufig die unzureichende Kommunikation ist. Deshalb empfehlen sie eine Vorbeugung gegen Haftpflichtfälle, indem die Praxis mit dem Patienten aktiv kommuniziert, auch wenn ein Fehler passiert sein sollte.

Man hat herausgefunden, dass bei jedem zweiten Patienten, der eine gerichtliche Auseinandersetzung mit der Praxis suchen könnte, diese durch die Schilderung der genauen Umstände des Falles sowie ein Ausdruck des Bedauerns vermieden werden kann. Ein Drittel der Patienten würde auf eine gerichtliche Auseinandersetzung verzichten, wenn er finanziell entschädigt würde.

Momentan erfolgen auf 1000 Behandlungsfälle etwa zehn gerichtliche Auseinandersetzungen. Man erkennt an der obigen Statistik die enorme Bedeutung der Kommunikation. Hier lassen sich zudem große Summen für z. B. Rechtsanwälte und Prozesskosten für die Zahnarztpraxis einsparen.

Die folgende Übersicht enthält Kommunikationsregeln, die den Arbeitsalltag erleichtern und freundlicher gestalten lassen →Tab. 1, S. 195.

Patienten ansprechen	Sprechen Sie den Patienten immer mit Namen an. Falls Sie sich nicht mehr sicher sind, wie der Patient heißt, fragen Sie nach Möglichkeit Ihr Praxisteam.
Grundregeln der Rhetorik beachten	1. „Ich-Aussagen" wie *„Ich meine"* und *„Ich denke"* mildern ab und schonen das Selbstwertgefühl des anderen. Man sollte versuchen Sätze, die mit *„Sie haben aber ..."* beginnen, zu vermeiden, da sich der Patient damit in die Enge getrieben fühlt und seine Kooperationsbereitschaft weiter sinken wird. 2. Vermeiden Sie nach Möglichkeit folgende Formulierungen: *Sie müssen ...* *Sie sollen ...* *Das geht nicht ...* *Das kann ich mir gar nicht vorstellen ...* *So schlimm wird es wohl nicht gewesen sein ...* *Da müssen Sie etwas falsch gemacht haben ...* *Da hätten Sie sich früher melden müssen ...* *Heute auf keinen Fall ...* *Unmöglich! Wissen Sie eigentlich, was hier los ist ...* *Das ist bei uns immer so ...* *Ich kann nichts dafür ...* *Sie müssen aber warten ...* *Wir machen keinen Unterschied ...* *Das hätten Sie früher sagen müssen ...* *Ich habe Ihnen doch schon zwei Mal gesagt ...* 3. Vermeiden Sie es, den Patienten bei seinen Schilderungen zu unterbrechen, lassen Sie ihn ausreden. 4. Bilden Sie möglichst kurze Sätze mit für den Patienten verständlichen Informationen. Fachbegriffe verwirren die meisten Patienten.
Blickkontakt aufnehmen	Nehmen Sie, wenn möglich, Blickkontakt mit dem Patienten auf und lächeln Sie, auch wenn Sie nicht sofort auf Patientenwünsche reagieren können, weil Sie gerade eine andere Arbeit (z. B. kopieren, telefonieren) erledigen müssen. Der Blick ist die „Brücke" zum Zuhörer. Bricht diese Brücke ab, fehlt ein Bestandteil der Kommunikation.
Aufmerksamkeit zeigen/ aktives Zuhören	Zeigen Sie dem Patienten, dass Sie ihn ernst nehmen und ihm aktiv zuhören, indem Sie z. B. Fragen stellen, falls Sie etwas noch nicht verstanden haben. Während Sie einem Patienten zuhören, sollten Sie keine Nebenarbeiten erledigen. Dies würde der Patient als unhöflich und kränkend empfinden. Achten Sie bei schüchternen Patienten darauf, dass Sie sie nicht „mundtot" reden oder unterbrechen. Hören Sie auch dann zu, wenn Ihnen die Beschwerden des Patienten lächerlich erscheinen.
Achten Sie auf Körperhaltung, Stimme, Gestik und Mimik	Es ist wichtig, auf die Körperhaltung im Stehen oder im Sitzen zu achten. Stehen oder sitzen sollte man aufrecht, wobei die Schultern gerade sein und die Hände nicht verkrampft z. B. den Kugelschreiber festhalten sollten. Die Arme sollten nicht hinter dem Rücken verschränkt, die Hände nicht gefaltet und nicht in die Taille gestützt sein. Stehen oder sitzen sollte man entspannt und dem Patienten zugewandt. Gestik und Mimik können zur Gesprächsunterstützung benutzt werden. Sie sprechen auch mit dem Gesicht (nonverbale Kommunikation).
Patienten beobachten	Versuchen Sie sich in die Situation des Patienten hineinzuversetzen. Ist er ängstlich, zornig, hektisch, ungehalten, steht er unter Zeitdruck?

Tab. 1 Kommunikationsregeln (Fortsetzung folgende Seite)

Datenschutz beachten	Gespräche sollten nur mit dem Patienten in einem separaten Raum erfolgen, ohne dass Dritte mithören können.
Sind Verhaltensanweisungen beim Patienten verständlich angekommen?	Bei Vorbereitungen und Nachbereitungen einer Behandlung ist es wichtig, dass der Patient mündlich und schriftlich Informationen bekommt, wie er sich am besten verhalten sollte.
Einfühlungsvermögen zeigen	Zeigen Sie dem Patienten, dass er Unterstützung von Ihnen erhält, indem Sie seinen Fall dem Zahnarzt noch einmal neutral schildern. Es ist wichtig, eine neutrale Meinungshaltung einzunehmen. Man muss nicht der gleichen Meinung wie der Patient sein, sollte aber Verständnis zeigen.
Informationen/Beobachtungen verwenden	Wenn Sie z. B. Fragen stellen, die den letzten Behandlungstermin mit aufgreifen, fühlt sich der Patient gut aufgehoben und gewinnt Vertrauen, da Sie sich mit seiner Behandlungsgeschichte befasst haben und ihn nicht isoliert als Patient Nr. XY betrachten. Stellen Sie Fragen wie: *„Geht es Ihnen heute schon besser?", „Hat das Schmerzmittel geholfen?", „Ich habe Ihnen das Informationsmaterial, wonach Sie in der letzten Sitzung gefragt haben, zusammengestellt. Sie können es heute mitnehmen."* Als Hilfestellung kann man in die Kartei des Patienten wichtige Gesprächsnotizen mit eingeben. Die Eingabe sollte jedoch nach dem Gespräch in Abwesenheit des Patienten erfolgen.
Auf Patientengeschenke reagieren	Sie können kleinere Geschenke von Patienten an das Praxisteam wie Blumen, Trinkgeld, Schokolade oder Pralinen annehmen (sollte „praxisöffentlich" gemacht werden). Oft sind sie als freundliche Geste gedacht. Falls es aber so sein sollte, dass der Patient damit Vergünstigungen (z. B. einen Termin vorrücken, günstigere Berechnung einer Behandlung) bekommen möchte, dürfen Sie diesem nicht nachgeben. Er muss wie alle anderen Patienten behandelt werden.

Tab. 1 Kommunikationsregeln

Aufgaben

1 Welche Regeln sind Ihnen für das Verhalten gegenüber Patienten in Konflikten besonders wichtig?

2 Warum ist es wichtig, Beschwerden und Kritik des Patienten ernst zu nehmen?

3 Weshalb sind Patientenbeschwerden auch Chancen?

4 Was versteht man unter „Mobbing"?

10.3.2 Beschwerden meistern

Im Bereich Kommunikation und Konfliktbewältigung ist es unbedingt erforderlich, dass für reale Fälle trainiert wird. Die besten Erkenntnisse gewinnt man hierbei durch **Rollenspiele**, die mit einer Videokamera aufgezeichnet und anschließend analysiert werden.

Im Folgenden werden Fallbeispiele aus der Zahnarztpraxis mit entsprechenden Hintergrundinformationen vorgestellt. Diese Beispiele sollten mit verteilten Rollen in der Klasse durchgespielt werden.

Alle Beispiele lassen Platz für individuelle Verhaltensmuster. Sie sind so aufgebaut, dass am Anfang die „leichten" Fälle vorkommen, die noch wenig rechtliche Kenntnisse erfordern.

Konfliktmanagement

Das Konfliktmanagement soll hier beschränkt sein auf die Konfliktmöglichkeiten mit Patienten. Es lassen sich aber viele Übertragungen für andere Konfliktkonstellationen herstellen (z. B. Konfliktsituationen mit Ihren Kollegen).

Allgemeine Arbeitsanweisungen:

1. Informieren Sie sich über die gesetzlichen Bestimmungen in den einzelnen Fällen.

– Spielen Sie die Fälle als Rollenspiel (mit zwei Personen) in zwei Varianten:
  a) Ein ZFA, der schlecht gelaunt ist, den Patienten nicht mag und ihn auch provozieren will.
  b) Ein ZFA, der den Konflikt lösen möchte, ohne dass der Chef eingreifen muss. Die Patientin/der Patient soll in jedem Fall sehr verärgert sein.

– Analysieren Sie das Verhalten der ZFA und die Reaktionen des Patienten. Welches Verhalten, Gestik, Mimik, Sprache (auch des Körpers) verschärfen den Konflikt bzw. mildern ihn ab?

– Am Ende eines durchgeführten Rollenspiels können Sie eine Beurteilung für sich selbst oder für die Rollenspieler im Umgang mit Patienten anfertigen. Sie können dazu folgenden Vordruck einsetzen →Abb. 1.

Tätigkeit	+++	++	+	-	--	---
Zuhören						
Geduldig sein						
Aufmuntern						
Loben						
Gutes Gesprächsklima erzeugen						
Auf Patienten zugehen						
Mich entschuldigen						
Trösten						
Plaudern						
Ablenken						
Meine Meinung vertreten						
Mahnen						

Abb. 1 Analyse zum Umgang mit Patienten. Die Skalierung bedeutet: Drei Mal + ist ausgezeichnet, drei Mal – heißt deutliche Schwäche.

Erkennen Sie Ihre Stärken und Schwächen und lassen Sie sich auch von anderen beurteilen. Die Beurteilung durch Zuschauer bzw. Zuhörer ist oft ein besserer Spiegel der Wirklichkeit, da man sich selbst anders wahrnimmt als andere.

Fall 1

Ein Patient erscheint pünktlich zu seinem bestellten Termin um 15:00 Uhr. Bereits nach 10 Minuten meldet er sich aus dem Wartezimmer:
„Ich warte jetzt schon eine halbe Stunde, ich habe wichtige Termine, außerdem bin ich Privatpatient."
In der Vergangenheit ist er regelmäßig zu spät gekommen – hierauf hatten Sie ihn bei der letzten Sitzung aufmerksam gemacht und angedeutet, dass er damit den Praxisablauf erheblich störe.

Aufgaben

Versuchen Sie als ZFA den Patienten zu beruhigen.

Fall 2

Ein Patient erscheint am Montagmorgen in Ihrer Praxis: „So etwas habe ich noch nicht erlebt! Da bekomme ich am Samstagabend furchtbare Zahnschmerzen – so was passiert ja immer am Samstag, wenn keiner Zeit hat. Also was mache ich? Ich rufe Ihre Telefonnummer an und siehe da, natürlich keiner da. Da spricht lediglich der Anrufbeantworter mit mir. ... Vertretung Dr. Meisel, Tel. 76 49 73 ... Ununterbrochen rufe ich da an. Es meldet sich niemand ...
Endlich am Abend gegen 23:00 Uhr geht Frau Meisel an den Apparat. Ihr Mann habe aber gar keinen Notfalldienst – er sei auf einem Kongress, das habe sich vor ein paar Tagen so ergeben – berichtete mir Frau Meisel. Sie riet mir dann, mich an den Notdienst des Roten Kreuzes zu wenden. Das tat ich dann und erfuhr, dass Dr. Müller Notdienst habe.
Um 24:00 Uhr saß ich endlich in der Praxis. Das war ziemlich aufregend – den ganzen Abend telefoniert – und die Schmerzen ..."
Der ZFA hatte am Freitag den Anrufbeantworter mit der fehlerhaften Notdienstnummer besprochen.

Aufgaben

Führen Sie als verantwortliche ZFA das Gespräch mit dem Patienten.

Fall 3

Ein gesetzlich versicherter Patient hat eine zweite Mahnung von Ihrer Praxis bekommen, dass sie die eGK in diesem Quartal noch nicht vorgelegt habe. In der zweiten Mahnung heißt es, dass bei Nichtvorlage eine private Rechnung gestellt werde. Der Patient erscheint heute und trifft an der Rezeption auf den Auszubildenden Manuel, der, ziemlich patzig ist und zu ihm im breiten Dialekt sagt: „So isches halt bei de Kasse ..."
Der Patient wird daraufhin sehr wütend und laut. Ein ZFA kommt zur Klärung dieses Problems zum Gespräch hinzu.

Aufgaben

Gesetzestexte finden Sie im Internet unter: *www.gesetze-im-internet.de*

Führen Sie das Gespräch mit dem Patienten und dem Auszubildenden vor dem Hintergrund der gesetzlichen und vertraglichen Abmachungen (SGB V und Material auf S. 199).

Vereinbarung zum Inhalt und zur Anwendung der elektronischen Gesundheitskarte zwischen der KZBV und der GKV

§ 1 Vertragsgegenstand
Die nachstehenden Regelungen dienen der Anwendung und Weiterentwicklung der elektronischen Gesundheitskarte nach den §§ 15und 291 SGB V. Sie dienen ferner der Beschreibung des Inhaltes der elektronischen Gesundheitskarte nach § 291 SGB V und regeln die Verwendung der elektronischen Gesundheitskarte in der Zahnarztpraxis. Die Einzelheiten werden im Anhang geregelt, der Bestandteil dieses Vertrages ist

§ 4 Ausstattung der Versicherten
(1) Versicherte, die bei Eintritt in die gesetzliche Krankenversicherung oder bei einem Wechsel der Krankenkasse eine (neue) elektronische Gesundheitskarte benötigen, sind zum Beginn der Leistungspflicht mit einer elektronischen Gesundheitskarte auszustatten. Die Krankenkassen informieren ihre Mitglieder über die Verpflichtung zur Vorlage der elektronischen Gesundheitskarte in der Zahnarztpraxis sowie über die Folgen bei Nichtbeachtung.

§ 5 Verwendung der elektronischen Gesundheitskarte
(1) Die elektronische Gesundheitskarte ist von dem Zahnarzt bei jeder ersten Inanspruchnahme im Quartal einzulesen. Nur in den in §§ 6 bis 8 genannten Ausnahmefällen kann ein Ersatzverfahren durchgeführt werden.

Anhang
(1) Der Versicherte ist verpflichtet, bei jedem Zahnarztbesuch die eGK oder einen Anspruchsnachweis gemäß § 4 Abs. 2 mitzuführen und auf Verlangen vorzulegen. (2) Die eGK ist von dem Zahnarzt bei jeder ersten Inanspruchnahme im Quartal einzulesen. Der Zahnarzt überprüft die Identität des Versicherten anhand der auf der eGK aufgebrachten Identitätsdaten. Die Überprüfung beschränkt sich auf offensichtliche Unstimmigkeiten zwischen der vorgelegten eGK und der vorlegenden Person hinsichtlich des Alters, des Geschlechts und eines aufgebrachten Lichtbildes. ...
(5) Solange der Versicherte die eGK oder einen Anspruchsnachweis nicht vorlegt oder die Überprüfung nach Nr. 1 ergibt, dass die vorgelegte eGK der vorlegenden Person offensichtlich nicht zugeordnet werden kann, finden die Regelungen nach § 18 BMV-Z entsprechende Anwendung.

BMV-Z § 18 Anspruchsberechtigung und Zahnarztwahl
(2) Solange der Versicherte die eGK nicht vorlegt oder die Anspruchsberechtigung auf andere Weise nicht nachweist, darf der Vertragszahnarzt eine Privatvergütung für die Behandlung verlangen. Wird die eGK oder die Anspruchsberechtigung innerhalb einer Frist von 10 Tagen nach der ersten Inanspruchnahme vorgelegt, so muss die entrichtete Vergütung zurückgezahlt werden.
(3) Die Versicherten haben die freie Wahl unter den Vertragszahnärzten und den weiteren in § 6 Absatz 1 dieses Vertrages genannten Leistungserbringern und dürfen hierbei nicht beeinflusst werden. Dies gilt auch, wenn der Vertragszahnarzt und der Versicherte Vereinbarungen nach § 8 Absatz 7 dieses Vertrages.

Fall 4
Ein Patient beschwert sich, dass er überhaupt nicht weiß, welche Vergütung der Zahnarzt für seine konservierende Behandlung erhalten habe. Diese Ungewissheit führe schließlich auch zu vielen Fehlabrechnungen in Zahnarztpraxen, wie er heute wieder in der Zeitung gelesen hat.

Aufgaben

1 Analysieren bzw. schätzen Sie zunächst die Situation anhand folgender Fragestellungen ein:
a Stimmt die zentrale Behauptung des Patienten (siehe SGB V §§ 12, 13, 28; RL-GBA)?
b Wirft der Patient Ihrer Ausbildungspraxis Fehlabrechnungen vor?
c Will der Patient tatsächlich über die Kosten seiner Behandlung informiert werden oder möchte er nur über Verdienste von Zahnärzten diskutieren?

2 Legen Sie sich nun eine Strategie zurecht, wie Sie in diesem Fall mit dem Patienten umgehen. (Hinweis: Erstellen einer BEMA-Rechnung!)

3 Ändern Sie Ihre Einschätzung der Situation und spielen Sie den Fall erneut durch.

RL-GBA III. Konservierende Behandlung (Auszug)

3. Die konservierende Behandlung der Zähne soll so erfolgen, dass a) die Kavitäten unter Beachtung der Substanzschonung präpariert werden, b) die Karies vollständig entfernt wird, c) notwendige Maßnahmen zum Pulpenschutz durchgeführt werden, d) Form und Funktion der Zähne wiederhergestellt werden, e) die Füllungsoberflächen geglättet werden.

4. Es sollen nur anerkannte und erprobte plastische Füllungsmaterialien gemäß ihrer medizinischen Indikation verwendet werden. Die aktuellen Gebrauchs- und Fachinformationen und Aufbereitungsmonographien sollen berücksichtigt werden.

5. Alle nach Nummer 4 indizierten plastischen Füllungen sind auch im Seitenzahnbereich im Rahmen der vertragszahnärztlichen Versorgung zu erbringen. Adhäsiv befestigte Füllungen im Seitenzahngebiet sind nur in Ausnahmefällen Bestandteil der vertragszahnärztlichen Versorgung. Im Frontzahnbereich sind in der Regel adhäsiv befestigte Füllungen das Mittel der Wahl. Mehrfarbentechnik im Sinne einer ästhetischen Optimierung ist nicht Bestandteil der vertragszahnärztlichen Versorgung.

6. Zur form- und funktionsgerechten Füllungsgestaltung sind gegebenenfalls geeignete Hilfsmittel anzuwenden (wie z. B. Matrizen/Keile).

7. Das Legen einer Einlagefüllung, ebenso die gegebenenfalls im Zusammenhang mit der Herstellung und Eingliederung erbrachte Anästhesie oder durchgeführten besonderen Maßnahmen sind nicht Bestandteile der vertragszahnärztlichen Versorgung, wohl aber eine vorausgegangene Behandlung des Zahnes.

Merke
Viele gesetzliche Krankenkassen geben für die private Leistung „Professionelle Zahnreinigung" mittlerweile Zuschüsse.

Fall 5
Ein Patient einer gesetzlichen Krankenkasse möchte nach Abschluss seiner Behandlung eine professionelle Säuberung seiner Zähne mit einer leichten Aufhellung.
Der Behandelnde ist stark in Zeitdruck und kann nur kurz auf eine private Abrechnung verweisen, was den Patienten in Rage bringt. Er bezahle schließlich hohe Beträge an seine Krankenkasse. Der Behandelnde verweist an den ZFA, der dem Patienten die Sachlage erläutern soll.

Aufgaben

Führen Sie das Gespräch mit dem Patienten unter Beachtung der Gesetzeslage (SGB V §§ 12, 13).

Fall 6

Ein junger auszubildender Bankkaufmann (19 Jahre) erscheint in Ihrer Ausbildungspraxis. Er ist seit seinem 12. Lebensjahr Patient in der Praxis. Nachdem er bei der Anmeldung angibt, seine Prophylaxe behandlung fortsetzen zu wollen, erklären Sie ihm, dass dies nur auf Grundlage privater Bezahlung nach GOZ gehe. Er ereifert sich daraufhin, dass dies wohl an seinem Beruf liege – er sei zwar Bankkaufmann – die Bank gehöre ihm aber nicht.

Aufgaben

Führen Sie ein Gespräch auf Grundlage der folgenden gesetzlichen Bestimmungen.

SGB Band V
§ 22 Verhütung von Zahnerkrankungen (Individualprophylaxe)

§ 22 Verhütung von Zahnerkrankungen (Individualprophylaxe)
(1) Versicherte, die das sechste, aber noch nicht das achtzehnte Lebensjahr vollendet haben, können sich zur Verhütung von Zahnerkrankungen einmal in jedem Kalenderhalbjahr zahnärztlich untersuchen lassen.
(2) Die Untersuchungen sollen sich auf den Befund des Zahnfleisches, die Aufklärung über Krankheitsursachen und ihre Vermeidung, das Erstellen von diagnostischen Vergleichen zur Mundhygiene, zum Zustand des Zahnfleisches und zur Anfälligkeit gegenüber Karieserkrankungen, auf die Motivation und Einweisung bei der Mundpflege sowie auf Maßnahmen zur Schmelzhärtung der Zähne erstrecken.
(3) Versicherte, die das sechste, aber noch nicht das achtzehnte Lebensjahr vollendet haben, haben Anspruch auf Fissurenversiegelung der Molaren.
(5) Der Gemeinsame Bundesausschuss regelt das Nähere über Art, Umfang und Nachweis der individualprophylaktischen Leistungen in Richtlinien nach § 92.

IP-Vereinbarung als Anlage zum BMV-Z

(2) Die zahnmedizinische Individualprophylaxe soll der Vorbeugung gegen Karies und Parodontalerkrankungen dienen und die Maßnahmen der Gruppenprophylaxe sinnvoll ergänzen und fortführen. Die Individualprophylaxe soll der Erhaltung der Zahngesundheit dienen und ggf. Neuerkrankungen oder ein Fortschreiten der Erkrankung verhindern.
Mit dem Individualprophylaxe-Programm sollen insbesondere die Versicherten betreut werden, die von der Gruppenprophylaxe nicht erfasst werden
(5) Die Individualprophylaxe beginnt mit der Erstellung des Mundhygienestatus, dem die eingehende Untersuchung auf Zahn-, Mund- und Kieferkrankheiten vorangegangen sein soll. Erforderlichenfalls folgt die Motivationsphase. Eine ggf. notwendige Intensivmotivation mit der Aufklärung über Krankheitsursachen und ggf. Remotivationen sollen zeitnah möglichst innerhalb von vier Monaten abgeschlossen sein
(13) In ein Bonusheft ist bei den 12- bis 17jährigen für jedes Kalenderhalbjahr das Datum der Erhebung des Mundhygienestatus einzutragen. Das Bonusheft dient dem Versicherten als Nachweis für seinen Anspruch auf erhöhte Zuschüsse zum Zahnersatz gem. § 55 Abs. 1 SGB V. In das Bonusheft sind daher auch die jährlichen Untersuchungen nach Vollendung des 18. Lebensjahres einzutragen

Fall 7

Der Patient Prof. Gert Reich erhält nach Abschluss seiner Behandlung eine zahnärztliche Rechnung. Er versteht nicht, weshalb er jetzt auch noch privat an die Praxis zahlen soll. Er ist doch Mitglied der TKK-Südbaden. Füllungen gehören doch wohl zur Standardversorgung? Auf Ihren Einwand, dass er das doch unterschrieben habe, sagt er, dass er das nicht so genau gelesen habe. Hinweis: Prof. Gert Reich wünscht an 36, 45, 46 Keramikinlays.

Aufgaben

Versuchen Sie im Nachhinein eine Akzeptanz des Patienten zu erreichen. Berücksichtigen Sie dabei auch die gesetzlichen Bestimmungen (SGB V §§ 27, 28).

Dr. Dirk Hollister

Zahnarzt

Ekkebertstr. 12 - 79117 Freiburg - Tel: 0761 80 700 - Fax: 0761 80 7921
E-Mail: dr.dirk.hollister@beispiel.de

Dr. Dirk Hollister-Ekkebertstr. 12 - 79117 Freiburg

Herrn
Prof. Gert Reich
Wihler Weg 1
79110 Freiburg

04.08.2022

Vereinbarung gemäß achtes SGB V Änderungsgesetz §28(2), HKP-Nr. 1/ 5/ 1
für: Herrn Prof. Gert Reich, geb. am: 09.09.1964 / 5 / Techniker Krankenkasse >Südbdn

Ich bin von meinem Zahnarzt über die bei Füllungstherapie ausreichende, zweckmäßige und wirtschaftliche Form der Versorgung unterrichtet worden. Ich wünsche eine darüber hinausgehende Versorgung unter Zugrundelegung der Gebührenordnung für Zahnärzte (GOZ). Ich verpflichte mich die Mehrkosten, die durch die aufwendigere Behandlung außerhalb der Kassenrichtlinien entstehen, selbst zu tragen. Von den Kosten der gewählten Füllungstherapie verpflichtet sich der Zahnarzt, die Kosten der vergleichbaren preisgünstigeren Füllung (Sachleistung) in Abzug zu bringen. Mir ist bekannt, dass ich gegenüber meiner Krankenkasse keine weiteren Ansprüche auf Kostenübernahme geltend machen kann.

Es werden Mehrkosten wie nachstehend aufgeführt vereinbart:

Gebiet	Anz.	Nr.	Leistungsbeschreibung	Faktor	Betrag
36	1	2170	Einlagefüllung, mehr als zweiflächig		221,07
36	1	MKF	abzüglich Bema-Sachleistung (13c)		- 57,11
46,45	2	2160	Einlagefüllung, zweiflächig		350,82
46,45	2	MKF	abzüglich Bema-Sachleistung (13b)		- 90,90
45,36	2	2040	Anlegen von Spanngummi je Kieferhälfte oder Frontzahn ber.		16,82
46,45	1	2030	Besondere Maßnahmen beim Präparieren oder Füllen		8,41
46,45,36	3	2197	Adhäsive Befestigung		50,46

voraussichtliche Gesamtsumme der Honorarleistungen €: 499,57
voraussichtliche Gesamtsumme der Material- und Laborkosten €: 850,00
Voraussichtlicher Betrag der Mehrkosten €: 1.349,57

Der vorliegende Therapieplan ist auf Grund derzeitiger diagnostischer Unterlagen erstellt. Laborkosten können nur geschätzt werden. Bei Leistungen, die den 2,3-fachen Satz der GOZ überschreiten, werden entsprechende medizinische Begründungen in der Liquidation ausgewiesen.

Freiburg, 04.08.2022

Ort, Datum — Unterschrift des Zahnarztes

Ort, Datum — Unterschrift des Zahlungspflichtigen

11 Patientengruppen und Patiententypen

11.1 Patientengruppen

Die moderne Zahnarztpraxis muss als **Dienstleistungsunternehmen** vielen Anforderungen gerecht werden. Oberstes Ziel ist es dabei, Patienten zu gewinnen und langfristig an die Praxis zu binden. Dafür muss eine hohe Patientenzufriedenheit erreicht werden. Unterschiedliche Patientengruppen mit verschiedenen Bedürfnissen erfordern einen professionellen, individuellen Umgang, um jedem einzelnen Patienten eine optimale Betreuung und Behandlung zu bieten. Dazu muss der ZFA die jeweiligen Bedürfnisse der unterschiedlichen Patientengruppen und -typen kennen.

11.1.1 Kinder

Die Behandlung von Kindern gehört mit zu den schwierigsten zahnärztlichen Aufgaben. Dem ZFA kommt dabei eine enorm wichtige Aufgabe zu. Er muss es schaffen, die Kinder optimal auf eine Behandlung vorzubereiten, indem er ihnen die **Angst vor der Behandlung** nimmt und so eine Einwilligung und Mitarbeit zur Behandlung erreicht.

Der ZFA geht freundlich und möglichst gelassen mit den Kindern um. Die **Sprache** ist altersentsprechend angepasst. Oberstes Ziel ist es, bereits zu Beginn das benötigte **Vertrauen** beim Kind aufzubauen.

Auch die **Begleitpersonen** sind mit einzubinden und genau zu beobachten. Häufig scheitert eine Behandlung an den Eltern, wenn sie die eigene Nervosität und die eigenen Ängste vor oder während der Behandlung auf die Kinder übertragen. Auch zu viel Verständnis kann bei der Kinderbehandlung schaden. Es muss den Eltern, aber auch dem Kind klar gemacht werden, dass eine Behandlung notwendig und unumgänglich ist, da eine Nichtbehandlung schwerwiegende Folgen, wie z. B. starke Schmerzen oder eine Zahnlücke zur Folge haben können.

Zur Vorbereitung auf eine Behandlung eignen sich Bilderbücher, die Eltern mit Kleinkindern zu Hause ansehen können.

Bevor das Kind behandelt wird, müssen alle Vorgänge **kindgerecht erklärt** werden. Instrumente und Geräte werden dem Kind gezeigt und wenn möglich auch einmal in die Hand gegeben →Abb. 1. Sauger, Luftbläser und weitere Geräte werden dem Kind in Funktion gezeigt, damit es sieht, wie bestimmte Geräte arbeiten und vor allen Dingen, dass es die zum Teil sehr lauten Geräusche kennen lernt und als unbedenklich einstuft. Häufig sind es laute Geräusche, die kleinen Kindern Angst machen. Während der Behandlung ist es wichtig, auch für kleinste Schritte, die Kinder für ihren Mut und für ihre gute Mitarbeit zu loben. Vor allen Dingen am Ende der Behandlung ist es wichtig, dass die Kinder mit einem guten Gefühl die Praxis verlassen, auch wenn die Behandlung nicht ganz wie geplant verlaufen ist. Deshalb gibt es auch für eine gute Mitarbeit immer ein **kleines Geschenk** zum Mitnehmen.

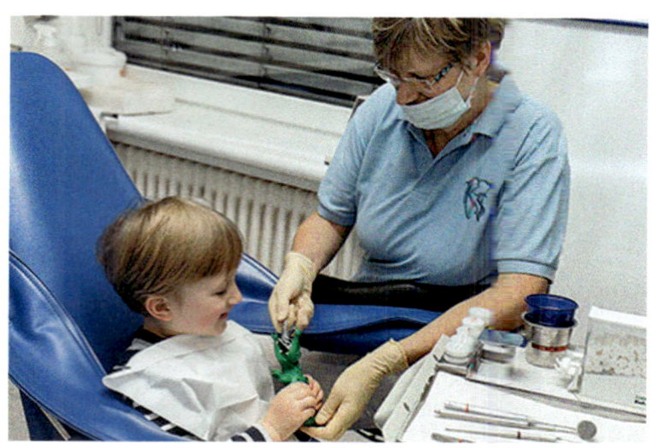

Abb. 1 Dem Kind werden spielerisch zahnärztliche Instrumente demonstriert, z. B. für eine Extraktion.

Beispiele für kindgerechte Formulierungen:
- Spritze: der Zahn wird zum Einschlafen gebracht, damit er tief und fest schläft.
- Luftbläser: Puster, der wie der Wind ganz fest pusten kann.
- Wasser-Luft-Spray: der Zahn wird jetzt gut gewaschen, wie beim Duschen.
- Sauger: Arbeitet wie ein Staubsauger, saugt das Wasser weg, damit man nicht so viel Wasser im Mund hat.
- Röntgenbilder: Es wird ein Foto vom Zahn gemacht.
- Polymerisationslampe: Ein blaues Licht, das die Füllung fest macht.
- Rosenbohrer: Rumpelt ganz laut und verjagt „Karius und Baktus".
- Matrize: Förmchen, wie beim Kuchenbacken, damit der Zahn eine schöne Form bekommt.

Trotz aller Bemühungen kann es sein, dass Kinder sich nicht behandeln lassen möchten. In solchen Fällen ist eine Vorstellung bei einem **Spezialisten für Kinderzahnheilkunde** möglich. Diese Praxen sind auf Kinder spezialisiert. Der Wartebereich ist optimal für Kinder ausgestattet. In den Behandlungsräumen gibt es kleinere Behandlungsstühle. An der Decke ist meistens ein Fernseher angebracht, damit die Kinder während der Behandlung kindgerechte Filme schauen können und zusätzlich abgelenkt werden. Außerdem arbeiten viele Kinderzahnarztpraxen mit Anästhesisten zusammen und bieten Behandlungen mit einer Sedierung an, bei der die Kinder in einen schlafähnlichen Zustand versetzt werden. Auch Behandlungen in Vollnarkose sind möglich.

11.1.2 Jugendliche

Während sich viele Praxen sehr gut auf Kleinkinder eingestellt haben, werden die Jugendlichen oft ein wenig vernachlässigt, da die Behandlungen meistens gut toleriert werden. Es ist ratsam Jugendliche zu fragen, ob sie möchten, dass eine Begleitperson mit dabei ist oder ob sie gerne allein ins Behandlungszimmer mitkommen möchten. Schwierig ist es, wenn Jugendliche bereits ohne Erziehungsberechtigte in die Praxis kommen, da viele Behandlungen, wie z. B. Röntgen, Anästhesien, Füllungen, Zahnextraktionen und kostenpflichtige Behandlungen nicht ohne die Einwilligung eines oder beider Erziehungsberechtigten (z. B. bei getrenntlebenden Eltern, die beide das Sorgerecht besitzen) gemacht werden dürfen.

11.1.3 Erwachsene

Die Erwachsenen „nehmen" sich die Zeit zum Zahnarztbesuch und planen ihn zwischen Berufstätigkeit, Kinderbetreuung, Urlaub und Freizeitaktivitäten ein. Sie erwarten daher einen reibungslosen organisatorischen Ablauf ohne lange Wartezeiten. Im Vordergrund stehen aber neben der zahnmedizinischen Qualität die Aufmerksamkeit und Zuwendung des Praxisteams.

11.1.4 Senioren

Nach einer Definition der Weltgesundheitsorganisation (WHO) gilt man als „alt", wenn das **65. Lebensjahr** vollendet wurde. Seit vielen Jahren nimmt die Zahl älterer Menschen in Deutschland zu. Der Anteil von Personen, die 65 Jahre und älter sind betrug im Jahr 2022 bereits 22 %. Vorsichtige Schätzungen vermuten, dass der Anteil dieser Personengruppe im Jahr 2050 bereits 35,9 % betragen könnte.

Alterungsprozesse bewirken eine Einschränkung vieler organischer Funktionen und das Auftreten von chronischen Erkrankungen. Psychische Veränderungen des alternden Menschen wirken sich für die Betroffenen häufig im Sinne einer verminderten Anpassungsfähigkeit aus. Der Umgang erfordert deshalb vom ZFA ein hohes Maß an **Einfühlungsvermögen**.

Video
Umgang mit älteren Patientinnen und Patienten

Auch in der Praxis müssen bestimmte Dinge beachtet werden:
- Eine gute Lesbarkeit von z. B. Hausnummer, Praxisschild, Raumbezeichnungen in der Praxis.
- Eventuell farblich gekennzeichnete Funktionsräume.
- Alle Praxisräume sollen auch mit einem Rollstuhl oder Rollator zu erreichen sein. Daher sind eventuell ein Aufzug oder auch eine Rampe im Außenbereich notwendig.

Bei der **Betreuung älterer Patienten** ist insbesondere auf die folgenden Punkte zu achten:
- eine ruhige Atmosphäre ohne störende Geräusche (z. B. Telefon, Drucker, Turbine) oder Hintergrundmusik herstellen
- ausreichend Zeit für ein Beratungsgespräch nehmen, z. B. bei geplanten prothetischen Behandlungen
- nur so viel Informationen wie notwendig geben, damit der Patient nicht gleich im ersten Gespräch überfordert wird
- möglichst wenig Fachbegriffe und Fremdwörter verwenden
- den Patienten auffordern, bei Unklarheiten zur Behandlung Fragen zu stellen
- Kostenvereinbarungen verständlich vermitteln und eindeutig über Eigenanteile informieren
- Informationen und Verhaltensanweisungen schriftlich mitgeben, dann können Patienten in Ruhe noch einmal alles zu Hause durchlesen
- bei der Terminvergabe muss man darauf achten, ob eventuell Begleitpersonen benötigt werden
- Behandlungen möglichst kurz einplanen
- bereits am Empfang den Anamnesebogen überprüfen und nach neu hinzugekommenen Erkrankungen und Medikamenteneinnahmen fragen
- Patienten ins Recall-System einbinden
- nach Möglichkeit ist immer der gleiche ZFA bei den Behandlungen dabei
- Ältere Patienten reagieren oft empfindlich auf das Zurückneigen der Rückenlehne. Nach Möglichkeit sollte bei der Lagerung darauf geachtet werden.
- Auf mögliche Seh- und Höreinschränkungen ist zu achten und gegebenenfalls darauf zu reagieren. Dies ist in der Patientenakte zu vermerken.

11.1.5 Patienten mit körperlichen Einschränkungen

Angeborene und krankheitsbedingte Einschränkungen beeinflussen die Lebensführung in allen Altersstufen. Trotz vorhandener körperlicher Einschränkung sind viele Menschen durch Training und Selbstdisziplin in der Lage, ihren Alltag zu meistern. Gut gemeinte Hilfsangebote werden manchmal abgewiesen und führen zu Verunsicherung. Diese Erfahrung machen auch die Mitarbeiter in der Zahnarztpraxis und sie sollten deshalb immer abklären, ob Hilfe gewünscht wird.

Merke
In der Patientenakte wird die Form der Einschränkung und die Art der Unterstützung, die vom Patienten benötigt und gewünscht wird, dokumentiert.

Patienten mit eingeschränkter Bewegungsfähigkeit

Patienten mit einer eingeschränkten Bewegungsfähigkeit benötigen häufig eine **fachgerechte Hilfe** des ZFA. Dies kann beim An- und Auskleiden an der Garderobe oder aber auch bei der Begleitung ins Wartezimmer oder in den Behandlungsraum notwendig sein.

Aber auch bei weniger deutlich erkennbaren körperliche Einschränkungen kann ein ZFA die Patienten unterstützen. Dies kann z. B. beim Ein- und Aussteigen auf den Behandlungsstuhl notwendig sein oder man kann Patienten den Spülbecher anreichen.

Patienten mit Sehbehinderung

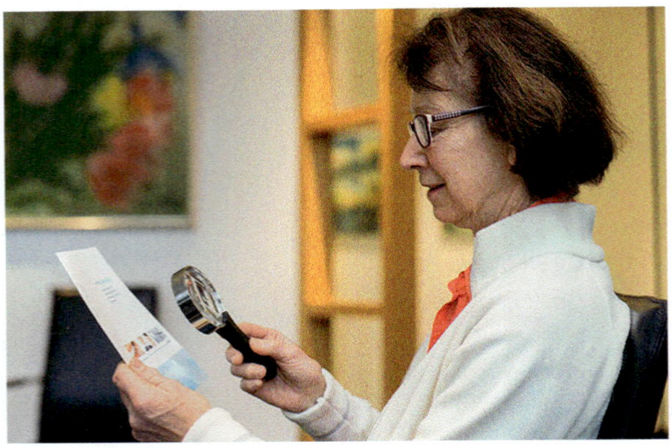

Abb. 1 Leselupe

Dem Patienten muss während seines Praxisaufenthaltes das **Gefühl von Sicherheit** vermittelt werden. Personen mit Sehbehinderung sollen nach Möglichkeit immer mit Namen angesprochen werden, bevor man Hilfe anbietet, z. B. beim Geleiten ins Warte- oder Behandlungszimmer. Beim Setzen auf den Behandlungsstuhl ist es hilfreich, die Hand des Patienten zur Orientierung auf die Lehne zu legen. Im Behandlungszimmer informiert man den Patienten, welche Vorbereitungen getroffen werden. Das Verlassen des Raumes wird dem Patienten mitgeteilt und dass er sich notfalls durch Rufen bemerkbar machen kann.

Auch ohne Sehbehinderung kann es dem Patienten eine Hilfe sein, wenn ihm ein Anamnesebogen mit größerer Schrift angeboten wird oder eine Auswahl von günstigen Lesebrillen bzw. eine Leselupe →Abb. 1 bereitliegt.

Patienten mit Hörbehinderung

Schwerhörige Patienten sind meist in der Lage, ihre Gesprächspartner zu verstehen, indem sie durch Lippenlesen, Mimik und Gestik den **Inhalt des Gesagten** erfassen. Der ZFA muss dabei den Patienten direkt ansehen und er muss langsam und deutlich sprechen. Auch ist diese Art des Verstehens nur möglich, wenn keine Atemschutzmaske getragen wird.

Komplizierte Erklärungen, z. B. Behandlungsinhalte, können zum eindeutigen Verständnis aufgeschrieben oder aufgezeichnet werden.

11.1.6 Fremdsprachige Patienten

Der Anteil von Patienten, die wenig oder gar keine Deutschkenntnisse besitzen, nimmt in den letzten Jahren ständig zu. Darauf haben auch die Zahnärztekammern, Kassenzahnärztliche Vereinigungen und die Krankenkassen reagiert und stellen eine Vielzahl an **Merkblättern in verschiedenen Sprachen** zur Verfügung. Auch Übersetzungsprogramme von Mobilfunkgeräten können hilfreich sein.

Zusätzlich kann durch Mimik oder Gestik eine Zustimmung zur Behandlung abgefragt werden. Durch Aufmalen von Informationen können bestimmte Inhalte verständlich gemacht werden. Im Zweifelsfall aber muss der Patienten sich von einem Übersetzter begleiten lassen.

11.2 Patiententypen

Jeder Patient braucht eine individuelle Betreuung in der zahnärztlichen Praxis, unabhängig davon, welcher Altersgruppe er angehört. Die allgemeine Meinung, dass ältere Patienten und Kinder mehr Zuwendung benötigen und schwieriger zu behandeln sind, ist so pauschal nicht richtig. Es gibt nicht nur **den** alten Menschen oder **die** Jugendgeneration, sondern innerhalb dieser Gruppen eine Vielzahl unterschiedlichster Typen und Persönlichkeiten.

11.2.1 Patienten mit Ängsten

Viele Menschen müssen sich überwinden, zum Zahnarzt zu gehen und haben echte **Angstgefühle.** Sie vermeiden deshalb den oft dringend notwendigen Zahnarztbesuch. Der Patient mit Ängsten kommt oft nur in äußerster Not in die Praxis. Häufig sind viele zerstörte Zähne vorhanden, weshalb sich diese Patienten oft schämen. Haben diese Patienten sich überwunden, die Zahnarztpraxis aufzusuchen, wäre es nun fatal, sie mit Vorwürfen zu überhäufen: „Warum kommen Sie denn erst jetzt?", „das sieht ja schlimm aus, da hätten Sie früher kommen müssen!"

Besser ist es, wenn man sie **positiv unterstützt**: „Das ist großartig, dass Sie sich jetzt trotz der großen Angst getraut haben!" Oder indem man sie nach der Behandlung lobt, dass sie gut mitgemacht haben. Viele Patienten sind so erleichtert, den ersten Schritt gewagt zu haben und geben zu, dass die Behandlung gar nicht so schlimm war, wie sie befürchtet haben. Wichtig ist, dass man den Patienten über alle Schritte gut aufklärt und auf alles vorbereitet. Eine schmerzfreie Behandlung ist dabei unbedingt anzustreben. Folgetermine sollten zeitnah ausgemacht werden, damit die Patienten nicht wieder in ihr Angstmuster verfallen und nicht zu den Terminen erscheinen.

Mögliche Ursachen einer Zahnarztangst sind:
- Unkenntnis der zu erwartenden Behandlungsmaßnahmen
- Gefühl des Ausgeliefertseins
- Angst vor Injektionen
- vernachlässigte Mundhygiene mit allen Folgen
- Angst vor Kritik durch den Zahnarzt oder durch das Behandlungsteam
- Angstverhalten bei Familienangehörigen
- negative Erfahrungen mit Zahnarztbesuchen, verbunden mit schmerzhaften Behandlungen (meist in der Kindheit)

Erkennbar wird Angst häufig an einem unsicheren Blick oder einer eher hektischen Sprache. Patienten mit Ängsten neigen oft zu pausenlosem Reden. Körperliche Angstreaktionen sind z. B. Schwitzen, feuchte Hände, Schweißperlen auf der Stirn oder das Verkrampfen der Hände, bzw. des gesamten Körpers.

Es hilft nicht, wenn versucht wird die Angst herunterzuspielen („Das ist wirklich nicht schlimm, da brauchen Sie keine Angst zu haben."). Hilfreicher ist es, **geduldiges Verständnis** aufzubringen und dass man dem Patienten zeigt, dass man sein Problem ernst nimmt. Um dem Gefühl der Hilflosigkeit entgegenzuwirken, wird ein Stoppsignal mit dem Patienten vereinbart, z. B. gehobener Arm, der bei Bedarf gesenkt wird und damit einen sofortigen Behandlungsstopp auslöst.

Merke
Manche Menschen leiden unter einer Angsterkrankung, der sogenannten **Zahnbehandlungsphobie**. Dies äußert sich z. B. in Herzrasen, Übelkeit, Brechreiz oder Panik. Eine zahnärztliche Behandlung ist häufig nur unter Vollnarkose möglich. Ein Abbau der Phobie kann z. B. mithilfe einer Verhaltenstherapie versucht werden.

11.2.2 Patienten mit Schmerzen

Merke
Zahnärzte unterliegen nach der Berufsordnung und den Kassenverträgen der Behandlungspflicht.

Patienten mit Schmerzen kommen häufig ohne Anmeldung in die Praxis. Sie befinden sich in einer extremen **Ausnahmesituation**, oft haben die Patienten mehrere Nächte nicht oder nur wenig geschlafen und wissen vor lauter Schmerzen nicht mehr weiter. Sie wollen daher möglichst schnell von ihrem Schmerz befreit werden. Einem besonders fordernden oder unfreundlichen Verhalten sollte der ZFA daher mit Verständnis begegnen. Sinnvoll ist es, bevor der Zahnarzt das Behandlungszimmer betritt, eine Schmerzanamnese zu erheben und das Ergebnis dem Zahnarzt bereits vorab mitzuteilen.

11.2.3 Herausfordernde Patienten

Als **„Besserwisser"** werden häufig Patienten bezeichnet, die einen ausgeprägten Drang zum Reden und das Bedürfnis nach Beachtung und Anerkennung haben. Häufig wird dabei auch angelesenes Wissen oder Halbwissen aus dem Bereich der Zahnmedizin vorgetragen. Zweifel oder Kritik an der angeblichen Kompetenz bezieht der Patient auf seine Person und reagiert sehr empfindlich. Für den ZFA besteht die Aufgabe darin, mit den Patienten sachlich zu diskutieren, diplomatisch zu „bremsen" und möglichst rasch den unterbrochenen Praxisablauf wieder in Gang zu bringen.

Als **„Nörgler"** werden oft Patienten empfunden, denen zu jeder Situation etwas Negatives einfällt, sei es die Wartezeit oder der Heil- und Kostenplan. Der ZFA sollte sich durch die Beschwerde nicht persönlich angegriffen fühlen, da der geäußerte Ärger meist eine andere Ursache hat. Man sollte gelassen und sachlich reagieren. Besteht allerdings ein begründeter Anlass zur Beschwerde, wird eine Lösung gesucht und das Problem behoben.

Merke
Das Verhalten der einzelnen Patienten kann nicht in einem Schema zusammengefasst werden und lässt sich auch nicht verändern. Was sich aber ändern lässt, ist die eigene Einstellung gegenüber „herausfordernden Patienten" und damit das Kommunikationsverhalten des Einzelnen und des ganzen Praxisteams.

Aufgaben

1 Zählen Sie verschiedene Patientengruppen einer Zahnarztpraxis auf.

2 Nennen Sie wichtige Aspekte, die bei der Betreuung von Senioren beachtet werden müssen und begründen Sie diese.

3 Erklären Sie den Begriff Zahnbehandlungsphobie.

12 Behandlungsvertrag

12.1 Zustandekommen des Behandlungsvertrags

Ein zahnärztlicher Behandlungsvertrag kommt durch zwei übereinstimmende Willenserklärungen zustande. Diese Willenserklärungen können in einer Zahnarztpraxis über unterschiedliche Stationen zu einem Behandlungsvertrag führen →Abb. 1.

Patient/Zahnarzt 1. Willenserklärung (Antrag)	Zahnarzt/Patient 2. Willenserklärung (Annahme)
Bitte um Termin	Terminvergabe
Betreten der Praxis	Führen in das Wartezimmer
Führen in das Behandlungszimmer	Platz nehmen im Behandlungsstuhl
Erklärung der Behandlung	Duldung der Behandlung
Bitte um Behandlung	Durchführung der Behandlung

übereinstimmende Willenserklärung

↓

Behandlungsvertrag

Abb. 1 Zustandekommen eines Behandlungsvertrages

Für die Zahnarztpraxis besteht kein „Kontrahierungszwang“, d. h., der Zahnarzt muss einen Patienten nicht zwangsläufig behandeln. Die Behandlung kann aus folgenden Gründen abgelehnt werden:
- Überbeanspruchung der Zahnarztpraxis
- fehlende Fachgebietskenntnisse des Zahnarztes (Fachzahnarztbereiche)
- gestörtes Vertrauensverhältnis (z. B. fehlende Mithilfe)

Behandlungspflicht
→S. 220

12.2 Vertragsarten

12.2.1 Werkvertrag (§§ 631 ff. BGB)

Hierbei geht es um die Lieferung eines Werkes (z. B. Prothese), welches nicht mit Mängeln behaftet sein darf. Es wird also der **Erfolg** (der Behandlung) geschuldet. Der Zahnarzt oder der Zahntechniker ist verpflichtet, das „Werk“ so herzustellen, dass es die zugesicherten Eigenschaften hat und nicht mit Fehlern behaftet ist. Der Zahnarzt ist nach dem Werkvertragsrecht berechtigt, etwaige Fehlergebnisse seiner Behandlung selbst zu korrigieren. Ausnahmen sind möglich, z. B. bei einem gestörten Vertrauensverhältnis zum Patienten.

Video
Vertragsverhältnisse zwischen Zahnarzt und Patient

12.2.2 Dienstvertrag (§§ 630a und b BGB)

In diesen neuen Paragrafen wird die Dienstleistung zwischen Zahnarzt und Patient beschrieben. Diese Vertragsart kennt kein eigenes Gewährleistungsrecht, d. h., sie schuldet keinen Erfolg. Der zur Dienstleistung Verpflichtete (Zahnarzt) muss seine **Dienste** nach „bestem Wissen und Gewissen“ sowie lege artis erbringen. Diese Vertragsart ist typisch bei Privatpatienten →Abb. 1, S. 210). Der Erfolg hängt hierbei nicht nur von der zahnärztlichen Kunst ab, sondern auch von besonderen, vom Zahnarzt nur beschränkt beeinflussbaren physischen und psychischen Faktoren beim Patienten.

lege artis
kunstgerecht, nach den Regeln der (zahnärztlichen) Kunst

positive Vertragsverletzung
Ein Schuldner verletzt durch aktives Handeln im Rahmen der Erfüllung seine vertraglichen Pflichten.

Zivilrechtlich kann der Zahnarzt nur in Anspruch genommen werden, wenn ihn ein Verschulden bei der Behandlung im weitesten Sinne trifft. Er muss eine positive Verletzung seines Vertrags begangen haben. Bei einer Verletzung der Gesundheit gilt die 30-jährige Verjährungsfrist des BGB. Haftet der Zahnarzt aus positiver Vertragsverletzung, muss er den Schaden durch Geldzahlung regulieren.

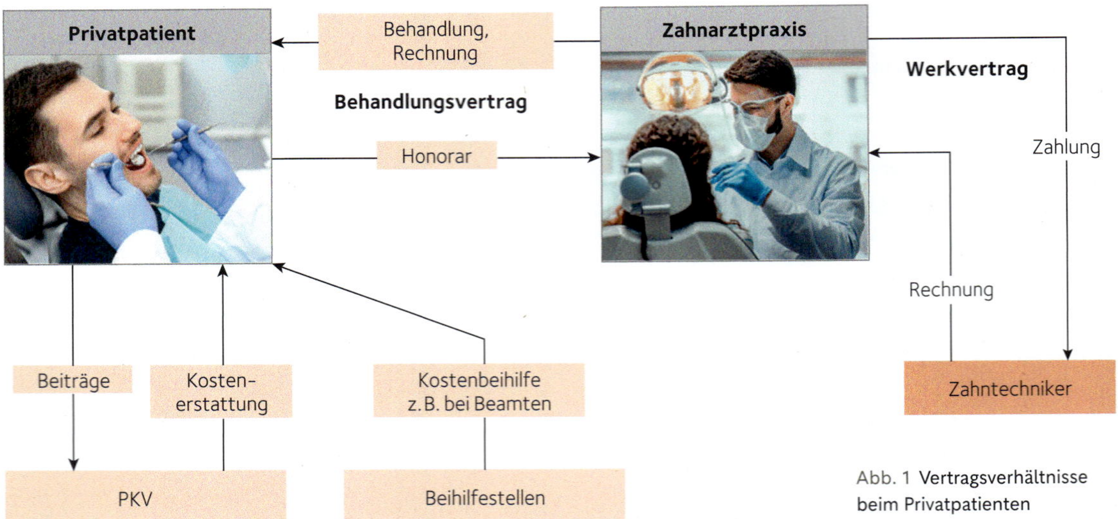

Abb. 1 Vertragsverhältnisse beim Privatpatienten

12.2.3 Sorgfaltspflichtverhältnis

Durch § 76 im SGB V wird das besondere Sorgfaltspflichtverhältnis aufgrund des Behandlungsvertrags mit einem Kassenpatienten auch durch die Krankenkassen unterstützt. Im § 66 SGB V werden die Krankenkassen sogar zur Unterstützung des Kassenpatienten gegenüber dem Zahnarzt verpflichtet →Abb. 2.

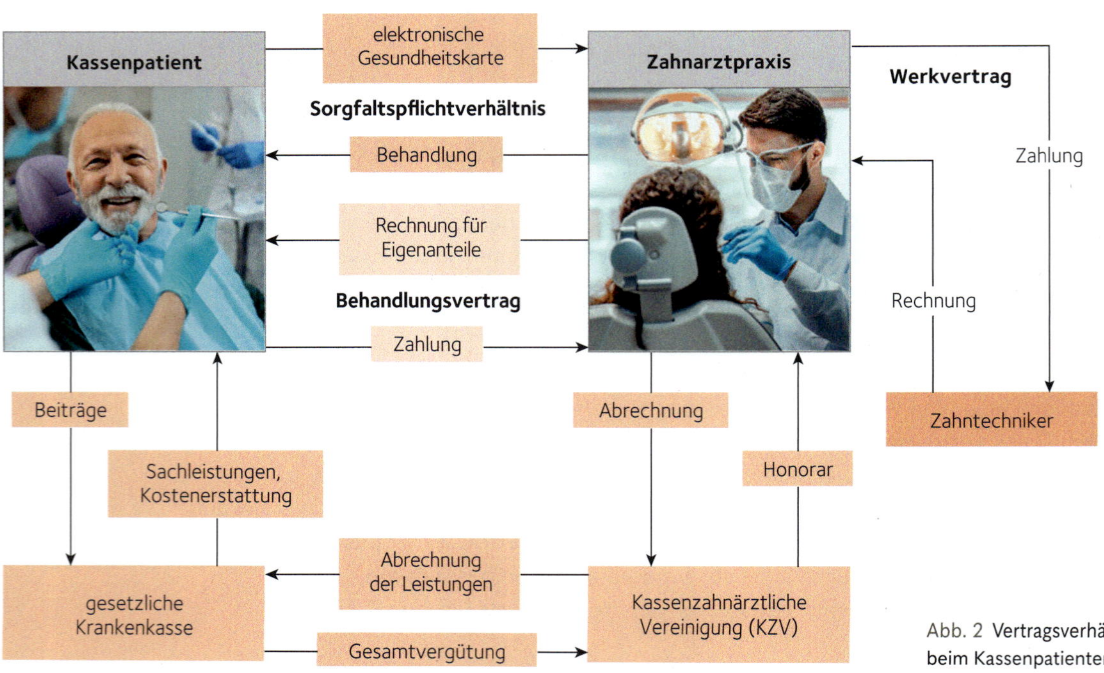

Abb. 2 Vertragsverhältnisse beim Kassenpatienten

12.3 Rechte und Pflichten aus dem Behandlungsvertrag

Aus dem Behandlungsvertrag ergeben sich sowohl für den Zahnarzt als auch für den Patienten Rechte und Pflichten →Abb. 1.

Behandlungsvertrag

Pflichten des Zahnarztes = Rechte des Patienten	Pflichten des Patienten = Rechte des Zahnarztes
- Behandlungspflicht - Informationspflicht (§ 630 c mit § 630 h BGB) - Aufklärungspflicht (§ 630 e mit § 630 h BGB) - Holen der Einwilligung (§ 630 d mit § 630 h BGB) - Dokumentationspflicht (§ 630 f mit § 630 h BGB) - Schweigepflicht	- Mitwirkungspflicht (§ 630 c BGB) - Pflicht zur Zahlung des Honorars (§ 630 a BGB)

Abb. 1 Rechte und Pflichten

12.3.1 Pflicht zur sorgfältigen Behandlung

Unter Sorgfalt wird jene sachkundige Umsicht verstanden, die
- durch eine besondere berufliche Ausbildung erworben worden ist
- durch praktische Erfahrung ausgebaut ist
- am jeweiligen Stand der Erkenntnis und des Fachwissens orientiert ist
- aber auch durch an den Grundsätzen der höchstrichterlichen Rechtsprechung zum Arztrecht und zum Selbstbestimmungsrecht des Patienten orientierte Fortbildung geschärft wird.

Hieraus ersieht man, dass die Richtschnur der Behandlung „nach den allgemeinen anerkannten fachlichen Standards (§ 630a BGB) und „der im Verkehr erforderlichen Sorgfalt“ (§ 276 BGB) für Zahnärzte und Ärzte sehr weit ausgelegt wird. Neben den „klassischen Kunstfehlern“ gehören auch Fehler aus dem Behandlungsumfeld zu den Sorgfaltspflichtverletzungen.

Behandlungsfehler

Folgende **Behandlungsfehler** unterscheidet man im Einzelnen:
- **Diagnosebereich:** Alle zahnärztlichen Maßnahmen (Behandlungen, Operationen) dürfen nur aufgrund einer Diagnose durchgeführt werden. Der Zahnarzt muss alle ihm zur Verfügung stehenden Erkenntnisquellen nutzen, deren Anwendung unter Berücksichtigung des Standes der medizinischen Erkenntnis möglich ist. Er darf hierbei nicht von den anerkannten Regeln abweichen.
- **Einsatz technischer Mittel:** Der Zahnarzt muss modernste Geräte einsetzen, deren Funktionsweise er beherrscht und die er laufend kontrolliert und überwacht. Die Kontrolle und Wartung ist grundsätzlich delegierbar (auf andere Personen übertragbar). Je größer der potenzielle Schaden an der Gesundheit von Patienten ist, desto höher sind auch die Anforderungen an die Delegation dieser Aufgaben.
- **Prüfungs-, Konsultations- und Belehrungspflichten:** Auch die Vernachlässigung der unter den ersten beiden Punkten genannten Pflichten kann zu einem Behandlungsfehler des Zahnarztes führen. So muss beispielsweise ein Zahnarzt, der eine Diagnose aufgrund fehlender Fachkenntnisse nicht stellen kann, den Patienten an einen Spezialisten überweisen. Patienten müssen über bestimmte Verhaltensmaßnahmen vor, während und nach Behandlungen belehrt werden (z. B. Fahruntauglichkeit nach Anästhesie).
- **Klassische Behandlungsfehler („Kunstfehler“):** Hierbei wird unterschieden zwischen einem Abweichen von den Grundsätzen der zahnmedizinischen Erkenntnisse (z. B. Abdruckmaterial in die Kieferhöhle) und der Unterlassung einer sachgerechten Heilbehandlung (z. B. Ablehnung eines Hausbesuchs).

Zur Unterlassung einer sachgerechten Heilbehandlung zählt auch der regelwidrige Einsatz von Auszubildenden und Zahnmedizinischen Fachangestellten. Unter Aufsicht und Anleitung des Zahnarztes dürfen Hilfspersonen in der Zahnarztpraxis beschäftigt werden.

Fort- und Weiterbildung
→LF 13

Ihr Einsatz erfolgt im Rahmen der jeweiligen Ausbildungs- und Fortbildungsordnung (Zahnmedizinischer Fachangestellter, Fortgebildeter Zahnmedizinischer Fachangestellter, Zahnmedizinischer Fachassistent [Prophylaxeassistent], Zahnmedizinischer Verwaltungsassistent, Dentalhygieniker, Auszubildender).

Je geringer die Qualifikation, desto höher muss die Anforderung an die Aufsichts- und Anleitungspflicht sein.

Zusammenhang zwischen Behandlungsfehler und Behandlungsschaden (§ 630h BGB)

Die Haftung des Zahnarztes tritt nur ein, wenn der Fehler ursächlich für den Schaden war.

Beispiel
Ein Zahn musste vom Zahnarzt devitalisiert werden. Dabei wurde der Patient darauf hingewiesen, dass er den Folgetermin unbedingt einhalten muss (eine entsprechende Dokumentation lag vor). Der Patient ist aber nicht wieder in der Praxis erschienen, da er die anschließenden Termine "vergessen" hatte. Nach der Devitalisierung entwickelte sich am Zahn eine Gingivanekrose.

Der Patient muss nachweisen können, dass der Schaden ohne den Fehler des Zahnarztes nicht eingetreten wäre. Jede Partei muss dabei die für sie günstigen Behauptungen beweisen.

Dies ist für Patienten in der Regel sehr schwierig bis unmöglich. Die Gerichte haben im Sinne der „Waffengleichheit vor Gericht“ eine Reihe von Regeln erarbeitet, die dem Patienten Beweiserleichterungen bringen. Dies geht sogar bis zur Beweislastumkehr, d. h., der Zahnarzt muss den Beweis für die korrekte Behandlung erbringen.

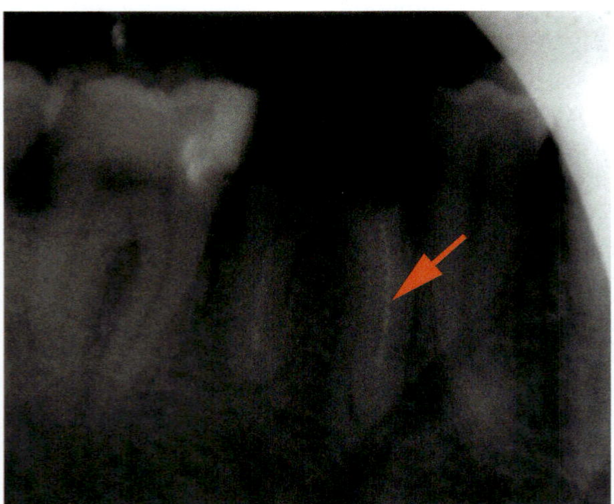

Abb. 1 Zurückgelassenes Instrumentenbruchstück nach einer Zahnwurzelbehandlung

So ergeben sich Beweiserleichterungen für den Patienten in folgenden Fällen:

- **Nichterheben von Befunden:** Bestimmte diagnostische Maßnahmen sind vom Zahnarzt außer Acht gelassen worden oder nicht durchgeführt worden.
- **Grobe Behandlungsfehler:** Der Zahnarzt hat gegen fundamentale Grundzüge der zahnmedizinischen Heilbehandlung verstoßen (z. B. Durchführen einer Osteotomie ohne Röntgenbild, Zurücklassen von Instrumenten, →Abb. 1).
- **Beherrschbare Risiken:** Hier geht es insbesondere um die Bereiche Hygiene und technische Einrichtungen bei zahnärztlichen Behandlungen. Beispiele: Zurücklassen eines Tupfers in der Wunde bei Osteotomie des Zahnes (durch Rückrechnung hätte die ursprünglich benötigte Menge an Tupfern leicht wieder rekonstruiert werden können); Arbeiten ohne Handschutz; unsterile Injektionen.

- **Verletzung der Dokumentationspflicht:** Hierunter versteht man jede Verfälschung in den Aufzeichnungen der Behandlung. Schon der Verdacht sollte vermieden werden, z. B. Vermeidung von Radierungen, Korrekturflüssigkeiten, „Skalpellbehandlung“ in Karteikarten der Patienten (Wegkratzen der ursprünglichen Eintragung mit dem Skalpell). Bei der elektronischen Dokumentation muss der korrigierte Text im Archiv noch sichtbar sein.
- **Anscheinsbeweis:** Bei typischen Geschehensabläufen kann der Anscheinsbeweis greifen, d. h., es kann ein ursächlicher Zusammenhang zwischen Behandlungsfehler und Behandlungsschaden typischerweise vermutet werden. Beispiel: Intraalveolare Perforation (= Durchbohrung des Zahnfachs) lässt eine unsachgemäße Wurzelkanalaufbereitung vermuten.

12.3.2 Informations- und Aufklärungspflicht, Einwilligung

Fast jeder ärztliche und zahnärztliche Heileingriff ist eine Körperverletzung (§ 223 StGB = aktive Körperverletzung, § 13 StGB = Unterlassung). Diese Körperverletzung kann nur durch die wirksame Einwilligung des Patienten „geheilt“ werden, der vorher sachgerecht und individuell aufgeklärt wurde.

Dies folgt aus dem Selbstbestimmungsrecht des Einzelnen gemäß Grundgesetz der Bundesrepublik Deutschland Artikel 1 und 2.

> **Grundsätze der Aufklärung**
> *„Sinn und Zweck der ärztlichen Aufklärung über die Risiken eines bevorstehenden Eingriffs ist, dem Patienten, der selbst bestimmen darf und soll, ob er sich einer Operation unterziehen will, die für seine Entscheidung notwendigen Fakten in einer für den medizinischen Laien verständlichen Form mitzuteilen.“*
> *(BGH vom 19.11.85)*

Fehlt die rechtswirksame Einwilligung des Patienten, hat der Zahnarzt eine Körperverletzung begangen. Gleichzeitig ist eine Pflicht aus dem Behandlungsvertrag verletzt.

Einige Besonderheiten sollten beachtet werden:
- Es gibt keine Einwilligung zu einem zahnmedizinisch nicht indizierten Eingriff.
- Der Patient muss über alternative Behandlungsmethoden aufgeklärt werden.
- Dem Patienten muss eine angemessene Überlegungsfrist nach der Aufklärung gegeben werden.
- Der Zahnarzt muss die Aufklärung durchführen.
- Die Schriftform ist für die Aufklärung nicht vorgeschrieben. Wenn schriftliche Einverständniserklärungen verwendet werden, sollte der Patient eine Kopie erhalten.
- Der Bildungsstand und die Erfahrung des Patienten sind bei der Aufklärung zu berücksichtigen.
- Bei Sprachschwierigkeiten sollte ein Dolmetscher hinzugezogen werden.
- Formulare können das Aufklärungsgespräch nicht ersetzen.

Die Einwilligung zu einem Eingriff muss vom Zahnarzt „geholt“ werden. Ohne dass der Patient weiß, worin er einwilligt, darf er von keinem Zahnarzt behandelt werden. Dazu muss der Patient zunächst informiert und aufgeklärt worden sein. Bei nicht einwilligungsfähigen Personen (z. B. Kindern) muss die Einwilligung der Erziehungsberechtigten eingeholt werden. Die Einwilligung kann jederzeit ohne Form widerrufen werden.

12.3.3 Schweigepflicht

Die Schweigepflicht des Zahnarztes findet sich in mehreren Gesetzen und Verordnungen:
- Berufsordnung der Landeszahnärztekammern
- Strafgesetzbuch § 203
- Zivilprozessordnung
- Strafprozessordnung
- Abgabenordnung
- Datenschutzgesetze

Sie folgt aus dem Prinzip der Achtung der menschlichen Würde im Grundgesetz der Bundesrepublik Deutschland.
Von der zahnärztlichen Schweigepflicht werden alle Tatsachen erfasst, die einem Zahnarzt in seiner Eigenschaft als Arzt anvertraut oder bekannt gegeben worden sind.

Das beinhaltet unter anderem folgende Informationen:
- medizinische Fakten
- Art der Behandlung
- persönliche Mitteilungen (z. B. Urlaubsziele)
- persönliche Verhältnisse des Patienten gesellschaftlicher, wirtschaftlicher oder sonstiger Natur
- Besuch der Praxis überhaupt

Der Schweigepflicht unterliegen neben dem Zahnarzt folgende Personen:
- Vertretung des Zahnarztes
- Assistenten
- zahnmedizinisches Personal
- mithelfende Familienangehörige
- Praktikanten
- Reinigungskräfte
- Zahntechniker

Hierüber sind die Betroffenen schriftlich zu belehren. Eine schriftliche Bestätigung über diese Belehrung sollte in der Praxis aufbewahrt werden. Die Schweigepflicht gilt über den Tod des Patienten hinaus. Sie gilt gegenüber jedermann, insbesondere auch gegenüber dem Ehegatten, den Eltern erwachsener Kinder, dem Arbeitgeber des Patienten, den Behörden (Polizei), den Körperschaften und den Gerichten.

Schweigepflichtentbindung

Meinen Behandler

Herrn Dr. Zahn
Hamburger Str. 13
79118 Freiburg

entbinde ich gegenüber der Allianz-Versicherung (KV-Nr. 4577) von der gesetzlichen Schweigepflicht.
Er darf an den beratenden Zahnarzt die geforderten Unterlagen (Karteikartenauszug, Röntgenbilder, Modelle) aushändigen.
Diese Schweigepflichtentbindung hat nur für den aktuellen Fall Gültigkeit.

Matthias Patient, Freiburg, 02.04.2023

Abb. 1 Beispiel für eine Schweigepflichtentbindung

Aufhebung der Schweigepflicht

Eine Aufhebung der Schweigepflicht kommt in verschiedenen Fällen in Betracht.

Entbindung durch den Patienten: Der Patient (auch ein Minderjähriger, der die Einsichtsfähigkeit einer solchen Erklärung hat) kann den Zahnarzt ganz oder teilweise von der Schweigepflicht entbinden. Hier empfiehlt sich die Schriftform →Abb. 1. Sie kann auch durch „schlüssiges Handeln" erfolgen (z. B. durch Aushändigen der eGK).

Behandlungsvertrag

Durch Vorlage der elektronischen Gesundheitskarte ist der Zahnarzt nach BMV-Z verpflichtet, den Krankenkassen Auskünfte zu erteilen. Gleiches gilt für die Pflicht des Zahnarztes, Auskunft über den Patienten als Unfallversicherungspflichtigen zu geben.
Selbst hier wird heute empfohlen, den Patienten um Entbindung von der Schweigepflicht zu bitten.

BMV-Z
Bundesmantelvertrag – Zahnärzte

In jedem Fall muss bei Anfragen folgender Versicherungen um Entbindung von der Schweigepflicht nachgefragt werden:
- Lebensversicherung
- Haftpflichtversicherung
- private Unfallversicherung
- private Krankenversicherung u. Ä.

Dies gilt, obwohl der Patient bei Abschluss der Versicherungen diesen meist zugestanden hat, bei Ärzten Auskünfte einzuholen.

Interessen des Zahnarztes: Geht es um die Durchsetzung zivilrechtlicher oder strafrechtlicher Ansprüche des Zahnarztes gegen den Patienten, darf der Zahnarzt die Schweigepflicht ebenfalls verletzen. Ebenso beim Schreiben eines wissenschaftlichen Buches, insoweit die Daten des Patienten dabei verborgen bleiben (z. B. Fotos mit Balken). Bei Gesprächen unter Kollegen (Kasinogespräche) geht dies nur mit Entbindung von der Schweigepflicht, es sei denn, es dient der besseren Behandlung des Patienten.

Anzeigepflicht: Mord, Totschlag, Völkermord sowie erpresserischer Menschenraub, Geiselnahme oder ein Angriff auf den Luftverkehr durch eine terroristische Vereinigung müssen vom Zahnarzt angezeigt werden (§§ 138, 139 StGB). Dies gilt auch gegenüber Polizei und Gerichten zur Verbrechensverhütung.

Gefährdung höherwertiger Rechtsgüter: Es gelten hier die Kriterien des **rechtfertigenden Notstandes** nach § 34 StGB. Werden höherwertige Rechtsgüter gefährdet, darf der Zahnarzt beispielsweise seine Schweigepflicht brechen:
- Teilnahme am Straßenverkehr, obwohl der Patient dazu nicht mehr in der Lage ist
- Ansteckungsgefahr durch den Patienten
- Verhinderung schwerwiegender Verbrechen (falls durch den Zahnarzt möglich)

Es muss jedoch immer ein persönliches Gespräch mit dem Patienten vorausgehen. Die Gefährdung höherwertiger Rechtsgüter und die Kriterien des rechtfertigenden Notstandes kommen in der Zahnarztpraxis nur recht selten vor.

Beispiel
Ein Patient wird nach einer Anästhesie darauf hingewiesen, dass er nicht im unmittelbaren Anschluss Auto fahren sollte. Er sagt aber, dass er jetzt auf jeden Fall mit dem Auto auf die Autobahn fährt.

Gesetzliches Gebot: In Sozialversicherungsgesetzen, z. B. § 294 Sozialgesetzbuch (SGB) Band V und darauf aufbauend § 16 BMV-Z sowie in § 60 SGB Band I verzichtet der Patient auf die Schweigepflicht des Zahnarztes gegenüber den Sozialversicherungsträgern. Der Zahnarzt ist teilweise verpflichtet, Behandlungsdaten an die Sozialversicherungsträger weiterzugeben. Die Mitwirkungspflicht des Kassenpatienten ergibt sich auch aus den §§ 6 ff. SGB Band I.

Nach den §§ 55 ff. SGB Band V ergibt sich die Verpflichtung des Zahnarztes, dem gewerblichen Labor mitzuteilen, ob es sich um eine Leistung für einen gesetzlich versicherten Patienten handelt. Die Entbindung von der Schweigepflicht wird trotzdem empfohlen.

Meldepflicht: In bestimmten Fällen kann der Zahnarzt zur Offenbarung bestimmter Tatsachen verpflichtet sein, z. B. wenn er bei einem Patienten eine ansteckende Krankheit im Sinne des Bundesseuchengesetzes feststellt (Meldepflichten nach §§ 3, 4 Bundesseuchengesetz). Geschlechtskrankheiten sind nach dem Gesetz zur Bekämpfung der Geschlechtskrankheiten zu melden.
Es besteht weiterhin eine Meldepflicht für alle stoffbezogenen Erkrankungen (gesundheitliche Schäden, die auf chemische Stoffe und Zubereitungen zurückgeführt werden) beim Bundesinstitut für Arzneimittelprodukte und Arzneimittelsicherheit nach dem Chemikaliengesetz.

Finanzbehörden dürfen die Patientenunterlagen nicht beschlagnahmen.

Sonderfälle der Weitergabe von Daten an Dritte

- Beim Verkauf der Zahnarztpraxis darf die Patientenkartei nicht mit übergeben werden. Dies wäre ein Verstoß gegen die Schweigepflicht. Die Patienten müssen mündlich oder schriftlich ihre Zustimmung geben. Dies kann durch „schlüssige Handlung“ erfolgen, d. h., der Patient erscheint in der Praxis des Nachfolgers zur weiteren Behandlung.
- Tritt ein Zahnarzt in eine Berufsausübungsgemeinschaft neu ein, gilt die Schweigepflicht auch gegenüber dem neuen Partner. Die Patienten müssen mit der Behandlung durch den neuen Partner einverstanden sein und dem zustimmen.
- In einer Praxisgemeinschaft müssen die Programme mandantenfähig sein, d. h., die Patientendaten der Partner müssen getrennt geführt werden. Hier gilt die Schweigepflicht auch gegenüber den Partnern. An das gewerbliche Zahnlabor dürfen keine Daten der Patienten ohne deren Zustimmung weitergegeben werden.
- An die KZV und an berufsständische Organisationen dürfen zu Abrechnungszwecken Daten von Patienten weitergeben werden.
- Im Gutachterverfahren dürfen Daten des Patienten an den Gutachter weitergegeben werden, soweit dies für das Verfahren notwendig ist.

Elektronische Speicherung der Patientendaten

Der Zahnarzt benötigt zur Speicherung der Patientendaten keine schriftliche Einwilligung des Patienten, da dieser weiß, dass er die Pflicht zur Dokumentation der Daten hat. Die Genehmigung zur elektronischen Speicherung der Daten lassen sich Zahnarztpraxen mittlerweile dennoch vom Patienten unterschreiben. Ein Hinweis im Anamnesebogen genügt nicht.

Datenschutz →S. 248

Den bei der Datenverarbeitung beschäftigten Personen ist untersagt, personenbezogene Daten unbefugt zu verarbeiten oder zu nutzen (Datenschutz). Diese Personen sind bei Aufnahme ihrer Tätigkeit auf das Datengeheimnis zu verpflichten (§ 8 des Bundesdatenschutzgesetzes und Europäische Datenschutz-Grundverordnung). Diese Belehrung geschieht zweckmäßigerweise zusammen mit der Belehrung über die Schweigepflicht.

Der Zahnarzt muss in seiner Praxis folgende technische und organisatorische Maßnahmen ergreifen, um die Bestimmungen der Datenschutzgesetze zu erfüllen:

- Unbefugten den Zugang zu Datenverarbeitungsanlagen verwehren (**Zugangskontrolle**).
- Maßnahmen ergreifen, um unbefugte Kenntnisnahme, Veränderung oder Löschung zu verhindern (**Speicherkontrolle**).

Eine Datenübermittlung an Dritte (z. B. private Rechenzentren, Privatzahnärztliche Verrechnungsstellen, Inkassobüros) darf nur nach einer schriftlichen Einwilligung des Patienten erfolgen.

12.3.4 Dokumentationspflicht

Die Pflicht des (Zahn-)Arztes zur Aufzeichnung von Behandlungsdaten resultiert aus dem § 630f BGB. Daneben finden sich weitere Begründungen für die Aufzeichnungspflicht:

- **Musterberufsordnung § 5:** Dies ist die älteste Begründung für die Aufzeichnungspflicht der Ärzte und Zahnärzte. Schon vor Jahrhunderten musste sich ein Arzt bestimmte Aufzeichnungen über die Krankheitsgeschichte eines Patienten machen, damit keine Informationen verloren gehen.
- **Abrechnungsgrundlage § 8 BMV-Z** vom 01.07.2018: Die gesetzlichen Krankenkassen fordern in den Verträgen die Niederschrift über die Behandlung. Bei Streitigkeiten über Abrechnungsmodalitäten werden in der Prüfungsstelle und im Beschwerdeausschuss die Vorlage der entsprechenden Aufzeichnungen vom Zahnarzt gefordert. Vor Gericht dienen sie als Beweisgrundlage.

Prüfungsstelle und Beschwerdeausschuss →S. 225

Einsichtsrecht des Patienten

Dem Patienten steht grundsätzlich am Ende einer Behandlung oder eines Behandlungsabschnitts ein Einsichtsrecht in die Unterlagen zu (§ 630g BGB). Er kann auch Abschriften seiner Akte verlangen. Einen Anspruch auf Herausgabe hat er nicht. Diesen Anspruch kann er jedoch mit dem Zahnarzt vereinbaren.

Form der Aufzeichnung

Die Aufzeichnung kann durch manuelle oder elektronische Führung von Karteikarten erfolgen. Die Eintragungen sollen übersichtlich und deutlich sowie chronologisch sein. Bei Verschreiben soll leserlich durchgestrichen werden. Es sollen möglichst keine praxisinternen Kürzel verwendet werden, damit gegebenenfalls auch eine zahnärztliche Vertretung den Fall rekonstruieren kann. Die elektronische Aufzeichnung wird vor Gerichten anerkannt, wenn sichergestellt ist, dass diese unabänderlich erfolgt und Änderungen daran deutlich gemacht werden können (Wer? Wann? Was?). Nur wenn die Aufzeichnungen dieser Form entsprechen, haben sie vor Gericht Beweiskraft und gelten als wahr.

Karteikarten →S. 236

Umfang der Aufzeichnungen

Die Aufzeichnungen müssen alle Angaben enthalten, die der Zahnarzt benötigt, um die Leistungen korrekt abzurechnen. Sie müssen ihn darüber hinaus in den Stand versetzen, über den einzelnen Behandlungsfall die notwendigen Auskünfte vor den Prüfungsinstanzen geben zu können (siehe auch § 295 SGB V).

Die Aufzeichnungen sollten in der Regel folgende Punkte umfassen:
- Behandlungsdatum
- Befund und Anamnese
- Diagnose und Zahn
- Leistungsziffer, ggf. mit weiteren Erläuterungen
- Aufklärungsgespräch mit kurzer Inhaltsangabe
- Patientenerklärungen zur Behandlung
- Untersuchungsergebnisse (z. B. Röntgenbefund)
- Behandlungsplanung (insbesondere bei Parodontalbehandlung, Prothetik und kieferorthopädischer Behandlung)
- konsiliarischer Befund, Zahnarztbrief
- Rezeptausstellung
- Überweisungen, sonstige Bescheinigungen
- nicht wahrgenommene Termine
- Bemerkungen des Patienten zur Behandlung
- Fremdleistungen und Vorschüsse

Aufbewahrungsfristen

Aufbewahrungsfristen → S. 266

Die Aufzeichnungen müssen nach den Kassenverträgen (und nach den Berufsordnungen) **10 Jahre** nach Abschluss der Behandlung aufbewahrt werden. Werden in den Aufzeichnungen auch Angaben gemäß der Strahlenschutzverordnung gemacht, z. B. Röntgenbefunde, ist die Aufbewahrungsfrist ebenfalls 10 Jahre nach Abschluss der Behandlung. Das Gleiche gilt für Aufzeichnungen gemäß Einkommensteuergesetz (z. B. Zahlungen des Patienten sind auf der Karteikarte vermerkt). Weitere Fristen sind in →Tab. 1 vermerkt.

Art des Materials	Bestimmungen	Aufbewahrungsfrist
Karteikarten und andere Aufzeichnungen über zahnärztliche Behandlung (konservierende, chirurgische und prothetische Behandlung von Primärkassen- und Ersatzkassenpatienten)	§ 8 BMV-Z Patientenrechtegesetz (§ 630f Abs. 3)	10 Jahre*
Diagnostische Unterlagen bei Kfo-Behandlung (Kiefermodelle, ggf. Fotografien und HNO-Befunde)	§ 8 BMV-Z	10 Jahre*
Röntgenaufnahmen und Röntgenunterlagen einschließlich der Angaben nach der Röntgenverordnung	§ 28 Abs. 4 der Röntgenverordnung	10 Jahre ab dem 18. Lebensjahr des Patienten
Röntgenbehandlungen (Strahlentherapie)	§28 Röntgenverordnung	30 Jahre
Durchschriften der Arbeitsunfähigkeitsbescheinigungen	§ 15 BMV-Z und Anlage 14a Muster 1	12 Monate
Modelle für Zahnersatz	Empfehlung wegen zweijähriger gesetzlicher „Garantie“	2 Jahre*
Alle zur Steuererklärung notwendigen Belege	Einkommensteuergesetz	10 Jahre

Tab. 1 Aufbewahrungsfristen

*nach Abschluss der Behandlung

Verletzung der Dokumentationspflicht

Zu einer Verletzung der Dokumentationspflicht kann es von zwei Seiten kommen:

- **durch den Zahnarzt:** Sie stellt eine grobe Verletzung von berufsrechtlichen Pflichten sowie einen Verstoß gegen vertragszahnärztliche Pflichten dar. Hieraus kann der Patient Schadensersatzansprüche geltend machen, zum Beispiel bei Weiterbehandlung durch einen anderen Zahnarzt bei Fehlen wichtiger Aufzeichnungen.
  Im Gerichtsprozess kann dies zur Beweislastumkehr führen, d. h., nicht der Patient muss einen behaupteten Behandlungsfehler oder Aufklärungsmangel beweisen, sondern der Zahnarzt muss beweisen, dass er die Behandlung lege artis erbracht bzw. die Aufklärung durchgeführt hat.
- **durch die Zahnmedizinische Fachangestellte:** Hier kann der Zahnarzt Rückgriff auf die Zahnmedizinische Fachangestellte nehmen, wenn diese **vorsätzlich** oder zumindest **grob fahrlässig** bestimmte Eintragungen, die für die Abrechnung oder den Gerichtsprozess erforderlich sind, nicht gemacht hat. Hierbei muss auf den Einzelfall abgehoben werden.

12.3.5 Mitwirkungspflicht des Patienten

Der Patient ist verpflichtet, die zahnärztliche Behandlung aktiv zu unterstützen. Dazu zählt:

- **Erscheinen zum Termin:** Der Patient ist verpflichtet, sich an vereinbarte Termine zu halten, d. h., in der Zahnarztpraxis zu erscheinen. Bei Nichterscheinen kann der Zahnarztpraxis unter Umständen ein Verlust entstehen. Will man für diesen Fall den Patienten eine Ausfallgebühr bezahlen lassen, muss dies mit ihm vorher schriftlich vereinbart werden (Termineinverständniserklärungen). Die Erhebung der Ausfallgebühr ist nur möglich, wenn der Patient ohne wichtigen Grund fernbleibt. Eine Abrechnung zulasten der gesetzlichen Krankenkassen ist nicht möglich.

Termineinverständniserklärungen →LF 13

- **Mitwirkung bei der Behandlung:** Dies gilt insbesondere bei der Prophylaxe, der Parodontosebehandlung und der kieferorthopädischen Behandlung. Die mangelhafte Mitwirkung und Unterstützung der Behandlung durch den Patienten kann den Erfolg der gesamten Behandlung infrage stellen. Hieraus ergibt sich die Kritik der Zahnärzte an der sogenannten 2-Jahres-Garantie für bestimmte Leistungen.

12.3.6 Pflicht zur Zahlung des Honorars

Die Pflicht zur Zahlung des Honorars ergibt sich durch § 630a BGB. Sie kann erfolgen durch:

- **Vorlage der elektronischen Gesundheitskarte (eGK) bei Kassenpatienten:** Die Patienten, die Mitglieder der gesetzlichen Krankenkassen sind, werden in den entsprechenden Verträgen und Vereinbarungen zur Vorlage der Behandlungsausweise (elektronischen Gesundheitskarte) verpflichtet.
- **Zahlung der zahnärztlichen Rechnung beim Privatpatienten:** Die Bezahlung einer zahnärztlichen Rechnung unterliegt den gleichen rechtlichen Grundsätzen wie die Bezahlung von Rechnungen im sonstigen Wirtschaftsleben. Die Unterschiede zwischen zahnärztlichen Rechnungen und sonstigen Rechnungen sind:

zahnärztliche Rechnung →LF 9

Skonto
Preisnachlass auf den Rechnungsbetrag bei Zahlung innerhalb einer bestimmten Frist.
Rabatt
Allgemeiner Nachlass vom Preis einer Dienstleistung oder Ware.

- Zahnärztliche Rechnungen sind nicht skontierfähig.
- Zahnärztliche Rechnungen sind nicht rabattfähig.
- Zahnärztliche Rechnungen müssen nach § 10 GOZ bestimmte Angaben enthalten.
- Zahnärztliche Rechnungen müssen eine bestimmte Form haben.
- Zahnärztliche Rechnungen werden im Insolvenzverfahren als persönliche, nicht nachrangige Schulden behandelt.

Nach BGB gilt hier: Alle Rechnungen werden 30 Tage nach Zustellung zur Zahlung fällig. Dies muss allerdings auf der Rechnung vermerkt sein. Soll die Rechnung früher fällig werden, muss dies in Tagen oder als Datum auf der Rechnung vermerkt sein.

kaufmännisches Mahnverfahren →LF 13

Bei Nichtzahlung steht dem Zahnarzt ein Zins von 5 % über dem Basiszinssatz der Europäischen Zentralbank zu. Bei Nichtzahlung leiten die meisten Zahnarztpraxen ein kaufmännisches Mahnverfahren ein. Für die Weiterbehandlung eines Patienten kann die Nichtzahlung auf ein gestörtes Vertrauensverhältnis hinweisen und zur Ablehnung der Behandlung führen. Eine zahnärztliche Rechnung verjährt nach 3 Jahren. Die Frist beginnt am jeweiligen Jahresende.

12.4 Beendigung des Behandlungsvertrags

Der Behandlungsvertrag endet durch
- **Abschluss der Behandlung:** Ist die Behandlung abgeschlossen und sind alle Leistungen bewirkt, ist der Behandlungsvertrag beendet. Die Gewährleistungsfristen beginnen mit diesem Datum.
- **Tod eines Vertragschließenden:** Stirbt ein Partner des Vertrags, gilt dieser als beendet.
- **Kündigung:** Die Kündigung durch den Zahnarzt ist nur unter erschwerten Bedingungen möglich, z. B.
  - wenn kein Notfall vorliegt und die Behandlung durch einen anderen Zahnarzt fortgeführt werden kann oder
  - wenn das Vertrauensverhältnis nachhaltig gestört ist.

Grundsätzlich unterliegt jeder (Zahn-)Arzt der **Behandlungspflicht**, d. h., er muss den zu ihm kommenden Patienten auch behandeln. Er macht sich andernfalls strafbar wegen **unterlassener Hilfeleistung.**
Bei Ärzten kann auch noch die **Geschäftsführung ohne Auftrag** hinzukommen, d. h., der Patient muss behandelt werden, ohne dass er selber in der Lage ist, dem Behandlungsvertrag zuzustimmen (z. B. nach einem Autounfall).

Die Kündigung durch den Patienten ist jederzeit formlos möglich. Bei Nichterscheinen zu einem Termin muss der Patient diesen absagen.

12.5 Haftung und Schadensersatz

12.5.1 Allgemeine Grundsätze

Unter Haftung versteht man das Einstehen einer Person für einen Schaden, den sie durch eigenes oder fremdes Verschulden verursacht hat. Man unterscheidet die Haftung aus einem Vertrag, die Haftung aus einer schuldhaften Vertragsverletzung und die Haftung aus einer unerlaubten Handlung.

Vertragliche Haftung

Jemand verpflichtet sich durch Vertrag, für einen Schaden zu haften, obwohl er weder gesetzlich dazu verpflichtet ist noch schuldhaft gehandelt hat. Beispiele hierfür sind Garantieerklärungen und Versicherungsverträge.

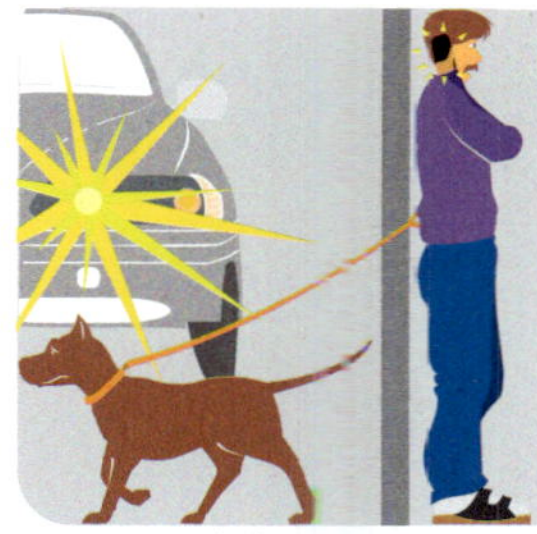

Fahrlässigkeit

Haftung aus schuldhafter Vertragsverletzung

Wer sich aufgrund eines Vertrags zu Leistungen verpflichtet hat, kann dem Vertragspartner einen Schaden zufügen, wenn er seine Vertragspflichten schuldhaft nicht erfüllt. Beispiele sind die Lieferung von Ware mit einem arglistig verschwiegenen Mangel und die Zuspätlieferung einer Ware.

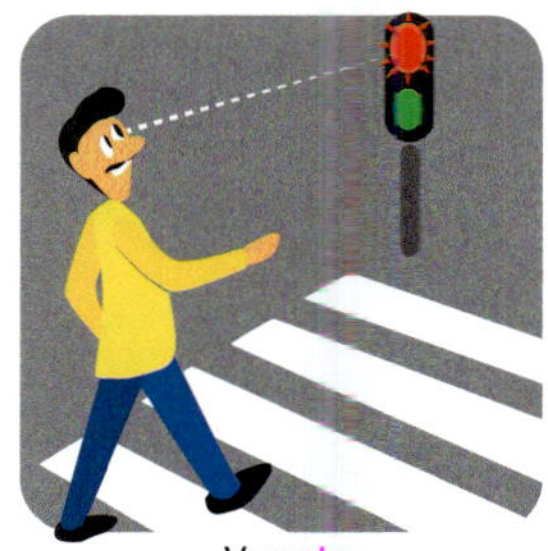

Vorsatz

Haftung aus unerlaubter Handlung

Handlungen, die gegen das Gesetz verstoßen, sind sogenannte unerlaubte Handlungen. Sie ziehen in den meisten Fällen nicht nur strafrechtliche Verfolgung nach sich, sondern auch zivilrechtlichen Schadensersatz. Man spricht auch von deliktischer Haftung.

> **Schadensersatz**
> *„Wer vorsätzlich oder fahrlässig das Leben, den Körper, die Gesundheit, die Freiheit, das Eigentum oder ein sonstiges Recht eines anderen widerrechtlich verletzt, ist dem anderen zum Ersatz des daraus entstehenden Schadens verpflichtet." (BGB § 823)*

Derjenige, der den Schaden verursacht hat, muss danach den Zustand wiederherstellen, der bestehen würde, wenn der zum Ersatz führende Umstand nicht eingetreten wäre. Diese Wiedergutmachung ist in vielen Fällen nur schwer möglich, weshalb das Gesetz den Schadensersatz in Geld vorsieht.

Wegen der schwierigen Berechnung von Schäden werden in den Verträgen sogenannte Konventionalstrafen festgelegt. Bei Verstoß gegen Vertragspflichten werden diese Summen zur Zahlung fällig.

Es gibt seit 2002 einen allgemeinen Anspruch auf Schmerzensgeld bei der Verletzung von Körper, Gesundheit und sexueller Selbstbestimmung (BGB § 253 Abs. 2).

Beispiel
Nach einem Urteil des Koblenzer Oberlandesgerichts (AZ:10U692/01) steht einem Patienten auch dann Schmerzensgeld zu, wenn eine Operation an einer falschen Stelle erfolgt. Auch wenn die Operation lege artis durchgeführt wird und keine negativen Folgen für den Patienten hatte.

Produkthaftungsgesetz

Nach diesem Gesetz gibt es eine aus dem amerikanischen Recht stammende verschuldensunabhängige Herstellerhaftung für fehlerhafte Produkte.

Arzneimittelgeschädigte erhalten Beweiserleichterungen für ihren Anspruch gegen Pharmafirmen. Außerdem müssen Pharmahersteller den Betroffenen Auskunft über alle Erkenntnisse zu schädlichen Wirkungen des Arzneimittels erteilen.

12.5.2 Haftung des Zahnarztes

Neben den allgemeinen Grundsätzen über die Haftung und den Schadensersatz gelten für die Zahnarztpraxis verschiedene Besonderheiten. Die Haftung des Zahnarztes ist dadurch zweigeteilt (→Tab. 1, →Abb. 1).

Haftung aus dem Behandlungsvertrag (Vertragshaftung)	Haftung wegen unerlaubter Handlung (Deliktshaftung)
Aufgrund des geschlossenen Behandlungsvertrags haftet der Zahnarzt für Behandlungsfehler (positive Vertragsverletzung) und sonstige Pflichtverletzungen des Behandlungsvertrags.	Für diese Art der Haftung muss zwischen Patient und Zahnarzt kein Vertrag zustande gekommen sein. – Haftung für Körperverletzung – Haftung für unterlassene Hilfeleistung
Der Zahnarzt hat die Verpflichtung, die Ausgangssituation wiederherzustellen, z. B. durch Übernahme – der Heilungskosten, – der Rehabilitationskosten, – des entgangenen Gewinns (Lohn bzw. Gehalt) des Patienten. **Schmerzensgeldanspruch** Die Verjährung beträgt 3 Jahre.	Der Zahnarzt hat die Verpflichtung, die Ausgangssituation wiederherzustellen, z. B. durch Übernahme – der Heilungskosten, – der Rehabilitationskosten, – des entgangenen Gewinns (Lohn bzw. Gehalt) des Patienten. **Schmerzensgeldanspruch** Die Verjährung beträgt 3 Jahre.

Tab. 1 Zweigeteilte Haftung des Zahnarztes

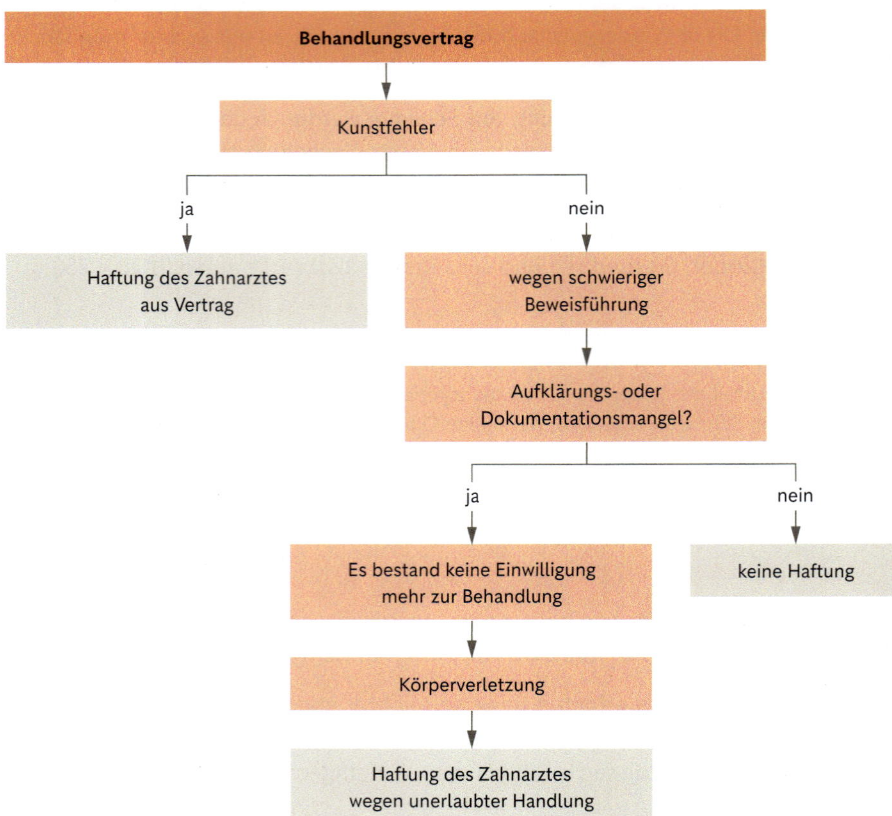

Abb. 1 Haftung für Pflichtverletzungen aus dem Behandlungsvertrag

12.5.3 Haftung des Zahnarztes für das Praxispersonal

Auch hier ist die Haftung des Zahnarztes wiederum zweigeteilt →Tab. 1.

Haftung aus dem Behandlungsvertrag	Haftung wegen unerlaubter Handlung
Erfüllt der Zahnarzt den Behandlungsvertrag mit Hilfskräften, spricht man in diesem Fall von sogenannten **Erfüllungsgehilfen.**	Begehen Hilfskräfte unerlaubte Handlungen während ihrer Beschäftigung, spricht man von **Verrichtungsgehilfen.**

Tab. 1 Haftung für das Praxispersonal

Diese Unterscheidung soll an vier Fällen verdeutlicht werden.

Fall 1
Peter Murder ist ausgelernter ZFA in der Praxis Dr. Koller. Im Rahmen einer prothetischen Behandlung bereitet er das Abdruckmaterial falsch zu mit der Folge, dass der Gebisszustand nicht exakt dargestellt werden kann. Der Patient reklamiert später die Prothese, die daraufhin neu gefertigt werden muss.

Kann der Zahnarzt vom ZFA Schadensersatz für den Material- und Zeitausfall verlangen?

Aufgrund des Verschuldens des Fachangestellten ist tatsächlich ein Fehler passiert. Aus dem Behandlungsvertrag gegenüber dem Patienten haftet der Zahnarzt für den ZFA als Erfüllungsgehilfen. Gegenüber dem Zahnarzt könnte der Fachangestellte nur aus dem Arbeitsvertrag haften, dies jedoch nur bei Vorsatz und grober Fahrlässigkeit, was hier nicht vorliegt.

Fall 2
Im Rahmen der Überprüfung der Rechnungen eines Zahnarztes fällt auf, dass dieser grundsätzlich die Entfernung von harten Zahnbelägen sowie die anschließende Kontrolle bei sämtlichen Zähnen berechnet, obwohl dies nachweislich nicht der Fall war. Der Zahnarzt gibt an, dass sein ZMV diese Eintragungen so in der Karteikarte vorgenommen und dies anschließend so abgerechnet habe.

Hier haftet ebenfalls allein der Zahnarzt aus dem Behandlungsvertrag gegenüber den Patienten den ZMV als Erfüllungsgehilfen.

Fall 3
Der Zahnarzt Dr. Lemke beauftragt seinen ausgelernten, nicht fortgebildeten Zahnmedizinischen Fachangestellten Ralf Schmal mit der selbstständigen Entfernung von Zahnbelägen, dem Legen von Füllungen sowie der Eingliederung von Zahnersatz. Bei der Entfernung supragingivaler Konkremente verletzt der ZFA einen Patienten. Der Patient will Schadensersatz und Schmerzensgeld von dem Zahnarzt. Er lehnt ab mit der Begründung, dass der ZFA den Schaden verursacht habe.

In diesem Fall haftet der Fachangestellte zunächst aus dem Behandlungsvertrag, weil er fahrlässig den Patienten verletzt hat. Jedoch führte er Arbeiten im Rahmen des Behandlungsvertrags aus, die er aufgrund seiner Ausbildung nicht ausführen darf. Damit liegt keine Einwilligung des Patienten mehr vor. Er begeht eine Körperverletzung, eine unerlaubte Handlung. Hierfür haftet jedoch sein Arbeitgeber für ihn als Verrichtungsgehilfen.

exkulpieren
Aus der Haftung wegen unerlaubter Behandlung durch Verrichtungsgehilfen kann sich der Zahnarzt befreien (exkulpieren), wenn er nachweist, dass er bei der Auswahl der Hilfsperson oder bei der Ausführung der Verrichtung die im Verkehr übliche Sorgfalt hat walten lassen.

Fall 4
Der Zahnarzt Dr. Sommer beschäftigt seit 8 Jahren den zuverlässigen Zahnmedizinischen Fachangestellten Kevin Meiner. Eines Morgens verspätet sich Herr Dr. Sommer. Der Patient wartet bereits seit einer halben Stunde. Er bittet den ZFA Kevin, die Füllungen zu polieren, da er keine Zeit mehr habe. Der ZFA poliert die Füllungen. Dabei bricht infolge einer Unachtsamkeit die Polierscheibe, die den Patienten verletzt. Der Patient fordert Schmerzensgeld vom Zahnarzt Dr. Sommer.

In diesem Fall gilt das Gleiche wie in Fall 3. Jedoch besteht hier die Möglichkeit des Zahnarztes, sich zu exkulpieren. Das bedeutet, dass der Fachangestellte für sein Tun haftet.

12.6 Strafrechtliche Verantwortung des Zahnarztes und seiner Mitarbeiter

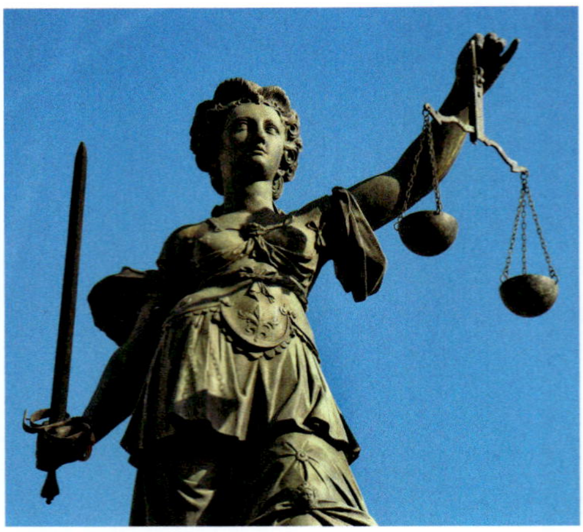
Abb. 1 Justitia

Neben der zivilrechtlichen Haftung kann es für den Zahnarzt und seine Mitarbeiter bei Verstößen gegen Pflichten aus dem Behandlungsvertrag auch zu strafrechtlichen Konsequenzen kommen (Abb. 1).

Wird zum Beispiel ein Verstoß als **Körperverletzung** betrachtet, kann dies nach den §§ 223 und 230 Strafgesetzbuch (StGB) mit Freiheitsstrafe bis zu 3 Jahren oder Geldstrafe bestraft werden. Daraus können sich u. U. für den Zahnarzt noch berufsrechtliche Konsequenzen ergeben (z. B. Entzug der Approbation). Für die Mitarbeiter des Zahnarztes gilt dies ebenso.

Wie schon dargestellt, unterliegt der Zahnarzt nach der Berufsordnung und den Kassenverträgen sowie seinem ärztlichen Eid der **Behandlungspflicht.** Bei Verstoß hiergegen kann eine Bestrafung nach § 323c StGB wegen unterlassener Hilfeleistung bis zu einem Jahr Freiheitsstrafe oder Geldstrafe erfolgen. Die häufigsten Prozesse finden wegen nicht ausreichender Präsenz des Zahnarztes im Notdienst statt. Dies bedeutet, er ist seiner Behandlungspflicht nicht nachgekommen.

Bei **Verletzung der Schweigepflicht** durch den Zahnarzt oder durch seine Mitarbeiter können sie nach § 203 StGB mit einer Freiheitsstrafe bis zu einem Jahr oder Geldstrafe bestraft werden.

12.7 Schiedsstellen (Schlichtungsstellen)

Kassenzahnärztliche Vereinigung →S. 51

Ähnlich wie im Handwerk sind auch im Bereich der zahnärztlichen Versorgung Schiedsstellen eingerichtet, die bei Streitigkeiten um Zahlungs-, Qualitäts- und Mängelfragen zu schlichten versuchen. Im Vorfeld haben einige Kammern und Kassenzahnärztliche Vereinigungen sogenannte Zweitmeinungsmodelle und Patientenberatungen installiert. Hier können sich Patienten kostenlos und unabhängig beraten lassen oder eine zweite Meinung (neben der des behandelnden Zahnarztes) einholen.

12.7.1 Streitigkeiten aus zahnärztlichen Rechnungen

Handelt es sich um Streitigkeiten, die die Rechnung mit Privatpatienten betreffen, ist bei den Bezirkszahnärztekammern oder der Landeszahnärztekammer eine Art Schiedsstelle (GOZ-Referent) eingerichtet, die zu vermitteln versucht. Gelingt dies nicht, muss beim Amts- oder Landgericht geklagt werden. Auch Patienten können jederzeit einen Privatgutachter beauftragen. Die Listen für Privat- und Gerichtsgutachter findet man im Internet auf den Seiten der Landeszahnärztekammern.

Landeszahnärztekammer
→S. 50

Informationen über Gutachter finden Sie auf den Websites der Landeszahnärztekammern, z. B. der von Baden-Württemberg:

www.lzk-bw.de
→ Zahnärzte
→ Gutachterwesen

12.7.2 Abrechnungsstreitigkeiten mit gesetzlichen Krankenkassen

Für den Bereich der konservierend-chirurgischen Abrechnung ist eine unabhängige Prüfstelle zuständig, die zwei verschiedene Gremien eingerichtet hat:
- Prüfungsstelle
- Beschwerdeausschuss

Die Aufgabe der Prüfungsstelle ist die Überwachung der Wirtschaftlichkeit der vertragszahnärztlichen Abrechnung (z. B. ein Zahnarzt fällt in seiner Spiegelkartei durch eine übermäßig hohe Anzahl von Beratungen auf).

Spiegelkartei
Vergleich aller zahnärztlichen Leistungen einer Praxis mit dem Durchschnitt der Praxen im selben Bezirk.

Über den Beschluss der Prüfungsstelle kann beim **Beschwerdeausschuss** Beschwerde eingelegt werden. Der Beschluss des Beschwerdeausschusses ist ein Verwaltungsakt. Hiergegen kann beim Sozialgericht geklagt werden.

Im Bereich der **kieferorthopädischen**, der **Prüfungsstelle** und **prothetischen Behandlungen** wird bei Streitigkeiten ein Gutachterverfahren durchgeführt. Bei den Krankenkassen besteht eine Gutachterliste, aus der die Kasse einen Gutachter auswählt. Ist man mit diesem Gutachten ebenfalls nicht zufrieden, besteht die Möglichkeit, ein Obergutachten zu beantragen und im Bereich der Prothetik den Prothetik-Einigungsausschuss anzurufen oder ein Obergutachten zu beantragen. Die Krankenkassen können auch den Medizinischen Dienst mit Gutachten beauftragen. Letzten Endes kann bei Nichteinigung wiederum das Sozialgericht angerufen werden.

Werden von Patienten **Mängel ohne Gesundheitsschaden** in der Behandlung durch einen Zahnarzt reklamiert, kann ein KZV-Gutachter benannt werden.

Eine **Gutachterkommission zur Klärung zahnärztlicher Haftungsfragen** wird tätig, wenn die behaupteten Mängel zu einem Gesundheitsschaden beim Patienten geführt haben. Die Kommission entscheidet nach eingehender Würdigung des Falls, ob ein Mangel und ein Gesundheitsschaden vorlagen, den der behandelnde Zahnarzt zu vertreten hat. In den meisten Fällen können die Streitigkeiten hier beendet werden, wenn die Beteiligten sich vergleichen (einigen). Wird der Fall vor Gericht gebracht, stützen sich die Gerichte bei Verhandlungen häufig auf die Entscheidungen der Gutachterkommission, obwohl sie an deren Entscheidung nicht gebunden sind.

12.7.3 Gutachter vor Gericht

Gerichte bedienen sich in Verfahren gegen Zahnärzte häufig eines Gutachters, weil ihnen die zahnmedizinischen Sachkenntnisse fehlen. Dies gilt insbesondere bei der Feststellung eines Behandlungsfehlers. Da es grundsätzlich schwierig ist, einen Behandlungsfehler später festzustellen, verlagern sich viele Prozesse hin zur Behauptung eines Aufklärungsmangels.

12.7.4 Medizinischer Dienst (MD)

Den Medizinischen Dienst finden Sie unter:

www.medizinischerdienst.de

Der MD mit seinen 15 Niederlassungen im Bundesgebiet bietet Beratung und Begutachtung für alle gesetzlichen Krankenkassen an. Bei diesem „Gutachterdienst" handelt es sich nicht um einen neutralen Schiedsrichter im Interessenkonflikt zwischen Kassen und Ärzten/Zahnärzten, sondern um einen sachverständigen Berater der Krankenkassen. Dennoch bedarf der MD der partnerschaftlichen Zusammenarbeit mit niedergelassenen Ärzten und Zahnärzten.

Aufgaben

1 Beschreiben Sie mit eigenen Worten,
a wie weit die Aufklärung eines Patienten über einen Eingriff gehen muss,
b wer die Aufklärung durchzuführen hat,
c wann die Aufklärung durchzuführen ist und
d wann die Aufklärung als nicht erbracht angesehen wird.

2 Entscheiden Sie in den folgenden Fällen, ob eine Aufklärung im Sinne des Gesetzgebers stattgefunden hat.
a Ein Patient möchte alle Zähne des Oberkiefers gezogen haben, weil sie seiner Meinung nach Kopfschmerzen verursachen. Nach umfangreichen Beratungen und Aufklärungsgesprächen extrahiert der Zahnarzt die Zähne ohne zahnmedizinischen Befund auf ausdrücklichen Wunsch des Patienten (liegt schriftlich vor).
b Nachdem ein Patient schon anästhesiert ist, wird er noch kurz über die Risiken des Eingriffs aufgeklärt.
c Der Patient willigt in eine Behandlung durch einen nicht fortgebildeten ZFA ein. Bei der Zahnsteinentfernung rutscht ihm der Scaler aus und er verletzt den Patienten am Mundboden.
d Im Rahmen einer prothetischen Behandlung wird der Patient über alle Risiken aufgeklärt. Bei der Bezahlung stellt sich heraus, dass die Höhe des Eigenanteils dem Patienten nicht klar war.
e Ein Patient wird über die Risiken einer Zahnextraktion aufgeklärt. Nach der Extraktion erfährt er, dass auch eine Wurzelbehandlung möglich gewesen wäre.
f Ein Patient möchte nicht aufgeklärt werden, weil er dann noch mehr Angst vor dem Eingriff bekommt.
g Um die Aufklärung zu rationalisieren, werden in einer Praxis nur noch Formulare verwendet, die der Patient jeweils unterschreiben muss.

3 In welchen Gesetzen und Verordnungen finden sich Bestimmungen zur Schweigepflicht der Zahnarztpraxis?

4 Welche Informationen der Praxis unterliegen der Schweigepflicht?

5 Für welche Personen in der Zahnarztpraxis gilt die Schweigepflicht?

6 Wie lange gilt die Schweigepflicht?

7 Wird in folgenden Fällen die Schweigepflicht verletzt?
a Sie bestätigen telefonisch die Anwesenheit eines Patienten ohne Rücksprache.
b Auf Anfrage sagen Sie dem Ehemann, dass seine Frau Patientin in Ihrer Praxis ist.
c Auf schriftliche Anfrage der gesetzlichen Krankenkasse geben Sie die geforderten persönlichen Daten des Patienten an die Kasse weiter.
d Auf schriftliche Anfrage einer privaten Krankenkasse geben Sie die geforderten persönlichen Daten des Patienten an die Kasse weiter.
e Im Zuge der Verbrechensermittlung werden von Ihnen Patientendaten an die Polizei weitergegeben.
f Da Sie Ihre zahnärztlichen Rechnungen von einem privaten Rechenzentrum schreiben lassen, geben Sie die Patientendaten an dieses Rechenzentrum online weiter.

g Sie geben die Abrechnungsdaten mit den Patientendaten über das Internet im Zuge des Uploads an die Kassenzahnärztliche Vereinigung weiter.

h Ihre Praxis wird verkauft und Sie werden von dem Nachfolger übernommen. Die Patientendaten werden vom neuen Praxisinhaber natürlich eingesehen.

i In der neuen Praxis gibt der Inhaber grundsätzlich alle Patientendaten an das zahntechnische Labor weiter, damit im Falle eines Zahnersatzes eine optimale Versorgung erfolgen kann.

j Der Unfallversicherung teilen Sie mit, dass ein Patient, der Bäcker ist, bei Ihnen wegen Karies behandelt wurde.

k Der Zahnarzt verwendet Patientendaten für ein wissenschaftliches Buch.

8 Muss eine Meldung erfolgen?

a Ein Patient erklärt vor der Behandlung, dass er HIV-infiziert ist.

b Ein Patient will eine lange Wegstrecke mit dem Auto fahren, nachdem er für eine große Operation anästhesiert war.

9 Wie begründet man die Pflicht des Zahnarztes zur Aufzeichnung von Behandlungsdaten?

10 Müssen die Karteikarten (Krankenblätter) auf Anfrage an die Patienten ausgegeben werden?

11 Sie haben sich bei der Aufzeichnung verschrieben. Wie ändern Sie die Aufzeichnung?

12 Diskutieren Sie den folgenden Fall nach Aktenlage. Es liegt die Karteikarte der Patientin im Original vor →Abb. 1.

Nach Darstellung der Patientin: Am 01. Mai 2020 bekam sie rasende Zahnschmerzen. Sie rief daraufhin bei ihrem Zahnarzt an, der sie sofort einbestellte. Nach einer Röntgenaufnahme teilte der Zahnarzt mit, dass der Weisheitszahn entfernt werden müsse. Der Zahnarzt bemerkte noch, dass dies nicht ganz schmerzlos sein werde und sie wohl am nächsten Tag nicht zur Arbeit gehen könne. Ein Jahr nach dem Eingriff hat sie immer noch kein Gefühl im Gesicht unterhalb der Unterlippe. Sie verlangt vom Zahnarzt Schmerzensgeld.

Nach Darstellung des Zahnarztes: Die Patientin erschien als Schmerzfall (SS) am 01. Mai 2020 um 10:00 Uhr in meiner Praxis. Nachdem ich ein Röntgenbild gemacht habe, wurde die Patientin über die Risiken des Eingriffs aufgeklärt (Ä1). Den verlagerten Zahn 38 habe ich dann nach Anästhesie mit ihrer Einwilligung entfernt. Die Gefühllosigkeit der Unterlippe ist ein seltener Fall der Nervverletzung des Nervus mandibularis, der aber auch bei sorgfältiger Arbeit manchmal nicht zu verhindern ist. Weiterhin liegt das Krankenblatt im Original vor:

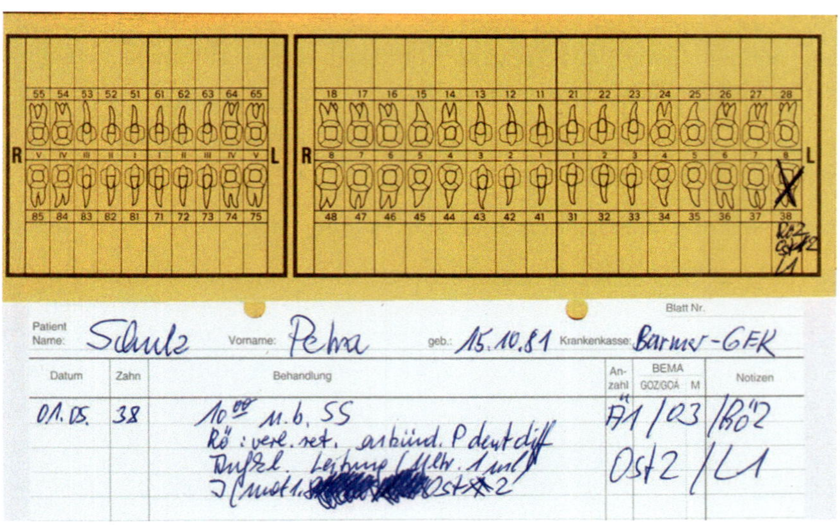

Abb. 1 Krankenblatt

13 Beurteilen Sie folgende Fälle:

a Ein Patient erscheint mit ungeputzten Zähnen in der Zahnarztpraxis und möchte behandelt werden.

b Ein Patient erscheint zum wiederholten Male nicht zu einem zweistündigen Präparationstermin.

c Ein Patient legt auch nach dreimaliger Mahnung seine eGK nicht vor.

d Ein Patient zieht von einer Rechnung 10 % Rabatt wegen hoher Schmerzen ab.

e Ein Patient bezahlt eine Rechnung nicht, weil das Behandlungsdatum fehlt.

f Der Zahnarzt sieht sich außerstande, die vom Patienten gewünschte Behandlung vorzunehmen.

14 Wie kann der Behandlungsvertrag vom Patienten beendet werden? Ist hierzu eine besondere Form notwendig?

15 Ein Schmerzpatient möchte vom Zahnarzt behandelt werden. Kann der Zahnarzt die Behandlung ablehnen? Begründen Sie Ihre Antwort.

16 Nennen Sie die beiden Haftungsgrundlagen des Zahnarztes.

17 Wann kann ein Patient von einem Zahnarzt Schmerzensgeld fordern?

18 Wann spricht man in der Haftung des Zahnarztes für das Praxispersonal von Erfüllungs- und wann von Verrichtungsgehilfen?

19 Entscheiden Sie in den folgenden Fällen, ob der Zahnmedizinische Fachangestellte, der Zahnmedizinische Verwaltungsassistent bzw. der Zahnmedizinische Fachassistent haften müssen:
Ein Zahnmedizinischer Fachangestellter fertigt eine Röntgenaufnahme, die keine Diagnose zulässt. Nachdem eine zweite Aufnahme gefertigt werden muss, verklagt der Patient den Fachangestellten auf Schadensersatz wegen erhöhter Strahlenbelastung.
Einem Zahnmedizinischen Verwaltungsassistenten, der seit Jahren die Abrechnung einer Zahnarztpraxis „schmeißt", ist ein großer Abrechnungsfehler unterlaufen. Die Krankenkasse verlangt von ihm den Ersatz des Schadens für zu viel abgerechnete Leistungen in Höhe von 784,34 €.
Ein Zahnmedizinischer Fachassistent legt bei einem Patienten einen Kofferdam an und verletzt infolge einer Unachtsamkeit den Patienten mit der Kofferdamzange.

20 Aufgrund eines Gerichtsbeschlusses muss ein Zahnarzt wegen Körperverletzung einem Patienten Schadensersatz leisten. Welche weiteren Konsequenzen muss er befürchten?
Kann diese Konsequenz auch für einen Zahnmedizinischen Fachangestellten eintreten?

21 Welche beiden Gremien bei der KZV überwachen die Wirtschaftlichkeit der vertragszahnärztlichen Praxen im konservierend-chirurgischen Bereich?

22 Die Ersatzkrankenkasse ist mit der Meinung des Gutachters bezüglich einer prothetischen Planung nicht einverstanden. Wie kann das weitere Vorgehen aussehen?

23 Ein Patient behauptet einen Mangel an der Prothese, der behandelnde Zahnarzt bestreitet ihn. Welche „Einigungsinstanz" ist hier zuständig?

24 Wann wird die Gutachterkommission für Fragen zahnärztlicher Haftung tätig?

25 Nennen Sie die Aufgaben des MD. Suchen Sie die entsprechenden Informationen auf der Website des MD.

13 Datenverarbeitung in der Zahnarztpraxis

13.1 Neue Patienten empfangen und registrieren

Ein Patient bekommt nach der ersten Begrüßung in den meisten Praxen ein **Anmeldeformular** ausgehändigt, in welches er neben seinen persönlichen Daten (Name, Anschrift, Krankenkasse, Arbeitgeber) auch weitere Angaben eintragen kann, die für die Behandlung wichtig erscheinen. Dazu zählen Fragen nach bestehenden Krankheiten und Behandlungen, einer Schwangerschaft bei Frauen sowie den letzten Röntgenaufnahmen (Röntgenpass). Ebenso kann es von Interesse sein, wer dem Patienten die Praxis empfohlen hat.

Bei einem Kassenpatienten ist der Versichertenstatus zu erfragen, ggf. die Anschrift des Mitgliedes. Bei einem Privatpatienten ist zu klären, ob dieser z. B. tatsächlich privatversichert ist, ob er beihilfeberechtigt ist. In immer mehr Praxen erhalten die Patienten bei der Neuaufnahme ein Tablet, auf dem sie die Daten in Ruhe eintragen können. Die Anamnesedaten werden schließend über Bluetooth in das PVS eingelesen. Ein weiterer Schritt ist hier die Verbindung mit dem Web-basierten Terminprogramm der Praxis: Hat ein Patient einen Termin auf der Website der Praxis gebucht, bekommt er über einen QR-Code den Zugang zum PVS, in dem er die Anamnesedaten zu Hause in aller Ruhe eintragen und an die Praxis versenden kann.

Im Handel werden zahlreiche **Anamnesebögen** angeboten. Die Praxis kann natürlich auch ein eigenes Formular entwickeln. Auch Praxisverwaltungsprogramme bieten Anamnesebögen an →Abb. 1. Ein Teil der Daten kann mit den Daten der eGK abgeglichen werden.
Der Patient sollte Gelegenheit haben, in Ruhe den Anamnesebogen auszufüllen. Er ist die Grundlage des ersten Gesprächs mit dem Behandler und eine wichtige Ergänzung.

Bei den im Anamnesebogen erfragten Daten handelt es sich um Stammdaten und Bewegungsdaten. Sie sollten alle zwei bis drei Jahre aktualisiert werden:
- **Stammdaten** sind Daten, die für eine relativ lange Zeit fest und unverändert bestehen (z. B. Name, Geburtsdatum, Krankenkasse, Adresse). Sie befinden sich meist außen auf der Karteikarte (falls diese noch verwendet werden).
- **Bewegungsdaten** werden dagegen ständig geändert bzw. ergänzt. Hierzu zählen z. B. laufende Eintragungen der Behandlungen, Befunde, verabreichte Medikamente. Sie stehen im Inneren der Kartei, mit Erweiterungsmöglichkeiten.

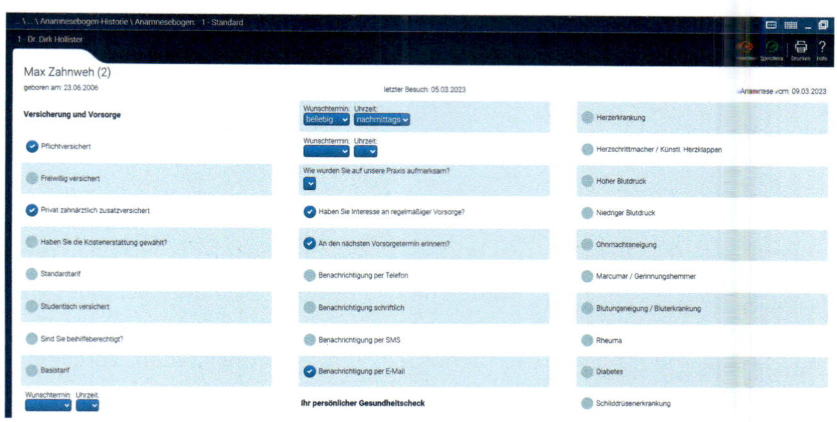

Abb. 1 Anamnesebogen in einem Praxisverwaltungsprogramm

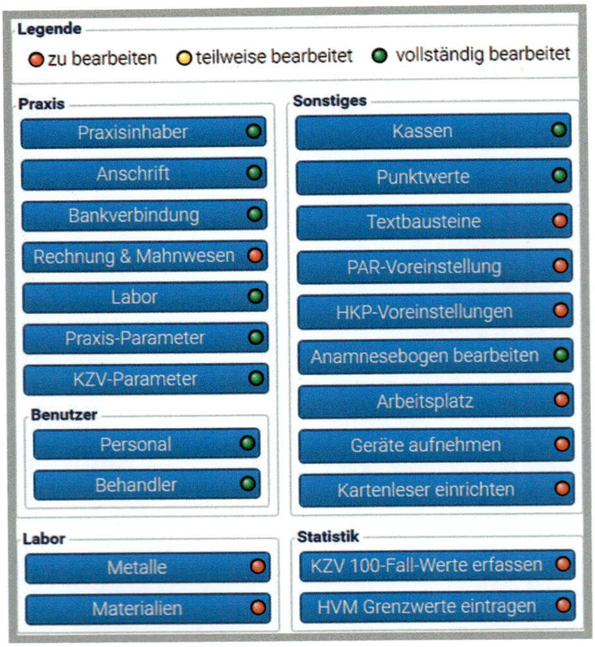

Abb. 1 Stamm und Bewegungsdaten im PVS

Dass es sich bei den hier genannten Daten um sehr persönliche Angaben handelt, die selbstverständlich der Schweigepflicht des Praxisteams unterliegen, sei noch einmal besonders betont. Ebenso sollte es keinem Patienten möglich sein, in die Daten anderer Patienten Einblick zu nehmen. In einem PVS finden sich zahlreiche Stamm- und Bewegungsdaten in unterschiedlichen Unterpunkten →Abb. 1.

Neben den Daten der Patienten fallen in der Zahnarztpraxis zahlreiche weitere Daten an, zum Beispiel im Bereich
- medizinische Dokumentationen (z. B. Anamnesen, Befunde, Diagnosen, Therapien, Medikationen, die nach verschiedenen Kriterien ausgewertet werden können),
- Textverarbeitung (Gutachten, Briefe, Rezepte, Bescheinigungen, Atteste),
- Material- und Maschineninformationen (Fachkataloge, Preis- und Mengenlisten von Praxismaterial, Hinweise zu Medikamenten, Bedienungsanleitungen, Liefereranschriften),
- Abrechnungswesen (Quartalsabrechnung mit KZV, eGK-Mahnungen, zahnärztliche Rechnungen, Zahlungseingang, Mahnwesen),
- Buchführung (Einnahme- und Ausgabebelege, Liquiditätsstatus, Kostenübersicht, Gehaltsabrechnungen, steuerliche Unterlagen).

Bei allen Daten, die in den genannten Bereichen vorkommen, lassen sich wiederum Stamm- und Bewegungsdaten unterscheiden.

13.2 Ordnen von Daten (Ordnungssysteme)

Damit die Vielzahl von Daten, die in einer Zahnarztpraxis anfallen, auch schnell wiedergefunden werden können, sollte man sich an eine Ordnung halten.
Man unterscheidet folgende Ordnungssysteme:
- alphabetische Ordnung
- numerische Ordnung
- alphanumerische Ordnung
- chronologische (zeitliche) Ordnung
- sachliche (mnemotechnische) Ordnung

In den meisten Praxen werden fast alle Ordnungssysteme angewandt.

13.2.1 Alphabetische Ordnung

Merke
DIN-Normen werden vom Deutschen Institut für Normung e. V. (DIN) festgelegt.

Die alphabetische Ordnung ist in der DIN 5007 geregelt. Die wichtigsten Regeln werden hier vorgestellt. Man unterscheidet grundsätzlich die Ordnung von
- Namen,
- Behörden, Firmen, Dienststellen, Vereinen usw.,
- Ortsnamen,
- Straßennamen.

Datenverarbeitung in der Zahnarztpraxis

Die wichtigste Ordnung für die Praxis ist die Ordnung von Namen in der Patientenkartei. Die Regeln für diese und andere Ordnungen werden auf den folgenden Seiten erklärt →Tab. 1, →Tab. 1, 2, 3, S. 232.

Regel	Beispiel
Die Ordnung wird bestimmt durch die Anfangsbuchstaben des Alphabets. Stimmen die Anfangsbuchstaben überein, so ist die Reihenfolge der Buchstaben innerhalb der einzelnen Wörter zu berücksichtigen.	Amelung Anelan Anusch Arndt Arno
Die Buchstabenfolgen ch, ck, sp, sch, st werden wie einzelne Laute behandelt (Ausnahme: Es sind Registerblätter für s, sch, st vorhanden.).	**ohne Register:** Sattel Schäfer Schilz Sperber Strehler Szimaniak **mit Register:** Sattel Sperber Szimaniak Schäfer Schilz Strehler
Familiennamen ohne Vornamen stehen vor Familiennamen mit Vornamen. Abgekürzte Vornamen gelten als selbstständige Wörter.	Schulz Schulz, A. Schulz, Alb. Schulz, Albert Schulz, B. Schulz, Bernd Schulz, Christian
Die DIN 5007 sieht als Ordnungsvariante vor, die Umlaute wie die Grundlaute zu behandeln (ä = a, ö = o, ü = u). Das ß wird wie ss behandelt.	Bäcker, Berta Bäcker, Emil Baecker, August Baecker, Emil Baecker, Paul Keßler, Anton Kessler, Franz Keßler, Franz
Vorsatzwörter wie von, van, von der, zur, de, du und Akzente bleiben unberücksichtigt. Ebenso werden akademische Grade nicht berücksichtigt.	Bergen, Helge (von der) Moliére, Jean Pont, Jaques (du) Schilz, Erna (Dr.) Straeten, Jürgen (van der) Ummhoff, Klaus (Dipl.-Volkswirt)
Zusammengesetzte Familiennamen folgen auf einfache Familiennamen.	Meyer, Peter Meyer-Schulz, Gertrud Meyer-Treu, Anita

Tab. 1 Ordnung der Namen

Merke
Für die Ordnung von Adressen gilt nach DIN 5007:
- Erstes Ordnungswort ist der Familienname.
- Zweites Ordnungswort ist der Vorname.
- Drittes Ordnungswort ist der Ort.
- Viertes Ordnungswort ist die Straße.
- Fünftes Ordnungswort ist die Hausnummer.
- Sechstes Ordnungswort kann die Berufsbezeichnung, der akademische Grad oder Ähnliches sein.

Regel	Beispiel
Grundsätzlich ist das erste Wort für die Ordnung maßgebend. Unberücksichtigt bleiben: • Präpositionen (am, zum, für), es sei denn sie stehen am Anfang • Konjunktionen (und, &) • Artikel (der, die, das)	Berufsverband (für) Apotheker Berufsverband (der) Arzt- und Tierarzthelferinnen und Zahnmedizinischen Fachangestellten Verband (für das) Baugewerbe Verein (für) Bürowirtschaft
Vornamen in Betriebsnamen, die mit gleicher Sachbezeichnung beginnen, haben erst nach dem Familiennamen Ordnungswert.	Andrea-Zorn-Praxisbedarf Küchengeräte Roeder Küchengeräte H. Roeder Küchengeräte Helmut Roeder
Bei Wörtern, die durch Bindestriche verbunden sind, ist jeder Teil ein selbstständiges Ordnungswort.	Dental-Huber Dental-Technik Zahnmedizintechnik-Einrichtungshaus
Feststehende Abkürzungen werden wie selbstständige Wörter behandelt.	AG (für) Dentalprodukte BÄK-Pfalz DAG-Schulungsheim KV-Freiburg LÄK-Stuttgart

Tab. 1 Ordnung von Behörden, Firmen, Dienststellen, Vereinen und anderen Organisationen

Regel	Beispiel
Die einzelnen Namensbestandteile gelten zusammen als ein Wort. Das Gleiche gilt für Vorsatzwörter bei Orten.	Baden-Baden Bad Schönborn Bad Überlingen St. Blasien Sankt Peter

Tab. 2 Ordnung von Ortsnamen

Regel	Beispiel
Alle Namensbestandteile sind zusammen ein Ordnungswort. Nicht ausgeschriebene Straßennamen gelten immer als ausgeschrieben.	Gothaer Pl. (= Platz) In der Breite Insterburgerstr. Kaiser-Louis-A. (= Allee) Wilh.-Hauff-Str. (Wilhelm-Hauff-Straße)

Tab. 3 Ordnung von Straßennamen

In Zahnarztpraxen wird häufig von der hier beschriebenen Ordnung abgewichen. Sind beispielsweise Name und Vorname identisch und sind noch der Ort und die Straße gleich (z. B. bei Mutter und Tochter bzw. Vater und Sohn), bietet sich das Geburtsdatum als drittes Ordnungskriterium zur schnellen Unterscheidung an. In Zukunft kann auch der Geburtsort, der nach dem neuen Strahlenschutzgesetz (ab 01.01.2019) zu erfassen ist, ein Ordnungskriterium sein.

Die PVS halten sich an die DIN 5007, die auch durch die eGK vorgegeben wird. Äußerst problematisch ist die Aufnahme im Ersatzverfahren bei GKV-Patienten oder Privatpatienten, wenn die Aufnahme fehlerhaft mit einer Leertaste beginnt. Ein Auffinden ist dann oft nur schwer möglich.

13.2.2 Numerische Ordnung

Unter numerischer Ordnung versteht man die Ordnung nach den Zahlen, d. h., die Daten werden nummeriert. Sehr häufig wird dies auch von PVS neben der alphabetischen Ordnung angewandt →Abb. 1.

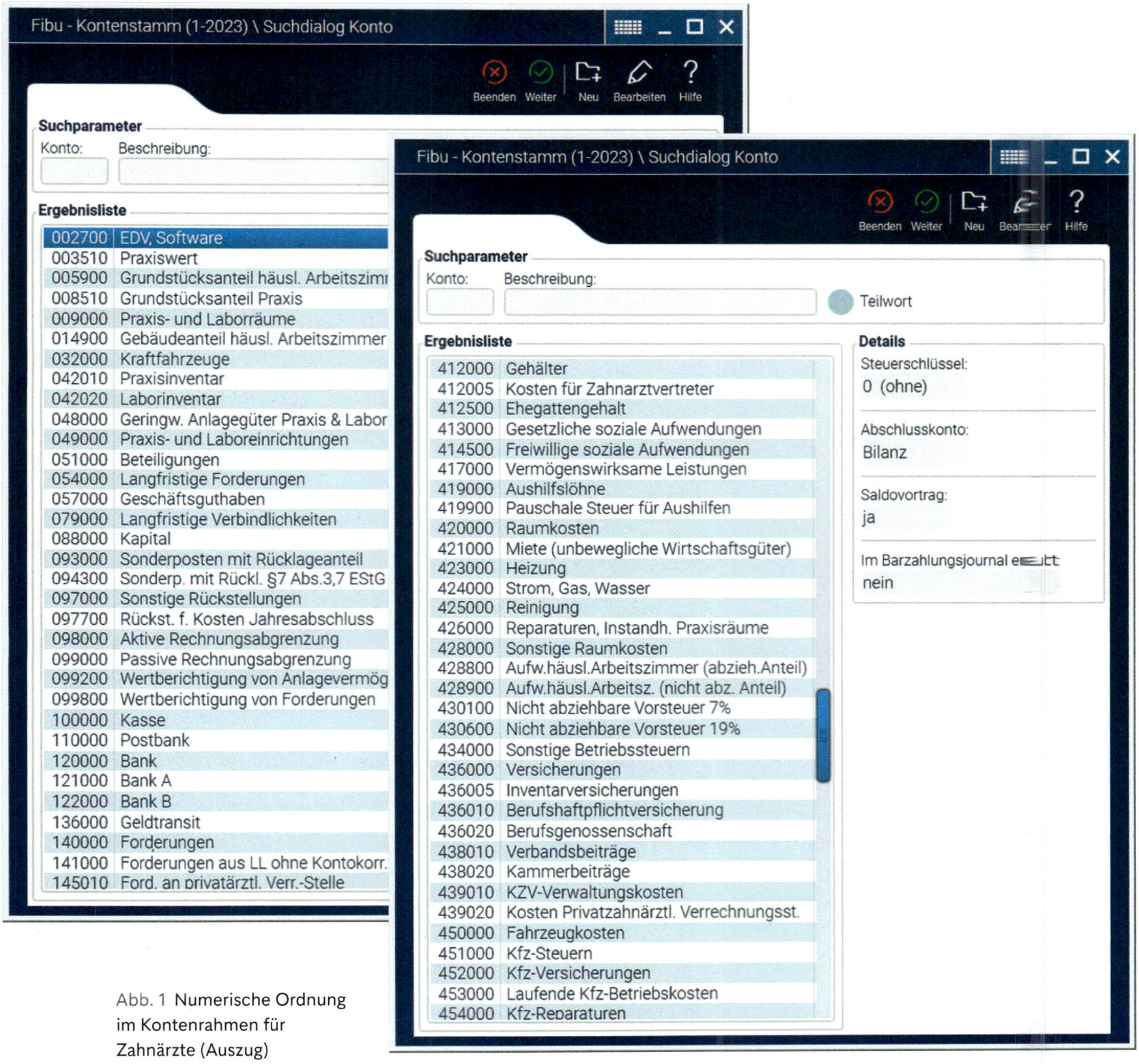

Abb. 1 Numerische Ordnung im Kontenrahmen für Zahnärzte (Auszug)

Die einfachste Form ist die **Durchnummerierung.** Zum Beispiel erhalten in Computerprogrammen alle neuen Patienten in der Reihenfolge, wie sie die Praxis aufgesucht haben bzw. von der Zahnmedizinischen Fachangestellten erfasst wurden, eine Nummer. Ebenso können Röntgenbilder fortlaufend nummeriert werden, z. B.:

Rö Maxer, Achim 234
OPG Arnold, Manfred 235
Rö Kolummna, Carla 236
Rö Mayer, Alfred 237

13.2.4 Chronologische (zeitliche) Ordnung

Hierbei werden die Daten (auch Schriftstücke) der Zeit nach geordnet (Tagesdatum). Dieses Ordnungsprinzip ist für sich allein in einer Praxis nicht anwendbar, da man nach kurzer Zeit kaum noch etwas wiederfinden würde. Meist wird chronologische Ordnung mit der alphabetischen oder numerischen Ordnung kombiniert angewandt.

Beispiele:
- Praxisbuchführung: Eintragungen müssen chronologisch erfolgen.
- Kontoauszüge: Auszüge sollten chronologisch abgeheftet werden.
- Recall-Kartei: kann chronologisch geordnet sein.

Es gibt dabei zwei Möglichkeiten der chronologischen Ablage:
- Absteigende Reihenfolge: Oben liegt immer das älteste Exemplar (älteste Daten). Neue Schriftstücke werden danach eingeordnet (= Amtsablage).
- Aufsteigende Reihenfolge: Das neueste Schriftstück (die neuesten Daten) finden sich obenauf.

13.2.5 Sachliche (mnemotechnische) Ordnung

Dieses Ordnungsprinzip ist in Zahnarztpraxen sowie kleineren und mittleren Betrieben weit verbreitet. Die Ordnung erfolgt hier zunächst nach Merkhilfen (Stichwörtern) oder Sachgebieten. Wird das Datenmaterial sehr umfangreich, kann dieses Ordnungsprinzip auch unübersichtlich werden bzw. erfordert einen Aktenplan.

Ein Beispiel sind Ordner mit bestimmten Aufschriften (Stichwörter = Sachgebiete):

Ordner Steuer
Ordner KZV-Rundschreiben
Ordner ZR (zahnärztliche Rechnungen)
Ordner ZR bezahlt
Ordner Dentaldepot Willo
Ordner Andere Dentaldepots

Innerhalb der Ordner erfolgt dann eine chronologische (z. B. bei Kontoauszügen) oder eine alphabetische Ordnung (z. B. bei bezahlten Rechnungen).

13.3 Auf dem Weg zur elektronischen Datenverarbeitung

13.3.1 Aufgaben der Patientenkartei

Die Patientenkartei ist in den Zahnarztpraxen der zentrale Datenspeicher sämtlicher Patienteninformationen und das wichtigste Organisationshilfsmittel. Ihre Aufgabe umfasst die Dokumentation der gesamten Behandlung eines Patienten
- zur Gedächtnisstütze,
- zur Abrechnung der zahnärztlichen Leistungen,
- zur Beweisführung bei Streitigkeiten,
- als Unterlage für spätere Behandlungen und Praxisvertretungen,
- zur Identifizierung von Personen und
- als Querverbindung zur Buchführung.

Um diese Aufgaben erfüllen zu können, muss die Kartei übersichtlich geführt sein. Da seit dem Patientenrechtgesetz auch eine elektronische Speicherung gesetzlich vorgegeben ist, wird die Papier-Karteikarte bald ausgedient haben.

elektronische Speicherung
→S. 216

13.3.2 Aufbau einer Patientenkartei

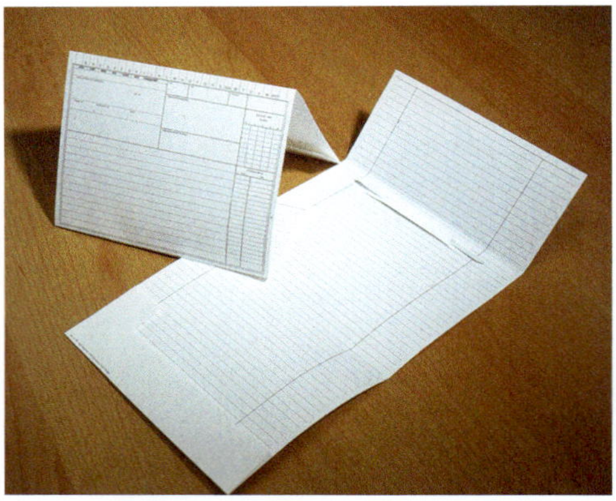

Abb. 1 Klassische Karteikarte für handschriftliche Eintragungen

Traditionelle Karteikarten finden sich bis heute in Zahnarztpraxen. Bevor man sich auf die digitale Patientenkartei einlässt, wird häufig „doppelt gebucht". Das bedeutet, dass neben der digitalen Dokumentation auch noch handschriftlich Daten in einer Karteikarte eingetragen werden →Abb. 1.

Die früher verwendeten **Hilfsmittel**, wie Farbe der Karteikarte, Alphabetleiste, Leitkarten, Reiter, Tabe und Kerben sind heute in jeder PVS-Patientenkartei in anderer Form enthalten. Grundsätzlich ist der Aufbau einer Karteikarte auch in allen PVS an der ursprünglichen Karteikarte ausgerichtet →Abb. 2.

Die Aufteilung in Datum/Gebiet oder Zahn/Anzahl mit den Leistungen sowie die Dokumentation (die über einen Knopf weiter ausgebaut werden kann), sind aus der klassischen Patientenkartei übernommen. Auch der Leistungserbringer (bei mehreren Zahnärzten), bei Privatleistungen der Faktor und eine eventuelle Planzuordnung finden sich in der Karteikarte wieder. Alle Dokumente, die sich in der Karteikarte befinden sind ebenfalls angezeigt.

Die ursprünglichen Hilfsmittel (z. B. Reiter setzen bei geschriebener Rechnung) sind alle auf der elektronischen Karteikarte unter verschiedenen „Knöpfen" zu finden.

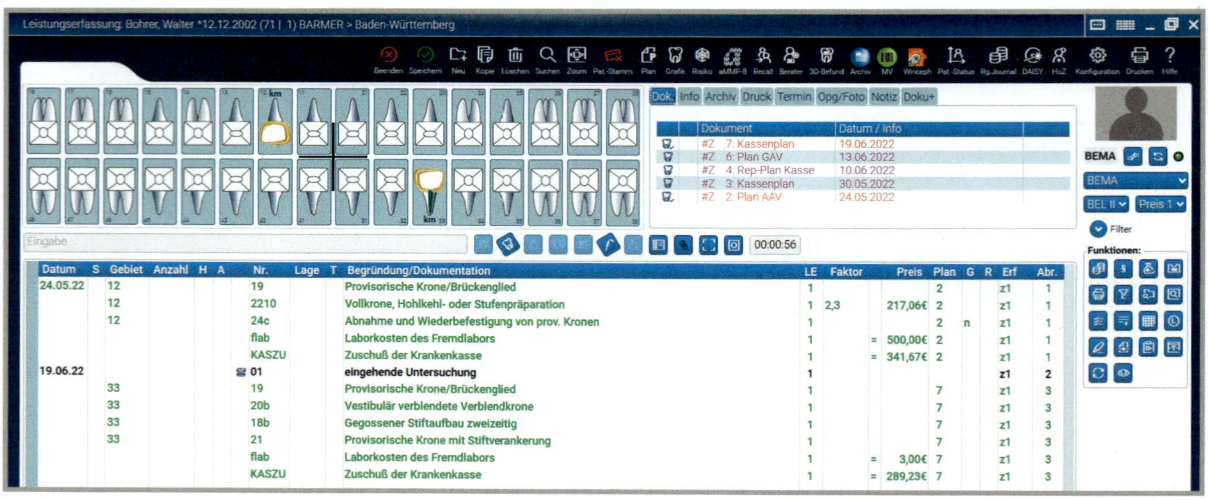

Abb. 2 Elektronische Karteikarte

Die **Patientensuche** über die Alphabetleiste übernimmt ebenfalls der Rechner.

Sämtliche Bilder, Röntgenaufnahmen, Schriftstücke, IP-Programme und Notizen werden in der elektronischen Patientenakte gespeichert. Wenn ein Patient lange Zeit nicht mehr in Behandlung war, kommt die Akte ins Archiv.

Die unterschiedlichen Karteisysteme mit Unterscheidung nach Röntgenkartei, Mahnkartei, Altkartei, Recall-Kartei oder einer Entsprechung nach dem Status des Patienten (Primär-, Ersatzkassen, sonstige, Privat) werden nicht mehr benötigt.

13.3.3 Elektronische Gesundheitskarte (eGK)

Die eGK ist der Nachweis, dass ein Patient in einer gesetzlichen Krankenkasse versichert ist. Sie löste die Krankenversichertenkarte von 2015 und davor den Krankschein ab. Viele Privatpatienten haben eine ähnliche „Mitgliedskarte", die aber nicht die umfangreichen Funktionen der eGK hat.

Wenn die eGK nicht eingelesen werden kann (Lesegerät defekt, Patient hat einen Berechtigungsschein, TI defekt, Hausbesuch) kommt es zum Ersatzverfahren. Hierbei werden die Daten des Patienten per Hand in das PVS eingegeben.

Bei einer eGK handelt sich um eine Karte aus Kunststoff mit dem Bild des Versicherten (ab dem 15. Lebensjahr), einer Blindenaufschrift und einem Prozessorchip →Abb. 1. Die Rückseite gilt als Europäische Krankenversicherungskarte. Auf der Rückseite muss die Karte vom Versicherten unterschrieben werden.

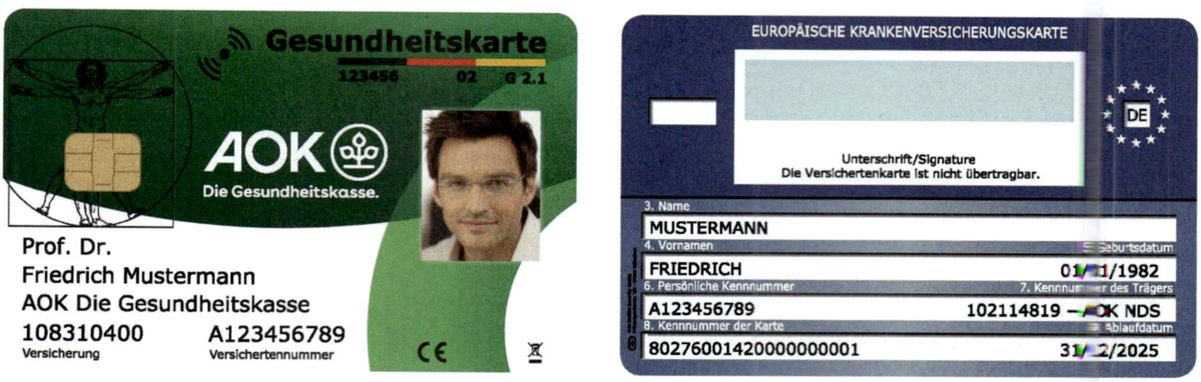

Abb. 1 Elektronische Gesundheitskarte (eGK) mit Vorder- und Rückseite

Folgende Daten des Versicherten stehen auf der Karte und sind sichtbar:
- Familienname und Vorname
- Geburtsdatum
- Krankenkasse mit Kostenträgerkennung
- Versichertennummer und Gültigkeit
- Angabe der **Kartengeneration**, z. B. G2.1. Oft muss eine neue Karte angefordert werden, wenn die vorhandene aus einer älteren Generation stammt.
- Ein Funksymbol links oben auf der Vorderseite weist auf den **NFC-Datenübertragungsstandard** hin. Ist das Symbol vorhanden, kann die Karte zur Datenübertragung zwischen Lesegerät oder Smartphone verwendet wird. Dabei darf die Entfernung von Karte und Gerät nur wenige Zentimetern betragen.
- Der Hinweis **Europäische Krankenversicherungskarte** zeigt an, dass die Karte in Europa verwendet werden kann.
- Das **CE-Zeichen** zeigt an, dass die Karte den geltenden Anforderungen genügt, die in der Richtlinie zur Beschränkung der Verwendung bestimmter gefährlicher Stoffe in Elektro- und Elektronikgeräten (RoHS) der Europäischen Gemeinschaft festgelegt sind.
- Das **durchgestrichene Papierkorbsymbol** auf der Rückseite weist darauf hin, dass abgelaufene Karten Elektroschrott sind und nicht im Papierkorb entsorgt werden dürfen.
- Die **Kartennummer** auf der Rückseite der Karte – auch CAN (Card Access Number) genannt – dient zum Einlesen von Daten mittels Lesegerät.

Auf dem Prozessorchip sind zusätzlich von außen nicht sichtbare Daten wie die **Anschrift** und der **Status des Versicherten** gespeichert, sie bestehen aus:
- Versichertenart (1. Stelle: Mitglied 1, Familienangehöriger 3, Rentner 5),
- Angaben zu besonderen Personengruppen (2. Stelle) und
- Angaben zur Teilnahme an besonderen Behandlungsprogrammen (3. Stelle).

An **zweiter Stelle der Statusangabe** finden sich ggf. folgende Ergänzungen:
- 4 = Sozialhilfeempfänger nach dem Bundessozialhilfegesetz (BSHG)
- 6 = Kriegsopfer nach dem Bundesversorgungsgesetz/Kriegsopferversorgung
- 7 = Person aus dem Ausland mit Wohnsitz im Inland nach dem Sozialversicherungsabkommen, Abrechnung nach Aufwand
- 8 = Person aus dem Ausland mit Wohnsitz im Inland nach dem SVA, Abrechnung pauschal
- 9 = Empfänger von Gesundheitsleistungen nach §§ 4 und 6 des Asylbewerberleistungsgesetzes (AsylbLG)

Die Karte muss vom Versicherten auf Verlangen vorgelegt werden. Sie ist für jedes Quartal einmal in die Software einzulesen. Ist es einmal nicht möglich, die eGK vorzulegen (z. B. bei einer Notfallbehandlung), kann die Karte innerhalb von zehn Tagen nachgereicht werden. Wird die eGK nicht vorgelegt, kann die Zahnarztpraxis eine Privatvergütung verlangen.

Merke
Viele Patienten haben mehrere Karten. Die Vorlage einer falschen Karte kann mehrere Ursachen haben, z. B. versehentlich eGK eines Familienmitglieds vorgelegt, versehentlich eGK der alten Versicherung vorgelegt.

Bei **Vorlage der eGK** in der Praxis müssen „offensichtliche Unstimmigkeiten“ überprüft werden:
- Stimmt das Bild mit der Person überein?
- Stimmt das Geburtsdatum?

Wenn diese Daten stimmen, haftet bei einem möglichen Missbrauch immer die ausstellende Krankenkasse, wenn es sich z. B. um eine gestohlene Karte handelt. Mit der eGK und dem elektronischen Heilberufsausweis des Zahnarztes sind im Rahmen der Telematikinfrastruktur viele Funktionen möglich.

Telematikinfrastruktur →S. 244

13.4 Elektronische Datenverarbeitung

Erst in den 1980er-Jahren zog die elektronische Datenverarbeitung in die Zahnarztpraxen ein. Zunächst beschränkte sich der Einsatz auf das Aufnehmen der Patientendaten und das Schreiben von Rechnungen (früher: Liquidationen).

Später wurden zahlreiche Programme entwickelt, die schließlich auch das komplizierte Ausfüllen des damaligen Krankenscheins ermöglichten.

Bis Mitte der 1990er-Jahre handelte es sich bei der auf dem Markt angebotenen Software um reine Abrechnungsprogramme. Die zeitaufwendige Arbeit der Zusammenstellung der Abrechnungsunterlagen, insbesondere am Quartalsende, wurde rationalisiert.

Mit Einführung der Telematikinfrastruktur kam es 2020 bis 2022 zu einem großen „Digitalschub“ in den Zahnarztpraxen. Ohne Computer mit Anbindung an das Internet kann keine Zahnarztpraxis, die Kassenpatienten behandelt, mehr betrieben werden.

Heute ist der Computer integraler Bestandteil der Zahnarztpraxis und wird als multimediales Kommunikationsinstrument mit dem Patienten und anderen Partnern der Zahnarztpraxis eingesetzt.

13.4.1 Beispiele für den Computereinsatz in der Zahnarztpraxis

Im Bereich der **Organisation** und **Patientenbetreuung** gibt es viele Möglichkeiten für den Einsatz des Computers:

- **Terminplaner:** Die gesamte Terminvergabe und die Personaleinsatzplanung erfolgen mithilfe eines Programms. Häufig können Termine auch schon auf der Website der Praxis gebucht werden.
- **Dokumentationsprogramme („Karteilose Praxis"):** Die Aufnahme der Patientendaten und die Dokumentation der Behandlung erfolgen mittels elektronischer Karteikarte. Eine Karteikarte (aus Papier) ist nicht mehr erforderlich.
- **Patienteninformationsprogramme:** Die Programme unterstützen die Beratung des Patienten. Sie können auch auf einem Rechner im Wartezimmer installiert werden. Dies ermöglicht dem Patienten, sich während der Wartezeit individuell zu informieren.
- **Wartezimmerprogramme für Kinder:** Hier können die Kinder verschiedene Lern- und Unterhaltungsprogramme nutzen.

Im Rahmen der **Beratung** und **Diagnostik** werden folgende computergestützten Hilfsmittel angewendet:

- **Intraorale Kamera:** Die Kamera ermöglicht die Demonstration der individuellen Mundverhältnisse des Patienten am Bildschirm →Abb. 1.
- **Videofilme (DVD oder Filmdateien):** Sie unterstützen die Beratung des Patienten direkt am Behandlungsstuhl.
- **Kephalometrie (Kfo):** Mithilfe einer Fernröntgenaufnahme und einem Profilfoto kann die Zahn- und Kieferstellung für einen Patienten errechnet und ein postoperatives Bild gezeigt werden.
- **Fotobearbeitungsprogramme:** Ein Foto des Patienten wird im Programm gespeichert. Durch Bearbeitung des Fotos können die durch eine geplante Behandlung eintretenden Veränderungen (z. B. Zahnstellung) demonstriert werden. Dabei kann auch ein Aufklärungsatlas am Bildschirm das Beratungsgespräch durch individuelle (Farb-)Ausdrucke unterstützen.
- **Digitales Röntgen:** Die Röntgenaufnahmen des Patienten werden nicht mehr entwickelt, sondern digitalisiert im Computer gespeichert →Abb. 2. In Speicherfoliensystemen werden die Speicherfolien mit einem Röntgengerät „belichtet" und dann mit einem speziellen Scanner ausgelesen. Die Bilder können anschließend am Computermonitor dargestellt werden. Mittlerweile werden hier auch Systeme mit Künstlicher Intelligent (KI) (z. B. dentalXrai Pro) im Röntgen angeboten, die den Zahnarzt bei der Befundung und Diagnose unterstützen.

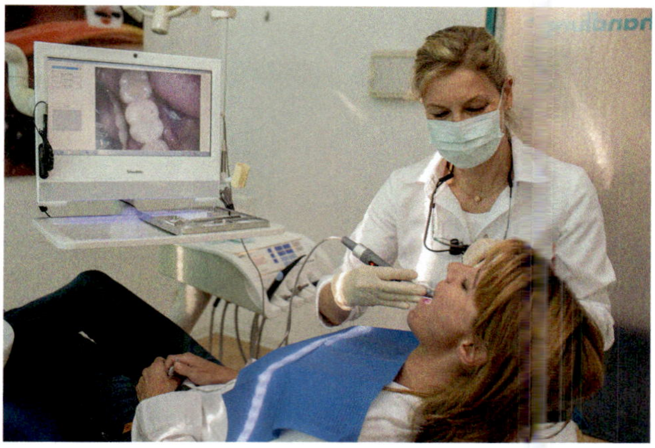

Abb. 1 Intraorale Kamera

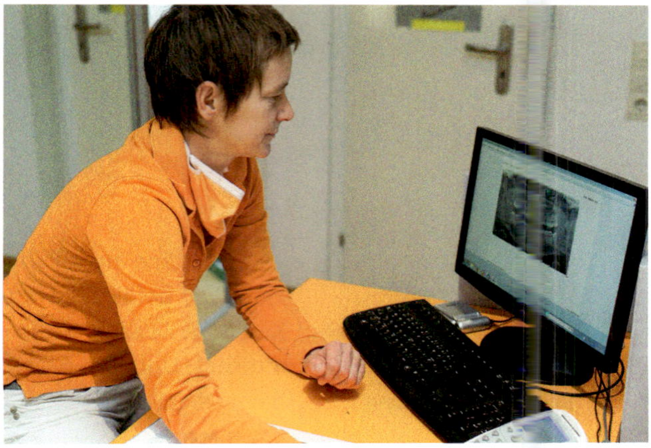

Abb. 2 Befundung einer DVT-Aufnahme (digitale Volumentomografie)

Hier finden Sie zahlreiche Programme zur Unterstützung der zahnärztlichen Arbeit.

www.zmk-aktuell.de/apps

Zur **Behandlung** können beispielsweise diese Geräte eingesetzt werden:

- **Aufnahme- und Konstruktionsgeräte:** Mit einer Messkamera →Abb. 1 wird der präparierte Zahn vermessen und mittels Computer ein Zahnersatz konstruiert →Abb. 2. Mit diesen Daten wird aus einem Keramikblock in einer Schleifeinheit der Zahnersatz hergestellt →Abb. 3. Dies geschieht mit einem computerisierten numerischen Steuerungsverfahren (CAD- oder CNC-Verfahren), wie es aus der Industrie bekannt ist.

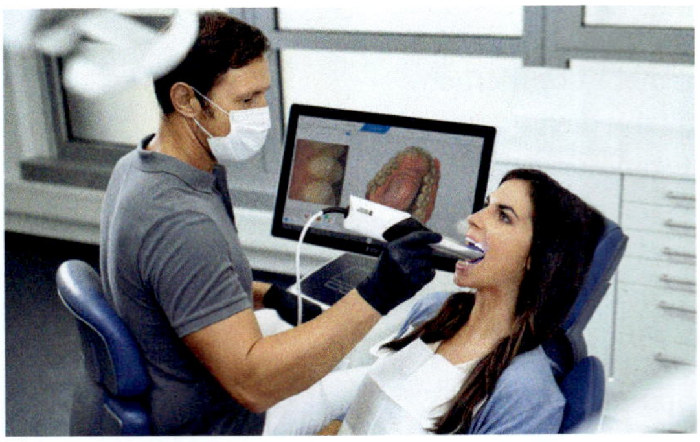

Abb. 1 Mit einer speziellen Kamera wird der präparierte Zahn vermessen

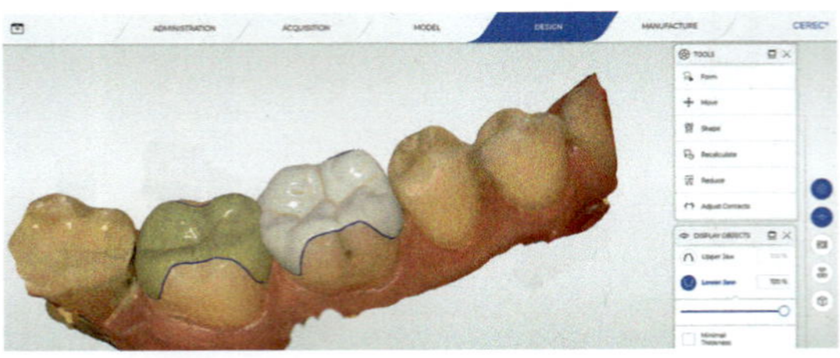

Abb. 2 Konstruktion durch den Computer

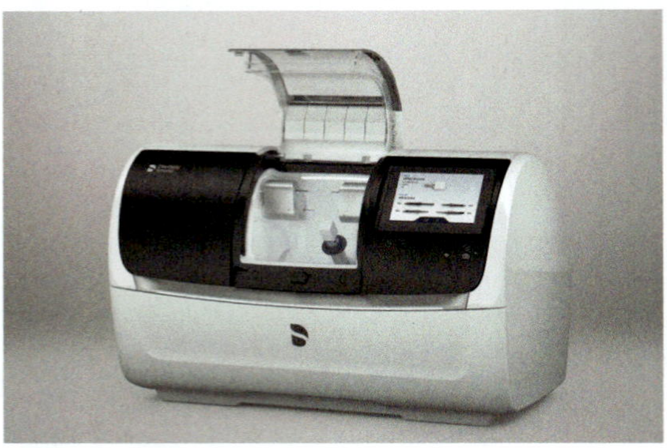

Abb. 3 Die Schleifeinheit erstellt anhand der Daten den Zahnersatz

- **Taschentiefenmessung bei der PA-Behandlung:** Mithilfe einer Sonde (Florida-Probe) werden die Taschentiefen gemessen und die Daten in das Programm eingelesen.
- **Positionierungsprogramm** für Implantate: Nach Herstellung eines Computertomogramms beim Radiologen werden die Daten in ein Programm eingelesen, welches den Kiefer dreidimensional abbildet und eine exakte Positionierung der Implantate in den 2-D- und 3-D-Ansichten ermöglicht.
- **Digitale Okklusionsprüfung:** Erfassung der okklusalen Druckverhältnisse im zeitlichen Ablauf als Ersatz für das klassische Okklusionspapier.

Der unbestreitbare Vorteil der CAD-Geräte ist, dass der Patient schon nach 2–3 Stunden seinen Zahnersatz eingegliedert erhält. Zudem fällt bei der digitalen Abformung die für die meisten Patienten unangenehme Abformung mit Abformmassen weg. Der Nachteil ist, dass die „Kunst“ des Zahntechnikers durch die individuelle Farbgestaltung mit der Anpassung an die übrigen Zähne etwas in den Hintergrund tritt.

Gerade in der **Verwaltung** kann auf den Einsatz des Computers nicht verzichtet werden:

- **Patientenarchivierungssoftware:** Alle Daten, die zu einem Patienten gehören, werden unter seinem Namen archiviert und können beliebig lange aufbewahrt werden. Hierüber können Bilder mit der Software verknüpft und patientenbezogen gespeichert werden. Die Software muss so konstruiert sein, dass Änderungen an Eintragungen ersichtlich bleiben (z. B. WORM-Verfahren). Über das Internet und die TI werden die eGK des Patienten eingelesen, im EBZ können Pläne innerhalb kurzer Zeit genehmigt werden sowie die ePA des Patienten befüllt, Rezepte und AU erstellt werden. Auch die Abrechnung der Kassenleistungen erfolgen über den Internetzugang an die KZV (Upload).
- **Internet:** Updates, weltweite Informationsbeschaffung, Onlinebestellungen beim Dentaldepot und Onlineaufträge für das Fremdlabor erfolgen über das Internet.
- **Warenwirtschaftsprogramme:** Die Organisation des Warenlagers und die Bestellung werden vom Programm übernommen.

WORM
engl. Write Once Read Many = einmal schreiben, mehrmals lesen; Verfahren zur manipulationssicheren Speicherung von Daten

13.4.2 Konfiguration einer EDV-Anlage für eine Zahnarztpraxis

Mittlerweile finden es die meisten Anwender selbstverständlich, Daten in einen Rechner einzugeben, sie zu verarbeiten und meist nach der Speicherung wieder ausgeben zu lassen. In diesem Kapitel soll der Frage nachgegangen werden, wie die Aufnahme, Verarbeitung und Ausgabe der Daten durch eine Maschine (Computer) erfolgen kann.

Hardware

Die materiellen Bestandteile einer EDV-Anlage werden als Komponenten (Einzelteile) oder als Konfiguration (Zusammenstellung von Komponenten) unter dem Oberbegriff **Hardware** zusammengefasst →Abb. 1. Zur Hardware zählt auch der benötigte Konnektor, der die Daten beim Versand verschlüsselt und bei Empfang wieder entschlüsselt. Er kann durch eine Softwarelösung ersetzt werden.

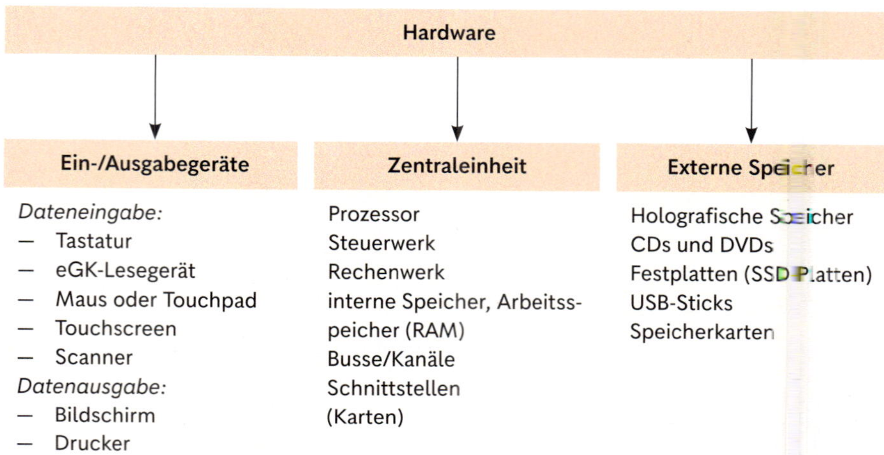

Abb. 1 Hardware-Komponenten

Software

Computer sind dumm. Gemeint ist, dass die gesamte Hardware eine Maschine ist, die nur auf Anweisungen (Befehle) reagiert. Diese Anweisungen erhält die Hardware durch Programme, die man als Software bezeichnet. Man unterscheidet System- und Anwenderprogramme.

Systemprogramme werden auch als Betriebssysteme bezeichnet. Ohne sie ist der Rechner nicht lauffähig. Sie werden heute bei jedem Computerkauf mitgeliefert. Weit verbreitet sind Windows 10 und Windows 11. Neben den Microsoft-Produkten findet man u. a. Linux und Mac OS (Apple) auf dem Markt.

Anwenderprogramme werden häufig beim Computerkauf mit angeboten. Meist handelt es sich um branchenübergreifende Software, wie z. B. Word oder Excel. Als Branchensoftware bezeichnet man spezielle Anwenderprogramme, die als Lösungen für eine bestimmte Branche (z. B. spezielle Programme für Bäcker, Friseure, Maler) angeboten werden. Für den Bereich Zahnarzt existieren in der Bundesrepublik ca. 30 bis 40 solcher Programme. Die wichtigsten sind in der folgenden Übersicht dargestellt →Tab. 1, S. 242.

Alle Anwender arbeiten mittlerweile auch an Cloud-Lösungen für Zahnarztpraxen. Dabei muss ein neues System der Verschlüsselung der Daten entwickelt werden, da es um hochsensible Informationen geht. Die Daten müssen bereits in verschlüsselter Form auf dem Praxisrechner vorliegen und dürfen nur vom **Praxisinhaber** (und nicht vom Cloud-Betreiber) entschlüsselt werden. Die Software steht dann morgens in der Praxis in der aktuellen Version mit allen Daten zur Verfügung. Software-Updates und Datensicherungen gehören dann der Vergangenheit an.

Rang	Programm und Hersteller	Anteil elektronisch eingereichter Abrechnungen (%)
1	DS-WIN-PLUS, Dampsoft GmbH	31,62
2	Z1, CompuGroup Medical Dentalsysteme GmbH	25,25
3	Charly, Solutio	9,39
4	Evident, Evident GmbH	6,74
5	DENSoffice, DENS GmbH	5,10
6	ChreMaSoft, CompuGroup Medical Dentalsysteme GmbH	3,67
7	LinuDent, Pharmatechnik GmbH & Co. KG	3,17
	Sonstige	ca. 15

Tab. 1 Rangliste der wichtigsten Praxisverwaltungsprogramme (nach KCH-Fällen, Stand 2021)

Die meisten Zahnarztverwaltungsprogramme laufen nur unter Windows-Betriebssystemen.

Organisation der EDV in der Zahnarztpraxis

Um die Vorteile einer EDV-Anlage in der Zahnarztpraxis optimal zu nutzen, wurden verschiedene Organisationsformen entwickelt und realisiert. Jede Praxis ist bestrebt, ihre EDV-Anlage ihren speziellen Bedürfnissen anzupassen.

Einzelplatzsystem (Stand-alone-System) haben nur ein einzelner Rechner, der meist an der Rezeption oder im Büro des Zahnarztes steht. Ebenso stehen die zugehörigen Peripheriegeräte (z. B. Bildschirm, Drucker) nur an diesem Arbeitsplatz zur Verfügung. Verbindungen oder Vernetzungen zu anderen Arbeitsplätzen oder Rechnersystemen bestehen nicht. Neben der Hardware verfügt der Einzelarbeitsplatz auch über die gesamte Software. Diese auch als „Insellösung“ bezeichnete Organisation findet sich heute kaum noch, da bei diesem System nicht die Möglichkeit besteht, von jedem Arbeitsplatz auf benötigte, zentral gespeicherte Daten zuzugreifen. Zudem müssten für jeden Arbeitsplatz alle Einzelgeräte angeschafft werden, damit jeweils ein vollwertiger Arbeitsplatz entsteht.

Mehrplatzsysteme (Multiuser-System) bestehen aus einem Zentralrechner und den angeschlossenen Terminals. Diese „nicht intelligenten Terminals“ bestehen lediglich aus Bildschirm und Eingabegerät (Tastatur, Maus). Sie ermöglichen die gemeinschaftliche Nutzung von Dateien, Programmen und Peripheriegeräten.

Der Zentralrechner wird auch als „Server“ (Diener) bezeichnet. Ein Ausfall des Servers legt die gesamte Datenverarbeitungsanlage der Praxis lahm.

Beispiel
Der Server mit einem Terminal steht in der Rezeption (oder im Büro), hier sind auch die Peripheriegeräte angeschlossen. In den Behandlungszimmern stehen Terminals, die eine Eingabe der Behandlung gestatten. Auch Ausdrucke können von den Behandlungszimmern gesteuert werden.

Datenverarbeitung in der Zahnarztpraxis

Wegen des geringen Platzes in den Behandlungsräumen bietet sich ein Touchscreen an, bei dem die Eingabe über das Berühren des Bildschirms mit einem Stift erfolgt →Abb. 1. Die Übertragung zum Rechner erfolgt mittels Funktechnologie (Bluetooth), sodass keine Kabel stören.

Computernetzwerke sind eine Verbindung zwischen mehreren Rechnern. Die Rechner sind durch spezielle Netzwerkkabel oder durch Funk (WLAN) miteinander verbunden →Abb. 2.

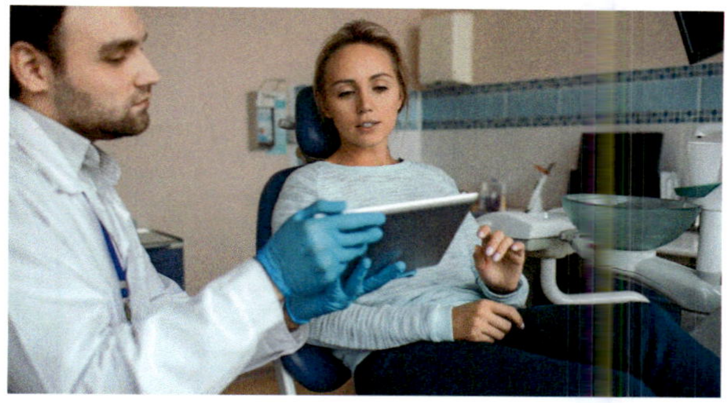

Abb. 1 Befundsichtung

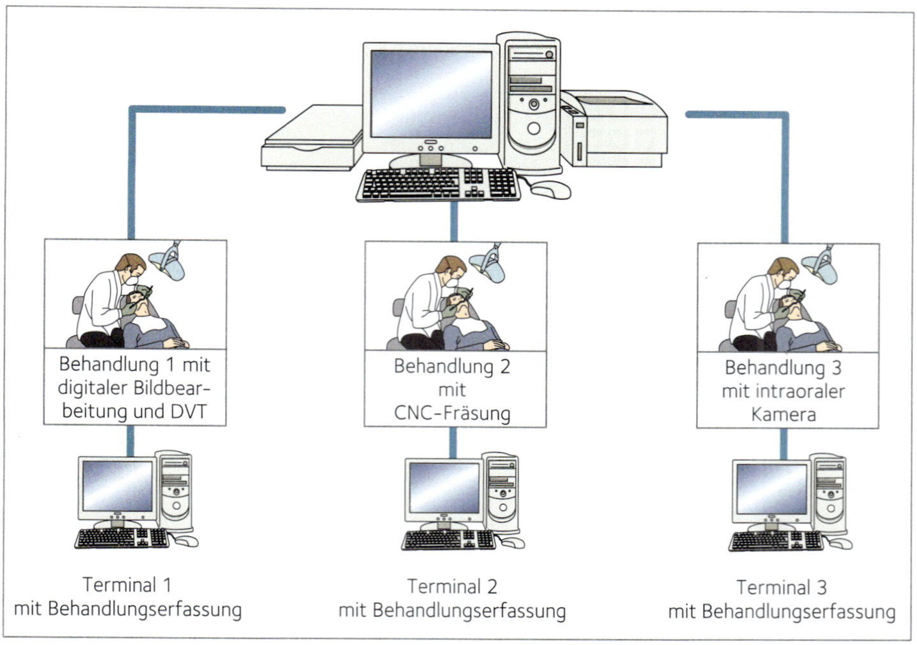

Abb. 2 Computernetzwerk einer Zahnarztpraxis

Das Internet ist ein weltweites Netzwerk. Die Rechner sind über die Telefonleitung, spezielle Datenleitungen oder über Satellit miteinander verbunden. Über die Telefonleitung können Sie sich in das Internet einwählen. Sobald Sie diese Verbindung, z. B. mit Ihrem privaten PC oder dem Netzwerk der Zahnarztpraxis, hergestellt haben, sind Sie online.

Internet, s. auch S. 273

Heute besteht das Internet aus ca. 20 bis 30 Millionen Netzen und ca. 1,5 Milliarden Computern, die über die gesamte Welt verstreut sind.

Es gibt keine steuernde Zentrale. Jeder hat freien Zugang und kann an allen Einrichtungen teilnehmen. Niemand besitzt bzw. verwaltet das Internet. Das Informationsangebot wird von Zentralrechnern **(Servern)** zur Verfügung gestellt. Diese Server verfügen über sogenannte Standleitungen zum Netz, sodass die Informationen jederzeit durch Eingabe der entsprechenden Internetadressen abgerufen werden können. Unterhalten werden die Server des Internets von Universitäten, Forschungseinrichtungen, Behörden und Firmen. Diese Anbieter vermieten auch Speicherplätze auf ihren Servern, damit Kunden (z. B. Zahnarztpraxen) auch ihre eigenen Seiten im Internet veröffentlichen können.

Merke
Ein Intranet liegt vor, wenn Rechner mit denselben Technologien vernetzt sind wie im Internet, aber nur intern (z. B. im Computernetz einer Zahnarztpraxis) kommunizieren können.

13.4.3 Telematikinfrastruktur (TI)

Video
Telematikinfrastruktur

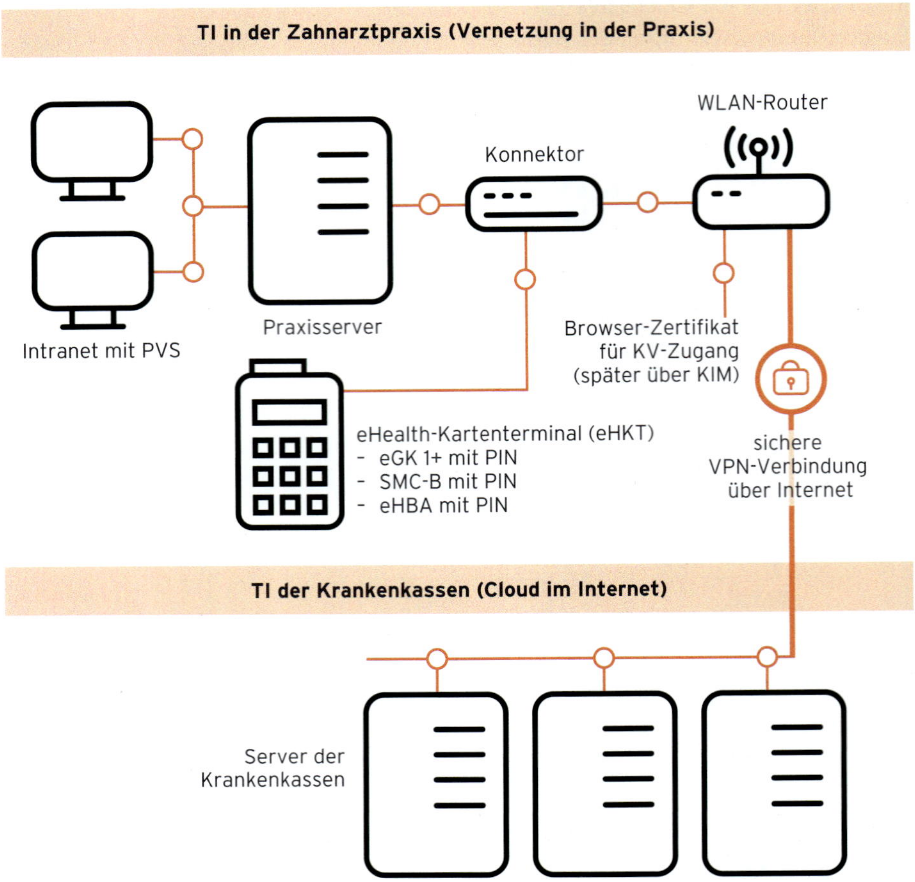

Abb. 1 Aufbau der Telematikinfrastruktur, KV: Kassenzahnärztliche Vereinigung, PVS: Praxisverwaltungssoftware, KIM: Kommunikation im Medizinwesen, VPN: virtuelles privates Netzwerk

Bis 2019 war es möglich, ohne Internetanbindung in der Zahnarztpraxis zu arbeiten. Seitdem muss für das Einlesen der eGK zwingend eine Internetverbindung aufgebaut werden →Abb. 1. Hierfür ist verschiedene **Hardware** erforderlich. Neben den Rechnern in der Praxis und einem Server werden mindestens ein e-Health-Lesegerät (für die eGK und den eHBA) sowie ein Konnektor (mit der SMB-C-Karte) und ein WLAN-Router benötigt. Die Zertifizierung der Konnektoren muss alle 5 Jahre erneuert werden. Aus diesem Grund werden die ersten Konnektoren durch eine Softwarelösung ersetzt, z.B. e-Connect. Das verwendete PVS muss TI-fähig sein.

Mit der eGK sind folgende **Funktionen** möglich:
- Versichertenstammdatenmanagement (VSDM)
- Notfalldatenmanagement (NFDM)
- Elektronischer Medikationsplan (eMP)
- Kommunikation im Medizinwesen (KIM)
- Einführung des Elektronischen Beantragungs- und Genehmigungsverfahren (EBZ)
- Elektronisches Zahnbonusheft
- Elektronische Patientenakte (ePA)
- Elektronisches Rezept (eRezept)
- elektronische Arbeitsunfähigkeitsbescheinigung (eAU)

Datenverarbeitung in der Zahnarztpraxis

Versichertenstammdatenmanagement

Das VSDM erfolgt nach Einlesen der eGK über das e-Health-Lesegerät und den Konnektor. Die SMC-B-Karte steckt im Konnektor und weist die Zahnarztpraxis nach PIN-Eingabe als solche aus. Die Daten werden verschlüsselt und über den Konnektor an die Krankenkassen zur Überprüfung und ggf. Änderung übermittelt. Anschließend erfolgt weitgehend automatisch das Einlesen in das PVS (Dauer 3 bis 8 Sekunden). Das Ersatzverfahren bleibt möglich. Über die Krankenkassenserver erfolgt eine Rückmeldung zur eGK. Haben sich Änderungen für die eGK ergeben, werden diese auf der eGK abgespeichert. Ist die eGK nicht mehr gültig, wird diese gesperrt. Im Falle einer Sperrung kann der Patient im Ersatzverfahren aufgenommen und behandelt werden. Innerhalb von 10 Tagen muss der Patient eine neue eGK vorlegen.

Damit geklärt ist, ob eine eGK wirksam eingelesen wurde, werden in der TI Zusatzkennzeichen in der Upload-Datei eingebaut: 1 = Ersatzverfahren, 2 = offline eingelesen, 3 = online geprüft und eingelesen). Wird zu oft offline eingelesen, kann es zu Strafzahlungen kommen.

Die Zahnarztpraxen erhalten Kostenerstattungen (Pauschalen für Hardware und Betrieb) für e-Health-Lesegerät, SMC-B-Karte, Konnektor, VPN-Verbindungen, eHBA und eine Startpauschale.

Alle Geräte und Karten müssen von der Gematik zertifiziert sein. Für Zusatzanwendungen muss jeweils ein Konnektor-Update eingelesen werden.

Notfalldatenmanagement (NFDM)

Die Abspeicherung der Notfalldaten eines Patienten (z. B. Blutgruppe, schwere Erkrankung) sind im Notfalldatensatz (NFD) auf der eGK möglich. Zusätzlich können auch Verfügungen des Patienten enthalten sein (z. B. Nichtbehandlung nach schweren Verletzungen). Dies ist der Datensatz Persönliche Erklärung (DPE). Das Anlegen dieser Datensätze ist eine freiwillige Wahlmöglichkeit der Patienten. Der DPE ist für Zahnärzte nicht einsehbar. Neben der eGK benötigt der Patient auch eine PIN. Der Zahnarzt benötigt seinen eHBA und ebenfalls eine PIN.

→Plattformen
→Telematikinfrastruktur
→Anwendungen
Hier finden Sie Informationen zu NFDM, eMP und weiteren Themen

www.cgm.com/deu_de

Elektronischer Medikationsplan (eMP)

Zur Arzneimitteltherapiesicherheit (AMTS) erhält der Patient zunächst einen Ausdruck der Medikamente, die er nimmt. Später können diese Daten ebenfalls auf der eGK gespeichert werden.

Kommunikation im Medizinwesen (KIM)

Der E-Mail-Dienst für Gesundheitsberufe KIM sorgt für einen sicheren Austausch von Nachrichten und Dateien innerhalb der Telematikinfrastruktur. Dies soll eine gesicherte und zertifizierte Kommunikation aller Leistungserbringer (Ärzte, Zahnärzte Psychotherapeuten und Krankenhäuser) über einen Patienten ermöglichen. Die Informationen werden beim Versenden automatisch per SMC-B-Karte im eGK-Kartenleser verschlüsselt. Die qualifizierte elektronische Signatur (QES) kann per eHBA erfolgen. Die Praxis kann sich bei KIM registrieren und wird dann bei den anderen Leistungserbringern in einem speziellen Adressbuch gelistet. Man braucht eine KIM-Adresse. Ab 01.01.2021 ist KIM in jeder Praxis Pflicht, da ab diesem Zeitpunkt die eAU-Bescheinigungen an die Kassen elektronisch per KIM übermittelt werden sollen. Die Kassen übermitteln automatisch an den Arbeitgeber (ausgesetzt bis Juli 2023). Der Patient erhält auf Wunsch einen Ausdruck.

Bei der **dekadischen Ordnung** werden nur die Ziffern 0–9 verwendet, die halbdekadische Ordnung geht bei der Nummerierung der Untergruppen über 9 hinaus. Außerdem erhalten die Ziffern bestimmte Bedeutungen →Abb. 1.

1 Kassenpatient			**(Hauptgruppe)**
	10 Primärkasse		(Gruppe)
		100 AOK-Baden-Württemberg	(Untergruppe)
		101 AOK-Bayern	
		(...)	
		106 BKK-Aktiv	
		(...)	
	11 Ersatzkassen		
		110 Barmer Brandenburg	
		111 DAK-Gesundheit	
		112 KKH	
		113 TK	
		(...)	
	12 Sonstige		
		120 Bundeswehr	
		121 KVB	
		122 Postbeamtenkrankenkasse	
		123 Berufsgenossenschaft	
		(...)	
2 Privatpatient			

Abb. 1 Dekadische Nummerierung

Der Plan, nach dem die Ziffern festgelegt werden, heißt Aktenplan.

Die dekadische Ordnung wird auch für die statistische Erfassung der abgerechneten Leistungen eingesetzt. Mit einer entsprechenden Software kann relativ leicht z. B. die unterschiedliche Vergütung der einzelnen Kassenarten errechnet werden. Im BKV findet sich auch eine dekadische Ordnung.

13.2.3 Alphanumerische Ordnung

Bei diesem Ordnungsprinzip ist die alphabetische Ordnung mit der numerischen kombiniert. Sie findet sich in allen Bereichen des Lebens, so zum Beispiel im Kfz-Verkehr bei den Autokennzeichen oder bei der Klassenbezeichnung in der Berufsschule.

Hierbei gibt es viele praxisindividuelle Formen. Man beginnt meist mit den Buchstaben, z. B.:

LQ 23/1–11/356	Rechnungen aus dem Jahre 2023, Nummern 1–356
AR 22/1–12/439	Ausgangsrechnungen aus dem Jahr 2022, Nummern 1 bis 439
DD 22	Dentaldepotrechnungen des Jahres 2022
KZV RS 22/1–23/1	Rundschreiben der KZV vom 1. Quartal 2022 bis zum 1. Quartal 2023

Elektronisches Beantragungs- und Genehmigungsverfahren (EBZ)

Das bedeutet, dass die Leistungsbereiche KBR/KGL, KFO, PAR und ZE in elektronische Verfahren überführt werden, die bisher in Papierform übermittelt werden mussten. Es wird dann direkt aus dem PVS ein elektronischer Antrag an die GKV verschickt. Die Genehmigung führt die GKV dann auch elektronisch durch und sendet die Information zurück an die Zahnarztpraxis.

Hierzu muss der KIM-Dienst installiert sein. Das Verfahren wird dadurch erheblich vereinfacht und ist seit 2022 in Betrieb. Hierzu ist ebenfalls der eHBA erforderlich.

Elektronisches Zahnbonusheft

Da eZahnbonusheft wird elektronisch geführt und soll ab dem Jahr 2023 in der ePA gespeichert und aktualisiert werden. Man spricht hierbei von einem medizinischen Informationsobjekt (MIO).

Elektronische Patientenakte (ePA)

Krankenkassen müssen ihren Versicherten einen Zugriff auf eine elektronische Patientenakte verschaffen (bis 2023). Zahnarztpraxen, die an der vertragszahnärztlichen Versorgung teilnehmen, sollen gegenüber ihrer zuständigen Kassenzahnärztlichen Vereinigung (KZV) nachweisen, dass sie die notwendige Ausstattung für den Zugriff auf die ePA besitzen. Sollten Zahnarztpraxen dieser gesetzlichen Forderung nicht nachkommen, wäre die Vergütung vertragszahnärztlicher Leistungen pauschal um ein Prozent so lange zu kürzen, bis der Nachweis gegenüber der zuständigen KZV erbracht ist.

Die Einstellung der Daten soll jede Praxis leisten. Der Patient kann dem widersprechen. Dazu werden die eGK und der eHBA mit jeweils der PIN benötigt.

Elektronisches Rezept (eRezept)

Das eRezept führt zum Wechsel vom bisher papiergeführten Rezeptformular hin zu einer elektronischen Verordnung, die z. B. mittels Smartphones in jeder Apotheke eingelöst werden kann. Die vollständige Umsetzung ist geplant für den 1. Juli 2023. Die Rezepte werden an den Fachdienst MIO (Medizinische-Informations-Objekte) über das PVS übermittelt. Auf Wunsch erhält der Patient noch einen Ausdruck. Mit einer App der Gematik und einer NFC-fähigen eGK kann er auch mit dem Smartphone das Rezept in der Apotheke einlösen. Die Apotheke hat auch Zugriff auf den Fachdienst. Hierfür ist ein KIM-E-Mail-Dienst sowie der eHBA für die qualifizierte digitale Signatur erforderlich.

Elektronische Arbeitsunfähigkeitsbescheinigung (eAU)

Die Einführung der eAU ist auf den 01.07.2023 verschoben worden. Nach der vollständigen Einführung muss die eAU verpflichtend in jeder Praxis angewendet werden. Hierfür ist ein KIM-E-Mail-Dienst sowie der eHBA für die qualifizierte digitale Signatur erforderlich. Mit der Umstellung werden zahnärztliche Diagnosen auf den ICD-10-Standard gesetzt, wie das bei Ärzten schon seit langer Zeit gilt. Mund- und Zahnerkrankungen werden unter Verdauungssystemerkrankungen im Kapitel X1 geführt, hier unter K00 bis K14 (Krankheiten der Mundhöhle und des Zahndurchbruchs), z. B. K01.1: Impaktierter Zahn, K01.5: Karies mit freiliegender Pulpa. Jedes aktuelle PVS bietet die Aufzählung in einer Datenbank.

ICD-10
International Statistical Classification of Diseases and Related Health Problems; wichtigstes, weltweit anerkannte Klassifikationssystem für medizinische Diagnosen

13.4.4 Cloud-basierte Praxisverwaltungssysteme (CB-PVS)

Momentan existieren nach Auskunft der KZBV nur wenige CB-PVS, z. B. Claire, DS4, Teemer und CGM XDENT.

Die Programme befinden sich nicht mehr auf den praxisinternen Rechnern, sondern in einer Cloud →Abb. 1. Die Server (der Cloud) stehen alle in Deutschland. Alle CB-PVS benötigen einen Internetzugang. Hier gilt: je schneller, desto besser.

Jeder Praxismitarbeiter erhält einen **Zugang über ein Passwort** – das regelmäßig gewechselt werden muss – mit eingeschränktem oder vollem Zugriff. Der Zugriff kann von überall erfolgen. Im Moment wird der Außenzugriff insbesondere für die Abrechnung im Home-Office genutzt. Eine Vernetzung der Rechner bzw. ein Server sind in der Praxis ist nicht mehr erforderlich. Alle Rechner müssen lediglich mit dem Internet verbunden sein.

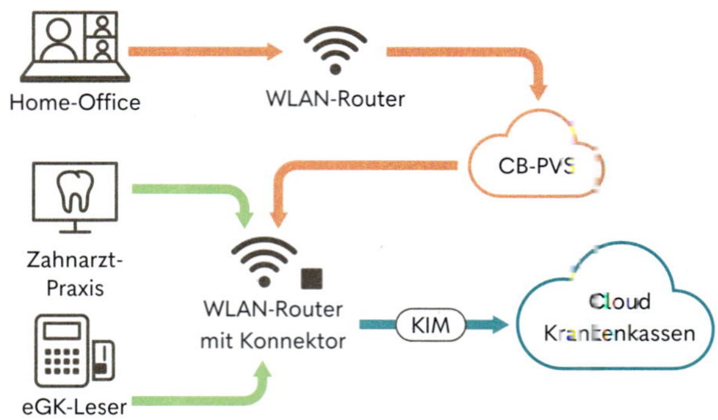

Abb. 1 Cloud-basiertes Praxisverwaltungssystem (CB-PVS) in der TI

Updates für das PVS sind nicht mehr erforderlich, ebenso entfällt die Datensicherung. Beim Einschalten des Rechners stehen nach dem Zugang die aktuellen Daten der Zahnarztpraxis in der neuesten Version des Programms zur Verfügung. Alle **Eingaben werden verschlüsselt gesichert**. Sie können auch vom Anbieter nicht ausgelesen werden. Dieser Schlüssel wird ausschließlich dem Betreiber zur Verfügung gestellt und sollte sicher aufbewahrt werden. Für die CB-PVS ist eine Zertifizierung (wie bei allen PVS) durch die KZBV erforderlich. Die Daten werden auf zwei bis drei Servern an unterschiedlichen Standorten „gespiegelt“. Beim Ausfall eines Servers, stehen die Daten also immer noch zur Verfügung. Die Kommunikation zwischen den CB-PVS und der Cloud der Krankenkassen geschieht immer über die Praxis.

Der **Anschluss an die Telematikinfrastruktur**, das EBZ, ist ebenfalls integriert. Ausdrucke über einen Drucker sind auch noch möglich. z. B. eRezept, eAU.

Für die Nutzung fallen **monatliche Gebühren** an. Die Ersteinrichtung und eine Datenübernahme müssen gesondert bezahlt werden. Ebenfalls fallen für besondere Module, z. B. Web-basierte Terminierung, Extragebühren an.

Die CB-PVS sind idealerweise mit einem **Web-basierten Terminsystem** gekoppelt. Der Patient greift hier über das Internet auf die freigegebenen Termine der Zahnarztpraxis zu. Der Termin wird im Terminsystem der Zahnarztpraxis geblockt und nach Genehmigung durch die Praxis definitiv mit der entsprechenden Behandlung bestätigt.

Bei Ausfall des Anbieters des CB-PVS steht ein Modul zur Verfügung, dass den Zugriff auf den Server sicherstellt und einen Export der Daten in den Rechner der Zahnarztpraxis ermöglicht. Hier können die Daten in ein anderes Programm eingepflegt werden. Diese Exportfunktion ist verschlüsselt und mit mehreren PIN-Eingaben gesichert. Sie muss zukünftig von allen PVS-Anbietern angeboten werden.

Es bestehen immer noch „Nichtempfehlungen“ der KZV/LZK bezüglich Web-basierter Zahnarzt-Software.

13.5 Europäische Datenschutz-Grundverordnung (EU DSGVO) in der Zahnarztpraxis

13.5.1 Datenschutz

Der Begriff Datenschutz ist missverständlich. Nicht die Daten sollen geschützt werden, sondern der Bürger vor den nachteiligen Folgen der Datenverarbeitung. Diese resultieren im Wesentlichen aus der mangelnden Sorgfalt beim Umgang mit personenbezogenen Daten, aus ihrer zweckwidrigen Verwendung, zu langer Aufbewahrung, Weitergabe an Unbefugte und Verknüpfung von Daten zum Nachteil einer Person.
In der EU DSGVO wurden die Regeln zum Datenschutz in Europa vereinheitlicht.

In Zahnarztpraxen galten schon immer einschlägige berufsrechtliche und strafrechtliche Bestimmungen einer strengen Schweigepflicht.

> **Eid des Hippokrates**
> *„... Was ich in meiner Praxis sehe oder höre oder außerhalb dieser im Verkehr mit Menschen erfahre, was niemals anderen Menschen mitgeteilt werden darf, darüber werde ich schweigen, in der Überzeugung, dass man solche Dinge streng geheim halten muss ..."*
> *Quelle: Capelle 1955, S. 179 ff., in: B. Irrgang, Grundriss der medizinischen Ethik, München 1995, S. 12*

www.kzbv.de →Zahnärzte →Digitales →IT-Sicherheit →Datenschutz und IT-Sicherheit in der Zahnarztpraxis
Hier finden Sie die Richtlinie zur IT-Sicherheit

Zusätzlich gelten heute die Bestimmungen der EU DSGVO und der Bundes- und Landesdatenschutzgesetze, die die Verarbeitung und Nutzung personenbezogener Daten und Dateien im öffentlichen und nicht öffentlichen Bereich regeln. Die Zahnarztpraxis zählt zum nicht öffentlichen Bereich. Dennoch haben die KBV und die KZBV eine Richtlinie zur IT-Sicherheit in der vertragsärztlichen und vertragszahnärztlichen Versorgung erlassen, um die Arzt- und Zahnarztpraxen bei der Umsetzung der IT-Sicherheit und den Vorschriften zur EU DSGVO zu unterstützen.

Die **Richtlinie zur IT-Sicherheit in der vertragsärztlichen und vertragszahnärztlichen Versorgung** unterscheidet in ihren Empfehlungen nach Praxen (bis fünf ständig mit der Datenverarbeitung beschäftigten Personen), mittleren Praxen (6 bis 20 Personen) und Großpraxen (über 20 Personen). Dabei geht man davon aus, dass alle Angestellten mit der Datenverarbeitung befasst sind. (Ausnahme Reinigungskräfte).

Im Empfehlungskatalog steht in der Anlage 1 der Umgang mit Software, mobilen Apps und Internetanwendungen und der Umgang mit Hardware.

In der Anlage 2 stehen die zusätzlichen Anforderungen für mittlere Praxen, in der Anlage 3 die zusätzliche Anforderung für Großpraxen und in der Anlage 4 die zusätzlichen Anforderungen bei der Nutzung medizinischer Großgeräte. In der Anlage 5 sind die Anforderungen für dezentrale Komponenten der Telematikinfrastruktur aufgeführt. In der Anlage 6 finden sich die informatorischen Quellen des BSI zu den Anforderungen (sichere Web-Browser, sicher Konfiguration von MS-Office, Outlook und Betriebssystemeinstellungen).

Der Unterschied zwischen personenbezogenen Daten und Dateien wird aus Tab. 1 (S. 249) ersichtlich.

Datenverarbeitung in der Zahnarztpraxis

Personenbezogene Daten	Einzelangaben wie Name, Anschrift, Geburtsdatum; Angaben über sachliche und persönliche Verhältnisse des Bürgers (Betroffener), z. B. Krankheiten (siehe Anamnesebogen), Vermögen, Beruf, Hobby, Zahlungsverhalten, politische Anschauungen.
Personenbezogene Dateien	Dies sind Sammlungen von personenbezogenen Daten, die durch automatisierte Verfahren (z. B. Computer, Magnetbänder oder -platten, DVD) oder durch nicht automatisierte Verfahren („herkömmliche Kartei") ausgewertet werden können.

Tab. 1 Unterschied Daten und Dateien

Unter Datenverarbeitung verstehen die EU DSGVO und das Bundesdatenschutzgesetz

- die Speicherung
- die Übermittlung
- die Veränderung
- das Sperren
- das Löschen

} von personenbezogenen Daten.

Merke
Geschützte Daten sind in Dateien gespeicherte personenbezogene Daten.

Die Zahnarztpraxis, die personenbezogene Daten speichert, darf die Daten an Dritte (z. B. Rechenzentrum, Computerfirma bei Reparatur des Computers) nur unter folgenden Bedingungen weitergeben:
- Eine Rechtsvorschrift erlaubt dies im Gesetz ausdrücklich oder ordnet es an oder
- der Betroffene willigt ein (schriftlich).
- **Auftragsdatenverarbeitung:** Wird ein Softwareanbieter mit der Reparatur oder Konfiguration vor Ort oder per Fernwartung beauftragt, besteht die Möglichkeit, dass er Einblick in die gespeicherten Daten der Praxis erhält. Aus diesem Grund muss mit ihm eine Vereinbarung gemäß Art. 28 DSGVO abgeschlossen werden. Hierin verpflichtet sich der Anbieter, dass er die gleichen Pflichten aus der DSGVO wie die Zahnarztpraxis erfüllt.
- Bei der **Datenweitergabe an Fremdlabore** wird in den Bundesländern unterschiedlich verfahren. Manche Datenschutzbehörden verlangen für die Zusammenarbeit den Abschluss eines entsprechenden Auftragsverarbeitungsvertrags. In jedem Fall ist bei der Übermittlung von Patientendaten an das zahntechnische Labor zu überlegen, ob tatsächlich alle personenbezogenen Daten vom externen Labor benötigt werden. Gegebenenfalls kann es datenschutzrechtlich geboten sein, personenbezogene Daten, z. B. Name des Patienten, zu pseudonymisieren.

Der Weitergabe der Abrechnungsdaten über Upload an die KZV bzw. die Krankenkasse hat der Versicherte durch die Aufnahme in einer gesetzlichen Krankenkasse zugestimmt. Dies gilt nicht für Privatpatienten.

Momentan ist man sich nicht sicher, wie lange die Daten auf den unterschiedlichen Datenträgern überhaupt gespeichert (gesichert) werden können. Früher verwendete Disketten hatten eine „Lebensdauer" von knapp 30 Jahren. Bei Festplatten geht man von etwa 100 Jahren aus. Die längste Aufbewahrung ist zurzeit nur mit Mikrofilmen (etwa 1000 Jahre) möglich.
Wenn auch die gesetzlichen Aufbewahrungsfristen damit weit überschritten werden, kann es durchaus vorkommen, dass ältere Daten gebraucht und wiederhergestellt werden müssen.

In jeder Praxis mit mehr als 19 Mitarbeitern, die in der Regel ständig mit der automatisierten Verarbeitung personenbezogener Daten beschäftigt sind, muss ein **Datenschutzbeauftragter** (DSB) benannt sein, der sich mit der Überwachung und Kontrolle der Einhaltung der Datenschutzgesetze und Datenschutzregeln befasst. Durch diese Bestimmung sind die meisten Zahnarztpraxen von der Bestellung eines DSB befreit.
In größeren Gesundheitszentren sind dies oft **extern bestellte** Personen, die entsprechend fortgebildet sein müssen.

Innerbetrieblich sind alle mit der EDV befassten Mitarbeiter vom Praxisinhaber oder vom Datenschutzbeauftragten über den Datenschutz zu belehren. Der DSB unterliegt einem besonderen Kündigungsschutz und muss an die entsprechende Behörde gemeldet werden.

Man spricht in diesem Zusammenhang auch von der „Human Firewall", weil der Mensch (Mitarbeiter) alle sensiblen Daten unter seiner Kontrolle haben sollte. Bei der Aufklärung über den Datenschutz sollte auch erklärt werden, was im Falle einer Datenpanne zu tun ist. Handelt es sich bei einer Panne um eine Verletzung des Schutzes personenbezogener Daten, die nicht zu einem Risiko für die Rechte und Freiheiten einer Person führt, muss keine Meldung erfolgen. Innerhalb von 72 Stunden muss jedoch eine Meldung an die Datenschutzbehörde erfolgen, wenn das nicht der Fall ist.

Alle Bürger sind mittlerweile sehr sensibilisiert, wenn es um ihre persönlichen Daten geht. Dies muss auch in der Zahnarztpraxis bedacht werden. Hinsichtlich seiner Daten hat jeder Bürger bestimmte Rechte →Tab. 1.

Im Internet finden Sie die Datenschutzbeauftragten der einzelnen Bundesländer, z. B.:

www.datenschutz.sachsen-anhalt.de

oder

www.thueringen.de/datenschutz

Im Bund ist zuständig der Bundesbeauftragte für den Datenschutz:
Ulrich Kelber
Husarenstr. 30
53117 Bonn

www.bfdi.bund.de

(mit einem Lexikon zum Datenschutz)

Auskunft	Der Betroffene hat ein Auskunftsrecht über alle Daten, die über ihn gespeichert und an Dritte weitergegeben worden sind. Der Zweck der Speicherung muss ihm angegeben werden. Damit hat der Patient ein Einsichtsrecht in seine Krankheitsakte (elektronisch oder herkömmlich gespeichert). Hiervon ausgenommen sind persönliche Bemerkungen des Zahnarztes zum Patienten, die er gesondert speichern kann.
Berichtigung	Sind falsche Daten gespeichert, hat der Betroffene das Recht zu verlangen, dass diese Daten korrigiert werden.
Sperrung	Ist der Wahrheitsgehalt der Daten umstritten, dürfen diese Daten nicht weiter benutzt werden. Sie sind vorhanden, aber gesperrt.
Löschung	Sind die Voraussetzungen für die Speicherung entfallen oder ist die Speicherung unzulässig, müssen die Daten gelöscht werden.
Schadensausgleich	Sind Fehler, z. B. durch unrichtige Datenverarbeitung, entstanden, hat der Betroffene ein Recht auf Schadensersatz.
Anrufung	Jedem Bürger steht das Recht zu, sich an den Landes- oder Bundesbeauftragten für Datenschutz zu wenden.

Tab. 1 Die Rechte des Bürgers (des Betroffenen)

Das Bundesamt für Sicherheit in der Informationstechnik finden Sie unter:

www.bsi.bund.de

Die Einhaltung der Datenschutzbestimmungen wird im nicht öffentlichen Bereich (z. B. Zahnarztpraxen) überwacht. Die zuständige Stelle für Beschwerden der Bürger ist in den einzelnen Bundesländern meist das Innenministerium.

Darüber hinaus hat die Bundesregierung das Bundesamt für Sicherheit in der Informationstechnik (BSI), Godesberger Allee 183, 53175 Bonn, gegründet. Hier können Sicherheitstipps, Sicherheitsberatung, Erstellung eines Sicherheitskonzepts (z. B. Informationen zu Computerviren und Hoaxes) auch für Zahnarztpraxen erfragt werden.

Beim Versand von **E-Mails** muss man sich im Klaren sein, dass sie jeder lesen kann. Es handelt sich um „Postkarten im Internet". Will man das nicht, muss man sie vor dem Versand verschlüsseln. Man versieht die E-Mail mit einem Schlüssel, den nur der gewollte Empfänger der Nachricht erhält.

Gleichzeitig kann man auch eine qualifizierte digitale Signatur verwenden, die als Schriftform gesetzlich anerkannt ist. Hierzu muss mithilfe eines speziellen Verfahrens sichergestellt werden, dass ein Schriftstück von einer genau bestimmten Person verfasst worden ist. Dies ist mit dem neuen Personalausweis und einem speziellen Lesegerät möglich.

Um E-Mails als verschlüsselte und digital signierte Nachrichten zu verschicken, können verschiedene Programme genutzt werden, z. B. Pretty Good Privacy (PGP). Dieses Programm der PGP-Corporation ist derzeit für Privatanwender als 30-Tage-Testversion unentgeltlich nutzbar. Daneben gibt es eine dazu kompatible, zeitlich unbegrenzt nutzbare, Open-Source-Implementierung.

Hier können Sie Programme zur Verschlüsselung von E-Mails herunterladen:

www.openpgp.org

www.gnupg.org

Der Versand von Röntgenbildern (als DICOM-Datei) muss ab dem 1.1.2019 unbedingt verschlüsselt erfolgen. Zur Sicherheit der Kommunikation im Medizinwesen hat man das KIM-Verfahren eingeführt. Hierbei werden die E-Mails verschlüsselt und sind nur von Mitgliedern dieser Institutionen lesbar. Mit der SMB-C-Karte und dem eHBA ist auch eine qualifizierte elektronische Signatur möglich.

13.5.2 Datensicherung

Zur Datensicherung gehören alle Verfahren, die gegen den Verlust einzelner Daten, ganzer Datenbestände bzw. deren Verfälschung durch technische Ursachen, menschliches Versagen, unberechtigte Eingriffe oder durch höhere Gewalt schützen. Man unterscheidet verschiedene Maßnahmen →Tab. 1.

Organisatorische Maßnahmen	Technische Maßnahmen	Programmtechnische Maßnahmen
Alle Maßnahmen, die Daten vor Verlust und Verfälschung sowie vor unberechtigtem Zugriff schützen.	Alle baulichen und technischen Sicherungsmaßnahmen zum Schutz der Daten.	Alle Sicherungsmaßnahmen, die zum Schutz der Software vor Missbrauch getroffen werden.

Tab. 1 Maßnahmen zum Datenschutz

Organisatorische Maßnahmen

Erstellen von Sicherungskopien: In jedem Zahnarztverwaltungsprogramm ist heute ein Daten- und Archivsicherungsprogramm enthalten. Hiermit können die eingegebenen Daten und/oder das Programm gesichert werden. Es werden zudem im Handel Datensicherungsprogramme angeboten.

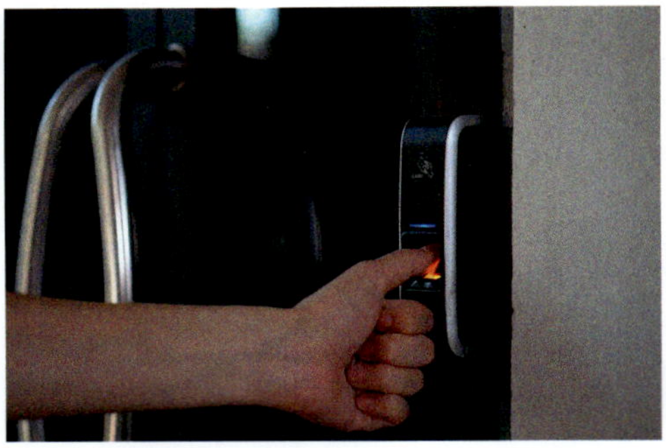

Abb. 1 Zutrittskontrolle mit Fingerabdruck

Nutzt eine Praxis den Rechner lediglich zur Abrechnung, ist eine halbtägliche oder tägliche Sicherung ausreichend. Handelt es sich jedoch um eine „karteilose" Praxis, sollten häufigere Datensicherungen erfolgen. Die Sicherung kann auf Magnetbändern, CD-RWs, DVDs, Sticks, weiteren Festplatten oder besonderen Rechnern durchgeführt werden.

Zutrittskontrollsysteme: Der Zutritt zum Rechnerraum (zumindest des Servers) kann mit Ausweiskarten, Chipkarten, visueller und akustischer Identitätskontrolle gesichert werden (Closed-Shop-Betrieb). Einzelne Rechner können auch ein- oder abgeschlossen werden.

In Ihrer KZV dürfen Sie den Rechnerraum nur nach vorheriger Anmeldung besuchen.

In Unternehmen setzen sich bestimmte Erkennungsverfahren durch, z. B. Fingerabdruck-Scan mittels Tastatur, Maus oder spezieller Lesegeräte →Abb. 1.

Protokollierung: Auf einem speziellen Protokollband werden alle Benutzeraktivitäten aufgezeichnet, sodass verfolgt werden kann, wer am Rechner gearbeitet hat (Logbuch). In den meisten Zahnarztverwaltungsprogrammen müssen Sie sich mit einem Passwort anmelden. So kann immer zurückverfolgt werden, wer welche Eingaben wann im Rechner gemacht hat.

Datenträgertransport: Es wird geregelt, wer die Datenträger (z. B. Bänder, Festplatten) transportiert. Dabei muss sichergestellt sein, dass diese gegen unbeabsichtigtes Lesen, Verändern oder Löschen gesichert sind.

Raumschutz: Die Raumtemperatur im Rechnerraum sollte 30 °C nicht überschreiten. Magnete und Elektrogeräte mit starkem Magnetfeld sollten nicht in der Nähe von Computern und Datenträgern stehen (z. B. Telefon nicht neben Bildschirm, Lautsprecher nicht neben Bildschirm).

Vertrauensbildende Maßnahmen: Hierbei muss den Mitarbeitern bewusst werden, dass der Umgang mit Daten, und vor allem mit persönlichen Daten, besondere Gewissenhaftigkeit erfordert. Hilfsmittel hierzu sind z. B. Klassifikationen von Arbeitsplatzfunktionen und der dazugehörigen Datenbestände. Ein Beispiel kann die Zuordnung bestimmter Sicherheitsstufen sein →Tab. 1.

Schutzerfordernis	Stufe	Beispiel
kein Schutz notwendig	1	Rechner im Wartezimmer
bedingter Schutz notwendig	2	Rechner zu Demonstrationszwecken im Behandlungszimmer
vertraulich	3	Rechner zur Datenerfassung und -verarbeitung im Behandlungszimmer (ohne sonstige Zugriffsmöglichkeiten)
sehr vertraulich	4	Rechner in der Zentrale (Rezeption), ohne Zugriff z. B. auf Umsätze der Praxis
geheim	5	Rechner im separaten Büro mit Zugriff auf alle Daten

Tab. 1 Sicherheitsstufen für Daten

Technische Maßnahmen

Hierunter versteht man physikalische Maßnahmen, um die Daten des Rechners zu schützen, wie zum Beispiel:

- Sicherung des Rechners durch Schlüsselschalter
- Aufbewahrung von Sicherungskopien bzw. Installation eines separaten Rechners in einem speziellen feuerfesten und einbruchsicheren Raum (Praxistresor)
- Einbau von Alarmanlagen (mit Bewegungsmelder)
- Türsicherungen
- unterbrechungsfreie Stromversorgungen (USV)
- Notstromaggregate
- Schutz der Datenträger durch mechanische Sicherung

Programmtechnische Maßnahmen

Benutzerkennungen und Passwortverfahren: Hierbei werden bestimmte Programmteile durch Passwörter oder Benutzerkennungen gesperrt bzw. geöffnet. In Zahnarztverwaltungsprogrammen kann dies für fast alle Programmteile separat geregelt werden →Abb. 1. Nach mehrmaliger Falscheingabe sollte der Rechner gesperrt werden. Zu den häufigsten Passwörtern zählen noch immer z. B. „123456“, „Hallo“ oder „Passwort“. Das sollte man unbedingt vermeiden. Je länger ein Passwort ist, desto schwieriger ist es zu knacken. Um das Passwort „Pass$$WOrtHallo987“ (bitte nicht verwenden!) zu knacken, brauchen Rechner Jahrzehnte. Verwenden Sie Sonderzeichen, Groß- und Kleinbuchstaben sowie Zahlen. Zudem sollten Passwörter zumindest monatlich gewechselt werden. Sehr sicher in der Verwendung sind auch die Anfangsbuchstaben aus einem Satz in einem Buch. Beispiel: Ich heiße Nadja und bin am 12.05.2001 in Nürnberg geboren. Passwort: „IhNuba12052001iNg“.

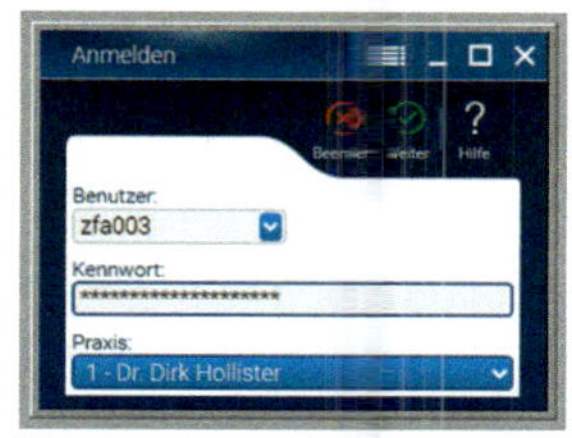

Abb. 1 Benutzer und Kennwort vor Programmstart

Nutzung von Datenbeständen: Zu allen Dateien können für jeden Benutzer bestimmte Zugriffsberechtigungen festgelegt werden →Abb. 2. Mögliche Kriterien können sein:

- Einschränkungen auf bestimmte Benutzerkreise
- Zugriff (Lesen und Schreiben)
- Kennwort (für Lesen und/oder Schreiben)

> **Beispiel**
> Die ZFA Petra kann nur auf das Terminprogramm zugreifen, ihre Kollegin kann die gesamte Leistungserfassung vornehmen, die ZMV kann auf die Buchführung zugreifen, die Statistik ist nur für die Zahnärztin zugänglich.

Kopierschutz: Häufig sind Programme geschützt, um unberechtigtes Kopieren zu verhindern. Die Abrechnungsdaten (Quartalsabrechnung) werden verschlüsselt als Upload über ein Zertifikat an die KZV übermittelt oder in Zukunft auch über KIM.

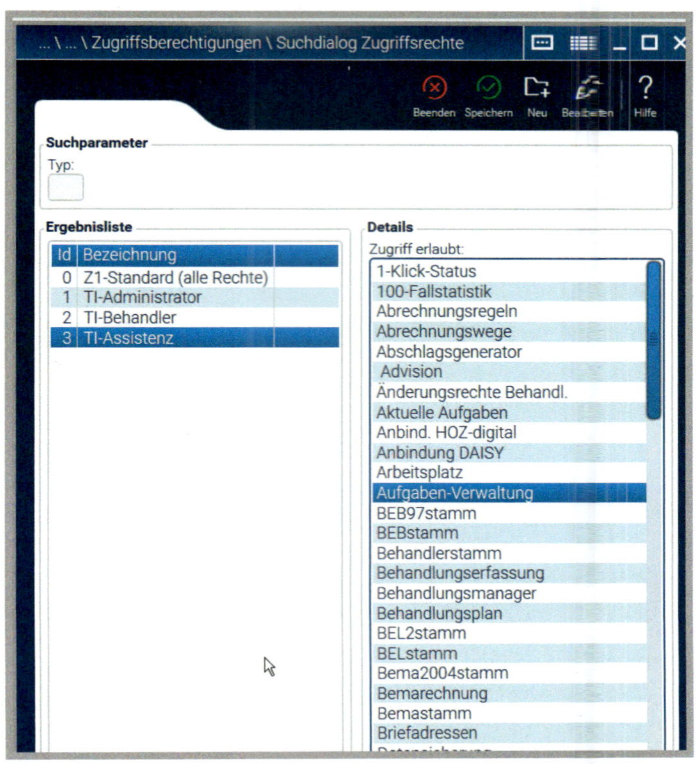

Abb. 2 Festlegung der Zugriffsberechtigungen in einem Zahnarztverwaltungsprogramm

Plausibilitätsprüfung: Sie besteht in der Erkennung von inhaltlichen Fehlern, die plausibel sind. Alle zahnärztlichen Programme sind damit ausgestattet.

Beispiel
Das Programm Z1 macht z. B. bei Eingabe der Leistung X2 an Zahn 21 durch ein akustisches Signal und/oder einen Bildschirmhinweis auf den Fehler aufmerksam. Wenn ein Patient angibt, er habe am 29.02.61 Geburtstag, wird das Programm dies ebenfalls nicht akzeptieren.

Ein eigenes Plausibilitätsprogramm stellt das BEMA-Prüfmodul dar, welches die Leistungseingaben auf Abrechenbarkeit prüft. Dieses BEMA-Prüfmodul wird von Zeit zu Zeit erneuert und den Softwarefirmen zum „Einbau" in ihre Software von der KZBV zur Verfügung gestellt.
Das von der KZBV zur Verfügung gestellte BEMA-Prüfmodul prüft alle Eingaben in allen Zahnarztprogrammen, ob sie BEMA-konform sind.

Virenschutz (Virenscanner): Viren sind Programme, die bestimmte Dateien sowie ganze Datenbestände löschen oder manipulieren können. Es gibt auch harmlose Viren, die sich lediglich im Rechner „einnisten". Antivirenprogramme (Virenscanner) können Viren erkennen und vernichten →Abb. 1. Sie können dauernd aktiviert sein, damit keine Datei ungeprüft in den Rechner eindringen kann. In der Regel führt man aber nur in bestimmten Abständen eine Virenprüfung des Rechners durch. Alle Datenträger, die von außen in die Praxis kommen, müssen mit einem Virenscanner geprüft werden.

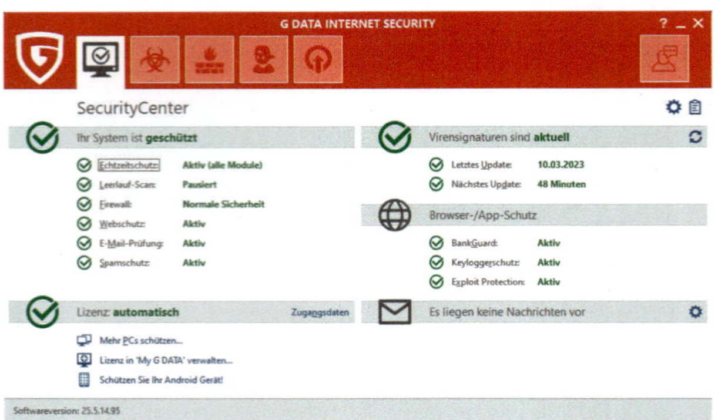

Abb. 1 Virenscanner

Beim Downloaden (Herunterladen) von Dateien und Programmen aus dem Internet ist ebenfalls höchste Vorsicht geboten. Durch das Internet werden mittlerweile die meisten Viren verbreitet. Besonderer „Beliebtheit" erfreuen sich auch sogenannte Trojaner. Dies sind in normalen Programmen, häufig kostenlose Programme aus dem Internet (Shareware), versteckte Virenprogramme. Der „Produzent" (Hacker) kann sie aktivieren, wenn der Betreffende online geht. Auf diese Weise kann ein Rechner ausspioniert („Phishing") werden, z. B. um Geheimzahlen zu erfahren.

Regeln zum **Schutz vor Viren:**
- Keine ungeprüften Datenträger verwenden.
- Keine Dateien von Fremden annehmen. Die meisten Cyber-Attacken erfolgen über Anhänge in E-Mails an die Praxis. Beim Öffnen eines solchen Anhangs werden alle Daten im PVS verschlüsselt und man kann sie nicht mehr lesen (Ransome-Software).
- Im Startprogramm des Rechners (BIOS) das Booten von Datenträgern deaktivieren.

Merke
Da die Regeln zum Datenschutz und zur Datensicherung in einer Zahnarztpraxis nun auch dokumentiert werden müssen, empfiehlt sich eine Integration in das QM-System der Praxis.

Firewall: Auch eine Firewall ist eine wichtige Schutzmaßnahme vor fremden und unberechtigten Verbindungsversuchen aus dem Internet in das Praxisnetzwerk. Mit einer Firewall lässt sich der ankommende und abgehende Datenverkehr nach festen Regeln kontrollieren, protokollieren, sperren und freigeben.

Aufgaben

1 Welche Daten erheben Sie von neuen Patienten in Ihrer Praxis?

2 Unterscheiden Sie Stamm- und Bewegungsdaten bei einer Rechnung des Dentaldepots.

3 Nennen Sie Ordnungssysteme, die in Ihrer Praxis verwendet werden.

4 Ordnen Sie folgende Namen nach der alphabetischen Ordnung:
Hans Bauer, Friedel Bauermann, Emil Bauer aus Crailsheim, Christian Bauer, Albert Bauer, Ernst Bauer-Mann aus Stuttgart, Peter Richard Bauer, Dr. Otto Freiherr von Bauer, Peter Paul Bauer, Bauer, Alf Bauer, A. Bauer, Emil Bauer junior, Emil Adolf Bauer, Emil Bauer aus Aalen, Manfred Bauer, Zacharias Bauer, A. Bauer, Gerhard Bauer, Manfred Bäuer, Bertram Bauer.

5 Weshalb wird in Zahnarztpraxen als 3. Ordnungswort häufig das Geburtsdatum verwendet?

6 Welche Bedeutung haben in Ihrem PVS Farben in der Patientenkartei?

7 Wie werden in Ihrer Praxis im PVS folgende Informationen deutlich gemacht:
a Ein Patient hat eine Rechnung erhalten.
b Ein Patient ist Privatpatient.
c Ein Patient hat eine Mahnung für die eGK erhalten.
d Ein Patient hat die Rechnung bezahlt.
e Ein Röntgenbild wurde erstellt.
f Ein Heil- und Kostenplan ist abgerechnet worden.
g Eine Mehrkostenvereinbarung wurde geschlossen.

8 Wie wird die ursprüngliche Alphabetleiste der klassischen Karteikarte in ihrem PVS ersetzt?

9 Welche Vorteile bietet eine rein elektronisch geführte Karteikarte?

10 Welche Risiken ergeben sich aus der elektronischen Karteiführung?

11 Welche Risiken ergeben sich aus der elektronischen Karteiführung?

12 Lesen Sie den Text und geben Sie an, welche der beschriebenen Praxisvorgänge Sie
a in der Zukunft für realisierbar halten.
b sich bereits heute für Ihren Berufsalltag wünschen.

Praxis 2030

Ein Vater betritt mit seinem sechsjährigen Sohn die Praxis. Den Termin hatte er über die Internetseite der Praxis online gebucht. Dabei hat er online einen QR-Code von der Praxis erhalten, über den er einen Anamnesebogen auf dem Handy öffnet. Diesen sendet er nach dem Ausfüllen im Wohnzimmer an die Praxis zurück. Er wird vom Zahnmedizinischen Fachassistenten freundlich mit Namen begrüßt, da der Rechner aufgrund der Gesichtsidentifizierung am Eingang seine Kartei bereits auf den Bildschirm „gelegt“ hat. Die Sensoren haben ebenfalls erkannt, dass der Patient eine gültige GIK (Gesundheitsidentifizierungskarte) mit sich führt.

Der Patient wird in den Entspannungsraum geleitet. Hier kann er entweder ein für ihn individuell zusammengestelltes zahnmedizinisches Programm oder ein Video am Bildschirm verfolgen oder eine Entspannungsübung durchführen. Der Kleine versucht unterdessen am Rechner mit dem Programm „EXI“ die Zähne aus einem Mund zu entfernen und Brücken zu bauen. Er merkt dabei nicht, dass der Vater über Bildschirm aufgerufen wurde.

Der ZFA platziert den Patienten in eine Behandlungseinheit, wo der Patient sein „Programm“ weiter bearbeiten kann. Der Zahnarzt betritt den Behandlungsraum und erläutert anhand der MORT-Aufnahmen (**M**agnet-**O**ptische **R**esonanz-**T**omografie), die in der vorangegangenen Sitzung gemacht wurden, auf dem Bildschirm die geplante Behandlung. Der Zahnarzt erklärt dem ängstlichen Patienten noch einmal, dass dabei keinerlei Strahlen mehr auftreten. Fragen des Patienten nach der weiteren Behandlung können ebenfalls am Bildschirm mittels intraoraler Kamera demonstriert werden. Nach Eingabe der Art des Eingriffs fährt die Behandlungseinheit in die entsprechende Lage und versorgt den Patienten mit seinen gewünschten Programmen (z. B. Musik, Video). Diagnosen, Befunde und Therapien werden während der Behandlung über die Spracherkennung eingegeben. Während der Behandlung werden am Stuhl Ultraschallaufnahmen zur Diagnose der Wurzelkanalbehandlung gefertigt, ohne dass der Patient aufstehen muss. Der ZFA überwacht während der Assistenz die Aufnahme des Rechners insbesondere der abrechnungsrelevanten Daten.

Mittlerweile hat der Kleine das Fehlen seines Vaters bemerkt und wird zu ihm in den Behandlungsraum gebracht. Neben seinem Vater spielt er nun mit dem Programm „EXI“ weiter.

Nach der Behandlung erhält der Patient per elektronischer Post eine Zusammenstellung der Kosten seiner bisherigen Behandlung. Da die gesamte Behandlung zur sogenannten „Grundversorgung“ gehört, werden die Kosten seiner „Gesundheitskasse“ über die VZA (Vertragszahnärztliche Abrechnungsstelle) per elektronischer Post am Monatsende übermittelt. Beim Verlassen der Praxis wird die gesamte Behandlung auf die GIK des Patienten drahtlos übertragen und der Kleine erhält „für seine Tapferkeit“ das Programm „EXI“ mit seinem aktuellen Spielstand auf DVD mit nach Hause.

Auf einen Ausdruck der intraoralen Mundverhältnisse hatte der Patient verzichtet.

c Was versteht man unter MORT?
d Kann eine Wurzelbehandlung mittels Laser erfolgen?
e Welche Bedeutung hat die Ultraschalldiagnostik in der Wurzelkanalbehandlung?
f Suchen Sie im Internet Spracherkennungssoftware und benennen Sie diese.
g Gibt es drahtlose Übertragung von Daten auf Karten?
h Kann mit Karten drahtlos bezahlt werden?
i Wofür wird Gesichtserkennungssoftware eingesetzt?

13 Benennen Sie die Hardware, die Sie auf der Abbildung erkennen.

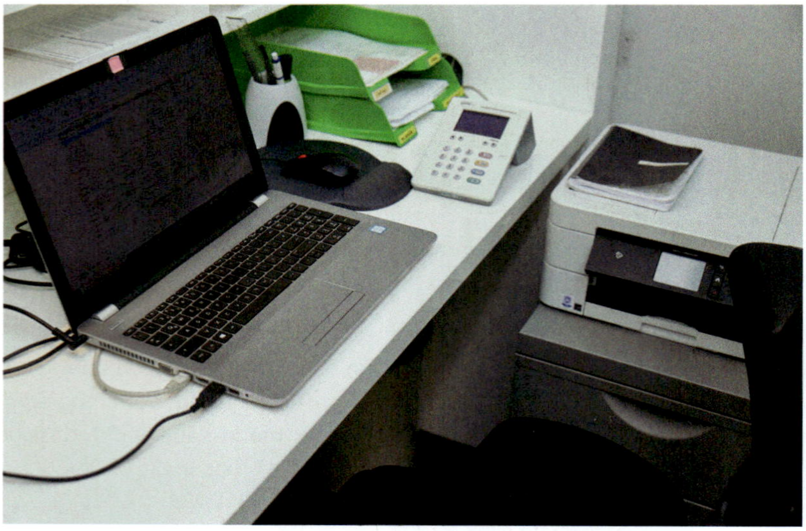

Abb. 1 EDV-Arbeitsplatz in einer Zahnarztpraxis

14	Nennen Sie mindestens vier Einsatzmöglichkeiten von zahnärztlichen Programmen.
15	Was versteht man unter einer „karteilosen“ Praxis?
16	Auf welchen externen Speichern werden in Ihrer Praxis die Daten gesichert? Wie werden sie aufbewahrt?
17	In Ihrer Praxis soll ein neues Zahnarztverwaltungsprogramm eingeführt werden. Ihr Chef möchte die Hardware und die Betriebssystemsoftware von Apple kaufen. Worauf muss geachtet werden?
18	Nennen Sie mindestens sechs Zahnarztverwaltungsprogramme.
19	Unterscheiden Sie: Datenschutz und Datensicherung.
20	Bringen Sie die Allgemeinen Geschäftsbedingungen Ihres Handy-Vertrags (gilt auch für Pre-paid-Cards) in den Unterricht mit und erklären Sie die Bestimmungen zum Datenschutz.
21	Was versteht man unter einem Virenscanner?
22	Muss in Ihrer Praxis ein Datenschutzbeauftrager benannt sein?
23	Ein Patient fragt bei Ihnen an, welche Daten über ihn in der Praxis gespeichert sind. Müssen Sie ihm die Frage beantworten?
24	Welche Probleme sehen sie bei einem zahnärztlichen Cloud-Programm?
25	Früher verwendete man zur Datenspeicherung Steintafeln, die seit Jahrtausenden erhalten geblieben sind. Womit behilft man sich heute, wenn man Daten längerfristig speichern will?
26	Was versteht man unter einer „Human Firewall“?
27	Nennen Sie Beispiele, was in der IT-Sicherheitsrichtlinie der KZBV geregelt ist.
28	Welche Vorteile hat ein Cloud-Programm für die Zahnarztpraxis?
29	Nennen Sie zwei Beispiele für sichere Passwörter.
30	Nennen Sie drei Unterschiede zwischen einer Karteikarte aus Papier und einer elektronischen Karteikarte.
31	Ihr Chef bittet Sie, die Sicherungskopie der Praxis auf einem Stick am Freitagnachmittag mitzunehmen. Wie reagieren Sie?

14 Organisation der Fernkommunikation

14.1 Kommunikation per Brief- und Schriftverkehr

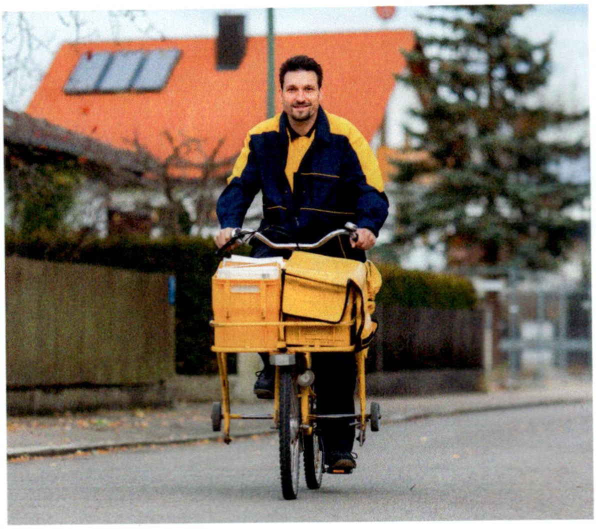

Abb. 1 Briefzusteller

Die älteste Möglichkeit, mit anderen Menschen „über die Ferne" zu kommunizieren, ist der Brief- und Schriftverkehr.

Damit die Nachricht auch bei dem richtigen Empfänger ankommt und dieser antworten kann, sollte man sich an ein entsprechendes Dienstleistungsunternehmen wenden →Abb. 1.

Das Monopol zur Briefbeförderung durch die Deutsche Post ist vor einigen Jahren entfallen. Es gibt oft regionale Anbieter für Brief- und Paketaufgabe und -zustellung.

Mit dem sogenannten De-Mail-Gesetz soll die rechtsverbindliche und gesicherte elektronische Kommunikation gewährleistet werden. In diesem Bereich der elektronischen Briefbeförderung gibt es mehrere Anbieter. Neben der Deutschen Post (E-Brief) wird die De-Mail auch von der Deutschen Telekom, 1&1 Mail, Web.de, gmx.de und weiteren Anbietern angeboten.

Nachdem man sich seine exklusive Adresse bei einem Anbieter gesichert hat, kann man Briefe oder E-Mails sicher (auch mit Zusatzleistungen wie z. B. Einschreiben) über das Internet in einem speziell gesicherten Verfahren an einen Empfänger versenden →Abb. 2. Dieser kann den Brief am PC empfangen (wenn er am Verfahren teilnimmt) oder durch den Briefträger übergeben bekommen (sogenanntes Hybridverfahren, das nur beim E-Postbrief der Deutschen Post möglich ist).

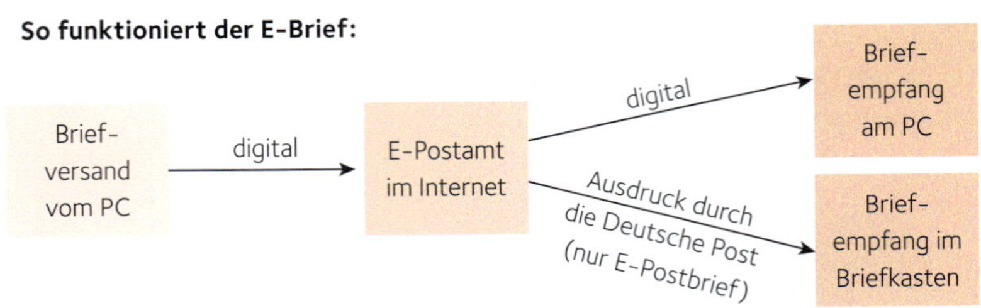

Abb. 2 Funktionsweise des E-Briefes

Es entfällt der Briefmarkenkauf, der Dienst ist sicherer als eine gewöhnliche E-Mail und die Briefe werden elektronisch gespeichert. Bei der Deutschen Post gelten die gleichen Preise wie beim normalen Briefversand. Die Gebühren der De-Mail-Anbieter sind unterschiedlich: pro Nachricht zwischen 0,10 und 0,70 € sowie monatliche Pauschalen und Einrichtungsgebühren. Für die Einrichtung sind bestimmte Sicherungsverfahren notwendig (z.B. bei der Deutschen Post mit dem sogenannten Postident-Verfahren). Dadurch wird die gesetzlich geforderte Identifikation gewährleistet.

14.1.1 Versendungsformen

Im Folgenden werden verschiedene Versendungsformen der Deutschen Post vorgestellt. Auf Preisangaben wird in der Regel verzichtet, da die aktuellen Preise zu den verschiedenen Versendungsformen, Zusatzleistungen und Haftungshöhen im Internet eingesehen werden können.

Informationen zu den Versendungsformen finden Sie unter:

www.deutschepost.de

Die gebräuchlichste Versendungsform in der Praxis ist der Brief. Der Brief wird in einem geschlossenen Umschlag zur Übermittlung schriftlicher, vertraulicher Nachrichten verwendet. Bei der Beschriftung des Umschlags müssen für den ordnungsgemäßen Versand bestimmte Regeln beachtet werden →Abb. 1.

Die Kosten der Beförderung hängen vom Format (Länge und Breite), von der Höhe und dem Gewicht der Sendung ab. Man unterscheidet Standard-, Kompakt-, Groß- und Maxibrief. Bei Warensendungen gibt es nur Kompakt, Groß und Maxi. Bei der Büchersendung gibt es nur Groß und Maxi. Die „Infopost“ gibt es für viele gleiche Sendungen. Die genauen Bestimmungen finden Sie im Internet. Es gibt neben der Deutschen Post auch Alternativversender, z. B. Arriva.

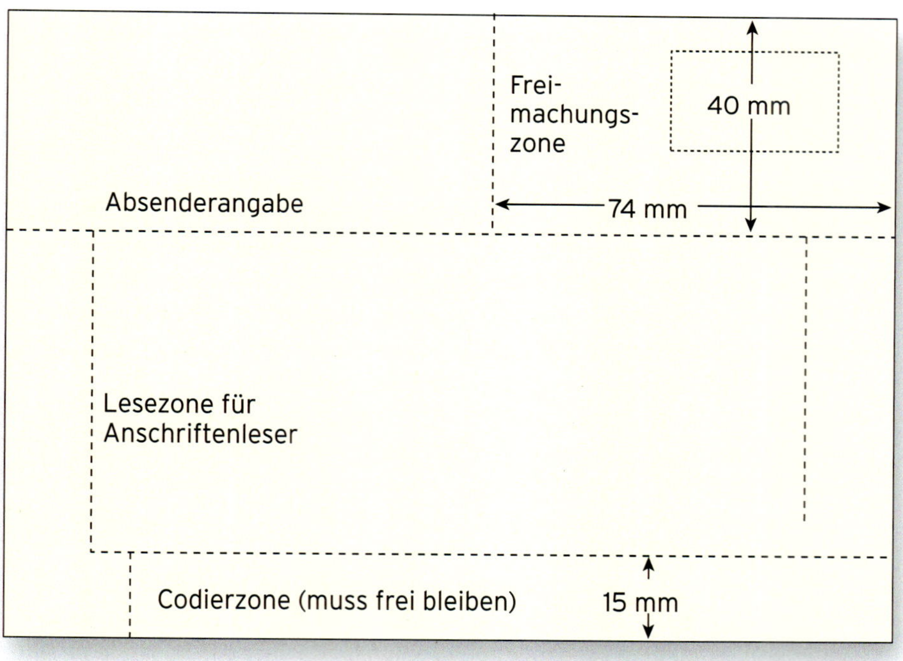

Abb. 1 Empfohlene Beschriftung eines Briefes in einer C6-Hülle

Im Praxisalltag werden häufig Standardbriefe z. B. für zahnärztliche Gutachten und Befunde verwendet. Der Zahnarzt kann die Briefe dem ZFA diktieren (direkter Weg) oder er nimmt die Briefe erst mithilfe eines Diktiergerätes (indirekter Weg) auf. Die von ihm diktierten aufgenommenen Briefe werden dann vom ZFA zu einem späteren Zeitpunkt geschrieben. Der Vorteil eines Diktiergerätes ist, dass der Zahnarzt außerhalb der Praxiszeiten Briefe aufnehmen kann. Der ZFA hat wiederum die Möglichkeit, die Briefe dann zu schreiben, wenn die Praxis weniger frequentiert wird.

14.1.2 Besondere Versendungsformen und Dienste

Einschreiben

Briefe und Postkarten können auf Wunsch des Absenders „eingeschrieben" werden. Das Einschreiben dient zum Nachweis, dass eine Sendung termingerecht abgeschickt wurde oder dass sie beim Empfänger angekommen ist. Zudem ist die Sendung bis zu einem bestimmten Betrag versichert. Für Einschreiben wird ein zusätzliches Entgelt erhoben. Alle Einschreiben können auch Online aufgegeben werden, inklusive Sendungsverfolgung.

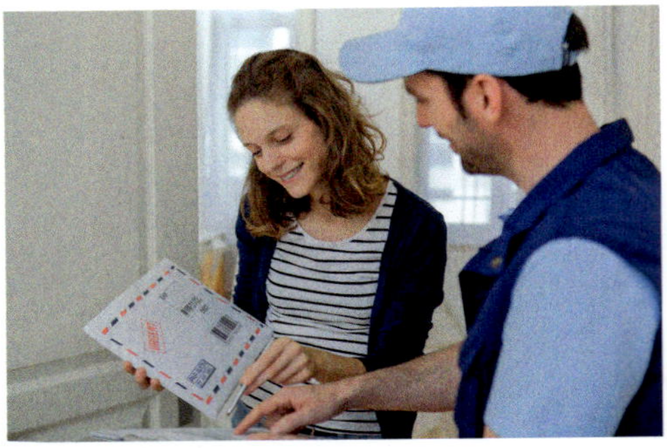

Abb. 1 Dokumentation der Übergabe eines Einschreibens

Man unterscheidet hierbei

- **Einschreiben Einwurf:** Der Einwurf des Einschreibens wird dem Einlieferer durch die Post bestätigt.
- **Einschreiben mit Rückschein:** Die Übergabe an den Empfänger wird dem Einlieferer bestätigt. Die Auslieferung durch die Deutsche Post AG erfolgt gegen Empfangsbestätigung →Abb. 1. Die Empfangsbestätigung wird ab 2023 nur noch digital an den Kunden weitergeleitet.
- **Einschreiben:** Der Postbote dokumentiert die Übergabe.

Serviceleistungen der Deutschen Post AG

Die Deutsche Post bietet noch weitere Serviceleistungen im Briefversand an:

- **Transportversicherung:** Briefe und Pakete können mit Wertangabe befördert werden. Diese ist auf einen bestimmten Betrag begrenzt. Für die Wertangabe wird je nach Wert ein zusätzliches, gestaffeltes Entgelt erhoben. Die Einlieferung wird bescheinigt. Die Auslieferung erfolgt gegen Empfangsbestätigung. Die Deutsche Post AG haftet in Höhe des angegebenen Wertes.
- **Eigenhändig:** Briefe mit Wertangabe und eingeschriebene Sendungen werden auf Wunsch des Absenders nur dem Empfänger „eigenhändig" ausgeliefert. Hierfür wird ein zusätzliches Entgelt erhoben. Ein Ersatzempfänger kommt nur infrage, wenn eine besondere Vollmacht ausgestellt wurde.
- **Nachnahme:** Der Empfänger erhält Brief, Postkarte oder Paket erst nach Aushändigung des Nachnahmebetrages. Der Nachnahmebetrag wird von der Deutschen Post AG eingezogen und auf das Konto des Absenders gutgeschrieben. Es gilt eine Höchstgrenze. Nachnahme und Geldübersendung müssen gesondert bezahlt werden.
- **Express:** Soll ein Schreiben unbedingt am nächsten Tag vor 9:00 Uhr, vor 10:00 Uhr, vor 12:00 Uhr oder samstags bzw. sonn- und feiertags beim Empfänger sein, erfolgt eine gesonderte Zustellung. Je früher das Schreiben zugestellt wird, desto höher ist der Preis.
- **Postzustellungsauftrag:** Die Deutsche Post AG kann beauftragt werden, Schriftstücke, deren förmliche Zustellung gesetzlich vorgesehen, gerichtlich oder behördlich angeordnet ist, durch einen Beschäftigten der Deutschen Post AG nach den Vorschriften der Zivilprozessordnung (ZPO) zustellen zu lassen. Hierfür sind besondere Briefumschläge vorgesehen. Bei Nichtannahme muss sich der Empfänger so behandeln lassen, als ob der Brief zugestellt worden wäre.
- **Postfach:** Gegen eine Gebühr wird von der Deutschen Post AG ein Postfach bereitgestellt. Die ankommende Post wird zuerst in die Postfächer verteilt. Man muss sie dann selbst abholen.

- **Bring- und Abholservice:** Die Deutsche Post AG bringt Päckchen und Pakete in einem vereinbarten Zeitfenster und holt sie auch beim Absender in einem vereinbarten Zeitfenster ab.
- **Postident:** Die Deutsche Post AG kann beauftragt werden, die Identität eines Empfängers zu prüfen. Das geschieht im Regelfall durch den Briefzusteller oder in einer Postfiliale und durch Vorlage des Ausweises. Im Zeitalter des Internets werden hochwertige Waren gegen Rechnung an Empfänger geliefert, deren Identität dem Absender nicht bekannt ist. Um sich vor „faulen Kunden" zu schützen, ist dies ein wirksames Mittel. Die Identifikation mit Postident ist in der Regel kostenlos. Postident erfüllt gesetzliche Vorschriften zur Identifikation z.B. bei der Eröffnung eines Online-Bankkontos. Die Feststellung der Identität kann durch Video-Chat oder in einer Postfiliale durchgeführt werden.
- **Nachsendeauftrag:** Bei Umzug kann auf Antrag die noch eingehende Post an die neue Adresse nachgesandt werden (gilt maximal 12 Monate).
- **Anschriftenprüfung:** Die Deutsche Post AG darf einem Dritten auf dessen Verlangen zum Zwecke des Postverkehrs Auskunft darüber erteilen, ob die Anschrift eines am Postverkehr Beteiligten richtig ist. Der Antrag ist an die Postfiliale am Bestimmungsort mit einer Postkarte nach einer bestimmten Form zu richten.
- **Vorausverfügungen:** Durch einen Vermerk oberhalb der Anschrift kann der Absender vorausverfügen, dass
  - die Sendung nicht nachgesandt werden soll (z. B. durch „nicht nachsenden") oder
  - die Sendung nicht nachgesandt, sondern mit neuer Anschrift zurückgesandt

  werden soll (z. B.: „Wenn Empfänger verzogen, bitte mit neuer Anschrift zurück").
- **Luftpost:** Briefe, Postkarten, Päckchen und Pakete können zur schnelleren internationalen Beförderung gegen Luftpostzuschlag versandt werden.
- **Internetmarken:** Mit diesem Service der Deutschen Post können Sie eine Portokasse anlegen und die gewünschten Briefmarken jederzeit ausdrucken →Abb. 1. Markenmotive können Sie selbst auswählen. Sie können fast alle Dienstleistungen der Deutschen Post in Anspruch nehmen (z. B. Einschreiben Einwurf). Die Bezahlung kann durch PayPal, Giropay oder per Lastschrift erfolgen. Der Service ist kostenlos. Mit dem kostenlosen E-Porto-Add-in können sie auch aus dem Programm Word heraus Ihre Briefe direkt frankieren.

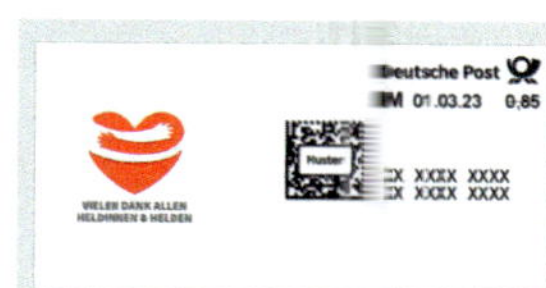

Abb. 1 Internetmarke

Versand medizinischen Untersuchungsmaterials

Verpackungen für medizinische Untersuchungsmaterialien dürfen beim Transport nicht durch auftretende Belastungen zerstört werden →Abb. 2.
Die Verpackung muss folgendermaßen aufgebaut sein:

- wasserdichtes Primärgefäß (z. B. Monovette, Schraubröhrchen)
- wasserdichte Sekundärverpackung
- ausreichend feste Außenverpackung (mindestens 100 x 100 mm)

Bei flüssigen Stoffen muss zwischen der Primär- und Sekundärverpackung saugendes Material verwendet werden. Anschließend muss die Sekundärverpackung abgepolstert werden.

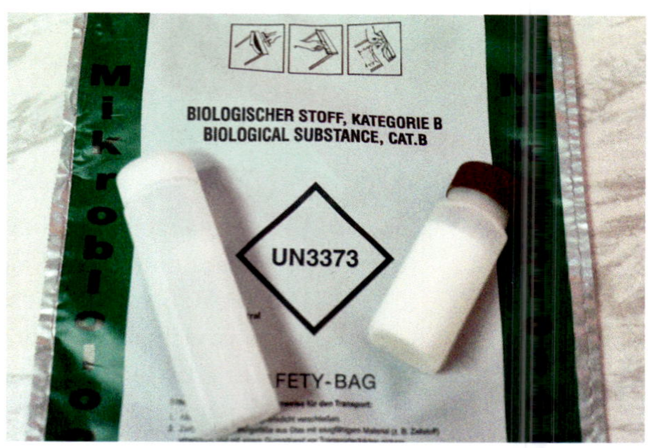

Abb. 2 Versandmaterial für medizinische Proben

14.2 Organisation Posteingang

Täglich kommt in der Zahnarztpraxis verschiedene Post an. Da der Zahnarzt im Praxisalltag keine Zeit haben wird, die Post persönlich entgegenzunehmen, zu bearbeiten und zu sortieren, ist dies die Aufgabe des ZFA oder eines anderen Ersatzempfängers. Für die Zustellung und Annahme von Sendungen muss der Empfänger verschiedene rechtliche Regeln beachten:

Briefe gelten als **zugestellt**, wenn sie vom Zusteller in den Praxisbriefkasten eingeworfen wurden (Mindestmaße des Briefkastens: →Abb. 1). Wird die Zustellung vom Empfänger verhindert, gilt dies als Ablehnung (z. B. Postbote kann das Grundstück nicht betreten). Bei unverhältnismäßig großen Schwierigkeiten muss nicht zugestellt werden. Besitzt die Zahnarztpraxis ein Postfach, gilt eine Sendung mit der Einlage in dieses Fach als zugestellt.

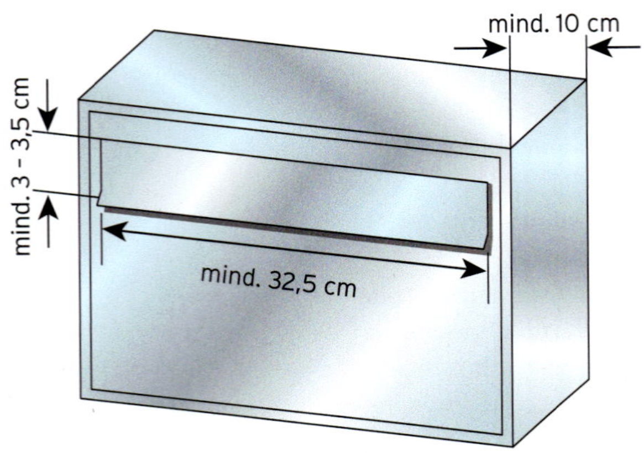

Abb. 1 Mindestmaße des Briefkastens

Grundsätzlich gilt, dass der genannte Empfänger die Post **annehmen** darf. Anstelle des Empfängers können auch andere Personen Sendungen entgegennehmen:
- Ehegatte
- Postbevollmächtigte

Wird der Ehegatte oder Postbevollmächtigte nicht angetroffen, kann die Sendung einem Ersatzempfänger ausgehändigt werden. Dies können sein:
- Angehörige des Empfängers bzw. des Ehegatten
- angestellte Personen des Empfängers (z. B. ZFA in der Zahnarztpraxis)
- Inhaber oder Vermieter der Wohnung oder der Praxis
- Hausbewohner oder Hausnachbarn, falls keine der o. a. Personen erreicht werden kann

Bei Einschreiben gilt die Ersatzempfängerregelung nur für die ersten drei Personengruppen. Bei Sendungen mit Transportversicherung (Wertangabe über 1500,00 €) und Sendungen mit dem Vermerk „Eigenhändig" ist keine Ersatzregelung gültig.

Der Empfänger kann eine oder mehrere Personen mit einem Formblatt der Deutschen Post AG zum Empfang bevollmächtigen **(Postvollmacht).** Die Bevollmächtigung für Sendungen mit dem Vermerk „Eigenhändig" muss gesondert erfolgen.

Wird man zu Hause nicht angetroffen, stellt der Zusteller einen Benachrichtigungsschein aus. Hier kann auf der Rückseite ein bestimmter Abholer bevollmächtigt werden. Die oben beschriebene Vollmacht kann dazu ebenfalls verwendet werden. Für das **Postfach** gilt der Postfachschlüssel als Vollmacht.

Der Empfänger, sein Ehegatte oder sein Postbevollmächtigter können die Annahme einer Sendung verweigern (**Annahmeverweigerung).** Ersatzempfänger können dies nicht. Bei Annahmeverweigerung muss sich der Empfänger unter Umständen so behandeln lassen, als ob er die Sendung empfangen hätte. Ein Aufkleber am Hausbriefkasten mit der Aufschrift „Keine Werbung" oder Ähnliches gilt als Annahmeverweigerung für Wurfsendungen.

14.2.1 Posteingang verwalten

Video
Post verwalten

Die Post erreicht die Zahnarztpraxis über das Postfach oder den Zusteller →Abb. 1. Anhand des Absenders oder der Empfängeranschrift lässt sich meist schon eine Vorsortierung in Praxis- und Privatpost durchführen. Ebenso können hier bereits Irrläufer aussortiert werden. Irrläufer werden dem Postboten am nächsten Tag ausgehändigt. Die Praxispost wird anschließend geöffnet.

Zur Vermeidung von Beschädigungen des Inhalts bietet sich ein Brieföffner als Hilfsmittel an. Der Brief sollte sofort mit einem Eingangsstempel versehen werden, aus dem hervorgeht, wann der Brief die Praxis erreicht hat, wer ihn geöffnet hat und ggf. wohin er geht. Es sollte kontrolliert werden, ob der Absender auf dem Briefbogen steht. Falls dies nicht der Fall ist, muss die Absenderadresse vom Briefumschlag abgeschrieben oder dieser angeheftet werden.

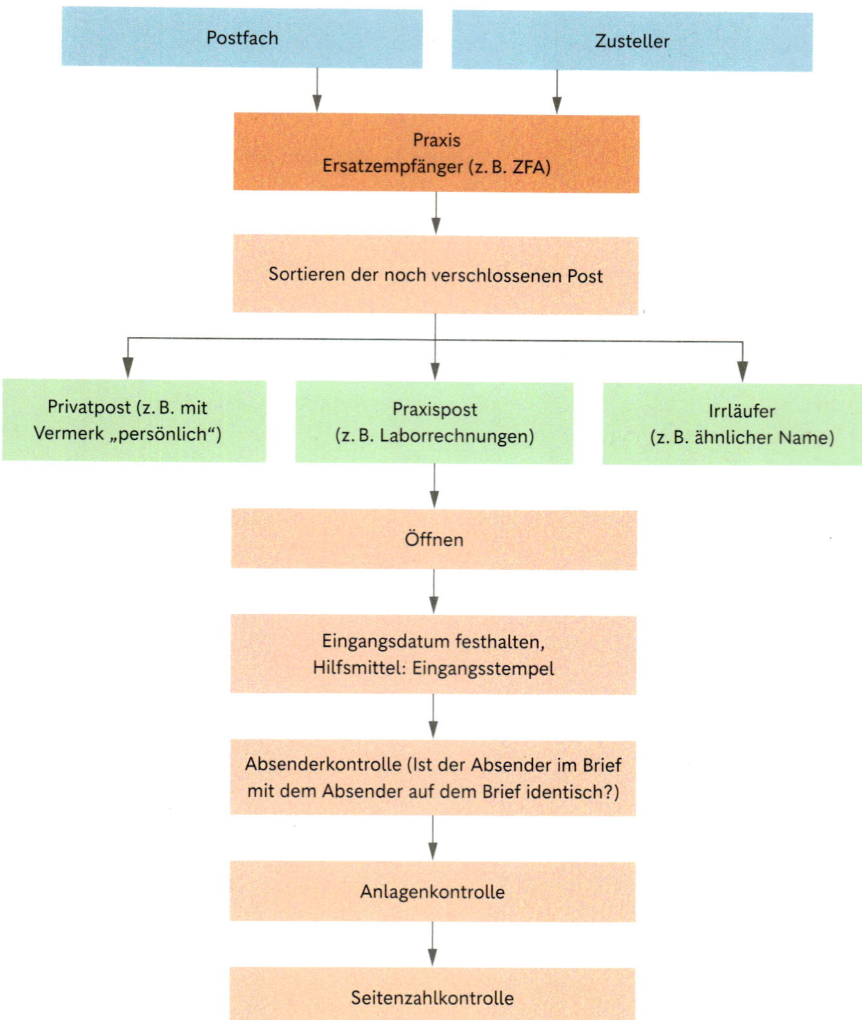

Abb. 1 Der Weg der Post vom Postfach oder Zusteller in die Zahnarztpraxis

Die Kontrolle der Anlagen und der Seitenzahl des Briefes muss ebenfalls erfolgen. Bei starkem zeitlichem Abweichen des Poststempels von dem Absendedatum oder bei einem Zustellungsvermerk auf dem Briefumschlag sollte dieser dem Briefbogen angeheftet werden.

Danach können eine Sortierung der geöffneten Post nach Sachgebieten und die Bearbeitung erfolgen →Tab. 1.

Sachgebiet	Bearbeitung
Rechnungen	zur Zahlung vorbereiten (z. B. Überweisung schreiben oder im Computer ausfüllen), dem Zahnarzt vorlegen
Begutachtungen	Unterlagen vorbereiten, dem Zahnarzt vorlegen
Banken/Sparkassen Kontoauszüge	Zahlungseingang in der Karteikarte vermerken bzw. ausbuchen
Zeitschriften	austauschen (z. B. im Wartezimmer)
Angebote	aus Katalogen und Prospekten für Besprechung vormerken
Krankenkassen (gesetzlich/privat)	Zahnarztbriefe in Kartei einsortieren bzw. im Programm vermerken
Terminierungen (z. B. Vertreterbesuche)	Vermerke im Terminsystem vornehmen, für Besprechung vorbereiten
Rundschreiben (BZK/KZV)	für Besprechung aufbereiten, einsortieren
Ergänzungslieferungen	für Besprechung aufbereiten, einsortieren
Updates mit Ergänzungen des Handbuchs	Einspielung vorbereiten, einordnen

Tab. 1 Postsortierung

An dieser Aufzählung ist erkennbar, dass es für den Zahnarzt nicht unbedingt notwendig ist, die gesamte Post zu bearbeiten. Grundsätzlich sollten jedoch alle Posteingänge, soweit keine anderen Absprachen mit dem Zahnarzt gelten, diesem zumindest zur Ansicht vorgelegt werden.

Merke
Über wichtige Informationen sollten regelmäßige Besprechungen stattfinden.

Viele oben aufgeführte ausgedruckte Briefe kommen heute als E-Mail oder E-Mail-Anhang. Die Rundschreiben der KZV/BZK beispielsweise werden elektronisch geordnet gespeichert. Elektronische „Ergänzungslieferungen" von BEMA, GOZ u. Ä. werden als Update eingespielt. Mitteilungen der Krankenkassen im EBZ werden elektronisch in der Patientenakte gespeichert, ebenso z. B. eRezepte oder eAU. Kontoauszüge der Banken werden häufig durch einen elektronischen Zugriff auf das Bankkonto ersetzt.

14.2.2 Einteilung des Schriftgutes

Fast täglich gibt es in der Zahnarztpraxis neue Schriftgutdaten, die aufbewahrt werden müssen (z. B. wird eine neue Vorschrift erlassen, dass gesetzlich Versicherte eine „Quasirechnung" erhalten sollen oder es ergibt sich aufgrund der Röntgenverordnung für Patienten unter 18 Jahren eine verlängerte Aufbewahrungsfrist).

Da eine Zahnarztpraxis trotz modernster EDV-Fortschritte nur begrenzte Aufbewahrungsmöglichkeiten hat, stellt sich die Frage, wie lange welche Art von Schriftgut aufbewahrt werden muss.
Aus diesem Grund teilt man Daten zunächst nach ihrem Wert ein.

Es gibt vier Wertstufen →Tab. 1:
- Daten mit Tageswert (ohne Wert)
- Daten mit Prüfwert
- Daten mit Gesetzeswert
- Daten mit Dauerwert

Wertstufe	Beispiel
Daten mit Tageswert Hierbei handelt es sich um Daten, die häufig unverlangt zugesandt werden und die der einmaligen Information dienen. Sie können nach Kenntnisnahme vernichtet werden (Papierkorb).	Werbebriefe, Einladungen zu Kongressen, Vertreterankündigungen, Prospekte, unverlangte Angebote
Daten mit Prüfwert Hierunter versteht man Datenmaterial, welches für Rückfragen, Überprüfungen und zur Auswertung weiterbearbeitet werden sollte. Je nach Bearbeitung kann die Vernichtung sofort oder praxisbedingt nach ein bis zwei Jahren erfolgen.	Angebote, eigene Anfragen, Rechnungsmahnungen, Bewerbungsschreiben, Vertreterankündigungen, Rundschreiben der KZV und BZK
Daten mit Gesetzeswert Hierbei handelt es sich um Daten, die nach gesetzlichen Bestimmungen oder nach vertraglichen Abmachungen für bestimmte Zeit aufbewahrt werden müssen (s. Übersicht S. 266). Dieses Schriftgut muss mindestens die angegebene Dauer aufbewahrt werden. Danach kann es vernichtet werden. Wegen des Datenschutzes empfiehlt sich ein Aktenvernichter.	Karteikarten, Rechnungsdurchschläge, Kassenbücher, Spendenbescheinigungen, Röntgenbilder
Daten mit Dauerwert Dies sind Daten, die für die Praxis (für den Einzelnen) einen größeren Wert haben, als das Gesetz oder ein Vertrag es vorschreiben. Diese Daten werden nur unter besonderen Umständen vernichtet. Die Aufbewahrung sollte möglichst im Tresor stattfinden.	Praxiskaufvertrag, Approbationsurkunde, Zeugnisse, Arbeitsverträge, Testamente, Patente

Tab. 1 Wertstufen von Schriftstücken

14.2.3 Gesetzliche und vertragliche Aufbewahrungsfristen

Die Daten mit Gesetzeswert müssen mindestens die in der Tabelle angegebene Zeit aufbewahrt werden →Tab. 1. Bei Übergabe der Praxis geht diese Pflicht auf den Nachfolger, bei Tod des Praxisinhabers auf die Erben über.

Art der Daten	gesetzliche Grundlage	Frist in Jahren
Krankenblätter, auch mit Kfo- und PA-Aufzeichnung	BMV-Z	10 Jahre nach Abschluss der Behandlung
Planungsmodelle, Fotos, Analysen	BMV-Z	10
Gutachten	BMV-Z	10
Röntgenaufnahmen	Röntgenverordnung	10, evtl. länger (die Zeit vor dem 18. Lebensjahr des Patienten zählt nicht mit)
Aufzeichnung über Belehrung von Praxismitarbeitern	Röntgenverordnung	5
Röntgentherapie	Röntgenverordnung	30
Prothetische Planungsmodelle	BMV-Z	10
Kfo-Modelle	BMV-Z	10
PA-Modelle	BMV-Z	10
Durchschriften der Arbeitsunfähigkeitsbescheinigung	BMV-Z	12 Monate
Geschäftsbücher, Inventare, Bilanzen, Kassenbücher, elektronische Speichermedien (z. B. CDs) mit gleichem Inhalt	Handelsgesetzbuch, Abgabenordnung, Einkommensteuergesetz	10
Alle Belege (z. B. Rechnungsdurchschriften, Quittungen, Spendenbescheinigungen, Verträge, Postabschnitte, Kontoauszüge, Angebote, Rechnungen, Praxisbriefe, Lohnabrechnungen, Wechsel, Versicherungspolicen, Zinsabrechnungen, KZV-Abrechnungen)	Handelsgesetzbuch, Abgabenordnung, Einkommensteuergesetz	10

Tab. 1 Aufbewahrungsfristen für Daten mit Gesetzeswert

Bei den Fristen, die nach Jahren bezeichnet sind, läuft die Zeit am Ende des entsprechenden Jahres ab. Die obigen Fristen gelten auch für die elektronische Speicherung der Daten.

Die Vernichtung von Daten sollte vor dem Hintergrund des Datenschutzes sehr sorgfältig, z. B. mithilfe eines Aktenvernichters, geschehen.

14.3 Schriftgutablage

Bei der Kostenzusammenstellung für die Ablage von Schriftgut fallen die enormen Personalkosten auf. Ziel der Zahnarztpraxis muss daher sein, die administrativen Registraturarbeiten möglichst zeit- und kostensparend zu organisieren.

administrativ
zur Verwaltung gehörend

Registraturarbeiten
geordnete Ablage von Schriftgut

In diesem Zusammenhang ist folgende Frage zu beantworten: Wie aufwendig ist es, angeforderte Unterlagen zu finden, wieder abzulegen oder neues Schriftgut in bestehende Ordnungssysteme zu integrieren?

Das Schriftgut kann entweder in der Patientenkartei oder in separaten Ordnern, die nach bestimmten Prinzipien geordnet sind, abgelegt werden. Abb. 1 zeigt verschiedene Aufbewahrungsorte (Registraturen) für z. B. Karteien und Akten. Hier liegt auch der große Vorteile der elektronischen Speicherung von Daten. Die Personalkosten werden enorm gesenkt.

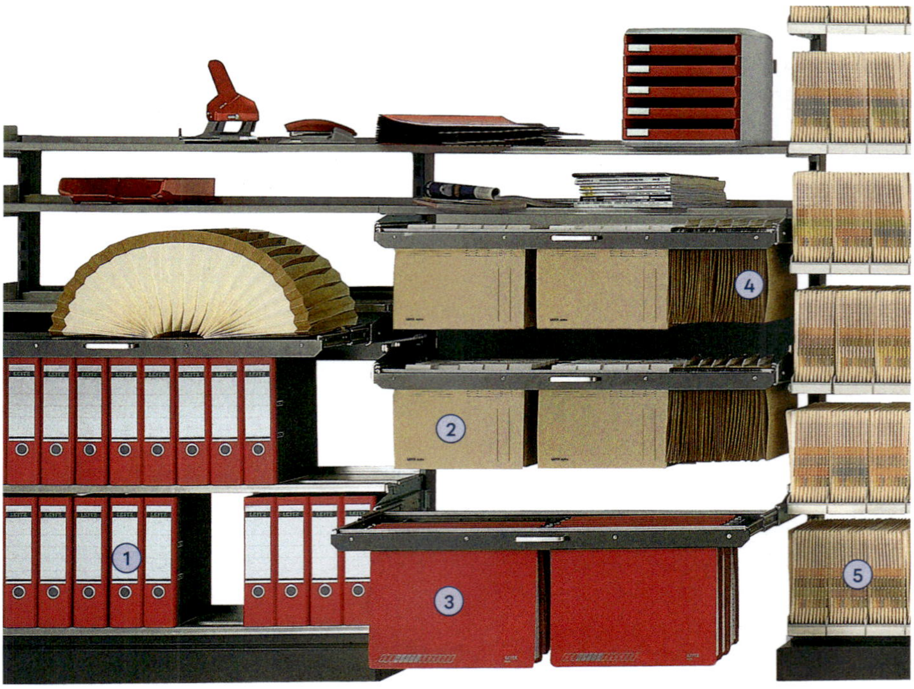

(1) Bibliothekarische Ordnung
(2) Hängeregistratur lateral mit Aufsicht
(3) Hängeregistratur lateral ohne Aufsicht
(4) Hängeregistratur vertikal mit Aufsicht
(5) Stehsammler

Abb. 1 Registraturen im Überblick

14.4 Dokumentenmanagement

Unter dem Dokumentenmanagement im engeren Sinne versteht man die elektronische Archivierung großer Datenbestände. Wesentliches Element ist die elektronische Akte. Der Gesetzgeber verlangt, dass alle in einer Zahnarztpraxis anfallenden Unterlagen entsprechend den vorgeschriebenen Zeiten aufbewahrt werden.

So müssen z. B. die Quartalsabrechnungen der KZV, die Krankenakten der Patienten, die DMP-Unterlagen und die Buchführungsunterlagen 10 Jahre, die Durchschrift der Arbeitsunfähigkeitsbescheinigung 1 Jahr aufbewahrt werden. Das benötigt Lagerplatz und es erfordert viel Zeit zum Heraussuchen, wenn auf bestimmte Daten, z. B. Röntgenbilder, zurückgegriffen werden soll.

Durch Einscannen des Originals und die anschließende Archivierung auf einer Festplatte, CD oder Mikrofilm kann die herkömmliche Papierarchivierung ersetzt werden. Dies ist einfach und benötigt keine speziellen EDV-Kenntnisse. Viele Softwarehäuser bieten hier spezielle Programme für den Zahnarzt an.

Dieses Verfahren hat mehrere **Vorteile:**
- weniger Aktenregale und Karteischränke
- Wahrung der Schweigepflicht, da keine Unterlagen sichtbar herumliegen
- schnelles Auffinden der Unterlagen
- Verringerung des Postein- und -ausgangs durch digitales Versenden
- Personalkostenersparnis

Bei der papierlosen Aufbewahrung müssen alle Belege im vollen Umfang so gescannt sein, dass der Urheber und der Inhalt vollständig und eindeutig erkennbar sind. Jedes Dokument muss in der gleichen Form, wie es erfasst wurde, wieder angezeigt bzw. gedruckt werden können. Die Übereinstimmung mit dem Original wird mittels einer elektronischen Signatur garantiert. Sie dient der eindeutigen Authentifizierung des Absenders und dem Schutz der Daten vor Manipulation (Gewährleistung der Datenintegrität).

Die Archivierung sollte folgende Kriterien erfüllen:
- Die Sortierung erfolgt sachlogisch und in richtiger zeitlicher Reihenfolge.
- Es ist keine Manipulation der Daten möglich, z. B. durch WORM-Verfahren, dies sind Dokumentencontainer, die nur das Hinzufügen von Dokumenten erlauben; außerdem eine bestimmte Größe haben, und damit exakt auf eine CD oder eine DVD passen. Prinzipbedingt ist eine nachträgliche Manipulation des archivierten Beleggutes durch den Einsatz dieser Technologie nicht möglich. So können nachträglich keine einzelnen Dokumente aus dem Container entfernt bzw. durch manipulierte Dokumente überschrieben werden.
- Die Daten sind jederzeit verfügbar.

WORM
write once read many

So sind eine rechtssichere Ablage der Dokumente und ein schneller Zugriff auf die Patientenunterlagen in der Zahnarztpraxis möglich. Viele Programme erfüllen diese gerichtlich bereits festgestellten Ansprüche.

Beispiel

Dokumentenmanagement

Die Aufnahme der Daten des Patienten sowie die Behandlungsdokumentation erfolgen in allen Zahnarztprogrammen elektronisch, Gleiches gilt für die Speicherung. Daneben können z. B. Arztbriefe, Rechnungen, Bilder von speziellen Untersuchungen, Röntgenbilder ebenfalls in der Patientenakte oder auch separat abgespeichert werden. In diesen Datenbeständen kann man auch nach bestimmten Kriterien suchen. So werden z. B. alle offenen Rechnungen in einer Offene-Posten-Liste dargestellt. Nach Bezahlung wandern sie in die Datei „Bezahlten Rechnungen“ und werden ebenfalls in der Patientenakte als bezahlte Rechnung vermerkt. Liegen Briefe vom Patienten oder von Versicherungen als Schriftstück vor, werden sie gescannt und in der Patientenakte abgelegt. Dies kann auch mit Faxen geschehen. Oft liegen Faxe auch elektronisch vor.

14.5 Organisation Postausgang

Bestimmte ausgehende Sendungen (z. B. Mahnung zur Vorlage der eGK) können von Angestellten der Praxis bearbeitet werden. Andere Postausgänge (z. B. Heil- und Kostenpläne an die Krankenkasse) müssen dem Zahnarzt vorgelegt (im EBZ zur qualifizierten elektronischen Signatur mit dem eHBA) und können dann weiterbearbeitet werden.
Zunächst muss die Zahnmedizinische Fachangestellte kontrollieren, ob
- die Absender- und Empfängeranschriften auf der Sendung vermerkt sind,
- der Brief unterschrieben ist,
- die Blattzahl stimmt und
- die Anlagen vorhanden sind.

Wenn dies alles gegeben ist, wird der Brief gefalzt (gefaltet). Die Art der Falz wird bestimmt durch die Briefhülle und die Größe des Briefbogens →Abb. 1. In der Zahnarztpraxis verwendet man meist Briefbögen in DIN A4 und DIN A5. Als Briefhüllen werden meist DIN C6 mit und ohne Fenster sowie DIN lang mit und ohne Fenster und die größeren Hüllen DIN C5 verwendet. Der Vorteil des Fensterbriefumschlags liegt darin, dass nicht kontrolliert werden muss, ob der Briefbogen zur Briefhülle gehört, und dass die Empfängeranschrift nicht noch einmal geschrieben werden muss.

Briefbogen	DIN A4				DIN A5
Falz	Kreuzfalz	Zickzackfalz	Wickelfalz	Einfachfalz	
Briefhülle	DIN C6	DIN lang	DIN lang	DIN C5	DIN C6

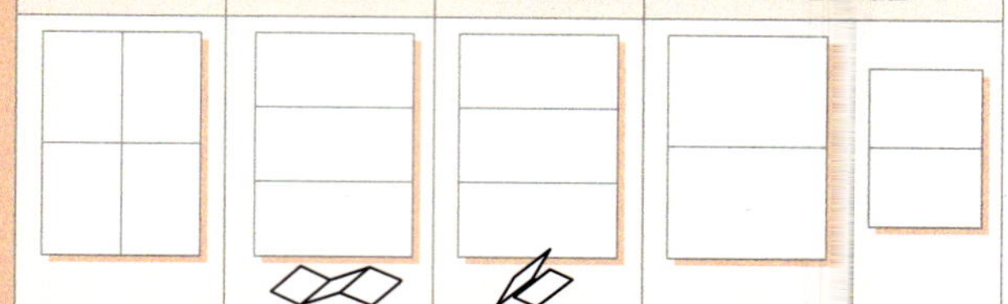

Abb. 1 Falzarten

Nach dem Falzen erfolgt das Kuvertieren (Brief mit einem Briefumschlag verseh-en) und Schließen der Post. Das Frankieren beginnt mit dem Wiegen der Sendung. In Abhängigkeit von Gewicht und Größe wird die Sendung freigemacht (→Abb. 1, S. 270). Dies kann durch Briefmarken (Postwertzeichen) oder Freistempler geschehen. Briefmarken (oder Codierungen) müssen bei der Postfiliale, an Automaten oder im Internet erworben werden. Das Freistempeln kann mithilfe von digitalen Frankiermaschinen in der Praxis erfolgen. Der Weg zur Postfiliale entfällt, da die Portokasse mittels Internet aufgeladen wird.
Die Vorteile von Frankiermaschinen sind im Wesentlichen:
- kein Über- oder Unterfrankieren
- kein Kleben
- „Werbeaufdruck" möglich
- schnellere Bearbeitung

Diese Vorteile von Frankiermaschinen kommen bei einem Versand von 8 bis 10 Sendungen pro Tag zur Geltung. Auch Päckchen und Pakete können damit frankiert werden.

Nach dem Frankieren wird die Ausgangspost zum Briefkasten oder zu einer Postfiliale gebracht. Mit der Nutzung eines DE-Mail-Services entfallen viele der oben genannten Schritte. Die Vorlagenkontrolle, z. B. die Anlagenkontrolle, bleibt aber ein wichtiger Bestandteil in der Organisation des Postausgangs.

Frankiermaschinen finden Sie unter:

www.frama.de
www.francotyp.de
www.neopost.de
www.telefrank.de
www.pitneybowes.de

Internetmarken der Deutschen Post finden Sie unter:

https://internetmarke.deutschepost.de

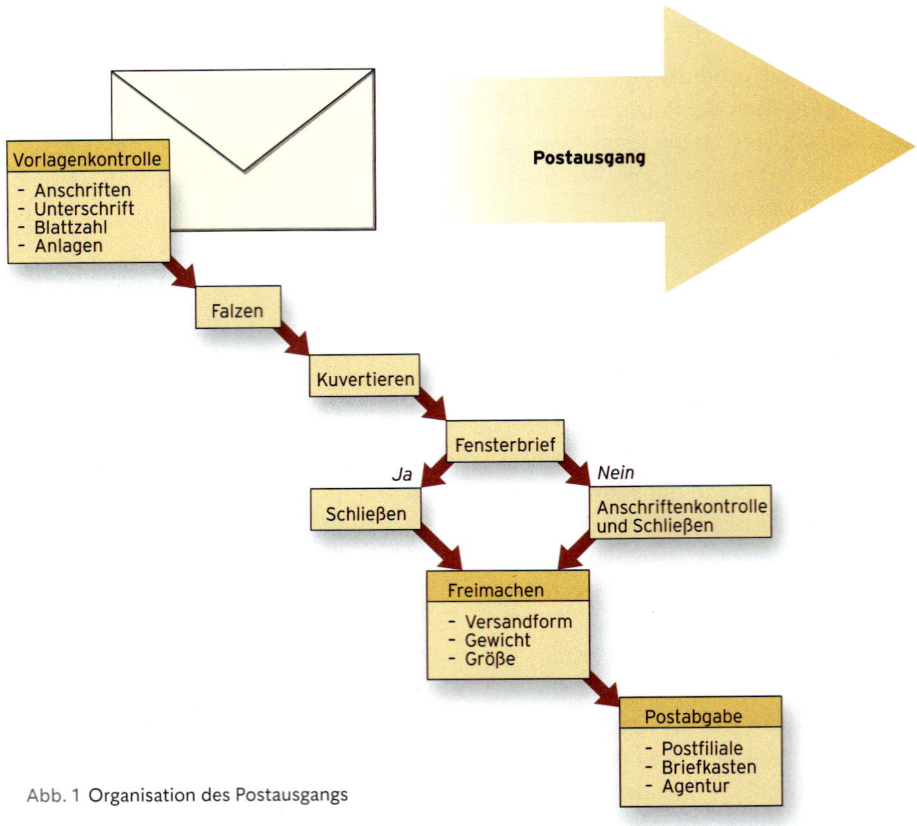

Abb. 1 Organisation des Postausgangs

14.6 Telekommunikation

14.6.1 Fortschritte in der Telekommunikation

Das Telefon wurde 1876 von dem Engländer Alexander Graham Bell erfunden. Er entdeckte, dass akustische Signale in elektrische Impulse umgewandelt werden können, die über Leitungen zu einem gewünschten Empfänger gelangen. Dort werden sie wieder in akustische Signale umgewandelt.

Weil eine „feste" Leitung zu jedem Telefonanschluss führen muss, spricht man vom Festnetz – im Gegensatz zum Mobilnetz. Die Telekommunikation hat sich im Zuge der letzten Jahre durch technische Erfindungen im Bereich der Funktechnik (Satelliten, Antennenstationen), der Kabeltechnik (Glasfaserkabel) und der Methoden der Datenübertragung rasant entwickelt.

Es können jetzt Daten mit einer hohen Datenübertragungsrate weitergeleitet werden. Dabei kann es sich um beliebige Daten handeln, also auch um Sprache und Videos. Die analoge Datenübertagung sowie die ISDN-Datenübertragung sind seit 2020 nicht mehr möglich. Immer mehr Haushalte (ca. 80 %) haben mittlerweile einen Breitbandzugang über das Kabelinternet.

Im Folgenden sollen die für die Zahnarztpraxis wichtigsten Kommunikationsformen erläutert werden. Der größte Anbieter auf diesem Sektor ist die Deutsche Telekom AG. Ihre Leistungen werden nachfolgend kurz vorgestellt und es bleibt Aufgabe des Lesers, diese Leistungen mit denen der Wettbewerber zu vergleichen.

14.6.2 Festnetzangebot

Gab es früher nur einen Anbieter für die Nutzung des Leitungsnetzes (Software) und die Telefonapparate (Hardware), besteht heute in diesem Bereich ein starker Wettbewerb. Dieser Wettbewerb wird von der Bundesnetzagentur überwacht.

Informationen zur Regulierungsbehörde finden Sie unter:

www.bundesnetzagentur.de

Der Telefonhauptanschluss muss auch bei erstmaliger Bereitstellung nicht mehr bei der Deutschen Telekom AG beantragt werden. Bei der Übernahme eines bereits bestehenden Telefonhauptanschlusses ist ebenfalls ein Antrag erforderlich. Die Deutsche Telekom AG ist bundesweit vertreten. Mittlerweile kann jede bestehende Telefongesellschaft mit der Übernahme beauftragt werden, wenn sie in der Region aktiv ist. Die Telefongesellschaften werden auch als Provider bezeichnet.

Da die Hausanschlüsse von der Deutschen Telekom AG hergestellt werden, müssen die Provider von ihren Gebühreneinnahmen eine Pacht an die Deutsche Telekom AG bezahlen.

Provider (= Telefongesellschaft)
für die Nutzung eines Festnetzanschlusses

erstmalige Bereitstellung und Übernahme eines bereits bestehenden Festnetzanschlusses

↓ Deutsche Telekom AG, 1&1, Vodafone, O_2

↓ andere Provider (z. B. Talkline, Tele2, Versatel, Kabel Deutschland) sowie regionale Anbieter: BreisNet, HeLi NET, Teleos, osnatel, BITel, NetCologne

Reine Festnetzanschlüsse ohne Internet kann man nicht mehr bei den bundesweiten Anbietern Deutsche Telekom, Vodafone, 1&1 oder O2 buchen. Die Telekom bietet reine Sprachtelefonie-Anschlüsse nur noch für Bestandskunden an. Die Komfortleistungen der Anschlüsse (z. B. Anklopfen, Rückfragen/Makeln, Dreierkonferenz, Rufnummernanzeige/Rufnummernübermittlung, Anrufweiterleitung, T-NetBox) und die Tarife finden Sie im Internet.

Festnetzanschlüsse der Deutschen Telekom AG finden Sie unter:

www.telekom.de

Bei der Entscheidung für eine Telefongesellschaft sind verschiedene Faktoren zu berücksichtigen. Dazu zählen die Höhe der Grundgebühren, eventuelle Gebührenmodelle, entfernungsabhängige Tarifbereiche und tageszeitabhängige Tarifzeiten, Gespräche ins Festnetz oder Mobilnetz sowie die Telefongewohnheiten.

Telefonanlagen

Möchte man mehrere Telefone in der Zahnarztpraxis anschließen, benötigt man eine Telefonanlage, die auch eine Steuerung bestimmter Funktionen ermöglicht.

Beispiele für Funktionen einer Telefonanlage:
- Es sollen nicht alle Telefone beim Anruf klingeln.
- Von einer Nebenstelle darf nur intern, d. h. innerhalb des Hauses oder der Praxis, telefoniert werden. Die internen Gespräche sind gebührenfrei.
- Eine Nebenstelle soll nur für das Faxgerät gelten. Ebenso kann die Anlage mit der Türfreisprecheinrichtung verbunden sein.

IP
englisch: Internet Protocol; in Computernetzwerken genutztes Protokoll, das die Grundlage des Internets bildet

Für Zahnarztpraxen empfiehlt sich als Telefonanlage ein IP-basierter Anschluss →Abb. 1. Dies ermöglicht eine reibungslose Kommunikation der Mitarbeiter untereinander und nach außen. Die Praxis verfügt dann über drei Rufnummern und zwei Leitungen. Wird z. B. auf der einen Leitung gesprochen oder eine Internetbestellung versandt, wird der Anruf automatisch auf die nächste Leitung gelegt.

Wenn ein zweiter Apparat klingelt (Anruf über die zweite Rufnummer weitergeleitet), weil auf dem ersten Apparat telefoniert wird, sollte sichergestellt sein, dass dieser Apparat auch bedient wird. Der Anrufer meint sonst, dass die Praxis nicht besetzt ist, weil für ihn das Freizeichen ertönt.

Vom Hauptanschluss wird der Router über WLAN direkt angeschlossen. Hierüber läuft dann die gesamte Kommunikation mittels Telefon und Fax, aber auch Kameras, Radios und Fernseher können hier angeschlossen werden. Alte analoge Telefone und z. B. ein Analogfax können noch direkt am Router angeschlossen werden →Abb. 1.

Für Unternehmen und Praxen mit hohem Gesprächsaufkommen ist eine Telefonanlage mit Durchwahlmöglichkeit zu den einzelnen Telefonen (Nebenstellen) sinnvoll. Die Sammelrufnummer lautet dann beispielsweise 2825-0 für die Zentrale und für die Nebenstellen z. B. 2825-205, 2825-206.

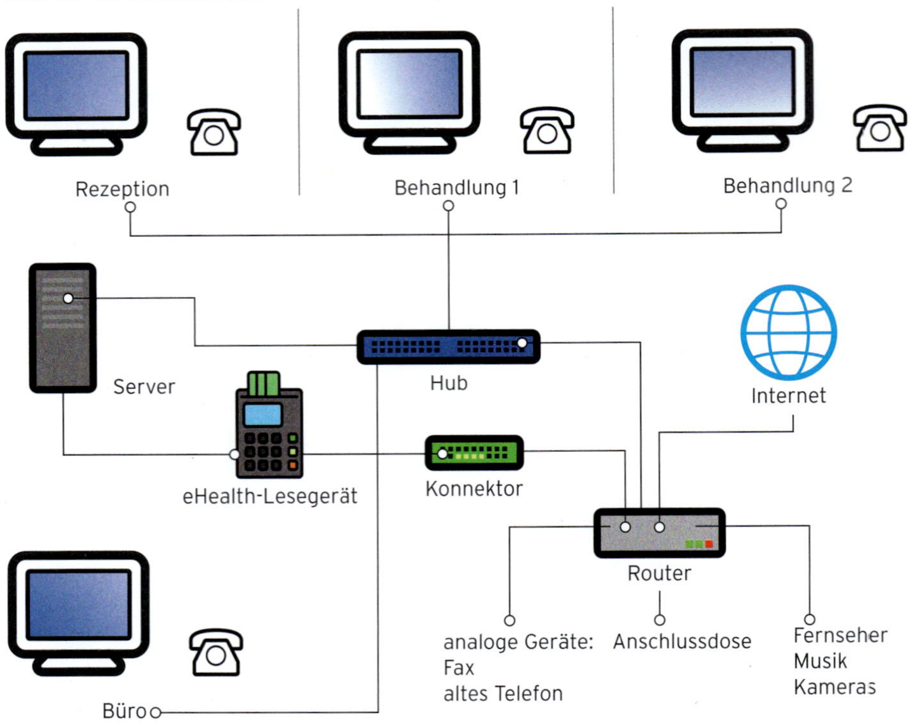

Abb. 1 Telefonanlage mit zwei Leitungen und drei IP-basierten Rufnummern mit Internetzugang

Die Rechner sind über den Hub/Switch direkt mit dem Router und damit mit dem Internet verbunden. Die Telefone sind über WLAN mit dem Router verbunden. Telefonieren über das Internet und Internetzugang der Rechner sind parallel möglich.

Vor den Router wird noch ein zertifizierter **Konnektor** geschaltet, damit die über das eHealth-Lesegerät eingelesenen Patientendaten gesichert im Rahmen der Telematikinfrastruktur übertragen werden können.

Telefonanlagen und Telefone finden Sie unter:

www.telekom.de

Organisation der Fernkommunikation

Der Konnektor ver- und entschlüsselt alle Daten in der Kommunikation mit den gesetzlichen Krankenkassen sowie im Rahmen der KIM. Über den Router läuft die gesamte Kommunikation, auch z. B. Musik, Fernsehen.

Von der Deutschen Telekom AG werden verschiedene Telefone und Telefonanlagen angeboten. Merkmale der Anlagen finden Sie im Internet.

Anrufbeantworter

Falls das Telefon einmal nicht besetzt ist oder das Klingeln des Telefons nicht stören soll, bieten sich automatische Anrufbeantworter an. Die meisten Anrufbeantworter sind in Telefonen integriert. Daneben bieten Telefongesellschaften diese auch im Netz an. Man unterscheidet

- **reine Anrufbeantworter:** Der Anrufer wird je nach Wunsch des Angerufenen kurz über einen Sachverhalt informiert. Danach schaltet das Gerät ab (z. B. während der Mittagspause einsetzbar).
- **Anrufbeantworter mit Sprachaufzeichnung:** Hier kann der Anrufer zusätzlich eine Nachricht auf Band hinterlassen. Die meisten Geräte sind sprachgesteuert, d. h., wenn der Anrufer 8 Sekunden lang nichts sagt, schaltet das Gerät automatisch ab.
- **Anrufbeantworter mit Fernabfrage:** Der Angerufene kann seinen Anrufbeantworter von einem anderen Telefon aus nach Nachrichten abfragen.

Für das Besprechen von Anrufbeantwortern gibt es folgende Empfehlung:

- Hinweis auf das Gerät
- Nennen des Teilnehmers (des Angerufenen)
- Information
- gegebenenfalls Hinweis auf Aufzeichnungsmöglichkeit
- Hinweis auf das Ende der Aufzeichnung

Beispiel

Sie sind mit der Zahnarztpraxis Dr. Dick Backenburg, Freiburg, Rufnummer 244, verbunden. Wir sind zurzeit nicht erreichbar. Legen Sie jedoch nicht auf, unser automatischer Telefonservice gibt Ihnen folgende Hinweise: Unsere Sprechstunden sind Montag, Dienstag, Donnerstag und Freitag von 9:00 bis 13:00 Uhr, außerdem Dienstag und Donnerstag nachmittags von 15:00 bis 18:00 Uhr. Am Mittwoch haben wir keine Sprechstunde. In dringenden Notfällen können Sie sich an den zahnärztlichen Notdienst wenden. Bitte rufen Sie die Nummer 12012000 an. Wiederholung der Nummer des zahnärztlichen Notdienstes: 12012000. Vielen Dank für Ihren Anruf. Das Gerät schaltet jetzt ab.

Telefax (Fernkopierer)

Mit einem Faxgerät ist es möglich, über die Telefonleitung Schriftstücke an Empfänger mit Faxgerät zu übermitteln. Heute werden bereits vielfach kombinierte Fax-Telefone und Faxgeräte mit weiteren Kombinationen angeboten.
Neben geschriebenen Informationen können selbstverständlich auch Zeichnungen gefaxt werden. Wird das Gerät oft genutzt, sollte eine weitere Rufnummer zur Verfügung stehen, die dann als Faxnummer benutzt wird.

Auch mithilfe des Computers und einer entsprechenden Software kann gefaxt werden. Nachteil ist, dass nur dann Faxe empfangen werden können, wenn der Computer eingeschaltet und die Software aktiv ist.

Viele Zahnarztpraxen setzen Telefax zur Kommunikation ein, insbesondere in Verbindung mit
- Labors, um Ergebnisse zu übermitteln,
- Depots, um Bestellungen direkt zu übermitteln,
- der LZK, um Weiterbildungskurse zu buchen,
- Hotels zur Zimmerreservierung bei Kongressen und
- Patienten, um auch bei Abwesenheit Nachrichten zu hinterlassen.

Mit einem Telefax können Nachrichten auf schnellstem Wege übermittelt werden und sie werden nachgewiesenermaßen schneller bearbeitet. Übermittlungsfehler sind nahezu ausgeschlossen und die Kosten sind niedriger als beim Briefversand.

Allerdings sollten dabei ein paar Dinge berücksichtigt werden:
- **Rechtliche Aspekte:** Telekopien sind als Belege anerkannt. Das anschließend immer ausgedruckte Faxprotokoll sollte dem Original angeheftet werden. Aus dem Protokoll sind die Faxempfängernummer, die Faxzeit und das Ergebnis (z. B. o. k.) ersichtlich. Es dient als Beweis für die erfolgte Telekopie. Ist in einem Schriftstück gesetzlich die „eigenhändige Unterschrift“ erforderlich (z. B. Bürgschaft), gilt ein Fax allerdings nicht. Ausnahme: Das Schreiben ist mit einer digitalen Signatur versehen.
- **Datenschutz:** Da die Übermittlung an ein Faxgerät auch erfolgen kann, wenn dies nicht vom Empfänger besetzt ist, können auch Unbefugte den Inhalt zur Kenntnis nehmen. So sollte der Datenschutz bei der Übermittlung personenbezogener Daten dadurch gewährleistet werden, dass
- das Faxgerät in einem besonderen Raum steht, der nur vom Empfänger genutzt wird,
- der Empfänger vor dem Senden eines Telefaxes telefonisch darüber informiert wird,
- die Mitarbeiter über diesen besonderen Aspekt des Datenschutzes informiert werden.

Ein „Verwählen“ sollte möglichst nicht vorkommen, da dann die Daten ggf. an den falschen Adressaten gelangen. Dieses Risiko trägt immer der Absender.

14.6.3 Mobilfunknetzangebot

Informationen zum Begriff Handy finden Sie unter:

www.u32.de/handy.html

Im Gegensatz zum Festnetz bestand im Bereich des mobilen Telefonierens von Anfang an Wettbewerb zwischen mehreren Netzbetreibern bzw. Anbietern (Providern). Daneben gibt es heute auch einen Wettbewerb der Betriebssysteme (z. B. Android von Google, iOS von Apple und Windows Phone von Microsoft).

Die Netzbetreiber (Deutsche Telekom, Vodafone, Telefonica) sowie weitere Mobilfunkanbieter (z. B. 1&1, ADAC, Congstar) bieten die Mobiltelefone (Hardware) oft kostenlos oder zu geringen Beträgen an, wenn gleichzeitig ein **Kartenvertrag** über ein Funknetz abgeschlossen wird.

GSM
Global System for Mobile Communication

GPRS
General Packet Radio Service

UMTS
Universal Mobile Telecommunications System

LTE
Long-Term Evolution

Ursprünglich war das sogenannte Handy nur zum Telefonieren geeignet. Das lag am technischen Standard, da noch nicht genügend Daten übertragen werden konnten (GSM-Standard). Die Entwicklung zum GPRS-Standard, dann weiter zum UMTS- und schließlich zum LTE-Standard machte dies erst möglich. Die Standards sind in den einzelnen Funknetzen unterschiedlich weit fortgeschritten. Das Handy konnte so zum Kleincomputer (Smartphone) werden, womit große Datenmengen empfangen und bearbeitet werden können.

Zentrales Merkmal von Smartphones sind berührungsempfindliche Bildschirme (Klein-Tablets oder Phablets genannt), Bluetooth- und WLAN-Möglichkeit. Damit können viele Programme (Apps) auf dem Smartphone gesteuert werden, z. B. zur Navigation, Foto- und Videosoftware, Musikstreaming, soziale Netzwerke, E-Mail- und Kommunikationsprogramme, Fernsehen, Fernsteuerung. Über „App-Stores" können Programme oft kostenlos und schnell auf das Smartphone geladen werden.

Ähnlich wie beim Festnetz muss beachtet werden, wie hoch die monatliche Grundgebühr und wie hoch die Gesprächskosten sind. Für die Gesprächskosten bestehen viele Gebührenmodelle. Hinzu kommt, dass die Onlinekosten auf Datenmengen beschränkt sein können, wenn man dafür keinen Flat-Tarif besitzt. Auch die Akkulaufzeit bei Smartphones spielt mittlerweile eine große Rolle bei der Auswahl.

Bei **Prepaid-Karten** werden keine Grundgebühren erhoben. Der Benutzer kann nur für den Wert der vorher erworbenen Guthabenkarten telefonieren. Die Gesprächsgebühren sind höher als bei den Vertragshandys.

Meist besteht bei Prepaid-Karten sowie bei Vertragstelefonen eine zeitliche Bindung an den Provider ohne Kündigungsmöglichkeit von ein bis zwei Jahren.

Manche Provider bieten auch Geräte an, die zu Hause als Festnetzgerät und ab ca. 300 m bis 2 km Entfernung als Mobilanschluss laufen. Beim Kauf oder Umtausch von Smartphones muss mittlerweile auf die Größen der SIM-Karten geachtet werden. Viele neuere Smartphones funktionieren nur mit den Micro-SIM- oder Nano-SIM-Karten, der kleinsten Variante. Daneben werden auch Zweitkarten für das zweite Handy (z. B. im Auto) für einen geringen Preis oder eine zweite Karte für eine neue Nummer (und ein zweites Handy) günstig angeboten.

14.6.4 Serviceleistungen von Telefongesellschaften

Vanity-Nummer (Wortwahlnummer)

Anstelle einer beliebigen Nummer kann hier der Name der Arztpraxis als Buch-stabennummer gewählt werden, z. B. erhält die Praxis Dr. Dick Backe folgende Nummer →Abb. 1.

Die Rufnummer ist also 3 4 2 5 2 2 2 5 3. Der Service muss bei der Bundesnetzagentur beantragt werden. Er wird meist mit einer 0180/0800 oder 0900 Nummer kombiniert.

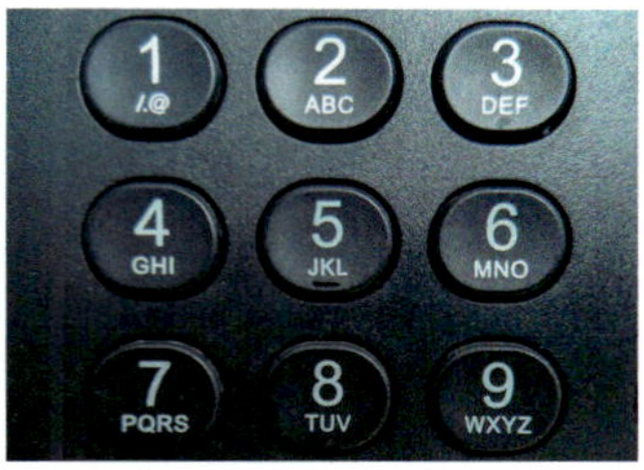

Abb. 1 Buchstabenbelegung der Telefontasten

D = 3
I = 4
C = 2
K = 5
B = 2
A = 2
C = 2
K = 5
E = 3

0180-Servicenummern

Gegen einen einmaligen Bereitstellungspreis kann man Anrufer (Patienten) von der Telefongebühr teilweise befreien.

Hier sind z. B. folgende Modelle möglich:
- Patient zahlt einen bestimmten Betrag pro Minute zwischen 9:00 und 18:00 Uhr, die Differenz wird von der Arztpraxis getragen.
- Patient zahlt einen bestimmten Betrag pro Minute.
- Praxis zahlt alle Gesprächskosten, die über einen bestimmten Betrag pro Minute hinausgehen.
- Patient zahlt pauschal einen bestimmten Betrag pro Gespräch.

0800-Servicenummern

Der Anrufer zahlt keine Gesprächsgebühren, der Angerufene übernimmt die Gebühren. Dies wird häufig als besonderer Service von den PVS-Anbietern geboten.

0900-Servicenummern

Hierbei fallen hohe Gebühren an, die der Anrufer tragen muss. Die Gebühren werden von der Telefongesellschaft erhoben und an den Angerufenen weitergeleitet. Es werden telefonische Dienste gegen Entgelt, z. B. Hotline-Service, angeboten.

Merke
Notrufnummer für Polizei, Feuerwehr und Rettungsdienst: 112

Telefonsonderdienste

Im Telefonbuch der Deutschen Telekom werden Telefonsonderdienste und Telefonansagen angeboten. Dazu zählen:

- Notrufe und Störungsmeldungen (gebührenfrei);
  folgendes Schema sollte bei der Meldung eingehalten werden:
  Wer meldet sich?
  Wo geschah es?
  Was geschah?
  Wie viele Personen sind betroffen?
  Welche Verletzungen liegen vor?
  Warten auf Rückfragen
- Konferenzschaltung: Über die Vermittlung des Operators (früher „Fräulein vom Amt“) können bis zu zehn Teilnehmer in verschiedenen Ortsnetzen (auch mobil) miteinander sprechen. Auch eine Bildzuschaltung ist möglich. Man spricht dann von Videokonferenzen.
- Kummer- und Nottelefone
- Dolmetscherdienste: Übersetzungsdienst während des Gesprächs
- Telefonauskunft: für Inland und Ausland mit direkter Verbindungsherstellung
- Zeitansage
- Auslandsgespräch

Europa und die übrigen Länder sind in Fernzonen eingeteilt. Kann man die betreffende Auslandsrufnummer nicht selbst anwählen, fallen zusätzlich Gebühren für die Handvermittlung über den Operator an. Für besonders weite Gespräche sollten Sie die Zeitzonen beachten.

Beispiel einer Auslandsrufnummer:

00	33	467	56 69
↓	↓	↓	↓
Auslandsvorwahl	Land Frankreich	Ortsnetz Montpellier	Teilnehmerrufnummer

Die Bundesrepublik Deutschland hat als internationale Vorwahl die Nummer 0049 oder +49.

14.6.5 Telefontarife

Call-by-Call

Call-by-Call bedeutet, dass Sie bei jedem Telefonanruf entscheiden, über welche Telefongesellschaft (Provider) Sie telefonieren wollen. Dies erfolgt durch eine Zusatznummer, die Sie vor der eigentlichen Telefonnummer eingeben müssen.

Aktuelle Telefontarife finden Sie unter:

www.teltarif.de

Beispiel

Die Rufnummer eines gewünschten Gesprächspartners ist z. B. 0761 23 87 (Hauptanschluss Deutsche Telekom AG). Wählen Sie die Nummer ohne Zusatz, telefonieren Sie über die Telefongesellschaft, bei der Sie den Hauptanschluss haben (hier Deutsche Telekom AG).

Wählen Sie

01013 0761 23 87, telefonieren Sie über Tele2;

01040 0761 23 87, telefonieren Sie über Ventelo.

Die Rechnung erhalten Sie entweder von der Deutschen Telekom AG, die den Betrag dann an die Telefongesellschaft weiterleitet, oder von der Telefongesellschaft direkt. Es können dann mehrere Rechnungen pro Monat zu Ihnen in die Praxis (bzw. nach Hause) kommen.

Manche Telefongesellschaften verlangen zunächst eine Anmeldung, um das Call-by-Call-Verfahren für Sie freizuschalten. Die meisten Anbieter können Sie jedoch direkt wählen. Das Call-by-Call-Verfahren kann von einer Telefongesellschaft, die Sie mit Preselection (siehe unten) gewählt haben, auch ausgeschlossen werden.

Manche Telefonapparate gestatten die Aufnahme mehrerer Telefongesellschaften, die je nach Uhrzeit gewählt werden können. So kann man immer über die Telefongesellschaft, die zu der gewünschten Zeit den günstigsten Telefontarif anbietet, telefonieren. Bei Telefonapparaten, die mit einem Computer verbunden sind, kann Software jeweils die günstigste Telefongesellschaft automatisch heraussuchen.

Preselection

Preselection bedeutet, dass Sie eine Telefongesellschaft (z. B. Vodafon) gewählt haben, über die Sie alle Gespräche abwickeln wollen. Die entsprechende Vorwahl muss dann nicht mehr gewählt werden. Es gelten die Konditionen der Preselection-Gesellschaft. Prüfen Sie vor Vertragsabschluss neben den Gebühren auch die Kündigungsfristen und die Möglichkeit des Call-by-Calls.

14.6.6 Telefonrechnung

Alle Anbieter bieten heute die Telefonrechnung online an. Sie wird etwa ein Jahr lang auf dem Server zum Ausdruck (z. B. für die Steuererklärung) bereitgehalten. Bei Briefversand fallen zusätzliche Kosten an.

Auch der Einzelverbindungsnachweis wird heute von allen Telefongesellschaften angeboten.

Darüber hinaus kann die Rechnung nach bestimmten Kriterien analysiert und grafisch angezeigt werden, z. B. an welchem Wochentag die meisten Gespräche stattfinden, zu welcher Zeit am häufigsten telefoniert wird, welche Art von Gesprächen wann geführt wird (Nahbereich, Ferngespräche). Diese Informationen können bei der Auswahl eines geeigneten Tarifes bei einem Provider hilfreich sein.

14.7 Organisation eines Telefongesprächs

Die Gesprächsführung am Telefon prägt den ersten Eindruck von einer Zahnarztpraxis entscheidend. Sie vermittelt (neuen) Patienten ein sympathisches oder unsympathisches Bild und kann der Beginn einer neuen oder das Ende einer bestehenden Zahnarztpraxis-Patienten-Beziehung sein. Jedes Telefonat muss daher vorbereitet und unter Berücksichtigung der Regeln der Gesprächsführung durchgeführt werden.

14.7.1 Die richtige Telefonnummer finden

Um ein Telefongespräch führen zu können, muss zunächst die Nummer des Teilnehmers bekannt sein. Als vorteilhaft erweist es sich, die Nummern von Gesprächspartnern, die häufig angewählt werden, abzuspeichern.

Auskunft finden Sie unter:
www.klicktel.de/telefonbuch
www.dastelefonbuch.de
www.gelbeseiten.de
www.dasoertliche.de

Daneben bieten sich die nationale und internationale Auskunft an. Hier können sämtliche Teilnehmer nachgefragt werden. Adressen werden ebenfalls telefonisch bekannt gegeben. Weitere Quellen sind DVDs mit allen Telefonnummern oder die Suche im Internet →Abb. 1.

Viele Rufnummern und andere Kontaktdaten können auch in den gedruckten **Telekommunikationsverzeichnissen** selbst ermittelt werden, diese gibt es auch online oder mobil:
- Das Telefonbuch → Privat- und Geschäftseinträge von A–Z
- Gelbe Seiten → Branchenverzeichnis
- Gelbe Seiten regional → lokales Branchenverzeichnis
- Das Örtliche → lokale Privat- und Geschäftseinträge von A–Z

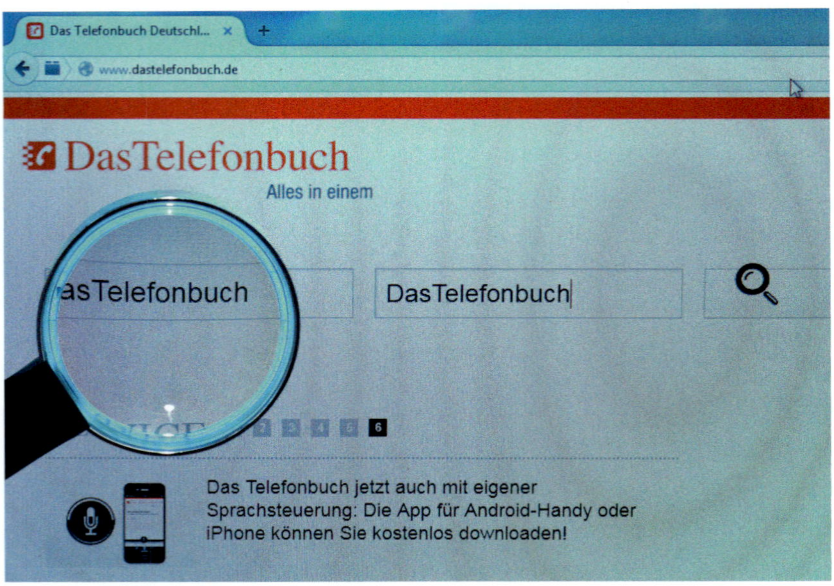

Abb. 1 Telekommunikationsverzeichnisse im Internet

Da sich die Telefonnummern und andere Daten häufig ändern, ist es wichtig, dass Sie immer die neuesten Telefonbücher bzw. DVDs besitzen. Sie erscheinen jährlich neu. Die aktuellen Rufnummern finden Sie auch auf den genannten Webseiten.

14.7.2 Dokumentation der Telefongespräche

Damit keine Informationen in der Praxis verloren gehen und der Informationsfluss erhalten bleibt, sollten eine Gesprächsnotizliste geführt und wichtige Gesprächsinhalte notiert werden. Gut bewährt haben sich Vordrucke, auf denen man sich die wichtigsten Informationen notieren kann.

Gegenüber normalen Notizzetteln haben die im Handel erhältlichen Vordrucke den Vorteil, dass sie für die wichtigsten Inhalte (z. B. Zeitpunkt des Gesprächs) strukturiert sind.

14.7.3 Telefonkommunikation

Vorbereitung eines geplanten Telefongesprächs

- **1. Schritt:** Notieren Sie sich die gewünschte Rufnummer, den Namen des Unternehmens (der Krankenkasse) und des Gesprächspartners (des Sachbearbeiters).
- **2. Schritt:** Legen Sie sich alle Unterlagen bereit, die eventuell für das Gespräch wichtig werden könnten, z. B. Rechnungsdaten, Bestellnummern, Fabrikate.
- **3. Schritt:** Halten Sie sich das Ziel des Gespräches vor Augen (Was wollen Sie erreichen?).
- **4. Schritt:** Machen Sie sich Stichworte, wie Sie das Gespräch inhaltlich führen wollen.
  - Zeitpunkt des Gesprächs?
  - Handelt es sich um einen neuen/schwerhörigen/betreuten Patienten?
  - Auf welche Reaktion muss ich mich einstellen?
  - Welche Einwände sind zu erwarten?
  - Wie können die Einwände entkräftet werden?
  - Wie reagiere ich in schwierigen Situationen auf Fragen, die ich nicht beantworten darf und kann?
- **5. Schritt:** Suchen Sie sich eine ungestörte Möglichkeit, um zu telefonieren. Der Angerufene merkt, wenn Sie abgelenkt sind. Mobilgeräte sind zum ungestörten Telefonieren empfehlenswert.

Merke
Da über ein Telefongespräch kein Schriftstück existiert und nur das Gesprochene gültig ist, muss bei wichtigen Telefonaten als Nachweis eine schriftliche Bestätigung erfolgen.

Durchführung eines geplanten Telefongesprächs

- **1. Schritt:** Voraussetzung eines jeden Gesprächs ist, dass Sie sich vorher mit der Telefonanlage der Praxis vertraut gemacht haben. Prüfen Sie, ob z. B.
- ein Knopf gedrückt werden muss, um den Wählton zu erhalten,
- die Wahl bei aufgelegtem Hörer möglich ist,
- Freisprechen möglich ist,
- Stummschalten möglich ist.
- **2. Schritt:** Legen Sie den Vordruck für die Dokumentation bereit.
- **3. Schritt:** Setzen Sie sich aufrecht und gerade in Ihren Stuhl.
- **4. Schritt:** Stellen Sie die Telefonverbindung her. Beginnen Sie mit dem Wählen erst, wenn der Wählton zu hören ist. Vorher gewählte Ziffern bleiben unwirksam.
- **5. Schritt:** Wenn die Verbindung zustande kommt, sollten Sie sich mit dem Namen der Praxis oder mit einer einheitlichen Meldeformel der Praxis melden. Von zahlreichen Varianten werden hier zwei gegenübergestellt:
- a) „Praxis Dr. Sedel – Maier. Guten Tag." Diese Formel kommt sehr oft vor, verwirrt aber viele Angerufene und Anrufer: Hat der Zahnarzt einen Doppelnamen, Sedel-Maier? Handelt es sich etwa um eine Doppelpraxis Dr. Sedel – Dr. Maier?
- b) „Praxis Dr. Sedel. Hier spricht Peer Maier. Guten Tag!" Durch diese etwas längere Variante weiß der Anrufer, mit wem er spricht. Wichtig ist auch, dass hierbei langsam und deutlich gesprochen wird.
- **6. Schritt:** Ist ein Anschluss besetzt, legen Sie gleich wieder auf. Der gewünschte Teilnehmer spricht bereits. Wählen Sie danach erneut oder drücken Sie die Wahlwiederholungstaste. Manche Telefone wählen automatisch wieder, bis die Rufnummer frei ist („Rückruf bei Besetzt"). Beachten Sie gegebenenfalls die Telefonhinweise, z. B. „Kein Anschluss unter dieser Nummer": Entweder Sie haben sich bei der Wahl geirrt oder der Anschluss ist aufgehoben worden.

Merke
Bei der IP-Telefonie über den Router gehen oft die ersten Worte bei der Meldung verloren. Notfalls also nachfragen oder die Begrüßung noch mal wiederholen.

Umgang mit eingehenden Telefongesprächen

- Das Telefon nicht zu lange läuten lassen.
- Falls Sie den Namen des Anrufers nicht richtig verstanden haben, fragen Sie nach oder lassen Sie sich den Namen buchstabieren.
- Versuchen Sie, den Grund des Anrufs zügig zu ermitteln.
- Den Behandler abschirmen, d. h., nur in Ausnahmenfällen die Behandlungstätigkeit des Zahnarztes unterbrechen.
- Bei Rücksprache mit dem Behandler möglichst Stummtaste drücken (Musikeinspielung).

14.7.4 Telefonische Gesprächsführung

Beim Telefonieren fehlt die nonverbale Ausstrahlung (Körperhaltung, Mimik, Gestik und Blickkontakt) des Gesprächspartners. Als einziges Kommunikationswerkzeug dient die Stimme. Stimmmelodie und Wortwahl entscheiden über das Telefongespräch. Neben Ausdrucksform (höflich oder ruppig) und Tonlage (diese beeinflusst das Gesprächsklima) gibt es einige wichtige Regeln, die für einen professionellen Umgang am Telefon beachtet werden sollten:

Verhaltensregeln	Beispiele
Führen Sie **keine Privatgespräche** vor Patienten.	Der ZFA Manuel bekommt während der Sprechzeit einen Anruf von seiner Freundin. Er freut sich und unterhält sich ausgiebig mit ihr über das vergangene Wochenende, während ein Patient vor der Anmeldung steht. **Auswirkung:** Der Patient hat zu Recht den Eindruck, dass Manuel nicht arbeitet und ihn unnötig lange warten lässt.
Beachten Sie die **Schweigepflicht.**	Der ZFA Manuel sagt einen Termin bei Herrn Meier ab mit folgender Begründung: „Es tut mir sehr leid, dass wir den Termin absagen müssen, aber unser Chef hat kurzfristig noch einen dringenden Hausbesuch bei Herrn Fleischhauer aus Helmstedt." **Auswirkung:** Hier wurde die Schweigepflicht verletzt. Zudem ist es für Herrn Meier nicht wichtig zu wissen, bei wem und wann sein Arzt einen Hausbesuch macht.
Telefonieren Sie in **Ruhe** und führen Sie **keine Nebentätigkeiten** während des Telefonats aus.	Der ZFA Manuel ist völlig im Stress. In solchen Fällen kaut er immer Kaugummi. Beide Telefone klingeln, es kommen gerade zwei neue Patienten und der neue Auszubildende Marlon hat eine wichtige Frage an ihn. Sein Kollege ist gerade nicht in Reichweite und besetzt ein neues Behandlungszimmer. Er nimmt ein Telefonat an und müsste eigentlich gleichzeitig die neuen Patienten empfangen. Der Anrufer ist zudem empört, dass in dieser Praxis ja nie jemand ans Telefon geht. Das ist Manuel zu viel und er sagt Kaugummi kauend zum Anrufer, dass er für solche Sachen im Moment keine Zeit habe, und legt auf. **Auswirkung:** Manuel ist in diesem Moment aufgrund unzureichender Praxisorganisation überfordert und seine Arbeitsabläufe gleiten ihm aus der Hand. Durch sein Verhalten am Telefon verärgert er den ohnehin schon unzufriedenen Anrufer, der ihn schlecht verstanden hat, weil er am Telefon mit Kaugummi im Mund gesprochen hat.

Organisation der Fernkommunikation

Verhaltensregeln	Beispiele
Nennen Sie Ihren Namen **langsam und deutlich.** Bilden Sie **kurze Sätze** und vermeiden Sie Schachtelsätze. Passen Sie sich im Sprachtempo und in der Sprache dem **Gesprächspartner** angemessen an.	Herr Münster ist 93 Jahre alt und ruft in der Zahnarztpraxis an, um einen Termin zu bekommen. Er ist stark schwerhörig und versteht den ZFA am anderen Ende der Leitung nicht, da dieser zu schnell und zu undeutlich gesprochen hat. Vor Schreck legt er den Hörer auf, weil er der Meinung ist, sich verwählt zu haben. **Auswirkung:** Bedenken Sie, dass Sie verschiedene Anrufer haben. Sie können alt, sehr jung, sprach- und hörbehindert, schüchtern, forsch, verärgert, launisch oder unsicher sein.
Sprechen Sie Ihren Gesprächspartner stets mit **Namen** an.	Der ZFA Manuel am Telefon: „Ja, das erledigen wir für Sie, Herr, ... ähm ..., wie war noch mal Ihr Name?“ **Auswirkung:** Der Patient ist nun verunsichert, ob der ZFA zugehört hat und sein Anliegen auch richtig ausführen wird, da dieser ja schon den Namen nicht mehr weiß. Wenn Sie Ihre Gesprächspartner mit Namen ansprechen, haben diese Gewissheit, dass Sie wissen, mit wem sie gerade sprechen, und fühlen sich mit ihrem Anliegen in den richtigen Händen.
Legen Sie sich **Notizblock** und **Schreibstift** bereit.	Der Auszubildende Marlon sitzt allein an der Anmeldung und nimmt ein Telefonat entgegen. Da er noch sehr unsicher und nicht routiniert ist, hat er nach Beendigung des Gesprächs vergessen, sich Namen und Telefonnummer des Anrufers zu notieren, und kann auf Nachfrage des Kollegen auch nicht mehr genau sagen, was der Grund des Anrufs war. **Auswirkung:** Für den Kollegen ist es nun schwer nachzuvollziehen, wer und warum derjenige angerufen hat. Falls der Anrufer ein zweites Mal anruft, ist dieser Kollege unvorbereitet und der Anrufer eventuell verärgert, da er sein Anliegen doch schon dem anderen Kollegen erläutert hat. Es ist daher immer sinnvoll, einen vorgedruckten Notizblock neben das Telefon zu legen, der bei jedem Telefonat ausgefüllt werden sollte.
Fallen Sie Ihrem Gesprächspartner **nicht ins Wort.**	Am Montagmorgen beginnt wie immer ein hektischer Tag und das Telefon klingelt ununterbrochen. Der ZFA Manuel ist bereits an der ersten Leitung und telefoniert mit Herrn Kruse. Weil die zweite Leitung ohne Unterbrechung weiterklingelt und Manuel sich noch nicht gut genug mit der Telefonanlage auskennt, bricht er das Gespräch auf der ersten Leitung abrupt ab, indem er Herrn Kruse in seinen Schilderung unterbricht und ihn auf die Telefonsprechstunde hinweist. **Auswirkung:** Herr Kruse wird es als sehr unverschämt empfinden, einfach unterbrochen zu werden, und sich beschweren oder die Praxis im schlimmsten Falle wechseln wollen.

Verhaltensregeln	Beispiele
Vermeiden Sie Fachsprache im Gespräch mit einem Patienten.	Herr Müller (Versicherungsvertreter) soll Kronen bekommen. Dazu muss er verschiedene Termine in der Zahnarztpraxis wahrnehmen. Der ZFA Manuel ruft aus diesem Grund den Patienten Müller an. Dieser ist verärgert und brummt, dass er zufällig noch einen Beruf hätte. Daraufhin erklärt Manuel ihm, warum es nötig ist, in diesem Falle mehr als nur einen Termin zu vereinbaren, da dies nicht mit einem Termin zu erledigen ist. **Auswirkung:** Würde Manuel in medizinischer Fachsprache sprechen, hätte dies zur Folge, dass Herr Müller noch verärgerter wäre, da er vermutlich die Argumente, die für mehrere Termine sprechen, nicht verstehen würde.
Kontrollieren Sie während des Gesprächs Ihre **Mimik** und **Gestik.**	Der Auszubildende Marlon ist verärgert, da sein Chef ihn darauf hingewiesen hat, dass er bereits zum dritten Mal zu spät zur Arbeit gekommen ist. Als er an das Telefon geht, sieht man ihm die Verärgerung an. Herr Hedwig, ein umständlicher Patient, ist am Telefon. Marlon antwortet auf seine Fragen und vereinbart einen Termin mit ihm. Als er von Herrn Hedwig gefragt wird, ob ihm eine Laus über die Leber gelaufen sei, ist Marlon überrascht. Er hatte doch gerade heute darauf geachtet, am Telefon freundlich zu sein. **Auswirkung:** Wenn man mit verärgertem Gesicht mit jemandem spricht, hört es sich unfreundlicher an, als wenn man mit einem Lächeln auf den Lippen telefoniert.
Fassen Sie den **Inhalt des Gesprächs** am Ende noch einmal zusammen und stellen Sie sicher, dass beide Seiten **keine Fragen** mehr haben.	Der ZFA Manuel telefoniert mit Herrn Gustav. Er hat ein bestimmtes Problem und bittet ihn, dieses dem Zahnarzt weiterzuleiten. Gleichzeitig macht er einen neuen Termin mit ihm aus. Als Manuel das Anliegen noch einmal zusammenfasst, weist Herr Gustav ihn darauf hin, dass er persönlich mit dem Zahnarzt sprechen möchte. **Auswirkung:** An diesem Beispiel wird deutlich, dass es durchaus wichtig sein kann, Gesprochenes noch einmal zusammenzufassen, bevor man es weiterleitet. Dies verhindert die Bildung von Missverständnissen.
Finden Sie einen **freundlichen Gesprächsabschluss.**	Der Auszubildende Marlon beendet ein Telefongespräch, indem er sich für das Gespräch bedankt und wartet, bis sein Gesprächspartner aufgelegt hat. **Auswirkung:** Der letzte Eindruck haftet, daher unbedingt noch einmal den Namen des Anrufers erwähnen.

Folgende Fragestellungen helfen Ihnen, geführte Telefongespräche zu analysieren:
- Kenne ich die Praxistelefonanlage und kann sie korrekt bedienen?
- Liegen immer alle Hilfsmittel bereit?
- Versteht der Anrufer meine Meldung zu Beginn des Gesprächs?
- Klingt meine Stimme sympathisch, verbindlich, angenehm und freundlich?
- Ist die Sprache dialektfrei und auch für Auswärtige sowie Ausländer gut zu verstehen?

- Wie sieht meine Mimik und Gestik beim Telefonieren aus (z. B. lächle ich?)?
- Spreche ich meinen Gesprächspartner mit seinem Namen an?
- Konzentriere ich mich auf den Anruf und höre aktiv zu?
- Lasse ich Anrufer ausreden, ohne sie laufend zu unterbrechen?
- Finde ich einen freundlichen Abschluss des Gesprächs?
- Kann ich Fragen stellen, ohne aufdringlich zu wirken?
- Verwende ich positive Formulierungen wie z. B. „sehr gerne", „ich werde".
- Halte ich versprochene Rückrufe ein?
- Schalte ich das Telefon stumm bei Rückfragen?
- Mache ich mir ausreichende Notizen während des Anrufs?
- Vergesse ich keinen Anrufer in der Leitung?
- Habe ich alle wichtigen und unklaren Dinge wiederholt und geklärt?
- War ich auf das Telefonat gut vorbereitet?
- War ich während des Telefonats ungestört?

14.8 Internet

Mit der Einführung der Telematikinfrastruktur wurde die Internetanwendung in der Zahnarztpraxis zur Pflicht. Hat man sich für einen Provider entschieden, benötigt man noch einen Browser, um im Internet Informationen zu erhalten, Zertifikate zu verwalten oder gesicherte Verbindungen zu installieren.

Telematikinfrastruktur
→ S. 244

Es gibt zahlreiche Anbieter für den Internetzugang. Hier sollte immer zuerst überprüft werden, ob die Leistungen am Sitz der Praxis/am Wohnort verfügbar sind. Die Tarife unterscheiden sich je nach Geschwindigkeit des Zugangs von 2000 bis 120000 Mbit/s. Die Preise schwanken zwischen ca. 15,00 € und 80,00 € monatlich bei einer Flatrate. Wenn keine Flatrate gewählt wird, sollte ungefähr bekannt sein, wie lange man im Internet surfen will und welches Datenvolumen dabei abgerufen wird. Auch dafür werden Tarife angeboten. Für die Kommunikation im Medizinwesen steht die TI mit der KIM im Internet über den Konektor zur Verfügung.

Über sogenannte VPN-(Virtual-Private-Network)-Verbindungen kann man über einen gesicherten Kanal (vorstellbar als Kabel oder Tunnel) im Internet z. B. auf den Praxisrechner zugreifen. Das kann z. B. für eine ZFA mit Heimarbeitsplatz von Bedeutung sein, die die zahnärztliche Abrechnung zu Hause betreut und durchführt.

Liegen die obigen Voraussetzungen vor, benötigt man noch eine spezielle Software, die den Internetzugang ermöglicht. Die Zugangssoftware wird von verschiedenen Unternehmen zur Verfügung gestellt. Diese Unternehmen werden Provider genannt (z. B. freenet, T-Online, Tiscali, O_2, Vodafon, 1&1). Einige bieten neben dem reinen Internetzugang zusätzliche Dienste an (z. B. E-Mail, Onlinebanking).

Bei der Entscheidung für einen Provider sind die Grundgebühren und die Verbindungsentgelte der Anbieter zu berücksichtigen.

Tarifvergleiche finden Sie unter:
www.dsl-tarife.de

Wichtig ist auch die „Rechnerpower" der Anbieter. Wechseln viele Verbraucher zu einem Billiganbieter, kann der Anschluss überlastet sein, d. h., sie bekommen keinen oder nur einen extrem langsamen Zugang zum Internet.

Bei Vertragsbeginn bieten viele Provider ein bestimmtes freies Datenvolumen an. Beachten Sie, dass diese monatliche Datenmenge meist nicht in den nächsten Monat übertragen werden kann.

14.9 Praxishomepage

Auch für Zahnarztpraxen ist es wichtig, im Internet präsent zu sein. Hier bietet sich die Erstellung einer „Homepage“ an →Abb. 1. Dies ist eine Art Eingangsseite, die oft ein weiteres „Blättern“ (= Surfen) erlaubt. Diese ist jedoch an die strengen Bedingungen des Berufsrechts der Zahnärzte gebunden. In den Berufsordnungen sind dazu mittlerweile Regeln für Werbemaßnahmen entwickelt worden.

Werbung →S. 57

Alle die Praxis betreffenden Informationen, z. B. Lage, Sprechzeiten, Kommunikationsnummern, Spezialgebiete können darin aufgenommen werden. Sachliche berufsbezogene Informationen sind dabei gestattet.

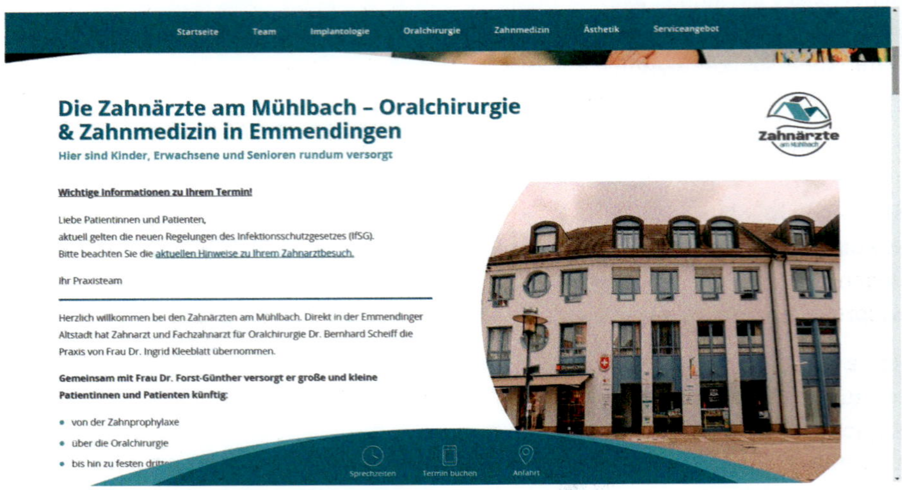
Startseite
Team
Implantologie
Oralchirurgie
Zahnmedizin
Ästhetik
Serviceangebot
Die Zahnärzte am Mühlbach – Oralchirurgie & Zahnmedizin in Emmendingen
Hier sind Kinder, Erwachsene und Senioren rundum versorgt
Zahnärzte
Wichtige Informationen zu Ihrem Termin!
Liebe Patientinnen und Patienten,
aktuell gelten die neuen Regelungen des Infektionsschutzgesetzes (IfSG).
Bitte beachten Sie die aktuellen Hinweise zu Ihrem Zahnarztbesuch.
Ihr Praxisteam
Herzlich willkommen bei den Zahnärzten am Mühlbach. Direkt in der Emmendinger Altstadt hat Zahnarzt und Fachzahnarzt für Oralchirurgie Dr. Bernhard Scheiff die Praxis von Frau Dr. Ingrid Kleeblatt übernommen.
Gemeinsam mit Frau Dr. Forst-Günther versorgt er große und kleine Patientinnen und Patienten künftig:
von der Zahnprophylaxe
über die Oralchirurgie
Sprechzeiten
Termin buchen
Anfahrt

Abb. 1 Praxishomepage einer Zahnarztpraxis

Mittlerweile bieten viele Praxen auch einen virtuellen Rundgang durch die Räumlichkeiten der Praxis mit einem Video an. Auf der Homepage der Praxis bietet sich ein Zugang für die Internetbuchung von Terminen an.

14.10 E-Mail (Electronic Mail): Die elektronische Post

> **Merke**
> Berufswidrige Werbung ist Zahnärzten untersagt. Berufswidrig ist insbesondere eine anpreisende, irreführende oder vergleichende Werbung.

Neben dem World Wide Web ist die E-Mail ein viel genutzter Dienst im Internet. Um diesen Dienst zu nutzen, benötigt man eine eindeutige Adresse.

Alle Provider bieten dabei auch mehrere E-Mail-Adressen nach Wunsch an. Die E-Mail-Adresse kann mit einem Namen oder einer Nummer beginnen. Danach folgt das Zeichen @, auch „at“ genannt, was so viel wie „bei“ bedeutet (Tastenkombination „Alt Gr“ und „Q“). Es steht direkt vor dem Provider. Hat man die Adresse eingetragen sowie einen Betreff formuliert, kann man die eigentliche Nachricht am Bildschirm eingeben.

Neben Texten können auch Bilder, Grafiken und Programme als E-Mail (Anhang, sogenannte Attachments) verschickt werden. Als Nachteil wird angesehen, dass man den Versand als Postkarte ansehen muss. Es erfolgt keine Verschlüsselung, sodass der Datenschutz nicht gewährleistet ist. Es existieren viele Verschlüsselungsprogramme für E-Mails, wie z. B. PGP (Pretty Good Privacy) und GNU Privacy Guard, die man auch im privaten Bereich nutzen kann. Man sollte beim Abfassen von E-Mails unbedingt die Netiquette – das höfliche und respektvolle Benehmen – beachten.

14.11 Informations- und Kommunikationsmedium

Das Internet ist für die große Mehrheit der niedergelassenen Zahnärzte ein selbstverständliches Informations- und Kommunikationsmedium, das auch beruflich stark genutzt wird. Rund 80 % nutzen das Internet. Mit Einführung der Telematik-Infrastruktur ist die Internetanbindung für Vertragszahnärzte Pflicht.

Zahlreiche Medizindepots bieten auf ihren Websites Informationen u. a. zu neuen Maschinen und Werkstoffen an, und ermöglichen Onlinebestellungen. Auch Technikerinnungen stellen Informationen online zur Verfügung. Nachdem auch Labore Internetseiten einrichten, kann die Kommunikation mit dem Fremdlabor neben dem Fax auch über das Internet laufen. Für den ZE-Upload in der Zahnarztpraxis ist es erforderlich, dass das Labor die Daten in einem bestimmten Format (XML-Datei) online an die Praxis sendet.

Um Informationen zu bekommen, bedient man sich sogenannter Suchmaschinen, z. B. www.google.de, www.lycos.de oder www.ecosia.org. Um eine Online-Sprechstunde in der Praxis einzuführen, benötigt man ein bestimmtes Programm wie z. B. Skype, Microsoft Teams, Zoom oder Alfaview. Neben einem Bildschirm benötigen sowohl Patient als auch Zahnarzt ein Mikrofon, Lautsprecher und eine Kamera am Rechner. Durch diese Möglichkeit der Kommunikation sind auch viele persönliche Besprechungen, Konferenzen und Fortbildungen „ersetzt" worden.

Reine Verwaltungsarbeiten können von einem Zahnmedizinischen Fachangestellten zu Hause am PC in Verbindung mit dem Praxis-PC erledigt werden. Auch die Abrechnungsdaten können über das Internet mittels Upload (mit einem Zertifikat) an die entsprechenden Stellen versandt werden. Das BKV wird auch nur noch im Internet als Download durch die KZV zur Verfügung gestellt. Der Versand von digitalisierten Röntgenbildern an die Universitätskliniken oder einen Chirurgen über das Internet ist heute üblich. Bei manchen Operationen können Spezialisten diese über das Internet in einem Operationssaal eines weit entfernten Krankenhauses über ferngesteuerte Maschinen vornehmen.

BKV
Bundeseinheitliches Kassenverzeichnis; hier sind alle gesetzlichen Krankenkassen Deutschlands aufgeführt.

Reisebuchungen zu Tagungen und Kongressen oder auch von Privatreisen erfolgen immer mehr über das Internet und schließen die Flug- und Hotelbuchung mit ein. Weitere Beispiele sind Bildtelefongespräche über das Internet, das Musik Hören und Fernsehen über Streaming-Dienste.

14.12 Kritik am Internet

Neben den vielfältigen positiven Effekten, die das Internet bringt und gebracht hat, dürfen auch die negativen Seiten nicht verkannt werden, z. B. Vereinsamung, Suchtgefahr, Informationsflut, Internetkriminalität. Informationen aus dem Netz sollten daher immer kritisch geprüft werden. Folgende Fragestellungen können dabei helfen:
- Wer stellt die gefundenen Informationen mit welcher Absicht bereit?
- Wie aussagekräftig sind die gefundenen Informationen?
- Welche Merkmale sollen zur Bewertung der Informationen herangezogen werden?
- Welches sind die fehlenden Informationen, die nicht bereitgestellt werden?

Aufgaben

1 Lesen Sie die beiden Gerichtsurteile und entscheiden Sie, in welcher Form Sie einen empfangsbedürftigen Brief (z. B. eine Kündigung) verschicken würden.

Einwurfeinschreiben eingeschränkt beweiskräftig
Das Einwurfeinschreiben der Post AG erfüllt nicht die Anforderungen an eine förmliche Zustellung nach dem Verwaltungszustellungsgesetz. Das Schreiben wird dem Empfänger nicht übergeben, sondern in den Briefkasten eingeworfen oder in das Postfach gelegt. Dies wird vom Postbediensteten bescheinigt. Damit kommt dem Einwurfeinschreiben nur eine eingeschränkte Beweis- und Zustellungsfunktion zu. Bundesverwaltungsgericht, AZ: 9 C7/00

Kind ist Empfangsbote
Der Briefzusteller traf den Empfänger eines Einschreibens nicht an und übergab es an den 9-jährigen Sohn des Empfängers. Dieser legte den Brief in das Kinderzimmer und vergaß, dem Vater die wichtige Mitteilung zu übergeben. Später fand der Vater den Brief zufällig. Die entsprechende Frist war abgelaufen und der Vater argumentierte vor Gericht, dass sein noch nicht volljähriger Sohn den Brief angenommen habe und nicht er. Das Gericht entschied, dass der Sohn durchaus als Empfangsbote für den Briefzusteller gilt. Ob das Kind den Brief weiterleite, sei nicht Sache des Absenders. Mit dem Vermerk „Eigenhändig" könne man dies ja ausschließen. Die entsprechende Frist sei demnach abgelaufen. Amtsgericht Friedberg, AZ: C 249/91

2 Wählen Sie die richtige Versandform durch die Deutsche Post AG.
a Patientenunterlagen müssen an die KZV versandt werden.
b Ein Röntgenfilm muss zur Entwicklung in ein Labor verschickt werden.
c Ein Röntgenbild muss an die Universitätszahnklinik versandt werden.
d 80 Patienten müssen für die kommende Woche abbestellt werden.
e Mehrere Patienten sollen eine Mahnung zur Vorlage der elektronischen Gesundheitskarte erhalten.
f Versand von zahnärztlichen Rechnungen
g Ein Patient erhält eine letzte Mahnung, weil er seine Rechnung nach drei Monaten immer noch nicht bezahlt hat.
h Der Zahnarzt möchte einem Kollegen ein Fachbuch schicken.
i Einem Mitarbeiter soll gekündigt werden.
j Eine Akte mit Befundunterlagen, ca. 1,5 kg schwer, muss zum Gutachter geschickt werden.
k Ein Laptop, ca. 2,5 kg schwer, Wert ca. 2500,00 €, muss zur Reparatur eingeschickt werden.
l Eine Bestellung, die bereits abgesandt worden ist, soll am gleichen Tag noch widerrufen werden.

3 Sie haben den Verdacht, dass ein Patient der Praxis die falsche Adresse genannt hat. Welchen Service bietet die Deutsche Post an?

4 Erklären Sie den Begriff „Ersatzempfänger".

5 Bei welchen Sendungen ist die Annahme durch Ersatzempfänger ausgeschlossen?

6 Was versteht man unter einer „Postvollmacht"?

7 Was versteht man unter dem Service Bring- und Abholdienst der Deutschen Post AG?

8 Welche Vorteile bietet ein Postfach?

9 Wer kann die Briefe mit folgender Anschrift entgegennehmen?

a Zahnarztpraxis Dr. C. Meyer Hochallee 3 70173 Stuttgart	b Einschreiben Dr. C. Meyer Hochallee 3 70173 Stuttgart	c Herr Dr. C. Meyer Hochallee 3 70173 Stuttgart
d Zahnarztpraxis Dr. C. Meyer Hr. J. Fröhlich vertraulich Hochallee 3 70173 Stuttgart	e Einschreiben mit Rückschein Praxis Dr. C. Meyer Hochallee 3 70173 Stuttgart	f Einschreiben Eigenhändig Hr. J. Fröhlich in Praxis Dr. C. Meyer Hochallee 3 70173 Stuttgart

10 Welchen Sinn hat ein „Eingangsstempel" und welche Angaben sollte er enthalten?

11 Nennen Sie weitere Hilfsmittel für den Posteingang.

12 Weshalb sollte beim Posteingang eine Absenderkontrolle durchgeführt werden?

13 Ein neuer Kollege leitet die eingehenden Praxisrechnungen sofort an den Zahnarzt weiter. Erklären Sie ihm, weshalb diese Vorgehensweise nicht sinnvoll ist.

14 Muss der Zahnarzt über eingehende Überweisungen von Patienten informiert werden? Begründen Sie Ihre Antwort.

15 Welche Wertstufen unterscheidet man bei Schriftgutdaten?

16 Was versteht man unter Daten mit Gesetzeswert?

17 Was muss bei der Vernichtung von Daten beachtet werden?

18 Geben Sie in der folgenden Darstellung jeweils die Art der Schriftgutablage an. Die Patientenkarteikarten hängen in einem Schrank mit Aufsicht. Die Krankenblätter werden hier eingeheftet. Die separate Röntgenkartei in DIN-A4-Querformat hängt in einem Hochschrank vertikal in Schienen. Die Röntgenbilder werden dort eingeheftet. Heil- und Kostenpläne werden lose in die Karteikarte eingelegt. Nach der Abrechnung erfolgt eine Einordnung in einen Stehordner mit der Aufschrift HKP AR und der Jahresbezeichnung, z. B. HKP AR 15/1.

19 Beschreiben Sie die Schriftgutablage Ihrer Ausbildungspraxis.

20 Messen Sie die Zeit vom ersten Suchen eines Schriftstückes bis zur Vorlage in der Praxis. Vorgehensweise: Alle Schränke sind geschlossen. Ein ZFA bestimmt, welches Schriftstück gesucht werden soll, und bedient die Stoppuhr. Nach Vorlage des Schriftstücks wird die Zeit für das Wiedereinordnen gemessen.

21 Welche Kontrollen müssen bei der Ausgangspost durchgeführt werden?

22 Besorgen Sie sich eine Briefhülle DIN C6 und eine Briefhülle DIN lang mit Fenster. Falzen Sie einen Briefbogen DIN A4 auf die verschiedenen Arten. Kuvertieren Sie anschließend.

23 Nennen Sie die Vorteile von Fensterbriefumschlägen.

24 Diskutieren Sie Vor- und Nachteile der Freimachung mit Postwertzeichen, Freistemplern bzw. Internetmarken.

25 Zu einem Brief gehören drei Blätter DIN A4. Es wird 80-g-Papier verwendet (ein Blatt DIN A0 wiegt 80 g). Kann der Brief als Standardbrief versandt werden? (Hilfe: DIN A0 einmal quer gefaltet ergibt DIN A1; DIN A1 quer gefaltet ergibt DIN A2 usw. Die Briefhülle DIN C6 wiegt ca. 3 g.)

26 Nennen Sie Postsendungen, die Ihre Ausbildungspraxis ohne Wissen und Unterschrift des Zahnarztes verlassen können.

27 Welche Schritte entfallen beim Postausgang, wenn ein Brief mit E-Post versendet wird?

28 Unterscheiden Sie Hardware und Software im Festnetz und Mobilfunknetz.
a Zeichnen Sie einen Plan der Telefonanlage Ihrer Ausbildungspraxis. Tragen Sie alle Leitungen (z. B. analog, ISDN, DSL, IP Telefonie) und Apparate (z. B. Telefon, Fax, Computer) ein.
b Sind die Nebenstellen Ihrer Praxistelefonanlage alle mit gleichen Merkmalen ausgestattet?

29 Was bedeutet
a Anrufweiterschaltung?
b Lauthören?
c Rückruf bei Besetzt?

30 Ihre Ausbildungspraxis ist in der Mittagspause nicht besetzt. Es soll ein automatischer Anrufbeantworter angeschlossen werden.
a Welchen Anrufbeantworter-Typ schlagen Sie vor?
b Besprechen Sie ein 15-Sekunden-Band mit dem gewünschten Text (Uhr bereithalten).

31 Welche Telekommunikation wäre in folgenden Fällen wünschenswert?
a Eine Zeichnung mit dem Lageplan der Zahnarztpraxis sollte schnell an einen Großhändler gesendet werden.
b Für einen Vortrag benötigt der Zahnarzt noch einige medizinische Fakten.
c Der Termin des nächsten Zahnärztekongresses zum Thema „Gesundheitsreform“ soll ermittelt werden. Ein Hotelzimmer muss in Zürich gebucht werden.
d Die Daten des Computers für die vertragszahnärztliche Abrechnung sollen direkt an den Computer der KZV zum Quartalsende übermittelt werden.
e Ein Mitarbeiter des Labors hat den Abdruck stehen lassen. Er befindet sich schon auf der Rückfahrt.
f Eine Überweisung soll noch heute nach Bankschluss erfolgen.
g Ein befreundeter Arzt hätte gerne dringend das Vortragsmanuskript Ihres Chefs, um es für sich umzuarbeiten.

32 Vergleichen Sie die Tarifstruktur der Deutschen Telekom mit der von zwei bis drei Wettbewerbern, die Sie sich im Internet suchen.
a Welche Schwierigkeiten haben Sie bei dem Vergleich?
b Welche Gemeinsamkeiten entdecken Sie?

33 Ihr Chef will um 18:00 Uhr nach der Sprechstunde seinen Freund in Tokio anrufen. Worauf machen Sie ihn aufmerksam?

34 Unterscheiden Sie anhand der Telefonrechnung fixe und variable Kosten.

35 Sie telefonieren mit der Hotline 01907 85 88, es werden 1,99 € Gebühren pro Minute erhoben. Das Gespräch dauert 7,5 Minuten. Wie teuer ist das Gespräch für die Praxis?

36 Wonach richten sich bei der Deutschen Telekom die Gesprächsgebühren? Vergleichen Sie sie mit dem Provider Ihrer Praxis.

37 Was versteht man unter einer Telefonflat? Gilt sie immer für alle Gespräche?

38 Welche Suchmöglichkeiten für Telefonnummern stehen Ihnen in der Praxis zur Verfügung?

39 Wo finden Sie die folgenden Rufnummern schnell?
- a Sie benötigen dringend einen Klempner.
- b Die Polizei muss wegen eines Notfalls verständigt werden.
- c Der Patient Walter Krause hat vergessen, die Telefonnummer anzugeben.
- d Der Patient unter c) wohnt außerhalb des Bereichs des Telefonbuchs der Praxis.

40 Denken Sie sich eine Meldeformel für Ihre Ausbildungspraxis aus, schreiben Sie sie auf und lesen Sie sie vor. Diskutieren Sie unterschiedliche Formeln in der Klasse.

41 Entwerfen Sie mit dem Computer einen Praxisvordruck, den Sie für die telefonische Gesprächsvorbereitung verwenden können.

42 Stellen Sie die Unterlagen und Notizen für folgende Telefongespräche zusammen:
- a Ihr Chef möchte den Sachbearbeiter für prothetische Abrechnungsfragen bei der KZV sprechen. Es geht um den HKP des Patienten Werner Schulz und um eine grundsätzliche Frage der BEMA-Interpretation zur Gebührenziffer 89.
- b Ihr Chef bittet Sie, im Labor anzurufen, um einige wichtige Details einer Prothese an den entsprechenden Zahntechniker weiterzugeben.
- c Ihr Chef bittet Sie, beim Privatpatienten Otto Zander anzurufen. Er hat bis heute seine Rechnung nicht bezahlt, obwohl Sie ihn bereits einmal gemahnt haben.
- d Sie sollen im Dentaldepot anrufen, um abzuklären, warum bis heute niemand auf die Reklamation des neuen Röntgengerätes reagiert hat.
- e Ein Patient hat wegen ihrer schlecht sitzenden Prothese angerufen. Es herrschte gerade große Hektik in der Praxis – sie hat daraufhin aufgelegt. Rufen Sie ihn zurück.

43 Im Folgenden sind verschiedene „Telefonsituationen“ aus dem Praxisalltag dargestellt. Stellen Sie diese Situationen in einem Rollenspiel nach. Die beiden Telefonpartner sollen sich dabei nicht sehen können. Die Nichtschauspieler sollen jeweils eine Telefonnotiz während des Gesprächs anfertigen. Anschließend werden die Gespräche analysiert und Verbesserungsvorschläge ausgearbeitet.
Es ist Mittagspause in der Praxis Dr. Merkel, in der außer Ihnen drei ZFA (Petra, Anja und Fenya) und eine ZMF (Frau Mutter) arbeiten. Der Zahnarzt ist zurzeit nicht in der Praxis.
- a Sie sind allein in der Praxis. Anrufer: Schirwinsky vom Dentaldepot Schaupp und Söhne aus Oberkirch (hat es sehr eilig, spricht sehr schnell und aufgeregt). Er hat bereits einmal angerufen und ein Sonderangebot „Wurzelinstrumente im Package“ zum Sonderpreis von 1000,00 € angeboten. Er braucht die Antwort sofort, da auch andere Praxen interessiert sind.
- b Sie sind mit Petra in der Praxis. Anrufer: Frau Herbst, die um 14:00 Uhr heute einen zweieinhalbstündigen Präparationstermin hat, aber erst eine Stunde später erscheinen will (mögliche Gründe: muss noch Kind in den Kindergarten bringen; Mann kommt später als geplant zum Mittagessen; Verabredung mit einem Bekannten vergessen).
- c Sie sind mit Petra und Anja in der Praxis. Sie sollen den Patienten Walter Müller anrufen und darum bitten, dass der 14:00-Uhr-Termin verschoben wird, da der Zahnarzt an einer Beerdigung teilnehmen muss. Der Patient ist unwillig, da er für diesen Termin freinehmen musste (Gesprächsvorbereitungsnotiz entwerfen).
- d Sie sind mit Petra, Anja und Fenya in der Praxis. Anrufer: Herr Koch bittet für den heutigen Tag um einen dringenden Termin (angeblich Schmerzen). Die Termine sind bis 19:00 Uhr alle vergeben.
- e Sie sind mit Petra, Anja, Fenya und Frau Mutter in der Praxis. Anrufer: Sziminiak von der Berufsgenossenschaft Nahrung bittet um Auskunft über den Patienten Moritz Schnauf (Seit wann in Behandlung? – Bäckerkaries? – Ist Zahnersatz geplant? – Sind weitere Familienmitglieder in Behandlung?).
- f Sie sind allein in der Praxis. Anrufer: Otto vom Tennisklub will den Chef sprechen. Bleibt es bei der Verabredung von heute Abend 19:00 Uhr?

44 Wer oder was verbirgt sich hinter den folgenden Adressen?

www.adac.de	www.ifap.com
www.zdf.de	www.duden.de
www.greenpeace.org	www.coca-cola.com
www.basf.com	www.whitehouse.gov
www.spiegel.de	www.daimler.com

45 Wählen Sie die folgende Adresse an und beschreiben Sie, welche Informationen geliefert werden. Worin sehen Sie Vorteile des Internetangebots?

a www.schauinsland.com

b www.bundestag.de

46 Beachten Sie die Werbung auf einer von Ihnen gewählten Suchmaschine. Wodurch unterscheidet sich diese Werbung von der Fernsehwerbung?

47 Wodurch unterscheiden sich E-Mail und Fax?

48 Suchen Sie Newsgroups unter der Adresse http://groups.google.com und gehen Sie anschließend auf „de“ und „newusers“. Klären Sie:

a Was sind Newsgroups?

b Worum geht es in Newsgroups?

49 Was versteht man unter einem Chat (engl. Geschnatter)?

50 Suchen Sie Informationen zu „Zahnmedizinischer Fachangestellter“ oder „Zahnarzthelfer“, indem Sie den Begriff in einer Suchmaschine eingeben. Vergleichen Sie die Ergebnisse mit den Angeboten einer weiteren Suchmaschine.

51a Entwerfen Sie eine Website für Ihre Ausbildungspraxis (evtl. mit Links). Fertigen Sie hierzu eine Skizze, wie Sie sich dies ungefähr vorstellen.

b Prüfen Sie Ihren Entwurf auf die berufsrechtlichen Erfordernisse für einen Zahnarzt.

c Entwerfen Sie einen Adressvorschlag für ihre Website (z. B. Zahnarztpraxis-Dr.Schneider.de) und lassen Sie unter www.denic.de bei Domain-Registrierung (hier unter Whois-Suche) prüfen, ob diese Adresse noch frei ist.

LF 3
Hygienemaßnahmen organisieren und Medizinprodukte aufbereiten

1 Mikrobiologie
2 Infektionslehre
3 Grundbegriffe und Grundlagen der Hygiene
4 Hygienemanagement
5 Maßnahmen zur Verringerung des Infektionsrisikos in der Zahnarztpraxis
6 Medizinprodukteaufbereitung
7 Gefahrstoffe und biologische Arbeitsstoffe in der Zahnarztpraxis

Einführung in die Hygiene

Der Begriff Hygiene bezeichnet die Lehre von der Verhütung von Krankheiten und beinhaltet alle Maßnahmen zur Erhaltung und Förderung der Gesundheit. Im Bereich der zahnärztlichen Praxis dienen die hygienischen Maßnahmen vorwiegend der Vorbeugung (Prävention bzw. Prophylaxe) von Infektionskrankheiten. Wichtige Maßnahmen der Praxis- und Arbeitsplatzhygiene sind Reinigung, Desinfektion und Sterilisation, die zum einen das Praxispersonal und zum anderen die Patientinnen vor Infektionen schützen. Weitere Maßnahmen sind, neben der persönlichen Hygiene, auch das Tragen von Arbeits- und Schutzkleidung sowie das Anlegen der persönlichen Schutzausrüstung (PSA).

1 Mikrobiologie

Die medizinische Mikrobiologie ist die Lehre von den Mikroorganismen (Kleinstlebewesen). Mikroorganismen sind sehr kleine, meist einzellige Lebewesen, die nur mithilfe eines Mikroskops sichtbar sind. **Pathogene** Mikroorganismen sind die Ursache von Infektionskrankheiten, während **apathogene** Mikroorganismen nicht zu Krankheiten führen. Eingeteilt werden Mikroorganismen in vier Gruppen:

- Bakterien
- Viren
- Pilze
- Protozoen

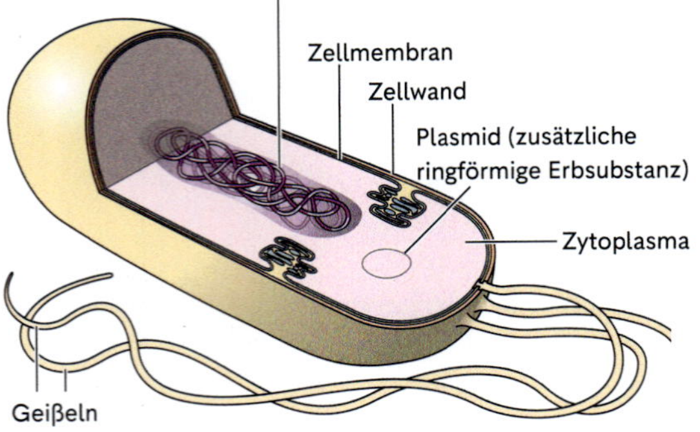

Abb. 1 Grundaufbau der Bakterienzelle

Viele Mikroorganismen leben mit dem Menschen an verschiedenen Stellen des Körpers zum gegenseitigen Nutzen zusammen, was als **Symbiose** bezeichnet wird. So haben z. B. die Bakterien des Dickdarms wichtige Aufgaben bei der Verdauung und bilden außerdem das für die Blutgerinnung notwendige Vitamin K.

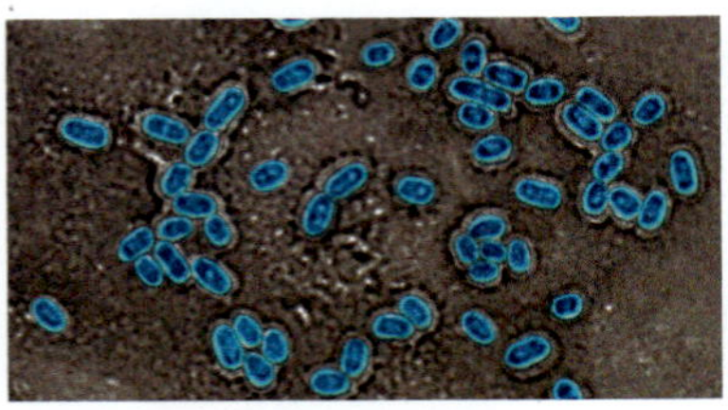

Abb. 2 Grampositive Bakterien

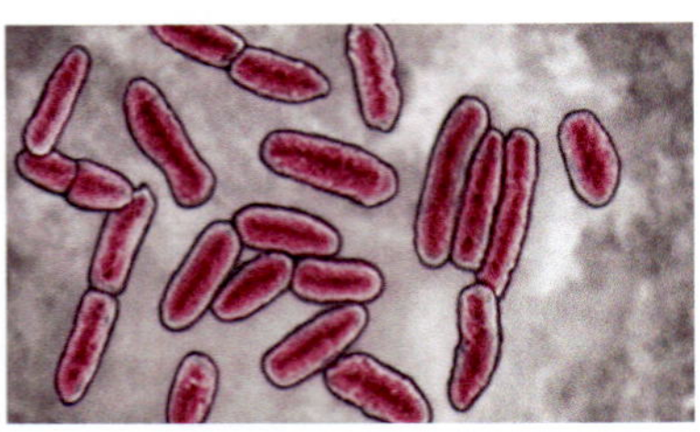

Abb. 3 Gramnegative Bakterien

1.1 Bakterien

Bakterien sind einzellige, ungefähr sieben Mikrometer große Mikroorganismen, die keinen Zellkern besitzen →Abb. 1. Eine Zellmembran umgibt das wässrige Zytoplasma, in dem sich die frei vorliegende Erbsubstanz (DNA) befindet. Als äußere Begrenzung umschließt eine Zellwand schützend das Bakterium. Diese Zellwand ist bei den verschiedenen Bakterienarten unterschiedlich aufgebaut und lässt sich mit der Gramfärbung unterschiedlich anfärben. Unter dem Lichtmikroskop sind grampositive Bakterien blau angefärbt →Abb. 2, gramnegative Bakterien rot →Abb. 3. Auf diese Weise können Bakterien unterschieden werden.
Einige Bakterienarten haben außerdem an ihrer Zellwand mehrere Geißeln, mit denen sie sich aktiv fortbewegen können.

Bakterien besitzen einen eigenen Stoffwechsel und lassen sich auf Nährböden anzüchten.

Die Vermehrung von Bakterien erfolgt durch einfache Zellteilung, indem sich nach der Verdopplung der Erbsubstanz die Zellmembran und die Zellwand in der Mitte einschnüren. So entstehen bei einigen Bakterienarten unter günstigen Bedingungen (ausreichend Nährstoffe und optimale Temperatur) innerhalb von 20 Minuten aus einem Bakterium zwei eigenständige Tochterzellen. Bei ungünstigen Umgebungsbedingungen bilden einige Bakterienarten widerstandsfähige Dauerformen (**Sporen**) →Abb. 1, die viele Jahre ohne Wasser und Nährstoffe überdauern können. Aus diesen Sporen entwickeln sich dann bei besseren Lebensbedingungen wieder vermehrungsfähige Bakterien.

Bakterien können, obwohl sie einen gemeinsamen Grundaufbau aufweisen, unterschiedlich geformt sein →Abb. 2 bis 4:
- **Kokken** sind kugelförmige Bakterien, die nach ihrer Anordnung unterschieden werden:
  - **Staphylokokken** sind traubenförmig angeordnet.
  - **Streptokokken** liegen kettenartig wie Perlen einer Perlenkette aneinander. In der Mundhöhle ist der Erreger Streptococcus mutans eine Ursache für die Entstehung von Karies.
  - **Diplokokken** kommen paarweise vor.
- **Bazillen** sind stäbchenförmige Bakterien, die Geißeln zur Fortbewegung tragen können. Sie kommen von allen Bakterienarten am häufigsten vor. In der Mundhöhle sind Laktobazillen an der Entstehung von Karies beteiligt.
- **Spirochäten** sind spiralförmige Bakterien.

Ein weiteres Unterscheidungsmerkmal von Bakterien ist deren Eigenschaft, mit oder ohne Sauerstoff leben zu können. Bakterien, die Sauerstoff zum Leben benötigen, bezeichnet man als **aerobe** Bakterien, während solche, die nur ohne Sauerstoff leben können, **anaerobe** Bakterien genannt werden.

Bakterielle Infektionskrankheiten werden mit **Antibiotika** behandelt. Für eine gezielte Therapie muss die Erregerart bekannt sein. Zur Auswahl des am besten geeigneten Arzneimittels kann die Empfindlichkeit der Erreger gegen verschiedene Antibiotika mithilfe eines Antibiogramms getestet werden.

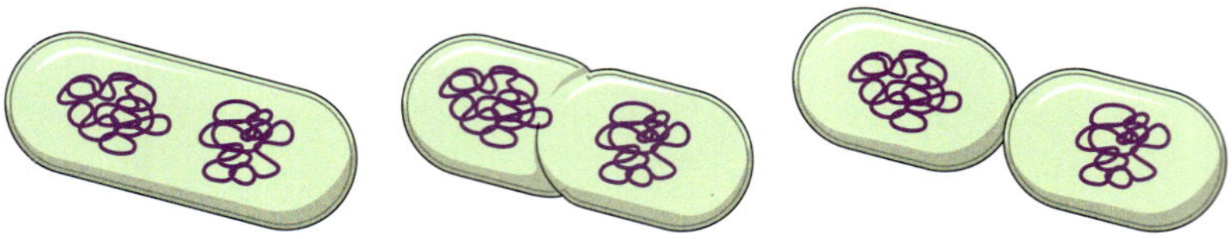

Abb. 5 Alle Bakterien vermehren sich durch Zellteilung.

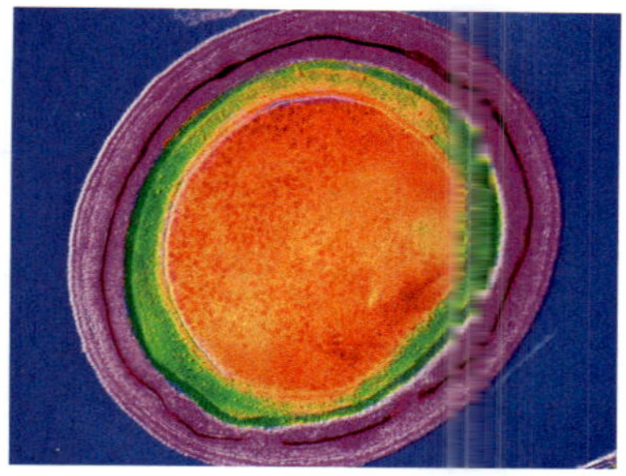

Abb. 1 Bakterienspore

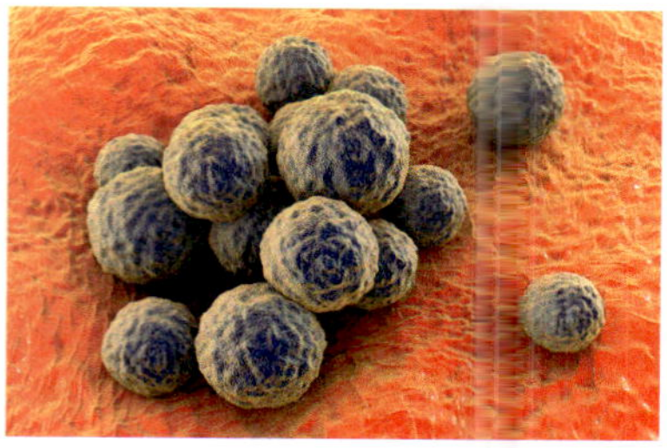

Abb. 2 Kokken

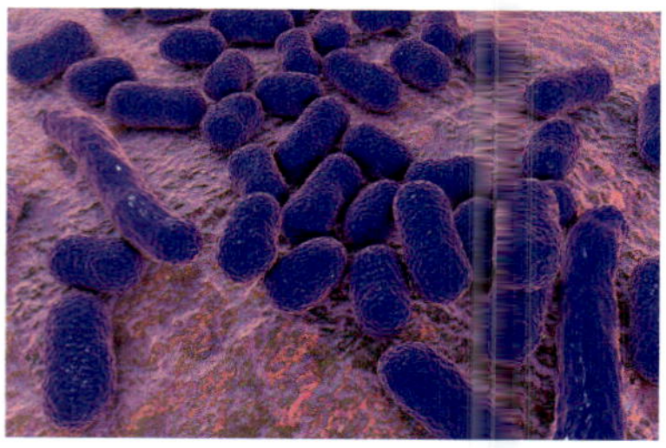

Abb. 3 Bazillen (Stäbchen)

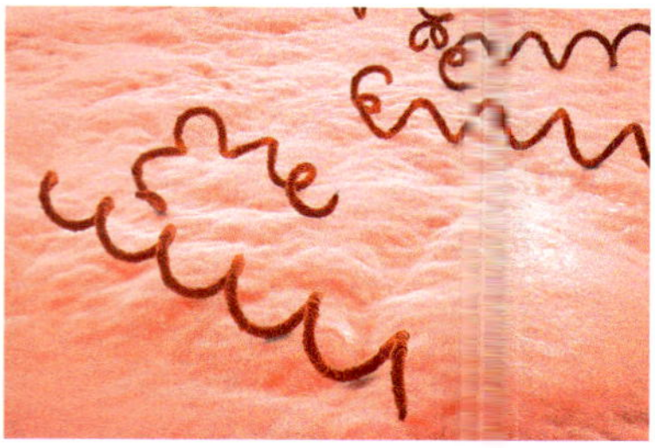

Abb. 4 Spirochäten

1.2 Viren

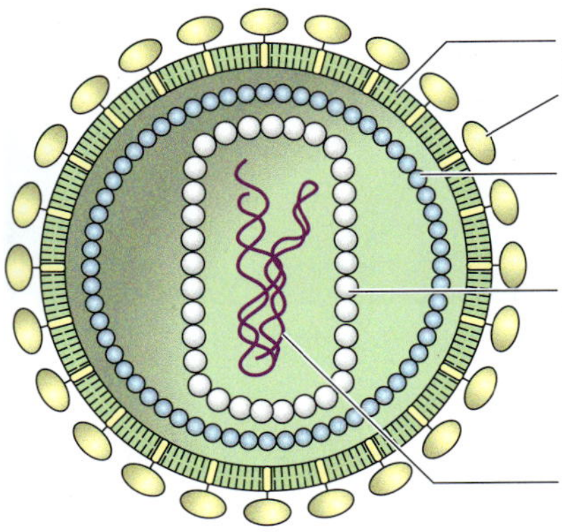

Abb. 1 Grundaufbau eines Virus am Beispiel des HI-Virus

Viren sind sehr kleine Infektionserreger, die nur mithilfe eines Elektronenmikroskops sichtbar gemacht werden können. Viren bestehen aus einer Erbsubstanz (DNA oder RNA), die von einer Eiweißhülle (Kapsid) umgeben ist. Außen wird das Virus durch eine meist aus Lipiden bestehende und von Eiweißstoffen durchsetzte Hülle begrenzt →Abb. 1. Das Matrixprotein verbindet das Kapsid und die Außenhülle miteinander. Viren besitzen keinen eigenen Stoffwechsel und sind zur Vermehrung auf den Stoffwechsel einer fremden Zelle (Wirtszelle) angewiesen. Hierbei dringen zunächst die Viren oder deren Erbsubstanz in die Wirtszelle ein. Nach der Aufnahme der Virus-Erbsubstanz in die Erbsubstanz der Wirtszelle werden mithilfe des Stoffwechsels der Wirtszelle viele neue Viren gebildet und anschließend freigesetzt →Abb. 2.

Viren sind wirtsspezifisch, d. h., sie vermehren sich nur in ganz bestimmten Zellen des infizierten Organismus. So vermehren sich z. B. Hepatitis-Viren nur in Leberzellen oder HI-Viren nur in den T-Helferzellen des Immunsystems, einer Lymphozytenart. Durch dieses Vermehrungsverhalten der Viren werden im Falle einer Hepatitis-B-Infektion Leberzellen geschädigt, was zu einer Entzündung der Leber führt. Bei einer HI-Infektion führt die Zerstörung der T-Helferzellen zu einer verringerten Bildung von Antikörpern und damit zu einer Schwächung des Immunsystems.

Virostatika sind Arzneimittel, welche die Vermehrung der Viren hemmen. Eingesetzt werden sie zum einen bei schweren viralen Infektionen und bei der AIDS-Therapie, zum anderen aber auch zur Linderung der Krankheitszeichen, z. B. bei Lippenherpes (Herpes labialis).

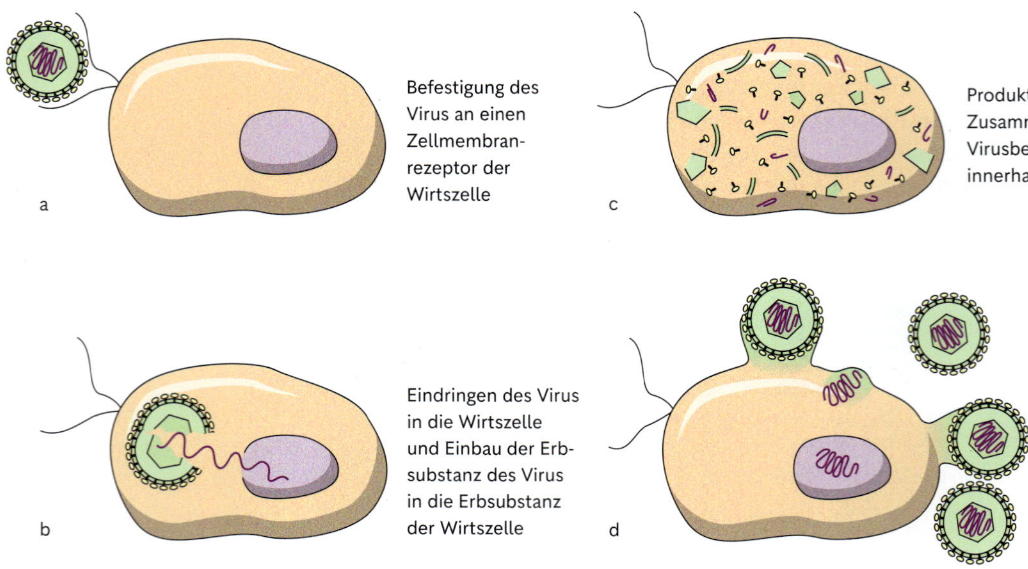

Abb. 2 Die Virusvermehrung verläuft in vier Schritten (schematische Darstellung).

1.3 Pilze

Pilze (**Fungi**) sind ein- oder vielzellig vorkommende Mikroorganismen, die ungefähr zehnmal größer sind als Bakterien. Einige Pilzarten sind für den Menschen pathogen und rufen Pilzerkrankungen (**Mykosen**) hervor, andere sind für den Menschen apathogen. Diese apathogenen Pilzarten werden z. T. für die Lebensmittelherstellung verwendet, z. B. als Backhefe oder als Schimmelpilzkäse. Der Hefepilz Candida albicans kommt als Teil der mikrobiellen Besiedlung in der Mundhöhle vor und führt erst bei einer eingeschränkten Abwehrlage zu einer Pilzinfektion der Mundhöhle (Soor).

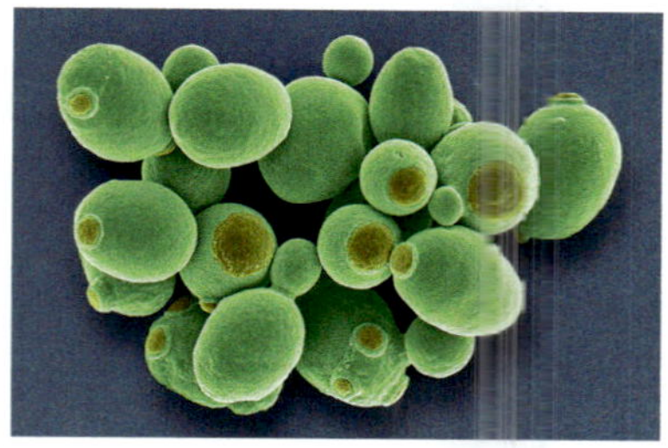

Abb. 1 Zellen der Backhefe, typische Sprosspilze

Pilzerkrankungen werden mit **Antimykotika** behandelt, die lokal z. B. in Form von Salben oder Spüllösungen oder in schweren Fällen systemisch, mit Wirkung im gesamten Körper, verabreicht werden.

1.4 Protozoen

Protozoen werden auch als tierische Einzeller oder als Urtierchen bezeichnet. Sie besitzen einen Zellkern und sind größer als Bakterien. Die Übertragung der Protozoen auf den Menschen erfolgt meist über ein Tier als Zwischenwirt. So wird z. B. bei der Tropenkrankheit Malaria der Erreger von einer Stechmücke auf den Menschen übertragen.

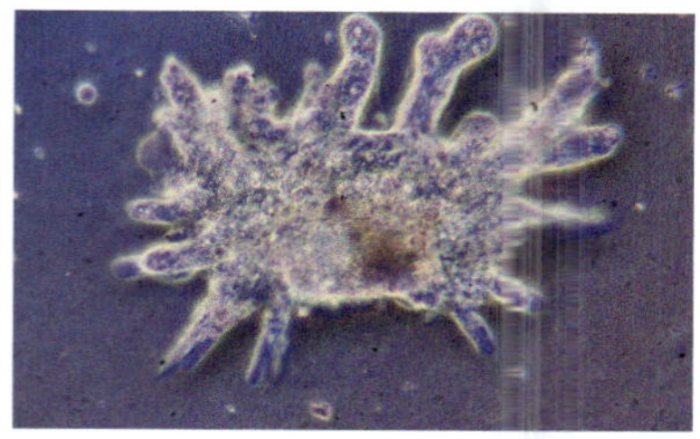

Abb. 2 Amöbe

Eine besondere Bedeutung während der Schwangerschaft hat die durch Protozoen hervorgerufene Infektionskrankheit Toxoplasmose. Die Krankheitserreger gelangen hierbei nach dem Kontakt mit Gartenerde oder Katzenkot oder dem Verzehr von nicht durchgegartem Fleisch in den menschlichen Körper und können bei einer Erstinfektion während der Schwangerschaft zu schweren Schäden beim Ungeborenen führen. Die durch Protozoen hervorgerufenen Infektionskrankheiten werden z. T. mit Antibiotika sowie auch mit speziellen Medikamenten der Tropenmedizin behandelt.

1.5 Prionen

Prionen sind keine Lebewesen, sondern infektiöse Eiweißteilchen, die Krankheiten bei Menschen und Tieren hervorrufen können. Bei Tieren können Prionen zu BSE (sogenannter Rinderwahnsinn) und beim Menschen zur Creutzfeldt-Jakob-Krankheit führen. Bei beiden Erkrankungen kommt es zu einem schwammartigen Umbau des Gehirns, der zu Störungen der Gehirnfunktionen und schließlich zum Tode führt. Eine Behandlung von Prionenerkrankungen ist derzeit nicht möglich.

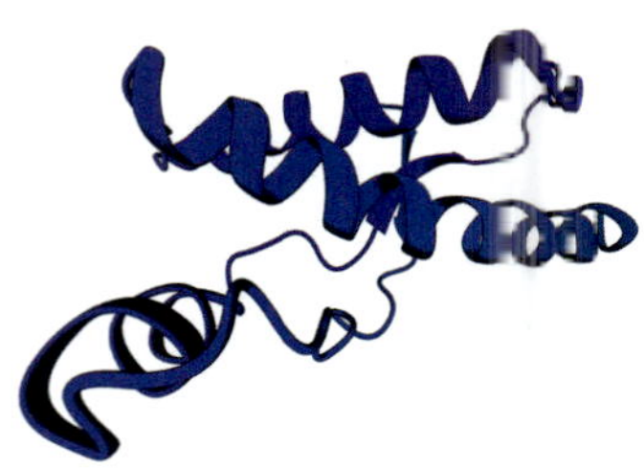

Abb. 3 Prionen

Terminologie: Infektionserreger

aerob	Eigenschaft von Bakterien, die Sauerstoff zum Leben benötigen
apathogen	nicht krank machend
Antibiotikum, das	Arzneimittel gegen bakterielle Infektionen
Antimykotikum, das	Arzneimittel gegen Pilzerkrankungen

Bakterium, das **Bakterien** (Mehrzahl)	einzelliger Mikroorganismus ohne Zellkern
Bazillus, das	stäbchenförmiges Bakterium
Diplokokken **Diplokokkus,** der (Einzahl)	paarweise angeordnete kugelförmige Bakterien
Fungus, der **Fungi** (Mehrzahl)	Pilz
Gram-Färbung, die	Färbeverfahren zur mikroskopischen Unterscheidung von Bakterien
gramnegativ	Bakterieneigenschaft: Zellwand färbt sich nach Gram-Färbung rot an
grampositiv	Bakterieneigenschaft: Zellwand färbt sich nach Gram-Färbung blau an
Hygiene, die	Lehre von der Erhaltung und Förderung der Gesundheit
Kokken **Kokkus,** der (Einzahl)	kugelförmige Bakterien
Mykose, die	Pilzerkrankung
pathogen	krank machend
Prion, das	infektiöser Eiweißpartikel
Protozoon, das	tierischer Einzeller; Urtierchen
Spirochäte, die	spiralförmiges Bakterium
Spore, die	1. widerstandsfähige Dauerform von Bakterien 2. Vermehrungsform eines Sporenpilzes
Staphylokokken	traubenartig angeordnete kugelförmige Bakterien
Streptokokken	kettenartig angeordnete kugelförmige Bakterien
Symbiose, die	Zusammenleben zweier Lebewesen zum gegenseitigen Nutzen
Virus, das	sehr kleiner infektiöser Partikel, der sich in Wirtszellen vermehrt
Virostatikum, das	Arzneimittel gegen Virusinfektionen

Aufgaben

1 Erklären Sie den Begriff Hygiene.

2 In welche Hauptgruppen werden die Mikroorganismen eingeteilt?

3 Beschreiben Sie den Aufbau eines Bakteriums.

4 Nennen Sie Unterschiede zwischen Bakterien und Viren.

5 In welcher Weise können kugelförmige Bakterien angeordnet sein?

6 Beschreiben Sie den Vorgang der Virusvermehrung.

7 Erklären Sie, warum es bei einer HI-Infektion zu einer Schwächung des Immunsystems kommt.

8	Warum begünstigt ein geschwächtes Immunsystem das Auftreten einer Soor-Infektion der Mundhöhle?
9	Erklären Sie die Begriffe Antibiotikum, Virostatikum und Antimykotikum.
10	Durch welche Protozoen kann es im Falle einer Infektion während der Schwangerschaft zu schweren Schädigungen des Ungeborenen kommen?
11	Welche Auswirkungen kann für einen Menschen eine Infektion mit Prionen haben?

2 Infektionslehre

Als **Infektion** (Ansteckung) bezeichnet man das Eindringen und die darauffolgende Vermehrung von Krankheitserregern in einem Organismus. Ob nach einer Infektion eine Infektionskrankheit entsteht, hängt zum einen von der krank machenden Wirkung des Erregers (**Virulenz**) und der Menge der eingedrungenen Erreger ab, zum anderen von der Immunabwehr des befallenen Organismus. Bei einer Infektionskrankheit werden je nach Art der Erreger bestimmte Bereiche des Organismus geschädigt, z. B. die Leber (Hepatitis), die Atemwege (Schnupfen), das Immunsystem (AIDS) oder die Lunge (Tuberkulose).

Bakterien	Viren
Karies	Hepatitis
Tetanus	AIDS
Tuberkulose	Herpes simplex
Scharlach	Influenza (Grippe)
Diphtherie	Masern

Pilze	Protozoen
Soor	Malaria
Fußpilz	Toxoplasmose

Tab. 1 Beispiele von Infektionskrankheiten der verschiedenen Mikroorganismen

2.1 Infektionsquellen

Als Infektionsquellen bezeichnet man die Orte, an denen vermehrt Krankheitserreger vorkommen. Die zahnärztliche Behandlung führt häufig zu einer mikrobiellen Verunreinigung (**Kontamination**) von Gegenständen (z. B. Instrumenten), Flächen oder auch der Luft.

In der zahnärztlichen Praxis findet man daher zahlreiche Infektionsquellen: die Patientinnen, das Praxisteam, kontaminierte Instrumente und Oberflächen des Behandlungsraumes, aber auch der Sprühnebel (Aerosol) während der Behandlung, die Arbeitskleidung sowie kontaminierte Abfälle.

Eine Infektion entsteht immer dann, wenn Krankheitserreger von einer Infektionsquelle über einen **Infektionsweg** auf einen Menschen (Patientinnen oder Praxispersonal) übertragen werden. Den Weg der Übertragung eines Krankheitserregers auf einen anderen Menschen bezeichnet man auch als **Infektionskette** →Abb. 1.

2.2 Infektionswege

Krankheitserreger können von erkrankten Menschen, Gegenständen, Wasser und Nahrungsmitteln, die Luft oder auch durch Tiere auf den Menschen übertragen werden. In der zahnärztlichen Praxis stellen die benutzten spitzen und scharfen Instrumente sowie die verwendeten Kanülen der Lokalanästhesie ein besonderes Infektionsrisiko dar. Bei einer Schnitt- oder Stichverletzung mit kontaminierten Instrumenten können Krankheitserreger wie das Hepatitis-B- oder -C-Virus oder das HI-Virus durch die Haut in den Organismus eindringen und zu einer Infektion führen.

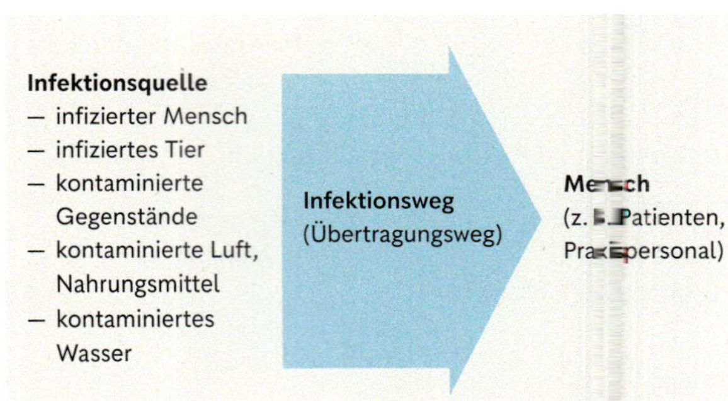

Abb. 1 Die Infektionskette

Eingeteilt werden die Infektionswege nach der Art und Weise, wie die Erreger in den Organismus des infizierten Menschen gelangen →Tab. 1.

Übertragungsart	Stationen der Erreger	Krankheitsbeispiele	
1. perkutane Infektion			
durch die Haut mit unsterilen Instrumenten	Mensch → medizinische Instrumente → Mensch	Hepatitis B und C AIDS Syphillis	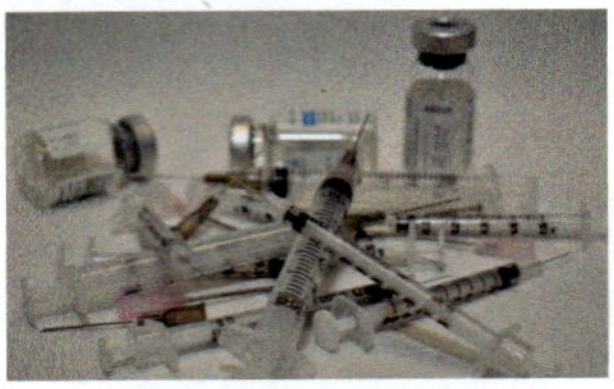
durch Biss oder Stich eines tierischen Überträgers	Mensch → Mücke/Zecke → Mensch	Malaria FSME Borreliose	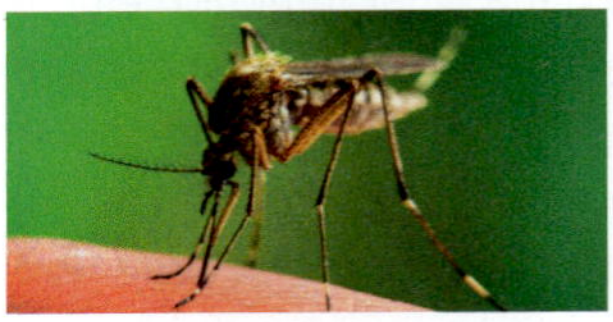
2. Tröpfcheninfektion			
durch erregerhaltige Tröpfchen in der Luft	Mensch → Atemluft/Aerosol → Mensch	Grippe Covid-19 Tuberkulose Windpocken	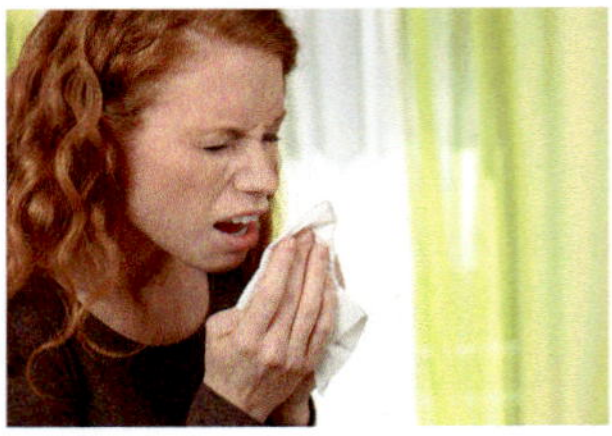
3. Kontaktinfektion/Schmierinfektion			
durch Verschmieren von z. B. Blut oder Eiter (direkte Kontaktinfektion)	Mensch → Mensch	eitrige Infektionen Hepatitis A, B, C AIDS	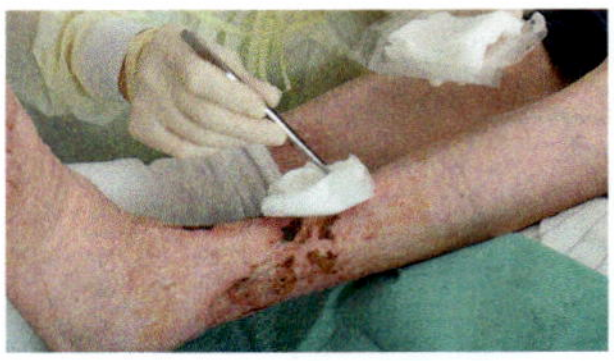
durch Verschmieren von z. B. Blut oder Eiter (indirekte Kontaktinfektion)	Mensch → Gegenstand (z. B. unsterile Instrumente, Türklinke, Handtuch) → Mensch	Bindehautentzündung Magen-Darm-Infektionen	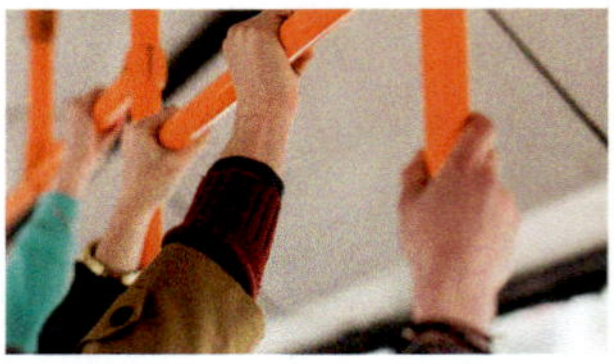
4. Wasser- und Nahrungsmittelinfektion			
durch Verzehr kontaminierter Lebensmittel/Wasser	Lebensmittel/Wasser → Mensch	Salmonellose Hepatitis A Toxoplasmose	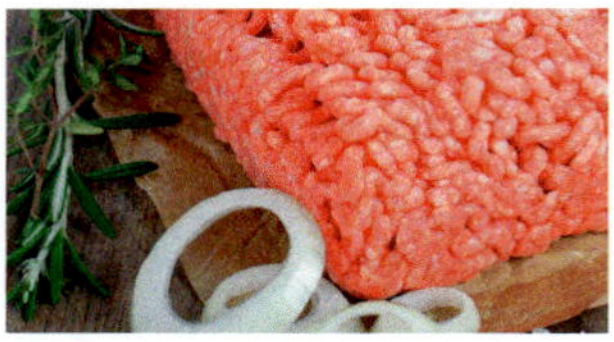

Tab. 1 Wichtige Infektionswege

2.3 Ablauf einer Infektionskrankheit

Eine Infektionskrankheit beginnt immer mit einer **Infektion**, bei der pathogene Krankheitserreger in den Organismus eindringen und sich dort vermehren. Je nach Art der Erreger und der Abwehrlage des Organismus erfolgt die Vermehrung der Krankheitserreger unterschiedlich schnell. Deswegen ist die Zeit, bis die ersten Krankheitszeichen (**Symptome**) auftreten, bei den verschiedenen Infektionskrankheiten sehr unterschiedlich. So treten z. B. bei einem grippalen Infekt schon nach Stunden die ersten Symptome auf, während nach einer HIV-Infektion einige Jahre vergehen können, bis die Erkrankung AIDS ausbricht.

Video
Immunsystem (unspezifische Abwehr)
Immunsystem (spezifische Abwehr)

Die Zeit zwischen der Ansteckung und dem Auftreten der ersten Krankheitszeichen nennt man **Inkubationszeit**. Bei einer HIV-Infektion bezeichnet man die Patientin während der Inkubationszeit als HIV-positiv. Sie ist in dieser Zeit noch nicht erkrankt und weiß unter Umständen auch noch nicht, dass sie infiziert ist, und kann trotzdem andere Menschen anstecken. Mit dem Auftreten der ersten Symptome beginnt dann die eigentliche **Infektionskrankheit.** In manchen Fällen treten zunächst unspezifische Symptome auf, wie z. B. Fieber, Müdigkeit oder Kopfschmerzen. Dieses Vorläuferstadium nennt man auch Prodromalphase. Die sichere Diagnose einer Infektionskrankheit ist erst mit dem Auftreten der charakteristischen, für die Krankheit typischen Symptome möglich. Nach der erfolgreichen Bekämpfung der Krankheitserreger durch das Immunsystem beginnt die Zeit der Genesung (**Rekonvaleszenz**) bis zur endgültigen Wiederherstellung der Gesundheit.
Nach dem Infektionsschutzgesetz unterliegen einige Infektionskrankheiten der **Meldepflicht**. Die Meldung erfolgt bei Verdacht, Erkrankung und Tod der Patientin an das zuständige Gesundheitsamt durch die behandelnde Ärztin oder nach dem Erregernachweis durch das Labor.
Im § 6 des Infektionsschutzgesetzes sind die namentlich zu meldenden Erkrankungen wie z. B. Masern, Poliomyelitis oder Röteln aufgeführt, während im § 7 des Infektionsschutzgesetzes die namentlich meldepflichtigen Nachweise von Krankheitserregern wie z. B. Hepatitis-A- bis -E-Virus, Mumpsvirus oder Varizella-Zoster-Virus genannt sind. Die Meldung bei einem Nachweis des HI-Virus erfolgt nicht namentlich.

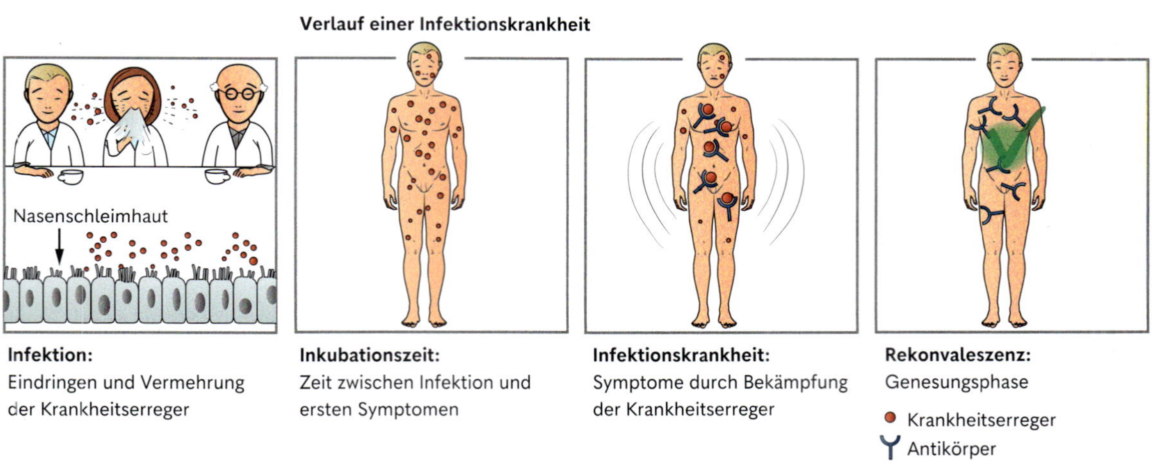

Abb. 1 Verlauf einer Infektionskrankheit

Merke
Akute Infektionserkrankungen treten plötzlich auf, verlaufen heftig und sind kurz dauernd. **Chronische** Infektionskrankheiten entwickeln sich langsam, verlaufen weniger heftig und bestehen über einen langen Zeitraum.

2.4 Berufsrelevante Infektionskrankheiten

In der zahnärztlichen Praxis sind alle Mitarbeiterinnen einem hohen Infektionsrisiko ausgesetzt. Gründe hierfür sind:
- Kontakt mit vielen Patientinnen
- Verletzungsgefahr bei Verwendung und Aufbereitung kontaminierter Instrumente
- Verletzungsgefahr bei der Entsorgung von scharfen, stechenden oder schneidenden Instrumenten bzw. Materialien

Daher sind viele Maßnahmen zur Verhütung von Infektionen zu beachten. Hierzu zählen neben der Impfung gegen Hepatitis B z. B.
- das Anlegen der **persönlichen Schutzausrüstung** (Handschuhe, Mund-Nasen-Schutz, Schutzbrille),
- die sachgerechte Handhabung und sorgfältige **Aufbereitung** der kontaminierten Instrumente und
- eine korrekte **Entsorgung** des Behandlungsabfalls sowie spitzer oder scharfer Materialien bzw. Einmalinstrumente.

Infektionskrankheiten, die für die zahnärztliche Praxis eine besondere Bedeutung haben, sind Hepatitis B und C sowie die Immunschwächekrankheit AIDS. Aufgrund des hohen Verletzungsrisikos beim täglichen Umgang mit kontaminierten Instrumenten ist auch das Infektionsrisiko dieser Erkrankungen erhöht.

Außerdem besteht, v. a. in den Wintermonaten, eine höhere Wahrscheinlichkeit an Covid-19 oder an einer Grippe (Influenza) zu erkranken.
Eine Candida-albicans-Infektion der Mundschleimhaut, die auch als Soor bezeichnet wird, ist eine Pilzerkrankung (Mykose), die üblicherweise in der zahnärztlichen Praxis behandelt wird.

2.4.1 Hepatitis

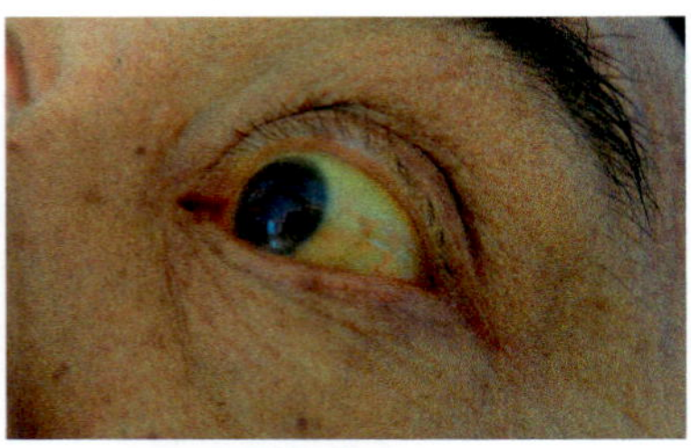

Abb. 1 Ikterus (Gelbfärbung der Haut und Schleimhäute)

Als Hepatitis bezeichnet man eine Entzündung der Leber, die akut oder chronisch verlaufen kann. Eine Leberentzündung ist immer mit einer Schädigung des Lebergewebes verbunden. Mögliche Gründe sind z. B. Alkohol, Virusinfektionen, Stauung der Gallenflüssigkeit, lebertoxische Medikamente oder Autoimmunkrankheiten. Die Virushepatitis ist die häufigste akute Hepatitisform, bei der die unterschiedlichen Virusarten mit den Buchstaben A bis E bezeichnet werden. Von besonderer Bedeutung für die zahnärztliche Praxis sind die meldepflichtigen Formen Hepatitis B und Hepatitis C.

Häufig verläuft eine Virushepatitis zunächst symptomlos. Im weiteren Krankheitsverlauf können Symptome wie Müdigkeit, Übelkeit, Inappetenz und Fieber auftreten. Aufgrund der Schädigung der Leberzellen ist auch die Entstehung einer Gelbsucht (Ikterus) mit Gelbfärbung der Haut und Schleimhäute möglich →Abb. 1.

Für die **akute Hepatitis** ist keine spezifische Therapie erforderlich. Bettruhe, leichte Kost und körperliche Schonung unterstützen den Heilungsverlauf. Während eine akute Hepatitis nach einigen Wochen wieder ausheilt, bestehen bei einer **chronischen Hepatitis** die Symptome länger als sechs Monate. Die Therapie einer chronischen Hepatitis B oder C erfolgt mit antiviralen Medikamenten, kombiniert mit Interferon.

Aus einer chronischen Leberentzündung kann sich im weiteren Krankheitsverlauf eine Leberzirrhose entwickeln, bei der das geschädigte Lebergewebe durch Narbengewebe ersetzt wird. Außerdem ist das Leberkrebsrisiko erhöht.

Hepatitis B

Die Hepatitis B wird in der zahnärztlichen Praxis parenteral übertragen, z. B. durch Verletzungen mit kontaminierten Instrumenten oder durch Nadelstichverletzungen. Das Hepatitis-B-Virus ist sehr infektiös, d. h. es können schon geringe Mengen an erregerhaltigem Blut zu einer Infektion führen. Daher ist die aktive **Schutzimpfung gegen Hepatitis B** dringend empfohlen. Die Grundimmunisierung erfolgt durch dreimalige Impfung: Auf die erste Impfung folgt eine zweite Impfung nach einem Monat und eine dritte nach sechs Monaten.

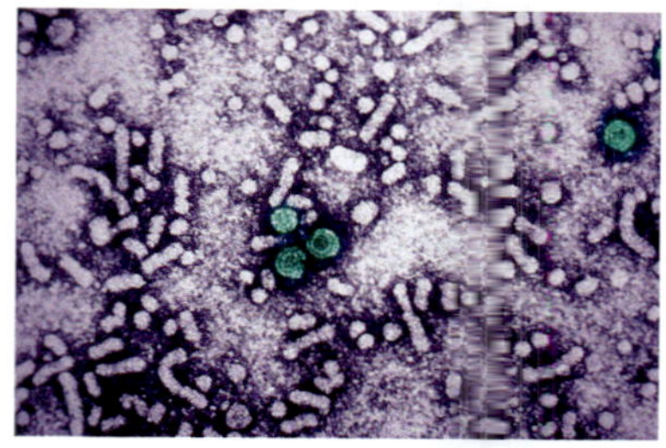

Abb. 1 Elektronenmikroskopische Aufnahme von Hepatitis-B-Viren (grün)

Bei ungefähr 10 % der erkrankten Menschen geht die akute Hepatitis B in eine chronische Leberentzündung über, die dann medikamentös behandelt werden muss. In Deutschland ist die Hepatitis B die am häufigsten vorkommende chronische Virushepatitis.

Hepatitis C

Die Hepatitis C wird in der zahnärztlichen Praxis, ebenso wie die Hepatitis B, parenteral übertragen. Da es zurzeit keine Impfung gegen Hepatitis C gibt, sind das Anlegen der persönlichen Schutzausrüstung (Handschuhe, Mund-Nasen-Schutz, Schutzbrille) und das Vermeiden von Verletzungen von besonderer Wichtigkeit.

Die akute Hepatitis C geht bei 70–80 % der Erkrankten in die chronische Form über, die medikamentös mit antiviralen Medikamenten und Interferon behandelt werden muss.

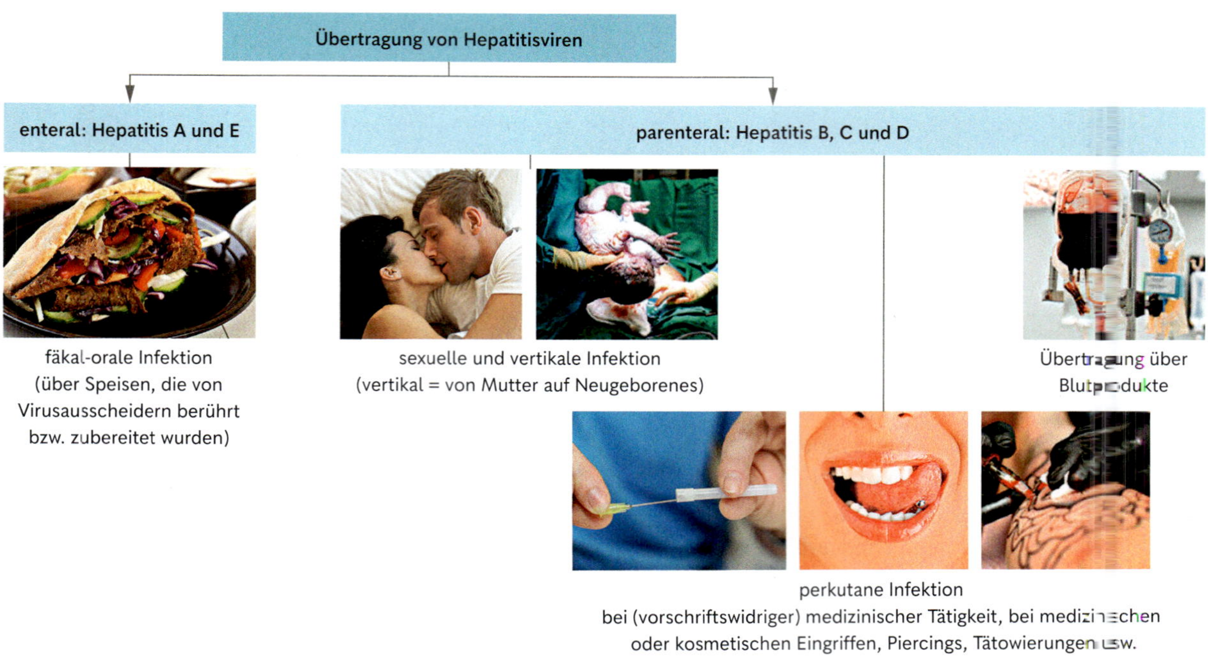

Abb. 2 Übertragung von Hepatitisviren

2.4.2 HIV-Infektion/AIDS

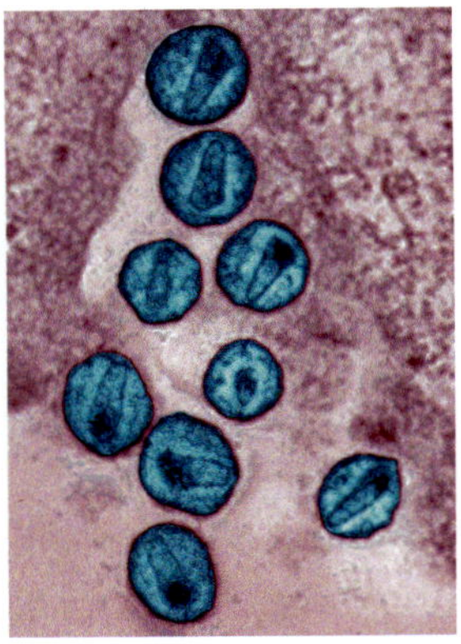

Abb. 1 Elektronenmikroskopische Aufnahme von HI-Viren

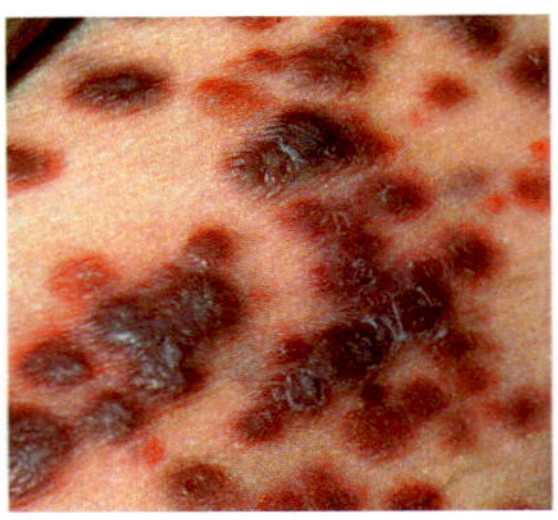

Abb. 2 Kaposi-Sarkom

Video
Immunsystem (spezifische Abwehr)

Eine HIV-Infektion ist eine Virusinfektion mit dem Humanen Immunschwäche-Virus, von dem mehrere Typen bekannt sind. Über Blutprodukte, Sexualkontakte oder perkutane Infektion gelangen die Erreger in den Organismus, wobei die HI-Viren die T-Helferzellen des Abwehrsystems befallen und für ihre eigene Vermehrung benutzen: T-Helferzellen sind eine Untergruppe der Lymphozyten, deren Aufgabe die spezifische Abwehr von Krankheitserregern ist. Bei einem Virusbefall der T-Helferzellen gehen diese nach der Vermehrung der Viren zugrunde, sodass mit der Zeit das Abwehrsystem geschwächt wird.
Nach einer HIV-Infektion kommt es im Organismus zur Bildung von Antikörpern gegen dieses Virus. Diese Antikörper können ca. sechs bis zwölf Wochen nach der Infektion im Blut nachgewiesen werden. Man spricht in diesem Fall von einem positiven HIV-Antikörper-Test.
Die Inkubationszeit kann, abhängig vom Gesundheitszustand der Patientin, Monate bis Jahre dauern. Erst wenn bei verminderter Abwehrfunktion typische Infektionen bzw. Krankheiten auftreten, z. B. Herpes zoster, Pneumocystis-Pneumonie und das Kaposi-Sarkom, spricht man von der Erkrankung AIDS (**A**cquired **I**mmune **D**eficiency **S**yndrome; erworbenes Immunschwächesyndrom). Im weiteren Krankheitsverlauf kommt es dann bei stärkster Abwehrschwäche zu einem starken Gewichtsverlust mit körperlicher Auszehrung und schließlich zum Tod.
Eine HIV-Infektion wird mit speziellen Virostatika behandelt, die die Virusvermehrung und damit den gesamten Krankheitsverlauf deutlich verlangsamen.

2.4.3 Covid-19

Covid-19 ist eine Infektionskrankheit, die durch das Coronavirus SARS-CoV-2 ausgelöst wird. Die Infektion erfolgt in den meisten Fällen durch das Einatmen von Tröpfchen oder Aerosol und verläuft häufig symptomarm. Treten Symptome auf, sind Schnupfen, Husten, Fieber und Abgeschlagenheit sowie ein Geschmacks- und Geruchsverlust typisch für eine Covid-19-Infektion. Bei sehr schweren Krankheitsverläufen kann eine Entzündung der Lunge zu schwerer Atemnot bis zum Ersticken führen. Auch die Bildung von Blutgerinnseln und Thrombosen sind möglich. Patientinnen mit schweren Krankheitsverläufen müssen intensivmedizinisch behandelt werden. Der wirksamste Schutz gegen das Coronavirus besteht in einer mehrfachen Impfung, durch die viele Infektionen vermieden und das Auftreten von schweren Verläufen verhindert werden.

2.4.4 Virusgrippe (Influenza)

Der Erreger einer Virusgrippe (Influenza) ist entweder das Influenza-A-Virus oder das Influenza-B-Virus. Von diesen Viren gibt es zahlreiche Virusvarianten, die aufgrund von Mutationen neu entstehen. Durch eine Tröpfcheninfektion oder Kontaktinfektion gelangen die Erreger in den Organismus. Nach einer Inkubationszeit von wenigen Stunden bis maximal fünf Tagen treten die ersten Krankheitszeichen auf. Typische Symptome sind plötzlich auftretende Kopf- und Gliederschmerzen, Fieber sowie ein schmerzhafter Husten. Nach dem akuten Krankheitsverlauf kann es gelegentlich zu einer wochenlangen Abgeschlagenheit kommen. Die Behandlung einer Virusgrippe besteht im Wesentlichen in Bettruhe und einer die Symptome lindernden Therapie, z. B. die Einnahme von Hustensaft.

2.4.5 Soor

Soor ist eine Pilzerkrankung (Mykose) der Schleimhäute, die durch den Hefepilz Candida albicans hervorgerufen wird. Dieser Hefepilz ist Teil der mikrobiellen Flora der Mundhöhle und führt normalerweise nicht zu einer Pilzerkrankung. Die Erkrankung Soor unterscheidet sich in diesem Punkt von den üblichen Infektionskrankheiten, da die Erreger auch bei allen gesunden Menschen die Mundschleimhaut besiedeln. Soor kann als eine „Krankheit der Kranken" bezeichnet werden, weil erst bei einer Abwehrschwäche eine Vermehrung der Hefepilze und somit das Auftreten der Pilzerkrankung möglich ist. Soor begünstigende Faktoren sind u. a.:

- Antibiotikatherapie
- altersbedingte Immunschwäche bei Säuglingen und alten Menschen
- erworbene Immunschwäche, z. B. HIV-Infektion bzw. AIDS
- schwere Krebserkrankung
- (falsch durchgeführte) Kortisoninhalation bei Asthma

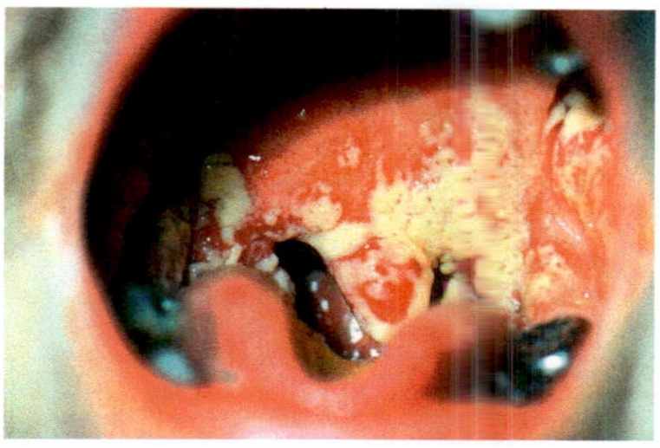

Abb. 1 Mundsoor

Für das Behandlungsteam der zahnärztlichen Praxis ist der Befund Soor ein allgemeiner Hinweis auf eine eingeschränkte Immunabwehr der Patientin. Wenn sie aber zusätzlich einer HIV-Risikogruppe angehört (gleichgeschlechtliche Sexualkontakte, Drogenabhängigkeit von intravenös konsumierten Drogen, Herkunft aus einem Land mit hoher HIV-Verbreitungsrate), dann könnte die Soorinfektion ein erster Hinweis auf die Erkrankung AIDS sein. In einem solchen Fall sollte eine sorgfältige Anamnese erfolgen.
Bei einer Candida albicans-Infektion in der Mundhöhle kommt es zu weißen, abwischbaren Belägen der stark geröteten und schmerzenden Schleimhaut. Die Behandlung erfolgt lokal mit antimykotischen Spüllösungen.

2.5 Impfungen

Eine Impfung ist die künstliche Erzeugung einer **Immunität**.
Der englische Arzt Edward Jenner impfte im Jahr 1796 zum ersten Mal einen gesunden Menschen gegen die häufig tödlich verlaufenden Pocken. Als Impfstoff verwendete er das Sekret aus Kuhpocken, da bekannt war, dass Menschen, die diese Erkrankung durchgemacht hatten, nicht an den eigentlichen Pocken erkrankten. Edward Jenner konnte nachweisen, dass durch diese aktive Impfung eine Immunität gegen die echten Pocken entstanden war.

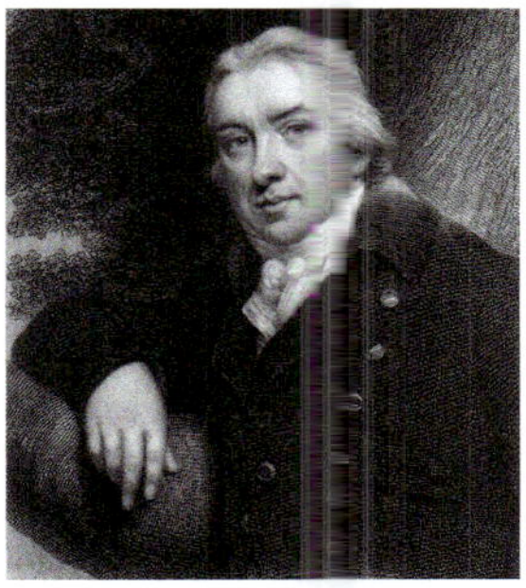

Abb. 2 Edward Jenner (1749–1823)

Bei einer Impfung werden dem Organismus entweder unschädliche Erreger oder Erregeranteile verabreicht, die das Immunsystem aktivieren und zum Aufbau einer körpereigenen Abwehr führen. Es können mit dem Impfstoff auch körperfremde Abwehrstoffe (**Antikörper**) injiziert werden, die für den Organismus einen sofortigen Schutz bieten. Diese Art der Immunisierung kann auch im Rahmen der Postexpositionsprophylaxe zu den sofort durchzuführenden Maßnahmen gehören, wenn z. B. eine Nadelstichverletzung während der Behandlung einer Hepatitis-B-Patientin bei einer Zahnmedizinischen Fachangestellten erfolgt, die keinen Impfschutz gegen Hepatitis B besitzt. So können die möglicherweise in den Organismus eingedrungenen Hepatitis-B-Viren unschädlich gemacht werden.

2.5.1 Aktive Impfung

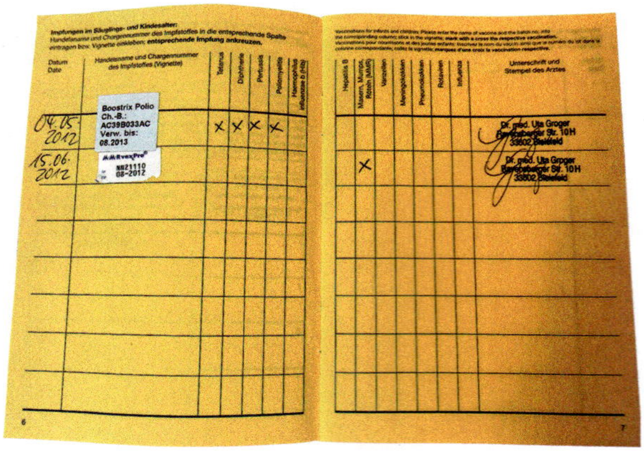

Abb. 1 Impfungen werden im Impfbuch dokumentiert.

Bei einer aktiven Impfung werden dem Organismus abgetötete oder abgeschwächte Erreger (**Antigene**) verabreicht, die zu einer Aktivierung des Immunsystems führen.

Nach der Injektion des Impfstoffes beginnen die Zellen der spezifischen Abwehr (Lymphozyten) mit der Bildung von Abwehrstoffen (Antikörper) und speziellen Abwehrzellen gegen die verabreichten Antigene des Impfstoffs. Die Produktion einer ausreichend großen Menge von Antikörpern benötigt aber eine gewisse Zeit. Daher wirkt eine aktive Impfung nicht sofort. So sind z. B. für den Aufbau eines langjährigen Impfschutzes (Grundimmunisierung) gegen Hepatitis B drei Impfungen notwendig. Nach der ersten Impfung erfolgen die beiden weiteren Impfungen nach vier Wochen und sechs Monaten. Erst danach besteht ein vollständiger Schutz. Zur Überprüfung einer erfolgreichen Grundimmunisierung kann zum Nachweis einer ausreichend großen Menge von Antikörpern vier bis acht Wochen nach der dritten Impfung der Antikörpertiter im Blut bestimmt werden.

Die aktive Impfung gegen Hepatitis B schützt auch vor Infektionen mit dem Hepatitis-D-Virus. Der gentechnisch hergestellte Impfstoff ist gut verträglich, enthält nur Anteile der Virushülle und kann somit nicht zu einer Infektion führen.

Bei allen Mitarbeiterinnen der zahnärztlichen Praxis sollte ein wirksamer Schutz gegen Hepatitis B vorliegen (Anti-HB-Wert > 100 IE/l). Es wird empfohlen, die Hepatitis-B-Impfung für Auszubildende zu Beginn der Ausbildung durchzuführen, wobei nach der Verordnung zur Arbeitsmedizinischen Vorsorge (ArbMedVV) die Arbeitgeberin für die Kostenübernahme verantwortlich ist.

Aktive Impfung

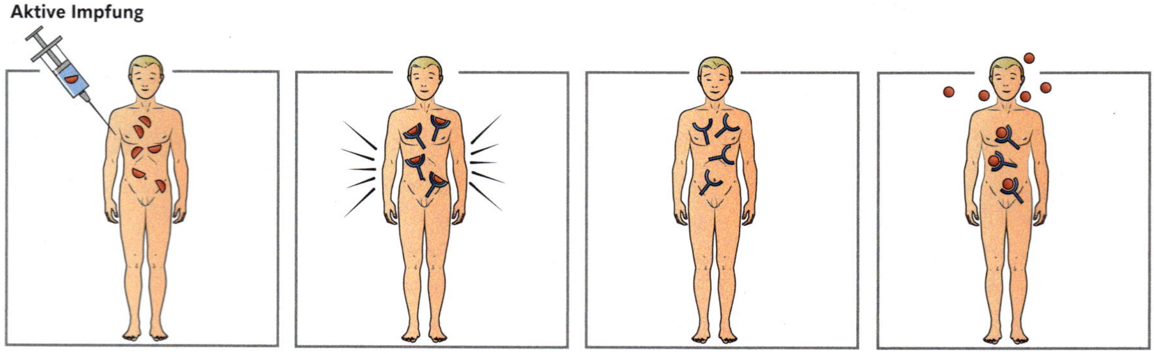

abgetötete oder abgeschwächte Erreger (Antigene) werden injiziert

der Organismus bildet aktiv Antikörper und Abwehrzellen gegen die verabreichten Antigene

die vom Organismus gebildeten Antikörper bewirken einen mehrjährigen Schutz

eingedrungene Krankheitserreger werden sofort unschädlich gemacht, sodass keine Erkrankung entstehen kann

- Krankheitserreger
- Teil des Erregers
- Antikörper

Abb. 2 Aktive Impfung

Eine aktive Impfung bewirkt einen mehrjährigen Impfschutz, der z. B bei der Immunisierung gegen die Erkrankung Tetanus nach zehn Jahren aufgefrischt werden muss.

2.5.2 Passive Impfung

Zur passiven Impfung werden dem Organismus körperfremde **Antikörper** injiziert. Das Immunsystem wird durch die Antikörper nicht aktiviert, es bleibt passiv. Die verabreichten Antikörper verteilen sich in kurzer Zeit über die Blutbahn im ganzen Organismus und wirken nahezu sofort gegen die möglicherweise eingedrungenen Erreger. Dieser Sofortschutz ist dann notwendig und sinnvoll, wenn z. B. bei einer Verletzung Tetanuserreger über eine Wunde in den Organismus eines Menschen eingedrungen sind, der keinen ausreichenden Impfschutz besitzt. Die Verabreichung der entsprechenden Antikörper schützt so vor einer Infektion und der nachfolgenden Erkrankung.
Eine passive Impfung bewirkt jedoch nur einen kurz dauernden Schutz, da nach wenigen Wochen die injizierten Antikörper vom Organismus abgebaut werden.

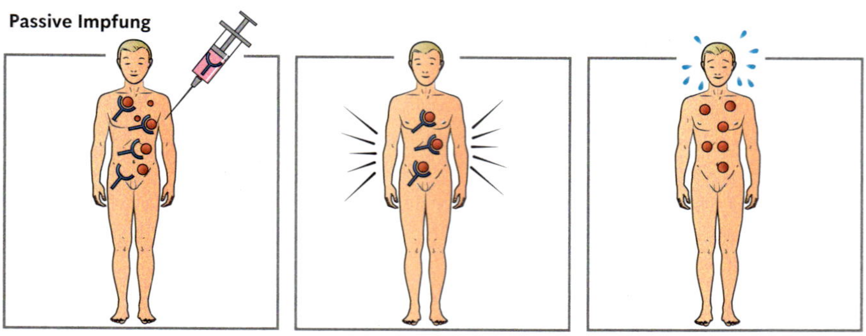

körperfremde Antikörper werden nach erfolgter Infektion injiziert

Bekämpfung der Krankheitserreger durch die injizierten Antikörper

nach wenigen Wochen sind die injizierten Antikörper abgebaut, sodass ein erneuter Erregerkontakt zu einer Infektionskranheit führen kann

● Krankheitserreger
Y Antikörper

Abb. 1 Passive Impfung

2.5.3 Simultanimpfung

Die gleichzeitige Verabreichung einer aktiven und passiven Impfung bezeichnet man als Simultanimpfung. Die beiden Impfstoffe werden hierfür an verschiedenen Körperstellen injiziert, z. B. am rechten und linken Oberarm. Bei einer Simultanimpfung bewirken die verabreichten Antikörper der passiven Impfung einen sofortigen Schutz, während die Antigene der aktiven Impfung entweder zur Impfauffrischung oder zum Aufbau eines langjährigen Impfschutzes (Grundimmunisierung) verabreicht werden.

Sofort- und Langzeitschutz: Simultanimpfung aktiv + passiv

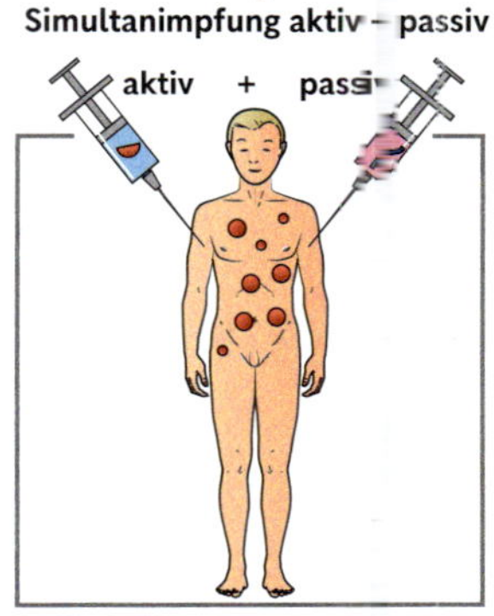

● Krankheitserreger
Teil des Erregers/Antigene
Y Antikörper

Passivimpfung:
Sofortschutz durch Antikörper

Aktivimpfung:
Langzeitwirkung durch Antigene

Abb. 2 Simultanimpfung

2.6 Postexpositionsprophylaxe

Das Praxispersonal ist während der Behandlung und auch bei den Tätigkeiten während der Aufbereitung von kontaminierten Instrumenten einem hohen Verletzungsrisiko ausgesetzt. Trotz aller Vorsicht und sachgerechter Handhabung der häufig scharfen bzw. spitzen Instrumente oder Spritzen kann es zu Verletzungen mit kontaminierten Instrumenten oder Kanülen kommen. Bei diesen meist kleineren Bagatellverletzungen besteht ein hohes Infektionsrisiko. Dieses Risiko ist abhängig von einer möglicherweise bestehenden Infektionserkrankung der zuvor behandelten Patientin, z. B. Hepatitis B bzw. C oder einer HIV-Infektion. So beträgt die durchschnittliche Infektionswahrscheinlichkeit nach einer Nadelstichverletzung bei einer infektiösen Hepatitis-B-Patientin 30 %. Außerdem ist auch der Impfschutz der verletzten Person besonders gegen Hepatitis B oder Tetanus von Bedeutung.

Als Postexpositionsprophylaxe bezeichnet man alle Maßnahmen, die nach einer möglicherweise erfolgten Infektion durchgeführt werden. Hierzu zählt, neben den Sofortmaßnahmen unmittelbar nach der Verletzung, auch das weitere Vorgehen.

Vorgehensweise z. B. nach einer Nadelstichverletzung:

- Wunde ungefähr eine Minute ausbluten lassen (ggf. Blutung anregen)
- Desinfektion der Wunde mit einem Viren inaktivierenden Desinfektionsmittel
- Begutachtung des Instrumentes, mit dem die Verletzung verursacht wurde
- Vorstellung des Verletzten bei der D-Ärztin (Durchgangsärztin) oder Betriebsärztin
  - Abklärung des Impfstatus
  - ggf. Einleitung weiterer Maßnahmen (z. B. passive Immunisierung gegen Hepatitis B)
- Dokumentation des Unfallhergangs
  - Datum und Uhrzeit
  - Tätigkeit, während der der Unfall passierte
  - Art der Kontamination oder Verletzung
  - Angaben zur Verletzten (auch zu deren Impfstatus)
  - durchgeführte Sofortmaßnahmen

Falls durch den Arbeitsunfall bedingt eine Arbeitsunfähigkeit von mehr als drei Tagen besteht, muss eine Unfallanzeige an die zuständige Berufsgenossenschaft erfolgen.

Merke
Eine **D-Ärztin** (Durchgangsärztin) ist meist eine niedergelassene Fachärztin für Unfallchirurgie mit einer besonderen Zulassung von den Berufsgenossenschaften. Sie ist bei Arbeits- und Wegeunfällen für die Sofortmaßnahmen und die weitere Koordinierung der Behandlung zuständig.

Terminologie: Infektionskrankheiten

Aerosol, das	Sprühnebel
AIDS	Abk. für **A**cquired **I**mmune **D**eficiency **S**yndrome (engl.) = erworbenes Immunschwächesyndrom
akut	plötzlich auftretend, heftig verlaufend, von kurzer Dauer
Candida albicans, der	Hefepilzart, Erreger der Pilzerkrankung Soor
Covid-19	durch das Virus SARS-CoV-2 hervorgerufene Infektionskrankheit
chronisch	langsam auftretend, symptomarm, von langer Dauer
FSME	Abk. für **F**rühsommer-**M**eningoenzephalitis

Infektionslehre

Grundimmunisierung, die	Aufbau eines langjährigen Impfschutzes
Hepatitis, die	Leberentzündung
HIV (= HI-Virus)	Humanes Immunschwäche-Virus
Ikterus, der	Gelbsucht
Immunität, die	Unempfindlichkeit gegen einen bestimmten Erreger
Infektion, die	Ansteckung; Eindringen und Vermehrung von Krankheitserregern in einen bzw. in einem Organismus
Influenza, die	Virusgrippe
Injektion, die	Einspritzung
Inkubationszeit, die	Zeit zwischen der Ansteckung und dem Auftreten der ersten Krankheitszeichen
Kontamination, die	Verunreinigung
parenteral	unter Umgehung des Magen-Darm-Traktes
perkutan	durch die Haut
Postexpositionspro-phylaxe, die	infektionsprophylaktische Maßnahmen nach einer möglicherweise erfolgten Infektion
Prodromalphase, die	Krankheitsphase mit zunächst unspezifischen Symptomen
Rekonvaleszenz, die	Zeit der Genesung
SARS-CoV-2	medizinische Fachbezeichnung für das (neue) Coronavirus
Simultanimpfung, die	gleichzeitige aktive und passive Impfung
Soor, der	Pilzerkrankung der Schleimhäute mit dem Hefepilz Candida albicans
Symptom, das	Krankheitszeichen
Virulenz, die	krank machende Wirkung eines Erregers

Aufgaben

1 Nennen Sie jeweils zwei Infektionskrankheiten, die von Bakterien, Viren, Pilzen und Protozoen verursacht werden.

2 Erklären Sie den Fachbegriff Infektion.

3 Beschreiben Sie die vier wichtigsten Infektionswege und nennen Sie jeweils zwei Krankheitsbeispiele.

4 Beschreiben Sie den grundsätzlichen Verlauf einer Infektionskrankheit.

5 Mit welchen gesundheitlichen Folgen muss man bei einer chronischen Hepatitis rechnen?

6 Welche Körperzellen werden vom HI-Virus befallen? Beschreiben Sie die gesundheitlichen Folgen.

7 Unter welchen Umständen kann es zu der Pilzerkrankung Soor kommen?

8 Erklären Sie die Unterschiede zwischen einer aktiven und passiven Impfung.

9 Welche Sofortmaßnahmen sind im Rahmen der Postexpositionsprophylaxe durchzuführen?

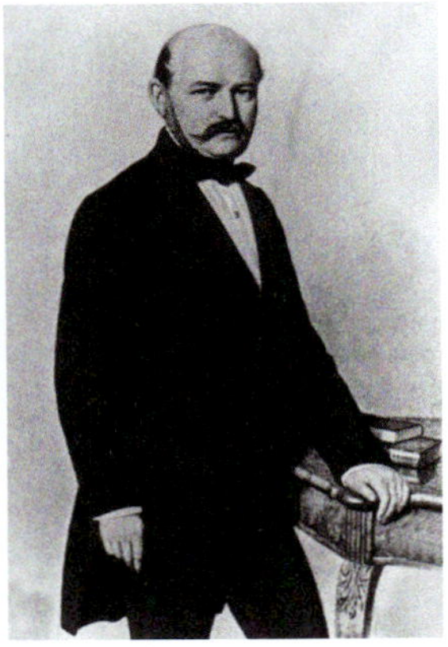

Abb. 1 Ignaz Semmelweis (1818–1865)

3 Grundbegriffe und Grundlagen der Hygiene

Der Budapester Frauenarzt Ignaz Semmelweis →Abb. 1 fand um 1850 die Ursache für die hohe Sterblichkeit der Gebärenden in seiner Abteilung des Allgemeinen Krankenhauses in Wien. Er erkannte, dass die Ärztinnen, die zuvor an Leichen die Todesursache der verstorbenen Frauen untersuchten, die schwangeren Frauen infizierten, denen sie im Kreißsaal Geburtshilfe leisteten. Ignaz Semmelweis führte daraufhin die hygienische Händedesinfektion mit einer Chlorkalklösung ein. Durch diese hygienische Maßnahme, die er als **Antisepsis** bezeichnete, konnte er die damals hohe Sterblichkeit der jungen Frauen deutlich senken.

Seitdem werden die Hygienemaßnahmen in den Krankenhäusern und Praxen ständig weiterentwickelt und verbessert. Ziel ist es, die Infektionskette durch wirksame Hygienemaßnahmen zu unterbrechen.

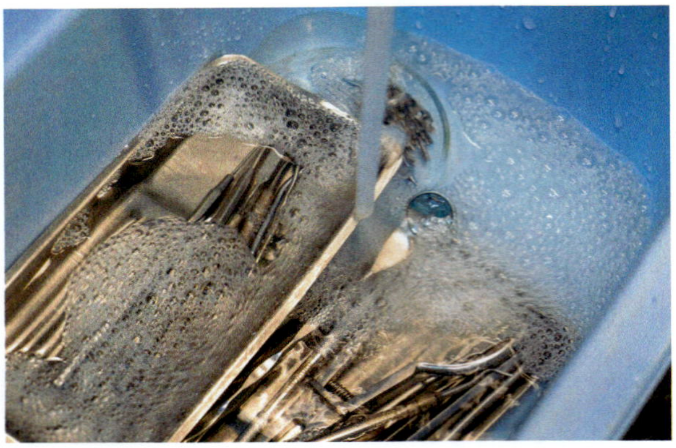

Abb. 2 Reinigung der Instrumente

3.1 Reinigung

Reinigung ist ein Prozess, der die Entfernung von Verschmutzungen, z. B. Staub, Mikroorganismen oder Körpersekrete, zum Ziel hat. Man verwendet dazu Wasser, das mit Zusätzen zur besseren Reinigung vermischt werden kann.

Reinigung kann zudem als eine (erste) Stufe im mehrschrittigen Prozess der Infektionsprävention (Reinigung – Desinfektion – Sterilisation) gesehen werden. Dies gilt sowohl für die persönliche Hygiene (Körperhygiene), als auch für die Aufbereitung der Behandlungsräume und Medizinprodukte.

Medizinprodukte
→S. 323

Instrumente müssen zuerst von Verschmutzungen und Anhaftungen gereinigt werden, bevor sie den weiteren Aufbereitungsprozess durchlaufen können.

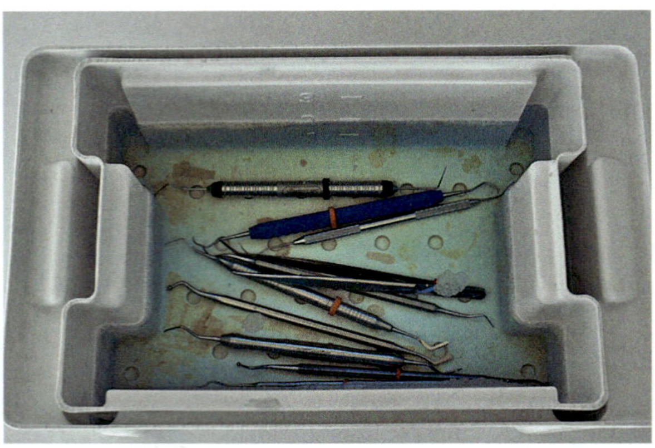

Abb. 3 Instrumentenwanne mit eingelegten Instrumenten

3.2 Desinfektion

Als **Desinfektion** bezeichnet man das Abtöten, Inaktivieren oder Entfernen pathogener Mikroorganismen von kontaminierten Objekten, sodass von diesen keine Infektionsgefahr mehr ausgehen kann. Dieses wird entweder durch die Verwendung von **chemischen** Desinfektionsmitteln, z. B. Alkohol, Formaldehyd, Wasserstoffperoxid, oder die Anwendung von **thermischen** Desinfektionsverfahren, z. B. Thermodesinfektion oder Dampfdesinfektion, erreicht.

Für die verschiedenen Anwendungsbereiche in der zahnärztlichen Praxis werden jeweils geeignete chemische Desinfektionsmittel angeboten, z. B. für die Desinfektion der Hände, Instrumente, Oberflächen oder Geräte. Diese Präparate müssen auf der Desinfektionsmittelliste des VAH (Verbund für Angewandte Hygiene) gelistet sein, die nur nachweislich wirksame Desinfektionsmittel enthält.

Die **chemischen Desinfektionsmittel** können, je nachdem, welche Erreger abgetötet oder inaktiviert werden, verschiedene Eigenschaften aufweisen (Wirkspektrum):
- **bakterizid** (Bakterien abtötend)
- **tuberkulozid** (Tuberkelbakterien abtötend)
- **viruzid** (Viren abtötend bzw. inaktivierend)
- **fungizid** (Pilze abtötend)

Die Wirkung eines chemischen Desinfektionsmittels ist, neben der richtigen Dosierung, auch von anderen Faktoren abhängig. Zu diesen zählen
- das **Wirkspektrum**,
- die **Konzentration** und
- die **Einwirkzeit**.

In jedem Fall sind die jeweiligen Herstellerangaben zu beachten.

Das Verfahren der **Thermodesinfektion** wird bei einem validierten, d.h. von einem spezialisierten Techniker regelmäßig überprüften Reinigungs- und Desinfektionsgerät (RDG bzw. Thermodesinfektor) eingesetzt. Dieses Gerät reinigt die Instrumente bzw. Gegenstände ähnlich wie eine Geschirrspülmaschine. Für die Desinfektion wird das Wasser für mindestens zehn Minuten auf 93 °C aufgeheizt und eine desinfizierende Reinigungslösung verwendet.

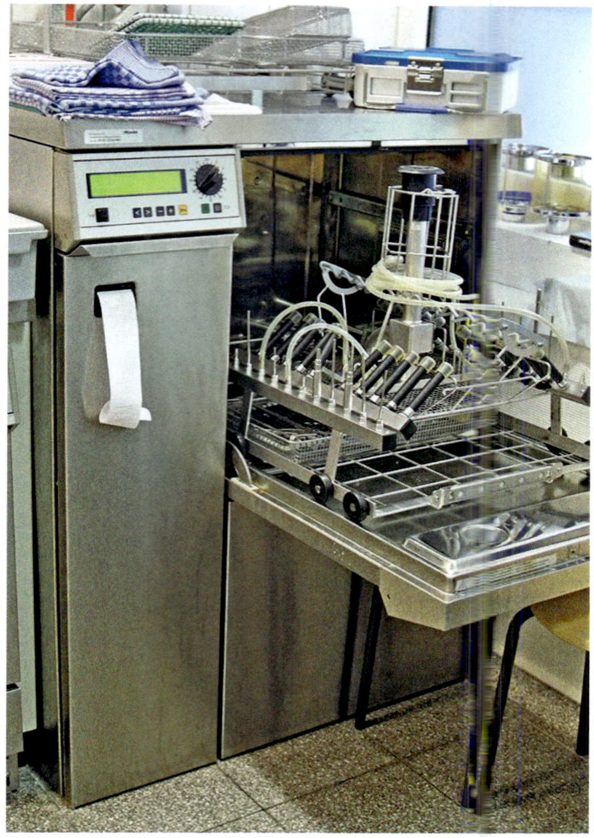

Abb. 1 Reinigungs- und Desinfektionsgerät (RDG)

3.3 Sterilisation

Als Sterilisation bezeichnet man diejenigen Verfahren, die zur Entfernung bzw. Abtötung aller Mikroorganismen sowie ihrer Dauerformen (Sporen) führen. Sterile Instrumente oder Materialien sind also vollkommen frei von pathogenen und apathogenen Mikroorganismen. Für diesen keimfreien Zustand wird auch der Begriff **Asepsis** verwendet.

Merke
Antisepsis: Infektionsverhütung durch Entfernen oder Abtöten von Krankheitskeimen
Asepsis: Zustand völliger Keimfreiheit

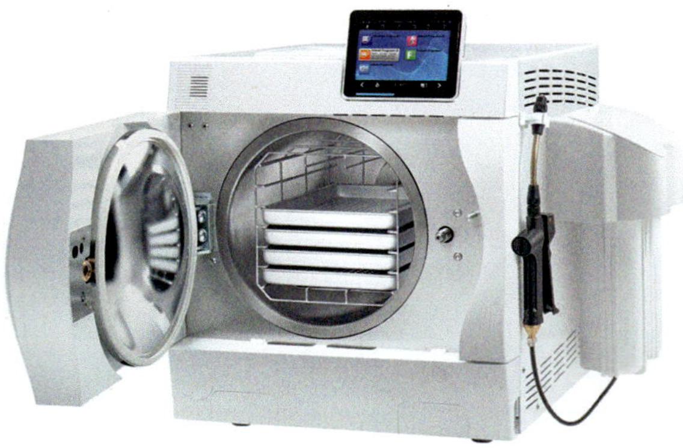

Abb. 1 Autoklav Typ B

Zur Sterilisation in der zahnärztlichen Praxis wird ein Dampfsterilisator (**Autoklav**) verwendet, der durch gesättigten und gespannten Wasserdampf, d. h. luftfreien und unter Druck stehenden Dampf, sterilisiert. Die Temperatur des Wasserdampfs beträgt bei 2 bar (zweifachem Luftdruck) 121 °C und bei 3 bar (dreifachem Luftdruck) 134 °C.

Um Verkalkungen innerhalb des Dampfsterilisators zu verhindern, muss das verwendete Wasser destilliert bzw. demineralisiert sein.

In der zahnärztlichen Praxis sollten Dampfsterilisatoren des Typs B verwendet werden →Abb. 1. Diese Geräteklasse erzeugt während der Entlüftung mehrmals (fraktioniert) ein Vakuum, sodass die Luft auch aus Hohlräumen sicher entfernt wird. Durch dieses Verfahren wird die Wirksamkeit des Wasserdampfs besonders an den Innenflächen von Hohlkörpern erhöht.

Der Arbeitsablauf eines Dampfsterilisators lässt sich in sechs Arbeitsphasen unterteilen →Abb. 2.

- **Anheizzeit:** Anheizen des demineralisierten Wassers bis zur Siedetemperatur (100 °C)
- **Entlüftungszeit:** Entlüftung des Autoklavs, es entsteht mehrfach (fraktioniert) ein Vakuum
- **Steigzeit:** Temperaturanstieg bis zum Erreichen der Betriebstemperatur (121 °C/134 °C)
- **Ausgleichszeit:** Temperaturausgleich an allen Stellen des Sterilisierguts
- **Abtötungszeit:** Abtötung aller Mikroorganismen
  - 20 Minuten – 121 °C bei 2 bar
  - 5 Minuten – 134 °C bei 3 bar
- **Abkühlzeit:** Abkühlung und Trocknung des Sterilisierguts

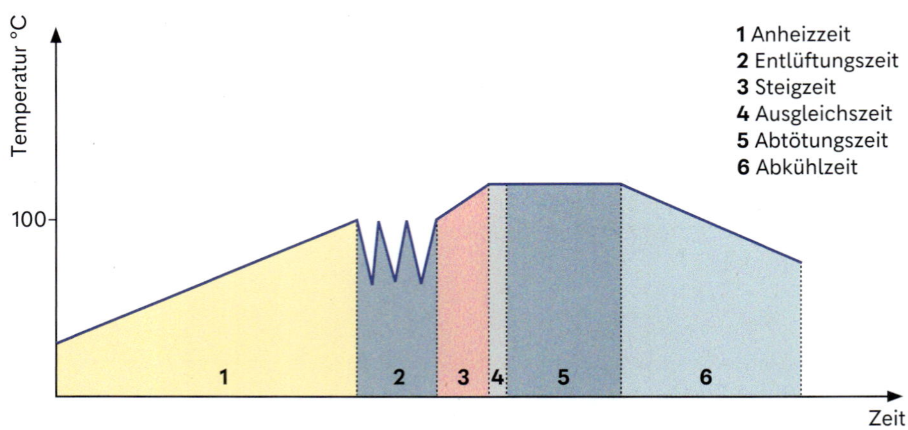

Abb. 2 Arbeitsphasen eines Dampfsterilisators

Im Dampfsterilisator dürfen nur thermostabile Instrumente und Materialien sterilisiert werden. Außerdem müssen Instrumente aus rostfreiem Stahl bestehen. Bei Übertragungsgeräten (Hand- und Winkelstücke sowie Turbinen) sind die Herstellerangaben bezüglich ihrer Eignung zu beachten.

Terminologie: Grundbegriffe und Grundlagen der Hygiene

Antisepsis, die	Maßnahmen zur Verhinderung einer Infektion an lebenden Geweben (Desinfektion)
Asepsis, die	völlige Keimfreiheit (Sterilität)
Autoklav, der	Dampfsterilisator
bakterizid	Bakterien abtötend
Desinfektion, die	Abtötung oder Inaktivierung von krank machenden Mikroorganismen
fungizid	Pilze abtötend
RDG, das	Reinigungs- und Desinfektionsgerät, auch: Thermodesinfektor
Sterilisation, die	Abtötung aller Mikroorganismen
thermisch	durch Wärme (Desinfektion)
Thermodesinfektor, der	Gerät zur Desinfektion durch Hitze
tuberkulozid	Tuberkelbakterien abtötend
VAH	Verbund für Angewandte Hygiene e. V.
Vakuum, das	luftleerer Raum
Validierung, die **validieren** (Verb)	Überprüfung der Aufbereitungsgeräte wie z. B. dem Desinfektionsvorgang im RDG
viruzid	Viren abtötend
Wirkspektrum, das	Bereich der Wirkung von Desinfektionsmitteln

Aufgaben

1 Erklären Sie die Bedeutung der Reinigung als ersten Schritt aller Hygienemaßnahmen.

2 Erklären Sie den Begriff Desinfektion und nennen Sie zwei grundsätzlich verschiedene Desinfektionsverfahren.

3 Nennen Sie vier Eigenschaften (Wirkspektrum) von chemischen Desinfektionsmitteln.

4 Zählen Sie drei Faktoren auf, die für eine erfolgreiche chemische Desinfektion zu beachten sind.

5 Erklären Sie den Begriff Sterilisation.

6 Erläutern Sie die Arbeitsweise eines Autoklavs.

7 Nennen Sie die Arbeitsphasen eines Dampfsterilisators.

4 Hygienemanagement

Unter Hygienemanagement werden alle Maßnahmen verstanden, die zum Gelingen einer gesetzeskonformen Praxishygiene notwendig sind.

4.1 Rechtliche Vorschriften und Empfehlungen

In der Praxis kommen täglich viele Menschen zusammen: Patientinnen, Mitarbeiterinnen, die Praxisinhaberin, Reinigungspersonal oder Lieferdienstleisterinnen. Um die Ansteckungsgefahr vor Infektionen zu reduzieren und um alle Beteiligten zu schützen, gibt es eine Reihe von Gesetzen und Empfehlungen, an die sich jede Praxis halten muss. Um sicherzugehen, dass die Gesetze befolgt werden, finden regelmäßig externe Kontrollen statt, sog. Praxisbegehungen.

Besondere Bedeutung für die Hygiene haben die folgenden Gesetze und Empfehlungen:

- Arbeitsschutzgesetz (ArbSchG)
- Infektionsschutzgesetz (IfSG)
- Europäische Medizinprodukte-Verordnung – Verordnung (EU) 2017/745
- Medizinprodukterecht-Durchführungsgesetz (MPDG)
- Medizinprodukte-Betreiberverordnung (MPBetreibV)
- Biostoffverordnung (BioStoffV)
- Empfehlungen (Richtlinien) der Kommission für Krankenhaushygiene und Infektionsprävention (KRINKO) beim Robert Koch-Institut (RKI) (KRINKO-/BfArM-Empfehlung)
- Empfehlungen des Ausschusses für Biologische Arbeitsstoffe (ABAS): TRBA 250 (Technische Regeln für Biologische Arbeitsstoffe) Biologische Arbeitsstoffe im Gesundheitswesen und in der Wohlfahrtspflege

Bei Fragen zur Umsetzung der Praxishygiene sind es v. a. die Zahnärztekammern, die den Praxen beratend zur Seite stehen.

4.2 Hygieneunterweisungen und Dokumentation

Verantwortlich für die Praxishygiene ist die Betreiberin (Praxisinhaberin). Sie kann bestimmte Aufgaben in der Hygiene an ihre Mitarbeiterinnen weitergeben. Diese müssen jedoch über aktuelle Sachkenntnis verfügen. Sie wird in der Regel mit erfolgreichem Bestehen der Abschlussprüfung zur Zahnmedizinischen Fachangestellten erworben und durch Fortbildungen ständig aktualisiert.

Zu den einzelnen Hygienemaßnahmen müssen in der Praxis regelmäßig Unterweisungen durchgeführt werden. Die Unterweisungen finden bei Volljährigen jährlich statt, bei Minderjährigen halbjährlich. Die Durchführung wird schriftlich festgehalten, mit Unterschrift bestätigt und die Unterlagen werden fünf Jahre aufbewahrt.

Damit die Überprüfung des Hygieneprozesses bei Praxisbegehungen möglich ist, müssen viele Dinge schriftlich dokumentiert und aufbewahrt werden. Dazu gehören u. a.:

- Festlegung von Verantwortlichkeiten
- Arbeits- und Verfahrensanweisungen
- durchgeführte Unterweisungen
- Hygienepläne
- Validierungsberichte
- Freigabe und Fehlerdokumentationen
- Aus- und Fortbildungszertifikate

Validierungsbericht →S. 330

4.3 Hygieneplan

Jede Zahnarztpraxis muss einen individuellen, für sie gültigen **Hygieneplan** erstellen. Der Plan beinhaltet alle Hygienemaßnahmen der jeweiligen Praxis. In ihm sind alle in der Praxis angewendeten Produkte mit der Produktbezeichnung, den Dosierangaben und der erforderlichen Einwirkzeit angegeben.
Der Hygieneplan wird tabellarisch in die Punkte **wer, was, wie, womit** und **wann** unterteilt und muss so in der Praxis platziert werden, dass ihn jede Mitarbeiterin jederzeit gut lesen kann.

Inhalt des Hygieneplans:
- Arbeitsanweisungen und Verhaltensregeln
- Maßnahmen zur Reinigung, Desinfektion und Sterilisation
- Maßnahmen zur Entsorgung
- Anweisungen zum Tragen von Schutzausrüstung
- Anweisungen für Notfälle

WAS	WIE	WOMIT	WANN	WER
Hautschutz – Händereinigung – Händedesinfektion – Hautpflege (inkl. Hautschutzplan)				
Hände	**Waschen (Reinigen)**	Flüssigwaschprodukt aus handfrei zu bedienendem Spender: Trocknen mit Handtuch zum Einmalgebrauch (Box, Spender)	– vor Arbeitsbeginn – bei sichtbarer bzw. spürbarer Verschmutzung – nach Arbeitsende	alle Beschäftigten
	Hautschutz (sorgfältiges Einmassieren der Fingerzwischenräume, Fingerseitenkanten, Nagelfalze, Fingerkuppen, Daumen, Handgelenke)	Hautschutzprodukt aus Spender oder Tube:	– vor Arbeitsbeginn – vor längerem Tragen von Handschuhen	alle Beschäftigten im Untersuchungs-, Behandlungs- und Wartungsbereich
	Desinfizieren (ausreichende Menge, um die Hände während der Einwirkzeit feucht zu halten)	Hautschutzprodukt aus Spender oder Tube:		
	hygienische Händedesinfektion (Einwirkzeit nach Herstellerangabe)	Produkt: Einwirkzeit:	– vor der Arbeitsvorbereitung – vor und nach jeder Behandlung – bei Unterbrechung der Behandlung – nach Arbeitsplatzwartung – nach Toilettenbesuch – vor dem Anziehen von Handschuhen – nach dem Ausziehen von Handschuhen	alle Beschäftigten im Untersuchungs-, Behandlungs- und Wartungsbereich
	chirurgische Händedesinfektion (Einwirkzeit nach Herstellerangabe) Desinfizieren der Hände und Unterarme (besondere Sorgfalt an Fingerkuppen und Nagelfalzen) anschließend: Anziehen steriler Handschuhe	Produkt: Einwirkzeit:	– vor umfangreichen zahnärztlich-chirurgischen/oralchirurgischen Eingriffen mit nachfolgendem speicheldichten Wundverschluss, – vor allen zahnärztlich-chirurgischen/oralchirurgischen Eingriffen an Patienten mit erhöhtem Infektionsrisiko. Nach der chirurgischen Behandlung: Ablegen der Handschuhe, hygienische Händedesinfektion.	alle Beschäftigten im Untersuchungs-, Behandlungs- und Wartungsbereich
	Pflegen	Hautpflegeprodukt aus Spender oder Tube:	– bei Bedarf	alle Beschäftigten
Hautschutz – Händereinigung – Händedesinfektion – Hautpflege (inkl. Hautschutzplan)				
Handschuhe	nach hygienischer Händedesinfektion auf die trockene Haut	unsterile, ungepuderte medizinische Einmalhandschuhe:	– immer, wenn die Hände mit Blut, anderen Körperflüssigkeiten oder infektiösen Substanzen in Kontakt kommen können oder ein Infektionsrisiko bekannt ist oder Verletzungen vorliegen – i. d. R. Wechsel nach jedem Patienten (unversehrte Handschuhe)	alle Beschäftigten im Untersuchungs-, Behandlungs- und Wartungsbereich

Abb. 1 Musterhygieneplan (Ausschnitt)

Terminologie: Hygienemanagement

gesetzeskonform	dem Gesetz entsprechend
Hygieneplan, der	Überblick über alle Hygienemaßnahmen in einer Praxis
Medizinprodukt, das	alle Dinge, die zu therapeutischen oder diagnostischen Zwecken am Menschen angewendet werden

Aufgaben

1 Nennen Sie alle Personen, die in der Zahnarztpraxis Medizinprodukte aufbereiten dürfen.

2 Erklären Sie, warum jede Zahnarztpraxis einen individuellen, für sie gültigen Hygieneplan erstellen muss.

5 Maßnahmen zur Verringerung des Infektionsrisikos in der Zahnarztpraxis

Zu den Maßnahmen, die das Infektionsrisiko in der Zahnarztpraxis verringern, zählen neben dem Schutz durch Immunisierung, der Postexpositionsprophylaxe und dem Prozess Reinigung – Desinfektion – Sterilisation auch die persönliche Hygiene, Schutzkleidung und Händehygiene, ebenso die Reinigung und Desinfektion von Flächen, Abformungen und der wasserführenden Systeme. Alle Maßnahmen haben das gemeinsame Ziel, das Infektionsrisiko aller in der Praxis befindlichen Personen zu verringern.

5.1 Persönliche Hygiene

Die **persönliche Hygiene** ist für alle in der Zahnarztpraxis tätigen Personen von großer Bedeutung. Das äußere Erscheinungsbild ist wichtig, da es einen ersten Eindruck für eine hygienisch einwandfreie Behandlung liefert. Der Arbeitsort „Mundhöhle“ stellt einen sehr sensiblen Bereich dar. Zudem muss man sich bewusst sein, dass während einer Behandlung freigesetzte Aerosole den gesamten Körper und die Haare benetzen können.

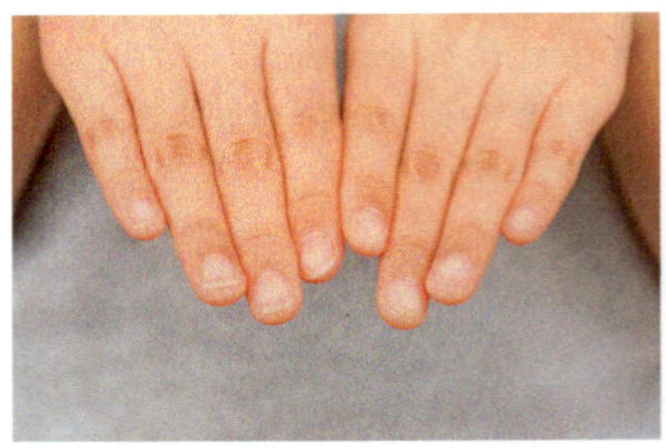

Abb. 1 Kurze, saubere Fingernägel

Zu einer korrekten, persönlichen Hygiene gehören z. B.:

- das tägliche Waschen des Körpers und der Haare, mit nicht zu warmem Wasser und mit Waschlösungen, die rückfettende Wirkstoffe enthalten
- kurz geschnittene Fingernägel, die mit einer Bürste von Schmutz befreit werden; auf Nagellack und künstliche Fingernägel sollte verzichtet werden
- das Zusammenbinden von langen Haaren
- das Ablegen von Schmuck an Händen und Unterarmen vor Arbeitsbeginn
- dezent aufgetragenes Make-up
- das Tragen von Arbeitskleidung und Arbeitsschuhen, die bei sichtbarer Verschmutzung sofort nach der Behandlung gewechselt werden müssen
- das Tragen von Schutzkleidung bei bestimmten Tätigkeiten, z. B. bei der Instrumentenaufbereitung oder bei Operationen

5.2 Persönliche Schutzausrüstung (PSA)

Gefährdungsbeurteilung →S. 331

Das Tragen der Persönlichen Schutzausrüstung schützt alle in der Zahnarztpraxis tätigen Personen und Patientinnen vor Kontamination und Ansteckung. Sie ist von der Praxisinhaberin den Mitarbeiterinnen zur Verfügung zu stellen. In den jeweiligen Gefährdungsbeurteilungen ist arbeits- und tätigkeitsbezogen festgelegt, wann welche Schutzausrüstung getragen werden muss. Dies wird in regelmäßigen Mitarbeiterunterweisungen angesprochen und dokumentiert.

Maßnahmen zur Verringerung des Infektionsrisikos in der Zahnarztpraxis

Zur Persönlichen Schutzausrüstung gehören die folgenden Schutzmaßnahmen:

- Handschuhe (medizinische oder dickwandige Handschuhe) aus Latex, Nitril oder Vinyl
- Augen- und Gesichtsschutz (z. B. Schutzbrille, Visier)
- Mund-Nasen-Schutz, medizinische Schutzmaske (FFP2/FFP3 oder partikelfiltrierende Halbmasken mit Ausatemventil)
- Schutzkleidung

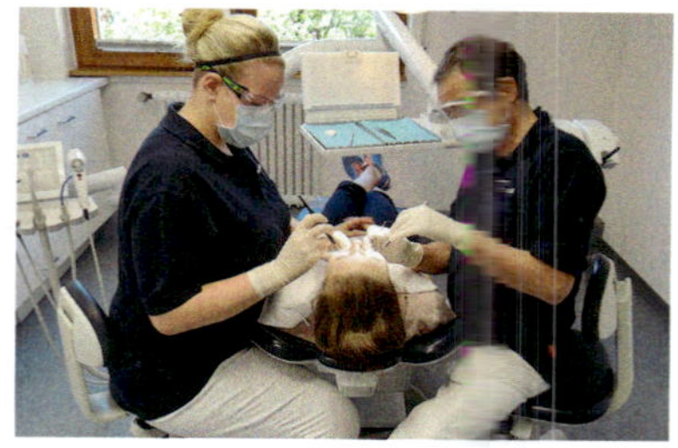

Abb. 5 Arbeiten mit Schutzausrüstung

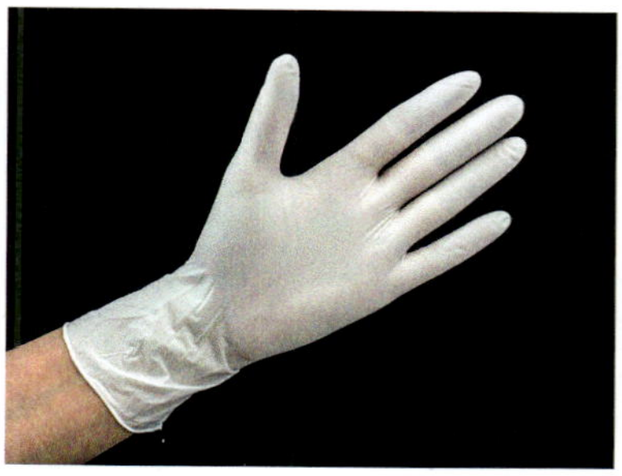

Abb. 1 Latexhandschuhe

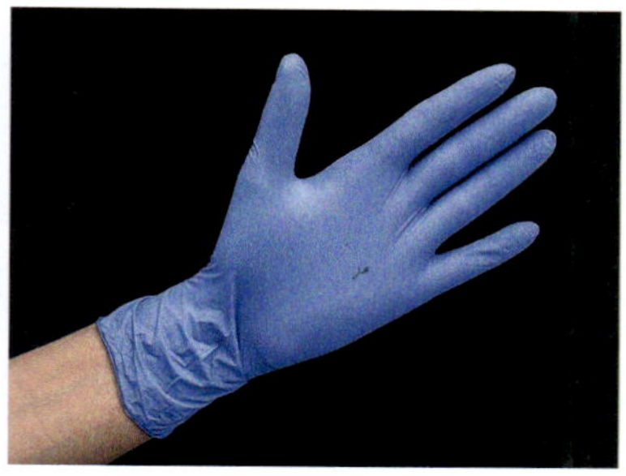

Abb. 2 Nitrilhandschuh

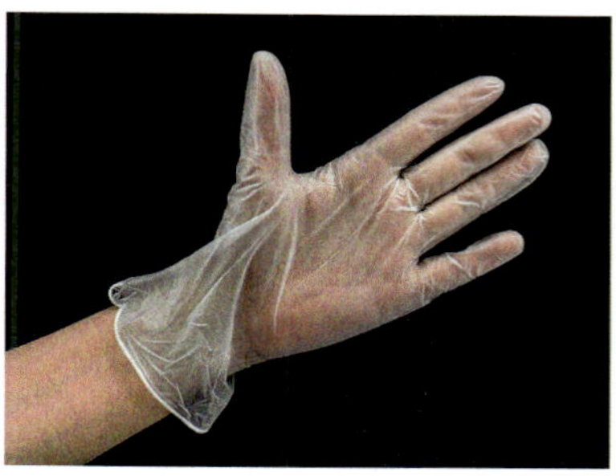

Abb. 3 Vinylhandschuh

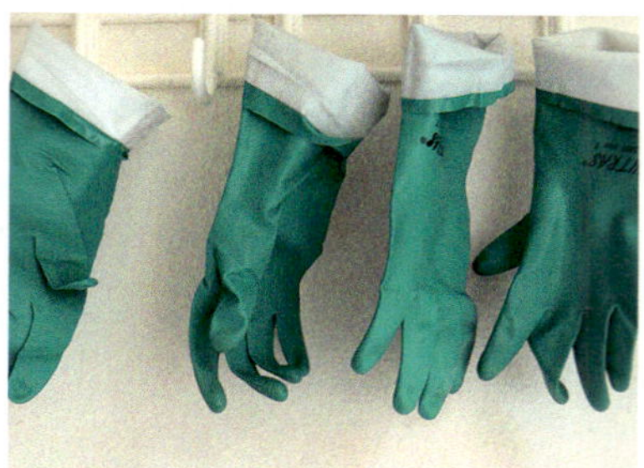

Abb. 4 Handschuhe für Reinigungs- und Entsorgungsarbeiten

In der Praxis werden zwei verschieden Handschuharten benutzt.

Medizinische Einmalhandschuhe kommen sowohl bei der Behandlung als auch bei der Reinigung von Behandlungseinheit und Behandlungsraum zum Einsatz. Sie werden nach jeder Behandlung gewechselt. Bei Mängeln müssen die Handschuhe sofort gewechselt werden. Für operative Eingriffe werden **sterile**, bei allen anderen Tätigkeiten **unsterile** Einmalhandschuhe getragen. Empfohlen werden Nitrilhandschuhe, da sie im Gegensatz zu Latex kein erhöhtes Risiko für Allergien aufweisen.

Mit **widerstandsfähigen, flüssigkeitsdichten Handschuhen** wird bei vielen Arbeitsvorgängen im Aufbereitungsraum/-bereich gearbeitet.

Schutzkleidung wird über der Arbeitskleidung getragen und schützt Praxismitarbeiterinnen und Arbeitskleidung vor Verunreinigungen mit Keimen. Sie wird z. B. als langärmlige, flüssigkeitsdichte Schutzschürze bei der Medizinprodukteaufbereitung im Aufbereitungsraum/-bereich getragen. Bei operativen Eingriffen kommen sterile Schutzmäntel und ein Kopfschutz (Operationshauben) zum Einsatz.

5.3 Händehygiene

Die Hände sind das wichtigste „Instrument" bei der Behandlung. Gleichzeitig ist eine Kontamination der Hände nicht zu vermeiden. Eine Übertragung von Keimen auf Patientinnen muss jedoch unbedingt verhindert werden. Hautprobleme und Allergien liegen bei den Berufskrankheiten der ZFA an vorderer Stelle und können im schlimmsten Fall sogar eine Berufsunfähigkeit zur Folge haben. Die Händehygiene (Schutz, Reinigung, Desinfektion, Pflege) hat daher eine zentrale Bedeutung. Die BGW (Berufsgenossenschaft für Gesundheitsdienst und Wohlfahrtspflege) bietet einen Hautschutz- und Händehygieneplan zum Anbringen in der Praxis an.

Bbb.bgw-online.de
Suchfeldeingabe: BGW 06-13-020

5.3.1 Händewaschen (Händereinigung)

Zum Schutz der Haut vor Entfettung und Rissbildung ist es wichtig, die Hände so wenig wie möglich zu waschen. Zum Waschen benutzt man ein flüssiges Handwaschpräparat aus einem Wandspender. Die Armaturen des Handwaschbeckens und die Seifenspender sollten ohne Hände bedienbar sein. Die Temperatur des Wassers ist möglichst niedrig zu wählen. Nach dem Händewaschen werden die Hände gründlich mit einem Einmaltuch getrocknet.

Die Hände müssen **immer** gewaschen werden:
- vor Arbeitsbeginn
- bei sichtbaren Verschmutzungen
- nach dem Besuch der Toilette
- vor und nach dem Essen
- nach dem Naseputzen
- am Arbeitsende
- vor der chirurgischen Händedesinfektion

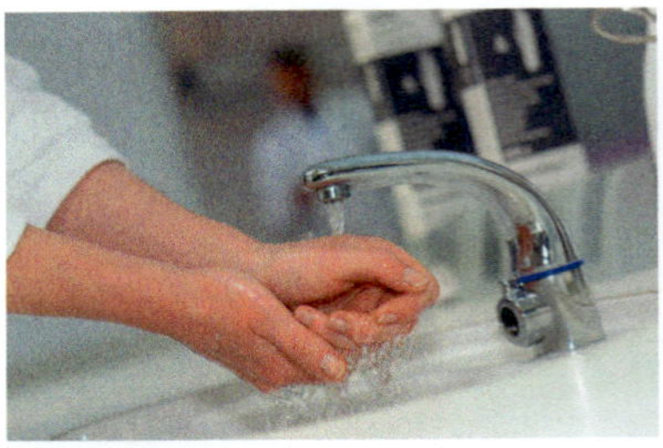

5.3.2 Händedesinfektion

Merke
Die **hygienische Händedesinfektion** ist bei allen nichtchirurgischen Behandlungen vor dem Anziehen und nach dem Ausziehen der Handschuhe notwendig. Die **chirurgische Händedesinfektion** erfolgt vor chirurgischen Eingriffen.

Die Hände werden, je nachdem, welche Behandlung folgt, auf zwei verschiedene Arten desinfiziert. Wichtig ist bei beiden, dass das Desinfektionsmittel bakterizid, fungizid und möglichst viruzid wirkt. Daher ist ein VAH gelistetes Händedesinfektionsmittel mit genau diesem Wirkspektrum zu bevorzugen. Die Händedesinfektion muss außerdem unbedingt nach Herstellerangaben durchgeführt werden.

Video
Desinfektion der Hände

Hygienische Händedesinfektion

Eine hygienische Händedesinfektion ist grundsätzlich vor und nach allen nichtchirurgischen Behandlungen durchzuführen. Zusätzliche Anwendungen:
- vor der Arbeitsplatzvorbereitung
- vor dem Anziehen und nach dem Ausziehen von Handschuhen
- bei Unterbrechungen der Behandlung
- nach Wartungen des Arbeitsplatzes
- nach dem Besuch der Toilette

Durchführung der hygienischen Händedesinfektion
Auf die trockenen Hände werden 3–5 ml Händedesinfektionsmittel aus einem Spender gegeben und eingerieben. Wichtig ist, dass keine Stellen vergessen werden. Daher wird die standardisierte Einreibemethode (CEN EN 1500) empfohlen. Erst nach vollständiger Trocknung ist die Desinfektion abgeschlossen.

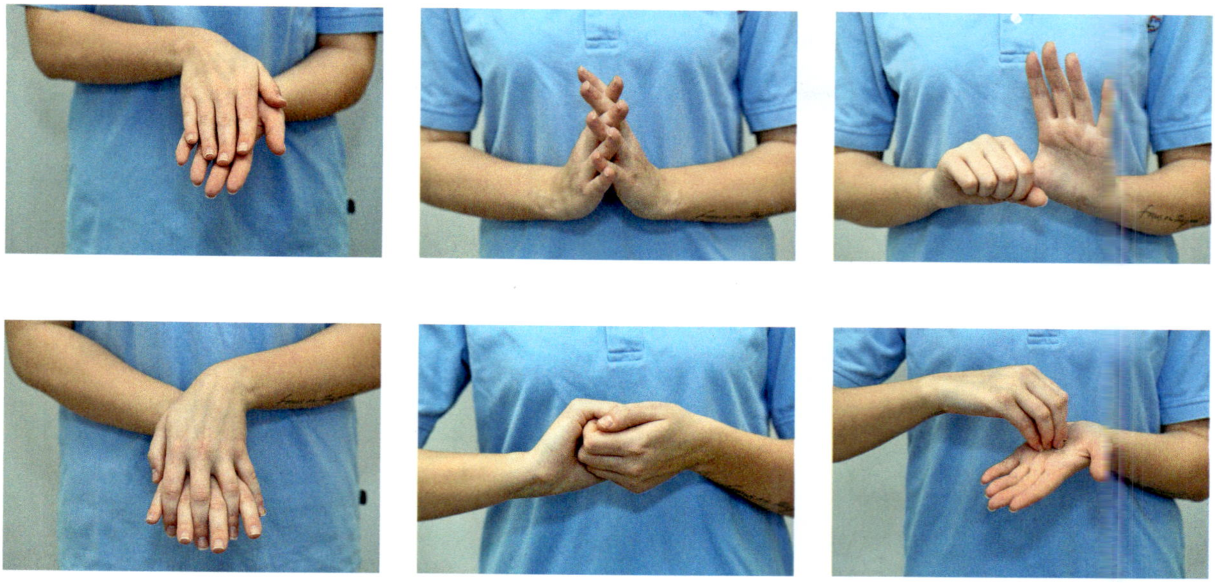

Abb. 1–6 Schritte der Händedesinfektion

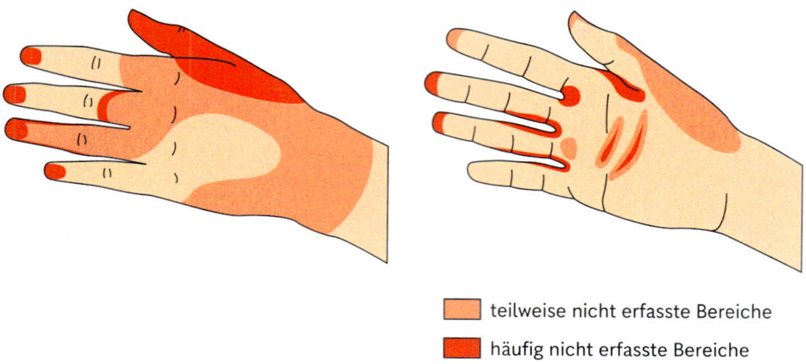

Abb. 7 Bei einer unzureichenden Händedesinfektion werden nicht alle Stellen erfasst (mit Desinfektionsmittel benetzt)

Chirurgische Händedesinfektion

Die chirurgische Händedesinfektion findet vor umfangreichen chirurgischen Eingriffen, z. B. einer Wurzelspitzenresektion oder Implantation, statt.

Zunächst werden die Unterarme und die Hände gewaschen und sorgfältig mit einem Einmalhandtuch getrocknet. Danach wird das Händedesinfektionsmittel für ca. ein bis drei Minuten auf Unterarme und Hände eingerieben. Die Einwirkzeit ist je nach Händedesinfektionsmittel unterschiedlich lang und kann im Hygieneplan der Praxis nachgelesen werden. Dann werden die Unterarme und am Ende ausschließlich die Hände desinfiziert.

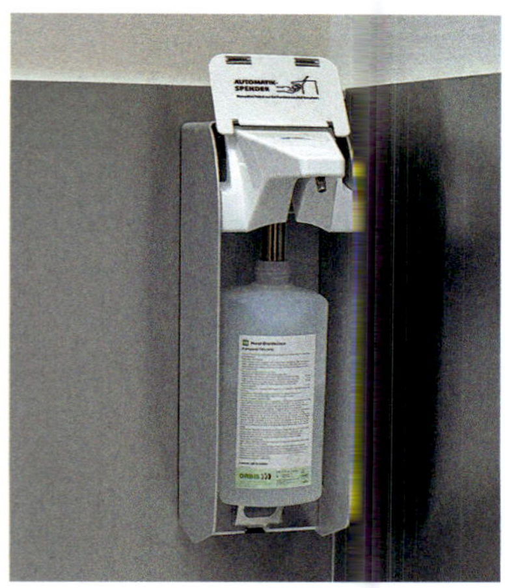

Abb. 8 Wandspender mit Desinfektionsmittel, der berührungslos funktioniert

Die Hände und Unterarme müssen während der gesamten Einwirkzeit feucht gehalten und mit Desinfektionsmittel benetzt sein. Im Anschluss lässt man das Desinfektionsmittel lufttrocknen, auf keinen Fall die Hände abtrocknen. Danach erfolgt das Anziehen der sterilen Handschuhe →Abb. 1.

Nach der Behandlung werden die Handschuhe ausgezogen und eine hygienische Händedesinfektion durchgeführt.

Video
Anlegen steriler Handschuhe

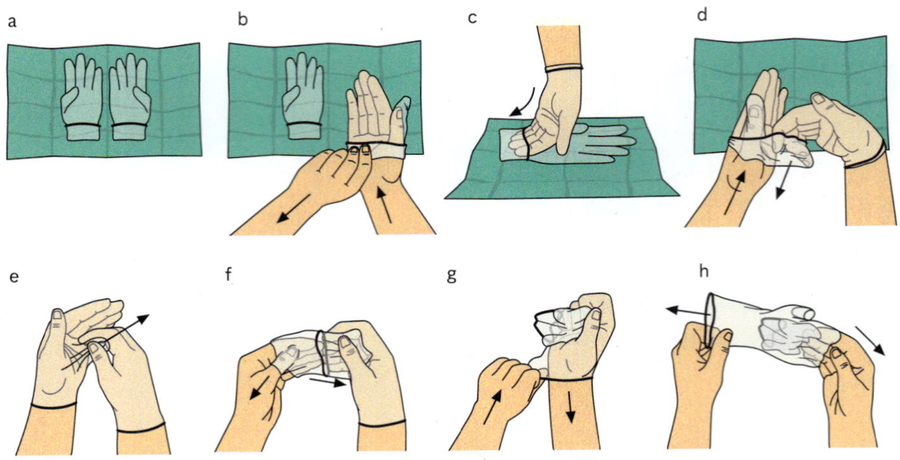

Abb. 1 Anziehen (a–d) und Ausziehen (e–h) von sterilen Handschuhen

5.3.3 Hautschutz und -pflege

Vor Arbeitsbeginn bzw. nach (längeren) Arbeitspausen ist es sinnvoll, ein Hautschutzprodukt aus einem Spender oder einer Tube zu benutzen, um die Barrierefunktion der Haut zu stärken. Besonders achtsam cremt man die Fingerzwischenräume und Nagelfalze ein.

Die Hautpflege erfolgt mit einem cremenden Hautpflegemittel aus einem Spender oder aus einer Tube, in der Regel am Ende des Arbeitstages.

5.4 Reinigung und Desinfektion von Flächen

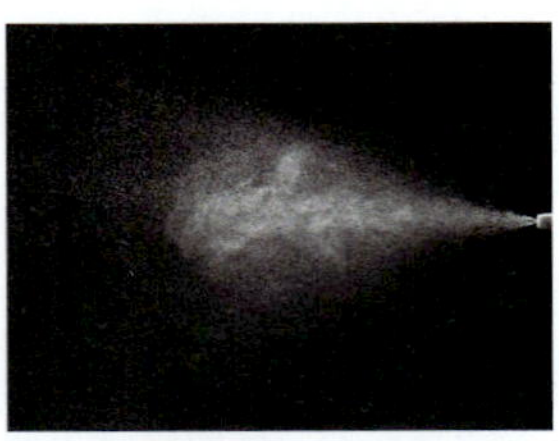
Abb. 2 Aerosole

Die bei der Wasserkühlung oder bei der Zahnreinigung mit Pulverstrahl-Geräten entstehenden Aerosole können sich über mehrere Meter im Raum bewegen. So werden bei fast jeder Behandlung nicht nur die Behandlungseinheit, sondern z. B. auch die Arbeitsflächen, Türgriffe, Wände, Schränke, Griffe und Böden kontaminiert.

Sprühdesinfektionen gefährden das Praxispersonal und kommen nur in Bereichen zum Einsatz, die nicht mit einer Wischdesinfektion erreicht werden können. Deshalb findet man in der Zahnarztpraxis überwiegend glatte Oberflächen, die wischdesinfiziert werden können.

Merke
Flächen sind immer mit einer ausreichenden Menge an Desinfektionsmittel abzuwischen. Die vom Hersteller vorgeschriebene Konzentration und Einwirkzeit sind zu beachten.

Durchführen der Flächendesinfektion:

- Oberflächen, die nahe an der Patientin sind, (z. B. Lampengriffe, Behandlungsstuhl Geräte), nach jeder Behandlung mit einem Flächendesinfektionsmittel getränkten Tuch reinigen und desinfizieren
- sichtbare Verschmutzungen mit z. B. Blut oder Sekreten sofort nach der Behandlung mit einem Einmal-Desinfektionstuch aufnehmen; das benutzte Tuch im Anschluss wegwerfen; erst nach dieser ersten Reinigung die eigentliche Desinfektion durch Wischdesinfektion durchführen
- schwierig zu erreichende Flächen, z. B. Tastaturen oder OP-Mikroskope, mit entsprechenden Materialien abdecken
- Fußböden am Ende des Behandlungstages mit einem Reinigungsmittel ohne Zusatz von Desinfektionsmitteln reinigen; Ausnahme: sichtbare Verschmutzungen mit Blut oder Sekreten, die sofort nach der Behandlung entfernt werden müssen

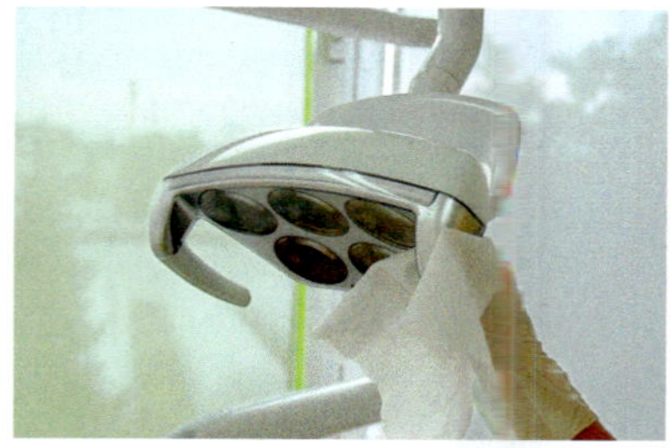

Abb. 1 Mit einem Tuch werden die Flächen abgewischt (hier die Griffe der Lampe)

5.5 Reinigung und Desinfektion von Abformungen und zahntechnischen Arbeiten

Alle Abformungen, zahntechnischen Werkstoffe und Hilfsmittel (z. B. Bissgabeln), die ins zahntechnische Labor gehen oder die aus dem zahntechnischen Labor kommen, müssen gereinigt und desinfiziert werden.

Abformungen werden sofort nach Entnahme aus dem Mund der Patientin unter fließendem Wasser vorsichtig abgespült und in einem geschlossenen Behälter in den Aufbereitungsraum gebracht. Dort erfolgt die Desinfektion, in einem Tauchbad (mit Desinfektionsmittel) oder durch Sprühdesinfektion (im Reinigungs- und Desinfektionsgerät, RDG).

Benutze Abformlöffel, die aus dem Labor zurückkommen, werden auf gleiche Weise aufbereitet.

Zahntechnische Werkstücke (z. B. Prothesen, Bissnahmen) werden nach Entnahme aus dem Mund der Patientin zunächst unter fließendem Wasser von Blut und Speichel gereinigt. Danach erfolgt der Transport in einem geschlossenen Behälter in den Aufbereitungsraum. Die Desinfektion wird idealerweise im Tauchbad in Kombination mit Ultraschall durchgeführt.

Bei Werkstücken aus dem zahntechnischen Labor ist es zudem wichtig, dass diese nach der Desinfektion mit fließendem Wasser abgespült werden.

Bei allen Desinfektionen ist darauf zu achten, dass sie materialverträglich und für den Einsatz im Ultraschallbad geeignet sind sowie den Anforderungen des VAH entsprechen.

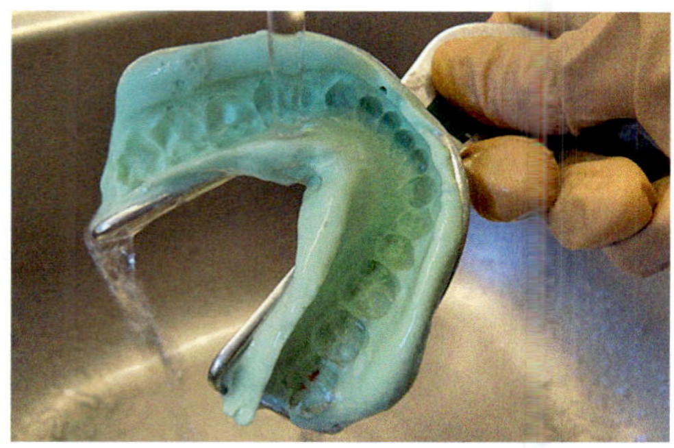

Abb. 2 Abspülen der Abformung mit Wasser

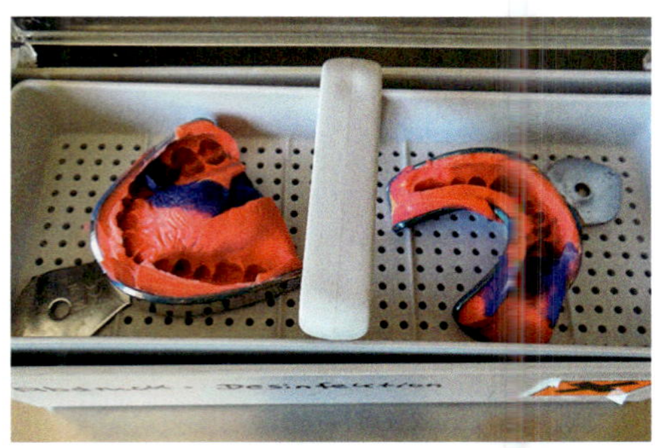

Abb. 3 Desinfektionslösung für Abformungen

5.6 Hygienische Wartung von wasserführenden Systemen und Absauganlagen

5.6.1 Wasserführende Systeme

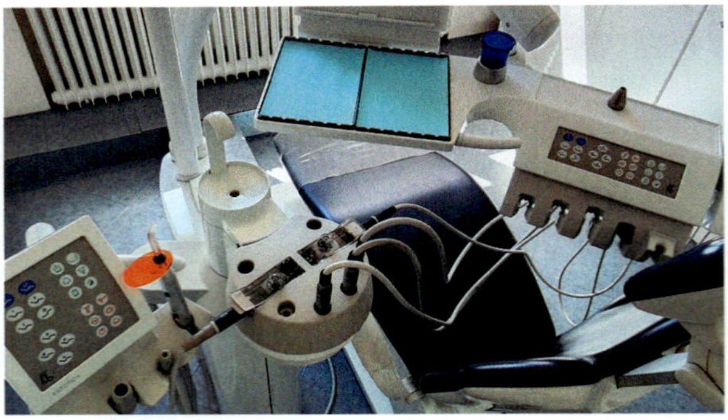

Abb. 1 Intensiventkeimung

Bei fast jeder zahnärztlichen Behandlung wird Wasser entweder als Spül- oder Kühlwasser eingesetzt. Trinkwasser wird ab dem Einfließen in die Behandlungseinheit als **Betriebswasser** bezeichnet und gelangt über die wasserführenden Systeme in den Mund der Patientin.

Zu den wasserführenden Systemen gehören z. B.
- Mikromotoren für Übertragungsinstrumente,
- Ultraschall zur Zahnreinigung,
- Multifunktionsspritzen sowie
- Becherfüller und Speibeckenspülung.

Zu einer Kontamination des Betriebswassers kann es entweder durch langes Stehen in den Schläuchen bei Behandlungspausen oder durch Verunreinigungen mit Blut oder Sekreten der Patientin kommen. Um auszuschließen, dass kontaminiertes Betriebswasser in den Mund der Patientin gelangt, müssen einige Sicherheitsmaßnahmen beachtet werden:
- jährliche mikrobiologische Überprüfung der Wasserqualität durch ein Wasserlabor
- alle Entnahmestellen vor Beginn des Behandlungstages ohne aufgesetzte Übertragungsinstrumente zwei Minuten lang durchspülen
- benutzte Entnahmestellen nach jeder Behandlung und am Ende des Behandlungstages für 20 Sekunden durchspülen
- Einsatz von Desinfektionsanlagen der Behandlungseinheit
- ggf. Einsatz eines Bottle-Systems; hier ist die Wasserversorgung unabhängig von der Behandlungseinheit; Behandlungen können z. B. mit keimfreiem Wasser oder einer Mischung aus Trinkwasser und Desinfektionsmitteln durchgeführt werden
- Einsatz eines Wasseraufbereitungsgerätes (zur Dauer- oder Intensiventkeimung, →Abb. 1)

Außerdem müssen bei Operationen und bei der Behandlung von Patientinnen mit einem geschwächten Immunsystem, besondere Vorsichtsmaßnahmen getroffen werden, z. B. die Benutzung keimfreien Wassers.

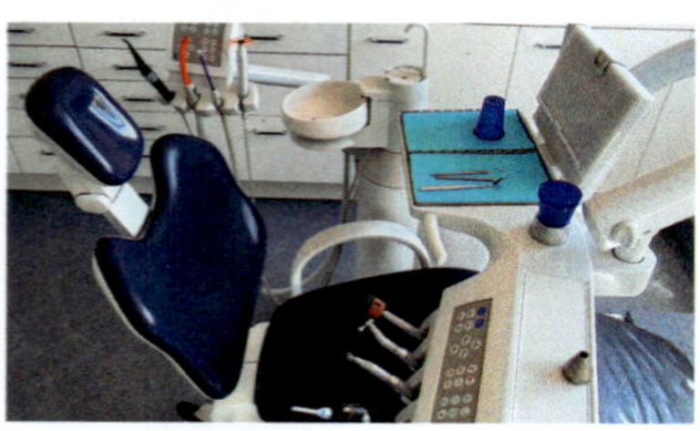

Abb. 2 Behandlungseinheit mit aufgesteckten Übertragungsinstrumenten

5.6.2 Absauganlagen

Bei fast jeder Behandlung kommt die Absauganlage an der Patientin zum Einsatz und es gelangen Keime aus dem Mund der Patientin in die Absauganlage. Ein Rückfluss der abgesaugten Flüssigkeiten in den Mund ist unbedingt zu vermeiden. Korrektes Absaugen gelingt nur, wenn die folgenden zwei Punkte beachtet werden:
- Der Sauger und der Saugschlauch dürfen auf keinen Fall über der Patientin geführt werden.

- Der Sauger darf nicht durch Ansaugen der Wange oder Zunge verschlossen werden. Das Ansaugen von Weichteilen kann durch den Einsatz von Drehkupplungen bzw. Spezialabsaugkanülen mit seitlichen Belüftungsschlitzen verhindert werden.

Für die Aufbereitung der Absauganlage gelten folgende Vorgaben:
- nach jeder Behandlung die Absauganlage mit einem Wasser-Luft-Gemisch durchsaugen.
- am Ende des Tages (besser häufiger) zusätzlich ein Desinfektionsmittel absaugen.
- abnehmbare Absaugschläuche können im Reinigungs- und Desinfektionsgerät (RDG) oder in einem Tauchbad mit Desinfektionsmittel gereinigt und desinfiziert werden.
- die äußeren Flächen von nicht abnehmbaren Schläuchen nach jeder Patientin wischdesinfizieren
- die Filter nach Herstellerangaben reinigen bzw. wechseln
- den Amalgamabscheider nach Herstellerangaben wechseln und bei Bedarf entleeren; dabei die fachgerechte Entsorgung beachten

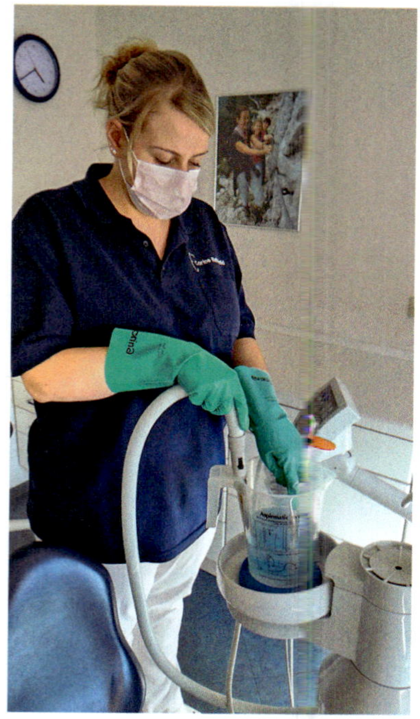

Abb. 1 Tägliche Desinfektion der Absauganlage

5.7 Aufbereitung der Praxiswäsche

In der Praxis kommen die folgenden Wäschearten vor:
- Privatkleidung
- Arbeitskleidung
- Schutzkleidung (unsteril/steril)
- Eingriffstextilien/Stoff-Abdecktücher

Privatkleidung muss im Schrank getrennt von der Arbeitskleidung aufbewahrt werden und benötigt deshalb keine besondere Aufbereitung neben der üblichen privaten Wäsche zu Hause.

Arbeitskleidung wird, beim „normalen" Arbeiten in der Zahnarztpraxis getragen. Sie bietet keinen besonderen Schutz vor schädigenden Einflüssen und darf nur im Betrieb getragen werden. Bei jedem Verlassen der Praxis ist sie abzulegen. Im Sozialraum und beim Essen wird zur Privatkleidung gewechselt, um eine Verunreinigung der Nahrung mit Keimen zu vermeiden.

Es wird empfohlen, die Arbeitskleidung mindestens zweimal in der Woche zu wechseln. Bei sichtbaren Verschmutzungen wird das verschmutzte Kleidungsteil sofort nach der Behandlung gewechselt.

Schmutzwäsche wird getrennt von gewaschener Wäsche in dichten Behältern gesammelt.

Getragene **Arbeits-** und **Schutzkleidung** muss desinfizierend gewaschen werden. Dazu gibt es zwei Waschmöglichkeiten:
- thermische Aufbereitung für Wäsche, die bei 90 °C mit einem handelsüblichen Waschmittel gewaschen werden kann
- chemo-thermische Aufbereitung für Nicht-Kochwäsche, die bei 60 °C (oder 40 °C) mit einem RKI-gelisteten Waschmittel gereinigt wird

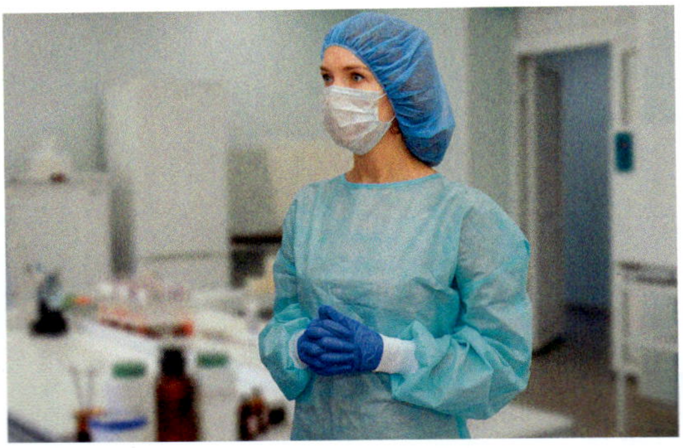

Abb. 1 Sterile Schutzkleidung ist oft Einwegmaterial

Sterile Schutzkleidung muss im Anschluss an den chemisch-thermischen Waschvorgang noch verpackt dampfsterilisiert werden. Da dies sehr aufwendig ist, greifen die meisten Praxen auf Einmalartikel zurück. Sie werden nach jeder Behandlung entsorgt.

Die Aufbereitung der Praxiswäsche ist im Hygieneplan dokumentiert. Neben der Temperaturangabe bei der Einwirkzeit muss auch die Konzentration des Desinfektions- oder Waschmittels angegeben sein.

Terminologie: Maßnahmen zur Verringerung des Infektionsrisikos in der Zahnarztpraxis

Aerosol, das	kleinste Wassertröpfchen in der Luft, in denen sich Viren und andere Krankheitserreger verbreiten können
chemo-thermisch	durch chemische Stoffe und Hitze
Implantation, die	In der Zahnmedizin: Das Einbringen einer künstlichen Zahnwurzel
kontaminiert/Kontamination, die	verunreinigt/die Verunreinigung
mikrobiologisch	die Mikroorganismen betreffend, z. B. Bakterien oder Pilze
Partikel, der	kleinste Teilchen in der Luft; z.B. Feinstaub
Postexpositionsprophylaxe, die	infektionsprophylaktische Maßnahmen nach einer möglichen Infektion
RDG, das	das Reinigungs- und Desinfektionsgerät für zahnmedizinische Instrumente
Sekret, das	Absonderungen körpereigener Flüssigkeiten durch Drüsen oder Wunden
thermisch	durch Wärme wirkend
Übertragungsinstrument, das	überträgt die Drehbewegungen eines Motors auf die rotierenden Instrumente wie z.B. den Bohrer
Validierung, die	Sicherstellung, dass Hygieneprozesse erfolgreich verlaufen sind; inbesondere durch Überprüfung der Desinfektions- und Sterilisationsgeräte

Aufgaben

1 Nennen Sie die Teile einer persönlichen Schutzausrüstung.

2 Zählen Sie auf, wann die Hände in der Praxis immer gewaschen werden müssen.

3 Zählen Sie auf, wann die hygienische Händedesinfektion durchgeführt werden muss.

4 Beschreiben Sie das Vorgehen bei der chirurgischen Händedesinfektion.

5 Beschreiben Sie, was bei der Aufbereitung der Absauganlage zu beachten ist.

6 Erklären Sie, was man unter dem Begriff Validierung in der Zahnarztpraxis versteht.

6 Medizinprodukteaufbereitung

6.1 Rechtliche Grundlagen der Medizinprodukteaufbereitung

Medizinprodukte sind laut dem Bundesministerium für Gesundheit z. B. Geräte, Instrumente, Software, Dentalprodukte (z. B. Zahnersatz) und Röntgengeräte, die der Hersteller für die Anwendung beim Menschen bestimmt hat.

Die Aufbereitung soll in einem eigenen Raum erfolgen, der in die Bereiche „unrein" und „rein" getrennt ist. Eine Lüftungsmöglichkeit soll vorhanden sein.

Die Durchführung der neuen EU-Verordnung ist im nationalen Medizinprodukterecht-Durchführungsgesetz (MPDG) geregelt.

Die ordnungsgemäße Aufbereitung von Medizinprodukten ist in der Medizinprodukte-Betreiberverordnung (MPBetreibV) geregelt. Die Hersteller müssen alle notwendigen Angaben zur Medizinprodukteaufbereitung zur Verfügung stellen.

Um eine ordnungsgemäße Aufbereitung zu gewährleisten, sollten die Empfehlungen der Kommission für Krankenhaushygiene und Infektionsprävention am Robert Koch-Institut (KRINKO) und des Bundesinstitutes für Arzneimittel und Medizinprodukte (BfArM) beachtet werden.

6.2 Risikoeinschätzung und Risikobewertung von Medizinprodukten

Video
Einstufung von Medizinprodukten

Bevor mit der Medizinprodukteaufbereitung begonnen wird, muss zunächst eine Risikobewertung in „unkritisch", „semikritisch" und „kritisch" durchgeführt werden →Tab. 1, S. 324.

Merke
Unkritische Medizinprodukte kommen nur mit intakter Haut in Berührung.
Semikritische Medizinprodukte kommen mit Schleimhaut oder krankhaft veränderter Haut in Berührung.
Kritische Medizinprodukte durchdringen Haut oder Schleimhaut und haben dabei Kontakt mit Blut oder inneren Geweben. Auch Medizinprodukte, die in Kontakt mit Wunden kommen, werden als „kritisch" eingeteilt. Aber ein Blutkontakt allein reicht nicht für die Einteilung „kritisch" aus.

Verantwortliche Person für die Einstufung und Durchführung der Aufbereitung ist der Praxisinhaberin. Semikritische und kritische Medizinprodukte werden je nach Anforderungsgrad weiter in Gruppe A und Gruppe B eingeteilt:

Gruppe A: ohne besondere Anforderungen an die Aufbereitung

Gruppe B: mit erhöhten Anforderungen an die Aufbereitung. Die Medizinprodukte haben z. B. Hohlräume und die Reinigung ist nicht durch eine Inspektion beurteilbar. Auch Instrumente, die nicht beliebig oft aufbereitet werden können (z. B. Endo-Instrumente) gehören in die Gruppe B.

Gruppe C: mit besonders hohen Anforderungen an die Aufbereitung. Sie ist in der „normalen" Zahnarztpraxis nicht von Bedeutung.

Einstufung		Aufbereitung	Beispiele für Medizinprodukte
unkritisch		Reinigung und Desinfektion Das Sprüh-/Wischverfahren gilt als ausreichend	Anmischspatel, Glasplatte, extraorale Teile des Gesichtsbogens
semikritisch	A	manuelle bzw. maschinelle Reinigung und Desinfektion	Mundspiegel, Sonde, Pinzette
	B	manuelle bzw. maschinelle Reinigung und Desinfektion	Winkelstücke, Turbinen, Mehrfunktionsspritze, Sauger, Bohrer, Pulverstrahlgerät, Zahnentfernungsgerät
kritisch	A	maschinelle Reinigung und Desinfektion mit anschließender Verpackung und abschließender Sterilisation mit feuchter Hitze	Hebel, Zangen, Nadelhalter, scharfer Löffel, Küretten, Scaler
	B	maschinelle Reinigung und Desinfektion mit anschließender Verpackung und abschließender Sterilisation mit feuchter Hitze	chirurgischer Sauger, chirurgisches Hand- und Winkelstück, Fräser/Bohrer für chirurgische Maßnahmen, Wurzelkanalinstrumente
	C	besonders hohe Anforderungen	keine Bedeutung für die Zahnpraxis

Tab. 1 Aufbereitung von Medizinprodukten nach Risikobewertung

6.3 Aufbereitung von unkritischen Medizinprodukten

Unkritische Medizinprodukte müssen nicht sterilisiert werden, es genügt eine Reinigung und Desinfektion, vorzugsweise in einem validierten Reinigungs- und Desinfektionsgerät (RDG).

Ist dies nicht möglich, erfolgt eine Desinfektion durch Einlegen in eine Desinfektionswanne oder durch das Sprüh-/Wischverfahren. Im Anschluss wird die Prüfung auf Sauberkeit und Unversehrtheit, Pflege, Instandsetzung und Funktionsprüfung vorgenommen.

6.4 Aufbereitung von semikritischen Instrumenten

Es gibt zwei Aufbereitungsverfahren: entweder **manuell**, im Eintauchverfahren oder **maschinell** im RDG. Semikritische Medizinprodukte müssen bei **maschineller** Aufbereitung im RDG nicht sterilisiert werden. Nur nach einer reinen **manuellen** Reinigung im Eintauchverfahren ist eine anschließende (unverpackte) thermische Desinfektion im Dampfsterilisator durchzuführen. Erfolgt die Aufbereitung im maschinellen Verfahren (RDG), kann man auf die Dampfsterilisation verzichten.
Die erfolgte Desinfektion muss bei beiden Verfahren mithilfe des Freigabeprotokolls unter Angabe von Prozessparametern dokumentiert werden.

Merke
Die Einstufung eines Medizinproduktes bestimmt den weiteren Aufbereitungsweg. Sie kann sich je nach Einsatz (z. B. Füllungstherapie/chirurgische Behandlung) ändern.

6.5 Aufbereitung von kritischen Instrumenten

Alle kritischen Medizinprodukte werden steril angewendet. Daher müssen sie vor der Sterilisation verpackt werden. Bei den meisten kritischen Medizinprodukten wird eine Vorreinigung im Ultraschallbad empfohlen. Die Dampfsterilisation von Medizinprodukten „kritisch B“ bietet die einzige Möglichkeit für einen korrekten Sterilisationsvorgang. Bei jedem Sterilisationsvorgang von Instrumenten der Kategorie „kritisch B“ muss eine Helix eingebracht werden, um die Sterilisation im Inneren von Hohlräumen nachzuweisen.

Die Aufbereitung von kritischen Medizinprodukten muss handschriftlich oder digital dokumentiert werden. Die Aufzeichnungen sind fünf Jahre aufzubewahren.

Video
Aufbereitung von semikritischen und unkritischen Instrumenten
Aufbereitung von kritischen Instrumenten

6.6 Der Aufbereitungszyklus (Instrumentenkreislauf)

Die Aufbereitung eines benutzten Medizinproduktes läuft immer in der gleichen Abfolge ab. Man spricht daher von einem Aufbereitungszyklus oder Instrumentenkreislauf:

- Vorbereitung (Vorbehandlung, Sammeln, Vorreinigung und ggf. Zerlegung)
- Transport
- Reinigung
- Desinfektion
- Spülung
- Trocknung
- Prüfung auf Sauberkeit und Unversehrtheit
- Pflege und Instandsetzung
- Funktionsprüfung

Falls erforderlich (z. B. bei kritischen Medizinprodukten):

- Verpackung und Herstellung der Siegelnaht
- Sterilisation mit feuchter Hitze
- Kennzeichnung
- Freigabe
- erneute Anwendung bzw. Lagerung

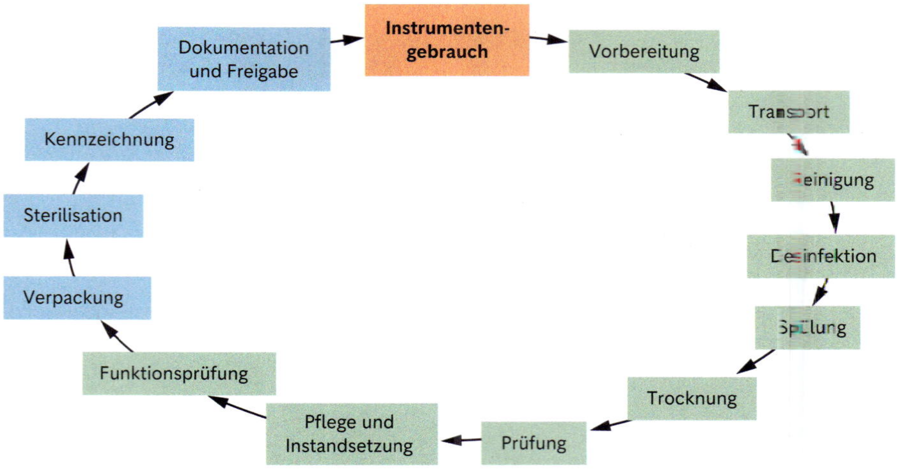

Abb. 1 Aufbereitungszyklus von Medizinprodukten (grün: semikritisch; grün und blau: kritisch)

Die Aufbereitung endet mit der Freigabe und Dokumentation der Medizinprodukte.

6.6.1 Vorbereitung und Sammeln von Instrumenten

Nach der Behandlung werden die benutzten Medizinprodukte zunächst vorbehandelt, gesammelt, vorgereinigt und eventuell zerlegt. Abfall wird aussortiert und entsprechend entsorgt.

Instrumente mit Hohlkörpern, wie z. B. Übertragungsinstrumente, werden noch auf der Behandlungseinheit mit Wasser durchgespült. Befinden sich grobe Verschmutzungen, wie z. B. Material- oder Blutreste, auf Instrumenten, werden diese gleich nach der Behandlung mit Zellstofftüchern oder mit Wischdesinfektionstüchern entfernt.

Das Sammeln von benutzten Instrumenten bei der **Trockenentsorgung** kann in verschließbaren Kunststoffboxen erfolgen. Es sollten nicht mehr als sechs Stunden bis zur Aufbereitung vergehen.

Bei der **Nassentsorgung** werden Medizinprodukte in einer laut Herstellerangaben angesetzten Lösung gesammelt. Die Instrumente sollen vollständig benetzt sein und Gelenke sollen vorher geöffnet werden. Die Einwirk- und Standzeiten sind zu beachten.

Bei allen Schritten muss auf die notwendige persönliche Schutzausrüstung geachtet werden.

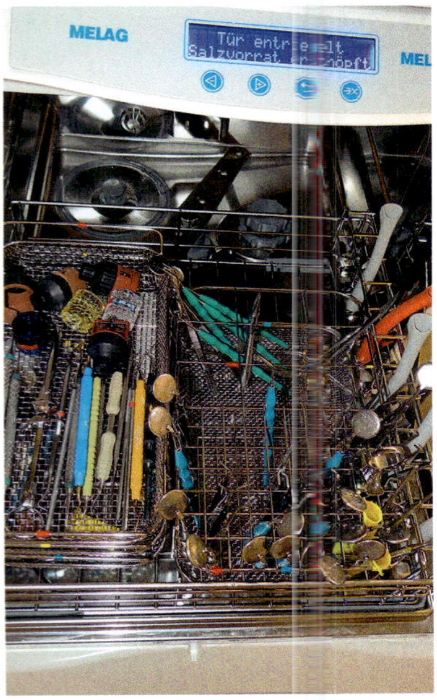

Abb. 2 Beladenes Reinigungs- und Desinfektionsgerät

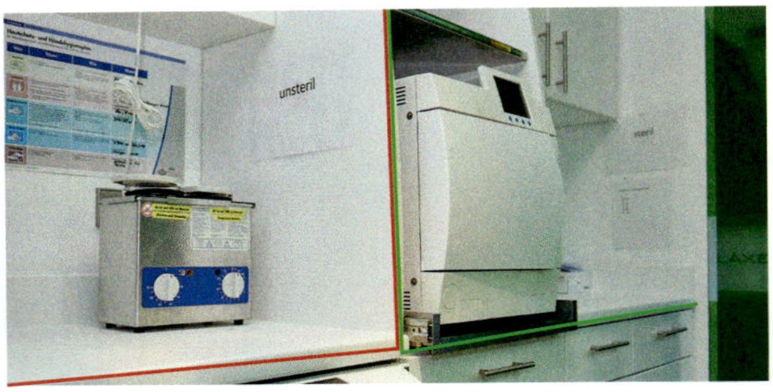

Abb. 2 Trennung in unreine (rote Linie) und reine (grüne Linie) Bereiche im Aufbereitungsraum

6.6.2 Transport

Der Transport muss sicher erfolgen. Dazu werden die Medizinprodukte in einem verschlossenen, trockenen Behälter unter Berücksichtigung arbeitsschutzrechtlicher Vorgaben (Mund-, Nasen- und Augenschutz, flüssigkeitsdichte Handschuhe) zum Ort der Aufbereitung transportiert und auf der unreinen Seite abgestellt →Abb. 1. Nach jedem Transport sind die Sammelbehälter zu desinfizieren.

6.6.3 Reinigung, Desinfektion, Spülung und Trocknung

Es gibt hierzu zwei Verfahren:
- die **maschinelle** Reinigung und Desinfektion im Reinigungs-Desinfektionsgerät (RDG)
- die **manuelle** Reinigung und Desinfektion **ohne** Reinigungs-Desinfektionsgerät (RDG)

Das maschinelle Verfahren ist zu bevorzugen.

Maschinelle Reinigung und Desinfektion im RDG

Im RDG (Reinigungs- und Desinfektionsgerät) finden die Reinigung, Desinfektion, Spülung und Trocknung statt. Im Anschluss erfolgt eine optische Prüfung der Medizinprodukte auf Sauberkeit und Unversehrtheit.

Beim Einräumen ist darauf zu achten, dass alle Medizinprodukte gut umspült werden und sich nicht überlagern. Hohlgefäße werden mit der Öffnung nach unten auf die entsprechenden Einsätze, bzw. auf die dafür vorgesehenen Düsen, Adapter oder Andockvorrichtungen gesteckt.

Ob ein Medizinprodukt im RDG aufbereitet werden darf, ist in den Herstellerangaben des Instrumentes nachzulesen.

Manuelle Reinigung und Desinfektion

Vor der Desinfektion erfolgen eine **Reinigung**, **Spülung** und **Trocknung**. Die Außenreinigung wird mit einer Nylonbürste und Wasser durchgeführt. Die Innenreinigung (z. B. von Übertragungsinstrumenten) wird mit speziellen Spraydosenprodukten vorgenommen.

Dann erfolgt die **Desinfektion**. Eingesetzte Desinfektionsmittel müssen wirksam (VAH-zertifiziert) und nachweislich bakterizid, fungizid und viruzid sein. Außerdem muss das Reinigungsverfahren validiert sein. Folgende Punkte sind zu beachten:
- Die Reinigungslösung muss täglich und bei sichtbarer Verschmutzung gewechselt werden.
- Die vom Hersteller angegebenen Konzentrationen und Einwirkzeiten sind genau einzuhalten.
- Instrumente müssen eventuell zerlegt werden, Instrumente mit Gelenken, Scharnieren oder Maulteilen (Zangen) müssen geöffnet werden.
- Instrumente müssen blasenfrei und vollständig bedeckt in der Desinfektionslösung liegen.

- Ultraschall kann die Reinigungswirkung verstärken. Die Herstellerangaben über geeignete Reinigungs- und Desinfektionsmittel, Konzentration, Temperatur und Beschallungszeit sind zu beachten. Außerdem muss das Instrument laut Hersteller für das Ultraschallbad geeignet sein.

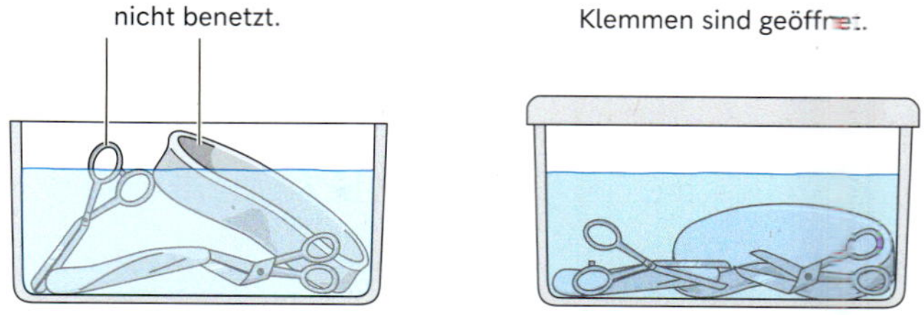

Abb. 1 Chemische Instrumentendesinfektion (Eintauchverfahren)

Im Anschluss an die Desinfektion werden die Instrumente gründlich, am besten mit entmineralisiertem Wasser, abgespült und getrocknet. Die Trocknung erfolgt optimalerweise mit Druckluft, evtl. auch mit Druckluft-Spraydosen und Adaptern.
Semikritische Medizinprodukte müssen nach der manuellen Reinigung, Prüfung, Pflege und Instandsetzung, im Dampfsterilisator (unverpackt) thermisch desinfiziert werden.
Medizinprodukte „kritisch A" müssen nach der thermischen Desinfektion im Dampfsterilisator verpackt sterilisiert werden.
Bei Medizinprodukten „kritisch B" erfolgt grundsätzlich eine maschinelle Reinigung/thermische Desinfektion im RDG.

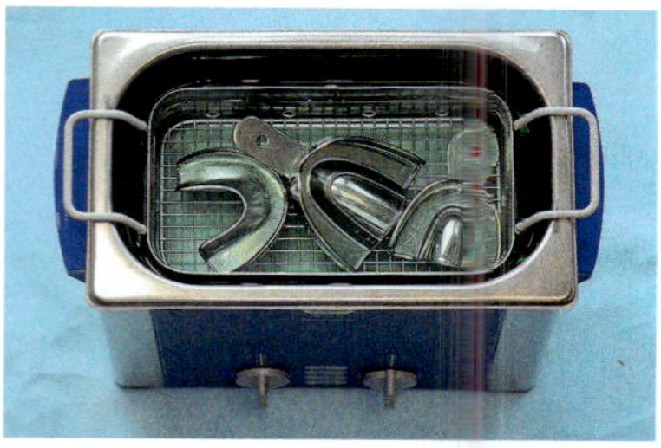

Abb. 2 Reinigung von Abformlöffeln im Ultraschallbad

6.6.4 Prüfung der Medizinprodukte

Die Instrumente werden nach der Desinfektion durch eine Sichtkontrolle (evtl. mit Lupe mit Arbeitslampe) auf Sauberkeit und Unversehrtheit geprüft. Sind Instrumente noch sichtbar verschmutzt, erfolgt eine erneute Aufbereitung. Nach einem validierten RDG-Durchlauf werden zusätzlich der korrekte Ablauf und die Prozessparameter (Temperatur und Einwirkzeit) mithilfe eines Ausdruckes, einer elektronischen Speicherung oder durch die Display-Geräteanzeige geprüft.

6.6.5 Pflege und Instandsetzung mit anschließender Funktionsprüfung

Die Leichtgängigkeit von Instrumenten und ein technisch einwandfreies Arbeiten sollen mit diesem Aufbereitungsschritt gesichert werden. Dies kann manuell oder maschinell erfolgen. Dabei wird ein geeignetes Schmier- und Pflegemittel, z. B. auf Scharniere oder Gelenke aufgebracht. Danach wird bei der Funktionsprüfung die Gängigkeit von Instrumenten mit Gelenken geprüft; bei scharfen Instrumenten (z. B. bei Parodontal-Instrumenten) wird die Schärfe getestet. Sind die Instrumente unscharf, müssen sie nachgeschärft werden.

6.6.6 Verpackung

Das Verpackungssystem muss die Sterilisation ermöglichen (dampfdurchlässig sein) und die Keimfreiheit bis zur Anwendung gewährleisten. Es gibt vier verschiedene Verpackungssysteme:
- heißsiegelfähige oder selbstsiegelfähige Folienbeutel oder Klarsichtsterilisierverpackungen aus Papier- und Kunststofffolie, für die ein (validiertes) Folienschweißgerät benötigt wird.

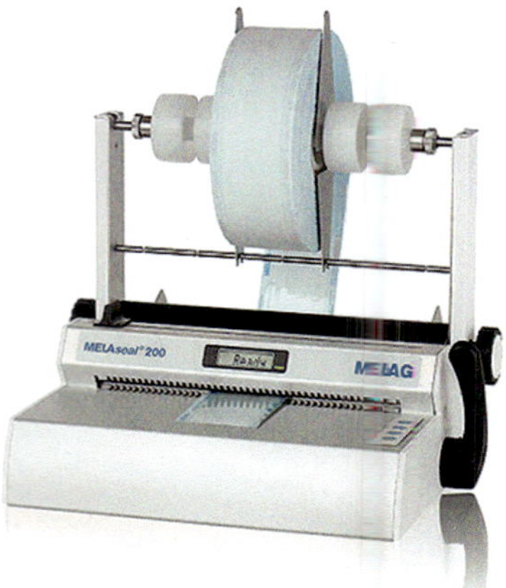

Abb. 3 Folienschweißgerät

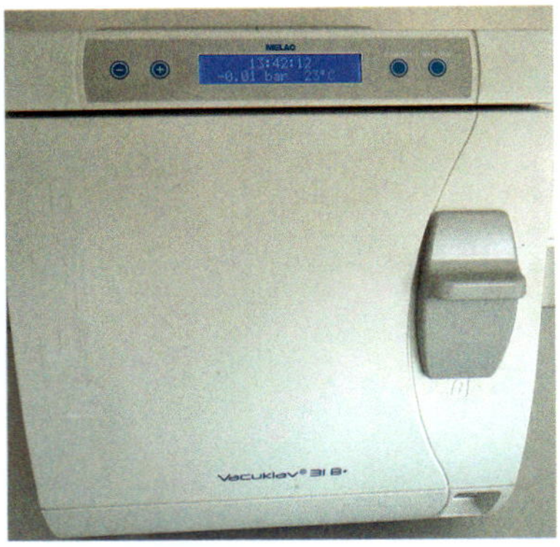

Abb. 1 Autoklav

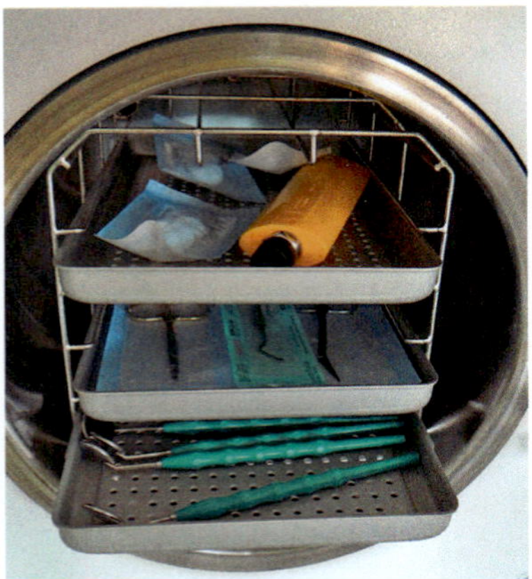

Abb. 2 Autoklav, bestückt mit Trays, verpackt und unverpackt

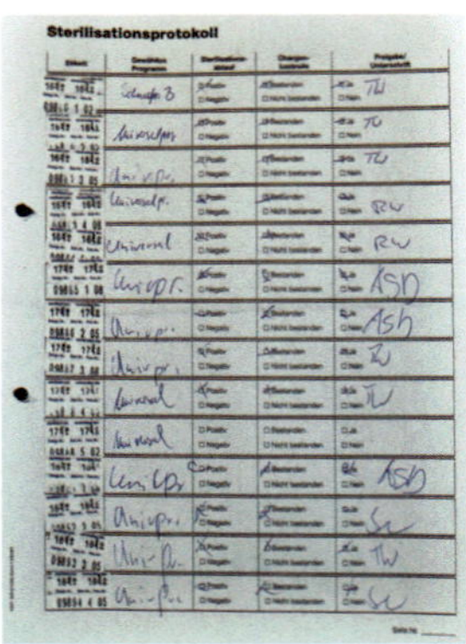

Sterilisationsprotokoll

Abb. 3 Freigabedokument

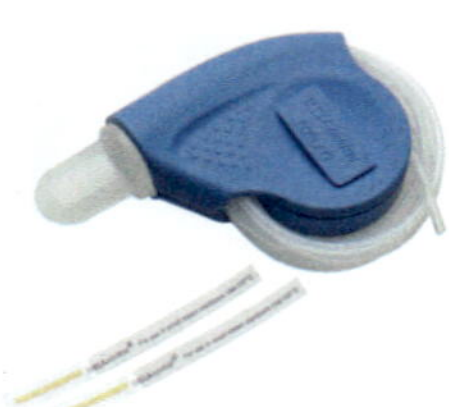

Abb. 4 Helix

- Sterilisierbehälter (Container) mit Filtern, Ventilen, Dichtungen und Verschlüssen, wobei der Verschluss durch Plomben gesichert wird.
- verpackte Normtrays (Dentalkassetten); sie müssen zusätzlich in Folien-Papier-Verpackungen verwahrt werden.
- Sterilisationspapier (Vlies- oder Bogenverpackung)

6.6.7 Sterilisation

Nur saubere Medizinprodukte können sicher sterilisiert werden. Daher ist die Sichtprüfung auf Sauberkeit nach dem Desinfizieren sehr wichtig. Außerdem ist die richtige Beladung des **Dampfsterilisators (Autoklav)** von entscheidender Bedeutung. Klarsichtsterilisierungsverpackungen werden mit der Papierseite nach unten auf perforierte Tabletts gelegt. Sie dürfen auf keinen Fall übereinandergestapelt werden. Metallcontainer werden unten im Gerät eingeräumt.

6.6.8 Kennzeichnung

Verpackte Medizinprodukte erhalten eine Kennzeichnung. Die Freigabeentscheidung kann mit einem Etikettier-System oder einem geeigneten Stift außerhalb der Siegelnaht erfolgen. Die Kennzeichnung enthält u. a.:
- die Bezeichnung des Inhaltes (wenn der Inhalt nicht ersichtlich ist)
- die Freigabeentscheidung
- Sterilisationsdatum oder Verfallsdatum
- Chargenbezeichnung der erfolgten Sterilisation
- Anzahl der durchgeführten Aufbereitungen bei Instrumenten mit begrenzter Aufbereitungszahl (z. B. Endo-Instrumente).
- ggf. Prozessindikatoren

6.6.9 Dokumentation und Freigabe

Die Freigabe erfolgt u. a. nach der Überprüfung der Prozessparameter und der Verpackung auf Unversehrtheit, Trockenheit und Kennzeichnung. Die Freigabe darf nur durch Personen durchgeführt werden, die eine Berechtigung dafür besitzen. Bei der **Chargendokumentation** wird belegt, dass der Aufbereitungsvorgang laut festgelegten Prozessparametern erfolgt ist.
Neben dem Sterilisationsprotokoll mit den gemessenen Prozessparametern (Temperatur, Druck, Ausgleichs- und Abtötungszeit) kann man den korrekten Ablauf der Sterilisation zusätzlich mit Chemo-Indikatoren überprüfen. Behandlungsindikatoren wechseln bei einer bestimmten Temperatur ihre Farbe. Indikatoren können in Streifenform in den Autoklaven gelegt werden und können als Streifen, auf Klebebändern oder als Etiketten zum Einsatz kommen.
Zusätzlich kann mithilfe des Helix-PCD (Process Challenge Device, genannt „Schnecke“) nachgewiesen werden, dass der Dampf mit der benötigten Temperatur auch in alle Hohlräume gelangt (Dampfdurchdringungstest mit PCD). Die Helix enthält einen Kunststoffschlauch in dessen Ende ein Indikatorstreifen eingelegt wird. Die Sterilgut-Freigabe muss dokumentiert werden. Die Aufzeichnungen sind fünf Jahre aufzubewahren.

6.6.10 Transport und Lagerung

Der Transport erfolgt in geschlossenen Behältern. Semikritische, unverpackte Medizinprodukte werden in geschlossenen Schränken oder Schubläden, trocken, staub- und kontaminationsgeschützt, gelagert. Semikritische und kritische Instrumente sollten nicht zusammen aufbewahrt werden.
Die Lagedauer von sterilen, verpackten Medizinprodukten ist abhängig vom Verpackungsmaterial und von der Dichtigkeit der Siegelnähte. Die Lagerfrist von einfach verpackten Medizinprodukten beträgt normalerweise maximal sechs Monate.
Für sterile Einmalprodukte gilt das angegebene Verfallsdatum.

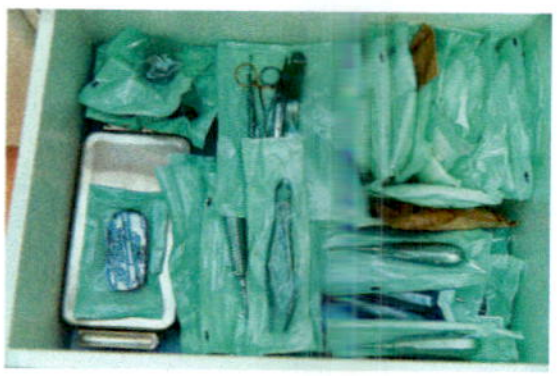
Abb. 1 Sterilgutlagerung

6.7 Aufbereitung von nicht benutzten Medizinprodukten für den sterilen Gebrauch

Kann eine Kontamination oder die Beschädigung eines für den sterilen Gebrauch bestimmten Medizinproduktes nicht ausgeschlossen werden, muss das Medizinprodukt laut Herstellerangaben (evtl. erneut) aufbereitet werden.
Können eine Beschädigung und Kontamination ausgeschlossen werden, genügt eine erneute Verpackung mit anschließender Sterilisation. Dies kann bspw. in folgenden Fällen der Fall sein:
- bei sterilen Medizinprodukten, bei denen die Sterilgutlagerfrist (das Verfallsdatum) abgelaufen ist
- bei sterilisierten Medizinprodukten mit beschädigter Verpackung
- bei unsteril angelieferten Medizinprodukten, die vom Hersteller zum sterilen Gebrauch vorgesehen sind

6.8 Aufbereitung von Übertragungsinstrumenten

Übertragungsinstrumente (z. B. Turbinen, Hand- und Winkelstücke) kommen außen und innen mit Speichel, Blut und Mikroorganismen in Kontakt. Daher sind spezifische Adapter erforderlich, sodass eine Reinigung auch im Inneren gewährleistet werden kann. Nach jeder Patientin müssen Übertragungsinstrumente gereinigt und desinfiziert werden. Eine reine äußerliche Sprüh-/Wischdesinfektion genügt hierbei nicht. Die Aufbereitung kann auf verschiedenen Wegen erfolgen:
- mit entsprechenden Aufsätzen im RDG, danach Pflege (Ölung) nach Herstellerangaben
- mit einem Aufbereitungsgerät ohne Desinfektionsstufe; die Übertragungsinstrumente müssen im Anschluss geölt und danach unverpackt im Dampfsterilisator aufbereitet werden
- in Aufbereitungsgeräten, die eine Reinigung, Pflege und thermische Desinfektion („unverpackte Sterilisation") miteinander kombinieren.
- manuell mittels Sprüh-/Wischdesinfektion außen und anschließende Reinigung und Desinfektion mithilfe spezieller Adapter für die Innenflächen
- im Sprühverfahren, in dessen Anschluss die Übertragungsinstrumente gepflegt (geölt) werden; das Desinfektionsmittel muss nachweislich bakterizid, fungizid und viruzid sein, wenn anschließend auf eine unverpackte Aufbereitung im Autoklav verzichtet wird

Übertragungsinstrumente, die bei chirurgischen Behandlungen eingesetzt werden, müssen nach der Desinfektion verpackt im Dampfsterilisator aufbereitet werden.

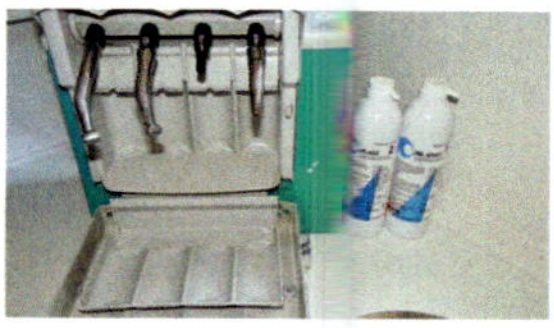
Abb. 2 Pflegegerät / Autoklav für Übertragungsgeräte

Aufgaben

1	Erklären Sie, was man unter dem Begriff Medizinprodukte versteht.
2	Zählen Sie die drei Einstufungen bei der Risikobewertung von Medizinprodukten auf.
3	Semikritische und kritische Medizinprodukte werden in die Gruppen A und B eingeteilt. Erläutern Sie, was Gruppe A und Gruppe B bedeuten.
4	Erklären Sie, wozu die Einstufung von Medizinprodukten dient.
5	Beschreiben Sie die Aufbereitung einer Glasplatte mit der Risikobewertung „unkritisch“.
6	Beschreiben Sie die Aufbereitung eines Mundspiegels mit der Risikobewertung „semikritisch A“ mithilfe eines validierten RDG.
7	Erläutern Sie die Unterschiede zwischen der Aufbereitung mithilfe eines RDG von semikritischen und kritischen Instrumenten.
8	Zählen Sie den kompletten Aufbereitungszyklus (Instrumentenkreislauf) in der korrekten Reihenfolge auf.
9	Erklären Sie, unter welchen Bedingungen ein Medizinprodukt nach erfolgter Sterilisation freigegeben werden kann.

7 Gefahrstoffe und biologische Arbeitsstoffe in der Zahnarztpraxis

Gefahrstoffe sind Stoffe, welche eine der folgenden Eigenschaften besitzen: giftig, sehr giftig, gesundheitsschädlich, ätzend, reizend, sensibilisierend, krebserzeugend, erbgutverändernd, explosionsgefährlich, brandförderlich, leichtentzündlich, hochentzündlich oder umweltgefährlich →Tab. 1, S. 332. In der **Gefahrstoffverordnung** werden alle Schutzmaßnahmen geregelt, damit Mensch und Umwelt vor gefährlichen Stoffen geschützt werden.

7.1 Gefahrstoffe

Die Praxisinhaberin muss zunächst für alle Tätigkeiten und eingesetzten Materialien gemäß Gefahrstoffverordnung (GefStoffV) eine sog. **Gefährdungsbeurteilung** durchführen, erst dann dürfen Praxismitarbeiterinnen mit einem Gefahrstoff arbeiten. Die Gefährdungsbeurteilungen müssen mindestens jedes zweite Jahr überprüft und eventuell aktualisiert werden.
Außerdem ist die Praxisinhaberin verpflichtet, ein **Gefahrstoffverzeichnis** über alle in der Praxis verwendeten Gefahrstoffe, mit den dazugehörigen Sicherheitsdatenblättern zu erstellen und zu führen. Im Gefahrstoffverzeichnis werden alle eingesetzten Gefahrstoffe benannt und es wird auf die dazu notwendigen Sicherheitsdatenblätter verwiesen:

- H-Sätze (Hazard Statements – Gefahrenhinweise)
- P-Sätze (Precautionary Statements – Sicherheitshinweise)

Betriebsanweisungen geben genaue Hinweise →Abb. 1, S. 335 und die Mitarbeiterinnen müssen zum Umgang mit Gefahrstoffen regelmäßig **Unterweisungen** erhalten. Aufgrund der Gefährdungsbeurteilung wird z. B. festgelegt, welche persönliche Schutzausrüstungen bei Verwendung von Gefahrstoffe getragen werden muss.

Gefahrstoffe sind besonders gekennzeichnet. Es müssen die chemische Bezeichnung und die zugehörigen Gefahrensymbole mit entsprechenden Gefahrenbezeichnungen auf der Verpackung vom Hersteller angegeben werden →Tab. 1.

Das von der UNO geschaffene **GHS-System** (Globally Harmonised System of Classification and Labelling of Chemicals) regelt die Einteilung der Gefahrstoffe in 28 Gefahrenklassen sowie der Kennzeichnung. Die Umsetzung des GHS-Systems in der Europäischen Union erfolgt über die sogenannte **CLP-Verordnung** (Regulation on Classification, Labelling and Packaging of Substances and Mixtures; Verordnung über die Einstufung, Kennzeichnung und Verpackung von Stoffen und Gemischen →Abb. 1, S. 336.

Piktogramme (Gefahrensymbole) kennzeichnen Gefahrstoffe.

Die Gefahrensymbole auf den Gefahrstoffen sind als rot umrandete Rauten mit einem schwarzen Symbol auf jeder Verpackung zu finden. Sie dienen in Kombination mit Signalwörtern als Warnzeichen vor einer möglichen Gefährdung. Weniger gefährliche Gefahrenkategorien erhalten das Signalwort **„Achtung"**. Gefahrstoffe aus der gefährlichen Gefahrenkategorie erhalten das Signalwort **„Gefahr"**.

Gefahren-piktogramm	Gefahrenbezeichnung, Signalwort	Eigenschaften der Gefahrstoffe oder Gemische	Sicherheitshinweise	Beispiele für Gefahrstoffprodukte in der Zahnarztpraxis
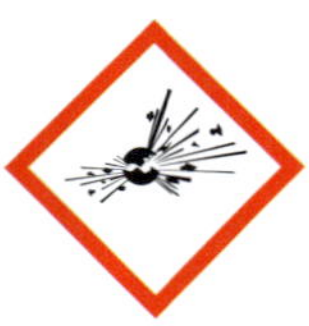 Explodierende Bombe	explosiv – GEFAHR	können in festem, flüssigem, pastenförmigem Zustand (auch ohne Beteiligung von Luftsauerstoff) unter Entwicklung von Gasen explodieren	Schlag, Stoß, Reibung, Funkenbildung und Hitzeeinwirkung vermeiden	– brennbare Flüssigkeiten, z. B. alkoholische Desinfektionsmittel – Anästhesiemittel
 Flamme	entzündbar – ACHTUNG – GEFAHR	– können sich bei niedriger Temperatur an der Luft ohne Energiezufuhr erhitzen und selbst entzünden – können in festem Zustand durch kurzzeitige Einwirkung einer Zündquelle (z. B. Streichholz) leicht entzündet werden – entwickeln bei Berührung mit Wasser oder mit feuchter Luft hochentzündbare Gase	Kontakt mit Wärmequellen (offene Flamme), Luft, Wasser vermeiden, Gefäße dicht verschließen	– Händedesinfektionsmittel – Kälte- oder Pflegespray (Spraydosen) – Methylmethacrylat (im Praxislabor) – Alkohol – Kunststoffe (z. B. für Provisorien, Abformlöffel, Unterfütterung)

Gefahrstoffe und biologische Arbeitsstoffe in der Zahnarztpraxis

Gefahrenpiktogramm	Gefahrenbezeichnung, Signalwort	Eigenschaften der Gefahrstoffe oder Gemische	Sicherheitshinweise	Beispiele für Gefahrstoffprodukte in der Zahnarztpraxis
 Flamme über Kreis	brandfördernd – ACHTUNG – GEFAHR	sind i. d. R. selbst nicht brennbar, erhöhen aber bei Berührung mit brennbaren Stoffen oder Gemischen die Brandgefahr und die Verstärkung eines Brandes durch Freisetzung von Sauerstoff (Oxidationsmittel)	jeden Kontakt mit brennbaren Stoffen vermeiden	– Wasserstoffperoxid (H_2O_2, 60 %) – Sauerstoff (Druckgasflasche)
 Ätzwirkung	ätzend – ACHTUNG – GEFAHR	– können lebende Gewebe bei Kontakt zerstören – schwere Augenschädigung – Hautverätzung – wirken auf Metalle beschädigend oder zerstörend (korrosiv)	Dämpfe nicht einatmen, Berührung mit Haut, Augen, Kleidung vermeiden, Handschuhe/Schutzbrille tragen	– Wasserstoffperoxid – Entkalker, Gerätereiniger – Rohrreiniger – Ätzgel – Flusssäure (im Praxislabor)
 Totenkopf mit gekreuzten Knochen	akut giftig, sehr giftig (toxisch) – GEFAHR	können bei Einatmen, Verschlucken, Aufnahme über die Haut in geringer bzw. sehr geringer Menge schwere akute oder chronische Gesundheitsschäden verursachen oder zum Tode führen	jeden Kontakt mit dem menschlichen Körper vermeiden, Arbeitsschutz tragen	– Quecksilber (metallisch) – Keramikätzgel – Methanol – Formaldehyd – Flusssäure (im Praxislabor) – Cyanide (im Praxislabor)
 Ausrufezeichen	reizend – ACHTUNG	– können (ohne ätzend zu sein) bei kurzzeitigem, länger andauerndem oder wiederholtem Kontakt mit (Schleim-)Haut eine Entzündung hervorrufen – Reizwirkung auf die Haut – schwere Augenreizung	Dämpfe nicht einatmen, Berührung mit Haut oder Augen vermeiden	– Desinfektionsmittel – Flüssigkeit für Prothesenkunststoff – Röntgenchemikalien – Entkalker, Gerätereiniger – Sanitärreiniger
 Ausrufezeichen	gesundheitsschädlich – ACHTUNG	– können bei Einatmen, Verschlucken oder Aufnahme über die Haut akute oder chronische Gesundheitsschäden verursachen oder in größeren Mengen zum Tode führen – Atemwegsreizung – Ätz-/Reizwirkung auf die Haut – Sensibilisierung der Haut (allergische Hautreaktion) – narkotisierende Wirkung (Benommenheit, Schläfrigkeit)	Kontakt mit dem Körper und Einatmen der Dämpfe vermeiden, bei Unwohlsein den Arzt aufsuchen	– Chloroform – Desinfektionsmittel – Röntgenchemikalien – Adhäsiver für Kunststofffüllungen – Abformmaterialien – Methylmethacrylat (im Praxislabor)

Gefahren-piktogramm	Gefahrenbezeichnung, Signalwort	Eigenschaften der Gefahrstoffe oder Gemische	Sicherheitshinweise	Beispiele für Gefahrstoffprodukte in der Zahnarztpraxis
 Umwelt	gewässer-gefährdend – ACHTUNG	können akut oder chronisch Gefahren für die Umwelt herbeiführen, indem sie Gewässer/Wasserorganismen schädigen	Entsorgungsvorschriften beachten (Sondermüll), nicht in Kanalisation, Boden, Umwelt gelangen lassen	– Orangenöl – Desinfektionsmittel – Quecksilber (metallisch) – Flusssäure (im Praxislabor) – Cyanide (im Praxislabor) – Röntgenchemikalien – Sanitärreiniger
 Gasflasche	– explosiv – ACHTUNG	Gase unter Druck: – können bei Erwärmung explodieren – tiefgekühlte Gase können Kälteverbrennungen oder -verletzungen verursachen Auch normalerweise unbedenkliche Gase können gefährlich werden, wenn sie unter Druck stehen.	nicht erhitzen, bei tiefkalten Gasen Hautkontakt vermeiden (Schutzhandschuhe und Schutzbrille tragen)	Druckgasflaschen: – Sauerstoff – Kohlenstoffdioxid/ CO_2 (Kohlensäureschnee/Sensibilitätstest) – Butan-Flüssiggas (Praxislabor) – Propan-Flüssiggas (Praxislabor)
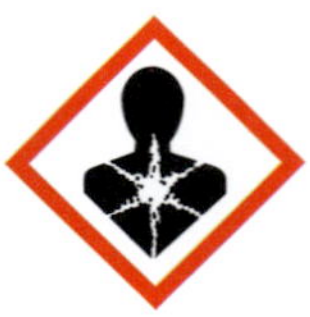 Gesundheitsgefahr	akut giftig, chronisch giftig (toxisch) – ACHTUNG – GEFAHR	Sammelbezeichnung für mögliche Gesundheitsschäden durch Einatmen, Verschlucken oder Aufnahme über die Haut, z. B.: – allergieauslösend (sensibilisierend), z. B. der Atemwege – krebserzeugend (karzinogen) – erbgutverändernd (mutagen), verursachen genetische Schäden – fortpflanzungsgefährdend, Schäden der Nachkommenschaft – fruchtbarkeitsgefährdend, Beeinflussung der Fortpflanzungsfähigkeit – spezifische Zielorgan-Toxizität – Aspirationsgefahr für die Lunge	Gefahrstoffprodukte sind mit Vorsicht zu verwenden, evtl. Schutzkleidung, Handschuhe, Augen- und Mundschutz oder Atemschutz tragen	– Methylmethacrylat/ Monomer (Praxislabor), Hauptbestandteil jeder Dentalprothese aus Kunststoff

Tab. 1 Gefahrenpiktogramme und ihre Bedeutung

Unterschrift	BETRIEBSANWEISUNG gemäß § 14 GefStoffV	Datum

GEFAHRSTOFFBEZEICHNUNG

Ätzende Gefahrstoffe (fest / flüssig)
Ätzungen der Haut / Schwere Augenschäden
Umgang mit ätzenden Gefahrstoffen

GEFAHREN FÜR MENSCH UND UMWELT

Kat. 1 (A, B, C): Verursacht schwere Verätzungen der Haut und schwere Augenschäden.
Kat. 2: Verursacht Hautreizungen. Verursacht schwere Augenreizungen.

- Irreversible Schäden möglich.
- Ätzend an den Augen (Erblindungsgefahr) und auf der Haut (Gewebezerstörung) nach direktem Kontakt.
- Verschluckter Stoff bewirkt Schleimhautreizung in der Speiseröhre und im Magen (Perforationsgefahr).
- Gefahr durch Einatmen der Dämpfe.

SCHUTZMAẞNAHMEN UND VERHALTENSREGELN

- Nicht essen, trinken und rauchen.
- Berührung mit Haut, Schleimhäuten und Augen vermeiden.
- Behälter mit Vorsicht öffnen.
- Schutz- bzw. Berufskleidung, Schutzhandschuhe und/oder Schutzbrille mit Seitenschutz/Gesichtsschutz, ggf. Atemschutz tragen.
- Bei Unfall oder Unwohlsein sofort Arzt hinzuziehen.
  Konzentrierte Säuren: Niemals Wasser hinzugießen.
- Feststoffe: Staubentwicklung vermeiden. Stäube nicht einatmen.
- Flüssigkeiten: evtl. entstehende Dämpfe/Aerosole nicht einatmen. Mischverbot!
- Nur im Originalbehälter und dicht geschlossen lagern. Behälter dicht geschlossen halten. Säuren und Laugen nicht zusammen lagern.
  Nicht mit Nahrungsmitteln und Getränken zusammen lagern.
  Weitere Lagerungsvorgaben aus den stoffspezifischen EG-Sicherheitsdatenblättern entnehmen.
- Nur in stets gut be- und entlüfteten Arbeits- und Lagerräumen anwenden/lagern.
- Produkte nicht in Oberflächengewässer, Kanalisation und das Grundwasser gelangen lassen.

VERHALTEN IM GEFAHRFALL

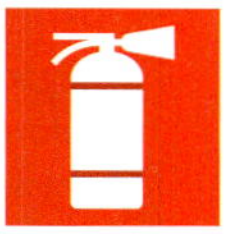

Brandfall / Leckage

- Geeignete Löschmittel: Löschmaßnahmen auf die Umgebung abstimmen. Brandgase nicht einatmen.
- Nach Verschütten/Freisetzung: Aerosol- und Staubbildung vermeiden. Persönliche Schutzausrüstung tragen. Für ausreichende Lüftung sorgen. Berührung mit den Augen und der Haut vermeiden. Mit flüssigkeitsbindendem Material (z. B. Universalbindemittel) aufnehmen und der fach- und sachgerechten Entsorgung zuführen.

ERSTE HILFE

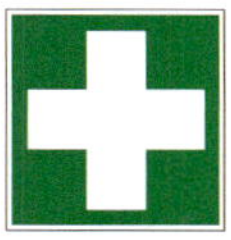

Erste Hilfe

- **Nach Augenkontakt:** Augen bei geöffnetem Lidspalt mindestens 15 Minuten unter fließendem Wasser ausspülen. Sofort Augenarzt hinzuziehen.
- **Nach Hautkontakt:** Kontaminierte Kleidung sofort entfernen. Sofort mit viel Wasser mindestens 15 Minuten abwaschen. Hautpflege. Hautarzt kontaktieren.
- **Nach Einatmen:** An die frische Luft bringen. Arzt hinzuziehen.
- **Nach Verschlucken:** Wasser in kleinen Mengen verabreichen. Sofort Arzt hinzuziehen. Arzt entscheidet über Brechreizauslösung (Aspirationsgefahr!).
- Unfall und Erste-Hilfe-Leistung in das Verbandbuch eintragen.

SACHGERECHTE ENTSORGUNG

A

- Entsprechend den Entsorgungsvorgaben des Herstellers im Sicherheitsblatt entsorgen.
- Restentleerte Behälter gehen in die Verwertung und Restmengen über einen Entsorgungsbetrieb (Nachweisführung).

Abb. 1 Für jeden Gefahrstoff kann in der Zahnarztpraxis eine Betriebsanweisung eingesehen werden, die den Umgang noch einmal genau beschreibt.

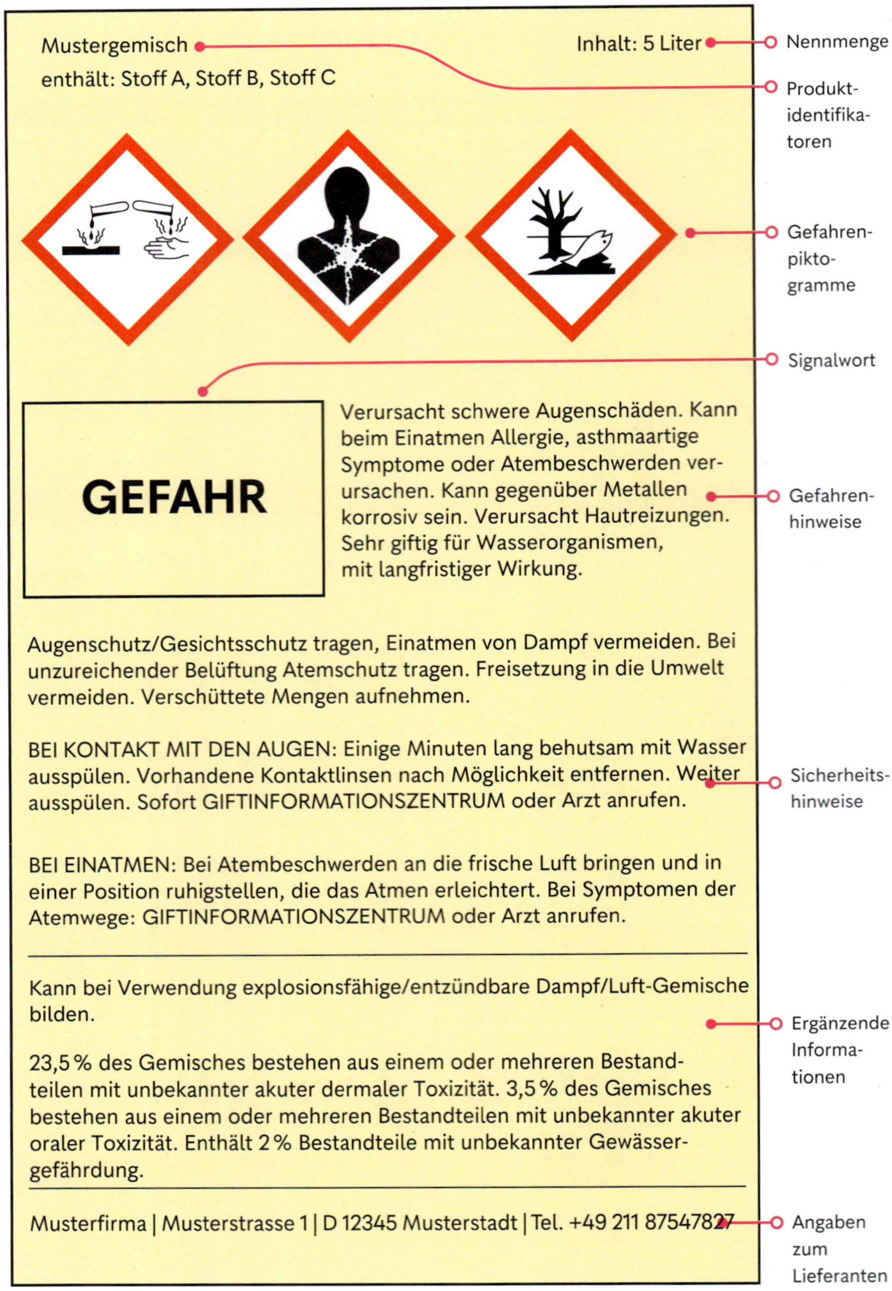

Abb. 1 Beispiel für die Gestaltung eines Etiketts für einen Gefahrenstoff nach der CLP-Verordnung

7.2 Biologische Arbeitsstoffe

In der Zahnarztpraxis gehört der Umgang mit biologischen Arbeitsstoffen zur täglichen Routine. Biologische Arbeitsstoffe sind Materialien, die Krankheitserreger enthalten und somit Infektionen oder eine toxische Wirkung hervorrufen können. In der Praxis kommen biologische Arbeitsstoffe z. B. in Form von Körperflüssigkeiten (Speichel, Blut), Körpergeweben oder Aerosolen mit darin enthaltenen Krankheitserregern vor.

Mögliche Krankheitserreger können Viren, Bakterien, Pilze, Protozoen und Prionen sein. Das Arbeiten mit biologischen Arbeitsstoffen wird in der **Biostoffverordnung (BioStoffV)** geregelt.

Biologische Arbeitsstoffe werden je nachdem, wie gefährlich sie sind, in vier Risikogruppen eingeteilt. Je nach Gefährlichkeit wird eine bestimmte Schutzstufe zugewiesen. Jeder Schutzstufe wird eine spezielle Schutzmaßnahme zugeordnet. Generell werden Tätigkeiten in der Zahnarztpraxis in der Biostoffverordnung als „nicht gezielte Tätigkeiten der Risikogruppe 2" und somit der Schutzstufe 2 zugeteilt.

Risikogruppe			Schutzstufe	
1	biologische Arbeitsstoffe, bei denen es unwahrscheinlich ist, dass sie beim Menschen eine Krankheit hervorrufen	→	1	– Grundsätze für die Verhütung von Gefährdungen (allgemeine Hygienemaßnahmen) – Infektionsgefährdung ist unwahrscheinlich, z. B. bei Röntgenaufnahmen
2	biologische Arbeitsstoffe, die eine Krankheit beim Menschen hervorrufen können und eine Gefahr für Beschäftigte darstellen könnten; eine wirksame Vorbeugung oder Behandlung ist normalerweise möglich	→	2	– Grundmaßnahmen zum Schutz der Beschäftigten – Infektionsgefährdung kann bestehen, z. B. bei Injektionen, Wundversorgung, Nähen von Wunden, Operieren, Instrumentieren, Umgang mit benutzten Instrumenten, Reinigung und Desinfektion von kontaminierten Flächen und Gegenständen
3	biologische Arbeitsstoffe, die schwere Krankheiten beim Menschen hervorrufen und eine ernste Gefahr für Beschäftigte darstellen können (Risikogruppe 3) bzw. darstellen (Risikogruppe 4)	→	3	– ergänzende Schutzmaßnahmen bei Tätigkeiten mit hoher Gefährdung
4		→	4	– zusätzliche Maßnahmen für krebserzeugende, erbgutverändernde, fruchtbarkeitsgefährdende Gefahrstoffe

Tab. 1 Schutzstufen laut Biostoffverordnung

7.3 Fachgerechte Entsorgung des Praxismülls

Die meisten Müllsorten, die in einer Zahnarztpraxis anfallen, können über den Hausmüll entsorgt werden. Für bestimmte Stoffe sind jedoch besondere Vorschriften zu beachten und die Entsorgung direkt über Recyclinghöfe vor Ort abzuwickeln.

Glas, Papier, Kunststoff, Metall, Filme, Batterien, Leuchtstoffröhren, Verpackungsabfälle
Sofern sie kein Blut oder schädlichen Verunreinigungen enthalten, werden diese Materialien über den Hausmüll (sortiert) entsorgt. Verwertbare Materialien werden in Wertstofftonnen entsorgt oder an Recyclingbetriebe gegeben.

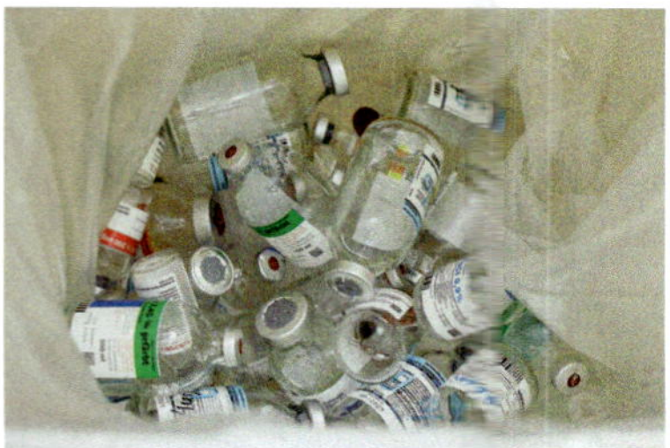

Abb. 1 Glasmüll

Abfälle aus den Behandlungsräumen
Mit Blut oder Sekret kontaminierte Abfälle aus den Behandlungsräumen können in widerstandsfähigen, feuchtigkeitsbeständigen Einwegbehältern oder -säcken dicht verschlossen über den Hausmüll entsorgt werden.

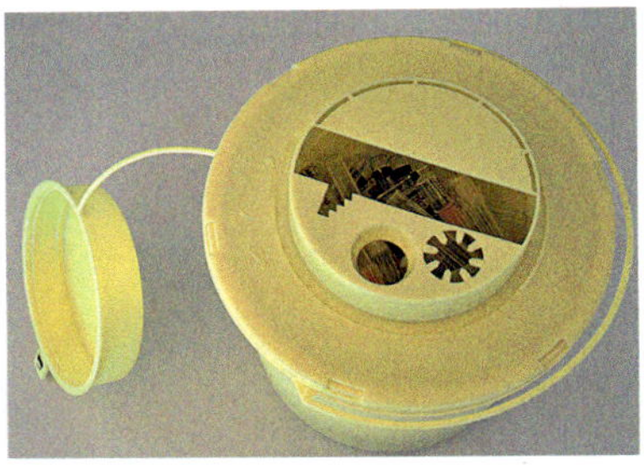
Abb. 1 Spritzenabwurfbehälter

Spitze, scharfe und zerbrechliche Gegenstände

Abfälle, die spitz und scharf sind, müssen so entsorgt werden, dass sich keine Personen daran stechen oder verletzen können. Sie werden daher in durchstichsicheren Sammelbehältern, die nicht mehr zu öffnen sind, über den Hausmüll entsorgt. In einigen wenigen Stadt- und Landkreisen müssen diese Gegenstände jedoch als Sonderabfall entsorgt werden. Auskunft darüber geben die Abfallwirtschaftssatzungen der öffentlich-rechtlichen Entsorgungsträger.

Benutzte Desinfektionsmittel-Lösungen

Sie können über das Abwasser entsorgt werden. Dabei sind jedoch Grenzwerte für einzelne Wirkstoffe zu beachten. Je nach Konzentration muss das Desinfektionsmittel gesondert entsorgt werden, da es bei zu hoher Konzentration nicht ins Abwasser gelangen darf.

Verbrauchte Röntgenchemikalien

Röntgenchemikalien werden getrennt in dafür vorgesehenen dichten Behältern gesammelt und zur Entsorgung an spezielle Recyclingbetriebe übergeben. Die Nachweisdokumente müssen aufbewahrt werden.

Amalgamabfälle

Amalgamreste dürfen nicht in den Hausmüll und auch nicht ins Abwasser gegeben werden. Alle Nachweise (Übernahmeschein und Entsorgungsnachweis) für eine fachgerechte Entsorgung sind aufzubewahren.

Amalgam →S. 369

- Amalgam in Amalgamabscheidern wird in fest verschlossenen Behältern nach Herstellerangaben an Recyclingbetriebe übergeben.
- Amalgamreste bei der Füllungstherapie, extrahierte Zähne mit Amalgamfüllungen, Amalgamreste in Filtern und Sieben, leere Quecksilberflaschen und Amalgamkapseln müssen unter Luftabschluss in dicht verschlossenen Behältern an Entsorgungsbetriebe gegeben werden.

Aufgaben

1 Definieren Sie den Begriff Gefahrstoff.

2 Beschreiben Sie, woran man einen Gefahrstoff in der Zahnarztpraxis erkennen kann.

3 Nennen Sie Maßnahmen, die vor einem Einsatz eines Gefahrstoffs in der Praxis erfüllt werden müssen.

4 Beschreiben Sie, was man unter biologischen Arbeitsstoffen versteht, und geben Sie Beispiele für biologische Arbeitsstoffe in der Zahnarztpraxis.

5 Erklären Sie, wie man spitze Gegenstände, z. B. Kanülen, richtig entsorgt.

LF 4
Patienten bei der Kariestherapie begleiten

1 Aufbau der Zähne und deren Entwicklung

2 Allgemeine Untersuchungsmethoden

3 Karies

4 Therapie der Karies

5 Beginn der Behandlung mit Untersuchungen und Beratungen

6 Hauptleistungen in einer Zahnarztpraxis: Füllungen

7 Häufige Begleitleistungen in der zahnärztlichen Behandlung

8 Röntgenleistungen

1 Aufbau der Zähne und deren Entwicklung

Die Kenntnis des feingeweblichen Aufbaus der Zähne ist die Voraussetzung für vorbeugende und zahnerhaltende Maßnahmen. So konnten z. B. Füllungsmaterialien entwickelt werden, die einen Verbund mit den Zahnhartsubstanzen eingehen und dadurch sehr gut halten. Auch können die Entstehung von Karies und die damit verbundenen therapeutischen und vorbeugenden Maßnahmen nur auf der Basis der Kenntnis des Zahnaufbaus verstanden werden. Das Wissen über die regelgerechte Entwicklung der Zähne und des Gebisses ist z. B. für notwendige kiefer- orthopädische Maßnahmen entscheidend.

1.1 Histologischer Zahnaufbau

Unter der **Histologie** versteht man die Lehre von den Geweben unseres Körpers. Auch unsere Zähne bestehen aus unterschiedlichen Zahnhartsubstanzen und einem Weichgewebe, die sich im **makroskopischen** (mit bloßem Auge sichtbar) und **mikroskopischen** (nur mit dem Mikroskop sichtbar) Aufbau unterscheiden.

Die Zahnhartsubstanzen bestehen aus Zahnschmelz, Wurzelzement und Dentin. Sie umgeben die Pulpa, das Weichgewebe des Zahnes.

1.1.1 Pulpa

Die Pulpa besteht aus Bindegewebe, das reichlich mit Nerven, Blut- und Lymphgefäßen versorgt ist. Bindegewebe füllen Hohlräume aus und betten Organe in ihre Umgebung ein. Außerdem bestehen Bindegewebe aus Zellen, die eine Grundsubstanz und Fasern bilden. Die Nerven, Blut- und Lymphgefäße treten durch das **Foramen apicale**, eine kleine Öffnung an der Wurzelspitze, in die Pulpa ein. Die Pulpa ernährt das Dentin und kann dies neu bilden. Reize können über die Nerven der Pulpa weitergeleitet werden und über die Blutgefäße können auch Abwehrzellen in die Pulpa einwandern.

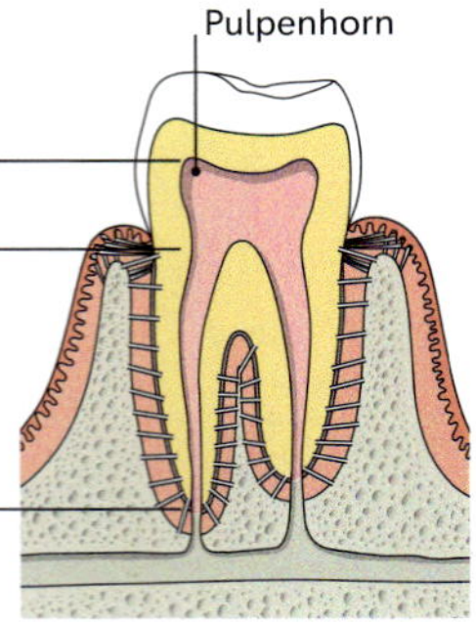

Abb. 1 Kronen- und Wurzelpulpa, Pulpenhorn

Der Raum, den die Pulpa ausfüllt, wird als Pulpakammer bezeichnet. Man unterscheidet zwischen einer **Kronen-** und einer **Wurzelpulpa** →Abb. 1. Die Kronenpulpa hat zur Krone hin Ausweitungen, die als **Pulpenhörner** bezeichnet werden. Die Pulpenhörner sind gerade bei Kindern und Jugendlichen besonders ausgeprägt.

In der äußersten Schicht der Pulpa, die dem Dentin anliegt, befinden sich Dentin bildende Zellen (**Odontoblasten**). Ausläufer der Odontoblasten (**Odontoblastenfortsätze**) ziehen über Dentinkanälchen in das Dentin. Die Odontoblastenfortsätze werden auch als **Tomes-Fasern** bezeichnet.

Tertiärdentin →LF 5

Während der Zahnbildung, bis zum Abschluss des Wurzelwachstums, scheiden die Odontoblasten das erste Dentin – **Primärdentin** – ab. Aber auch nach dem Zahndurchbruch wird kontinuierlich Dentin gebildet, das sogenannte **Sekundärdentin**. Deshalb wird die Pulpakammer immer enger, je älter man wird. Wird die Pulpa, z. B. durch Karies, gereizt, so wird verstärkt Dentin gebildet, das sogenannte Tertiärdentin („Reizdentin").

1.1.2 Dentin

Der menschliche Zahn besteht zum größten Teil aus Dentin.

Die Zahnhartsubstanzen (Dentin, Zahnschmelz und Wurzelzement) bestehen hauptsächlich aus einem **mineralischen Anteil**, der aus Kalzium- und Phosphationen sowie aus Fluoriden aufgebaut ist. Dieser Aufbau wird auch als **Hydroxylapatit** bezeichnet. Der mineralische Anteil gibt den Zahnhartsubstanzen die Festigkeit.

Die Zahnhartsubstanzen haben aber auch einen **organischen Anteil** (z. B. Fasern, Kohlenhydrate, Fette, Eiweiße) und enthalten Wasser. Damit ähnelt die Zusammensetzung der Zahnhartsubstanzen der unserer Knochen. Im Dentin ist der organische Anteil höher als im Zahnschmelz. Daher ist Dentin auch weicher als der Zahnschmelz.

Dentin kann ein Leben lang von **Odontoblasten** gebildet werden. **Odontoblastenfortsätze** durchziehen das gesamte Dentin. Sie liegen in **Dentinkanälchen** →Abb. 1. Die **Odontoblastenkörper** befinden sich in der Pulpa. Da das Dentin über die Odontoblastenfortsätze mit der Pulpa vernetzt ist, spricht man auch von einer **Pulpa-Dentin-Einheit** →Abb. 2. Dentin ist also ein lebendes Gewebe.

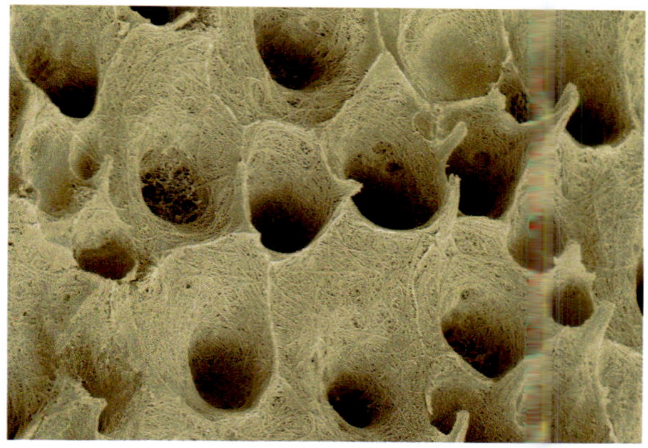

Abb. 1 Dentinkanälchen (stark vergrößert, Odontoblastenfortsätze entfernt)

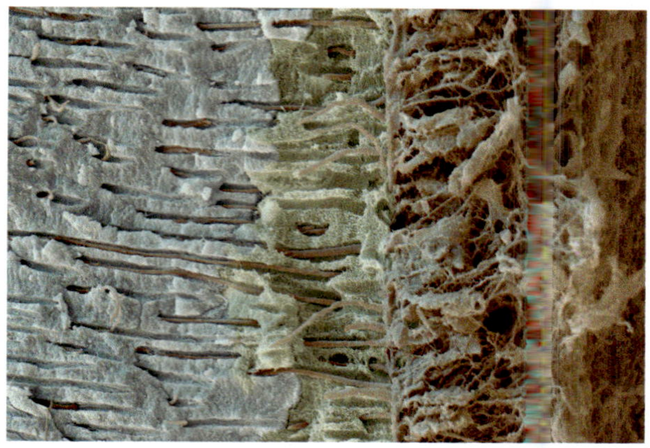

Abb. 2 Pulpa-Dentin-Einheit (rasterelektronenmikroskopische Aufnahme)

1.1.3 Zahnschmelz

Vor dem Zahndurchbruch wird der Zahnschmelz von **Ameloblasten** (bzw. **Adamantoblasten**) gebildet. Die Ameloblasten gehen nach dem Zahndurchbruch zugrunde. Der Zahnschmelz kann daher nur vor dem Zahndurchbruch gebildet werden. Nach dem Zahndurchbruch werden in den Schmelz noch Mineralien eingelagert. Dadurch erhält er seine endgültige Härte. Ausgereifter Zahnschmelz ist die **härteste Substanz des Körpers**. Er ist im Bereich der Kauflächen besonders dick und läuft im Zahnhalsbereich als dünne Schicht aus.

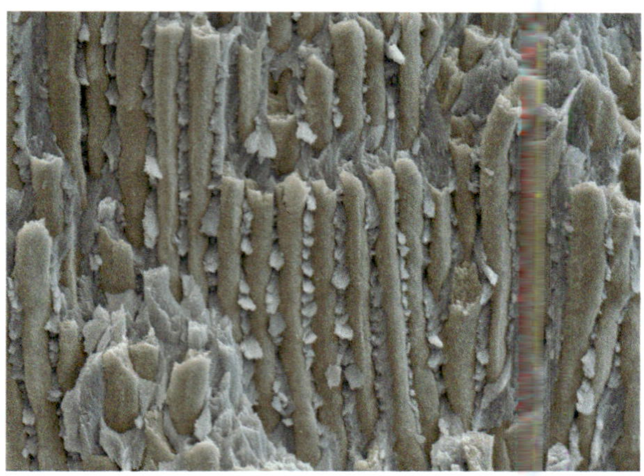

Abb. 3 Schmelzprismen (rasterelektronenmikroskopische Aufnahme)

Der Zahnschmelz besteht im Wesentlichen aus den gleichen Bestandteilen wie Dentin, hat jedoch einen viel geringeren organischen Anteil. Der mineralische Anteil des Schmelzes liegt in Form kleiner, sechskantiger Kristalle (Schmelzprismen) vor, die dem Schmelz seine große Härte verleihen →Abb. 3. In diese Kristalle können Fluoride eingelagert werden. Es entsteht Fluorapatit, wodurch der Zahnschmelz noch widerstandsfähiger gegen Säureangriffe wird.

1.1.4 Wurzelzement

Das Wurzelzement ähnelt in seiner Struktur und Härte dem menschlichen Knochen, wird aber im Gegensatz zu ihm nicht mit Blutgefäßen versorgt. Das Zement gehört zum Parodontium (Zahnhalteapparat), da an ihm die Parodontalfasern haften, die die Zähne in der Alveole beweglich befestigen.

Das Zement hat den geringsten mineralischen Anteil der Zahnhartsubstanzen und damit auch die geringste Härte. Sein organischer Anteil besteht hauptsächlich aus Fasern.

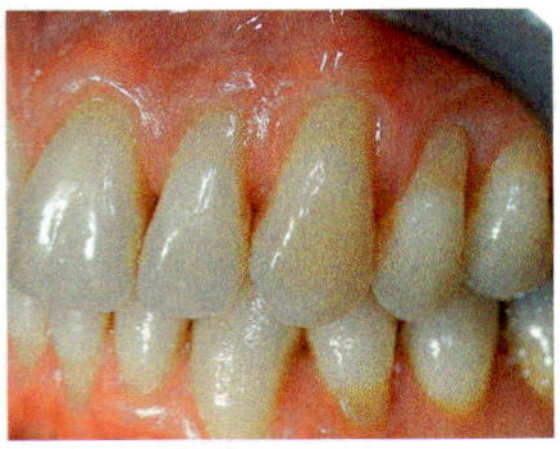

Abb. 1 Freiliegende Zahnhälse

An der Wurzelspitze ist die Zementschicht dicker als im Bereich des Zahnhalses. Das Zement wird von **Zementoblasten** gebildet. Diese sind v. a. im Bereich der Wurzelspitze zeitlebens vorhanden. Deshalb kann bei vermehrter Belastung Wurzelzement, wie Dentin, auch nach dem Zahndurchbruch noch gebildet werden.

Bei Zahnfleischrückgang kommt es zu freiliegenden Zahnhälsen oder Wurzeloberflächen. Das dünne Wurzelzement kann z. B. durch falsche Mundhygienemaßnahmen leicht beschädigt werden. Nun liegt Dentin frei. Die Odontoblastenfortsätze haben über die Dentinkanälchen Kontakt mit der Mundhöhle. Mechanische, thermische und chemische Reize können vom Patienten dann als sehr schmerzhaft empfunden werden. Dies bezeichnet man als **überempfindliche (hypersensible) Zähne.**

1.2 Entwicklung der Zähne und des Gebisses

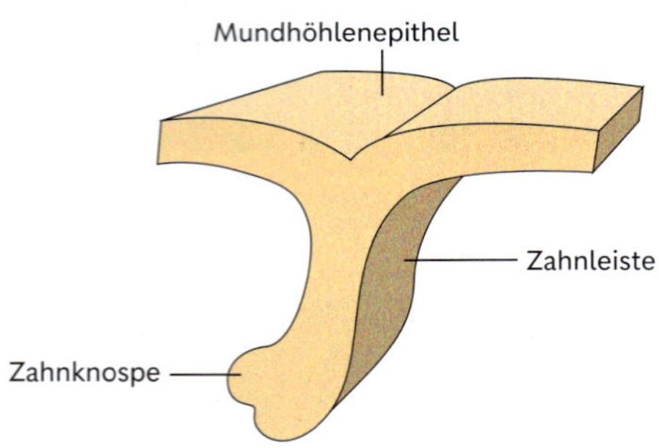

Abb. 2 Zahnentwicklung. Zahnleiste mit Zahnknospen (Epithel = mehrschichtiger Zellverband, der innere oder äußere Körperoberflächen bedeckt)

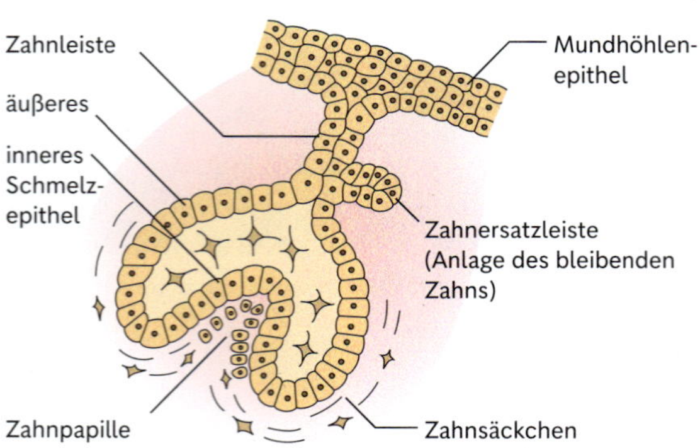

Abb. 3 Zahnentwicklung. Zahnglocke

Zuerst bekommt der Mensch Milchzähne, die später durch die bleibenden Zähne ersetzt werden. Die Gebissentwicklung verläuft beim Menschen mit zwei **Dentitionen** (Zahndurchbrüchen).

1.2.1 Entwicklung der Zähne

Schon früh in der Schwangerschaft werden beim Embryo die Zahnanlagen gebildet. In der Mitte des zweiten Embryonalmonats bildet sich im Bereich des zukünftigen Ober- und Unterkiefers jeweils eine **Zahnleiste** aus →Abb. 2. An jeder Zahnleiste bilden sich zehn knospenartige Zahnanlagen (**Zahnknospen**) für die Milchzähne.

Durch schnelleres Wachstum der Ränder entwickelt sich ca. im dritten Embryonalmonat die Zahnknospe zur **Zahnkappe** und diese weiter zur **Zahnglocke** →Abb. 3.

Etwa im vierten Embryonalmonat beginnt die Entwicklung der Zahnhartsubstanzen →Abb. 1, S. 343.

In der inneren Wand der Zahnglocke liegen die **Ameloblasten**. Sie formen den Schmelz der späteren Zahnkrone. Die Schmelzschicht wird langsam nach außen hin verdickt.

6.9 Fehlerbehandlung bei der Medizinprodukteaufbereitung

Werden während des Aufbereitungszyklus Abweichungen vom korrekten Prozessdurchlauf bemerkt, muss dieser komplett wiederholt werden. Fehler können praktisch in jedem Teilschritt des Zyklus passieren, beim Transport, bei der Reinigung, Desinfektion, Sterilisation oder bei der Lagerung. Die Abweichungen werden genau dokumentiert. Wichtig sind dabei die folgenden Punkte:

- Datum
- evtl. Chargennummer
- Aufbereitungsschritt/Gerät
- detaillierte Beschreibung des Vorfalls/Fehlers
- Ursache
- Beschreibung des Vorgehens beim Auftreten des Fehlers
- Unterschrift

Datum	Ggf. Charge	Aufbereitungs-schritt / Gerät	Vorfall, Fehler, Ereignis	Ursache	Maßnahme	Unterschrift

Abb. 1 Fehlerprotokoll

6.10 Validierung

Der Erfolg des Aufbereitungszyklus muss nachvollziehbar gewährleistet sein. Die Validierung liefert dazu den dokumentierten Nachweis, dass die Sicherheit und Gesundheit aller Menschen in der Zahnarztpraxis sichergestellt werden. Jeder einzelne Aufbereitungsschritt muss erfolgreich durchlaufen werden, damit am Ende des Aufbereitungsprozesses ein Medizinprodukt wieder an der Patientin eingesetzt werden kann. Die Nachweise erfolgen mit bestimmten Prüfungen und Verfahren und werden dokumentiert. Meistens werden Firmen oder Institutionen mit der Prüfung beauftragt. Diese müssen bestimmte Voraussetzungen (z. B. Kenntnisse, Erfahrungen) nachweisen.

Terminologie: Medizinprodukteaufbereitung

Aufbereitungszyklus, der	Kreislauf, den die Instrumente von ihrer Benutzung bis zur Bereitstellung für eine erneuten Benutzung durchlaufen
Charge, die	Instrumente, die aus demselben Aufbereitungszyklus stammen und daher alle dieselbe Chargennummer erhalten
Chargenbezeichnung, die	Nummer, die Instrumente derselben Charge kenntlich machen
Helix, die	Test für eine Prozesskontrolle der Dampfsterilisation von Hohlkörpern
Institution, die	öffentliche oder private Einrichtung
Indikatorstreifen, der	Streifen, der den erfolgreichen Sterilisationsprozess direkt sichtbar macht
manuell	von Hand
Prozessparameter, der	Messgrößen im Sterilisationsprozess, z.B. Druck und Temperatur

Aufbau der Zähne und deren Entwicklung

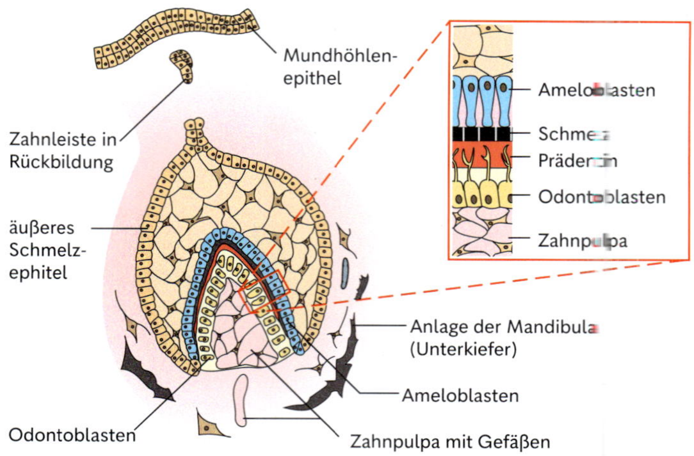

Abb. 1 Zahnentwicklung. Entwicklung der Zahnhartsubstanzen, Zahnglocke

An die innere Zahnglockenwand lagert sich Bindegewebe an. Daraus entwickelt sich die Pulpa.

Die Zellen der Zahnpulpa, die an der Zahnglocke liegen, entwickeln sich zu Odontoblasten und bilden Dentin. Die Dentinbildung beginnt am Ende des vierten Embryonalmonats. Die Dentin bildenden **Odontoblasten** wandern dabei langsam nach innen und hinterlassen jeweils einen **Odontoblastenfortsatz**. So wird die Pulpa immer mehr eingegrenzt.

Die Milchzähne werden durch bleibende Zähne ersetzt →Abb. 2. Die bleibenden Zähne, die die Milchzähne ersetzen, werden daher als **Ersatzzähne** bezeichnet.

Für die Ersatzzähne bildet sich aus der Zahnleiste eine **Zahnersatzleiste**. Die Bildung der Ersatzzähne beginnt im fünften Monat nach der Geburt mit der Knospenbildung der mittleren Schneidezähne. Im zweiten oder dritten Lebensjahr endet die Ersatzzahnbildung mit dem Beginn der Zahnhartsubstanzbildung der zweiten Prämolaren.

Zusätzlich bilden sich noch der erste, zweite und dritte Molar. Sie werden auch als **Zuwachszähne** bezeichnet.

Die Entwicklung des ersten Molaren beginnt früher als die Entwicklung der Ersatzzähne. Noch im Mutterleib wird der erste Molar angelegt. Er erreicht das Glockenstadium ca. im sechsten Schwangerschaftsmonat.

Kurz vor der Geburt bildet sich am ersten Molar schon Dentin.

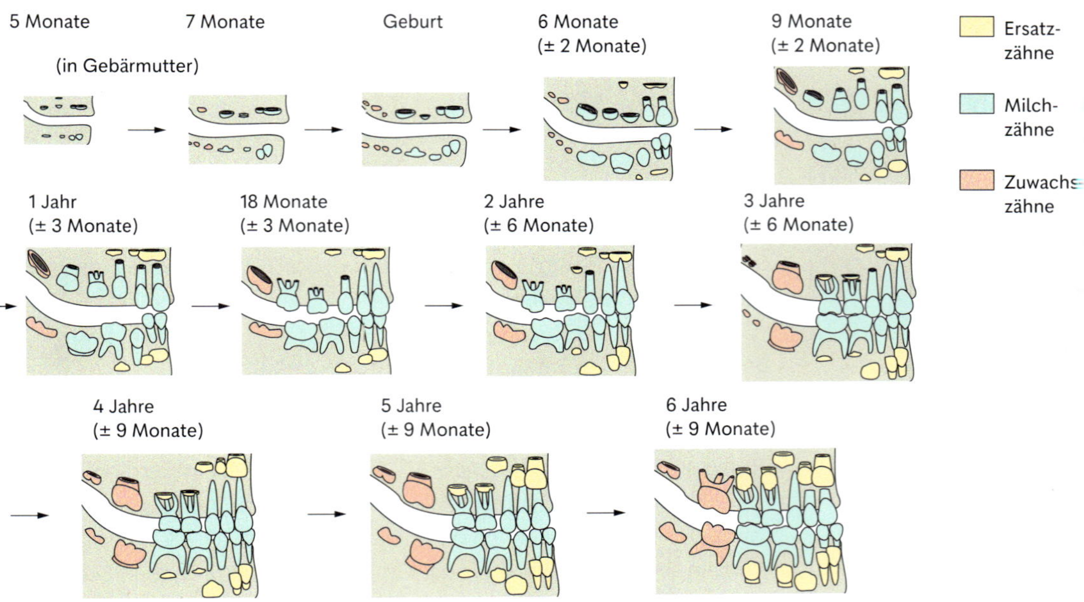

Abb. 2 Dentitionstabelle nach Schour und Massler

1.2.2 Gebissentwicklung

Man unterscheidet Milchgebiss, Wechselgebiss und bleibendes Gebiss.

Durchbrechende Zähne	Alter
71, 81	6–8 Monate
51, 61	8–10 Monate
52, 62, 72, 82	10–14 Monate
54, 64, 74, 84	14–18 Monate
53, 63, 73, 83	18–24 Monate
55, 65, 75, 85	24–30 Monate

Tab. 1 Durchbruchszeiten der Milchzähne

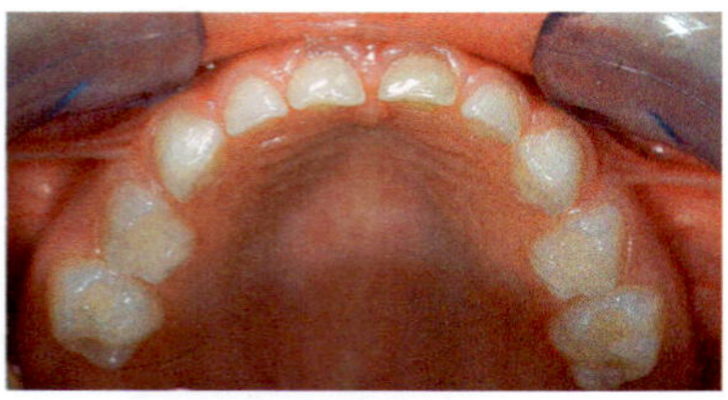

Abb. 1 Milchgebiss (Oberkiefer)

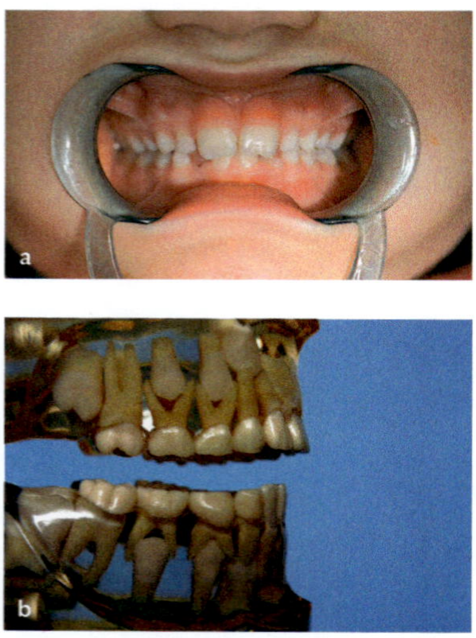

Abb. 2 Wechselgebiss. a) Wechselgebiss (bleibende Zähne 16, 11, 21, 26, 36, 32 [im Durchbruch], 31, 41, 46); b) Modell eines Wechselgebisses

Milchgebiss

Bei der Geburt ist der Mensch normalerweise zahnlos. Im Alter von 6 bis 8 Monaten brechen die ersten Milchzähne durch. Das vollständige Milchgebiss ist im Alter von 24 bis 30 Monaten vorhanden. Da in Bezug auf den Zeitpunkt des Zahndurchbruchs größere Schwankungen möglich sind, handelt es sich hier um Durchschnittswerte. →Tab. 1, Abb. 1. Es folgt nun die Gebrauchsperiode der Milchzähne. Milchzähne nutzen sich im Bereich der Kauflächen und Inzisalkanten stark ab. Dies bezeichnet man als Abrasion. Durch das Wachstum der Kieferknochen kommt es zu einer Lückenbildung im Frontbereich der Milchzähne. Da die bleibenden Zähne breiter als die Milchzähne sind, wird hier schon für die bleibenden Zähne Platz geschaffen. Diese Platzhalterfunktion der Milchzähne ist sehr wichtig, es kann bei vorzeitigem Verlust von Milchzähnen zu einem Zahnengstand im bleibenden Gebiss kommen.

Wechselgebiss

Die Zeit des Übergangs vom Milchgebiss zum bleibenden Gebiss wird als **Wechselgebiss-Periode** bezeichnet →Abb. 2. Im Kieferknochen unter den Milchzähnen liegen die bleibenden Zähne. In der Wechselgebiss-Periode lösen spezielle Zellen immer mehr die Wurzeln der Milchzähne auf. Diesen Vorgang bezeichnet man als **Resorption**. Dadurch verlieren die Milchzähne ihren Halt, fangen an zu wackeln und fallen heraus. Beim Zahnwechsel brechen sowohl die Ersatzzähne als auch die Zuwachszähne durch. Der Zahnwechsel beginnt für die Eltern meist unbemerkt, da der erste bleibende Molar durchbricht, ohne dass ein Milchzahn locker wird. Dies geschieht im Alter von sechs Jahren und damit beginnt die Wechselgebiss-Periode. Deshalb werden die ersten bleibenden Molaren auch als **Sechsjahrmolaren** bezeichnet.

Bleibendes Gebiss

Die bleibenden Zähne erscheinen in einer bestimmten Reihenfolge und zu bestimmten Zeiten in der Mundhöhle →Tab. 1, S. 345. Mit ca. zwölf Jahren brechen die zweiten Molaren durch und der Gebisswechsel (ohne Weisheitszähne) ist vollzogen. Die Weisheitszähne brechen zwischen dem 18. und 22. Lebensjahr durch. Die Zähne brechen im Unterkiefer früher durch als im Oberkiefer.

Besonderheiten im Aufbau eines Milchzahnes

Im Vergleich zu den bleibenden Zähnen ist bei den Milchzähnen der Schmelz sehr dünn, teils prismenlos und weniger mineralisiert. Das Dentin besitzt sehr große Dentinkanälchen und bietet den Bakterien somit eine bis zu fünffach größere Eintrittspforte. Die Pulpa ist voluminöser und liegt besonders im mesialen Bereich der Milchmolaren nah an der Oberfläche. Die Wurzeln sind grazil und häufig gekrümmt. Diese anatomischen Besonderheiten müssen bei der Therapie der Milchzähne berücksichtigt werden.

Aufbau der Zähne und deren Entwicklung

Bei Jungen ist der Zahnwechsel im Allgemeinen etwas später als bei Mädchen. Die Durchbruchszeiten der bleibenden Zähne sind größeren Schwankungen ausgesetzt als die der Milchzähne. Abweichungen von der normalen Durchbruchszeit sind möglich.

Mit dem Zahndurchbruch ist das Wurzelwachstum noch nicht abgeschlossen. Bis sich eine Wurzelspitze ausgebildet hat, dauert es noch einige Zeit.

Durchbrechende Zähne	Alter
46, 36 16, 26 31, 41	6 Jahre
11, 21 32, 42	7 Jahre
12, 22	8 Jahre
33, 43 14, 24 34, 44	10 Jahre
15, 25 35, 45 13, 23	11 Jahre
17, 27 37, 47	12 Jahre
18, 28 38, 48	18–22 Jahre

Tab. 1 Durchbruchszeiten der bleibenden Zähne

Terminologie: Aufbau der Zähne

Abrasion, die **abradieren**	Abrieb oder Verschleiß durch mechanische Einwirkung, z. B. der Zähne durch das Kauen
Ameloblast, der (= Adamantoblast)	Schmelz bildende Zelle; Ameloblasten gehen nach dem Zahndurchbruch zugrunde, daher kann Zahnschmelz danach nicht mehr gebildet werden
Dentition, die	Zahndurchbruch
Foramen apicale, das (= Foramen apikale, Foramen apicis dentis)	Loch an der Wurzelspitze, durch das Nerven, Blut- und Lymphgefäße in die Pulpa eintreten
Histologie, die	Lehre von den Geweben des Körpers
makroskopisch	mit bloßem Auge sichtbar
mikroskopisch	nicht mit bloßem Auge, nur mit dem Mikroskop sichtbar
Odontoblast, der	Dentin bildende Zelle; Odontoblasten liegen in der äußersten Schicht der Pulpa; Ausläufer der Odontoblasten ziehen in das Dentin; Dentin kann ein Leben lang gebildet werden.
Odontoblastenfortsatz, der (= Tomes-Faser)	Fortsatz der Dentin bildenden Zelle; Odontoblastenfortsätze ziehen über die Dentinkanälchen ins Dentin.
Resorption, die	Aufnahme von ...
Tomes-Faser, die	s. Odontoblastenfortsatz
Zementoblast, der	Zement bildende Zelle; Zementoblasten sind zeitlebens vorhanden, somit kann Zement immer gebildet werden

Aufgaben

1 Nennen Sie die Durchbruchszeiten der Milchzähne.

2 Welche Zahnhartsubstanzen können ein Leben lang gebildet werden?

3 Warum spricht man bei Dentin und Pulpa auch von einer Pulpa-Dentin-Einheit?

4 Welches ist die härteste Substanz in unserem Körper?

2 Allgemeine Untersuchungsmethoden

Zur Behandlung gehören **Anamnese**, **Befunderhebung**, **Diagnose** und **Therapie**.

2.1 Anamnese

Anamnese →S. 100

Über die Anamnese erfährt der Zahnarzt die Vorgeschichte des Patienten in Bezug auf seine Erkrankungen. Meist wird sie über einen Anamnesebogen erhoben und der Patient wird über Medikamente, Erkrankungen und Risikofaktoren befragt.

2.2 Befunderhebung

Untersuchungsmethoden	
Inspektion	= Betrachten
Palpation	= Tasten
Perkussion	= Beklopfen
Auskultation	= Abhören

Bei einer Befunderhebung werden alle Ergebnisse festgehalten, die bei den Untersuchungen festgestellt werden. Man unterscheidet zwischen einem **allgemeinen** und einem **speziellen** Befund.

2.2.1 Allgemeiner Befund

In der Regel wird in der Zahnarztpraxis nicht der ganze Körper untersucht. Man beschränkt sich auf die Untersuchung des Kopf- bzw. Gesichtsbereiches. Es können jedoch auch schwerwiegende Allgemeinerkrankungen in der Zahnarztpraxis festgestellt werden. In diesen Fällen sollte der Patient an die entsprechenden Fachärzte überwiesen werden. Die ganzheitliche Zahnheilkunde sieht die Zähne, das Gebiss, das Kiefergelenk und die Kaumuskulatur im Einklang mit dem restlichen Körper. Hier werden auch allgemeine Befunde untersucht, die durch Zahnerkrankungen verursacht werden können.

2.2.2 Spezieller Befund

Man kann den speziellen Befund in einen **extraoralen** und **intraoralen** Befund aufteilen.

Der **extraorale Befund** umfasst:
- Die Inspektion des Kopf- und Halsbereiches. Dabei wird z. B. auf Hautveränderungen und Schwellungen geachtet.
- Die Palpation der Kaumuskulatur und des Kiefergelenks. Dabei wird v. a. auf Verspannungen oder Druckschmerzen geachtet. Die Palpation von vergrößerten Lymphknoten kann auf Entzündungen hindeuten. Die Auskultation der Kiefergelenke wird selten durchgeführt. Man kann aber mithilfe eines Stethoskops das Kiefergelenk auskultieren. Reibegeräusche oder ein Knacken beim Öffnen und Schließen des Mundes können auf Kiefergelenkschäden hindeuten.

Der **intraorale Befund** umfasst:
- Die Inspektion der gesamten Schleimhaut der Mundhöhle, der Zunge, des Mundbodens, des Rachens und der Lippen.
- Eventuell die Palpation der Ausgänge der Speicheldrüsen.
- Die Erfassung des Zahnstatus. Dazu werden die Zähne systematisch untersucht und fehlende, kariöse und zerstörte Zähne in ein Zahnschema eingetragen. Zahnstein und Mundkrankheiten werden erfasst. Ferner können Anomalien der Zahnstellung, vorhandene Kronen und Brücken, herausnehmbarer Zahnersatz, Implantate, Zahnfüllungen, Lockerungsgrade der Zähne und im Durchbruch befindliche Zähne erfasst werden.

Zahnschemata →S. 126

- Eine Vitalitäts- oder eine Perkussionsprüfung, die ergänzend durchgeführt werden kann.
- Röntgenbilder, welche die Befunderhebung unterstützen.

Vitalitätsprobe und Perkussionsprüfung →LF 5

Für eine Befunderhebung in der Kieferorthopädie und Parodontologie werden noch weitere Untersuchungsmethoden durchgeführt. Unter einem funktionellen Befund versteht man die spezielle Untersuchung des Kiefergelenks, der Kaumuskulatur sowie der Okklusions- und Artikulationsbewegungen.

kieferorthopädische Befundherhebung →LF 10

Befunderhebung in der Parodontologie →LF 8

2.3 Diagnose

Unter einer Diagnose versteht man die Zuordnung einer gesundheitlichen Störung zu einem Krankheitsbegriff. Der Zahnarzt ordnet die Erkenntnisse aus der **Anamnese** und der **Befunderhebung** einem Krankheitsbild zu und benennt dieses.

Eine Diagnose darf nicht mit der **Diagnostik** verwechselt werden. Die Diagnostik ist eine Sammelbezeichnung für alle Verfahren, die zur Abklärung einer Krankheitsursache angewendet werden, z. B. Anamnese, Röntgenbilder, Vitalitätsprobe. Aus den Ergebnissen der Diagnostik kann eine Diagnose gestellt werden.

Beispiel

Die Befunderhebung ergab am Zahn 11 ein geschwollenes, gerötetes und leicht blutendes Zahnfleisch. Der Zahn ist nicht kariös und das Röntgenbild zeigt keinen Knochenabbau. Außerdem lässt sich bei dem Patienten eine unzureichende Mundhygiene feststellen:
Diagnose: Gingivitis (Zahnfleischentzündung) am Zahn 11

2.4 Therapie

Jede Erkrankung wird nach einem festgelegten Schema behandelt (therapiert). Auf der Basis der Diagnose erfolgt die **Therapie** nach einem auf den Patienten abgestimmten **Therapieplan**. Bei größeren Behandlungen sollte dieser Therapieplan notiert und in Behandlungssitzungen unterteilt werden. Außerdem sollte notiert werden, wie viel Zeit für jede Behandlungssitzung notwendig ist. Nur so kann eine systematische Termin- und Behandlungsplanung in der Praxis erfolgen.

Terminologie: Allgemeine Untersuchungsmethoden

Auskultation, die	Untersuchung durch Abhorchen der im Körper entstehenden Geräusche und Töne, meist mit einem Stethoskop
Diagnose, die	Zuordnung einer gesundheitlichen Störung zu einem Krankheitsbegriff
Diagnostik, die	Sammelbezeichnung für alle Verfahren, die zur Abklärung einer Krankheitsursache angewendet werden, z. B. Anamnese, Röntgenbilder, Vitalitätsprobe
Inspektion, die	äußerliche Untersuchung eines Patienten durch Betrachten
Palpation, die	Untersuchung durch Betasten
Perkussion, die	Untersuchung durch Beklopfen der Körperoberfläche
Therapie, die	Behandlung von Erkrankungen

Aufgaben

1 Nennen Sie vier Schritte, die zur Behandlung eines Patienten gehören.

2 Nennen Sie vier Untersuchungsmethoden, die beim intraoralen Befund erfasst werden.

3 Worin besteht der Unterschied zwischen einer Diagnose und der Diagnostik?

3 Karies

Video

Entstehung von Karies

Karies, auch Zahnfäule genannt, ist die häufigste Erkrankung der Zahnhartsubstanzen. Karies ist eine örtliche Infektionserkrankung, die eng mit einer zuckerhaltigen Ernährung zusammenhängt und daher eine zivilisationsbedingte Komponente hat. Sie führt, wenn man die Ursache nicht beseitigt, zu einem fortschreitenden, nicht rückführbaren Zahnhartsubstanzverlust. Schreitet der kariöse Angriff bis in die Nähe der Pulpa fort, so kann dies zu Pulpaerkrankungen und zu massiven Beschwerden führen. Daher müssen die kariöse Zerstörung beseitigt und verlorene Zahnhartsubstanz ersetzt werden, um den Zahn erhalten zu können.

3.1 Kariesentstehung

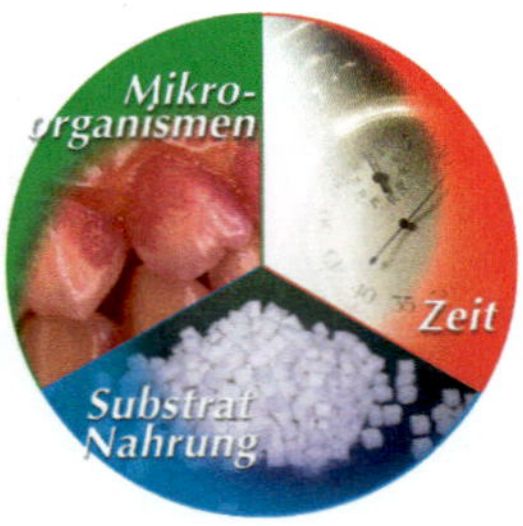

Abb. 1 Ätiologie der Karies

Die Lehre von der Entstehung einer Erkrankung wird auch als **Ätiologie** bezeichnet. Die Theorie der Ätiologie der Karies wurde von Miller 1898 erstmals vorgestellt. Drei Faktoren müssen auf den Zahn einwirken: Mikroorganismen (speziell Bakterien), **Substrat** (Nahrung) und Zeit →Abb. 1.

Der Mensch verstoffwechselt Nahrung, um daraus Energie zu gewinnen. Als Endprodukte entstehen dabei seine Exkremente Urin und Stuhl. Auch **Bakterien** verstoffwechseln **Nahrung (Substrat)** zur Energiegewinnung. Ihr Stoffwechselprodukt ist jedoch Säure. Erreicht diese Säure eine gewisse Stärke, so werden dem Zahn Mineralien entzogen (Demineralisation). Hält die Demineralisation einige **Zeit** an, so entsteht Karies. Neben diesen drei Hauptfaktoren gibt es zahlreiche **sekundäre Faktoren**, welche die Entstehung und das Voranschreiten einer kariösen Schädigung des Zahnes beeinflussen können.

3.1.1 Primäre Faktoren der Kariesentstehung

Plaque

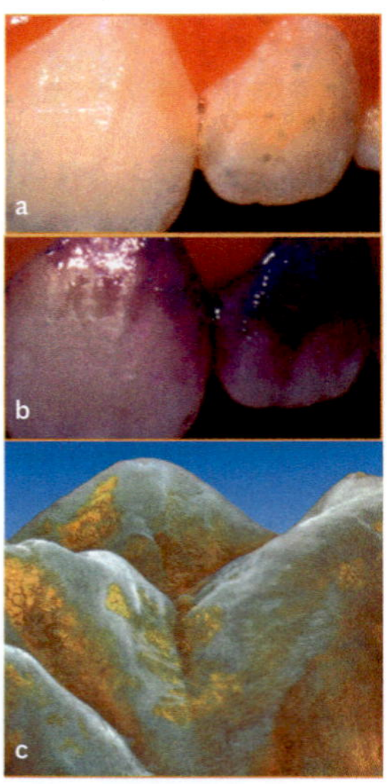

Abb. 2 Plaque. a) an den Schneidezähnen; b) angefärbt; c) in den Fissuren eines Molaren

Plaque ist ein strukturierter, zäher, nicht mehr abspülbarer Zahnbelag →Abb. 2. Sie besteht aus **Speichelbestandteilen**, **Bakterien** und **deren Stoffwechselprodukten** und aus **Nahrungsresten**. Die ursächlichen Faktoren der Karies, Bakterien und Substrat, sind also in der Plaque enthalten. Plaque kann nur noch durch gründliches Zähneputzen entfernt werden. Deshalb bildet sich gerade dort Karies, wo die Plaque schwer entfernt werden kann. Diese Stellen werden als Prädilektionsstellen bezeichnet und sind z. B. Fissuren und Grübchen, Approximalflächen, freiliegende Wurzeln, verschachtelte Zähne und nicht korrekt gestaltete Füllungs- und Kronenränder.

Bildung der Plaque und weiterer Zahnbeläge

Auf einer gereinigten Zahnoberfläche bildet sich aus den Eiweißen des Speichels nach einiger Zeit ein Zahnoberhäutchen (acquired pellicle). An dieses Pellicle haften sich innerhalb weniger Stunden Bakterien, die die Kohlenhydrate der Nahrungsreste in der Mundhöhle verstoffwechseln. Überschüsse speichern die Bakterien innerhalb und außerhalb der Bakterienzelle. Dadurch wird die Plaque immer klebriger. Die Plaque kann nun nur noch mechanisch durch das Zähneputzen vom Zahn entfernt werden.

Weitere Zahnbeläge sind food debris, Materia alba, Zahnstein und Konkremente →Tab. 1.

Video

Die Mundschleimhaut und die verschiedenen Zahnbeläge

Zahnbeläge	Beschaffenheit des Belags	Entfernbarkeit
food debris	weicher Belag aus Speiseresten	abspülbar
Materia alba	weißlicher, weicher Belag aus Bakterien, weißen Blutkörperchen und Zellresten	abspülbar
Plaque	strukturierter, zäher, nicht mehr abspülbarer Belag aus Speichelbestandteilen, Bakterien und Nahrungsresten	mit der Zahnbürste abputzbar
Zahnstein	fester, gut haftender Belag, entsteht durch Verkalkung der Plaque über Kalksalze des Speichels	nur noch abkratzbar
Konkremente	subgingivaler Zahnstein	nur noch abkratzbar

Tab. 1 Arten von Zahnbelägen

Bakterien in der Plaque

Karies kann durch unterschiedliche Bakterienarten entstehen. Die wichtigsten Eigenschaften **kariogener** (Karies verursachender) Bakterien sind Säurebildung, Säuretoleranz (auch stärker konzentrierte Säure tötet die Bakterien nicht ab) und die Fähigkeit, außerhalb und innerhalb der Bakterienzelle Mehrfachzucker (Polysaccharide) bilden zu können. Durch die Mehrfachzucker außerhalb der Bakterienzelle wird die Plaque besonders klebrig. Durch die Mehrfachzucker in der Bakterienzelle legen sich die Bakterien einen Nahrungsvorrat für Notzeiten an. Eine Bakterienart, die diese Eigenschaften besonders gut erfüllt und daher sehr kariogen ist, wird als **Streptococcus mutans** bezeichnet. Aber auch **Laktobazillen** können Karies verursachen.

Die Mundhöhle ist nicht steril, jeder Mensch hat Bakterien in der Mundhöhle. Dies wird auch als **Mundflora** bezeichnet. Die Menge der unterschiedlichen Bakterien ist jedoch bei jedem Menschen unterschiedlich. Nach heutigem Kenntnisstand gehört Streptococcus mutans nicht zur normalen Mundflora. Er wird über den Speichel übertragen. Man infiziert sich also mit kariogenen Bakterien. Menschen mit einem hohen Anteil an kariogenen Bakterien (Streptococcus mutans, Laktobazillen) haben somit ein höheres Kariesrisiko.

Substrat und Kariesbildung

Die kariogenen Bakterien verstoffwechseln sogenannte niedermolekulare Kohlenhydrate, wie z. B. Saccharose, Glukose, Fruktose und Laktose. Unser Haushaltszucker (Saccharose, Rübenzucker) kann von den Bakterien der Mundhöhle am besten umgesetzt werden und ist daher besonders kariogen.

Die Kohlenhydrate werden von den Bakterien zu Säuren verstoffwechselt. Ab einem pH-Wert von ca. 5,5 und kleiner werden dem Zahnschmelz dabei Mineralien (vor allem Kalzium, Phosphationen und Fluoride) entzogen. Dies bezeichnet man als **Demineralisation**. Diese findet bei Wurzeldentin und Wurzelzement ab einem pH-Wert von ca. 6,5 und kleiner statt.

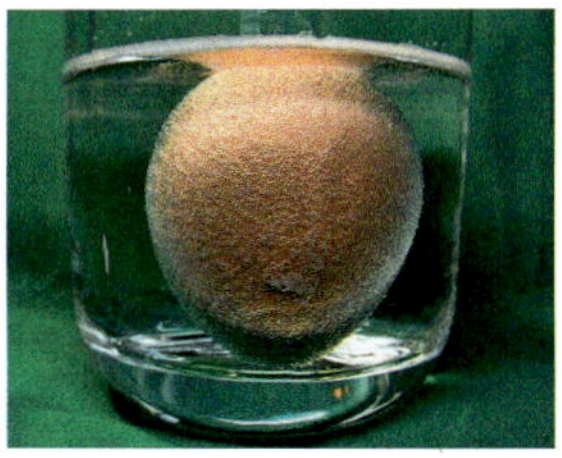

Abb. 1 Beispiel für die Demineralisation; ein Ei in Essigsäure

Man kann dies mit einem Versuch verdeutlichen: Bei einem Ei, das in Essigsäure liegt, sind kleine Bläschen sichtbar →Abb. 1. Mit der Zeit löst sich die Eierschale auf. Die Essigsäure entzieht der Eierschale Mineralien, dabei entsteht Kohlendioxid, das in kleinen Bläschen aufsteigt.

Exkurs

Der pH-Wert

Der Begriff „pH" ist die Abkürzung für „potentia hydrogenii" (= Stärke des Wasserstoffs) oder „pondus hydrogenii" (= Gewicht des Wasserstoffs), da sich die Angaben immer auf die Konzentration der Wasserstoffionen in einer Lösung beziehen. Der pH-Wert ist ein Maß für die Stärke einer Säure bzw. Base. Er ist eine Zahlangabe von 0 bis 14. Bei pH = 7 ist die Lösung neutral →Abb. 2. Ist der pH-Wert kleiner als 7, handelt es sich um eine aSäure. Je kleiner die Zahl, desto stärker die Säure. Von einem alkalischen pH-Wert spricht man bei einem pH-Wert, der größer als 7 ist. Je größer die Zahl, desto stärker die Base. Statt „basisch" sagt ein Chemiker oft auch „alkalisch".

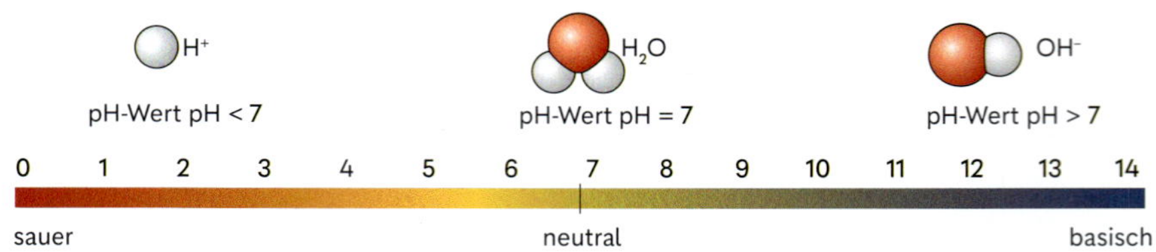

Abb. 2 Der pH-Wert einer Lösung von sauer bis basisch

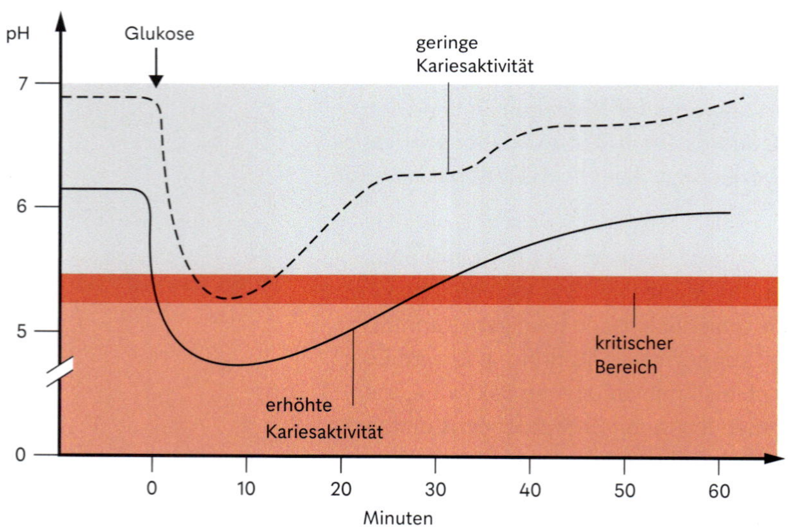

Abb. 3 pH-Wert-Verlauf bei Personen mit erhöhter und geringer Kariesaktivität

Entscheidend für eine kariöse Schädigung (Läsion) am Zahn ist, **wie lange** die Säure am Zahn einwirken kann. Anders ausgedrückt, wie lange der pH-Wert am Zahn sich in seinem kritischen Bereich (pH ≤ 5,5 für Zahnschmelz) befindet. Sobald der kritische pH-Wert unterschritten ist, werden dem Zahn Mineralien entzogen. Eine häufige Demineralisation an einer Stelle am Zahn führt zu einer sichtbaren kariösen Läsion.

Unterschiedliche Faktoren haben einen Einfluss auf die Dauer der Überschreitung des kritischen pH-Wertes. Der Einfluss der Plaquemenge lässt sich an einem Versuch verdeutlichen →Abb. 3. Die gleiche Zufuhr von Kohlenhydraten führt bei Personen mit geringerer Plaquemenge und damit geringerer Bakterienanzahl zu einem kürzeren Abfall des pH-Wertes in den kritischen Bereich als bei Personen mit einer höheren Plaquemenge. Bei Personen mit erhöhter Kariesaktivität (vermehrt Plaque und Bakterien) bleibt er fast 30 Minuten im kritischen Bereich. So lange werden die Zähne demineralisiert und Karies kann sich vermehrt bilden.

3.1.2 Sekundäre Faktoren der Kariesentstehung

Es gibt einige Faktoren, die sich positiv oder negativ auf die Entstehung von Karies auswirken. Diese Faktoren können nicht verhindern, dass Karies entsteht, aber die Bildung einer kariösen Läsion beschleunigen oder verlangsamen. Damit ist auch zu erklären, dass manche Menschen kariesanfälliger sind, obwohl sie vielleicht ihre Mundhygiene ebenso gut wie andere Menschen betreiben.

Speichel

Speicheldrüsen → 114

Die drei großen paarigen Speicheldrüsen produzieren gemeinsam mit den kleinen Speicheldrüsen täglich ca. 0,5–1 Liter Speichel.

Der Speichelfluss unterliegt einem täglichen Rhythmus. Nachts wird weniger Speichel produziert als tagsüber. Auch wird der Speichelfluss durch emotionale und psychische Faktoren beeinflusst. Durch Kautätigkeit und Reizung der Geschmacksrezeptoren wird der Speichelfluss angeregt.

Zu einer Verminderung des Speichelflusses und damit einer Mundtrockenheit (Xerostomie) kann es durch Medikamenteneinnahme (z. B. Psychopharmaka, Appetitzügler, blutdrucksenkende Mittel), verschiedene Erkrankungen (z. B. Diabetes mellitus, Speicheldrüsenerkrankungen) und durch Bestrahlungstherapie wegen Tumoren im Kopf-Hals-Bereich kommen.

Merke

Bestandteile des Speichels
- 99 % Wasser
- Mineralien (Natrium, Kalzium, Phosphat, Kalium, Chlor, Fluorid)
- Eiweiße (Schleimstoffe, Amylase)
- Bakterien
- abgeschilferte Epithelzellen, Blutzellen

Für die Zähne sind folgende Eigenschaften des Speichels von Bedeutung:
- Der Speichel kann zwar nicht die Plaque, aber Nahrungsreste vom Zahn spülen. Außerdem können Säuren verdünnt werden. Dies wird als **Spülfunktion** bezeichnet. Die Möglichkeit, Säuren zu verdünnen, nimmt aber mit zunehmender Dicke der Plaque ab.
- Bestandteile des Speichels können Säuren neutralisieren. Dies wird als **Pufferung von Säuren** bezeichnet. Speichel hat einen pH-Wert von 6,5–6,9. Die Pufferkapazität, also die Fähigkeit des Speichels, Säuren zu neutralisieren, ist von Patienten zu Patienten verschieden.
- Speichel ist eine kalzium-, phosphat- und fluoridhaltige Lösung. Die beim Säureangriff auf den Zahn entnommenen Mineralien (Demineralisation) können aus dem Speichel dem Zahn wieder zurückgegeben werden (**Remineralisation**). Tatsächlich findet auf der Zahnoberfläche ein ständiger Austausch zwischen Mineralien, die dem Zahn entzogen werden, und Mineralien, die aus dem Speichel dem Zahn zugefügt werden, statt. Ist dieses Verhältnis im Gleichgewicht, so entsteht keine Karies. Findet nun aber vermehrt ein Säureangriff statt, so kommt es zu einer verstärkten Demineralisation, die nicht mehr durch Remineralisation behoben werden kann. Eine kariöse Läsion entsteht.

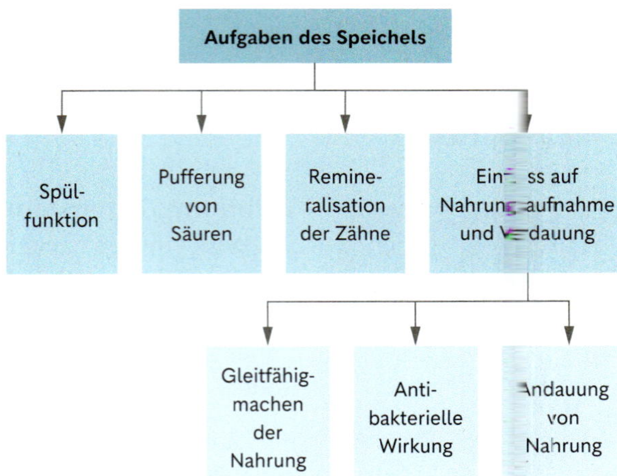

Abb. 1 Aufgaben des Speichels

Video

Zusammensetzung und Funktionen von Speichel

Außerdem feuchtet der Speichel unsere Nahrung an und Schleimstoffe (Muzine) wirken auf sie ein. Dadurch können wir die Nahrung schlucken. Enzyme im Speichel helfen bei der Verdauung mit. So leitet z. B. das Enzym α-Amylase den Abbau von Stärke ein. Deshalb schmeckt Brot süß, wenn man es lange kaut. Auch hat Speichel eine antibakterielle Wirkung.

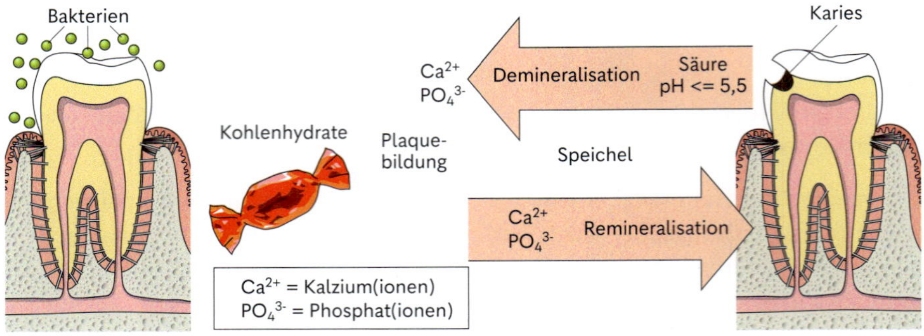

Abb. 1 Zusammenhänge bei der Kariesentstehung

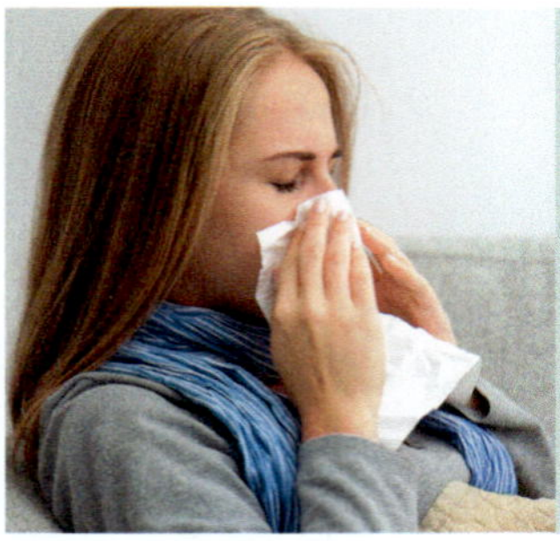

Exkurs

Mundatmung vermindert den Speichelfluss

Eine beschwerte oder behinderte Nasenatmung, z. B. durch Nasenpolypen oder Schnupfen, führt zur Mundatmung. Weitere Ursachen können ein unzureichender Lippenschluss oder eine schlechte Angewohnheit sein. Durch Mundatmung trocknet der Mund aus. Der fehlende Speichelfluss lässt Karies viel schneller entstehen. Außerdem fehlt bei Kindern im Wachstumsalter der Reiz der Mundmuskulatur und es entsteht ein Ungleichgewicht zwischen Zungen, Wangen und Lippenmuskulatur. Die Folgen sind ein hoher schmaler Gaumen mit Schmalkiefer.

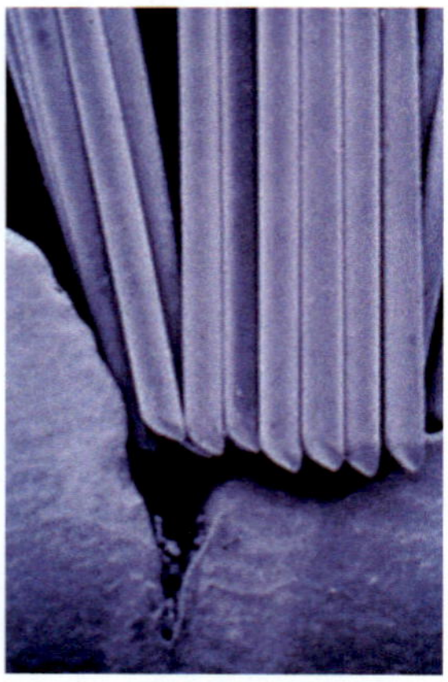

Abb. 2 Rasterelektronenmikroskopische Aufnahme einer Zahnbürste und einer tiefen Fissur. Die Zahnbürste kann in die tiefe Fissur nicht eindringen

Zahnform, Zahnstellung und Zahnstruktur

Die Plaquemenge hängt entscheidend von der Mundhygiene ab. Plaque kann sich dort gut bilden, wo Bakterien sich gut anhaften können. Dies ist vor allem an rauen Oberflächen, die durch die Mundhygiene schwer zu erreichen sind, möglich. Daher spielen die individuelle Zahnform, Zahnstellung und Zahnstruktur eine Rolle.

Bei Zähnen mit tiefen Fissuren kann sich mehr Plaque ansammeln →Abb. 2. Dies gilt auch für engstehende, verschachtelte Zähne oder noch nicht vollständig durchgebrochene Zähne. Auch können z. B. Schädigungen in der Zahnentwicklung die Zahnhartsubstanzen rauer und weniger widerstandsfähig gegen Säureangriffe machen.

Gerade solche Patienten müssen in der häuslichen Mundhygiene vermehrt unterstützt werden.

Individuelle Besonderheiten

Entscheidend für die Kariesanfälligkeit sind auch individuelle Angewohnheiten. Ein Patient wird kariesanfälliger sein, wenn er z. B.

- häufig am Tag Nahrung aufnimmt, da mehrmals am Tag ein Säureangriff unter dem kritischen pH-Wert erfolgt,
- nur morgens und mittags die Zähne putzt, da gerade nachts der Speichelfluss sinkt und davor die Plaque entfernt werden sollte,
- sich häufig von stark säurehaltigen Getränken oder Nahrungsmitteln ernährt, da dadurch der pH-Wert der Plaque schon ohne Stoffwechseltätigkeit der Bakterien abnimmt,
- beruflich mit stark säurehaltigen Materialien zu tun hat.

Fördernde Faktoren	Hemmende Faktoren
– häufiger Verzehr niedermolekularer Kohlenhydrate (z. B. Glukose) – große Plaquemenge, falsche Mundhygiene – hoher Anteil an Kariesbakterien – Zahnfehlstellungen – Mundatmung – geringer Speichelfluss – geringe Pufferkapazität des Speichels	– kariesbewusste Ernährung – richtige Mundhygiene – geringer Anteil an Kariesbakterien – hoher Speichelfluss – hohe Pufferkapazität des Speichels – regelmäßige Zahnarztbesuche – Fluoridierung

Tab. 1 Individuelles Kariesrisiko: einige fördernde und hemmende Faktoren

3.2 Erosionen

Zahnhartsubstanzdefekte, welche nur durch die Einwirkung von direkten Säuren verursacht werden, ohne dass daran Bakterien beteiligt sind (indirekte Säuren), werden als Erosionen bezeichnet →Abb. 1.

Ist die Säureeinwirkung kurz und selten, kann die Zahnoberfläche durch die Mineralien des Speichels mineralisiert werden und es entsteht kein bleibender Defekt. Bei längeren und häufigeren Säureeinwirkungen, vor allem durch starke Säuren ($pH < 5{,}5$), entstehen jedoch Zahnhartsubstanzdefekte. Zusätzlich ist entscheidend, wie viel Speichel der Patient produzieren kann und wie gut die Pufferkapazität des Speichels ist.

Merke
Patienten, welche viele Erosionen haben, sollten Zahnpasten mit Zinnfluorid empfohlen werden.

	Flüssigkeit	pH-Wert
Körper	Magensaft	1,77
Nahrung	Orangensaft	3,5
	Apfelsaft	3,4
	Essig	3,2
	Grapefruitsaft	3,1
	Cola	2,5
	Zitronensaft	2,0

Tab. 2 pH-Werte einiger Flüssigkeiten

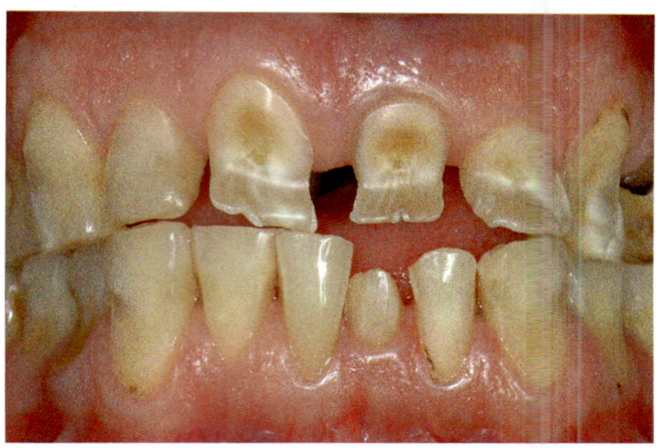

Abb. 1 Erosionen

Die Säuren können durch den häufigen Genuss von säurehaltigen Getränken, z. B. Fruchtsäfte, Sportlergetränke, Limonaden und Alkopops, durch saure Medikamente und Nahrungsmittel zugeführt werden. Aber auch häufiges Erbrechen des sauren Mageninhaltes, z. B. bei Bulimie, kann zu Zahnhartsubstanzverlusten führen.

3.3 Kariesverlauf

Der Kariesverlauf unterscheidet sich an der Zahnkrone geringfügig gegenüber dem Verlauf auf der Wurzeloberfläche.

3.3.1 Kariesverlauf an der Zahnkrone

Entfernt man die Plaque für einen längeren Zeitraum nicht, so wird oft eine weißliche, opake (lichtundurchlässige) Veränderung an der Schmelzoberfläche beobachtet. Dies bezeichnet man als **Initialkaries**, **Kreidefleck** oder **White spot** →Abb. 1a, 2. Bei der Initialkaries ist der Schmelz nur demineralisiert, die Zahnoberfläche ist noch intakt. Durch die Demineralisation verliert der Schmelz lokal seinen Glanz und bekommt ein weißliches Aussehen. Diese frühe Kariesform ist „heilbar", indem der Zahn durch Mineralien aus dem Speichel oder durch Fluoridierungsmaßnahmen remineralisiert wird.

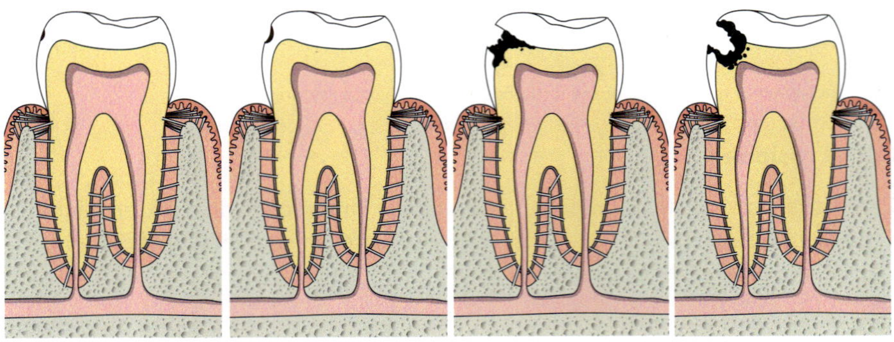

a b c d

Abb. 1 Kariesverlauf. a) Initialkaries (White spot); b) Schmelzkaries (Caries superficialis); c) Dentinkaries (Caries media); d) tiefe Dentinkaries (Caries profunda)

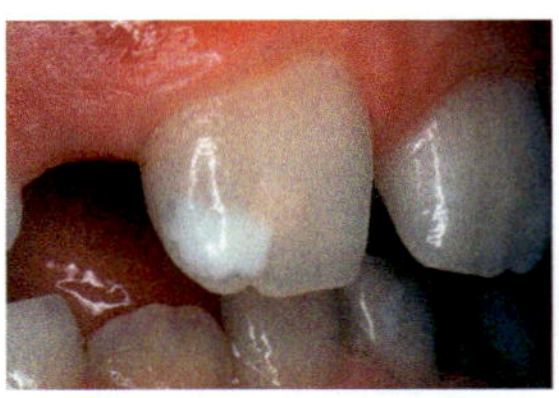

Abb. 2 Initialkaries

Überwiegen Demineralisationsprozesse, dann vertieft sich der Schmelzdefekt. Die anfänglich erhaltene Schmelzschicht bricht ein und es entsteht eine kariöse Läsion. Man spricht jetzt von einer **Caries superficialis** (Schmelzkaries; →Abb. 1b).

Die Bakterien können in die Läsion einwandern. Unbehandelt schreitet die Karies weiter fort. Sobald die Schmelz-Dentin-Grenze überschritten ist, spricht man von der **Caries media** (Dentinkaries; →Abb. 1c, S. 354). Im Dentin können sich die Bakterien entlang der Dentinkanälchen ausbreiten. Dadurch breitet sich die Karies im Gegensatz zum Schmelz breitflächig aus und unterminiert den Zahnschmelz. Es resultiert somit eine kegelförmige Gestalt der Karies, mit Basis an der Schmelz-Dentin-Grenze. Auch breitet sich die Karies im Dentin schneller aus, da Dentin weicher als Zahnschmelz ist.

Breitet sich die Karies bis zur Pulpa hin aus, sodass nur noch eine dünne Schicht gesundes Dentin über der Pulpa liegt, so spricht man von einer Caries profunda (tiefe Dentinkaries; →Abb. 1d, S. 354).

Erreicht die Karies die Schmelz-Dentin-Grenze, so führt dies schon zu einer Reaktion der Pulpa. Bakterielle Giftstoffe und Enzyme können die Odontoblastenfortsätze reizen. Die Pulpa-Dentin-Einheit will sich vor dem bakteriellen Angriff schützen und antwortet mit einer Tertiärdentinbildung an der Pulpa-Dentin-Grenze. Dringen Bakterien in die Pulpa ein, so kann dies zum Absterben der Pulpa führen →Abb. 1.

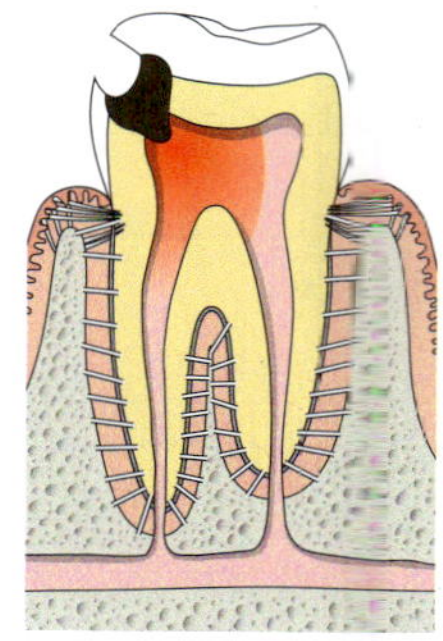

Abb. 1 Kariesbakterien dringen in die Pulpa ein.

3.3.2 Kariesverlauf an der Wurzeloberfläche

Liegen die Wurzeloberflächen frei, so kann es zu **Wurzelkaries** (Zementkaries) kommen →Abb. 2.

Dies ist häufig bei älteren Menschen der Fall. Wurzelkaries ähnelt der Schmelzkaries. Die Läsionen bleiben allerdings zunächst relativ flach, breiten sich jedoch oft ringförmig um die Wurzel aus.

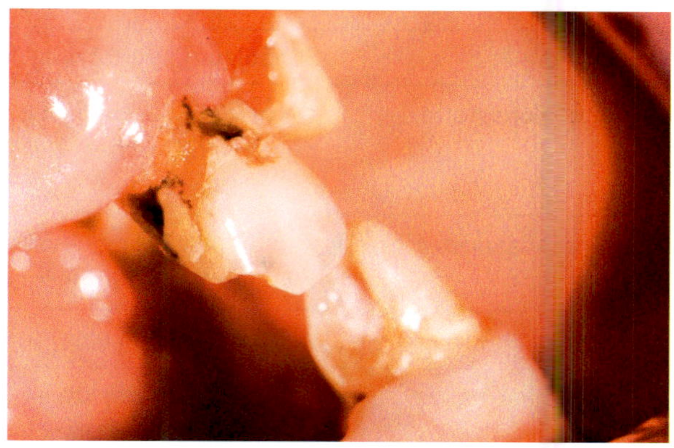

Abb. 2 Massive Wurzelkaries

3.4 Spezielle Kariesformen

Zu den speziellen Kariesformen gehören die **Sekundärkaries** und das **Kariesrezidiv**.

Unter einer **Sekundärkaries** versteht man neue kariöse Defekte im Randbereich von zahnärztlichen Restaurationen (z. B. Füllungen, Kronen; →Abb. 3). Ursache sind Randspalten oder Stufenbildungen zwischen Zahn und Restaurationsmaterial. In diesen Spalt können Bakterien gut eindringen und dort kariöse Defekte in Zahnschmelz und Dentin auslösen.

Unter einem Rezidiv versteht man ganz allgemein das Wiederauftreten einer Erkrankung. Ein **Kariesrezidiv** ist das „Wiederaufflammen“ einer Karies, die während einer zahnärztlichen Behandlung nicht ausreichend entfernt wurde.

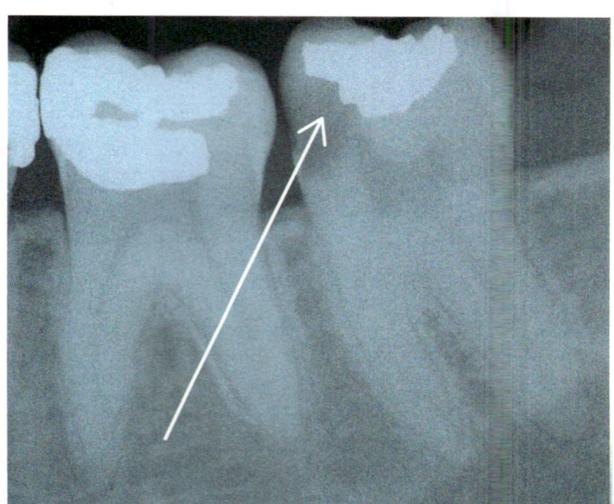

Abb. 3 Sekundärkaries (Pfeil)

Terminologie: Karies

Ätiologie, die	Lehre von den Ursachen einer Erkrankung
Caries superficialis	oberflächliche Karies, Schmelzkaries; Karies, die nur im Schmelz liegt
Caris media	mittlere Karies; Dentinkaries, die bis zur Mitte des Dentins geht
Caries profunda	tiefe Karies; Dentinkaries, die bis fast an die Pulpa geht
Demineralisation, die	Demineralisierung, Entmineralisierung, Entkalkung; durch einen Säureangriff (pH ≤ 5,5) werden den Zahnhartsubstanzen Mineralien entzogen
Erosion, die	Verlust der Zahnhartsubstanzen durch häufige direkte Einwirkung von Säuren, z. B. aus Obstsäften, Cola, Zitronensaft
Initialkaries, die	Kreidefleck, White spot, Initialläsion; erstes Kariesstadium; es kommt zu einer weißlich aussehenden Demineralisation des Schmelzes, bei der die Oberfläche noch intakt ist; Initialkaries ist durch Remineralisation reversibel
Karies, die	Zahnfäule; chemisch-parasitäre Zahnfäule infolge Demineralisation von Säuren, die beim Kohlenhydratabbau von Bakterien entstehen
kariogen	Karies hervorrufend
Läsion, die	Schädigung, Verletzung, Störung
Prädilektionsstelle, die	bevorzugte Stelle; Stelle, an der sich vermehrt Plaque ansammelt und somit vermehrt Karies bildet, z. B. Fissuren, Approximalräume, überstehende Füllungs- und Kronenränder
Remineralisation, die	Remineralisierung, erneute Verkalkung von demineralisierten Zahnhartsubstanzen, v. a. durch Kalziumphosphat aus dem Speichel
Rezidiv, das	Wiederauftreten einer Erkrankung, z. B. Kariesrezidiv
Sekundärkaries, die	neue kariöse Defekte im Randbereich von zahnärztlichen Restaurationen (z. B. Füllungen, Kronen); Ursache sind Randspalten oder Stufenbildungen zwischen Zahn und Restaurationsmaterial, wo sich Plaque festsetzen kann
Substrat, das	im Stoffwechsel umgesetzte Substanz bzw. umgesetzter Nährstoff
Xerostomie, die	trockene Mundhöhle, Mundtrockenheit

Aufgaben

1 Beschreiben Sie einem Patienten, wie Karies entsteht.

2 Zwei Patienten haben die gleiche Mundhygiene und damit gleiche Plaquemenge. Nennen Sie drei Gründe, warum bei einem von beiden Patienten Karies viel häufiger entstehen kann.

3 Nehmen Sie zu der Aussage Stellung: Meine Mutter hatte schon viel Karies. Dies habe ich von ihr vererbt bekommen.

4 Nennen Sie die Aufgaben des Speichels.

5 Beschreiben Sie den Kariesverlauf an der Zahnkrone mit seinen unterschiedlichen Stadien.

4 Therapie der Karies

4.1 Diagnostik der Karies

Neben den allgemeinen Untersuchungsmethoden werden zur Diagnostik der Karies spezielle Untersuchungen angewendet. Dazu sollten die Zähne sauber und trocken sein. Es stehen unterschiedliche Methoden zur Verfügung →Abb. 1:

- Inspektion, mit bloßem Auge oder mit einer Vergrößerungshilfe
- Sondierung mit einer Sonde
- Röntgenuntersuchung
- Laserfluoreszenzmessung
- Kariesdetektor

allgemeine Untersuchungs-methoden →S. 34

Kariesdetektor →S. 358

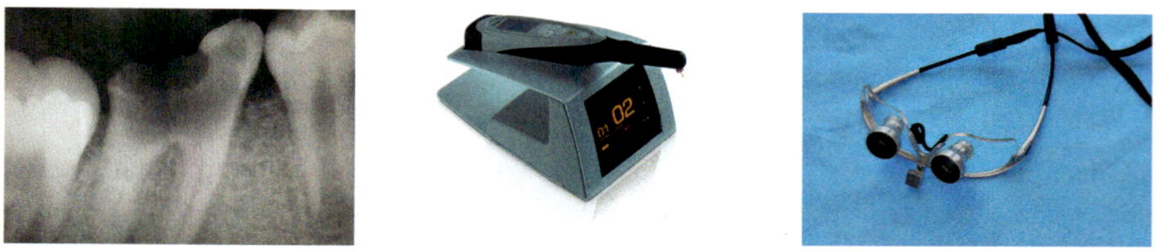

Abb. 1 Unterschiedliche Methoden zur Kariesdiagnostik: Röntgenuntersuchung (links), Laserfluoreszenzmessung (Mitte) und Lupenbrille (rechts)

4.1.1 Inspektion und Sondierung

Die klinische Untersuchung der Zähne erfolgt mit Spiegel und Sonde. Der Zahnarzt sucht nach farblichen Veränderungen der Zähne, die mit der Sonde näher untersucht werden. Ist die Zahnhartsubstanz weich und können Defekte in der Zahnhartsubstanz ertastet werden, so deutet dies auf Karies hin.

Daher sollte zu jeder zahnärztlichen Untersuchung das **Grundinstrumentarium** (Spiegel, Sonde, Pinzette, evtl. Parodontalsonde) bereitgestellt werden →Abb. 2.

Eine fortgeschrittene Karies hat i. d. R. eine hellbraune Verfärbung →Abb. 3. Mit der Sonde kann man einen Einbruch der Zahnhartsubstanz (Läsion) ertasten. Die Zahnhartsubstanz fühlt sich weich an.

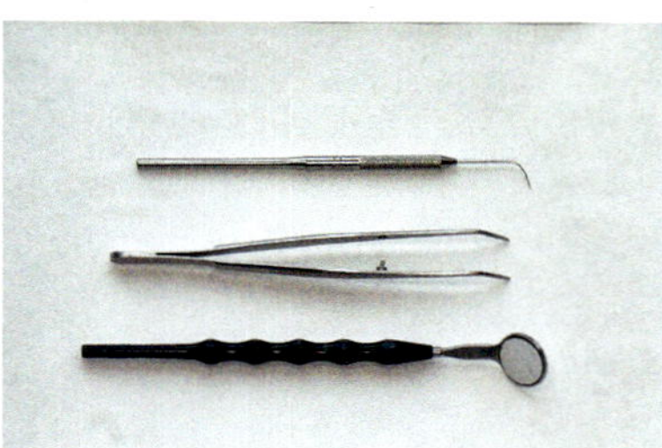

Abb. 2 Grundinstrumentarium mit Sonde, zahnärztlicher Pinzette, Spiegel (von oben nach unten)

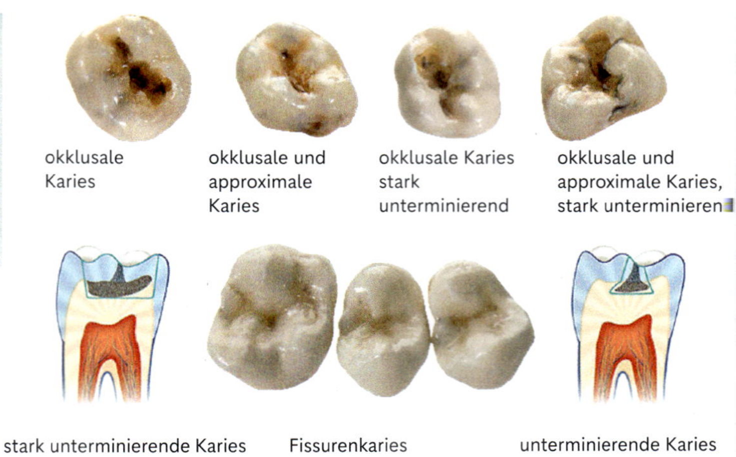

Abb. 3 Klinisches Erscheinungsbild einer Karies

Exkurs
Bei der Kariesdiagnostik mit der Sonde spricht man auf Französisch auch vom „cri dentaire" („Sondenschrei"). Man bezeichnet damit das klirrende Geräusch, das entsteht, wenn der Zahnarzt mit der Sonde über eine harte, kariesfreie Zahnhartsubstanz fährt.

Die Feststellung einer Karies kann aber auch durch eine alleinige Inspektion und Sondierung sehr schwierig sein. Hier sollte die Kariesdiagnostik durch andere Hilfsmittel, z. B. Röntgenbild oder Laserfluoreszenzmessung, unterstützt werden.

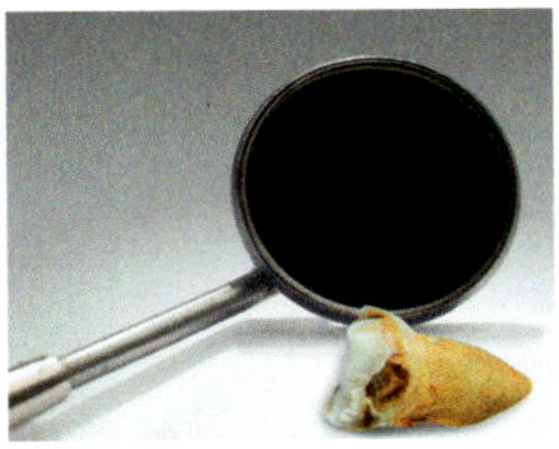
Abb. 1 Approximalkaries

Eine Fissurenkaries kann eine dezente bräunliche Verfärbung zeigen, die mit der Sonde kaum zu ertasten ist und trotzdem schon relativ weit fortgeschritten sein kann. Auch zeigt eine reine Approximalkaries nur eine leichte Verfärbung im Randleistenbereich, die eigentliche kariöse Läsion ist durch den Nachbarzahn verdeckt →Abb. 1.

Zeigt sich an einem Zahn eine dunkle bis schwarze Verfärbung, die mit der Sonde als hart ertastet werden kann, so spricht man von einer **inaktiven Karies**. Sie kann entstehen, wenn die kariösen Ursachen beseitigt werden, z. B. durch sehr gute Mundhygiene. Die zerstörte Zahnhartsubstanz wird zwar nicht wieder aufgebaut, aber die Zerstörung schreitet auch nicht weiter fort. Kreideweiße Veränderungen ohne einen Zahnhartsubstanzdefekt können **Initialkaries** sein, die durch gute Mundhygiene und Fluoridierungsmaßnahmen wieder remineralisiert werden kann. Solche Stellen können nur unter Trockenlegung diagnostiziert werden.

Trockenlegung →S. 374

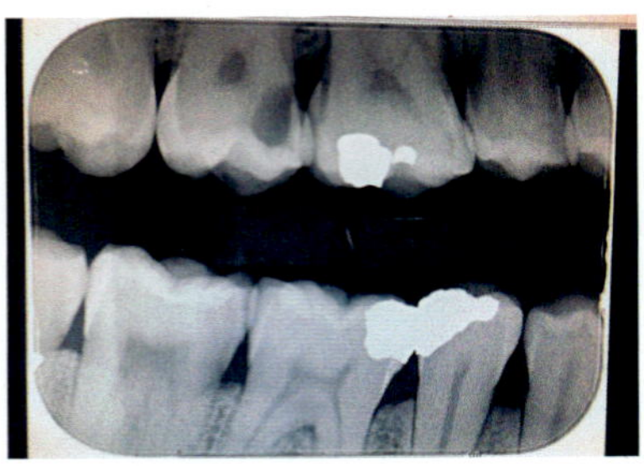
Abb. 2 Bissflügelaufnahme

4.1.2 Röntgenuntersuchung

Gerade die Approximalkaries kann klinisch bei geschlossener Zahnreihe schlecht beurteilt werden. Deshalb empfiehlt es sich, entsprechende Röntgenaufnahmen zur Befunderhebung und Sicherung der Diagnose anzufertigen. Generell kann mit allen Röntgenaufnahmen Karies festgestellt werden. Besonders eignet sich jedoch eine Bissflügelaufnahme →Abb. 2. Karies stellt sich auf einer Röntgenaufnahme als dunkler Bereich dar.

Bissflügelaufnahme →LF 12

4.1.3 Laserfluoreszenzmessung

Mit speziellen Geräten kann festgestellt werden, ob und wie stark ein Zahn kariös ist →Abb. 1, S. 123. Die Geräte arbeiten mit einem Laser, der die Zahnhartsubstanzen aufleuchten lässt. Karies leuchtet dabei stärker auf als normale Zahnhartsubstanz. Dies wird von den Geräten in Form einer Zahl angegeben. So wird angezeigt, ob der gemessene Zahnabschnitt kariös ist oder nicht.

4.1.4 Kariesdetektor

Ein Kariesdetektor ist eine Flüssigkeit, die Karies anfärbt. Sie wird jedoch nicht bei der intraoralen Untersuchung der Mundhöhle eingesetzt, sondern bei der Füllungstherapie. Bevor eine Füllung gelegt wird, kann man mit dieser Lösung überprüfen, ob auch alle Karies vollständig entfernt wurde.

4.2 Der Kariesindex

Der DMF-T-, DMF-S- bzw. dmf-t-Index ist ein Maß zur Bewertung, inwieweit das Gebiss bislang durch Zahnkrankheiten geschädigt wurde. Dadurch lässt sich das Kariesrisiko eines Patienten abschätzen.

Epidemiologische Begleitdaten →LF 10

Er ist ein internationaler Index und wird gern für epidemiologische Studien herangezogen. Darunter versteht man Studien, die z. B. die Karieshäufigkeit in unterschiedlichen Altersklassen und Ländern miteinander vergleichen. Man kann aber auch mit diesem Index das individuelle Kariesrisiko beurteilen.

Das individuelle Kariesrisiko kann weiterhin durch mikrobiologische Tests und Speicheltests beurteilt werden.

mikrobiologische Tests →LF 10

Speicheltests →LF 10

Die Abkürzungen des Kariesindex stehen für die englischen Begriffe →Tab. 1.

D, d	decayed	kariös
M, m	missing	fehlend
F, f	filled	gefüllt
T, t	tooth	Zahn
S	surface	Zahnfläche

Tab. 1 Die Abkürzungen des Kariesindex

Für das **Milchgebiss** werden **kleine Buchstaben** (dmf-t) verwendet. Für das **bleibende Gebiss** verwendet man **Großbuchstaben** (DMF-T/DMF-S). Im Wechselgebiss werden dmf-t und DMF-T verwendet, da sowohl Milchzähne als auch bleibende Zähne bewertet werden.

Man stellt bei der Erhebung des Index fest, wie viele Zähne (t/T) bzw. Zahnflächen (S) eine kariöse Läsion aufweisen, wie viele Zähne aufgrund von Extraktionen fehlen und wie viele Zähne Füllungen aufweisen. Die Zahlen (dmf-t/DMF-T/DMF-S) werden addiert und man erhält den dmf-t/DMF-T/DMF-S-Index.

Dabei gilt:
- Bei fehlenden Zähnen werden nur die durch Karies extrahierten Zähne gezählt! Milchzähne, die durch den Zahnwechsel bedingt fehlen, und Weisheitszähne werden nicht mit bewertet.
- Beim dmf-t/DMF-T-Index wird jeder Zahn nur einmal gewertet, auch wenn er gleichzeitig eine Füllung und eine kariöse Läsion aufweist. Ist z. B. am Zahn 16 eine Füllung und gleichzeitig eine kariöse Läsion bukkal, ergibt das den DMF-T-Indexwert von 1.
- Weisheitszähne werden nicht beurteilt.
- Der dmf-t-Indexwert kann zwischen 0 und maximal 20, der DMF-T-Indexwert zwischen 0 und maximal 28 liegen.
- Beim DMF-S-Index beurteilt man den Zustand jeder Zahnfläche. Weist der Zahn 16 z. B. eine Karies mesial und distal auf, ergibt das den DMF-S-Wert von 2. Bei Seitenzähnen werden fünf Zahnflächen, bei Frontzähnen vier Zahnflächen berechnet. Der DMF-S-Index- wert kann daher bei maximal 128 liegen.

Ein hohes Kariesrisiko wird laut Definition der Deutschen Arbeitsgemeinschaft für Jugendzahnpflege (DAJ) durch folgende dmf-t-/DMF-T-/DMF-S-Indexwerte angezeigt:

Alter	Hohes Kariesrisiko bei
bis 3 Jahre	dmf-t > 0
bis 4 Jahre	dmf-t > 2
bis 5 Jahre	dmf-t > 4
bis 6 Jahre	dmf-t > 5
bis 7 Jahre	dmf-t/DMF (t/T) > 5 oder D (T) > 0
8–9 Jahre	dmf-t/DMF (t/T) > 7 oder D (T) > 2
10–12 Jahre	DMF (S) an Approximal-/Glattflächen > 0
13–15 Jahre	D (S) an Approximal-/Glattflächen > 0 und/oder mehr als 2 kariöse Läsionen
16–18 Jahre	D (S) an Approximal-/Glattflächen > 0 und/oder mehr als 2 kariöse Läsionen

Tab. 1 Indexwerte für hohes Kariesrisiko

4.3 Möglichkeiten der Kariestherapie

Ist die Karies fortgeschritten, so entfernt der Zahnarzt die Karies und präpariert eine **Kavität** (Hohlform) in den Zahn. Unter einer **Präparation** versteht man die Abtragung von Zahnhartsubstanzen als vorbereitende Maßnahme für eine Füllung, Krone oder Brücke.

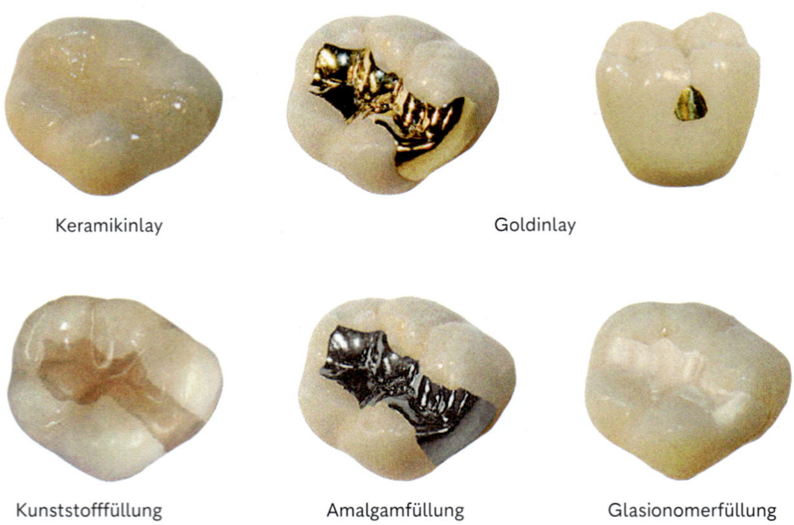

Abb. 1 Unterschiedliche Materialien zur Versorgung einer Kavität

Die Kavität kann durch **plastische** (formbare) **Füllungsmaterialien** oder durch eine **Einlagefüllung** (Inlays, Onlays, Overlays) geschlossen werden. Man bezeichnet die Möglichkeiten (Füllung, Krone, Brücken) zum Verschluss einer Kavität auch als **Restauration**.

Es steht heute eine Vielzahl von Materialien zur Verfügung, zwischen denen sich der Patient entscheiden muss →Abb. 1. Gerade hier kommt Zahnmedizinischen Fachangestellten in der Unterstützung des Zahnarztes bei der Beratung des Patienten eine wichtige Aufgabe zu.

4.3.1 Plastische Füllungsmaterialien

Plastische Füllungsmaterialien sind angezeigt bei kleinen und mittelgroßen Kavitäten. Sie werden im plastischen (formbaren) Zustand in die Kavität eingebracht und härten dann im Mund aus.

Überkappung →LF 5

Man unterscheidet:
- **definitive** (endgültige) **Füllungsmaterialien**
- **provisorische Füllungsmaterialien** zum vorübergehenden Verschluss eines Zahnes
- **Unterfüllungsmaterialien** zum Schutz der Pulpa
- **Wurzelfüllmaterialien**

Zu den definitiven Füllungsmaterialien gehören **Komposite**, **Zement**, **Kompomere** und **Amalgam**. Die Zemente werden auch für Unterfüllungen, Wurzelkanalfüllungen und provisorische Füllungen sowie als Befestigungszement verwendet, z. B. für Kronen und Brücken.

Wurzelkanalfüllung →LF 5
Zement →S. 366

Komposite

Kompositmaterialien, auch Komposite genannt, gehören zu den zahnfarbenen plastischen Füllungsmaterialien.
Der Name ist dieser Materialgruppe gegeben worden, weil es sich um eine Mischung (lat.: compositum) von verschiedenen Bestandteilen handelt. Die Grundsubstanz, auch **Matrix** genannt, sind **Kunststoffverbindungen**. Diesen Kunststoffverbindungen werden **Füllstoffe** zugesetzt. Durch die Füllstoffe ist das Füllungsmaterial stabiler und schrumpft bei der Aushärtung weniger.
Damit die Füllstoffe in der Kunststoffmatrix halten können, müssen die Kunststoffe mit den Füllstoffen eine Verbindung eingehen können. Dazu werden die Füllstoffe mit einem speziellen Kunststoff überzogen, der als **Silan** bezeichnet wird.
Heute werden hauptsächlich **Feinpartikel-Hybridkomposite** eingesetzt. Sie enthalten größere Füllstoffe (0,5–1 µm; 1 µm = 0,001 mm) aus Quarz, Glas oder Keramik (Makrofüller) und kleinere Füllstoffe (0,01–0,04 µm) aus Siliziumoxid (Mikrofüller). Sie haben eine glatte, gut polierbare Oberfläche und sind sehr stabil.
Im plastischen Zustand liegt der Kunststoff als langkettiges Monomer (einzelnes Molekül) vor →Abb. 1. Am Ende befindet sich jeweils eine Methacrylatgruppe (spezielle chemische Gruppe). Über diese Gruppe können sich einzelne Monomere untereinander verbinden.

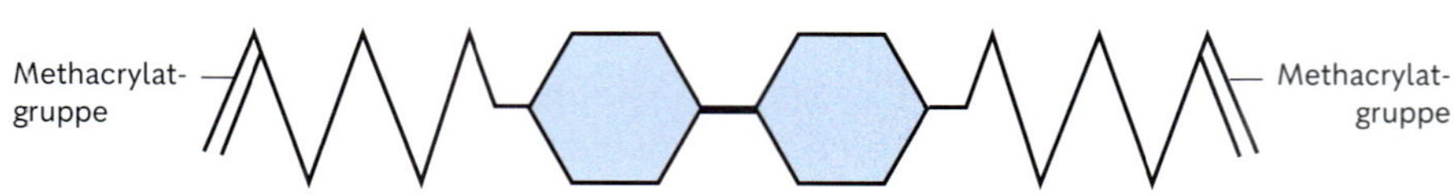

Abb. 1 Vereinfachte Darstellung eines Kompositmonomers

Dadurch härtet das Füllungsmaterial aus. Diesen Vorgang nennt man Polymerisation.
Die Polymerisation kann durch die Lichtzufuhr einer Polymerisationslampe ausgelöst werden. Man spricht dann von **lichthärtenden** Materialien.
Bei **chemisch härtenden** Materialien müssen zwei unterschiedliche Materialien (Basis und Härter) vermischt werden.

Verarbeitung: Ein grundsätzlicher Nachteil aller **lichthärtenden Materialien** ist die Tatsache, dass das Licht der Polymerisationslampe nur eine gewisse Schichtstärke (in der Regel ca. 2 mm) in die Materialien eindringen kann, um dort die chemische Reaktion zur Polymerisation auszulösen. Lichthärtende Komposite müssen daher in kleinen Schichten aufgetragen werden, damit das Komposit komplett durchhärtet.

Außerdem schrumpfen Komposite beim Aushärten des Materials. Würde man eine Kavität auf einmal komplett mit Komposit füllen, so würde sich das Material beim Aushärten zusammenziehen und vom Kavitätenrand lösen. Die Füllung würde dadurch undicht. Auch wegen dieser Eigenschaft sollten Komposite in kleinen Schichten aufgetragen werden, da dadurch jede Schicht für sich schrumpfen kann und sich nicht vom Kavitätenrand löst. Daher sollten Komposite mit einer **Schichttechnik** verarbeitet werden. Moderne sog. Bulk-Fill-Komposite können in dickeren Schichten aufgetragen werden.

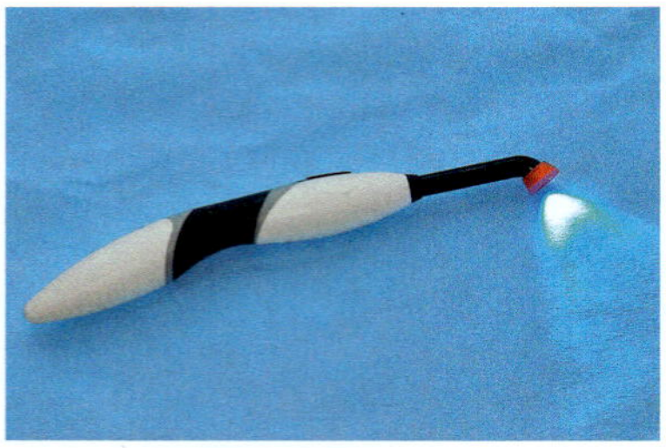

Abb. 1 Polymerisationslampe

Lichthärtende Komposite können mit einer speziellen Polymerisationslampe ausgehärtet werden →Abb. 1. Sie erzeugt Licht mit einer bestimmten Wellenlänge (ca. 470 nm). Dies entspricht ungefähr der Farbe Blau des sichtbaren Lichts.

Lichthärtende Komposite werden in sogenannten **Compules** angeboten. Aus diesen Compules kann das Komposit mit speziellen Applikationshilfen direkt in die Kavität gegeben werden. Chemisch härtende Komposite werden in **Applikationsspritzen** angeboten →Abb. 2.

Dazu werden zwei Pasten Basis (Grundmasse oder Base) mit einem Härter (Katalysator) in der Mischwendel direkt miteinander vermischt. Nach dem Anmischen startet die Polymerisation. Dies wird auch als Autopolymerisation bezeichnet.

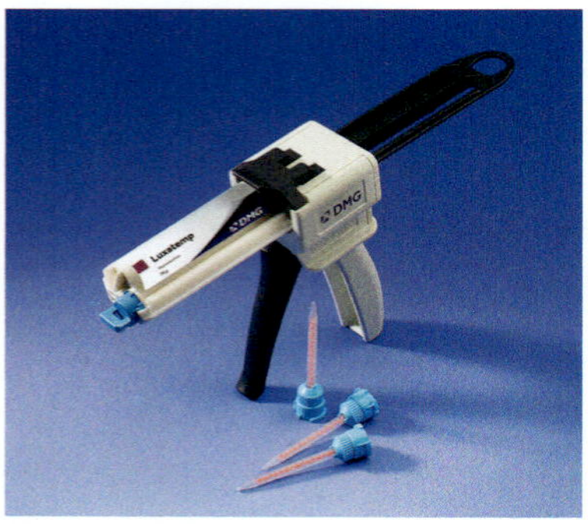

Abb. 2 Applikationsspritze für chemisch härtendes Kompositfüllungsmaterial (© DMG Dental-Material Gesellschaft mbH, Hamburg 2022)

Merke
Jedes Licht mit der Wellenlänge, bei der lichthärtende Komposite aushärten, löst die Polymerisation der lichthärtenden Materialien aus. Daher sollten alle lichthärtenden Materialien nur kurz vor der Verarbeitung dem direkten Licht, z. B. der OP-Leuchte am Behandlungsstuhl, ausgesetzt werden. Dies gilt auch für Adhäsive. Es gibt spezielle Aufbewahrungsboxen für lichthärtende Materialien, die über einen Gelb-Orange-Filter die Materialien vor der vorzeitigen Aushärtung durch das Licht schützen.

Komposite sind beim Polymerisationsvorgang sehr feuchtigkeitsempfindlich. Deshalb muss auf eine sehr gute relative oder absolute Trockenlegung geachtet werden.

Trockenlegung →S. 374

Adhäsivtechnik: Mithilfe der Adhäsivtechnik kann eine Haftung aller Materialien auf Kompositbasis an den Zahnhartsubstanzen erzielt werden. Diese Technik wird zum Halt von plastischen Füllungen und zur adhäsiven Zementierung von zahntechnischen Restaurationen und Multibandapparaturen in der Kieferorthopädie eingesetzt.

Unter **Adhäsion** versteht man das Haften von Körpern aneinander, die in engem Kontakt zueinanderstehen. Die Haftung kommt durch mechanische oder chemische Kräfte zustande.

Kompositmaterialien gehen keine chemische Verbindung mit den Zahnhartsubstanzen ein. Sie haften mechanisch. Der mechanische Halt wird in der Zahnmedizin auch als **Retention** bezeichnet.

Die Retention der Kompositmaterialien an den Zahnhartsubstanzen kommt über raue Oberflächen und Mikrolöcher, d. h. kleinste Löcher, zustande, die zur Verankerung ausgenutzt werden. Es wird dazu ein **Adhäsiv** (Haftvermittler) benötigt, das gut in die rauen Bereiche und Mikrolöcher fließen kann. Das Adhäsiv verankert sich auf der einen Seite mikromechanisch in den Rauigkeiten und Mikrolöchern und verbindet sich auf der anderen Seite mit dem Kompositmaterial →Abb. 1, S. 364.

Haftung am Zahnschmelz: Damit das Kompositmaterial besser am Zahnschmelz haften kann, wird der Zahnschmelz angeätzt. Dies erfolgt mit einem Ätzgel, das Phosphorsäure in einer Konzentration von 20–40 % enthält. Diese Technik wird daher auch als **Schmelz-Ätz-Technik** oder **Schmelzkonditionierung** bezeichnet. Die Schmelz-Ätz-Technik wurde 1955 von Buonocore entwickelt. Er versuchte, einen Fissurenversiegler dauerhaft und randdicht am Zahnschmelz zu verankern.

Durch das Ätzen entsteht eine zerklüftete Schmelzoberfläche (**Ätzmuster**), in der das Schmelzadhäsiv sehr gut halten kann →Abb. 1. Um ein besonders gutes Ätzmuster zu erhalten, muss der Kavitätenrand vorher angeschrägt werden. Durch die Schmelzkonditionierung werden eine bessere Benetzbarkeit des Schmelzadhäsivs, eine Oberflächenvergrößerung und ein Mikro-Retentionsrelief erzielt.

Das Ätzgel sollte 30–60 Sekunden einwirken und danach gründlich mit Wasser abgesprüht werden (ca. 20 Sekunden).

Nach der Trocknung wird das Ätzmuster im Zahnschmelz in Form einer milchig-trüb und opak (lichtundurchlässig) erscheinenden Oberfläche sichtbar →Abb. 2.

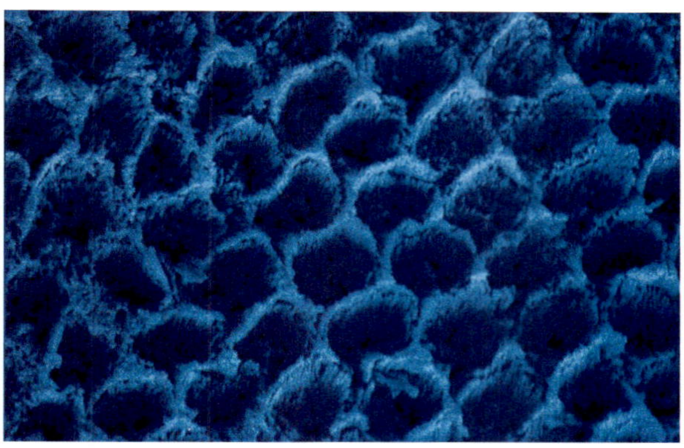

Abb. 1 Rasterelektronenmikroskopische Aufnahme eines typischen Ätzmusters im Zahnschmelz

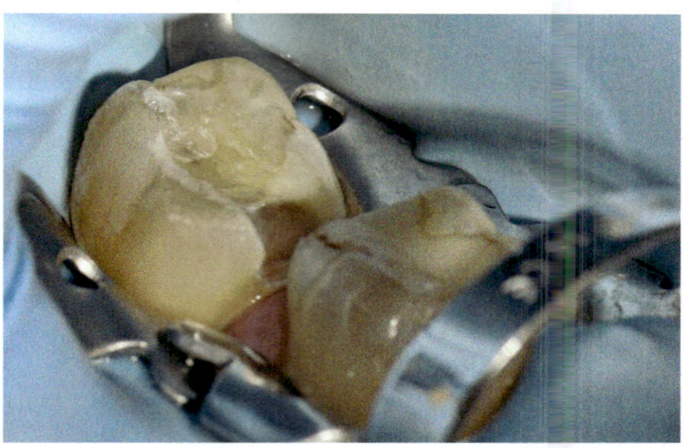

Abb. 2 Klinisches Bild eines typischen Ätzmusters im Zahnschmelz nach der Trocknung

Auf diese angeätzten Bereiche wird ein **Schmelzadhäsiv** aufgetragen →Abb. 1.

Dieses Schmelzadhäsiv ist ein dünnfließender Kunststoff, der auch als **Versiegler** oder **Bonding** bezeichnet wird.

Nach dem Auftragen wird das Schmelzadhäsiv vorsichtig verblasen und mit einer Polymerisationslampe ca. 20 Sekunden ausgehärtet.

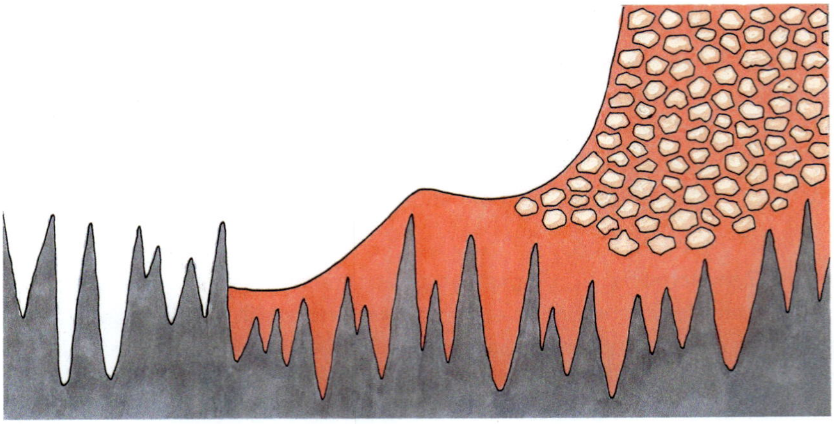

Abb. 1 Schema der Schmelz-Ätz-Technik

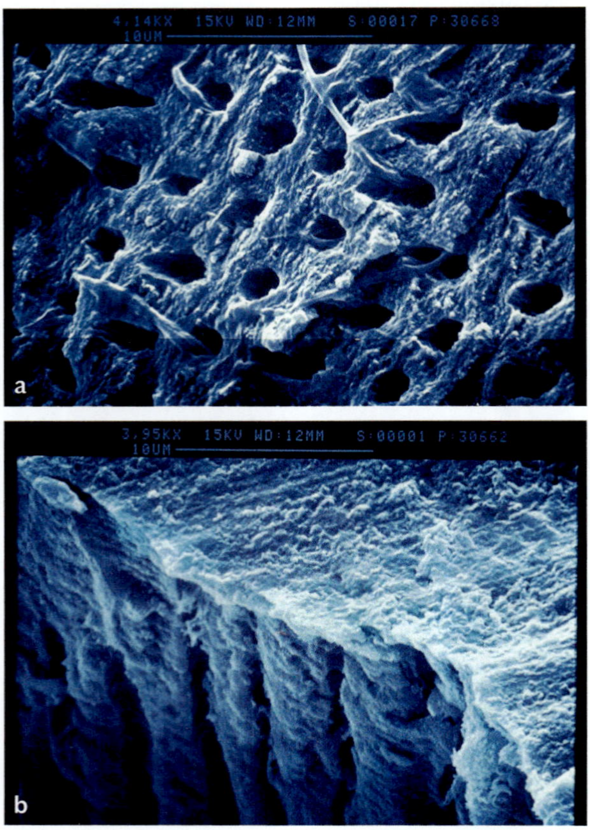

Abb. 2 Rasterelektronenmikroskopische Aufnahmen von Dentin. a) Dentinstrukturen mit Dentinkanälchen; b) Schmierschicht an Dentinbruchfläche

Merke
Während und nach der Säureapplikation muss das Arbeitsfeld gut trockengelegt werden. Es muss vor dem Kontakt mit Speichel oder Blut geschützt werden.

Haftung am Dentin: Das Dentin enthält die Dentinkanälchen, die mit einer Flüssigkeit (Dentinliquor) und den Odontoblastenfortsätzen gefüllt sind. Dentin ist also an der Oberfläche feucht, da Dentinliquor austritt →Abb. 2.

Kompositmaterialien vertragen aber keine Feuchtigkeit. Sie sind wasserabweisend (hydrophob). Außerdem bildet sich bei der Präparation im Dentin eine sogenannte Schmierschicht (engl.: smear layer), die teilweise die Dentinkanälchen verschließt. Diese Schmierschicht ermöglicht keinen direkten Kontakt des Füllungsmaterials mit der Dentinoberfläche. Daher ist der Halt des Kompositmaterials im Dentin schwieriger zu erzielen als im Zahnschmelz.

Durch die **Dentinätzung** oder **Dentinkonditionierung** wird die Schmierschicht auf dem Dentin entfernt.

Dadurch werden die Dentinkanälchen eröffnet. Außerdem wird das Dentin zwischen den Dentinkanälchen angeraut, sodass die Fasern (Kollagenfasern) des Dentins sichtbar werden.

In das Netzwerk der Kollagenfasern kann ein feuchtigkeitsfreundlicher (hydrophiler) Dentinhaftvermittler eindringen und so eine Verbundschicht (Hybridschicht) zwischen Dentin und dem später aufgetragenen **Dentinadhäsiv** herstellen. Dieser Dentinhaftvermittler wird auch **Primer** genannt. Das Dentinadhäsiv stellt den Verbund zwischen Primer und Kompositmaterial her →Abb. 1.

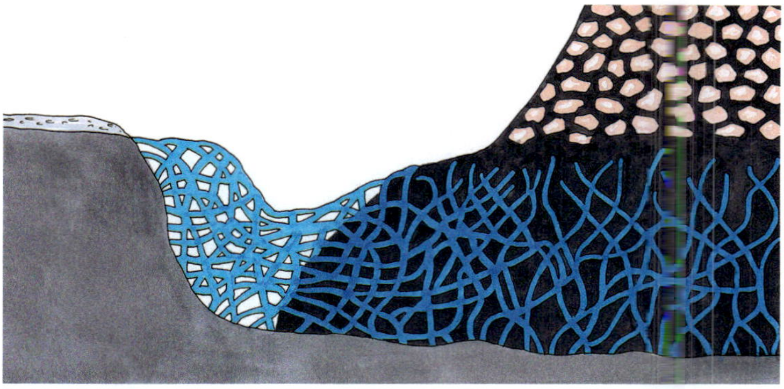

Abb. 1 Schemazeichnung des Dentinhaftmechanismus

Adhäsivtechnik im Vergleich: Bei älteren Schmelz- und Dentinadhäsiven waren für die Adhäsivtechnik fünf Arbeitsschritte nötig:
- Schmelzkonditionierung
- Dentinkonditionierung
- Dentinpriming
- Applikation eines Dentinadhäsivs und Lichthärtung
- Applikation eines Schmelzadhäsivs und Lichthärtung

Durch Weiterentwicklung der Materialien werden heute Arbeitsschritte miteinander verbunden. Es gibt hierzu verschiedene Systeme →Tab. 1. Es werden i. d. R. Schmelz und Dentin zusammen angeätzt. Dies wird als **Total-Ätz-Technik** (engl.: total etching) bezeichnet. Bei **Mehr-Flaschen-Systemen** ist das Dentinpriming getrennt vom Dentin- und Schmelzadhäsiv. Bei **Ein-Flaschen-Systemen** erfolgen Dentinpriming, Dentinadhäsiv und Schmelzadhäsiv in einem Schritt. Es gibt aber auch **selbstätzende schmelz- und dentinkonditionierende** Systeme, die alle fünf Schritte in einem Arbeitsschritt ermöglichen.

System	Schmelzkonditionierung	Dentinkonditionierung	Dentinpriming	Dentinadhäsiv	Schmelzadhäsiv	Produkt
Mehr-Flaschen-Systeme	– Ätzgel 30 Sek. auf Schmelz, dann 15 Sek. auf Dentin – absprühen mit Wasserspray – leicht trocknen		– 30 Sek. einreiben – leicht trocknen	– Adhäsiv auf Schmelz und Dentin auftragen – Lichtpolymerisation		Optibond FL®
Ein-Flaschen-Systeme	– Ätzgel 30 Sek. auf Schmelz, dann 15 Sek. auf Dentin – absprühen mit Wasserspray – leicht trocknen		– Bonding auf Schmelz und Dentin applizieren – 30 Sek. einwirken lassen – leicht verblasen – 20 Sek. lichthärten			Solobond Mono® iBOND®
schmelz- und dentinkonditionierende Systeme	– Vermischen des Adhäsivs – Adhäsiv sorgfältig 15 Sek. einmassieren – Überschüsse verblasen – zweite Schicht auftragen und verblasen – 10 Sek. lichthärten					Adper™ Prompt™ L-Pop™

Tab. 1 Übersicht über unterschiedliche Adhäsivsysteme

Jede Praxis arbeitet mit einem oder mehreren unterschiedlichen Adhäsivsystemen. Jedes einzelne System wird in ganz bestimmten Arbeitsschritten appliziert, deren Einhaltung für die langfristige Haltbarkeit entscheidend ist. Zahnmedizinische Fachangestellte sollten wissen, welche Arbeitsschritte bei den in der Praxis verwendeten Systemen erfolgen müssen. Deshalb empfiehlt es sich, Checklisten über die einzelnen Arbeitsschritte mit Zeitangaben anzufertigen, um die jeweilige Anwendung sicherzustellen.

Zement

Zemente werden in der Zahnmedizin für **Unterfüllungen, Wurzelkanalfüllungen,** für **provisorische** und **definitive Füllungen** sowie als **Befestigungszement** z. B. für **Kronen und Brücken** verwendet. Dazu werden jeweils unterschiedliche Zemente eingesetzt →Tab. 1.

Zement	Einsatzgebiet	Eigenschaften	Produktbeispiele
Phosphatzement (Zinkoxid-Phosphat-Zement)	– Unterfüllung – Befestigungszement	– hohe Druckfestigkeit – reagiert nach dem Anmischen stark sauer, daher Pulpaschädigung möglich – Wärmeentwicklung beim Abbinden	Harvard Cement® Hoffmann's Zement® DeTrey Zinc® Kron-Fix N® Phospha Cem PL®
Zinkoxid-Eugenol-Zement	– provisorisches Füllungsmaterial – provisorischer Befestigungszement	– geringe Druckfestigkeit – hemmt die Polymerisation von Kompositmaterialien – besitzt einen Bakterien abtötenden Effekt – Eugenol ist der Hauptbestandteil von Nelkenöl, es hat in geringer Dosierung eine beruhigende Wirkung auf eine entzündete Pulpa	IRM® Temp-Bond® Scutabond nF®
Carboxylatzement (Polyacrylatzement)	– gleiche Einsatzgebiete wie beim Phosphat-Zement	– reagiert beim Abbinden nicht so sauer und wird nicht so warm wie Zinkoxid-Phosphat-Zemente; ist daher verträglicher für die Pulpa – geringere Druckfestigkeit als Zinkoxid-Phosphat-Zemente – schwierig zu verarbeiten, da er sehr genau dosiert werden muss und sehr stark an den Instrumenten haftet	Carboxylatzement® Durelon®

Glasionomerzement (GIZ)	– Unterfüllung – Befestigungszement – Zahnhalsfüllungen – Milchzahnfüllungen – Aufbaufüllungen – kleine, nicht okklusionstragende Füllungen – gibt es als: – konventionelle GIZ – metallverstärkte GIZ – hochvisköse GIZ – kunststoffmodifizierte GIZ	– gute Haftung am Zahn – pulpaverträglich – gibt Fluoride ab und hat dadurch eine Karies vorbeugende Wirkung – geringe Wärmeentwicklung beim Abbinden – während der Abbindephase empfindlich gegen Feuchtigkeit, aber auch gegen zu starkes Austrocknen – Abbindevorgang ca. 10 Min., endgültige Aushärtung nach 24 Std.	Ketac Bond® Ketac Fil® Ketac Molar® Fuji IX® Fuji II LC® Vitremer® Ionoseal®
Kunststoffzement „Befestigungskomposite“	– adhäsive Befestigung vor allem von keramischen Kronen, Teilkronen, Inlays, Veneers und nicht metallischen pulpären Stiften	– durch die adhäsive Befestigung sehr guter Halt. – dazu muss der Zahn und z. B. die Krone angeätzt werden und mit Haftvermittlern vor der Zementierung vorbehandelt werden.	Panavia® RelyX® Multilink® Variolink®

Tab. 1 Übersicht über das Einsatzgebiet und die Eigenschaften einiger Zemente

Zemente sind Stoffgemische, die in Pulverform vorliegen und mit Wasser oder wässrigen Lösungen wie z. B. Säuren angemischt werden. Das Anmischen kann **von Hand** mit einem Anmischspatel erfolgen oder, wie v. a. bei Glasionomerzementen, mit einem **Mischgerät für Kapseln** →Abb. 1.

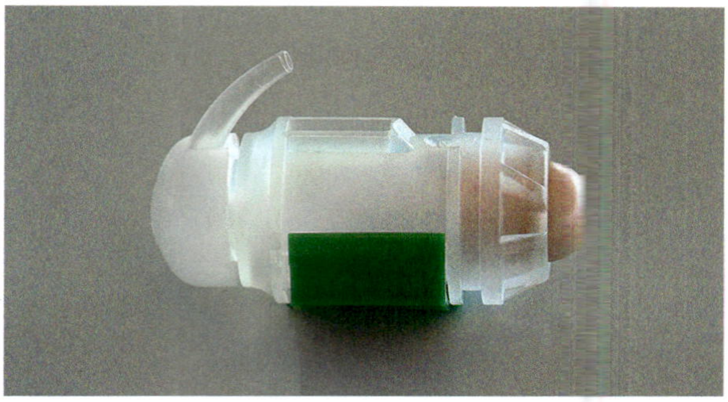

Abb. 1 Glasionomerzementkapsel

Die Kapseln beinhalten das richtige Mischungsverhältnis von Pulver und Flüssigkeit. Die Flüssigkeit ist in einem Kissen aufbewahrt, das sich durch die Aktivierung öffnet. Deshalb ist es wichtig, den Aktivierungsvorgang genügend lange (ca. 2 Sek.) durchzuführen, damit sich das Kissen vollständig entleeren kann.

Merke

Tipps beim Anmischen von Phosphatzement von Hand

Phosphatzement wird mit einer Säure angemischt. Es sollte daher viel Pulver in die Säure gemischt werden. Dadurch reagiert fast die vollständige Säure mit dem Pulver und der Zement ist nach dem Abbinden weniger sauer.

Durch die Abbindereaktion beim Anmischen entsteht Wärme. Deshalb sollte der Zement auf einer gekühlten Glasplatte angemischt werden.

Das Pulver sollte portionsweise in die Flüssigkeit eingemischt werden (nicht die Flüssigkeit in das Pulver), bis die richtige Konsistenz erreicht ist.

Die Gefäße von Pulver und Flüssigkeit sind sofort wieder zu verschließen, da sie Feuchtigkeit ziehen können.

Die Abbindezeit ist temperaturabhängig. Bei höherer Temperatur bindet der Zement schneller ab.

Glasionomerzemente (GIZ) sind die einzigen Zemente, die auch als definitives Füllungsmaterial eingesetzt werden können. Sie sind jedoch mechanisch nicht sehr stabil und werden daher für **Zahnhalsfüllungen, Füllungen bei Milchzähnen, Aufbaufüllungen und kleineren, nicht okklusionstragenden Füllungen** eingesetzt. Außerdem können sie als Unterfüllung und **Befestigungszement** verwendet werden. Produkte haben als Befestigungszemente meist die Endung „-cem", Füllungszemente meist die Endung „-fil" und Unterfüllungszemente die Endung „-bond".

Glasionomerzemente bestehen aus gemahlenen Glaspartikeln, die Kalzium, Aluminium, Silikat und Fluoride beinhalten. Zu diesen werden Polykarbonsäuren gegeben. Der Glasionomerzement härtet aus, indem sich die Polykarbonsäuren untereinander vernetzen und die Glaspartikel umschließen. Diese Reaktion ist sehr feuchtigkeitsempfindlich. Aber auch ein zu starkes Austrocknen führt zum Ende der Abbindereaktion. Es werden daher zu den Glasionomerzementen Lacke mitgeliefert, die nach dem Legen der Füllung aufgetragen werden.

Für die vollständige Aushärtung benötigen die Glasionomerzemente 24 Stunden. Die Füllung sollte daher erst ca. eine Stunde nach dem Legen voll belastet werden.

Die **Vorteile** der Glasionomerzemente liegen in der Fluoridabgabe. Sie haben daher eine begrenzte Karies vorbeugende Wirkung. Außerdem können die Polykarbonsäuren auch Verbindungen mit Kalziumionen aus den Zahnhartsubstanzen eingehen. Daher haftet Glasionomerzement sehr gut am Zahn.

Ein **Nachteil** der Glasionomerzemente liegt in der geringeren Kantenfestigkeit, d. h., dass bei Belastung leicht Anteile der Füllung herausbrechen.

Außerdem zeigen Glasionomerzemente eine geringe Abriebfestigkeit. Deshalb gibt es auch **metallverstärkte Glasionomerzemente**, denen z. B. Silber beigemengt wird. Sie enthalten im Produktnamen meist den Zusatz „silver" (z. B. Ketac silver®). Metallverstärkte Glasionomerzemente sind zwar nicht mehr zahnfarben, aber stabiler als herkömmliche Glasionomerzemente.

Hochvisköse Glasionomerzemente zeichnen sich durch besonders kleine Glaspartikel aus. Dadurch werden die Materialien standfester und lassen sich eher stopfen als herkömmliche Glasionomerzemente.

Bei **lichthärtenden Glasionomerzementen** wurde die Polykarbonsäure verändert. Außerdem wurden weitere Kunststoffe zugesetzt. Die Materialien müssen zwar ebenfalls angemischt werden und härten folglich **chemisch**. Jedoch härten sie auch zusätzlich durch das **Licht einer Polymerisationslampe** aus. Der Vorteil liegt gegenüber herkömmlichen Glasionomerzementen in der höheren Belastbarkeit des Materials. Außerdem härten die Materialien nach Lichtaktivierung schneller aus und Überschüsse können einfacher versäubert werden.

Kompomer

Der Begriff Kompomer setzt sich zusammen aus Komposit und Glasionomerzement.

Es handelt sich hierbei nicht, wie der Name vermuten ließe, um eine Mischung aus **Kompo**sit und Glasiono**mer**zement, sondern im Grunde um **veränderte Kompositmaterialien**.

Der Kunstoffmatrix werden hier Gläser als Füllstoffe zugesetzt, die denen im Glasionomerzement entsprechen. Das Monomer wird hier so abgeändert, dass es wie die Polykarbonsäure beim Glasionomerzement Verbindungen zu den Ionen der Glaspartikel eingehen kann.

Kompomere härten nur durch das Licht der Polymerisationslampe aus und sind nicht wie lichthärtende Glasionomerzemente chemisch und lichthärtend. Auch sind es **Ein-Komponenten-Systeme**. Es müssen hier also nicht wie beim Glasionomerzement Pulver und Flüssigkeit zusammengemischt werden. Für die Anwendung gelten die gleichen Regeln wie beim Komposit bezüglich der Lichthärtung.

Kompomere sind gegenüber Glasionomerzementen mechanisch stabiler, erreichen aber nicht die Werte der Komposite. Sie geben nur in sehr geringem Maße Fluoride ab. Auch haften Kompomere nicht an den Zahnhartsubstanzen, dafür ist wie bei den Kompositen ein Adhäsiv nötig.

Der Hauptvorteil gegenüber Glasionomerzementen liegt in der einfacheren Verarbeitung. Sie können leicht eingebracht, ausgehärtet und poliert werden. Ihr Haupteinsatzgebiet ist bei Milchzähnen und bei Zahnhalsfüllungen bei bleibenden Zähnen.

Amalgam

Amalgame bestehen aus einer **Silber-Zinn-Kupfer-Legierung**, die auch als **Alloy** bezeichnet wird. Eine Legierung ist eine Mischung unterschiedlicher Metalle, die miteinander verschmolzen werden. Diese Silber-Zinn-Kupfer-Legierung liegt in Form von kleinen Spänen oder Kugeln vor. Werden diese mit **Quecksilber** vermischt, so härtet die Masse bei Zimmertemperatur aus.

Amalgame gehen mit den Zahnhartsubstanzen keine chemische Verbindung ein, sondern **haften rein mechanisch**.

Daher werden im Gegensatz zu den Kompositen die Zahnhartsubstanzen nicht angeätzt, sondern der Zahnarzt wendet eine spezielle Präparationstechnik an. Bei dieser Technik werden Unterschnitte (unter sich gehende Stellen) in den Zahn präpariert, über die die Amalgamfüllung halten kann.

Ein **Nachteil** ist, dass dadurch mehr Zahnhartsubstanz präpariert werden muss als bei einer Kompositfüllung. Weitere Nachteile liegen darin, dass Amalgam Quecksilber enthält und dass eine Amalgamfüllung nicht zahnfarben ist.

Vorteile einer Amalgamfüllung liegen in der hohen mechanischen Belastbarkeit. Daher sind sie v. a. bei großen Füllungen im Seitenzahngebiet angezeigt. Entstehen kleine Randspalten zwischen Zahn und Füllung, bildet sich selten Sekundärkaries, da Amalgame in geringem Maße Bakterien abtöten.

Quecksilber in Amalgamfüllungen: Quecksilber kann aus Amalgamfüllungen in Form von Quecksilberdampf über die Lungen und Quecksilberionen über den Magen-Darm-Trakt in den Körper aufgenommen werden →Abb. 1, S. 136.

Quecksilber lagert sich v. a. im Gehirn, in der Leber, im Knochenmark und in den Nieren ab. Vor allem beim Legen oder Entfernen einer Amalgamfüllung wird Quecksilber frei. Dadurch ist gerade zahnärztliches Personal belastet. Aber auch aus einer ausgehärteten Amalgamfüllung können Quecksilberdampf und -ionen entweichen und dadurch den Patienten belasten. Dies kann z. B. durch einen mechanischen Abtrag beim Kauen geschehen.

Es ist nachgewiesen, dass mit der Anzahl der Amalgamfüllungen die Quecksilberkonzentration in Blut und Urin ansteigt. Jedoch liegen diese Werte erheblich unter den Grenzwerten zur Auslösung einer Quecksilbervergiftung. Quecksilber kann jedoch auch aus der Nahrung, durch Rauchen oder durch eine entsprechende berufliche Tätigkeit aufgenommen werden.

Amalgamfüllungen tragen also zur Gesamtbelastung der Bevölkerung mit Quecksilber bei. Das Risiko einer Quecksilbervergiftung hängt aber von der Menge aller Quecksilberquellen ab. Obwohl ein gesundheitliches Risiko durch Amalgam nicht belegt werden kann, sollten gerade bei Kindern, Schwangeren und Patienten mit Nierenerkrankungen Amalgamfüllungen, wenn möglich, nicht angewendet werden, um eine zusätzliche Quecksilberbelastung zu vermeiden.

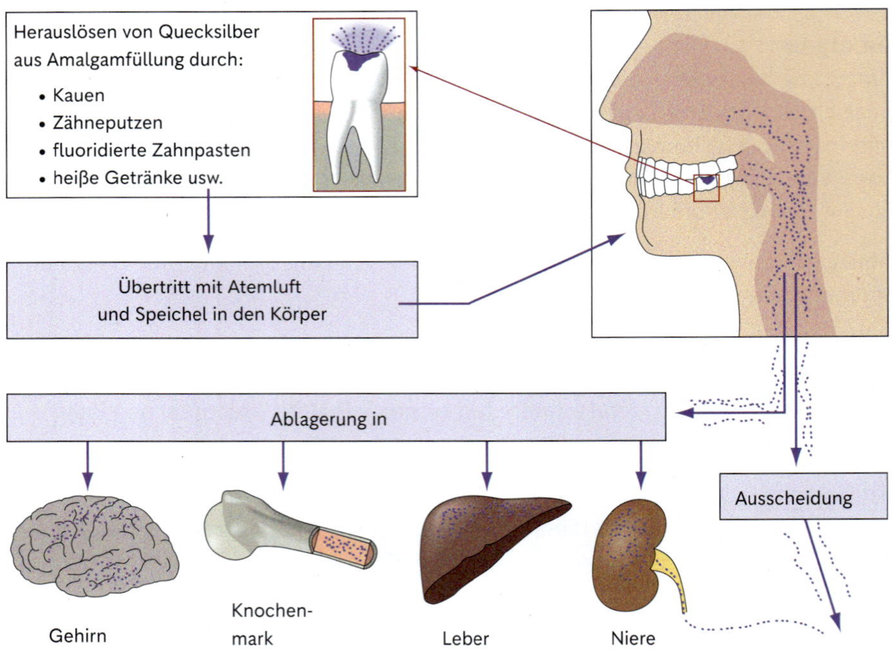

Abb. 1 Aufnahme von Quecksilber aus Amalgamfüllungen

In einzelnen Fällen können Amalgamfüllungen allergische Reaktionen verursachen. Dabei kann es zu Reaktionen der Haut, Schleimhaut und des Magen-Darm-Trakts kommen. Die Symptome treten kurz nach dem Legen oder Entfernen der Amalgamfüllung auf und klingen i. d. R. nach zwei bis drei Wochen wieder ab.

Durch Einlagerung von Amalgampartikeln in die Mundschleimhaut kann es auch zu sogenannten Amalgamtätowierungen kommen. Sie stellen eher eine ästhetische Beeinträchtigung dar.

Füllungsmaterialien im Vergleich

Die Füllungsmaterialien unterscheiden sich in Bezug auf ihre Haltbarkeit, Ästhetik und Biokompatibilität sowie den Zeitaufwand zum Legen der Füllung →Abb. 1.

Unter Ästhetik versteht man, wie zahnfarben ein Füllungsmaterial sich gestalten lässt. Der Begriff der Biokompatibilität drückt aus, wie gut der Körper die Inhaltsstoffe des Füllungsmaterials verträgt.

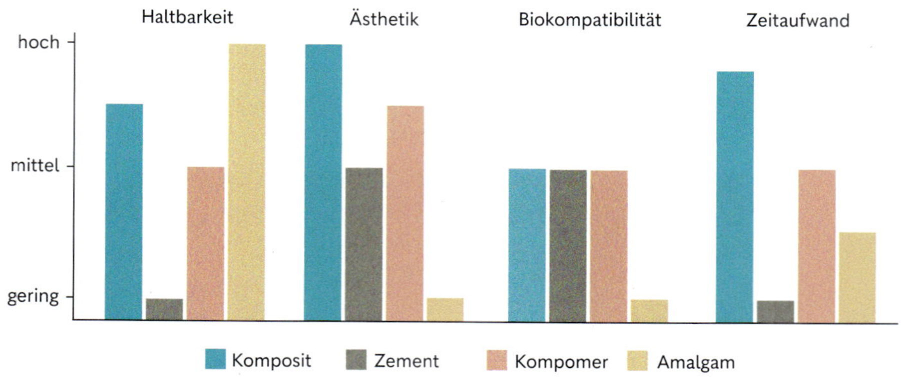

Abb. 1 Füllungsmaterialien im Vergleich

4.3.2 Einlagefüllungen

Einlagefüllungen werden bei mittelgroßen bis großen Kavitäten im Seitenzahngebiet eingesetzt. Sie sind stabiler und damit auch langlebiger als plastische Füllungen.

Die Herstellung von Einlagefüllungen ist jedoch aufwendig. Daher sind sie auch teurer als plastische Füllungen.

Unter dem Überbegriff Einlagefüllungen sind Inlays, Onlays und Overlays zusammengefasst. Der Unterschied zwischen einem Overlay und einer Teilkrone ist fließend.

Teilkrone →LF 11

Inlays, Onlays und Overlays unterscheiden sich in ihrer Ausdehnung →Abb. 2:
- Ein Inlay liegt innerhalb einer Kaufläche. Die Höcker werden bei einem Inlay nicht präpariert.
- Ein Onlay ist ein erweitertes Inlay, bei dem die Höckerspitzen in die Präparation mit einbezogen werden. Dadurch ist die gesamte Kaufläche bedeckt.
- Ein Overlay fasst mindestens einen Höcker, meistens jedoch alle Höcker.

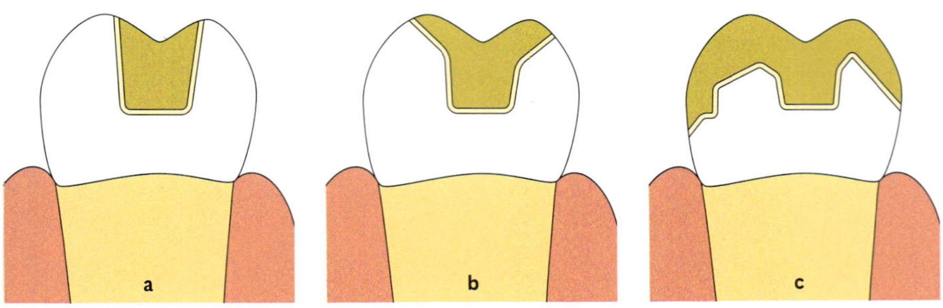

Abb. 2 Unterschiedliche Ausdehnung der Einlagefüllung bei a) Inlay, b) Onlay und c) Overlay

Einlagefüllungen können aus Metall (meist Goldlegierungen), Kunststoff oder aus Keramik hergestellt werden →Abb. 1, 2.

Abformung →LF 11

Metallrestaurationen werden indirekt hergestellt. Dies bedeutet, dass der Zahnarzt den Zahn präpariert und eine Abformung macht. Die Einlagefüllung wird dann im zahntechnischen Labor hergestellt und von dem Zahnarzt eingesetzt.

Behandlungsschritte bei einer Einlagefüllung →S. 384

Keramikrestaurationen können indirekt oder direkt hergestellt werden. Bei der direkten Herstellung einer Keramikrestauration wird der präparierte Zahn im Mund des Patienten mit einer speziellen intraoralen Kamera aufgenommen.

adhäsive Befestigung →S. 385

Einlagefüllungen aus Metall werden mit Zement eingesetzt. Restaurationen aus Keramik oder Kunststoff müssen adhäsiv zementiert werden.

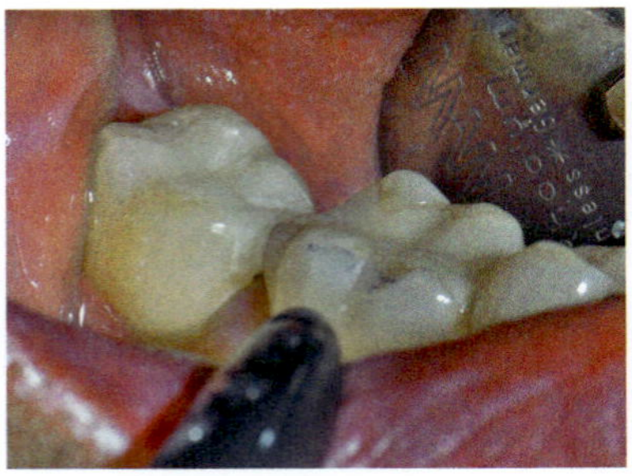

Abb. 1 Einlagefüllung aus Keramik

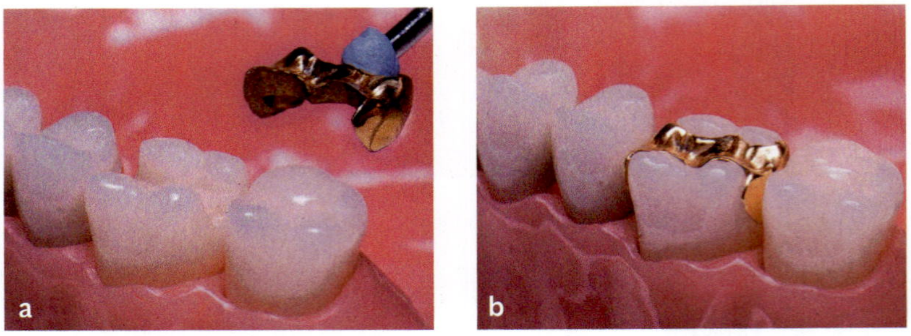

Abb. 2 Einlagefüllung aus Metall

4.3.3 Veneers

Veneers sind hauchdünne Verblendschalen. Sie bestehen meist aus Keramik. Sie werden eingesetzt, um Zahnfehlstellungen, unregelmäßig geformte oder verfärbte Frontzähne ästhetisch zu verbessern. Außerdem können verlorene Zahnecken oder Zahnspitzen wiederaufgebaut werden. Gerade hier steht durch Keramik ein Material mit hoher Lebensdauer zur Verfügung.

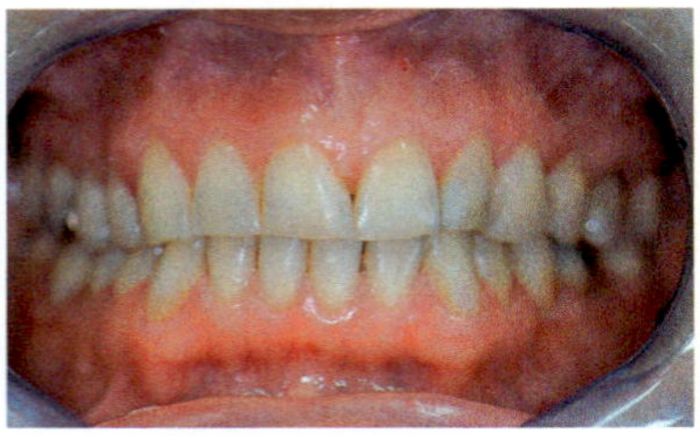

Abb. 3 Keramik-Veneer: Ausgangssituation

In unserem Beispiel war die Patientin mit ihren abradierten Inzisalkanten der Oberkiefer Frontzähne unzufrieden. Außerdem störte sie beim Zusammenbiss die Mittellinienverschiebung: Die Mitte von 11/21 stimmt nicht mit der Mitte 31/41 überein →Abb. 3.

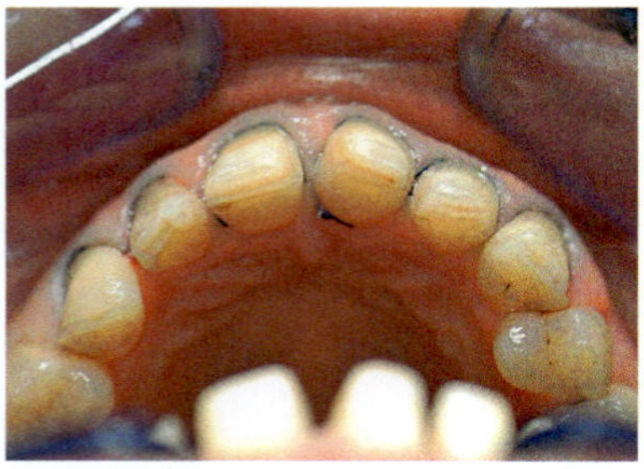

Abb. 4 Keramik-Veneer: Präparation 13 bis 23

Der Zahnschmelz des Frontzahnes wird im sichtbaren Bereich hauchdünn präpariert und der Zahn abgeformt. Durch die modernen Keramiken bedarf es nur einer Schichtstärke von 0,3–0,5 mm. Das heißt, der Zahn muss nur minimal präpariert werden. In unserem Beispiel wurde mehr vom Zahn präpariert, um die Mittellinienkorrektur zu ermöglichen →Abb. 4.

Im zahntechnischen Labor wird eine Veneer aus Keramik hergestellt. Diese wird in einer neuen Sitzung am Zahn adhäsiv befestigt.

Gegenüber der Ausgangssituation konnte in unserem Beispiel die Form der Zähne deutlich besser gestaltet werden →Abb. 1, 2.

Die Zähne sind heller und die Inzisalkanten nicht mehr abradiert. Die Mittellinienkorrektur konnte nicht vollständig umgesetzt werden, ist aber deutlich besser als in der Ausgangssituation.

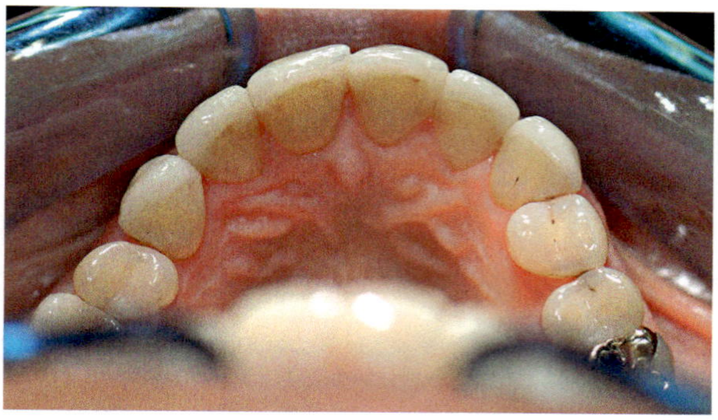

Abb. 1 Keramik-Veneer: Veneers im Mund eingesetzt, Aufnahme von okklusal

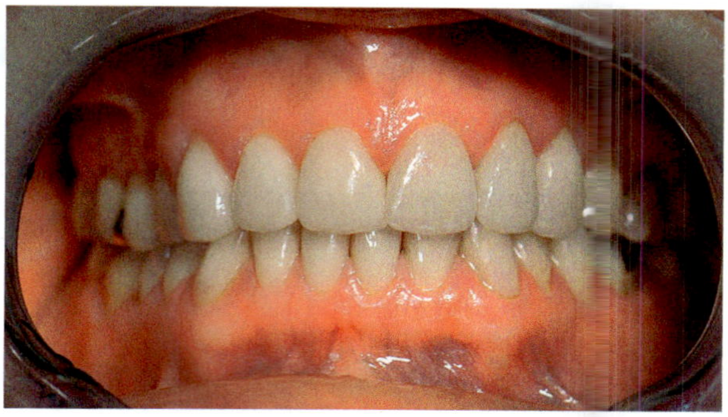

Abb. 2 Keramik-Veneer: Veneers im Mund eingesetzt, Aufnahme von frontal

4.4 Instrumente und Behandlungsabläufe in der Füllungstherapie

Verarbeitung plastischer Füllungsmaterialien →S. 362

Heute steht eine Vielzahl von Instrumenten und Materialien zur Füllungstherapie zur Verfügung. Deshalb sollen die Behandlungsabläufe und Instrumente hier am Beispiel einer **Kompositrestauration** von Zahn 35 erläutert werden →Abb. 3.

Die spezielle Verarbeitung von anderen Füllungsmaterialien ist bei dem entsprechenden Füllungsmaterial beschrieben.

Da sich die Behandlungsabläufe und die dazu nötigen Instrumente von den in der Praxis angewandten Füllungsmaterialien unterscheiden können, sind vor dem Einsatz unbedingt die Herstellerangaben zu beachten.

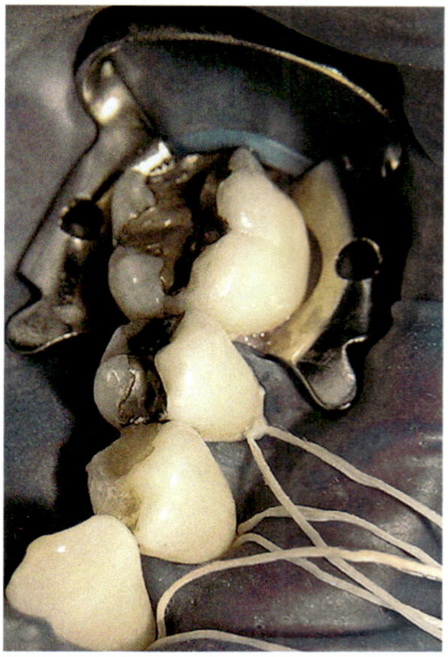

Abb. 3 Amalgamfüllung mit Randspalten am Zahn 35. Die insuffiziente (unzureichende) Kompositfüllung an Zahn 34 wurde später behandelt.

Video

Füllungstherapie (Instrumente bereitlegen, Ablauf)

4.4.1 Trockenlegung

Nach der Untersuchung und Anästhesie des Zahnes erfolgt die Trockenlegung.

Video
Relative und absolute Trockenlegung

Bei fast jeder zahnärztlichen Tätigkeit ist es notwendig, das Arbeitsfeld vor dem Zutritt von Speichel, Blut oder Flüssigkeit aus dem Zahnfleischsulkus zu schützen. Feuchtigkeit und Blut behindern die korrekte Aushärtung von Füllungs- oder Abformmaterialien, Bakterien aus dem Speichel können Wurzelkanäle und Füllungskavitäten infizieren.

Man unterscheidet zwischen einer **relativen** und **absoluten** Trockenlegung:
- Bei einer relativen Trockenlegung wird das Arbeitsfeld mithilfe von **Watterollen** und **Saugern** vor Flüssigkeitszutritt geschützt →Abb. 1.
- Eine absolute Trockenlegung wird durch einen **Kofferdam** erreicht →Abb. 2.

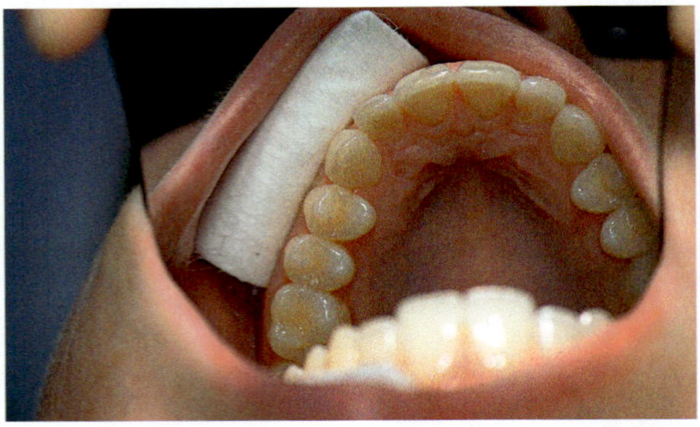

Abb. 1 Relative Trockenlegung mit Watterollen

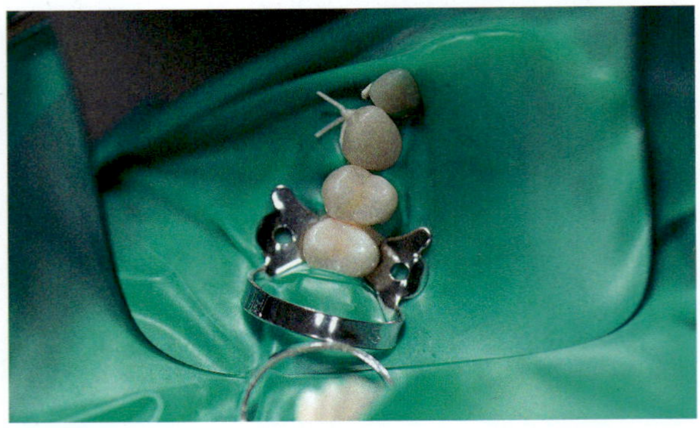

Abb. 2 Absolute Trockenlegung mit Kofferdam

Absolute Trockenlegung mit Kofferdam

Der Vorteil der absoluten gegenüber der relativen Trockenlegung liegt darin, dass der Kofferdam in der Lage ist, die zu behandelnden Zähne gegenüber dem Rest in der Mundhöhle zu isolieren.

Dadurch wird das Arbeitsfeld auch vor der feuchten Atemluft geschützt. Außerdem kann der Patient so vor dem Verschlucken von z. B. ätzenden Spüllösungen oder Wurzelkanalinstrumenten geschützt werden.

allergische Reaktion →LF 7

Nachteile von Kofferdam können sein, dass die verbale Kommunikation mit dem Patienten eingeschränkt ist und der Patient nur durch die Nase atmen kann. Dies kann bei Patienten ein Beklemmungsgefühl auslösen. Außerdem kann eine allergische Reaktion ausgelöst werden (Latexallergie).

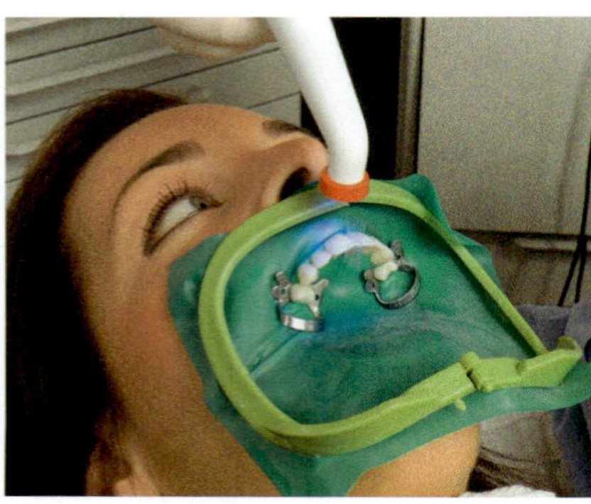

Exkurs

Der Kofferdam: Die Abdeckplane des Zahnarztes

Der Kofferdam wurde bereits 1864 von dem amerikanischen Zahnarzt Sanford Christie Barnum eingeführt. Er hatte nach eigenen Angaben den spontanen Einfall, eine Gummiserviette zu lochen und über einen Zahn zu stülpen. Der Begriff Kofferdam wird nicht nur in der Zahnheilkunde, sondern auch in der Bau- und Schiffstechnik verwendet. Dazu ein Zitat aus dem Roman „Der Mann im Strom“ von Siegfried Lenz: „Das Wrack war abgedichtet, die Taucher hatten die großen Schiffsöffnungen verschlossen, und über einer Decksluke war ein Kofferdam errichtet, ein wasserdichter Holzaufbau, durch den ein Schlauch in den Schiffskörper geführt wurde.“

Materialien zur Trockenlegung mit Kofferdam

- Kofferdam
- evtl. Kofferdamserviette
- Spannrahmen
- Lochstanze
- Kofferdamklammern
- Klammerzange
- Zahnseide
- evtl. Wedjets

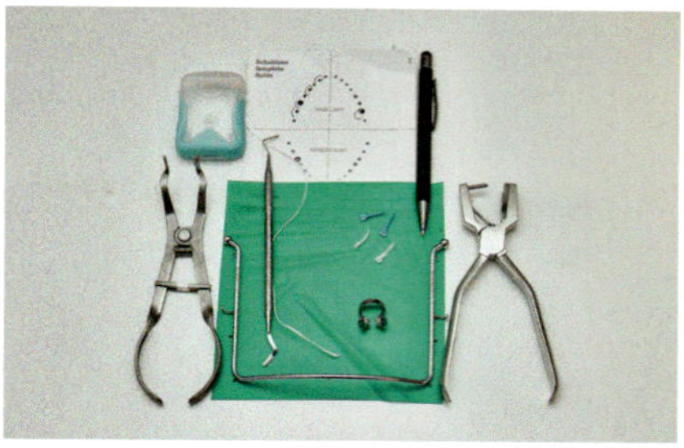

In der Regel erfolgt das Legen des Kofferdams vor der Präparation und Kariesexkavation (Entfernung der Karies).
Es gibt unterschiedliche Techniken, wie ein Kofferdam angelegt werden kann. Im Folgenden soll eine Möglichkeit dargestellt werden →Tab. 1.

Begonnen wird mit der Auswahl und Anprobe der Kofferdamklammer. Diese wird mit der Klammerzange aufgebogen und über den Zahn gestülpt. Sie hält an den Unterschnitten des Zahnes.

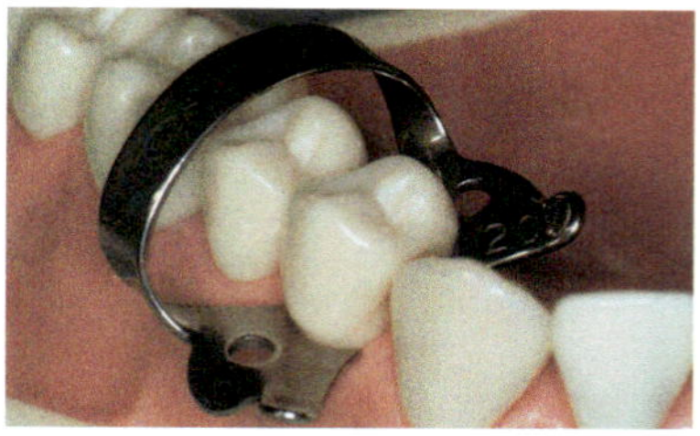

Für die Zähne, die aus dem Kofferdam herausragen sollen, wird mit der Lochstanze ein Loch in den Kofferdam gestanzt. Dazu werden vorher die Stellen, die ausgestanzt werden sollen, mithilfe einer Schablone angezeichnet. Die Lochgröße richtet sich nach der Größe der zu isolierenden Zähne.

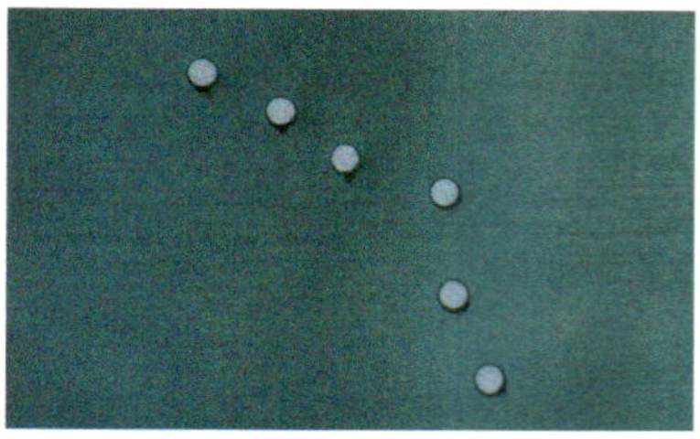

Auf die Gesichtshaut kann eine Kofferdamserviette gelegt werden. Dadurch wird die Kontaktfläche zwischen Kofferdam und Gesichtshaut möglichst klein gehalten. Die Serviette saugt außerdem Speichel und Schwitzwasser auf.

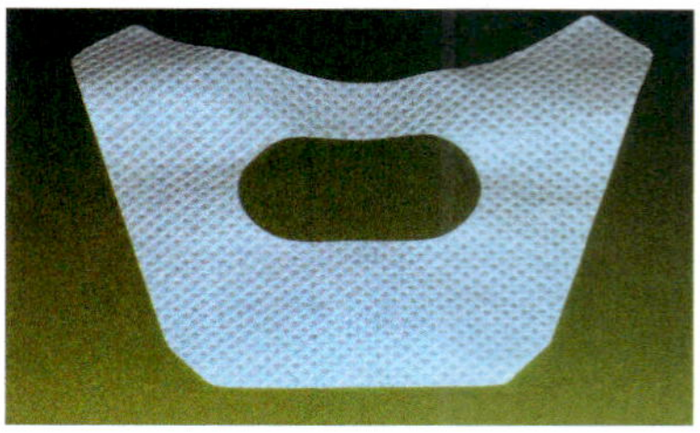

Der gelochte Kofferdam wird in dem Spannrahmen locker aufgespannt.
Die Kofferdamklammer wird mit den Flügeln in das vorgesehene Loch im Kofferdam eingebracht.
Die Klammerzange wird mit den Branchen in die Perforationen der Klammer eingeführt.

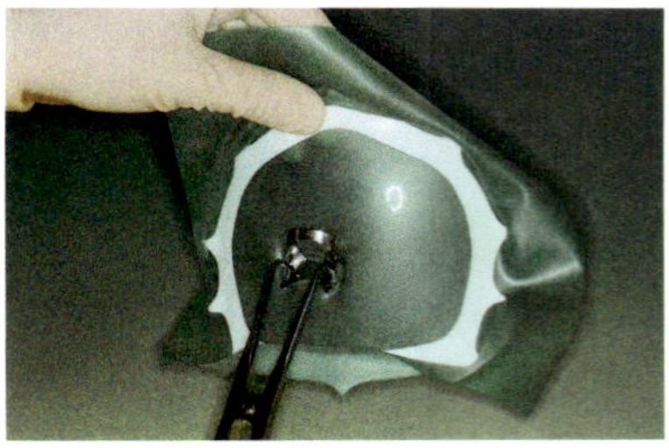

Tab. 1 Ein Beispiel für die Vorgehensweise beim Anlegen eines Kofferdams

Die Klammer wird über den zu isolierenden Zahn gebracht. Der Sitz der Klammer wird überprüft.	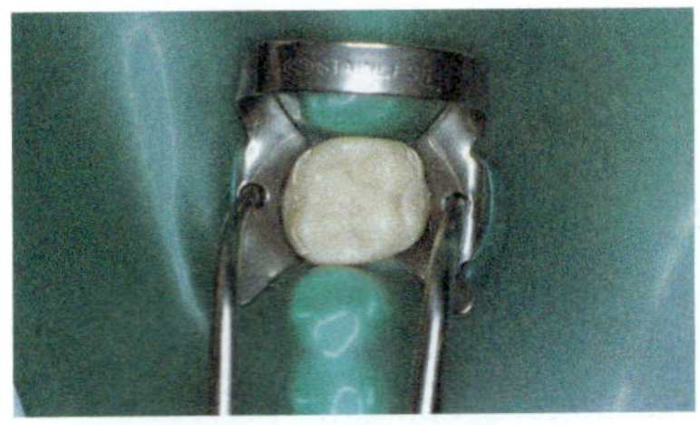
Der Kofferdam wird von den Klammerflügeln mit einem Heidemann-Spatel abgelöst.	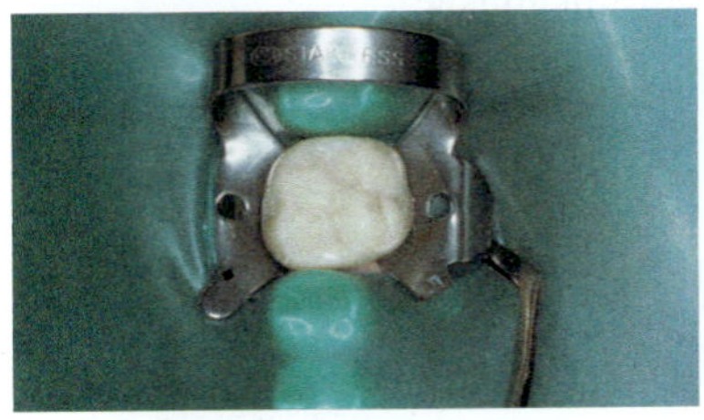
Eine Person A zieht die Löcher des Kofferdams über die Zähne und spannt ihn. Eine Person B kann mit Zahnseide den Kofferdam mesial und distal durch die Kontaktpunkte führen.	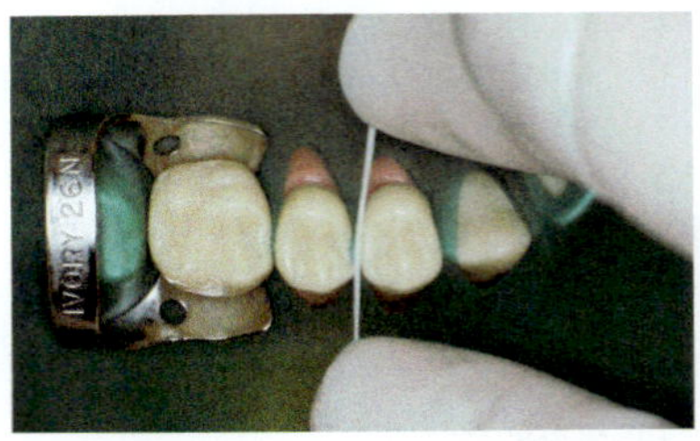
Über die Zähne werden Ligaturen gelegt. Sie sorgen für den Halt des Kofferdams. Ligaturen können mit gewachster Zahnseide gelegt werden. Dazu fixiert eine Person A die Zahnseide mit einem Heidemann-Spatel unterhalb des Äquators des Zahnes. Eine Person B verknotet die Zahnseide. Dabei rutscht die Zahnseide in den Zahnfleischsulkus und sichert dadurch den Kofferdam.	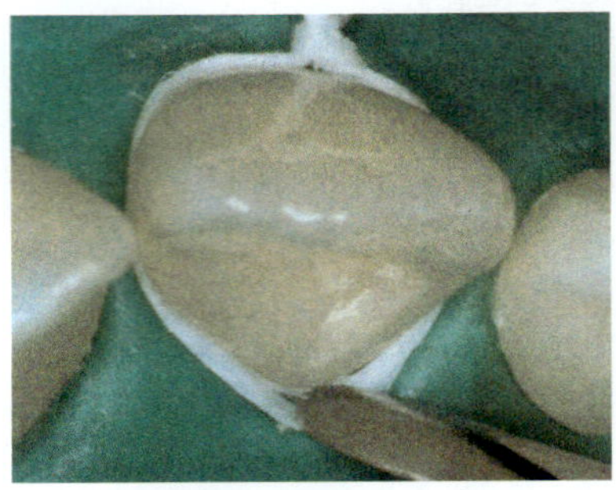
Außerdem kann das Herausrutschen des Kofferdams mit Interdentalkeilen aus Holz oder mit Wedjets →Abb. verhindert werden. Wedjets sind Gummistreifen mit einem runden Querschnitt, die als Sicherung in den Interdentalraum eingesetzt werden können.	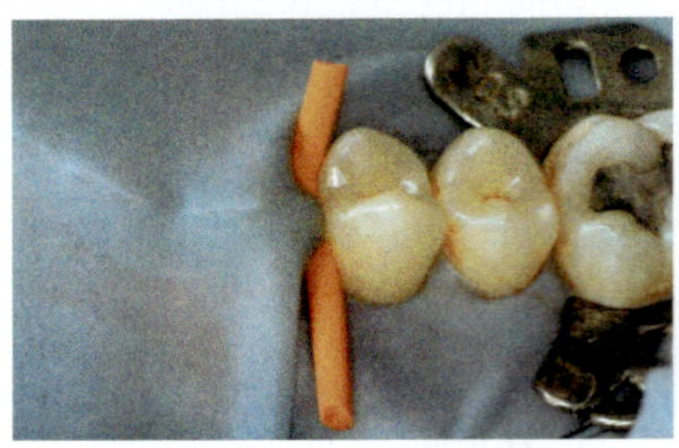
Das Gebiet ist fertig isoliert.	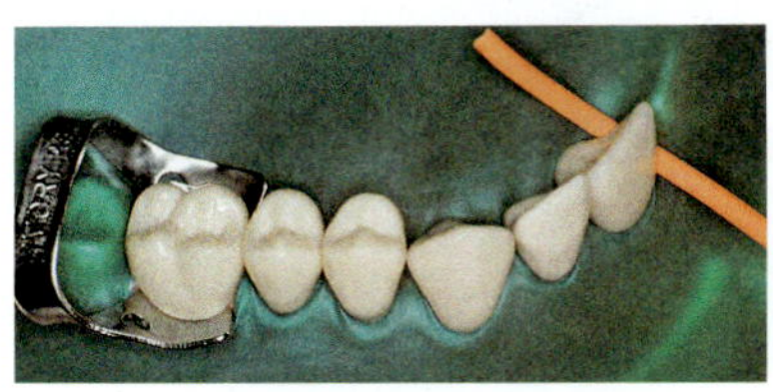

Tab. 1 Ein Beispiel für die Vorgehensweise beim Anlegen eines Kofferdams (Fortsetzung)

Relative Trockenlegung

Zur relativen Trockenlegung werden Watterollen verwendet. Im Oberkiefer werden diese möglichst tief ins Vestibulum gelegt. Im Unterkiefer werden vestibulär und lingual zwischen den Zähnen und der Zunge Watterollen gelegt. Zusätzlich wird Speichel mit dem Sauger entfernt.

Zahnmedizinische Fachangestellte sollte während der Behandlung auf eine gute Trockenlegung achten. Watterollen, die keine Saugkraft mehr haben, müssen ausgetauscht werden.

Watterollen können, insbesondere wenn sie sich erst kurze Zeit im Mund des Patienten befinden, sehr stark an der Schleimhaut haften. Bei der Entfernung kann es dann zu kleineren Schleimhautablösungen kommen. Man sollte die Watterollen daher vor der Entfernung mit dem Wasserspray befeuchten, um Verletzungen zu vermeiden.

Es sind auch spezielle Watterollen erhältlich.
- Eine sogenannte „Parotisroll" besteht aus einer langen Watterolle mit einem verstärkten biegsamen Kern →Abb. 1.
- „Speichelabsorber" bestehen aus flach ausgepresstem saugfähigem Material →Abb. 2. Sie benötigen weniger Platz als eine Watterolle.

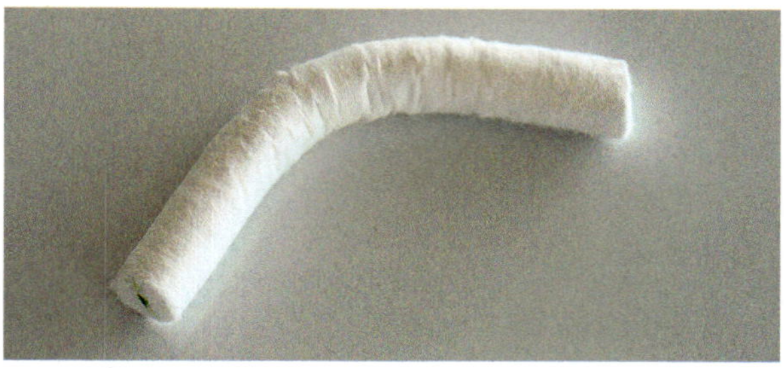

Abb. 1 Parotisroll

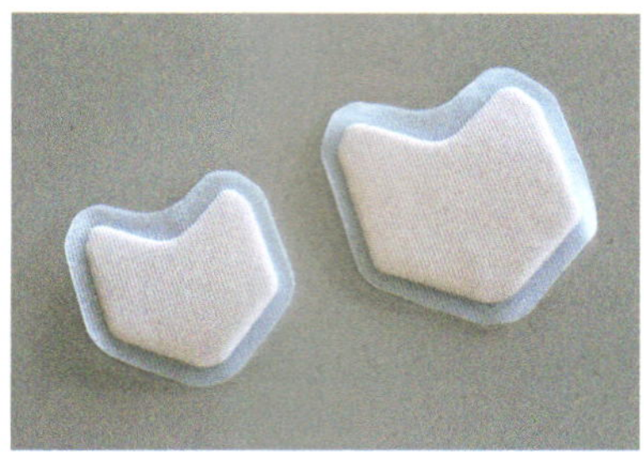

Abb. 2 Speichelabsorber

4.4.2 Präparation

Durch die Präparation soll ein Zugang geschaffen werden, der es ermöglicht, die Karies zu entfernen. Außerdem soll die Kavität so gestaltet werden, dass das Füllungsmaterial und die noch intakte Zahnhartsubstanz den Kaubelastungen gewachsen sind.

Ausdehnung der Kavität

Bereits 1889 entwickelte der amerikanische Zahnarzt Black Regeln für die Kavitätenpräparation bei Füllungen. Er teilte dabei die Kavitäten in fünf Klassen ein →Abb. 3.

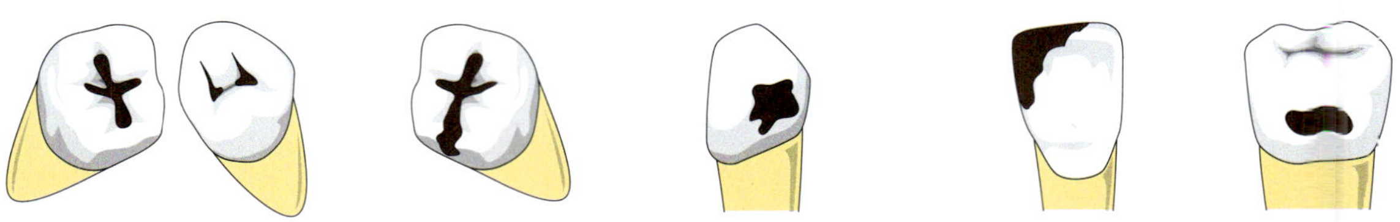

Abb. 3 Black-Klassen

Black forderte, die Kavität so weit auszudehnen, dass die Präparationsränder in Bereichen liegen, die gut zu reinigen sind. Heute ist es möglich, durch moderne Präparationsinstrumente, wirksame Prophylaxemaßnahmen und Füllungsmaterialien die Kavität möglichst klein zu halten (minimalinvasive Präparation).

Die Präparation für eine Kompositrestauration kann durch den Halt über die Adhäsivtechnik sehr kleinflächig gestaltet werden. Kompositrestaurationen schonen daher die Zahnhartsubstanz. Andere Füllungsmaterialien benötigen zum Halt eine spezielle Kavitätenform und müssen daher großflächiger gestaltet werden. Zum Beispiel werden Kavitäten für Amalgamfüllungen so gestaltet, dass sie in der Tiefe etwas breiter als im oberen Bereich sind. Kavitäten für Einlagefüllungen werden hingegen oben breiter als unten gestaltet, damit die Restauration später eingesetzt werden kann.

Präparationsinstrumente

Zur Präparation der Kavität können unterschiedliche Instrumente eingesetzt werden. Die Präparationsinstrumente werden eingeteilt in:
- rotierende (drehende) Instrumente
- Handinstrumente
- oszillierende (schwingende) Instrumente
- Laser
- Pulverstrahlgeräte

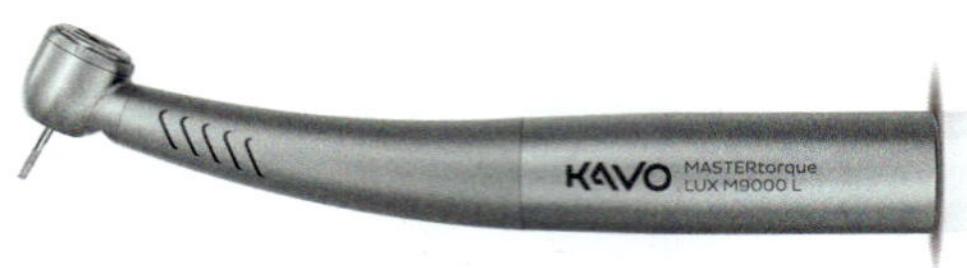

Abb. 1 Turbine

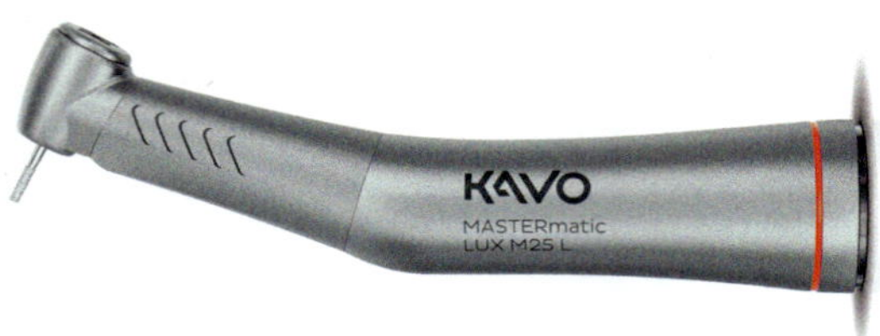

Abb. 2 Schnelllauf-Winkelstück

Rotierende Instrumente: Rotierende Instrumente werden in **Hand-** und **Winkelstücken** bei unterschiedlichen Drehzahlen eingesetzt. Hand- und Winkelstücke werden auch als **Übertragungsinstrumente** bezeichnet, da sie die Drehbewegungen eines Motors auf die rotierenden Instrumente übertragen. Die einzelnen Arbeitsschritte bei der Kavitätenpräparation, die Ausarbeitung der Füllung und deren Politur erfordern Übertragungsinstrumente, die unterschiedliche Drehzahlen ermöglichen.

Rotierende Instrumente mit einer **hohen Drehzahl** gelangen effizient durch die harte Schmelz- und Dentinschicht. Hohe Drehzahlen werden durch Übertragungsinstrumente wie eine Turbine oder ein **Schnelllauf-Winkelstück** (rote oder orange Markierung, kurz: Schnellläufer) erreicht →Abb. 1, 2.

Eine Turbine wird mit Druckluft angetrieben, ein Hand- und Winkelstück mit einem Elektromotor. Durch unterschiedliche Übersetzung der Winkelstücke können diese die Drehzahl des Elektromotors verstärken oder abschwächen.

Merke
Da bei diesen hohen Umdrehungszahlen durch Reibung Wärme entsteht, muss auf eine gute Wasserkühlung des rotierenden Instrumentes geachtet werden. Dazu müssen die Öffnungen der Wasserkühlung an den Übertragungsinstrumenten auf Durchlässigkeit überprüft und notfalls gereinigt werden.

Therapie der Karies

Die Kariesentfernung erfolgt mit niederen Drehzahlen und die Politur der Füllung mit mittleren Drehzahlen. Solche Drehzahlen werden durch grüne oder blaue Winkelstücke erzeugt.

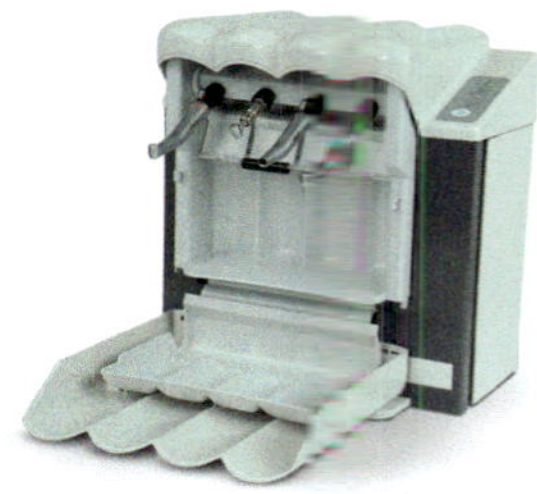

Abb. 1 Reinigungs- und Pflegeautomat zur Instrumentenpflege

> **Merke**
> Übertragungsinstrumente werden sehr stark beansprucht. Deshalb müssen sie gründlich gereinigt und geölt werden. Die Pflege erfolgt am besten mit einem Spraysystem von Hand oder maschinell →Abb. 1. Außerdem können sich an der Oberfläche und in den Leitungen des Instrumentes Mikroorganismen absetzen. Deshalb müssen auch die innen liegenden Leitungen desinfiziert werden. Dazu sind die Herstellerangaben zu beachten.

Rotierende Instrumente gibt es für jedes Einsatzgebiet in vielen Ausführungen, Formen und Größen. Man unterscheidet Bohrer, Schleifinstrumente und Polierer →Tab. 1.

Einteilung	Beispiele		Einsatzgebiete
Bohrer	Rosenbohrer ① ② Hartmetallbohrer ③ Hartmetallfinierer ④ Fissurenbohrer ⑤	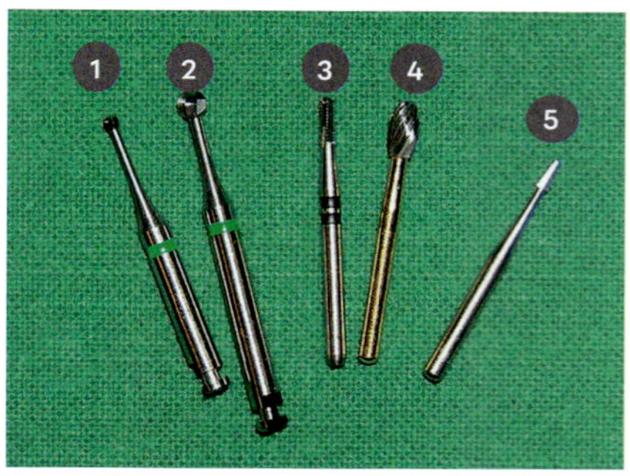	– Kariesentfernung – Entfernung von Kronen, Brücken – Glätten einer Füllung
Schleifinstrumente	Diamantschleifer ① ② ③ Steinchen ④ ⑤ Schleifscheiben ⑥	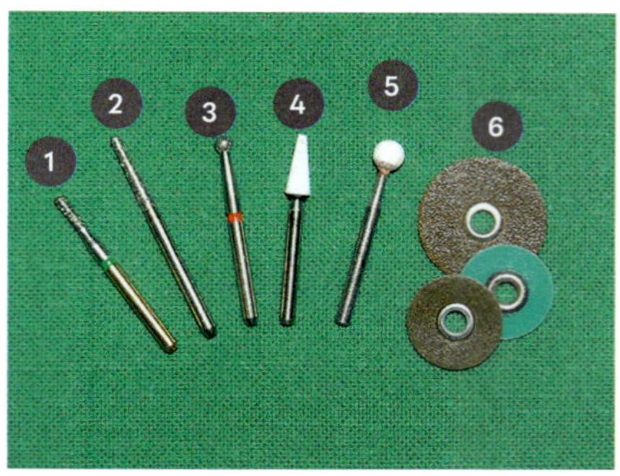	– Präparation von Füllungen, Kronen und Brücken – Glätten einer Füllung
Polierer	elastische Polierer ① ② ③ ④ Bürstchen ⑤	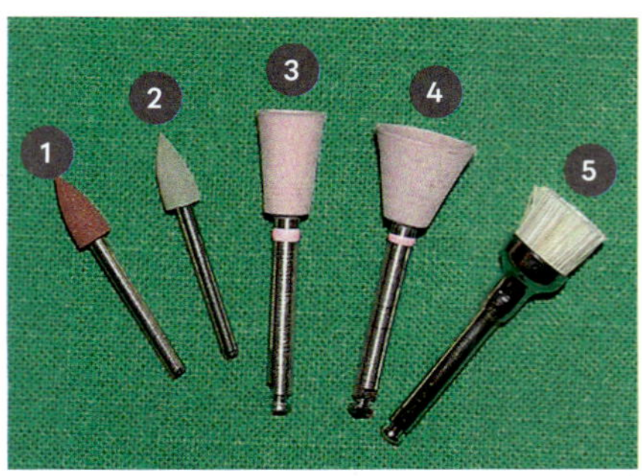	– Politur von Füllungen und Zahnersatz

Tab. 1 Übersicht über einige rotierende Instrumente

Handinstrumente: Handinstrumente werden meistens dann eingesetzt, wenn die Gefahr der Schädigung, z. B. von Nachbarzähnen oder der Pulpa, durch rotierende Instrumente zu groß ist.

Eingesetzt werden hauptsächlich **Exkavatoren** und **Gingivalrandschräger**. **Exkavatoren** sind löffelartige, scharfe Instrumente, die zur Entfernung von kariösem Dentin eingesetzt werden →Abb. 1, 2. **Gingivalrandschräger** sind scharfe Instrumente, die zum Glätten der Kavitätenränder dienen.

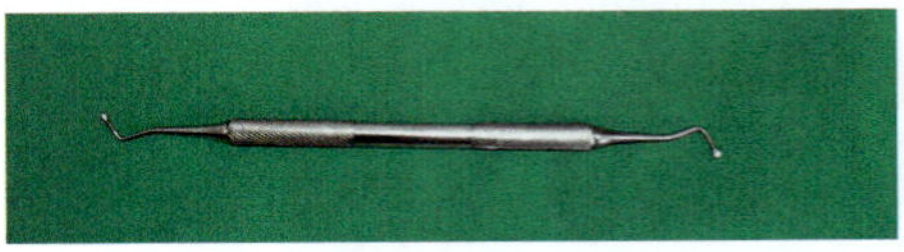
Abb. 1 Exkavator

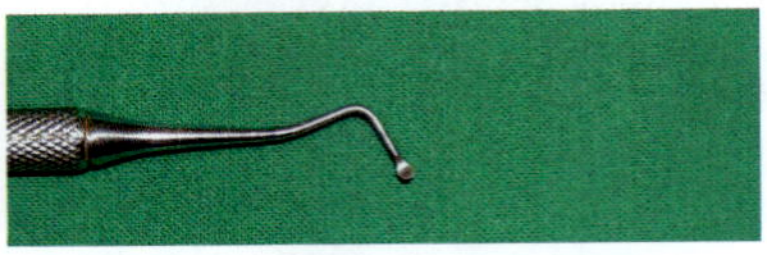
Abb. 2 Exkavator (Detail)

Oszillierende Instrumente: Oszillierende Instrumente schwingen und sind nur auf einer Seite diamantiert →Abb. 3. Die Zahnhartsubstanzen werden mit feilenden Bewegungen abgetragen.

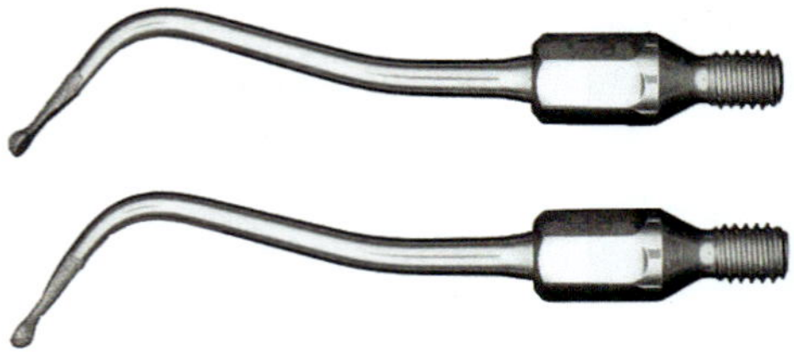
Abb. 3 Oszillierende Instrumente

Oszillierende Instrumente werden hauptsächlich zur Kavitätenpräparation im Bereich der **Approximalflächen** eingesetzt. Würden rotierende Instrumente verwendet, bestünde die Gefahr der Nachbarzahnschädigung. Durch die einseitig diamantierte Belegung der oszillierenden Instrumente ist diese Gefahr ausgeschlossen. Es können auch sehr kleine, defektbezogene Kavitäten präpariert werden. Der Abtrag der Zahnhartsubstanzen dauert jedoch länger als mit rotierenden Instrumenten.

Der Antrieb oszillierender Instrumente kann über **spezielle Winkelstücke** erfolgen. In den sogenannten EVA-Kopf können einseitig diamantierte Feilen eingespannt werden.

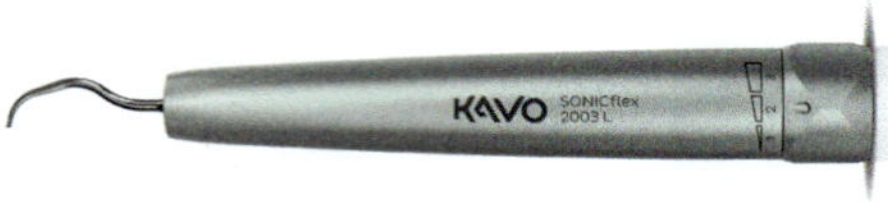

Abb. 4 Luftbetriebenes Handstück zur sonoabrasiven Präparation

Außerdem können **luftbetriebene Handstücke** verwendet werden, die auf den Turbinenanschluss gesteckt werden. Diese bringen die oszillierenden Instrumente im Schall- oder Ultraschallbereich zum Schwingen →Abb. 4.

Besondere Bedeutung haben die luftbetriebenen Handstücke erlangt, die im Schallbereich schwingen (**sonoabrasive Präparation**).

Laser- und Pulverstrahlgeräte: Die Zahnhartsubstanz kann auch durch Laser oder Pulverstrahlgeräte abgetragen werden. Der Vorteil besteht darin, dass dies relativ schmerzfrei erfolgen kann. Diese Geräte können z. B. bei einer kleinen Fissurenkaries bei Kindern eingesetzt werden.

Nachteilig ist, dass die Abtragung der Zahnhartsubstanz nicht sehr effektiv und somit zeitaufwendig ist. Außerdem lassen sich damit Füllungsmaterialien nicht entfernen. Gezielte, geometrisch genau definierte Präparationen, wie sie z. B. bei einer Einlagefüllung gefordert werden, sind dadurch nicht möglich.

Bei einem **Laser** werden durch das Laserlicht kleine Zahnhartsubstanzteile abgesprengt. Bei **Pulverstrahlgeräten** wird ein Gemisch aus Wasser und Strahlpartikeln (Aluminiumoxidpartikel) mit Druckluft durch eine kleine Düse auf den Zahn gesprüht. Die Partikel treffen mit einer hohen Geschwindigkeit auf den Zahn und tragen so lokal die Zahnhartsubstanz ab.

4.4.3 Kariesentfernung

Nachdem ein Zugang zur Karies geschaffen ist, wird diese entfernt. Die Entfernung der Karies wird auch als Kariesexkavation (kurz: Karies ex) bezeichnet. Sie erfolgt i. d. R. mit rotierenden Instrumenten bei niederen Drehzahlen, z. B. mit einem Rosenbohrer. Der Zahn wird dazu gut trockengelegt und auf eine Wasserkühlung verzichtet. Außerdem kann dies auch von Hand mit einem Exkavator erfolgen.

rotierende Instrumente
→S. 378

Dabei müssen entkalkter Schmelz und weiches Dentin vollständig entfernt werden. Der Zahnarzt überprüft dies mit einer Sonde.

Karies kann auch mit einer Flüssigkeit (Kariesdetektor) angefärbt werden. Dazu wird die Kavität mit dem Kariesdetektor bestrichen und nach einer kurzen Einwirkzeit mit dem Wasserspray abgesprüht. Noch vorhandene kariöse Bereiche werden dadurch angefärbt.

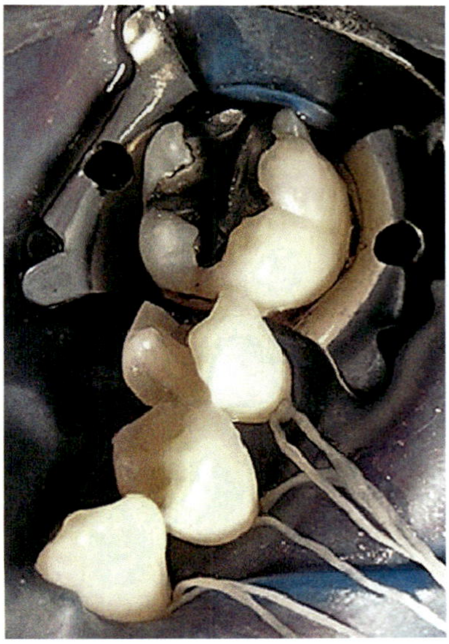

Abb. 1 Zahn 35 nach vollständiger Kariesexkavation, mit geglätteten Kavitätenrändern und angeschrägten Schmelzrändern

4.4.4 Vorbereitende Maßnahmen

Bevor eine Füllung eingebracht werden kann, sind vorbereitende Maßnahmen nötig.

Matrizen

Bei mehrflächigen Füllungen muss mit einer Matrize gearbeitet werden. Nur so kann die äußere Zahnform wieder naturgemäß hergestellt werden. Außerdem schützen Matrizen den Zahnhalteapparat vor überstopften Füllungsmaterialien.

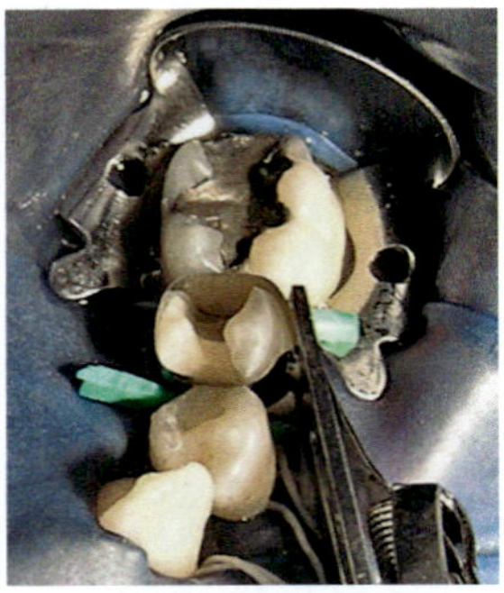

Abb. 1 Metallmatrizenband und Interdentalkeile aus Holz

Matrizen bestehen aus einem **Matrizenband** und i. d. R. aus einem **Matrizenhalter**. Matrizenbänder können aus **Metall** oder **Kunststoff** bestehen. Gerade bei Frontfüllungen kann jedoch auch ohne einen Matrizenhalter gearbeitet werden.

Bei keinem Matrizensystem liegt das Matrizenband so dicht am Zahn an, dass ein Überstopfen des Füllungsmaterials sicher vermieden werden kann. Deshalb wird im Interdentalraum ein Matrizenband mit einem Keil an den Zahn angepresst.

Ein **Holzkeil** quillt im Mund bei Zutritt von Feuchtigkeit. Dadurch werden die Zähne **separiert**, d. h. leicht auseinandergedrängt →Abb. 1. Nach Entfernung der Matrize resultiert daraus ein satter Kontaktpunkt der Füllung.

Es gibt auch **Lichtkeile** aus Kunststoff, die das Polymerisationslicht in den Interdentalraum leiten →Abb. 2.

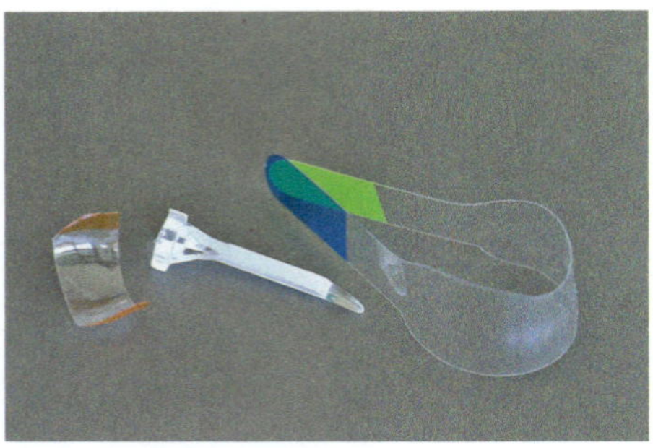

Abb. 2 Kunststoffmatrizenband und Lichtkeile

Parapulpäre Stifte

Bei sehr großen Füllungen kann das Füllungsmaterial zu wenig Halt haben und brechen. Dies ist v. a. bei Amalgamfüllungen der Fall, bei denen ein ganzer Höcker ersetzt wird.

Zusätzliche Stabilität kann hier durch parapulpäre Stifte (Pins) erreicht werden. Dies sind kleine Stifte aus Metall, die neben der Pulpa eingedreht werden. Die Anwendung von parapulpären Stiften mit Kompositen ist selten indiziert.

Die Stelle wird zunächst mit einem kleinen Rosenbohrer angekörnt und dann mit einem speziellen Bohrer vorgebohrt. Nun werden die parapulpären Stifte langsam mit dem Winkelstück eingedreht. Die Pins brechen dann an einer Sollbruchstelle ab →Abb. 3.

pulpärer Stiftaufbau
→LF 11

Merke
Parapulpäre Stifte werden neben die vitale Pulpa gesetzt. Pulpäre Stifte werden in einen endodontisch behandelten Wurzelkanal gesetzt.

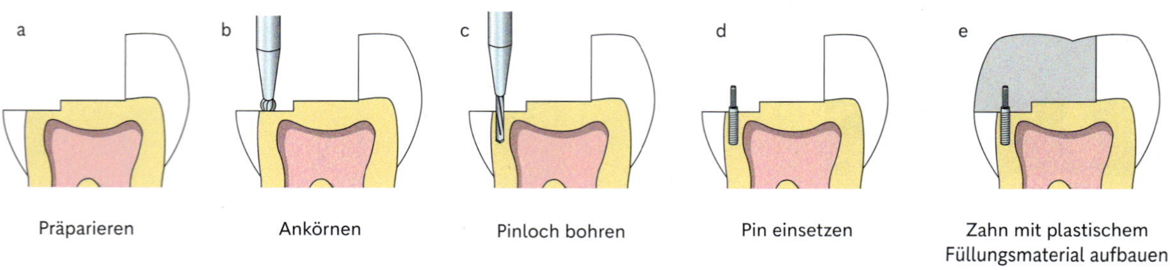

Abb. 3 Vorgehen beim Einbringen von parapulpären Stiften

4.4.5 Füllung, Ausarbeitung und Politur

Das Einbringen einer Kompositfüllung umfasst mehrere Schritte →Tab. 1.

Zuerst erfolgt die **Schmelz- und Dentinkonditionierung**. Dazu wird 35%iges Phosphorsäure-Gel in die Kavität eingebracht. Dies lässt man 30 Sekunden auf den Zahnschmelz und 15 Sekunden auf das Dentin einwirken. Danach wird es sorgfältig mit dem Wasserspray entfernt und anschließend trockengeblasen.	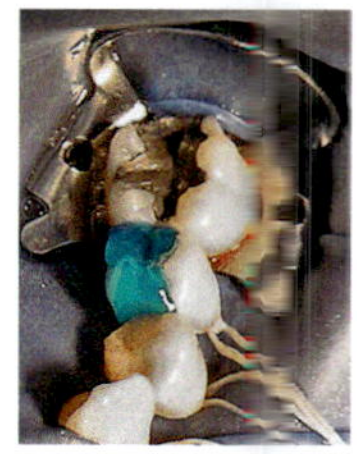
Mit einem Bürstchen werden **Dentinprimer**, **Dentin** und **Schmelzadhäsiv** in die Kavität eingebracht. Dies lässt man 30 Sekunden einwirken. (Hier wurde mit einem Ein-Flaschen-System gearbeitet, welches alle drei Substanzen beinhaltet. Bei anderen Produkten kann es nötig sein, die Substanzen nacheinander aufzutragen.)	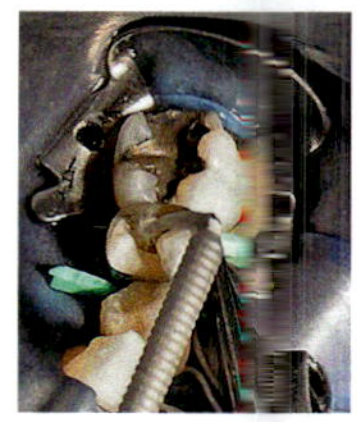
Die Flüssigkeit wird vorsichtig verblasen. Anschließend wird sie 20 Sekunden mit einer Polymerisationslampe **lichtgehärtet**.	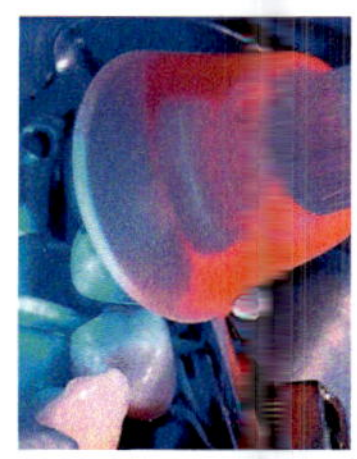
Dann werden kleine Schichten aus **Kompositmaterial** in die Kavität eingebracht. Auf diese Weise kann die ursprüngliche Form des Zahnes modelliert werden. Jede einzelne Schicht wird für 60 Sekunden mit der Polymerisationslampe ausgehärtet.	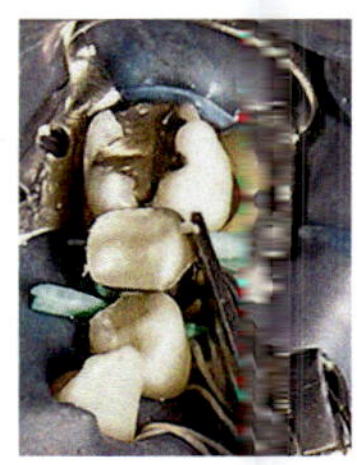
Überschüsse werden mit einem Feinkorndiamanten entfernt. Die Okklusion und Artikulation werden mit **Okklusionsfolie** überprüft und notfalls korrigiert. Zum Schluss wird die Füllung mit Gummipolierern ausgearbeitet, um die Oberfläche zu glätten und zu vergüten.	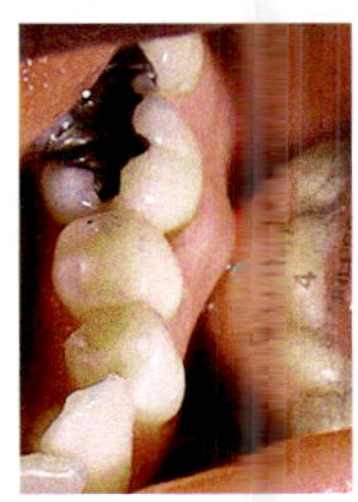
Schließlich ist die Kompositfüllung am Zahn 35 fertig ausgearbeitet.	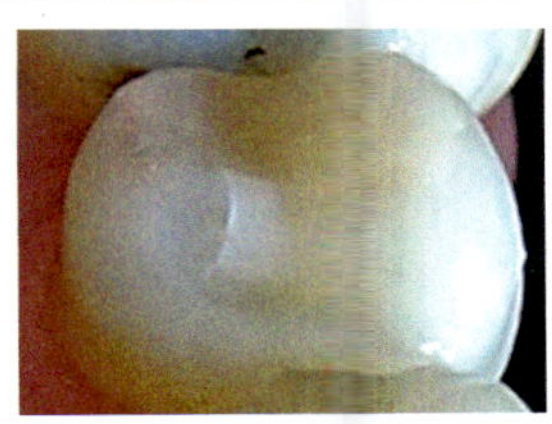

Tab. 1 Arbeitsabläufe beim Einbringen einer Kompositfüllung am Zahn 35

4.5 Behandlungsschritte bei einer Einlagefüllung

Einlagefüllungen können aus Metall, Kunststoff oder Keramik hergestellt werden.

Der grundsätzliche Behandlungsablauf zur Herstellung einer Einlagefüllung ist bei allen drei Materialarten nahezu identisch.

Einlagefüllungen aus Metall werden herkömmlich mit Zement zementiert, Einlagefüllungen aus Kunststoff oder Keramik müssen adhäsiv befestigt werden →Abb. 1.

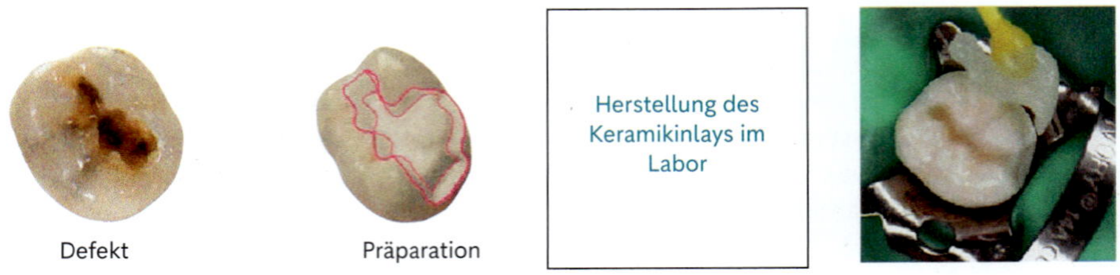

Abb. 1 Behandlungsschritte bei einer Einlagefüllung aus Keramik

indirekte Herstellung einer Einlagefüllung →S. 372

Die Behandlungsschritte bei einer Einlagefüllung im indirekten Verfahren erfordern zwei Sitzungen in der Praxis →Tab. 1.

Anästhesie →LF 5

Alginatabformung →LF 11

1. Sitzung	– Untersuchung, Vitalitätsprobe, Perkussionsprobe, Röntgenbild – Anästhesie – Alginatabformung für die spätere Herstellung des Provisoriums – Alginatabformung des Gegenkiefers – Präparation – Präparationsabformung – Bissnahme – bei Einlagefüllungen aus Kunststoff oder Keramik: Auswahl der Zahnfarbe – Herstellung und Einsetzen des Provisoriums (bei Einlagefüllungen aus Kunststoff oder Keramik muss ein eugenolfreier provisorischer Zement genommen werden, da sonst das Einsetzen der Einlagefüllung mit Befestigungskomposit beeinträchtigt wird)
Labor	– Herstellung der Einlagefüllung
2. Sitzung	– Entfernen des Provisoriums – Einprobe der Einlagefüllung – Eingliedern der Einlagefüllung: bei Einlagefüllungen aus Kunststoff oder Keramik erfolgt die Befestigung adhäsiv, bei Einlagefüllungen aus Metall mit Zement – Entfernen der Zementüberschüsse und Glätten der Ränder der Restauration – Okklusions- und Artikulationskontrolle – Politur

Tab. 1 Behandlungsschritte bei einer Einlagefüllung (grundlegender Ablauf)

Die adhäsive Befestigung einer Einlagefüllung aus Keramik erfolgt in mehreren Schritten →Tab. 1.

Komposit →S. 3E

Vorbereitende Maßnahmen

- absolute Trockenlegung mit Kofferdam
- Entfernen des Provisoriums
- Reinigung der Kavität
- Einprobe des Keramikinlays →Abb.
- Befestigung eines Kugelstopfers am Inlay (z. B. mit einem lichthärtenden Fissurenversiegelungsmaterial)

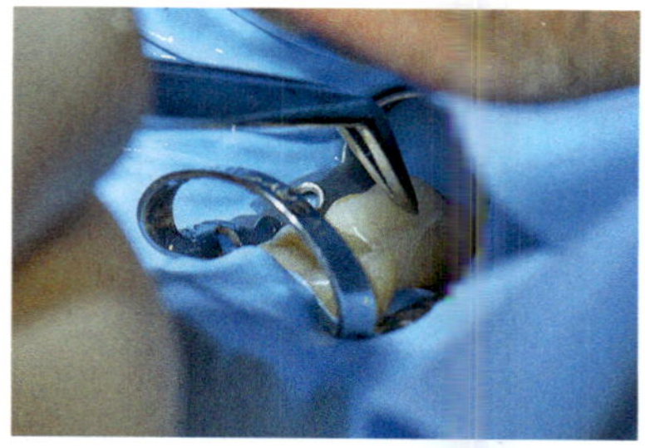

Vorbereitung des Keramikinlays

- Ätzung der Unterseite des Keramikinlays mit Flusssäure-Gel ca. 60 Sekunden →Abb.
- Inlay mit Wasser abspülen und dann trocknen; bei diesem Arbeitsschritt sind unbedingt Schutzhandschuhe und Schutzbrille zu tragen; außerdem darf die Flusssäure nicht im Keramikwaschbecken abgespült werden
- Auftragen von Silanflüssigkeit auf die Unterseite des Inlays
- trocknen

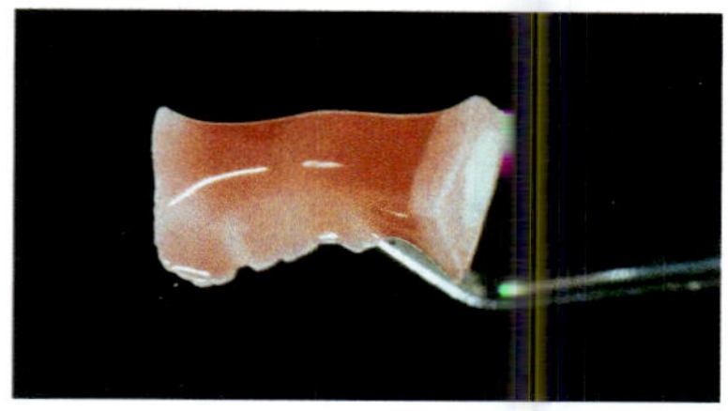

Vorbereitung Inlaykavität

- Schmelz- und Dentinkonditionierung mit Phosphorsäure-Gel (30 Sekunden Schmelz, 15 Sekunden Dentin, →Abb.)
- Phosphorsäure-Gel mit Wasser abspülen, trocknen
- Dentinpriming
- Auftragen von Schmelz- und Dentinadhäsiv (je nach Hersteller können Dentinprimer, Schmelz- und Dentinadhäsiv als drei Flüssigkeiten oder in einer Flasche zusammen angeboten werden)

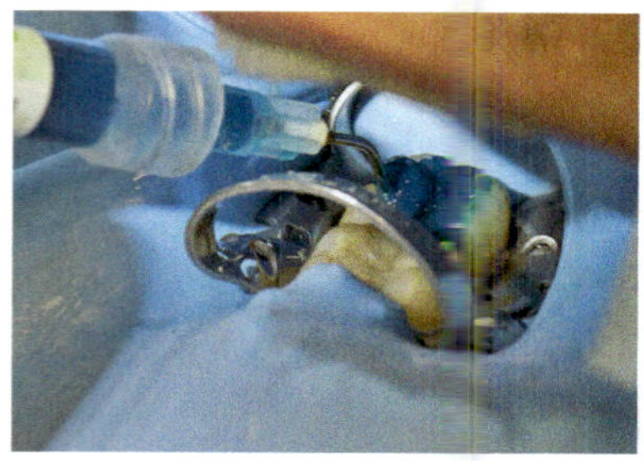

Einsetzen des Inlays

- Anmischen des chemisch- und lichthärtenden Komposits
- Einbringen des Komposits in die Kavität
- Einbringen des Inlays mit leichtem Druck; dabei wird überschüssiges Komposit herausgepresst →Abb.
- Entfernung der Überschüsse
- Auftragen von Glycerin-Gel
- Lichthärtung mit der Polymerisationslampe.

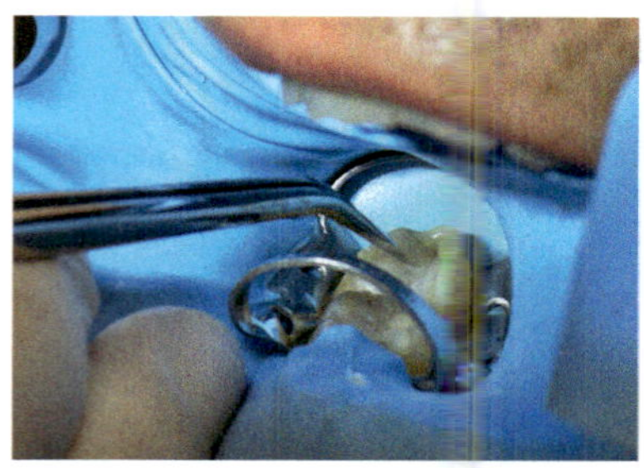

Abschließende Arbeiten

- Entfernung von Überschüssen mit einem Scaler und einem feinstkörnigen Diamantfinierer
- Okklusions- und Artikulationskontrolle
- Politur →Abb.
- Fluoridierung

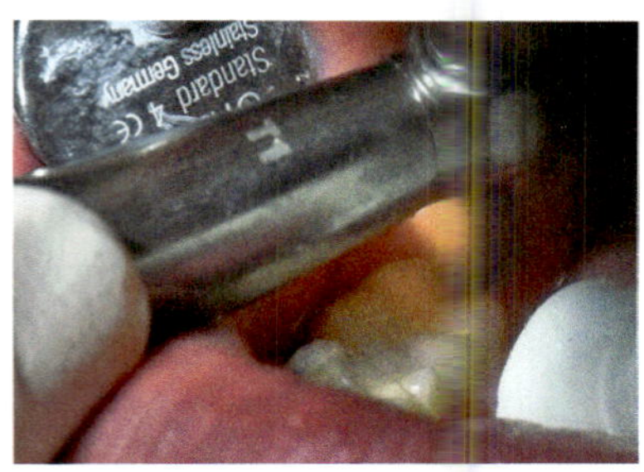

Tab. 1 Arbeitsabläufe bei der adhäsiven Befestigung einer Einlagefüllung aus Keramik

Terminologie: Therapie der Karies

Adhäsion, die	Haften von Körpern aneinander, die in engem Kontakt zueinander stehen
Adhäsiv, das	Haftvermittler, z. B. zwischen Rauigkeiten und Mikrolöchern der Zahnhartsubstanzen und dem Kompositmaterial oder zwischen Abformlöffel und Abformmaterial
Epidemiologie, die	Wissenschaftszweig, der sich mit der Verteilung von Krankheiten und den Folgen in der Bevölkerung befasst
Kariesexkavation, die (lat. excavare = aushöhlen)	Entfernung von Karies
Kavität, die	nach bestimmten Regeln präparierte Hohlform im Zahn zur Aufnahme einer Füllung
Konditionierung, die	Anpassung von Werkstoffen an die erforderlichen Bedingungen; geschieht vor der Verarbeitung; bei der Säure-Ätz-Technik das Anätzen des Schmelzes oder des Dentins; Schmelz- bzw. Dentinkonditionierung
Polymerisation, die	chemische Reaktion, bei der viele Einzelmoleküle (Monomere) zu großen Molekülen (Polymeren) verbunden werden; durch diese Reaktion härten viele zahnmedizinische Füllungsmaterialien aus; die Reaktion kann auf verschiedene Art ausgelöst werden; es gibt chemisch härtende und lichthärtende Füllungsmaterialien
Präparation, die (lat. praeparare = vorbereiten)	Abtragung von Zahnhartsubstanzen als vorbereitende Maßnahme für eine Füllung, Krone, Brücke oder Prothese
Restauration, die	Wiederherstellung; Sammelbezeichnung für Füllungen, Kronen und Brücken
Retention, die	Halt, Verankerung, z. B. von Zahnersatz oder plastischen Füllungen; geschieht z. B. durch Unterschnitte, raue Oberflächen
separieren	trennen, auseinanderdrängen

Therapie der Karies

Aufgaben

1 Welche fünf Möglichkeiten gibt es, Karies zu diagnostizieren?

2 Welche plastischen Füllungsmaterialien gibt es? Nennen Sie jeweils zwei Vor- und zwei Nachteile dieser Füllungsmaterialien.

3 Weshalb wird bei der Adhäsivtechnik der Zahn angeätzt?

4 Wozu dienen Dentinprimer, Schmelz- und Dentinadhäsiv?

5 Beschreiben Sie das Vorgehen bei der absoluten Trockenlegung.

6 Richten Sie den Arbeitsplatz für eine Kompositfüllung.

5 Beginn der Behandlung mit Untersuchungen und Beratungen

Wenn ein Patient **zum ersten Mal** in eine Zahnarztpraxis kommt, muss sich der Zahnarzt ein Bild vom Gesundheitszustand des Patienten machen. Hierzu wird eine Anamnese (Vorgeschichte der Krankheit) mit einem schriftlichen Anamnesebogen oder mit dem PVS (Patienten-Verwaltungs-System) erhoben. Die gründliche Untersuchung und Beratung des Patienten bezeichnen die Gebührenordnungen BEMA sowie GOZ als **eingehende Untersuchung**. Diese Behandlungsposition wird am häufigsten von allen Zahnarztpraxen in Deutschland abgerechnet. Nach der eingehenden Untersuchung wird dem Patienten der Befund mitgeteilt und er wird über die Behandlungsalternativen aufgeklärt und beraten. →Abb. 1 und 2, S. 389

5.1 Behandlung von Kassenpatienten

5.1.1 Eingehende Untersuchungen

Merke
Ab diesem Lernfeld werden alle Abrechnungspositionen (BEMA und GOZ) mit ihrer Abkürzung und/oder ihrer Ziffer benannt, so wie die Sprechweise in der Praxis ist. Wer mehr zu den Positionen wissen will, kann im Stichwortverzeichnis die passende Buchseite finden und dort nachlesen.

Im Normalfall beginnt die Behandlung eines Patienten mit Leistungen nach der Position 01. Da man davon ausgeht, dass sich der Mundgesundheitszustand frühestens nach sechs Monaten ändert, ist eine halbjährliche Untersuchung vonnöten. Zwischen den Untersuchungen müssen jedoch mindestens vier Monate liegen. Kommt der Patient als Schmerzfall, hat der Zahnarzt häufig keine Zeit für eine umfangreiche Untersuchung nach Position 01 und es kann nur eine symptombezogene Untersuchung im Sinne einer Position Ä 1 durchgeführt werden. Für die kieferorthopädische Untersuchung nach Position 01k und für die Früherkennungsuntersuchungen von Kindern unter 6 Jahren stehen eigene Abrechnungsziffern (FU 1 a–c; FU 2) zur Verfügung.

BEMA-Pos.	Abk.	Leistung	Bewertungszahl
01	U	Eingehende Untersuchung zur Feststellung von Zahn-, Mund- und Kieferkrankheiten einschließlich Beratung	18

A Die Leistung nach Position 01 ist in der Regel die erste Behandlungsmaßnahme in einem Behandlungsfall (Ausnahme: Schmerzfall).
Die Position ist einmal pro Kalenderhalbjahr, frühestens jedoch nach vier Monaten abrechenbar. (Ausnahme: Ein Fremdzahnarzt hat die erste 01 durchgeführt.)

₱ 1. Nicht neben einer Beratung im Sinne einer Ä 1 in derselben Sitzung berechenbar
2. Nicht vor Ablauf von vier Monaten und im nächsten Kalenderhalbjahr abrechenbar
3. Nicht im Rahmen einer kieferorthopädischen Behandlung abrechenbar
4. Die Positionen FU1 und FU2 können in demselben Kalenderhalbjahr nicht neben der 01 abgerechnet werden. Im folgenden Kalenderhalbjahr kann eine 01 frühestens vier Monate nach einer FU1 oder FU2 abgerechnet werden.

kieferorthopädische Behandlung →S. 204

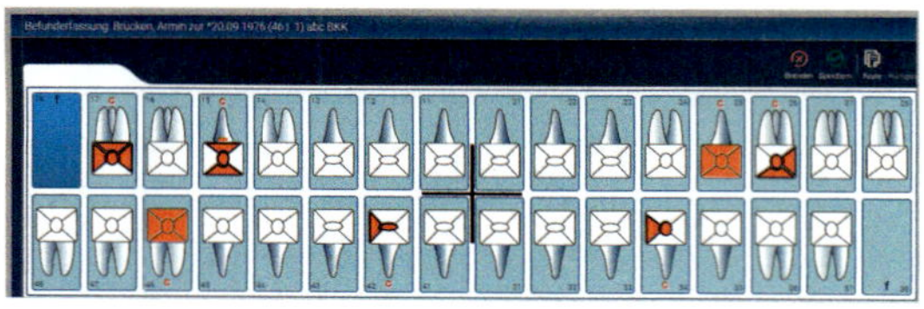

Abb. 1 Darstellung eines einfachen Untersuchungsbefundes im PVS

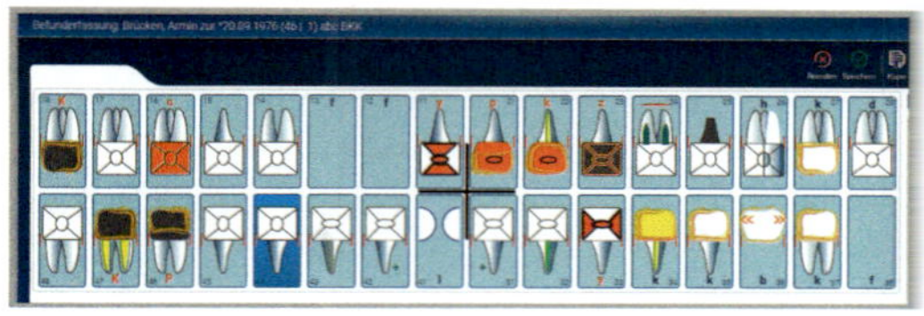

Abb. 2 Darstellung eines großen Untersuchungsbefundes im PVS

Beispiele

Abrechnung der Position 01 nach BEMA im Jahresverlauf

1. Am 15.05. wurde die 01 abgerechnet. Die nächste 01 kann frühestens im neuen Halbjahr, also erst am 16.09. abgerechnet werden, weil dazwischen vier Monate liegen müssen.

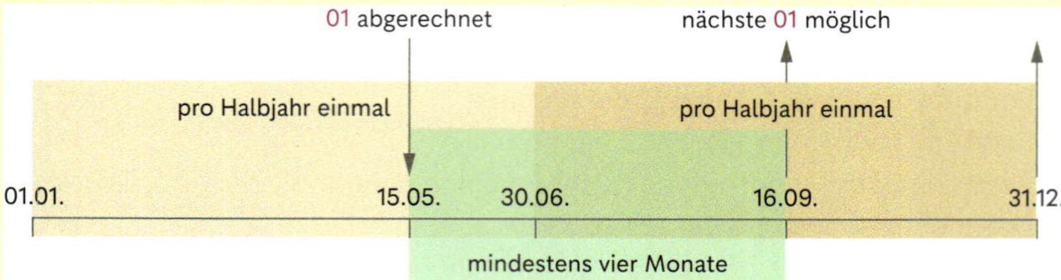

2. Am 07.01. und am 15.06. wird jeweils eine Untersuchung im Sinne einer 01 durchgeführt. Es liegen zwar vier Monate zwischen den beiden Untersuchungen, aber in einem Kalenderhalbjahr kann die 01 nur einmal abgerechnet werden.

3. Am 10.04. und am 10.07. wird jeweils eine Untersuchung im Sinne einer 01 durchgeführt. Die beiden Untersuchungen liegen zwar in verschiedenen Kalenderhalbjahren, aber die Viermonatsfrist ist nicht erfüllt. Es kann nur einmal die 01 abgerechnet werden.

Das Ergebnis der Untersuchung wird im PVS oder im Krankenblatt genau festgehalten. Die Befunde müssen dort mindestens mit **c** = kariöse Defekte, **f** = fehlende Zähne und **z** = zerstörte Zähne sowie Zahnstein, Mundkrankheit oder sonstiger Befund (z. B. Fistel) dokumentiert werden. Daneben sollten zahlreiche weitere Befunde mit bestimmten Kürzeln eingegeben werden, wenn sie festgestellt wurden. Dieser Befund bildet die Basis für die weitere Behandlung. Alle PVS bieten entsprechende Befundeintragungsmöglichkeiten an. → Abb. 3

Die Erfassung und Dokumentation der Leistung ist in allen PVS so gestaltet, dass Sie nach Bestätigung des Datums die Leistung als Ziffer oder Abkürzung eingeben können. Wenn Sie Ihr Programm als Dokumentationshilfe verwenden, haben Sie danach die Möglichkeit, den Befund an den jeweiligen Zähnen mit den Kürzeln **c, f, z** und weiteren Kürzeln einzugeben. Hat der Patient Milchzähne, kann das angekreuzt werden bzw. es ist im Programm hinterlegt, ab welchem Alter das Milchzahngebiss bei einem Patienten erscheinen soll. Zum Schluss haben Sie Gelegenheit anzukreuzen, ob der Patient Zahnstein und/oder eine Mundkrankheit hat.

Die Eintragung der Untersuchung erfolgt im (elektronischen) Bonusheft des Patienten, damit er so seine regelmäßigen Zahnarztbesuche gemäß SGB V nachweisen kann.

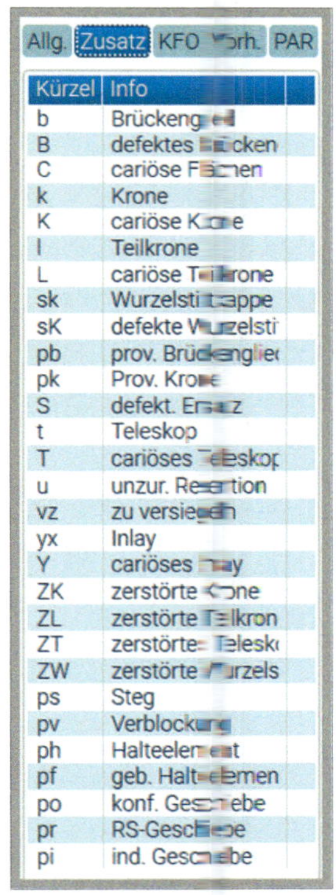
Allg.
Zusatz
KFO
PAR
Kürzel
Info
b Brückeng
B defektes
C cariöse F
k Krone
K cariöse K
l Teilkrone
L cariöse T
sk Wurzelsti
sK defekte
pb prov.
pk Prov. Kro
S defekt.
t Teleskop
T cariöses
u unzur.
vz zu versie
yx Inlay
Y cariöses
ZK zerstörte
ZL zerstörte
ZT zerstörte
ZW zerstörte
ps Steg
pv Verblock
ph Halteele
pf geb. Halt
po konf.
pr RS-Gesch
pi ind.

Abb. 3 Die zutreffenden Befundkürzel werden im PVS dem Befund zugewiesen.

Bonusheft, → LF

5.1.2 Beratung und symptombezogene Untersuchung

Neben der 01 gibt noch eine „kleinere“ Beratung bzw. symptombezogene Untersuchung. Auf der einen Seite wird diese Leistung nach Ä1 von Zahnärzten sehr oft erbracht, auf der anderen Seite kann sie nur sehr eingeschränkt abgerechnet werden. Eine Beratung kann fünf Minuten dauern, sie kann aber auch 30 bis 45 Minuten dauern. Gerade im Notfalldienst wird diese Leistung sehr oft erbracht, weil bei einer akuten Schmerzbeseitigung keine Zeit für eine längere Untersuchung bleibt. Sie muss immer durch den Zahnarzt erfolgen. An dieser Stelle werden nur die wichtigsten Bestimmungen genannt, zur Abrechnung der Ä1 führen:

- Beratung bei einer Rezeptausstellung
- Beratung bei Ausstellung einer Bescheinigung
- Beratung bei einer Wundkontrolle
- Beratung zu einer prothetischen Behandlung
- Beratung über Behandlungsablauf
- Beratung wegen Schmerzen
- Beratung bei einer lokalen Untersuchung
- Beratung nach chirurgischen Eingriffen
- Beratung über Mundhygiene (nicht im Sinne einer Individualprophylaxe)
- Behandlungsversuche bei einem Kind
- Symptombezogene oder lokale Untersuchung

Individualprophylaxe →LF 8

BEMA-Pos.	Abk.	Leistung	Bewertungszahl
Ä1	Ber	Beratung eines Kranken, auch fernmündlich	9

A Die Position Ä1 als alleinige Leistung in einer Sitzung ist immer berechenbar
- neben der ersten zahnärztlichen Leistung im Quartal,
- bei telefonischer Beratung (alleinige Leistung),
- bei Fortführung der Behandlung im Folgequartal, wenn
  - ein neuer Krankheitsbefund vorliegt (z. B. Unfall), dann auch neben der ersten zahnärztlichen Leistung,
  - 18 Tage nach der letzten Ä1 oder 01 vergangen sind. Dann ist Ä1 auch neben der ersten zahnärztlichen Leistung berechenbar.

Die Positionen Ä1 und 01 oder 01k sind **nicht** in derselben Sitzung abrechenbar. Außerdem ist die Position Ä1 **nicht** berechenbar
- neben weiteren zahnärztlichen Leistungen im Quartal,
- neben einem Besuch,
- anstelle einer zahnärztlichen Leistung (weil sie niedriger bewertet ist),
- neben einer Früherkennungsuntersuchung FU1 und FU2,
- neben einer der der Individualprophylaktischen Leistungen IP,
- neben einer Hilfestellung bei Ohnmacht Ohn (02).

Die Erfassung der Leistung ist in der Praxis mithilfe eines PVS leicht durchführbar. Die Angabe des behandelten Zahns kann entfallen, da sie für die Abrechnung der Ä1 nicht wichtig ist. Wird das Programm auch als Dokumentationshilfe eingesetzt, müssen weitere Angaben über die Art der Beratung in einer vorgesehenen Spalte, einem Notizblock o. Ä. gemacht werden. Dies ist z. B. dann der Fall, wenn ein wichtiges Aufklärungsgespräch mit dem Patienten dokumentiert werden soll.

Beginn der Behandlung mit Untersuchungen und Beratungen

B Sind im Programm mehrere Ä 1 am selben Tag für verschiedene Sitzungen einzugeben, besteht die Möglichkeit, dies deutlich zu machen, z. B. durch
- Vermerk „Sitzung Nr. 2“,
- Sitzungstrenner „------“ oder
- Eintrag einer zweiten Sitzung am selben Tag.

Ohne diese Kennzeichnung meldet sich das BEMA-Prüfmodul des Programms und gibt einen Fehler an, da in einer Sitzung nur **eine** Ä 1 abgerechnet werden darf. →Abb. 2.

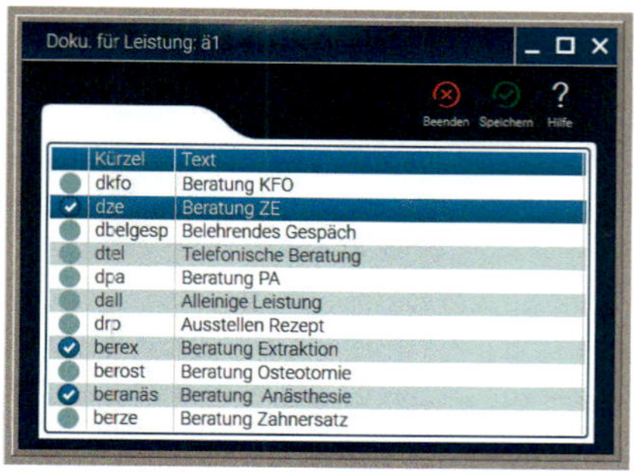

Abb. 1 Dokumentation für Ä1 im PVS

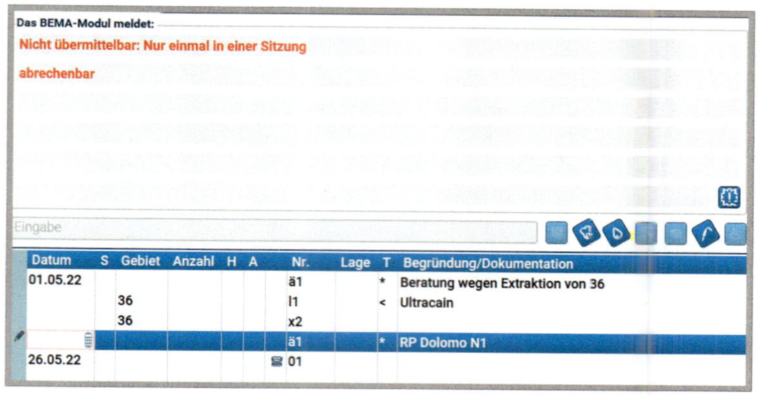

Abb. 2 Fehlermeldung bei fehlendem Sitzungstrenner

Die 18-Tage_Regel bei der Abrechnung von Ä 1 findet Anwendung bei einem Quartalswechsel und bezieht sich auf maximal die ersten 18 Tage im neuen Quartal. Erstreckt sich ein Krankheitsfall über mehrere Behandlungsfälle (Quartale), kann im neuen Quartal nicht automatisch die Ä 1 abgerechnet werden. In den ersten 18 Tagen des neuen Quartals gelten Sonderregelungen. Es muss geprüft werden, wie viele Tage seit der letzten Ä 1 oder 01 im Vorquartal vergangen sind.

Merke

Nach BEMA sind Behandlungsfall und Krankheitsfall zu unterscheiden:
- **Behandlungsfall:** Behandlung des Patienten in einem Quartal. Der Behandlungsfall endet mit dem Quartalsende.
- **Krankheitsfall:** gesamte Behandlung eines Patienten auch über Quartalsgrenzen. Ein Krankheitsfall kann mehrere Behandlungsfälle umfassen.

Behandlungsfall: Beginn der Behandlung bis zum Quartalsende

Krankheitsfall ist länger als das Quartal

Krankheitsfall ist kürzer als das Quartal

Krankheitsfall entspricht Behandlungsfall

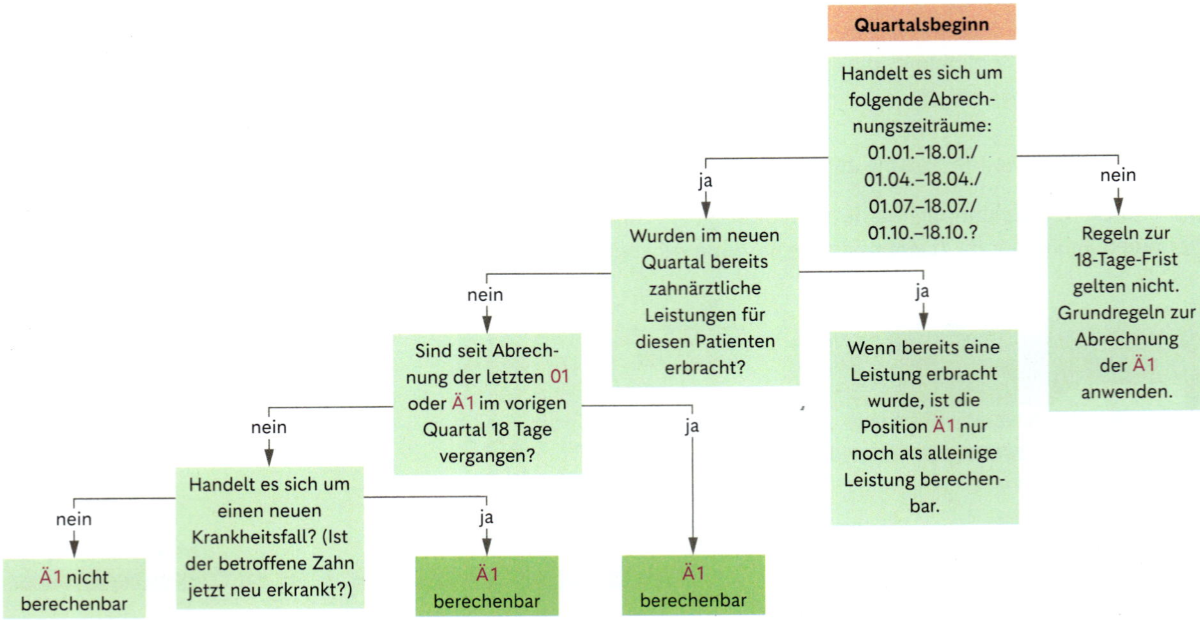

Abb. 1 Entscheidungsweg zur richtigen Abrechnung der Ä1 bei Quartalswechsel

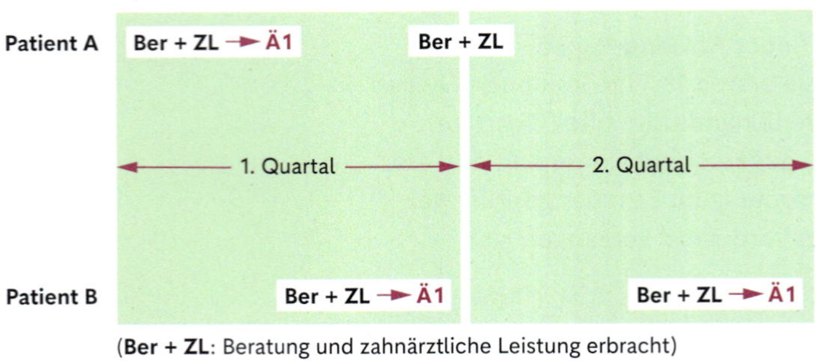

Patient A

1. Quartal: Behandlungsfall mit zwei Krankheitsfällen
1 x Ä1 abrechenbar

2. Quartal: Behandlungsfall mit einem Krankheitsfall, der im 1. Quartal begann:
Ä1 ist nicht abrechenbar, da im 1. Quartal „verbraucht".

Patient B

1. Quartal: Behandlungsfall mit einem Krankheitsfall
1 x Ä1 abrechenbar

2. Quartal: Behandlungsfall mit erneutem Krankheitsfall
1 x Ä1 abrechenbar

Abb. 2 Abrechenbarkeit der Ä1 bei mehreren Krankheitsfällen

Beispiel 1

Datum	Zahn	Behandlungsausschnitt	BEMA-Pos.
02.03.		Patient erscheint mit Schmerzen in der Praxis; er wird beraten und eine Füllung wird gelegt	Ä1, Füllungsposition
03.03.		Patient erscheint am nächsten Tag wieder mit Schmerzen; Beratung, weitere Füllung	Füllungsposition

Begründung: Nur neben der ersten Leistung im Quartal kann die Beratung abgerechnet werden. Wäre am 02.03. keine Beratung erfolgt, dürfte auch am 03.03. keine Ä1 abgerechnet werden, weil es nicht die erste Sitzung im Quartal ist.

Beginn der Behandlung mit Untersuchungen und Beratungen

Beispiel 2

Datum	Zahn	Behandlungsausschnitt	BEMA-Pos.
02.03.		Kind lässt sich nicht behandeln, mehrere Versuche	Ä 1
08.03.		Behandlungsversuch mit der Mutter misslingt	Ä 1

Begründung: Als alleinige Leistung kann die Position Ä 1 immer abgerechnet werden.

Beispiel 3

Datum	Zahn	Behandlungsausschnitt	BEMA-Pos.
01.02.		Beratung und zahnärztliche Leistungen	Ä 1, zahnärztliche Leistungen
17.02.		Eingehende Untersuchung mit Beratung und zahnärztliche Leistungen	01, zahnärztl. Leistungen
23.02		Kurze Beratung und zahnärztliche Leistungen	zahnärztl. Leistungen
16.03.		Telefonische Beratung	Ä 1
28.03.		Abschlussberatung	–

Begründung: Am 01.02. kann die Position Ä 1 berechnet werden, weil sie neben der ersten Leistung im Quartal angerechnet wird. Am 17.02. kann keine Ä 1 abgerechnet werden, weil sie in 01 enthalten ist. Am 23.02. ist die Ä 1 nicht berechenbar, weil sie nicht neben der ersten Leistung im Quartal steht. Am 16.03. ist die Leistung nach Ä 1 die alleinige Leistung. Eine Abschlussberatung kann nicht als Ä 1 abgerechnet werden.

Beispiel 4

Datum	Zahn	Behandlungsausschnitt	BEMA-Pos.
20.03.		Patient kommt als Schmerzfall in die Praxis und wird 45 Minuten beraten, danach erfolgen zahnärztliche Leistungen	Ä 1, zahnärztliche Leistungen
24.03.		Eingehende Untersuchung mit Beratung und weitere zahnärztliche Leitungen	01, zahnärztl. Leistungen
31.03.		Beratung mit weiteren zahnärztlichen Leistungen	zahnärztl. Leistung
06.04.		Beratung mit weiteren zahnärztlichen Leistungen	zahnärztl. Leistungen
18.04.		Unfall, Schneidezähne beschädigt, Behandlung mit Beratung	Ä 1, zahnärztl. Leistungen

Begründung: Am 20.03. kann die Ä 1 neben der ersten zahnärztlichen Leistung im Quartal berechnet werden. Am 24.03. ist die Beratung in 01 enthalten. Am 31.03. kann neben weiteren zahnärztlichen Leistungen im Quartal die Ä 1 nicht abgerechnet werden. Am 06.04. kann im neuen Quartal Ä 1 nicht abgerechnet werden, weil seit der letzten Berechnung der Position 01 keine 18 Tage vergangen sind. Am 18.04. kann Ä 1 abgerechnet werden, weil ein neuer Befund vorliegt und außerdem seit der letzten Berechnung von 01 bereits 18 Tage vergangen sind.

Merke
Quartalswechsel sind stets zu beachten.

5.1.3 Kieferorthopädische Untersuchung und Beratung

Die kieferorthopädische Beratung darf ein Kieferorthopäde nur berechnen, wenn er eine kieferorthopädische Untersuchung und Beratung durchführt. Ausnahmen bestehen, wenn der Kieferorthopäde zugleich auch als Allgemeinzahnarzt tätig ist.

BEMA-Pos.	Abk.	Leistung	Bewertungszahl
01k		Kieferorthopädische Untersuchung zur Klärung von Indikation und Zeitpunkt kieferorthopädisch-therapeutischer Maßnahmen	28

5.1.4 Zahnärztliche Früherkennungsuntersuchung

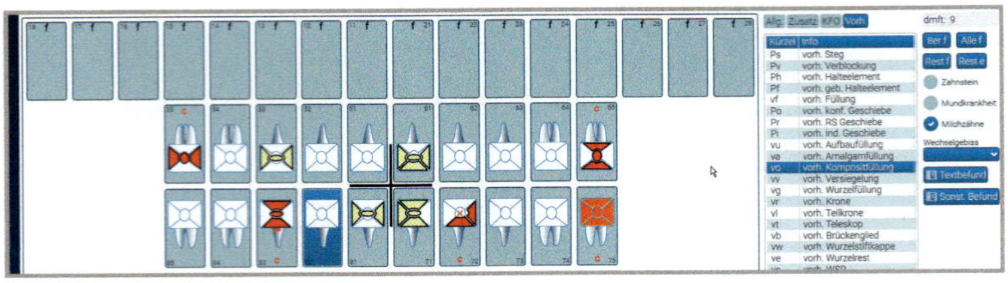

Abb. 1 dmf-t-Index im Milchzahngebiss

Für Kinder unter 3 Jahren besteht die Möglichkeit Früherkennungsuntersuchungen (FU) in der Praxis des Zahnarztes durchführen zu lassen. Sie sind grundsätzlich für Kinder gedacht, die nicht durch die Gruppenprophylaxe, z. B. in Kindertagesstätten, betreut werden. In der Regel werden verschiedene **zahnärztliche Früherkennungsuntersuchungen** (FU 1a-c; FU 2) ab dem 3. Lebensmonat bis zum 6. Lebensjahr des Kindes durchgeführt. Man unterscheidet:

- FU 1a: vom 6. bis zum vollendeten 9. Lebensmonat
- FU 1b: vom 10. bis zum vollendeten 20. Lebensmonat
- FU 1c: vom 21. bis zum vollendeten 33. Lebensmonat.

Ab dem 6. Lebensjahr des Kindes ist bei Kindern mit hohem Kariesrisiko die Anwendung von Fluoridlack zur Kariesvorbeugung (IP 4) angezeigt.

Für Kinder mit hohem Kariesrisiko sollte ab dem 6. Lebensjahr auch Fluoridlack zur Kariesvorbeugung in regelmäßigen Abständen (einmal je Kalenderhalbjahr) auf die Zähne aufgetragen werden. Dabei berücksichtigt der Zahnarzt auch die bereits erfolgten Fluoridierungen im Rahmen der Gruppenprophylaxe, um eine Überdosierung zu vermeiden. Diese Fluoridierung darf bei Kindern mit hohem Kariesrisiko als IP 4 einmal pro Kalenderhalbjahr berechnet werden.

Die Einschätzung des Kariesrisikos wird mithilfe des sog. dmf-t-Indexes durchgeführt. Die Bezeichnung **dmf-t** kommt aus dem Englischen und bedeutet:
d = decayed (kariös), **m** = missing (fehlend), **f** = filled (gefüllt), **t** = tooth (Zahn).

Hohes Kariesrisiko:

- 3 Jahre: dmf-t > 0
- 4 Jahre: dmf-t > 2
- 5 Jahre: dmf-t > 4
- 6 Jahre: dmf-t > 5

Beispiel

1: Die Zähne 52, 55, 65, 71 und 83 sind kariös. dmf-t-Index = 5

2: Der Zahn 52 ist kariös, die Zähne 61 und 62 sind extrahiert. Außerdem sind die Zähne 75, 84 und 85 gefüllt. d = 1, m = 2, f = 3; dmf-t-Index = 6

Beginn der Behandlung mit Untersuchungen und Beratungen

BEMA-Pos.	Abk.	Leistung	Bewertungszahl
FU 1	FU 1	Zahnärztliche Früherkennungsuntersuchung eines Kindes vom 6. bis zum 33. Lebensmonat	27

A Der Abstand zwischen zwei Untersuchungen muss mindestens vier Monate betragen. Neben einer FU 1 a–c kann im selben Kalenderhalbjahr keine 01 abgerechnet werden. Im folgenden Kalenderhalbjahr kann die 01 frühestens vier Monate nach der FU 1 a–c abgerechnet werden. Im Zusammenhang mit einer FU 1 a–c kann keine Ä1 berechnet werden.

Die Positionen FU 1a–c sind nicht neben einer 01 im selben Halbjahr (Viermonatsfrist) berechenbar. Ebenso kann die Ä 1 nicht neben den Positionen FU und IP abgerechnet werden.

BEMA-Pos.	Abk.	Leistung	Bewertungszahl
FU 2	FU 2	Zahnärztliche Früherkennungsuntersuchung eines Kindes vom 34. bis zum vollendeten 72. Lebensmonat	25

A Innerhalb dieses Zeitraumes können drei Früherkennungsuntersuchungen erfolgen. Der Abstand zwischen den Untersuchungen muss mindestens 12 Monate betragen. Zwischen einer FU 1 a–c und der FU 2 müssen mindesten 12 Monate liegen.

Neben einer FU 2 kann im selben Kalenderhalbjahr keine 01 abgerechnet werden. Im folgenden Kalenderhalbjahr kann die 01 frühestens vier Monate nach der FU 1 und FU 2 abgerechnet werden. Im Zusammenhang mit einer FU kann keine Ä1 berechnet werden.

BEMA-Pos.	Abk.	Leistung	Bewertungszahl
FLA	FLA	Fluoridlackanwendung zur Zahnschmelzhärtung	14

A Die Leistung umfasst die Anwendung von Fluoridlack einschließlich der Beseitigung von weichen Zahnbelägen und der relativen Trockenlegung. Die Leistung kann zweimal je Kalenderhalbjahr abgerechnet werden (bei Kindern vom 6. bis zum 72. Lebensmonat).

BEMA-Pos.	Abk.	Leistung	Bewertungszahl
FU Pr	FU Pr	Praktische Anleitung der Betreuungspersonen zur Mundhygiene beim Kind	10

A Die Leistung kann nur im Zusammenhang mit einer FU 1 abgerechnet werden.

Der Inhalt der Untersuchung und des Gesprächs sollte genau dokumentiert werden. Die Eingabe in ein PVS erfolgt ohne Zahnbezug. Das Programm prüft anhand des Lebensalters des Kindes, ob die Abrechnung möglich ist. Ebenso ermittelt das Programm anhand des Befundes, ob das Kind zur Kariesrisikogruppe gehört und eine Früherkennungsuntersuchung oder individuelle Prophylaxe Leistung abgerechnet werden kann. Auch hier werden die Fristen angezeigt bzw. Warnungen ausgesprochen.

5.1.5 Weitere Leistungen zu Beratungen und Untersuchungen

Mit den Beratungen und Untersuchungen hängen oft auch weitere kleinere Behandlungen und Zuschläge zusammen, die auch abgerechnet werden können.

Zuschläge außerhalb der Sprechstunde

Wenn in der Zahnarztpraxis außerhalb der Sprechstunde behandelt wird, handelt es sich um dringend notwendige Leistungen. Kommt es zu einem Einsatz im Notdienst, gibt es für die Behandlung in dieser besonderen Zeit einen Zuschlag, der **keine zahnärztliche Leistung** im eigentlichen Sinne darstellt.

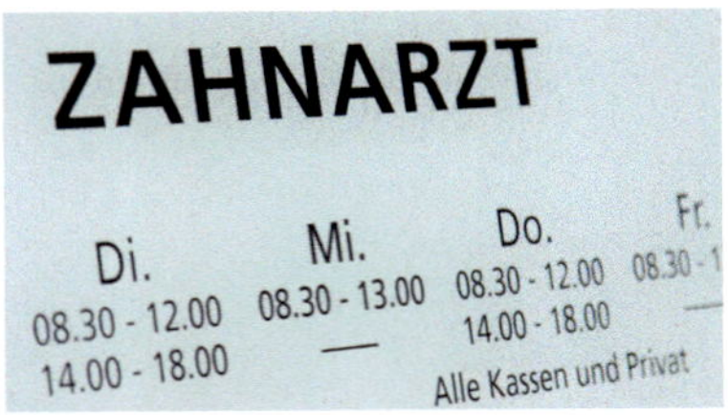
ZAHNARZT
Di.
08.30 - 12.00
14.00 - 18.00
Mi.
08.30 - 13.00
Do.
08.30 - 12.00
14.00 - 18.00
Alle Kassen und Privat

Abb. 1 Sprechstunden eines Zahnarztes

Der Begriff der Sprechstunde ist nicht eindeutig definiert. Man versteht darunter die Zeit, in der der Zahnarzt normalerweise behandelt. Sie muss **nicht** mit der Zeit auf dem Praxisschild übereinstimmen. Für Patienten, die während der Sprechstunde in der Praxis (auch unbestellt) erscheinen und dann auch erst später behandelt werden, gilt dieser Zuschlag nicht. Ruft ein Patient außerhalb der Sprechstunde an und wird dann noch in der Praxis behandelt, kann der Zuschlag berechnet werden.

BEMA-Pos.	Abk.	Leistung	Bewertungszahl
03	Zu	Zuschlag für Leistungen außerhalb der Sprechstunde, bei Nacht (20 Uhr bis 8 Uhr) oder an Sonn- und Feiertagen	15

A Der Zuschlag 03 ist berechenbar:
- einmal pro Sitzung
- nur neben Leistungen außerhalb der Sprechstunde
- neben Leistungen im Notdienst
- wenn es sich um eine dringend notwendige Leistung handelt

Die Berechnung des Zuschlags 03 ist ausgeschlossen:
- neben Besuchen
- bei unbestelltem Patient, der während der Sprechstunde kommt
- bei Abrechnung ohne Leistungen
- bei Einbestellung des Patienten außerhalb der Sprechstunde
- bei außergewöhnlichen Sprechstunden, z. B. Samstagnachmittag

Der Zahnarzt kann die Position 03 auch dann nur einmal pro Sitzung berechnen, wenn mehrere zahnärztliche Leistungen erbracht werden.
Die Eingabe einer 03 kann im Abrechnungsprogramm nur mit Datum erfolgen. Grundsätzlich sollte auch die Uhrzeit eingegeben werden, obwohl dies an Sonn- und Feiertagen nicht erforderlich ist. Ohne Uhrzeit wird die 03 in der Upload-Datei gesondert „ausgeworfen“ und in der KZV geprüft.

Abb. 2 Programmeingabe der Position 03 mit Uhrzeit und Sitzungsdauer. Die Schreibweise für die Uhrzeit ist in den Programmen unterschiedlich geregelt. Manche erkennen bereits an der Eingabe mit Doppelpunkt, z. B. 21:00, dass es sich um eine Uhrzeit handelt.

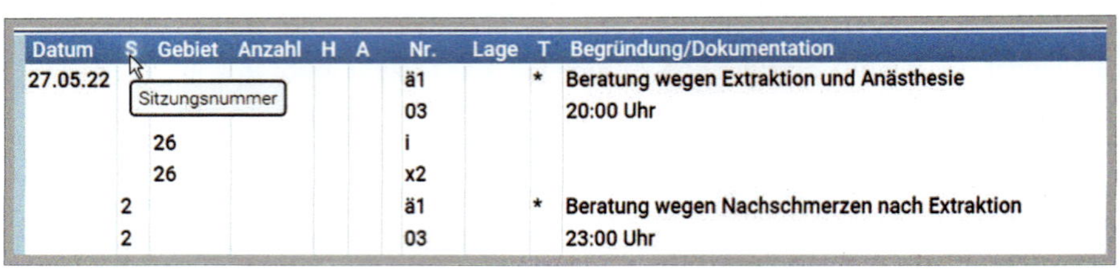

Datum	S	Gebiet	Anzahl	H	A	Nr.	Lage	T	Begründung/Dokumentation
27.05.22						ä1		*	Beratung wegen Extraktion und Anästhesie
						03			20:00 Uhr
		26				i			
		26				x2			
	2					ä1		*	Beratung wegen Nachschmerzen nach Extraktion
	2					03			23:00 Uhr

Sitzungsnummer

Beginn der Behandlung mit Untersuchungen und Beratungen

Beispiele

Nr.	Behandlungsausschnitt	BEMA-Abrechnung mit Begründung
1	Sprechstunde 15:00–18:00 Uhr: Ein Schmerzpatient erscheint um 17:55 Uhr, die Behandlung erfolgt um 18:30 Uhr.	03 ist nicht berechenbar, da der Patient vor Ende der Sprechstunde in der Praxis eingetroffen ist.
2	Der Patient erscheint mit Schmerzen außerhalb der Sprechstunde am Samstagvormittag.	03 wird abgerechnet, weil am Samstag keine Sprechstunde stattfindet.
3	Sprechstunde 14:00–17:00 Uhr: Der Patient erscheint um 18:00 Uhr mit der Bitte, Zahnstein zu entfernen. Patient hat starke Schmerzen wegen einer Mundkrankheit.	Abrechnung hängt davon ab, wie der Zahnarzt die Dringlichkeit feststellt. Im Zweifel kann die 03 abgerechnet werden.
4	Der Patient erscheint am Samstag im Notdienst, weil beim Fahrradunfall ein Stück Zahnschmelz abgebrochen ist. Nach lokaler Untersuchung und Beratung wird er an den Hauszahnarzt verwiesen.	03 wird abgerechnet und stellt im Notdienst den „klassischen" Fall dar.
5	Der Patient wird am Sonntag um 11:00 Uhr und um 21:00 Uhr nach einer Zahnentfernung zweimalig telefonisch beraten.	03 wird je Sitzung einmal berechnet, also 2 x 03.
6	Sprechstunde am Donnerstag 16:00–21:00 Uhr: Ein unbestellter Patient erscheint mit Schmerzen um 20:30 Uhr. Ein Zahn wird extrahiert.	03 ist nicht berechenbar, da der Patient vor Ende der Sprechstunde in der Praxis war.
7	Der Patient erscheint in der Mittagspause zwischen 12:00 und 14:00 Uhr. Behandlung erfolgt um 14:15 Uhr.	03 wird nicht berechnet, da die Behandlung in der normalen Sprechzeit erfolgt.
8	Der Patient ruft am freien Mittwochnachmittag in der Praxis an und klagt über Schmerzen. Zahnarzt führt die Behandlung durch.	03 darf berechnet werden, da in der Praxis keine Sprechstunde ist.
9	Der Zahnarzt führt außerhalb der Sprechstunde abends um 21:00 Uhr einen dringenden Besuch beim Patienten durch.	Neben einem Besuch darf keine Ziffer 03 abgerechnet werden.

Parodontaler Screening-Index

Zur Beurteilung des Zustandes des Zahnhalteapparates (Parodontiums) kann der PSI-Code eingesetzt werden →Abb. 1. Diese Leistung wird mit der Position 04 abgerechnet. Zur Erhebung des PSI wird jeder Zahn eines Sextanten mit einer WHO-Sonde an sechs Stellen sondiert. Mehr zur Abrechnung des PSI →LF 8.

BEMA-Pos.	Abk.	Leistung	Bewertungszahl
04		Erhebung des PSI-Codes	10

A Eine Leistung nach 04 kann einmal in zwei Jahren abgerechnet werden. Es müssen daher sieben Quartale ohne Berechnung der Erhebung zwischen den Leistungen nach 04 liegen. Im nächsten Quartal kommt es dabei nicht auf die taggenaue Berechnung der Frist an.

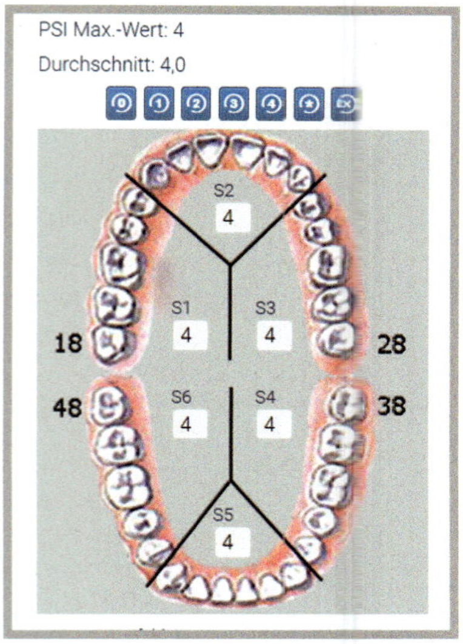

Abb. 1 EDV-Eingabe des PSI-Codes

Gewinnung von Zellmaterial

Es gibt Veränderungen der Mundschleimhaut, die bösartig entarten können. Zur entsprechenden Diagnostik muss Material für die Zytologie (Zelluntersuchung) gewonnen werden. Dieses Zellmaterial wird mit speziellen Bürstchen von der veränderten Mundschleimhaut entfernt und zur zytologischen Untersuchung eingeschickt.

BEMA-Pos.	Abk.	Leistung	Bewertungszahl
05		Gewinnung von Zellmaterial aus der Mundhöhle und Aufbereitung zur zytologischen Untersuchung, einschließlich Materialkosten	20

A Die Position 05 kann nur einmal innerhalb von 12 Monaten abgerechnet werden.

Besuche beim Patienten

Als Besuch gilt der Weggang des Zahnarztes aus seinen Praxisräumen oder aus seiner Wohnung zum Zweck des Aufsuchens eines Patienten in dessen Wohnung oder an dessen sonstigem Aufenthaltsort. Die folgenden Abrechnungspositionen 151 bis 155 enthalten Leistungen im Zusammenhang mit Besuchen. Sie fallen bei einem niedergelassenen Zahnarzt sehr selten an, weil der Patient im Normalfall in der Praxis behandelt wird. Kann ein Patient wegen Krankheit oder Alter die Praxis nicht (mehr) aufsuchen, wird der erhöhte Aufwand für den Zahnarzt mit den im Folgenden dargestellten Besuchsziffern, Zuschlägen und mit Wegegeld vergütet. Untersuchungen zeigen, dass die Zahnpflege gerade bei älteren Menschen in Pflegeheimen oft unzureichend ist. Pflegekräfte sind hierfür nicht genügend ausgebildet, sodass es ein Anliegen ist, dass Zahnärzte verstärkt in Pflegeheimen behandeln. Dafür stehen eigene Positionen zur Verfügung, die es auch für den Zahnarzt attraktiv machen, Kooperationsverträge mit Pflegeheimen abzuschließen →Abb 1, S. 406. In manchen Pflegeeinrichtungen sind Zahnarztstühle vorhanden.

Merke
Unter den Begriff „häusliche Gemeinschaft" fallen neben den in häuslicher Gemeinschaft lebenden Versicherten auch Besuche weiterer Patienten innerhalb einer beliebigen Einrichtung.

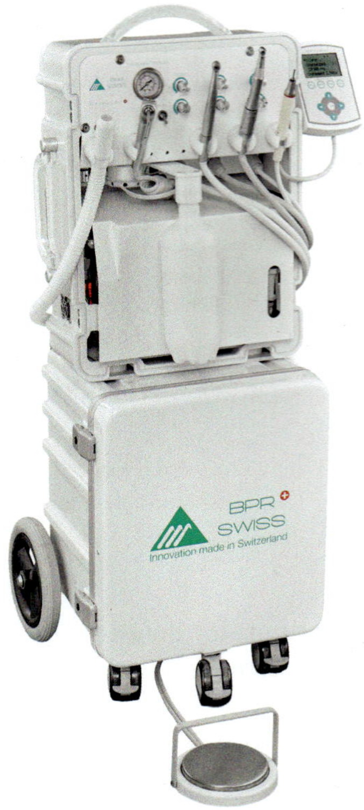

Abb. 1 Sind keine Zahnarztstühle vorhanden, bieten sich mobile Behandlungseinheiten an.

BEMA-Pos.	Abk.	Leistung	Bewertungszahl
151	Bs1	Besuch eines Versicherten, einschließlich Beratung und eingehender Untersuchung	36
152	Bs2	Besuch je weiteren Versicherten in derselben häuslichen Gemeinschaft oder Einrichtung im unmittelbaren zeitlichen Zusammenhang mit einer Leistung nach Nr. 151, einschließlich Beratung und eingehender Untersuchung	34

Beginn der Behandlung mit Untersuchungen und Beratungen

BEMA-Pos.	Abk.	Leistung	Bewertungszahl
153	Bs3	Besuch eines pflegebedürftigen Versicherten in einer stationären Pflegestation zu vorher vereinbarten Zeiten und bei regelmäßiger Tätigkeit in der Pflegeeinrichtung, einschließlich Beratung und eingehender Untersuchung ohne Vorliegen eines Kooperationsvertrags nach § 119b Abs. 1 SGB V, welcher den verbindlichen Anforderungen der Vereinbarung nach § 119b Abs. 2 SGB V entspricht	28
154	Bs4	Besuch eines pflegebedürftigen Versicherten in einer stationären Pflegeeinrichtung (§ 71 Abs. 2 SGB XI) im Rahmen eines Kooperationsvertrags nach § 119b Abs. 1 SGB V, einschließlich Beratung und eingehender Untersuchung	28
155	Bs5	Besuch je weiterem pflegebedürftigen Versicherten in derselben stationären Pflegeeinrichtung (§ 71 Abs. 2 SGB XI) im Rahmen eines Kooperationsvertrags nach § 119b Abs. 1 SGB V, im unmittelbaren zeitlichen Zusammenhang mit einer Leistung nach Nr. 154 – einschließlich Beratung und eingehender Untersuchung	26

A Für Besuche können folgende Positionen abgerechnet werden:
- Bs1 für den „normalen“ Besuch durch den Zahnarzt in der Wohnung des Patienten (Dokumentation der Gründe)
- Bs2 für weitere Patienten in Wohngemeinschaft, Alten- oder Pflegeheim, Betreuungseinrichtung o. Ä.
- Bs3 bei regelmäßiger Tätigkeit eines Vertragszahnarztes in einem Alten- oder Pflegeheim

P Neben den Positionen Bs1, Bs2 und Bs3 sind Wegegeld oder eine Reiseentschädigung, ggf. anteilig, abrechenbar.
Die Leistungen nach Bs4 und Bs5 sind nur abrechnungsfähig, wenn der Vertragszahnarzt mit der stationären Pflegeeinrichtung einen entsprechenden Kooperationsvertrag abgeschlossen und die KZV die Berechtigung festgestellt hat.

Wegegeld, Reiseentschädigung → S. 405

- Neben den Bs1 und Bs2 sind Beratungen und Untersuchungen nach den Positionen Ä 1, 01, 01k, 03 und FU nicht abrechenbar.
- Die Bs3 kann nicht neben der Bs1, Bs2, Bs4 oder Bs5 abgerechnet werden.
- Neben der Bs3 sind die Zuschläge nach ZBs1a–f nicht abrechnungsfähig.
- Bs1 und Bs2 können nicht neben Bs3, Bs4 oder Bs5 abgerechnet werden.

Es gelten die gleichen Dokumentationshinweise wie bei den bisherigen Behandlungen. Der genaue Ort und die Begründung für den Besuch sollten ebenfalls dokumentiert werden. Der Eintrag in das Abrechnungsprogramm erfolgt in der Regel über die Kürzel Bs1 bis Bs5.

In Verbindung mit Besuchen kann das zahnärztliche Verweilen, z. B. bei einer Narkosebehandlung notwendig werden und wird mit Ä 56 abgerechnet. Der Arzt darf keine anderen ärztlichen Tätigkeiten erbringen.

BEMA-Pos.	Abk.	Leistung	Bewertungszahl
Ä 56		Ärztliches Verweilen wegen Erkrankung erforderlich, je angefangene halbe Stunde	20

Besuchszuschläge können berechnet werden, wenn der Zahnarzt einen Besuch (z. B. bei einem bettlägerigen Patienten) durchführt.

BEMA-Pos.	Abk.	Leistung	Bewertungszahl
161a	ZBs1a	Zuschlag für dringend angeforderte und unverzüglich durchgeführte Besuche	18
161b	ZBs1b	Zuschlag für Montag bis Freitag in der Zeit von 20 bis 22 Uhr oder 6 bis 8 Uhr durchgeführte Besuche	29
161c	ZBs1c	Zuschlag für Montag bis Freitag in der Zeit zwischen 22 und 6 Uhr durchgeführte Besuche	50
161d	ZBs1d	Zuschlag für an Samstagen, Sonn- oder Feiertagen in der Zeit zwischen 8 und 20 Uhr durchgeführte Besuche	38
161e	ZBs1e	Zuschlag für an Samstagen, Sonn- oder Feiertagen in der Zeit zwischen von 20 bis 22 Uhr oder 6 bis 8 Uhr durchgeführte Besuche	67
161f	ZBs1f	Zuschlag für an Samstagen, Sonn- oder Feiertagen in der Zeit zwischen 22 und 6 Uhr durchgeführte Besuche	88
162a	ZBs2a	Zuschlag für dringend angeforderte und unverzüglich durchgeführte Besuche nach Nr. 152 und 155	9
162b	ZBs2b	Zuschlag für Montag bis Freitag in der Zeit von 20 bis 22 Uhr oder 6 bis 8 Uhr durchgeführte Besuche nach den Nr. 152 und 155	15
162c	ZBs2c	Zuschlag für Montag bis Freitag in der Zeit zwischen 22 und 6 Uhr durchgeführte Besuche nach den Nr. 152 und 155	25
162d	ZBs2d	Zuschlag für an Samstagen, Sonn- oder Feiertagen in der Zeit zwischen 8 und 20 Uhr durchgeführte Besuche nach den Nr. 152 und 155	19
162e	ZBs2e	Zuschlag für an Samstagen, Sonn- oder Feiertagen in der Zeit von 20 bis 22 Uhr oder 6 bis 8 Uhr durchgeführte Besuche nach den Nr. 152 und 155	34
162f	ZBs2f	Zuschlag für an Samstagen, Sonn- oder Feiertagen in der Zeit zwischen 22 und 6 Uhr durchgeführte Besuche nach den Nr. 152 und 155	44

Bei den Zuschlägen kommt es auf die genaue Dokumentation des Zeitpunkts des Besuchs an. Es muss unterschieden werden, ob es sich um einen Besuch nach Bs1, Bs4 und Bs5 oder um einen Besuch nach Bs1 **mit** Bs2 oder Bs4 **mit** Bs5 handelt. Die genaue Uhrzeit und das Datum müssen dokumentiert werden.

Zuschläge bei Pflegebedürftigen ergänzen die „normalen" Besuchszuschläge. Damit soll der personelle, instrumentelle und zeitliche Mehraufwand für die aufsuchende Versorgung der dort genannten Patientengruppen abgegolten und zugleich eine dauerhafte Grundlage für die Verbesserung deren Zahngesundheit geschaffen werden.

BEMA-Pos.	Abk.	Leistung	Bewertungszahl
171a	PBA1a	Zuschlag für das Aufsuchen von Versicherten, die pflegebedürftig sind, eine Behinderung oder eine eingeschränkte Alltagskompetenz aufweisen.	35
171b	PBA1b	Zuschlag für das Aufsuchen je weiterem Versicherten, der pflegebedürftig ist, eine Behinderung oder eine eingeschränkte Alltagskompetenz aufweist, in derselben häuslichen Gemeinschaft oder Einrichtung im unmittelbaren zeitlichen Zusammenhang mit einer Leistung nach Nr. 171a	30

Es empfiehlt sich eine Beschreibung der eingeschränkten Alltagskompetenz oder der Behinderung des Patienten.

Beispiel
Der betreffende Eintrag in das Abrechnungsprogramm könnte lauten: Bs1 und PBA1a.
Dokumentation: Versicherter hat starkes Rheuma und kann sich kaum bewegen.

Die Zuschläge für die Besuche in Pflegeeinrichtungen im Rahmen eines **Kooperationsvertrags** sind in der Pos. 172 integriert worden (nach § 87 Abs. 2 SGB V für die kooperative und koordinierte zahnärztliche und pflegerische Versorgung).

BEMA-Pos.	Abk.	Leistung	Bewertungszahl
172a	SP1a	Zuschlag für das Aufsuchen eines pflegebedürftigen Versicherten in einer stationären Pflegeeinrichtung	36
172b	SP1b	Zuschlag für das Aufsuchen je weiterem pflegebedürftigem Versicherten in derselben stationären Pflegeeinrichtung im unmittelbaren zeitlichen Zusammenhang mit einer Leistung nach Nr. 172a	31
172c	SP1c	Beurteilung des zahnärztlichen Behandlungsbedarfs, des Pflegezustands der Zähne, der Mundschleimhaut sowie der Prothesen, Einbringen von versicherten-bezogenen Vorschlägen für Maßnahmen zum Erhalt und zur Verbesserung der Mundgesundheit, einschl. Dokumentation anhand des Formblatts nach Anlage 2 zur Rahmenvereinbarung gemäß§ 119b Abs. 2 SGB V	16
172d	SP1d	Unterstützung und ggf. praktische Anleitung des Pflegepersonals bei der Durchführung der ihm obliegenden Aufgaben durch versichertenbezogene Vorschläge für Maßnahmen zum Erhalt und zur Verbesserung der Mundgesundheit sowie Hinweise zu Besonderheiten der Zahnpflege sowie zu Pflege und Handhabung des Zahnersatzes	20

A Die Zuschläge nach ZBs1 und ZBs2 sind neben den Besuchsgebühren der Bs1 bis Bs3 sowie dem Wegegeld und der Reiseentschädigung abrechenbar.

- Neben Bs1 sind alle Zuschläge nach ZBs1a–f abrechenbar.
- Neben Bs3 ist nur der Zuschlag nach ZBs1a berechenbar.
- Neben Bs2 können alle Zuschläge nach ZBs2a–f abgerechnet werden.
- Die Zuschläge nach PBA1 sind für Versicherte abrechnungsfähig, die einem Pflegegrad nach § 15 Abs. 1 SGB XI (Pflegegrade 1 bis 5) zugeordnet sind, Eingliederungshilfe nach § 99 SGB IV erhalten oder dauerhaft erheblich in ihrer Alltagskompetenz nach § 45a SGB XI eingeschränkt sind und die Zahnarztpraxis aufgrund ihrer Pflegebedürftigkeit oder Behinderung oder eingeschränkten Alltagskompetenz nicht oder nur mit hohem Aufwand aufsuchen können (Dokumentation!) und für die kein Kooperationsvertrag vorliegt.
- Die Zuschläge nach PBA1a oder PBA1b können nur im Zusammenhang mit Bs1, Bs2 oder Bs3 abgerechnet werden.
- In Fällen, in denen ein Besuch vor 20:00 Uhr bestellt, aber erst nach 20:00 Uhr ausgeführt wird, sind die Zuschläge nach. ZBs1b oder ZBs2b abrechenbar. Die Verzögerung muss jedoch sachlich begründet sein.
- Wenn ein Besuch vor 22:00 Uhr beginnt, aber erst nach 22:00 Uhr abgeschlossen wird, sind die Zuschläge nach ZBs1c oder ZBs2c abrechnungsfähig. Dies gilt auch, wenn ein Besuch vor 6:00 Uhr beginnt und nach 6:00 Uhr abgeschlossen wird.
- Der Zuschlag nach ZKi ist nur in Verbindung mit den Besuchen nach Bs1, Bs2 und Bs3 abrechenbar.
- Zuschläge nach SP1a–d können nur bei Vorliegen eines Kooperationsvertrags mit den Besuchsziffern Bs4 und Bs5 einschließlich der Zuschläge ZBs1, ZBs2 und ZKi sowie des Wegegelds und der Reiseentschädigung berechnet werden.
- Die Leistungen nach SP1c und SP1d können je Kalenderhalbjahr einmal abgerechnet werden (frühestens nach vier Monaten).

A̸ Die Zuschläge nach ZBs1a–f sind nicht nebeneinander abrechenbar. Ebenso sind die Zuschläge nach ZBs2a–f nicht nebeneinander berechenbar.

Zuschläge bei der Untersuchung von Kindern sind im BEMA Teil 1 aufgeführt. Der Zuschlag gilt dem besonderen Aufwand bei der Untersuchung eines Kindes bis zum vollendeten 4. Lebensjahr und der Beratung einer Bezugsperson.

BEMA-Pos.	Abk.	Leistung	Bewertungszahl
165	ZKi	Zuschlag zu den Leistungen nach Nr. Bs1, Bs2, Bs3, Bs4 und Bs5 bei Kindern bis zum vollendeten vierten Lebensjahr	14

Konsilien und Zuschläge

Wenn sich Ärzte über einen Krankheitsfall besprechen, nennt man das ein Konsilium.

BEMA-Pos.	Abk.	Leistung	Bewertungszahl
181	**Ksl**	**Konsiliarische Erörterung mit Ärzten und Zahnärzten**	
181 a	Ksla	persönlich oder fernmündlich	14
181 b	Kslb	im Rahmen eines Telekonsils	16
182	**KslK**	**Konsiliarische Erörterung mit Ärzten und Zahnärzten im Rahmen eines Kooperationsvertrags nach § 119b Abs. 1 SGB V**	
182 a	KslKa	persönlich oder fernmündlich	14
182 b	KslKb	im Rahmen eines Telekonsils	16

A Die Abrechnung der Positionen 181 und 182 setzt voraus, dass sich der Zahnarzt persönlich mit dem Versicherten und dessen Erkrankung befasst hat.
- Die 181 und 182 sind auch dann berechnungsfähig, wenn die Erörterung mit dem ständigen persönlichen ärztlichen/zahnärztlichen Vertreter erfolgt.
- Die Position 182 ist nur bei Vorliegen eines Kooperationsvertrags mit der Pflegeeinrichtung abrechenbar.

Die Positionen 181 und 182 sind nicht berechnungsfähig, wenn die Erörterung mit Ärzten/Zahnärzten derselben Berufsausübungsgemeinschaft oder einer Praxisgemeinschaft erfolgt. Sie sind ebenfalls nicht abrechenbar bei routinemäßigen Besprechungen.

Leistungen zur Prävention bei Versicherten mit besonderen Bedürfnissen

BEMA-Pos.	Abk.	Leistung	Bewertungszahl
174a	PBa	Mundgesundheitsstatus und individueller Mundgesundheitsplan	20
174b	PBb	Mundgesundheitsaufklärung	26

A Bei Versicherten, denen ein Pflegegrad nach § 15 SGB XI zugeordnet wurde oder die Eingliederungshilfe nach § 99 SGB IX erhalten, können zur Verhütung von Zahnerkrankungen Leistungen nach den Positionen 174a und 174b abgerechnet werden. Die Positionen 174a und 174b können je Kalenderhalbjahr einmal abgerechnet werden.

Neben den erbrachten Leistungen nach Pos. 174a bzw. 174b können am selben Tag erbrachte Leistungen nach IP1, IP2, FU1, FU2, MHU, UPTa und UPTb nicht abgerechnet werden.

Die Anspruchsberechtigung, ggf. mit Fristablauf, ist vom Zahnarzt in der Patientenakte zu dokumentieren.

Videosprechstunden

Mittlerweile gibt es auch bei Zahnärzten die Möglichkeit der Videosprechstunde. Hier können z.B. die Anamnese oder besondere Wünsche und Gespräche mit Betreuungspersonen vorab geklärt werden.

BEMA-Pos.	Abk.	Leistung	Bewertungszahl
VS		Videosprechstunde	16
VFK		Videofallkonferenz mit an der Versorgung des Versicherten beteiligten Pflege- und Unterstützungspersonen	
VFKa		bezüglich eines Versicherten	12
VFKb		bezüglich jedes weiteren Versicherten in unmittelbarem zeitlichem Zusammenhang	6

A Die Leistungen nach VS und VFKa und VFKb sind abrechenbar bei Versicherten, die einem Pflegegrad nach § 15 SGB XI zugeordnet sind oder Eingliederungshilfe erhalten, sowie bei Versicherten, an denen zahnärztliche Leistungen im Rahmen eines Kooperationsvertrags nach § 119b Abs. 1 SGB V erbracht werden.

Die Anspruchsberechtigung ist vom Zahnarzt in der Patientenakte zu dokumentieren. Der Videodienstanbieter muss zertifiziert sein und damit Ansprüche nach DSGVO erfüllen (→Anlage 16 des BMVZ, §5 Absatz 2).

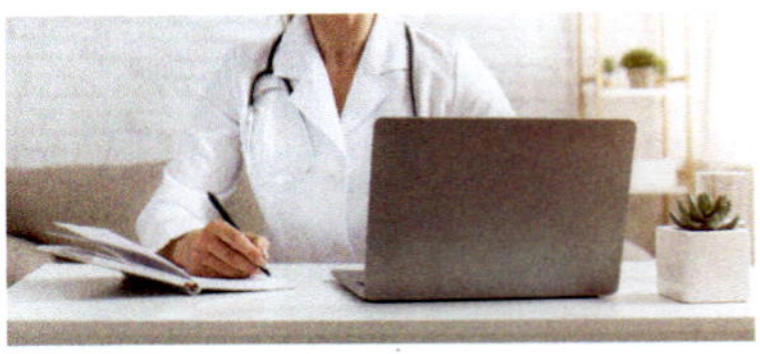

Abb. 1 Videosprechstunden sind virtuelle Zahnarztbesuche. Das erspart Wartezeiten und Anfahrtwege. Versicherte mit Pflegegrad können Videosprechstunden gemeinsam mit den Betreuungspersonen wahrnehmen.

BEMA-Pos.	Abk.	Leistung	Bewertungszahl
TZ		Technikzuschlag für Videosprechstunde, Videofallkonferenz oder Videokonsil	16

A Der Technikzuschlag TZ ist abrechenbar in Verbindung mit einer Videosprechstunde nach Position VS, einer Videofallkonferenz nach Positionen VFK oder einem Telekonsil nach den Positionen 181b oder 182b.

B Der Technikzuschlag TZ kann je Praxis bis zu zehnmal im Quartal abgerechnet werden. Er ist neben den ersten zehn im Quartal erbrachten Leistungen nach den Positionen VS, VFK, 181b oder 182b abrechenbar.

Wegegeld und Reiseentschädigung

Für die Fahrt des Zahnarztes zu Besuchen beim Patienten können Pauschalen als Wegegeld oder Reisentschädigung abgerechnet werden →Tab. 1.

Positionen	Entfernung	€-Betrag
7810	Bis 2 km bei Tag	4,30
7811	Bis zu 2 km bei Nacht (20:00 – 8:00 Uhr)	8,60
7820	Mehr als 2 bis 5 km bei Tag	8,00
7821	Mehr als 2 bis 5 km bei Nacht	12,30
7830	Mehr als 5 bis 10 km bei Tag	10,23
7831	Mehr als 5 bis 10 m bei Nacht	18,40
7840	Mehr als 10 bis 25 m bei Tag	18,40
7841	Mehr als 10 bis 25 km bei Nacht	30,70
7928	Mehr als 25 km: bis 8 h Dauer, Reiseentschädigung, 0,42 € je gefahrenen km	+ 56,00
7929	Mehr als 25 m: über 8 h Dauer, Reiseentschädigung, 0,42 € je gefahrenen m, Kosten für notwendige Übernachtung	+ 112,50
7930	Betragen die Übernachtungskosten über 25,56 Euro, muss der Arzt die Originalrechnung vorlegen.	

Tab. 1 Wegegeld und Reiseentschädigung nach § 8 Abs. 1 nach BEMA, an GOZ orientiert. Abrechnungsgrundlage für das Wegegeld sind die **tatsächlich gefahrenen Kilometer** für den Hin- und Rückweg.

A
- Mit dem Wegegeld werden alle anfallenden Fahrtkosten abgegolten, unabhängig davon, welches Verkehrsmittel benutzt wird oder ob der Zahnarzt den Besuch zu Fuß abstattet.
- Die für die Bewältigung des Weges aufgewandte Zeit (§ 8 Abs. 1 GOZ) ist gleichfalls abgeglichen. Das Wegegeld wird – abhängig von der Entfernung zwischen dem besuchten Ort und der Praxisstelle – berechnet.
- Bei einem Besuch von der Wohnung des Zahnarztes ist das Wegegeld von dort aus zu berechnen. Die Orte, von denen der Besuch angetreten wird, sind in der GOZ abschließend aufgelistet. Erfolgt der Antritt des Besuches von einem dritten Ort, tritt für die Berechnung des Wegegeldes an die Stelle des dritten Ortes die Praxisstelle oder die Wohnung des Zahnarztes.

Die Dateneingabe ist in den PVS unterschiedlich geregelt. Im Programm **Z1** werden z. B. die Abrechnungspositonen zum Wegegeld wie folgt genannt: 7810 **weg1**, für die 7811 **weg1n**, für die 7820 **weg2** und für die 7821 **weg2n**. „**n**“ steht hierbei für Nacht.

Datum	S	Gebiet	Anzahl	H	A	Nr.	Lage	T	Begründung/Dokumentation	LE	Faktor		Preis
02.05.22						bs1			Besuch e. Versicherten, einschl. Ber. u. eingeh. Untersuchg.	1			
						zbs1c			Zuschlag - Montag bis Freitag zw. 22 und 6 Uhr	1			
						weg2n			Wegegeld von mehr als 2 bis 5 Kilometern bei Nacht (20-8h)	1		=	12,30€

Abb. 1 Eintrag von Besuch und Wegegeld im PVS

Werden mehrere Patienten in derselben häuslichen Gemeinschaft oder in einem Heim, insbesondere in einem Alten- oder Pflegeheim, besucht, darf der Zahnarzt das Wegegeld unabhängig von der Anzahl der besuchten Patienten und deren Versichertenstatus (also gesetzlich Versicherte oder Privatversicherte) insgesamt nur einmal und nur anteilig berechnen.

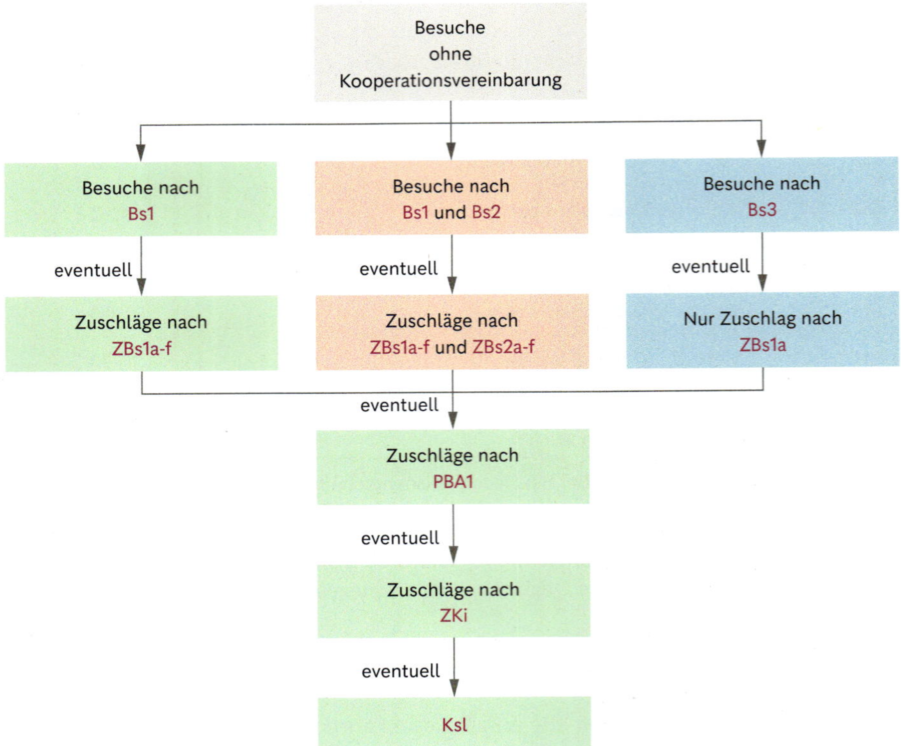

Abb. 1 Übersicht über die Abrechnung von Besuchen ohne Kooperationsvereinbarung

Informationsaustausch

Bei der Behandlung von Patienten ist es manchmal erforderlich, andere Ärzte oder Zahnärzte zu informieren. Dies kann auch nötig sein, wenn mehrere Zahnärzte (Kieferorthopäde, Mund-, Kiefer-, Gesichtschirurg) denselben Patienten behandeln.

Konsiliarische Erörterung, →S. 403

Für diesen Informationsaustausch kann die Abrechnungsposition 181 für die konsiliarische Erörterung abgerechnet werden.

Arbeitsunfähigkeitsbescheinigung, →S. 169

Die Position Ä70 gilt für Zahnärzte lediglich für das Ausstellen einer Arbeitsunfähigkeitsbescheinigung.

Beginn der Behandlung mit Untersuchungen und Beratungen

BEMA-Pos.	Abk.	Leistung	Bewertungszahl
Ä 70	AU	Kurze Bescheinigung oder kurzes Zeugnis, Arbeitsunfähigkeitsbescheinigung	5

Für die erneute Ausstellung einer AU-Bescheinigung darf die Position Ä70 auch ein weiteres Mal berechnet werden.

Wird eine Arbeitsunfähigkeitsbescheinigung mit einem PVS ausgestellt, archiviert das Programm diese gleichzeitig elektronisch. Sie muss mindestens ein Jahr aufbewahrt werden.

Das Formular der eAU wird über das PVS an die Krankenkassen mittels elektronisch zertifizierter Unterschrift übermittelt. Ein Ausdruck bleibt möglich.

eAU →S. 169

Arztbriefe sind ausführliche, schriftliche Krankheits- oder Befundberichte, die ein Zahnarzt anderen (zahn)ärztlichen Kollegen übermittelt. Sie werden mit der Pos. Ä 75 abgerechnet. Die Mitteilung muss aber über eine einfache Kopie des Anamnesebogens oder eine Kopie der Befunde hinausgehen, um die Position abrechnen zu können. Dies erfolgt über KIM.

BEMA-Pos.	Abk.	Leistung	Bewertungszahl
Ä 75		Ausführlicher schriftlicher Krankheits- und Befundbericht (einschließlich Angaben zur Anamnese, zu dem/den Befund(en), zur epikritischen Bewertung und gegebenenfalls zur Therapie	15

Eine einfachen Befundübermittlung oder ein einfacher Befundbericht ohne kritische Einschätzung oder Therapie erfüllt nicht den Leistungsinhalt von Ä 75

Überweisungen enthalten zwar auch Informationen über den Patienten, sie sind jedoch nicht gesondert abrechenbar. Zahnärzte können dabei nur an andere Zahnärzte oder Kieferchirurgen, nicht aber an Ärzte anderer Fachrichtungen überweisen. Falls ein Patient Physiotherapie (Krankengymnastik) benötigt, z. B. wegen Kiefergelenkproblemen, darf der Zahnarzt eine entsprechende **Verordnung** ausstellen. Entstandene Portokosten können dabei mit Position 602 abgerechnet werden.

Bescheinigungen auf Wunsch des Patienten, z. B. vor einer Kur oder einer Kinderreise, sind weder Befundberichte noch Arztbriefe. Sie können nicht zu Lasten der gesetzlichen Krankenkassen abgerechnet werden. Gleiches gilt für einfache Terminbestätigungen, z. B. für die Schule. Sie können ebenfalls nicht zu Lasten der Krankenkasse berechnet werden. Der Zahnarzt kann aber für diese Bescheinigungen eine **private Gebühr** vom Patienten verlangen. Angeforderte Informationen an die Krankenkasse sind ebenfalls nicht abrechnungsfähig. Dasselbe gilt für das Ausfüllen des Bonusheftes des Patienten.

Auch das Ausstellen eines eRezeptes ist nicht berechnungsfähig. Erfolgt jedoch eine Beratung des Patienten, gelten die Bestimmungen zur Abrechnung von Position Ä 1.

eRezept →S. 167

Besondere, in den Verträgen geregelte Aufträge, z. B. bei Gutachten für Krankenkassen, Gerichten und privaten Versicherungen werden meist gesondert vergütet. Es gibt hierfür keine Abrechnungspositionen.

5.1.6 Elektronische Patientenakte (ePA)

Seit 2021 hat jeder Patient ein Recht darauf, dass seine Gesundheitsdaten in einer für ihn zugänglichen elektronischen Patienten Akte (ePA) gespeichert werden. Dies gilt auch für die Daten zum Medikationsplan und für den Notfalldatensatz, die auf der eGK gespeichert werden. Der Zugriff kann nach Einwilligung des Patienten auch durch Ärzte, Zahnärzte, Psychotherapeuten und Krankenhäuser erfolgen. Der Patient ist immer nach seiner Einwilligung zu befragen. Die Einwilligung ist zu dokumentieren.

eGK →S. 164

Die entsprechenden Leistungen kann die Zahnarztpraxis unter diesen Positionen abrechnen:

BEMA-Pos.	Abk.	Leistung	Bewertungszahl
eMP		Aktualisierung elektronischer Medikationsplan	3

A
- Einmal je Sitzung bei Verordnung apothekenpflichtiger Medikamente
- Die Aktualisierung soll auf den Notfalldatensatz übertragen werden. NFD kann dann nicht abgerechnet werden.

BEMA-Pos.	Abk.	Leistung	Bewertungszahl
NFD		Aktualisierung Notfalldatensatz	6

A
- Einmal je Sitzung
- Die Aktualisierung des Notfalldatensatzes soll auf den Medikationsplan übertragen werden. Die eMP kann dann nicht abgerechnet werden.

Der Zugriff auf die persönlichen Erklärungen des Versicherten (DPE) im Notfalldatensatz ist für Zahnärzte nicht möglich.

BEMA-Pos.	Abk.	Leistung	Bewertungszahl
ePA2		Aktualisierung einer elektronischen Patientenakte	2

A
- Erfassung, Verarbeitung oder Speicherung von zahnmedizinischen Informationen oder Angaben zum Bonusheftaus der aktuellen Behandlung des Versicherten auf Verlangen des Versicherten.
- Einmal je Sitzung abrechenbar

Ⱥ
- Erstbefüllung der ePA, wenn noch keine Daten darin enthalten sind. Hierfür ist die Pseudoziffer 646 abrechenbar.
- Nacherfassungen aus abgeschlossenen Behandlungen

Bei der Abrechnung der ePA2 hat der Zahnarzt zu überprüfen, ob es Gründe gibt, die gegen eine Eintragung sprechen, z.B. wenn Rechte Dritter dem entgegenstehen oder das therapeutische Ziel gefährdet ist.

Ebenfalls muss geprüft werden, ob Metadaten enthalten sind. Metadaten sind Daten, die Merkmale anderer Daten enthalten. Typische Metadaten sind Name oder Adresse des Versicherten und verschlüsselte Diagnosen.

5.2 Behandlung von Privatpatienten

5.2.1 Untersuchungen

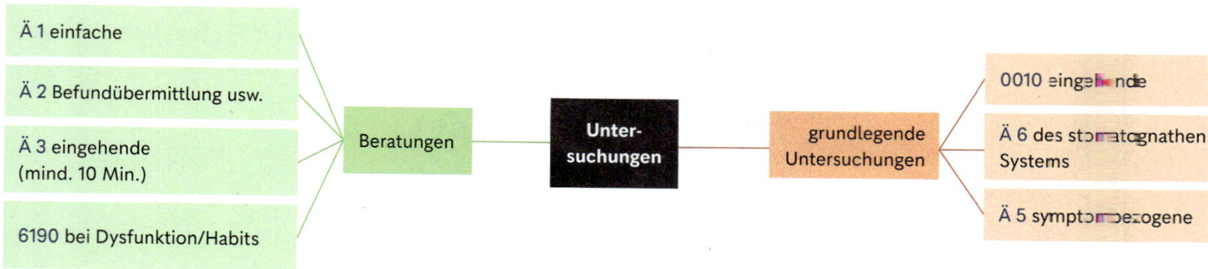

Bei Privatpatienten gibt es für die Abrechnung einer eingehenden Untersuchung für den Zahnarzt zwei Abrechnungspositionen:
- 0010 Eingehende Untersuchung
- Ä 6 Vollständige körperliche Untersuchung des stomatognathen Systems

Die GOÄ-Position 0010 wird in der Regel gewählt, wenn sich die eingehende Untersuchung auf den intraoralen Bereich beschränkt. Die vergleichbare Position Ä 6 kommt meist zur Anwendung, wenn auch extraorale Untersuchungen erfolgen.

Die eingehende Untersuchung verlangt eine genaue Untersuchung des gesamten Mundbereiches. Es handelt sich dabei um eine „normale" gründliche Untersuchung. Falls sie das gewöhnliche Maß übersteigt, kann der Zahnarzt einen erhöhten Steigerungssatz ansetzen. Der Parodontalbefund in der Position 0010 soll lediglich allgemeine Auskünfte über den Zustand des Zahnhalteapparates (Parodontiums) geben. Der genaue Parodontalstatus wird nach Position 4000 berechnet.

Steigerungssatz → 150

Parodontalstatus, → LF 8

GOÄ-Pos.	Leistung	Punktzahl
0010	Eingehende Untersuchung zur Feststellung von Zahn-,Mund- und Kiefererkrankungen einschließlich Erhebung des Parodontalbefundes sowie Aufzeichnung des Befundes	100 P
Ä 6	Vollständige körperliche Untersuchung mindestens eines der folgenden Organsysteme ... des stomatognathen Systems ... – gegebenenfalls einschließlich Dokumentation	100 P

A Zur Untersuchung des stomatognathen Systems gehören die Inspektion der Mundhöhle, die Inspektion und Palpation der Zunge und der Kiefergelenke sowie ein vollständiger Zahnstatus.

Zur Berechnung der Positionen 0010 und Ä 6 sind keine Zeitabstände zu beachten. Weder die Halbjahresregel noch die Viermonatsregel wie bei der Abrechnung von Untersuchungen nach dem BEMA sind zu beachten.

Neben der 0010 können folgende Leistungen nicht in einer Sitzung berechnet werden: Ä 2 (Ausstellen von Wiederholungsrezepten), Ä 6, 6190 (Beratungsgespräch) und 8000 (Funktionsstatus).

Neben einer Ä 6 können Leistungen nach 0010 und Ä 5 (Symptom bezogene Untersuchung) nicht berechnet werden.

Die Dokumentationspflichten entsprechen denen der Position 01 im BEMA.

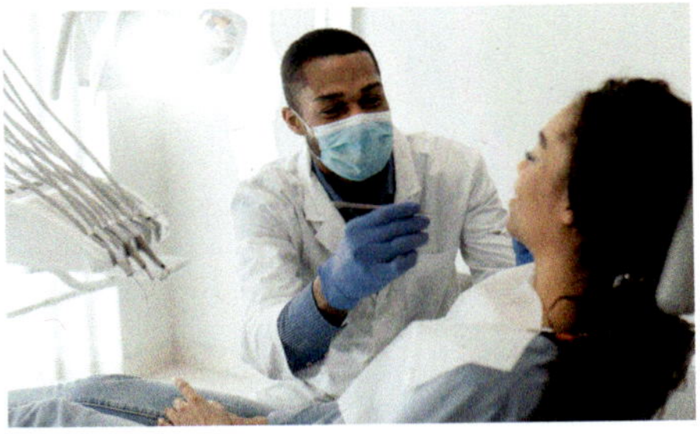

Abb. 1 Ist die eingehende Untersuchung mit Schwierigkeiten verbunden, kann dies in der Abrechnung mit einem erhöhten Steigerungssatz berücksichtigt werden.

5.2.2 Symptom bezogene Untersuchung

Manchmal ist es nicht nötig oder zeitlich nicht möglich, den Patienten gründlich zu untersuchen. In diesem Fall kann bei Privatpatienten die Position Ä 5 berechnet werden. Hierbei erfolgt lediglich eine lokale Untersuchung, z. B. bei erschwertem Zahndurchbruch (Dentitio difficilis) oder einer Pulpitis.

GOÄ-Pos.	Leistung	Punktzahl
Ä 5	Symptom bezogene Untersuchung	80 P

A Die Ziffer ist einmal pro Behandlungsfall abrechenbar.

A Die Abrechnung der Leistung nach Ä 5 ist nicht neben den Leistungen nach 0010, Ä 6 und Ä 50 (Besuch) möglich.

5.2.3 Beratungen

Die GOZ 2012 kennt keine eigenen Beratungsgebühren. Daher werden Beratungen bei Privatpatienten nach der GOÄ als Ä 1 oder Ä 3 berechnet. Beide Beratungen müssen vom Zahnarzt selbst durchgeführt werden – dies kann auch telefonisch geschehen. Die „normale" Beratung (Ä 1) kann neben Behandlungsleistungen einmal im **Behandlungsfall** abgerechnet werden. Wird in einer Sitzung nur eine Beratung (auch zusammen mit einer Untersuchung) erbracht, so ist die Ä 1 immer abrechenbar.

Merke
Ein Behandlungsfall umfasst die Behandlung derselben Krankheit 30 Tage ab Behandlungsbeginn.

Eine **Beratungsgebühr** nach Ä 3 ist nur als einzige Leistung berechnungsfähig oder aber im Zusammenhang mit einer Untersuchung nach der Position 0010 oder einer Untersuchung nach den Positionen 5 oder 6 der GOÄ. Andere weitere Leistungen dürfen neben der Position Ä 3 nicht berechnet werden.

GOÄ-Pos.	Leistung	Punktzahl
Ä 1	Beratung – auch mittels Fernsprecher	80 P

A Die Position Ä 1 ist – wie auch die Position Ä 5 – für einen Behandlungsfall neben zahnärztlichen Leistungen nur einmal pro Behandlungsfall abrechenbar.

GOÄ-Pos.	Leistung	Punktzahl
Ä 3	Eingehende, das gewöhnliche Maß übersteigende Beratung – auch mittels Fernsprecher	150 P

A Die Mindestdauer von zehn Minuten muss auf der Rechnung nach § 10 Abs. 2 GOZ angegeben werden. Sie ist nur berechnungsfähig als einzige Leistung oder im Zusammenhang mit einer Untersuchung nach den Positionen Ä 5, Ä 6, Ä 7 oder Ä 8.

Beginn der Behandlung mit Untersuchungen und Beratungen

Merke
0010 + Ä 3 oder Ä 6 + Ä 3 →keine weiteren Leistungen in dieser Sitzung
0010 + Ä 1 oder Ä 6 + Ä 1 →weitere Leistungen in der Sitzung möglich

Übermittelt ein Zahnmedizinischer Fachangestellter die Befunde oder die zahnärztlichen Anordnungen (auch am Telefon), so darf dies nach Ä 2 berechnet werden, wenn in dieser Sitzung keine anderen Leistungen erbracht werden.

Reine Terminvereinbarungen können nie berechnet werden.

GOÄ-Pos.	Leistung	Punktzahl
Ä 2	Ausstellung von Wiederholungsrezepten und/oder Überweisungen und/oder Übermittlung von Befunden oder ärztlichen Anordnungen – auch mittels Fernsprecher durch die Arzthelferin und/oder Messung von Körperzuständen ohne Beratung, bei einer Inanspruchnahme des Arztes	150 P

Die Leistung nach Position Ä 2 darf anlässlich einer Inanspruchnahme des Arztes nicht zusammen mit anderen Gebühren berechnet werden. Außerdem darf für die Position Ä 2 höchstens der 2,5fache Steigerungssatz berechnet werden.

Für die Berechnung der vier Beratungsleistungen sollte jeweils der Inhalt der Beratung, Untersuchung oder die Übermittlung von Befunden genau dokumentiert werden. Ebenfalls spielt die Dauer der Beratung eine wichtige Rolle: Wird ein erhöhter Steigerungssatz verwendet, sollte dies als Begründung dokumentiert werden.

Neben den genannten Beratungspositionen sind auch **besondere Zusatzleistungen zu Beratungen** berechnungsfähig.

GOÄ-Pos.	Leistung	Punktzahl
Ä 4	Erhebung der Fremdanamnese über einen Kranken und/oder Unterweisung und Führung der Bezugsperson(en) – im Zusammenhang mit der Behandlung eines Kranken	150 P

A Position Ä 4 ist je Behandlungsfall nur einmal berechenbar. Eine Beratung ist zusätzlich abrechenbar.

GOZ-Pos.	Leistung	Punktzahl
6190	Beratendes oder belehrendes Gespräch mit Anweisung zur Beseitigung von schädlichen Gewohnheiten und Dysfunktionen	150 P

Für neuere Beratungs- und Untersuchungsmethoden, die weder in der GOZ noch in der GOÄ genannt sind, muss eine Analogleistung gefunden werden.

Analogleistung → S 151

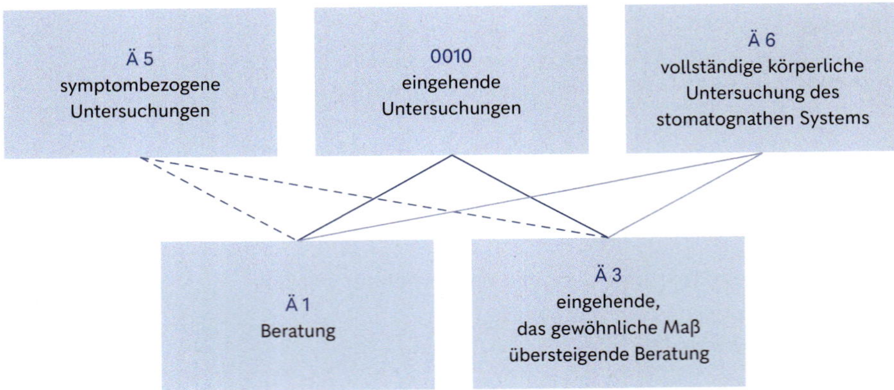

Abb. 1 Bei Privatpatienten kann neben jeder Untersuchung eine Beratung berechnet werden. Jede Untersuchungsleistung darf mit jeder Beratungsleistung kombiniert werden.

Die Positionen Ä 1 und Ä 5 sind je Behandlungsfall nur einmal mit zahnärztlichen Leistungen abrechnungsfähig. Nach Ablauf eines Behandlungsfalles sind sie beim selben Krankheitsfall wieder berechenbar.

Merke

Die Definition von Behandlungsfall und Krankheitsfall in der GOZ weicht von der des BEMA ab. Die Quartale spielen keine Rolle.

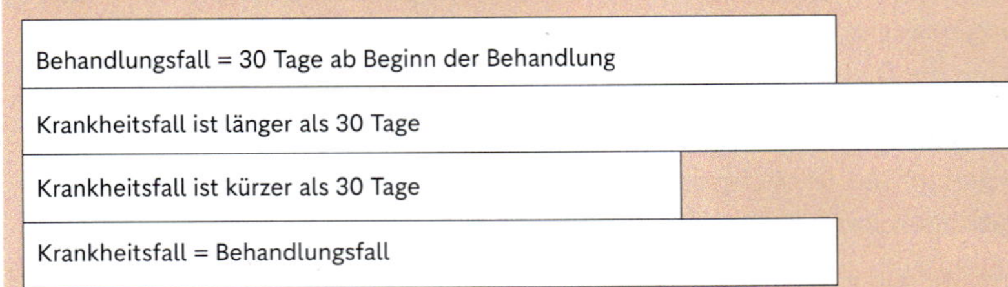

Abb. 2 Zusammenhang von Behandlungsfall und Krankheitsfall in der GOZ

Beispiel

Datum	Behandlung	GOZ-/ GOÄ-Pos.	Begründung
17.02.	Eingehende Untersuchung mit einer 15-minütigen Beratung, Befund: 37 und 36 kariös	0010 Ä 3	Nebeneinander abrechenbar (Beratung über 10 Minuten)
22.02.	Beratung zur Anästhesie, Füllungen an 37 und 36 gelegt	Ä 1 Füllungen	Ä 1 neben zahnärztlichen Leistungen innerhalb von 30 Tagen abrechenbar
25.02.	Sportunfall, Schneidezähne beschädigt, Beratung, Röntgenaufnahme: keine Fraktur, Zähne glatt geschliffen	Ä 1, Röntgenaufnahme, Glattschleifen	Ä 1 abrechenbar, da neuer Behandlungsfall
28.06.	Eingehende Untersuchung mit Beratung unter 10 Minuten, kein krankhafter Befund	0010 Ä 1	Neue 0010 abrechenbar, es bestehen keine Fristen

Fortsetzung: Beispiel →S. 413

Beispiel

Datum	Behandlung	GOZ-/GOÄ-Pos.	Begründung
02.09.	Symptom bezogene Untersuchung wegen Schmerzen mit Beratung unter 10 Minuten, Behandlung der Prothesendruckstelle	Ä 5 Ä 1 Prothesendruckstellenbehandlung	
05.10.	Symptom bezogene Untersuchung wegen Schmerzen mit Beratung über 10 Minuten , Behandlung einer schmerzhaften Munderkrankung	Ä 5 Ä 1 Mundschleimhautbehandlung	Neuer Behandlungsfall, deshalb sowohl Ä 5 als auch Ä 1 abrechenbar, keine Ä 3 wegen Zusatzleistungen
09.10.	Beratung unter 10 Minuten, Behandlung der Schleimhauterkrankung	Mundschleimhautbehandlung	Keine Ä 1 abrechenbar: gleicher Behandlungsfall
30.11.	Eingehende Untersuchung mit einer 15-minütigen Beratung	Ä 6 Ä 3	Neuer Behandlungsfall, keine Fristen zu beachten

5.2.4 Weitere Leistungen zu Beratungen und Untersuchungen

In der GOÄ gibt es keine eigenen Positionen für Beratungen und Untersuchungen außerhalb der Sprechstunde. Der Mehraufwand des Arztes oder Zahnarztes wird durch ein **Zuschlagsystem** abgedeckt. Danach werden Zuschläge mit einfachem Satz und nur in Verbindung mit Beratungen und Untersuchungen berechenbar. Für den Zahnarzt sind hier besonders wichtig:
- Untersuchungen nach den Positionen Ä 5 und Ä 6
- Beratungen nach den Positionen Ä 1 oder Ä 3

Zuschläge unterscheiden sich danach, ob sie für Leistungen, die in der Praxis erbracht wurden, berechnet werden oder im Rahmen von Hausbesuchen.

Zuschläge für Leistungen in der Praxis

Diese Zuschläge werden mit den Buchstaben A-D sowie K1 bezeichnet.

GOÄ-Pos.	Leistung	Punktzahl
Ä A	Zuschlag für außerhalb der Sprechstunde erbrachte Leistungen	70 P

Der Zuschlag nach Buchstabe A ist neben den Zuschlägen nach den Buchstaben B, C und/oder D nicht berechnungsfähig.

GOÄ-Pos.	Leistung	Punktzahl
Ä B	Zuschlag für in der Zeit zwischen 20:00 und 22:00 Uhr oder 6:00 und 8:00 Uhr außerhalb der Sprechstunde erbrachte Leistungen	180 P

P Neben dem Zuschlag nach Buchstabe B ist der Zuschlag nach Buchstabe C nicht berechnungsfähig.

GOÄ-Pos.	Leistung	Punktzahl
Ä C	Zuschlag für in der Zeit zwischen 22:00 und 6:00 Uhr erbrachte Leistungen	320 P

P Neben dem Zuschlag nach Buchstabe C ist der Zuschlag nach Buchstabe B nicht berechnungsfähig.

GOÄ-Pos.	Leistung	Punktzahl
Ä D	Zuschlag für an Samstagen, Sonn- oder Feiertagen erbrachte Leistungen	220 P

A Werden Leistungen innerhalb einer Sprechstunde an Samstagen erbracht, so ist der Zuschlag nach Buchstabe D nur mit dem halben Gebührensatz berechnungsfähig.

Merke
Werden Leistungen an Samstagen, Sonn- oder Feiertagen zwischen 20:00 und 8:00 Uhr erbracht, ist neben dem Zuschlag nach Buchstabe D ein Zuschlag nach Buchstabe B oder C berechnungsfähig.

Zuschläge für Leistungen in der Praxis sind abhängig vom jeweiligen Wochentag und der Uhrzeit in Verbindung mit der Sprechstunde.

	08:00 bis 20:00 Uhr	20:00 bis 22:00 Uhr 06:00 bis 08:00 Uhr	22:00 bis 06:00 Uhr
Wochentags, außerhalb der Sprechstunde	**A**	**B**	**C**
Samstag Sprechstunde	**½ D**		
Samstag, Sonn- und Feiertag	**D**	**D + B**	**D + C**

Tab. 1 Zuschlagspositionen nach Wochentagen und Uhrzeit

Merke
Die Zuschläge müssen in der Rechnung unmittelbar im Anschluss an die zugrunde liegende Leistung aufgeführt werden. →Abb. 1, S. 415. Um deutlich zu machen, dass die Buchstaben der Zuschläge aus der GOÄ stammen, werden sie mit einem Ä eingeleitet.

Beginn der Behandlung mit Untersuchungen und Beratungen

Datum	S	Gebiet	Anzahl	H	A	Nr.	Lage	T	Begründung/Dokumentation	LE	Faktor		Preis
26.05.22						Ä6		<	Vollständige Untersuchung des stomatognathen Systems	1	2,3		13,41€
						ÄD			Zuschlag an Samstagen, Sonn- oder Feiertägen	1	1,0		12,82€
						Ä1		<	Beratung, auch fernmündlich	1	2,3		10,72€
						ÄC			Zuschlag in der Zeit zwischen 22 und 6 Uhr	1	1,0		18,65€
		36				L1		<	Intraorale Leitungsanästhesie	1	2,3		9,05€
						M100			Ultracain DS forte, je Ampulle	1		=	0,49€
		36				X3			Entfernung eines tieffrakturierten oder tief zerst. Zahnes	1	2,3		34,93€

Abb. 1 Ausschnitt aus PVS-Eingabe: Leistungen mit Zuschlägen

Beispiel

Datum	Behandlung	GOZ-/GOÄ-Pos.	Begründung
30.09. 23:00 Uhr	Eingehende Untersuchung wegen Schmerzen mit Beratung der Eltern unter 10 Minuten, Behandlung beim 3-jährigen Kind nicht möglich	0010 Ä 1 Zuschlag C Zuschlag K1	Zuschlag C, da Untersuchung nach 22:00 Uhr, K1
01.10. Sonntag, 07:00 Uhr	Symptom bezogene Untersuchung, Oberflächenanästhesie, Schleimhautkapuze eröffnet	Ä 5 Anästhesie, Eröffnung Zuschlag D und B Zuschlag K1	Keine Ä 1 berechenbar, da gleicher Behandlungsfall, K1, Sonntag vor 08:00 Uhr
03.10.	Telefonische Beratung (der Eltern) unter 10 Minuten, wochentags außerhalb der Sprechstunde	Ä 1 Zuschlag A	Ä 1 als alleinige Leistung, kein K1, da keine Untersuchung

Parodontaler Screening-Index

Eine der BEMA-Pos. 04 bei Kassenpatienten entsprechende Leistung stellt in der Abrechnung von Leistungen für Privatpatienten die GOZ-Position 4005 dar.

GOÄ-Pos.	Leistung	Punktzahl
4005	Erhebung mindestens eines Gingivalindexes und/oder eines Parodontalindexes (z. B. Parodontaler Screening-Index, PSI)	80 P

A Die Leistung ist innerhalb eines Jahres höchstens zweimal berechnungsfähig.

Das Ergebnis muss dokumentiert werden.

Gewinnung von Zellmaterial

Der BEMA-Position 05 entspricht bei Privatpatienten die GOÄ-Position Ä 298.

GOÄ-Pos.	Leistung	Punktzahl
Ä 298	Entnahme und gegebenenfalls Aufbereitung von Abstrichmaterial zur mikrobiologischen Untersuchung – gegebenenfalls einschließlich Fixierung	40 P

Besuche und Zuschläge

Ähnlich der Abrechnung von Besuchen bei Kassenpatienten wird bei Privatpatienten zunächst der **Besuch** als solcher abgerechnet und anschließend die entsprechenden **Zuschläge**. Die allgemeinen Bestimmungen zu den Besuchen finden sich in der GOZ (§ 8), die Abrechnungsziffern stammen aus der GOÄ.

Besuche müssen auch bei Privatpatienten danach unterschieden werden, ob der Besuch in einer **Pflegestation** oder beim Patienten **zu Hause** stattfindet. Ebenso findet sich eine Bestimmung über den Besuch eines weiteren Kranken in derselben häuslichen Gemeinschaft.

GOÄ-Pos.	Leistung	Punktzahl
Ä 48	Besuch eines Patienten auf einer Pflegestation (z. B. in Alten- oder Pflegeheimen) bei regelmäßiger Tätigkeit des Arztes (Zahnarztes) auf der Pflegestation zu vorher vereinbarten Zeiten	120 P
Ä 50	Besuch, einschließlich Beratung und symptombezogener Untersuchung	320 P
Ä 51	Besuch eines weiteren Kranken in derselben häuslichen Gemeinschaft im unmittelbaren zeitlichen Zusammenhang mit Leistungen nach Ä 50, einschließlich Beratung und symptombezogener Untersuchung	320 P

A Am Leistungstext ist jeweils erkennbar, dass in jeder Besuchsposition die „kleine" Beratung nach Ä 1 enthalten ist. Sie kann daher nie neben einer Besuchsposition berechnet werden. Dies gilt auch für die Ä 48.

Zur Abrechnung des Besuchs kommen die zahnärztlichen Leistungen während eines Besuchs hinzu.

Neben der Ä 48 dürfen alle Untersuchungen abgerechnet werden. Neben den Ä 50 und Ä 51 darf nur die Ä 6 oder 0010 berechnet werden.

Bei den Besuchspositionen ist ein erhöhter Steigerungssatz ist zu begründen.

Zuschläge für Besuche von Privatpatienten sind durch die Buchstaben **E** bis **H** zusätzlich gekennzeichnet →Tab. 1, S. 417 und kennzeichnen die entsprechenden Besuchspositionen.

GOÄ-Pos.	Leistung	Punktzahl
Ä E	Zuschlag für dringend angeforderte und unverzüglich erfolgte Ausführung	160 P
Ä F	Zuschlag für in der Zeit zwischen 20:00 und 22:00 Uhr oder 6:00 und 8:00 Uhr erbrachte Leistungen	260 P
Ä G	Zuschlag für in der Zeit zwischen 22:00 und 6:00 Uhr erbrachte Leistungen	450 P
Ä H	Zuschlag für an Samstagen, Sonn- und Feiertagen erbrachte Leistungen	340 P
K2	Zuschlag zu den Leistungen nach den Nummern Ä 45, Ä 46, Ä 48, Ä 50, Ä 51a, Ä 55 (Begleiten) oder Ä 56 (Verweilen) bei Kindern bis zum vollendeten 4. Lebensjahr	120 P
K1	Zuschlag zu Untersuchungen nach den Nummern 5, 6, 7 oder 8 bei Kindern bis zum vollendeten 4. Lebensjahr	120 P

Beginn der Behandlung mit Untersuchungen und Beratungen

Neben dem Zuschlag E kann kein anderer Zuschlag F bis H berechnet werden.

P Werden Leistungen an Samstagen, Sonn- oder Feiertagen zwischen 20:00 und 8:00 Uhr erbracht, darf neben dem Zuschlag nach Buchstabe H ein Zuschlag nach Buchstabe F oder G berechnet werden.

	08:00 bis 20:00 Uhr	20:00 bis 22:00 Uhr 06:00 bis 08:00 Uhr	22:00 bis 06:00 Uhr
Wochentags	ggf. **E**	**F**	**G**
Samstag, Sonn- und Feiertag	**H**	**H + F**	**H + G**

Tab. 1 Zuschlagpositionen für Besuche nach Wochentagen und Uhrzeit

Wegegeld und Reiseentschädigung

Neben den Besuchspositonen erhält der Zahnarzt nach § 8 GOZ Entschädigungen für Besuche: Wegegeld oder Reiseentschädigung. Hierdurch sind Zeitversäumnisse und die durch den Besuch bedingten Mehrkosten abgegolten.

Der Zahnarzt kann für jeden Besuch ein **Wegegeld** berechnen. Neben der Entfernung nach Radius um die Praxisstelle spielen die Tag- und Nachtzeiten der Fahrten eine Rolle →Tab. 2.

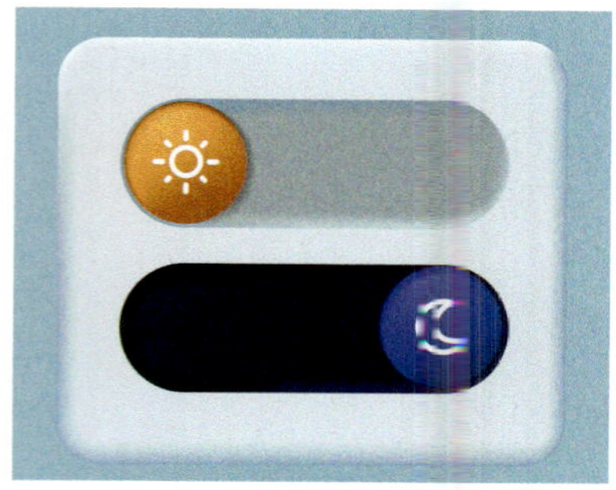

Abb. 1 Tages- und Nachtzeiten beim Wegegeld. Die Nacht wird von 20:00 Uhr bis 8:00 Uhr gerechnet.

Radius um die Praxisstelle	Wegegeld
bis zu 2 km	4,30 Euro, bei Nacht 8,60 Euro
mehr als 2 km bis zu 5 km	8,00 Euro, bei Nacht 12,30 Euro
mehr als 5 m bis zu 10 km	12,30 Euro, bei Nacht 18,40 Euro
mehr als 10 km bis zu 25 km	18,40 Euro, bei Nacht 30,70 Euro

Tab. 2 Wegegeld nach Entfernung zum Patienten

Erfolgt der Besuch von der Wohnung des Zahnarztes aus, so tritt bei der Berechnung des Radius die Wohnung des Zahnarztes an die Stelle der Praxis. Werden mehrere Patienten in derselben häuslichen Gemeinschaft oder in einem Heim, insbesondere in einem Alten- oder Pflegeheim, besucht, darf der Zahnarzt das Wegegeld unabhängig von der Anzahl der besuchten Patienten und deren Versichertenstatus insgesamt **nur einmal** und **nur anteilig** berechnen.

Bei Besuchen außerhalb eines Radius von 25 Kilometern um die Praxisstelle des Zahnarztes tritt an die Stelle des Wegegeldes eine **Reiseentschädigung**.

Als Reiseentschädigung erhält der Zahnarzt
- 0,42 Euro für jeden zurückgelegten Kilometer, wenn er einen eigenen Kraftwagen benutzt, bei Benutzung anderer Verkehrsmittel die tatsächlichen Aufwendungen,
- bei Abwesenheit bis zu acht Stunden 56,00 Euro, bei Abwesenheit von mehr als acht Stunden 112,50 Euro je Tag,
- Ersatz der Kosten für notwendige Übernachtungen.

Beispiel
Der Zahnarzt führt am Samstag einen Besuch des erkrankten Patienten durch, weil sich die Naht der Extraktionswunde vom Freitag gelöst hatte. Der Patient wohnt 6 km von der Wohnung des Zahnarztes entfernt. Nach symptombezogener Untersuchung bringt der Zahnarzt eine neue Naht an. **Abrechnung:** Ä 50 + Zuschlag H + 12,30 € Wegegeld

Informationsaustausch

Bei Privatpatienten ergeben sich unterschiedliche Möglichkeiten, einen Austausch von Informationen abzurechnen:

Überweisungen, →S. 396

- Für Überweisungen und **Wiederholungsrezepte** (als alleinige Leistung) ist Ä 2 abrechenbar.
- Für die **Arbeitsunfähigkeitsbescheinigung** wird Ä 70 berechnet.
- Für das **Konsilium** (Beratung von zwei Zahnärzten) ist Ä 60 berechenbar.
- Ausführliche **Befundberichte** (Arztberichte) werden nach Ä 75 abgerechnet, umfangreichere **Gutachten** nach Ä 80 oder Ä 85.
- Gegebenenfalls ist auch ein erforderlicher **Diätplan** nach Ä 76 berechenbar.

Merke
Zu den Gutachten sind noch Schreibgebühren nach Ä 95 bzw. Kopien nach Ä 96 abrechenbar. Schreibgebühren dürfen jedoch nur mit dem einfachen Gebührensatz je Seite berechnet werden (Ä 95: 3,50 € pro Seite; Ä 96: 0,18 € pro Seite).

Der Zahnarzt darf Anfragen von Privatversicherungen nur auf Wunsch des Patienten und mit Entbindung von der Schweigepflicht beantworten. Wenn zwei Zahnärzte miteinander über einen Patienten sprechen (auch am Telefon), so wird dafür Ä 60 und ggf. ein Zuschlag (E–H, K2) berechnet.

GOÄ-Pos.	Leistung	Punktzahl
Ä 60	Konsiliarische Erörterung zwischen zwei oder mehr liquidationsberechtigten Ärzten, für jeden Arzt	120 P

Die Leistung nach Ä 60 darf nur berechnet werden, wenn sich der Zahnarzt zuvor oder im unmittelbaren zeitlichen Zusammenhang mit der konsiliarischen Erörterung persönlich mit dem Patienten und dessen Erkrankung befasst hat.

GOÄ-Pos.	Leistung	Punktzahl
Ä 70	Kurze Bescheinigung oder kurzes Zeugnis, Arbeitsunfähigkeitsbescheinigung	40 P
Ä 75	Ausführlicher schriftlicher Krankheits- und Befundbericht (einschließlich Angaben zur Anamnese, zu dem/den Befund(en), zur epikritischen Bewertung und gegebenenfalls zur Therapie	130 P
Ä 80	Schriftliche gutachterliche Äußerung	300 P
Ä 85	Schriftliche gutachterliche Äußerung mit einem das gewöhnliche Maß übersteigenden Aufwand – gegebenenfalls mit wissenschaftlicher Begründung –, je angefangene Stunde Arbeitszeit	500 P

6 Hauptleistungen in einer Zahnarztpraxis: Füllungen

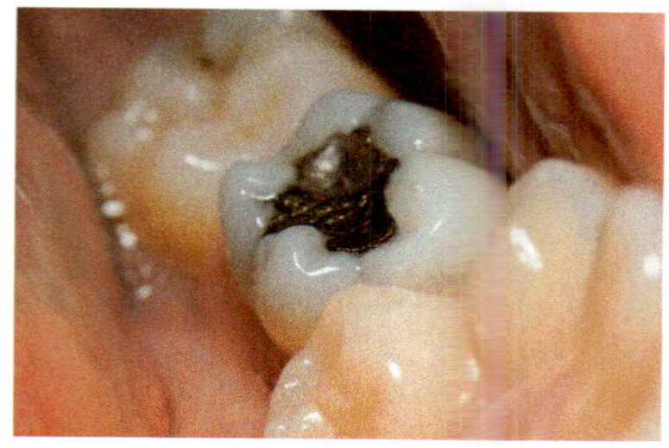

Abb. 1 Amalgamfüllung

Für die Behandlung von kariösen Zähnen gibt es unterschiedliche Füllungsmaterialien und damit viele Techniken zum Legen von Füllungen. Von den Materialien und Techniken ist auch die Abrechnung von Füllungsleistungen abhängig.

- **Definitive Füllung:** endgültige Füllung, die im Unterschied zu Aufbaufüllungen im Mund sichtbar bleibt
- **Aufbaufüllung:** Füllung unter einer Krone, die notwendig ist, weil der Zahn stark kariös war und die Krone sonst nicht halten würde.
- **Provisorische Füllung:** Füllung, die nur temporär (zeitlich) im Zahn bleibt; sie wird nach einiger Zeit entfernt und durch eine endgültige Füllung o. Ä. ersetzt.

Als **Materialien** werden häufig verwendet:

- plastische Materialien, z. B.
  - Amalgame
  - Komposite
  - Zemente, z. B. Glasionomerzemente
  - Metallfolie
- starre Materialien (äußerst haltbar), z. B.
  - Gold und andere Legierungen
  - Keramik
  - geeignete Kunststoffe

Bei Füllungen mit starren Materialien spricht man je nach Ausdehnung der Füllung auch von **Inlays** (Einlagefüllung ohne weitere Extension in die Kaufläche) und **Onlays** (Einlagefüllung, die zumindest einen Höcker umfasst).

Eine Besonderheit sind **Inserts**. Das sind vorgefertigte Formkörper, z. B. aus Keramik. Sie werden an die Kavität angepasst und mittels Adhäsivtechnik im Zahn verankert.

Als Ersatz für stark kariöse Zähne im Milchzahngebiss gibt es außerdem noch die **konfektionierte Kinderkrone**.

Merke
Grundsätzlich sind alle Tätigkeiten, die mit einer Füllung zusammenhängen, in der Füllungsposition enthalten. Es gibt aber besondere Maßnahmen, die auch zusätzlich abgerechnet werden können.

6.1 Füllungstherapie bei Kassenpatienten

6.1.1 Definitive Füllungen

Behandlungsrichtlinien unter: *http://www.kzbv.de/richtlinien.73.de.html*

Zur Berechnung der im Folgenden vorgestellten Abrechnungspositionen müssen beim Legen von Füllungen bei Kassenpatienten auch die Richtlinien (RiLis) für diese Leistungen berücksichtigt werden. Hieraus sind einige Einschränkungen beim Legen einer Füllung zu erkennen. Daneben existieren Beschlüsse des Gemeinsamen Bundesausschusses, des Bewertungsausschusses und des Schiedsamtes.

BEMA-Pos.	Abk.	Leistungsbeschreibung	Bewertungszahl
13	**F**	**Präparieren einer Kavität, Füllen mit plastischem Füllmaterial einschl. Unterfüllung, Anlegen einer Matrize oder die Benutzung anderer Hilfsmittel zur Formung der Füllung und Polieren**	
13a	F1	einflächig	32
13b	F2	zweiflächig	39
13c	F3	dreiflächig	49
13d	F4	mehr als dreiflächig oder Eckenaufbau im Frontzahnbereich unter Einbeziehung der Schneidekante	58
13e		**mit Ausnahmeindikation:** einflächige Kompositfüllung im Seitenzahnbereich	52
13f		zweiflächige Kompositfüllung im Seitenzahnbereich	64
13g		dreiflächige Kompositfüllung im Seitenzahnbereich	84
13h		mehr als dreiflächige Kompositfüllung im Seitenzahnbereich	100

In den Abrechnungspositionen F (13) sind viele Arbeitsschritte enthalten, die nicht zusätzlich abgerechnet werden können, z. B. Präparation des Zahnes, Legen der Unterfüllung, Anlegen einer Matrize mit Adaption, relative Trockenlegung.

A Füllungen sind grundsätzlich nach den Positionen F1 bis F4 abzurechnen. Hier sind die Füllungsmaterialien Amalgam (bei Amalgam-Allergie evtl. Zemente) im Seitenzahngebiet und Kunststoffe im Frontzahngebiet zu verwenden. Bei den Kunststofffüllungen im Frontzahngebiet ist mit der Berechnung der Füllung auch die Ätztechnik und Lichtaushärtung mit abgegolten.

Die Ziffern F1 bis F4 sind **einmal pro zusammenhängender Kavität** abrechenbar. Es besteht eine **zweijährige Füllungsgarantie**.
Amalgamfüllungen erhalten in der Upload-Datei eine Kennzeichnung.

Die Ziffern F1 bis F4 können nicht berechnet werden bei
- Wiederholungsfüllung innerhalb von zwei Jahren (acht Quartalen),
- Versehen des gefüllten Zahns mit einer Krone,
- Einlagefüllungen sowie Goldhämmerfüllungen (Metallfolie) und damit zusammenhängenden Leistungen.

Einlagefüllungen, →S. 435

B Ausnahmen von der zweijährigen Füllungsgarantie:
- Milchzahnfüllungen (diese erkennt das Abrechnungsprogramm an der Zahnbezeichnung)
- Zahnhalsfüllung (diese erkennt das Abrechnungsprogramm an der Flächenbezeichnung)
- mehr als dreiflächige Füllung (diese erkennt das Abrechnungsprogramm an der eingegebenen Flächenanzahl)
- Eckenaufbauten im Frontzahnbereich (diese erkennt das Abrechnungsprogramm an der Zahnbezeichnung und Flächenanzahl)

Das Abrechnungsprogramm meldet sofort, wenn die Füllungsgarantie gilt.

Hauptleistungen in einer Zahnarztpraxis: Füllungen

Beispiel

Bezeichnung der Füllung	Erklärung	BEMA-Pos.
26 **m-o-d** Amalgam	eine dreiflächige plastische Füllung (eine Kavität)	1 x F3
36 **m-o** und **d-o** Amalgam	zwei plastische Füllungen in zwei Kavitäten, beide zweiflächig	2 x F2
24 **m-o-l** und **v** Amalgam	zwei plastische Füllungen in zwei Kavitäten, eine dreiflächig, eine einflächig	1x F3 und 1x F1
21 **l-i-d-v** Kunststoff	plastische Eckenaufbaufüllung distal	1 x F4
21 **d-i-v-l** und **m-i-v-l**	zwei Eckenaufbaufüllungen, eine distal und eine mesial (es handelt sich nicht um Aufbaufüllungen)	2 x F4
46 **m-o-d-b-l** Amalgam	eine mehr als vierflächige plastische Füllung in einer Kavität	1 x F4
15 **m-o-z** Amalgam	Es handelt sich um eine zweiflächige plastische Füllung, die am Zahnhals liegt (z hebt die Füllungsgarantie auf).	1 x F2
84 **m-o-v** Amalgam	eine plastische Milchzahnfüllung	1 x F3

Merke

Flächenangaben für die Füllungslage

m = 1 = mesia
o/i = 2 = okklusal/inzisal
d = 3 = distal
v = 4 = vestibulär
(bukkal/labial)
l = 5 = lingual bzw. palatinal
z = 7 = zervikal
(ist keine genaue Flächenbezeichnung, wird aber für Ausnahmen von der zweijährigen Garantie benötigt)

d-i-v-l und **m-i-v-l** werden auch oft abgekürzt mit Eckenaufbau **m** und **d**.

Die Schreibweise in der Upload-Datei erfolgt in den meisten Bundesländern **rein nummerisch** und sieht folgendermaßen aus (Regelfüllungen):

Füllungen	Dateieintrag			Hinweis
	Zahn	Füllung	Flächen	
23 l-i-v-d = F4	23	134	5243	
27 m-o und d-l = 2 × F2	27	132 132	23 35	(getrennte Füllungen)
34 l-o-v-z = 1 × F3	34	133	5247	(hebt Füllungsgarantie auf)

Abb. 1 Darstellung der Füllungspositionen in der Upload-Datei

Die Abrechnung von Füllungen wird in vielen Programmen eng mit der Dokumentation verknüpft. Nach der Eingabe des Datums wird zunächst nach dem Zahn gefragt, der behandelt wird. Nach **Eingabe des Zahnes** kann die entsprechende **Abkürzung der Füllung**, z. B. F3 oder 13c, eingetippt werden. Die Eingabe der Fläche muss mit Kürzeln wie in den obigen Beispielen vorgenommen werden, z. B. mod.
Die Programme unterscheiden sich bei der Eingabe nur bei labialen und lingualen sowie bukkalen Füllungen; es sind z. B. lingual, labial und bukkal als li, la und b einzugeben oder la und b sind als v = vestibulär festzuhalten.
Manche Programme wandeln die eingegebenen Flächen auch um. Ist im Frontzahnbereich die Schneidekante betroffen, müssen i = inzisal und alle anderen betroffenen Flächen eingegeben werden. Nicht mögliche Flächen, z. B. p an 36, werden zurückgewiesen.

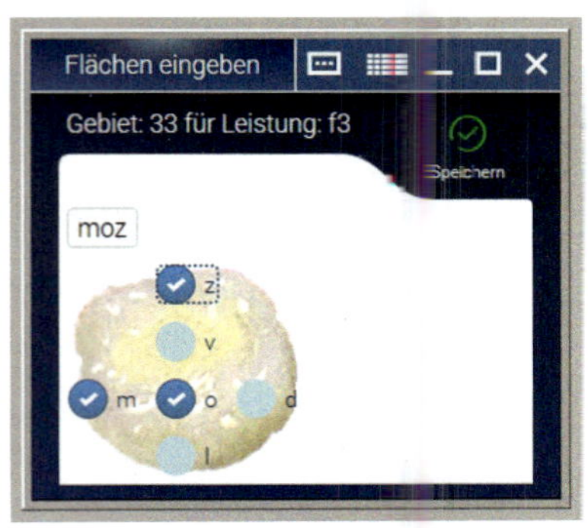

Abb. 2 Eingabe der Füllung in das Abrechnungsprogramm durch Anklicken der Flächen: Hier ist ein Eingabefehler erkennbar. Es handelt sich um eine zweiflächige Füllung, die mit F2 eingegeben werden muss.

Verschiedene Programme enthalten Hilfestellungen bei der Füllungseingabe. Oft müssen die Füllungsflächen nur angeklickt werden, damit die richtige Fläche abgerechnet wird. Die Zähne sind dabei symbolisch dargestellt. →Abb. 2, S. 421.

Die Schreibweise der Flächen ist sowohl in den Zahnarztpraxen als auch in der Schule sehr unterschiedlich. Die Tab. 1 zeigt die drei möglichen Schreibweisen und die Schreibweise in der Upload-Datei.

Zahn und Füllung	1. Schreibweise	2. Schreibweise	3. Schreibweise	Upload
36, F3	mov	m-o-b	mes-occ-buk	124
11, 2 x F4	mliv und dliv	mesialer und distaler Eckenaufbau	molap und dolap	1245 2345

Tab. 1 Schreibweisen von Füllungsflächen: Alle Programme wandeln die Flächen für den Upload in die oben genannten Ziffern um.

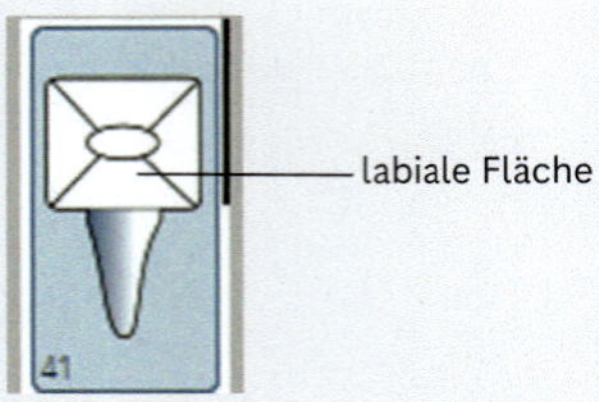

Abb. 1 Symbolisierter Frontzahn (UK)

Bei dieser Darstellung handelt es sind um einen symbolisierten **Frontzahn** im Unterkiefer, erkennbar an der Lage der Wurzel.
Es kann von Zahn 43 bis Zahn 33 jeder Zahn gemeint sein, daher muss im Programm die Stellung im Gebiss beachtet werden. Gleiches gilt für die OK-Frontzähne.
Wichtig: Die Wurzel „hängt“ an der Außenfläche des Zahnes; im Beispiel der Abb. 1 an der Fläche labial = v = 4.

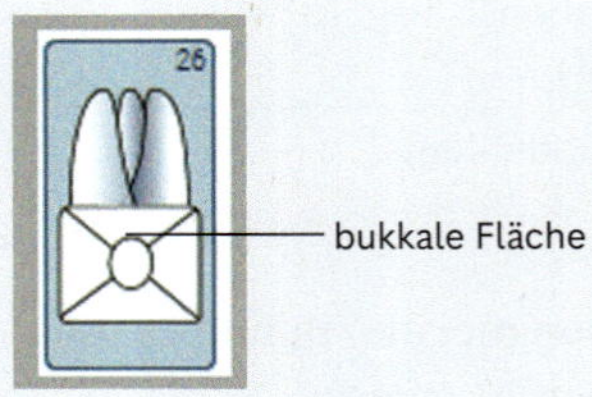

Abb. 2 Symbolisierter Seitenzahn (OK)

Bei der Abb. 2 handelt es sich um einen symbolisierten **Seitenzahn** im Oberkiefer, erkennbar an der Lage der Wurzel.
Es kann von Zahn 18 bis 14 und Zahn 24 bis 28 jeder Zahn sein, daher muss im Programm die Stellung im Gebiss beachtet werden. Gleiches gilt für UK-Seitenzähne.
Wichtig: Die Wurzeln „hängen“ an der Außenfläche des Zahnes; oben an der Fläche bukkal = v = 4. (Manche Programme zeigen auch die tatsächliche Wurzelanzahl, d. h., in der Regel dreiwurzelige Zähne haben dort auch drei Wurzeln.)

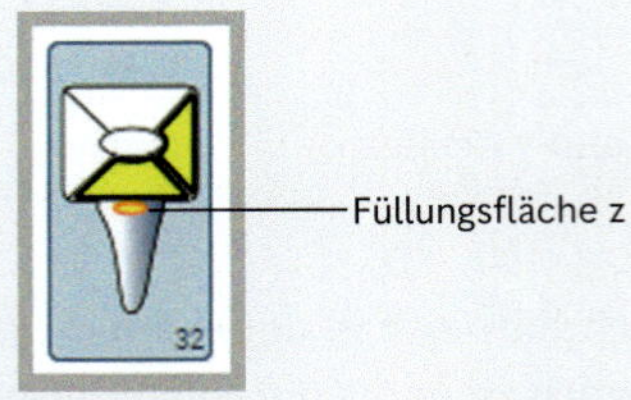

Abb. 3 Optische Darstellung einer Füllung im Programm

In vielen Programmen sind die Zähne nach Eingabe der Füllungsposition dann auch „optisch“ gefüllt. Sind die Flächen sowie die Füllungsposition korrekt eingegeben, stellt dieses Programm die Kunststofffüllung in gelb an den betreffenden Flächen dar. Es handelt sich um eine zweiflächige Füllung, die am Zahnhals liegt.

Tab. 2 Darstellungsbeispiele für den Eintrag von Füllungen im Abrechnungsprogramm

Neben Datum, Zahn und Füllungslage muss das verwendete Material dokumentiert werden. →Abb. 4.

27.05.22	33				f3	mdiz	<	Compoglass
	33				i		<	Ultracain

Abb. 4 Eingabe des Füllungsmaterials im Abrechnungsprogramm

Es besteht auch die Möglichkeit, im Seitenzahnbereich **Kunststofffüllungen** zu legen und mit Kassenpatienten abzurechnen.
Es handelt sich um die BEMA-Positionen 13e bis 13h. Dies ist jedoch nur sehr eingeschränkt möglich.

A Diese Positionen sind nur abrechenbar, wenn Füllungen entsprechend der Adhäsivtechnik gelegt wurden und wenn eine Amalgamfüllung absolut **kontraindiziert** ist. Sie sind abrechnungsfähig bei Kindern bis zur Vollendung des 15. Lebensjahres, bei Schwangeren, bei Stillenden oder wenn eine Amalgamfüllung absolut kontraindiziert ist.

Die Positionen 13e bis 13h können nur bei 1 % der Füllungen des betreffenden Zahnarztes abgerechnet werden. Eine private Abrechnung der Kunststofffüllungen ist nach GOZ möglich (unter Abzug der „Kassenfüllung“).

Ausgeschlossen ist eine Behandlung nach 13e bis 13h mit den Begründungen:
- von Jugendlichenn ab 16 Jahren,
- bei einem Kontakt der Amalgamfüllung mit Gussrestaurationen (Inlays oder Onlays).

Merke
Amalgamfüllungen sind nur kontraindiziert bei Niereninsuffizienz oder nachgewiesener Amalgam-Allergie.

Es ist hier ersichtlich, wie eng die Indikation solcher Füllungen gefasst ist. Die Amalgamallergie oder die Niereninsuffizienz muss mit Allergiepass oder Bescheinigung nachgewiesen werden. Diese muss ein Arzt ausstellen. Ob der Zahnarzt die Grenze von 1 % überschreitet, kann in der Spiegelkartei festgestellt werden.
Eine **Spiegelkartei** zeigt die Abrechnungswerte eines Zahnarztes im Vergleich zu den Abrechnungswerten aller Zahnärzte im KZV-Gebiet an.

In der Regel ist die Kunststofffüllung im Seitenzahngebiet damit keine Kassenleistung. Dennoch möchten immer mehr Kassenpatienten im Seitenzahnbereich nicht mit Amalgam versorgt werden. Hier bietet sich nach eingehender Aufklärung über den § 28 SGB V eine andere Füllung unter Mehrkostenberechnung an.

Mehrkostenberechnung,
→S. 442

Die Dokumentation erfolgt zahnbezogen wie bei Füllungen ohne Ausnahmeindikation. Manche Programme zeigen einen Warnhinweis mit der eingeschränkten Indikation. Die Angabe der Füllungslage ist mit den entsprechenden Ziffern oder Abkürzungen vorzunehmen. Der verwendete Kunststoff ist genau zu dokumentieren.

6.1.2 Aufbaufüllungen

Hierbei handelt es sich um Füllungen des Zahnes entsprechend der BEMA-Positionen F (13), allerdings mit dem Unterschied, dass der Zahn anschließend überkront bzw. prothetisch versorgt werden soll. Diese Füllung ist nach der Überkronung nicht mehr sichtbar.

A Eine **einflächige Aufbaufüllung** wird als F1 (13) abgerechnet.
Eine **mehrflächige Aufbaufüllung** wird als F2 (13b) abgerechnet.

Aufbaufüllungen sind nicht neben Stiftverankerungen nach St (16) berechenbar. Die Positionen F3 (13c) und F4 (13d) können nicht als Aufbaufüllungen berechnet werden.

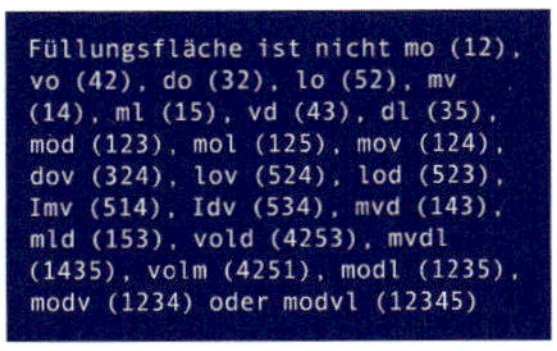
Füllungsfläche ist nicht mo (12), vo (42), do (32), lo (52), mv (14), ml (15), vd (43), dl (35), mod (123), mol (125), mov (124), dov (324), lov (524), lod (523), lmv (514), ldv (534), mvd (143), mld (153), vold (4253), mvdl (1435), volm (4251), modl (1235), modv (1234) oder modvl (12345)

Abb. 1 Auszug aus dem BEMA-Prüfmodul für die F2

Es ist ersichtlich, dass insbesondere bei der Abrechnung der F2 ein Problem besteht. Ist eine Aufbaufüllung mit F2 in das Praxisprogramm einzugeben, ist dies mit mehr als zwei Flächen vermutlich nicht durchführbar. Es erfolgt ein Warnhinweis des Programms, dass dies nicht möglich ist. → Abb. 1. Aus diesem Grund sind in allen Programmen Aufbaufüllungen in einer anderen Form einzugeben.

Merke

Aufbaufüllungen sind in den Abrechnungsprogrammen z. B. als F2**ZE** (**Z**ahn-**E**rsatz), F2**Z** (**Z**ahnersatz) oder af2 (**A**ufbau**f**üllung) einzugeben.

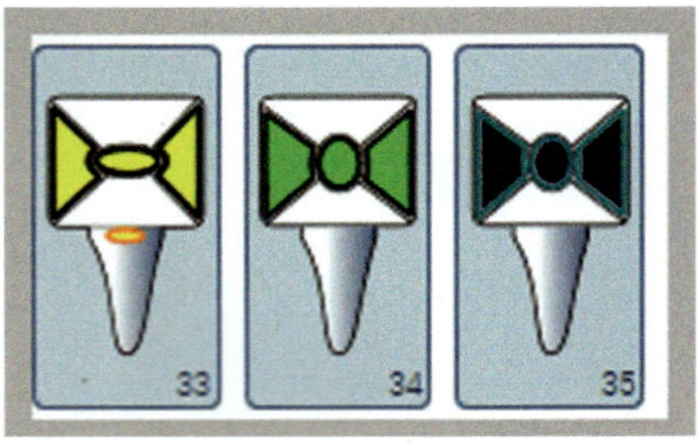

Abb. 2 Darstellungen unterschiedlicher Füllungen im PVS

Anschließend wird diese Füllung auch mit einer anderen Farbe gekennzeichnet. Die unterschiedlichen Füllungen erhalten in den PVS unterschiedliche Farben. → Abb. 2

- Kunststofffüllung (gelb),
- Aufbaufüllung (grün),
- Amalgamfüllung (schwarz).

Dies gilt dann auch für einflächige Aufbaufüllungen. Diese werden jedoch selten abgerechnet.

Die Vorgaben zur Dokumentation entsprechen den Vorschriften der übrigen Füllungen.

Beispiel

Die Patientin ist als Familienmitglied in der AOK versichert. Sie leidet an Niereninsuffizienz (mit Attest nachgewiesen).

Datum	Zahn	Behandlungsausschnitt	BEMA-Pos.
A		Beratung wegen Schmerzen im OK rechts,	Ä 1
	14	Kunststofffüllung m-o-p	13g
	12	Kunststofffüllung, Eckenaufbau mesial	F4
B		Eingehende Untersuchung mit Beratung der Patientin: Befund: c: 21, 22, 24, 27, 31, 33, 41, 47, 37; z: 35, 36; f: 18, 28, 48 Zahnstein vorhanden	01
	21	Kompositfüllung pal-mes	F2
	22	Kompositfüllung mes und dis-pal	F1, F2
C	31	Kunststofffüllung, Eckenaufbau distal	F4
	47	Kunststofffüllung m-o-d und bukkal	13g, 13e
	24	Kunststofffüllung bukkal-distal	13f
	27	Kunststofffüllung dopm	13h
D		Patientin erscheint nicht zum verabredeten Termin	Dokumentation
E		Neue Terminvereinbarung	Dokumentation
F	37	Aufbaufüllung m-o-d (spätere Überkronung)	F2ZE
	41	Aufbaufüllung li-dist-mes-inc (spätere Überkronung)	F2ZE

6.1.3 Provisorische, temporäre und unvollendete Füllungen

In seltenen Fällen kann es vorkommen, dass eine Füllung nicht vollendet wird oder bewusst eine nur zeitlich befristete (temporäre) Füllung gelegt wird.

BEMA-Pos.	Abk.	Leistungsbeschreibung	Bewertungszahl
11	pV	Exkavieren und prov. Verschluss einer Kavität als alleinige Leistung, auch unvollendete Füllung	19

A Position 11 kann nur als alleinige Leistung an diesem Zahn abgerechnet werden. Begründungen dafür, dass die Füllung nicht vollendet werden kann, sind z. B.:
- Patient ist auf der Durchreise oder im Urlaub
- Patient kommt im Notdienst
- Patient ist verstorben
- Vertretungsbehandlung
- Patient verweigert Weiterbehandlung
- Milchzahnfüllung als prov. Füllung

P Position 11 kann in folgenden Fällen nicht berechnet werden:
- neben Wurzelbehandlungen (ist in allen dortigen Ziffern enthalten)
- wenn die Füllung im Folgequartal vollendet wird
- bei Weiterbehandlung des Zahnes (auch prothetisch)

Hieraus wird ersichtlich, dass diese Position nur sehr selten abgerechnet wird. Die Flächenanzahl spielt hier keine Rolle. Da manchmal nicht bekannt ist, ob der Patient noch einmal in der Praxis erscheint, kann diese Position auch im Folgequartal abgerechnet werden. Dies ist auch ohne erneutes Einlesen der eGK möglich; der Erfassungsschein wird ebenfalls nicht benötigt. Im Rahmen von Wurzelbehandlungen erfolgen oft provisorische Verschlüsse, die aber nie abgerechnet werden können.

Es sollte unbedingt der Grund angegeben werden, warum keine Weiterbehandlung mehr erfolgt ist.

6.1.4 Füllungsalternative bei Kindern

Bei größeren kariösen Defekten bietet sich bei Kindern als Alternative zur Füllung eine konfektionierte Krone an. Es handelt sich dabei um vorgefertigte Kronen, die noch im gewissen Rahmen an den Zahn und die Mundverhältnisse angepasst werden können. Dies ist nur in der Kinderzahnheilkunde möglich.

BEMA-Pos.	Abk.	Leistungsbeschreibung	Bewertungszahl
14		Konfektionierte Krone (im Seitenzahnbereich in der Regel aus Metall) einschl. Material- und Laboratoriumskosten in der pädiatrischen Zahnheilkunde	50

M Die dafür benötigten (Kinder-)Kronen sind dabei in der Gebührenposition enthalten.

6.1.5 Stiftverankerung bei Füllungen

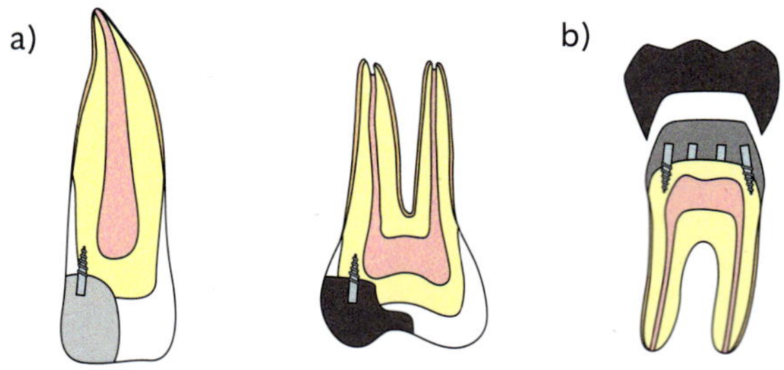

Abb. 1 Dentinanker a) in definitiv gefüllten Zähnen (an 21 und 26), b) mit Aufbaufüllung (an 36)

Besonders große Füllungen oder Eckenaufbauten halten besser, wenn sie mit sog. parapulpären (neben der Pulpa) Stiften befestigt werden. → Abb. 1

Diese Art der Behandlung kann für Kassenpatienten noch abgerechnet werden, obwohl der Aufwand dafür relativ hoch ist. In der GOZ 2012 gibt es diese Leistung nicht mehr, weil man sagt, sie sei obsolet.

BEMA-Pos.	Abk.	Leistungsbeschreibung	Bewertungszahl
16	St	Stiftverankerung einer Füllung (zusätzlich zu Nr. 13 c, d, g, h) je Zahn, einschl. Materialkosten	20

A Die Position St (16) ist nur zusammen mit F3 (13c) oder F4 (13d) oder 13g und 13h abrechenbar. Sie kann einmal pro Zahn (unabhängig von der Zahl der Stifte!) und neben Aufbaufüllungen am Zahn berechnet werden.

P Ausgeschlossen ist die Berechnung von Position St (16)
- neben F1, F2, 13e und 13f sowie
- zweimal pro Zahn bei zwei Stiften.

M Die Materialkosten für die Stifte können nicht gesondert berechnet werden.

Die **Stiftkosten** können neben Füllungen nach F1, F2, 13e, 13f sowie F1ZE und F2ZE (Aufbaufüllungen) **berechnet werden**.

Wenn es sich ergibt, dass eine einflächige endgültige Füllung (Amalgam oder Kunststoff) oder eine Aufbaufüllung an einem Zahn mit parapulpären Stiften verankert werden soll, dürfen nur die Materialkosten abgerechnet werden. Hier kann die tatsächliche Anzahl der Stiftkosten abgerechnet werden. → Abb. 1

Beispiel

Die Stiftkosten liegen bei 3,45 € pro Stift. Bei einer dreiflächigen Aufbaufüllung werden drei Stifte verwendet.

Abrechnung: F2ZE und 3 x 601 mit 3,45 € = 10,35 €. Dies geschieht über die Abrechnungsziffer 601 in der Leistungsspalte des Abrechnungsprogramms und den genauen Betrag (in Cent) in der Bemerkungsspalte des Programms. → Abb.1

Die Materialkosten müssen individuell nach Fabrikat, Stärke, Anzahl usw. ermittelt werden. Bei der individuellen Preisermittlung dürfen die bezahlte Mehrwertsteuer und ein Finanzierungsaufschlag nicht vergessen werden.

Datum	S	Gebiet	Anzahl	H	A	Nr.	Lage	T	Begründung/Dokumentation	LE	Faktor	Preis
28.05.22		32				af2	mdi	*	Glasionomerzement	1		
		32				q601		*	TMS-Stift	1	=	6,78€
		45				af2	mod	*	Glasionomerzement	1		
		45	2			q601		*	2 TMS-Stifte	1	=	13,56€
		44				f3	mod	<	Amalgam	1		
		44				st		*	TMS-Stift	1		

Abb. 1 Eingabe von Stiftkosten in einem zahnärztlichen Abrechnungsprogramm

Hauptleistungen in einer Zahnarztpraxis: Füllungen

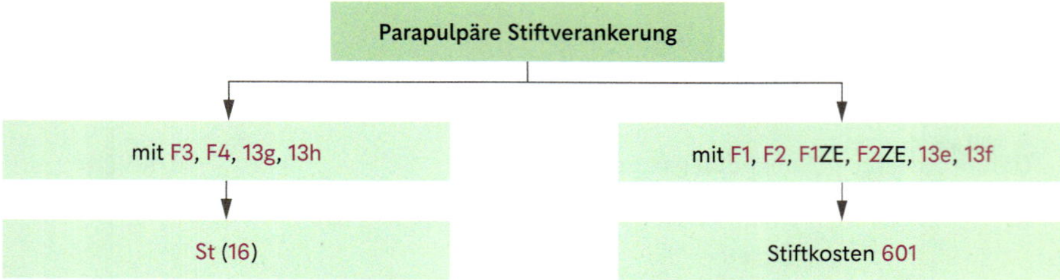

Abb. 1 Abrechnungsmöglichkeiten von parapulpären Stiftverankerungen

Neben dem Zahn sollten unbedingt die Materialien genau aufgezeichnet werden, die verwendet wurden. Die Eingabe der 601 ist eine der wenigen Möglichkeiten, Materialkosten im KCH-Bereich zu erfassen. Daher ist die Erfassung in den Programmen oft schwierig.

Beispiel

Zwei TMS-Stifte von 2,80 €/Stift an 26 müssen im Programm erfasst werden.
Schrittweise Programmeingabe:

26 2 x q601 = 2,80 > TMS-Stifte	**In Worten:** 26-Leerzeichen-zweimal-q601-gleich-2,80-Leerzeichen-Dokuzeichen-Dokumentation der Stifte

Es werden 5,60 € abgerechnet.

Merke

Stifte, die im Wurzelkanal verankert werden, müssen anders abgerechnet werden.

Die folgende Übersicht zeigt die Möglichkeiten der **Abrechnung von Füllungen mit Stiftverankerungen**.

Zahnbehandlung	BEMA-Abrechnung	Begründung
Einflächige Füllung mit einem Stift verankert	F1 mit 601	F1 nur Stiftkosten abrechenbar
Eckenaufbau unter Einbeziehung der Schneidekante mit einem Stift verankert	F4 mit St	F4 neben St möglich
Mehrflächige Aufbaufüllung mit drei Stiften verankert	F2ZE und 3 x 601	Neben F2 nur 601 möglich
Vierflächige Füllung mit drei Stiften verankert	F4 mit St (einmal)	St nur einmal pro Zahn
Zwei getrennte Aufbaufüllungen, jeweils dreiflächig, eine mit zwei Stiften verankert	2 x F2ZE und 2 x 601	601 nach tatsächlicher Anzahl, getrennte Aufbaufüllungen
Dreiflächige Füllung mit zwei Stiften verankert	F3 und St	St bei F3 möglich

Tab. 1 Möglichkeiten der Abrechnung von Füllungen mit Stiftverankerungen

Beispiel

Bei einer Patientin, die in der KKH pflichtversichert ist, wird die folgende Behandlung durchgeführt. Sie hat einen Allergiepass, in dem ihre Amalgam-Allergie eingetragen ist.

Datum	Zahn	Behandlungsausschnitt	BEMA-Pos.
A		Patientin kommt mit Schmerzen, Beratung im Notdienst	Ä 1, 03
	16	Kompositfüllung, m-o-p mit einem parapulpären Stift verankert	13g, St
	17	Kompositfüllung d-b	13f
B		Eingehende Untersuchung mit Beratung, Befund: f: 18, 28, 48; c: 17, 13, 11, 21, 22, 22, 25, 31, 33, 36, 41, 45, 46; Zahnstein vorhanden	01
	11	Kompositfüllung d-p-m mit Stiftverankerung	F3, St
	21	Eckenaufbau distal (Aufbau der Schneidekante)	F4
	22	Eckenaufbau mesial mit zwei Stiften verankert	F4, St
C	25	Kompositfüllung okklusal und bukkal	2 x 13 e
	46	Aufbaufüllung li-o-d mit zwei Stiften verankert	F2ZE + 2 x
	45	Aufbaufüllungen li-o und buc-d-m	601
	43	Kompositfüllung d-li-m und la	2 x F2ZE
	41	Kompositfüllung la	F3 und F1
	13	Kompositfüllung la (zervikal), wegen Schmerzen Präparation unterbrochen, provisorisch verschlossen Weiterbehandlung im Folgequartal	F1 Dokumentation

6.1.6 Besondere Maßnahmen bei Füllungen

In den Leistungsinhalten der Füllungspositionen sind viele Arbeitsschritte enthalten. Dennoch gibt es Maßnahmen, die zusätzlich abgerechnet werden können. Da es sich um **besondere Maßnahmen** beim Füllen und Präparieren handelt, kann diese Position auch im Zahnersatzbereich abgerechnet werden.

BEMA-Pos.	Abk.	Leistungsbeschreibung	Bewertungszahl
12	bMF	Besondere Maßnahmen beim Präparieren oder Füllen (Separieren, Beseitigen störenden Zahnfleisches, Anlegen von Spanngummi, Stillung einer übermäßigen Papillenblutung), je Sitzung, je Kieferhälfte oder Frontzahnbereich	10

A Die Position bMF (12) ist je Kieferhälfte oder Frontzahnbereich sowie je Sitzung einmal abrechenbar:

- im Rahmen der Fissurenversiegelung
- bei kieferorthopädischer Behandlung
- bei prothetischer Behandlung
- bei Wurzelkanalbehandlungen (Endodontie)

₱ Die Position bMF (12) ist nicht häufiger als viermal je Sitzung berechenbar.

Hauptleistungen in einer Zahnarztpraxis: Füllungen

Umfang der Leistung bMF (12)

Folgende Maßnahmen können ggf. als bMF abgerechnet werden:

- **Stillen einer übermäßigen Papillenblutung:** Der behandelnde Zahnarzt entscheidet, ob es sich um eine normale oder übermäßige Blutung handelt.
- **Separieren** (Auseinanderdrängen oder Voneinandertrennen) von Zähnen
- **Beseitigen störenden Zahnfleisches:** Werden bei der Behandlung einzelne Zahnfleischfasern mithilfe eines Elektrotoms elektrochirurgisch oder mittels Skalpell durchtrennt oder entfernt, kann die die Pos. Exzc1 (49) zusätzlich abgerechnet werden. Das Abdrängen von Zahnfleisch zum Zwecke der Abformung darf nicht als bMF abgerechnet werden.
- **Anlegen von Spanngummi:** Anlegen eines Gummituchs, z. B. Kofferdam (engl. coffer = wasserdichter Kasten, dam = trockenes Flussbett), welches insbesondere bei Kunststofffüllungen im Frontzahnbereich angewendet wird. Kofferdam, Quickdam, Minidam und Optidam dienen der Trockenlegung des Behandlungsfelds.

Merke
Für das **Abdrängen von Zahnfleisch** zur Darstellung der Präparationsgrenze oder unter sich gehender Stellen bei Kronen und Brücken bzw. subgingivaler Stufenpräparation muss die Abrechnungsbegründung eindeutig in der Patientenakte dokumentiert werden.

Abrechnung der Leistung bMF (12)

Die Position bMF kann einmal je **Kieferhälfte oder Frontzahnbereich** und je Sitzung berechnet werden. Im folgenden Zahnschema sind zunächst einmal die vier Kieferhälften sowie die zwei Frontzahnbereiche eingezeichnet →Abb. 1.

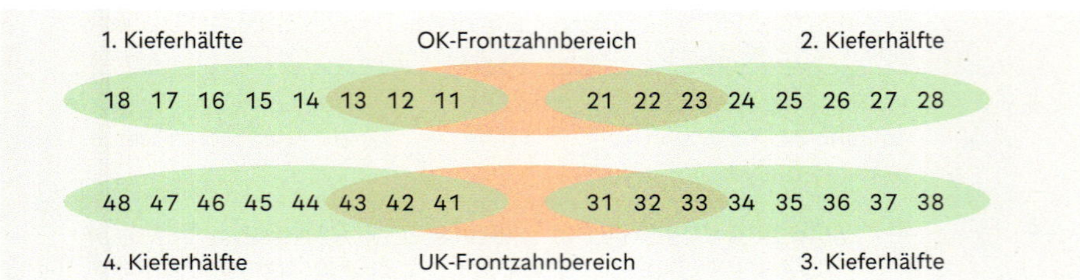

Abb. 1 Aufteilung der Kiefer in Kieferhälften und Frontzahnbereiche

Schwierig ist die Zuordnung durch die Überschneidung der Bezeichnung Kieferhälften und Frontzahnbereiche sowie durch das Wort **oder:**

- Die Position bMF kann **entweder** in einer Kieferhälfte **oder** im Frontzahnbereich **einmal** je Sitzung abgerechnet werden.
- Wird an den Zähnen 18 bis 14 eine bMF-Leistung in einer Sitzung erbracht, kann die bMF **einmal** abgerechnet werden.
- Eine weitere bMF-Leistung an 13, 12 oder 11 kann nicht mehr in derselben Sitzung abgerechnet werden, weil sie **zur 1. Kieferhälfte gehören** und in den Abrechnungsbestimmungen das Wort **oder** steht.
- Wird in der gleichen Sitzung in der 2. Kieferhälfte eine bMF-Leistung erbracht, z. B. an Zahn 23 oder 24, kann diese zusätzlich abgerechnet werden.

Mehrere Leistungen nach einer gemäß dieser Regel zu berechnenden Position können in einer Sitzung nur abgerechnet werden, wenn

- die Leistungen in verschiedenen Kieferhälften erbracht werden und
- die Leistungen nicht in einem Frontzahnbereich erbracht werden.

Merke
Für die Berechnung mehrerer bMF ist zuerst zu prüfen: Liegen die Leistungen in einer Kieferhälfte? Ist das nicht der Fall, ist zu prüfen:
Liegen die Leistungen in einem Frontzahnbereich? Trifft auch das nicht zu, können beide Leistungen abgerechnet werden.

Beispiel

An Zahn 33 wird eine übermäßige Papillenblutung gestillt, an Zahn 34 und 43 Zahnfleisch abgedrängt und an Zahn 45 wird eine übermäßige Papillenblutung gestillt.
Alle Leistungen werden in derselben Sitzung erbracht.

Abrechnung: An Zahn 33 wird eine bMF-Leistung abgerechnet, damit ist im Frontzahnbereich im Unterkiefer und in der 3. Kieferhälfte keine bMF-Leistung mehr abrechenbar. Es verbleibt in der 4. Kieferhälfte außerhalb des Frontzahnbereichs der Zahn 45.
Hier kann wieder eine bMF abgerechnet werden, also insgesamt 2 x bMF.

Wirtschaftlichkeitsgebot, →S. 136

Erfolgen die obigen Leistungen in vier verschiedenen Sitzungen, kann selbstverständlich die bMF-Leistung viermal abgerechnet werden. Hierbei muss u. U. das Wirtschaftlichkeitsgebot beachtet werden.

Beispiel

Beispiel	Behandlungsausschnitt	Anzahl bMF-Abrechnung	Begründung
1	In einer Sitzung werden an Zahn 23, 24 und 25 bMF-Leistungen erbracht.	1 x bMF	Alle Leistungen liegen in einer Kieferhälfte.
2	In einer Sitzung werden an Zahn 35, 36, 45 und 46 bMF-Leistungen erbracht.	2 x bMF	Je Kieferhälfte kann eine bMF abgerechnet werden.
3	In einer Sitzung werden an Zahn 32, 31, 42 und 43 bMF-Leistungen erbracht.	1 x bMF	Alle Leistungen liegen im UK-Frontzahngebiet.
4	In einer Sitzung werden an Zahn 11, 22 und 24 bMF-Leistungen erbracht. In der nächsten Sitzung werden bMF-Leistungen an 13, 23 und 25 erbracht.	1. Sitzung: 2 x bMF 2. Sitzung: 2 x bMF	1. Sitzung: eine bMF im Frontzahngebiet (Zahn 11) und eine im Seitenzahngebiet (Zahn 24) 2. Sitzung: eine bMF in der Front (Zahn 13) und eine in der Seite (Zahn 25)
5	In einer Sitzung werden an den Zähnen 11, 22, 24, 41, 43, 48 bMF-Leistungen erbracht.	3 x bMF	OK-Front (Zahn11) und OK-Hälfte 2 (Zahn 24), UK-Hälfte 4 (Zähne 41, 43 oder 48)

Merke

Das verwendete Abrechnungsprogramm kann getestet werden, indem die Zähne aus den oben stehenden Beispielen eingegeben werden und anschließend bMF: Oftmals ermittelt das Programm selbstständig die Anzahl der abrechenbaren Position bMF.

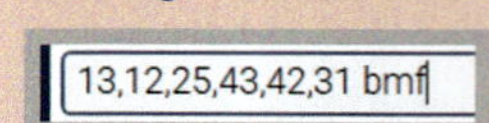

Hauptleistungen in einer Zahnarztpraxis: Füllungen

Die Maßnahmen, die durchgeführt wurden, müssen genau dokumentiert werden. Am Beispiel eines Keils lässt sich das leicht demonstrieren: Ist er zur Adaption einer Matrize eingesetzt, gehört er zur Füllungsposition. Wird er als Quellkeil zum Abdrängen von Zahnfleisch oder mit einem Medikament getränkt zur Blutstillung eingesetzt, kann er als bMF abgerechnet werden.

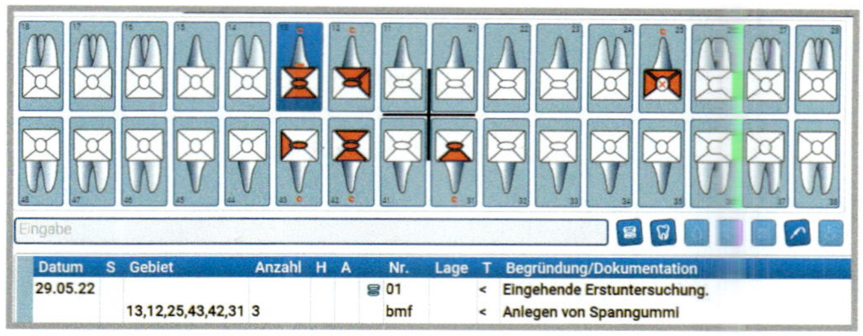

Abb. 1 bMF-Leistungen an sechs Zähnen: Drei bMF können abgerechnet werden. Eine bMF ist für das OK-Frontzahngebiet, eine in der Kieferhälfte 2 des OK berechenbar. Im UK ist nur eine abrechenbar, da alle Leistungen im Frontzahngebiet liegen.

In den Zahnarztprogrammen kann die bMF durch die Ziffernfolge oder beliebige Groß- und Kleinschreibung eingegeben werden. Wenn die Zähne eingeben werden, an denen bMF-Leistungen erbracht wurden, rechnet das Programm die berechenbare Anzahl selbst aus.

Das Programm liefert eine Warnmitteilung, wenn die Position bMF häufiger abgerechnet wurde, als zulässig ist. Dies wird ebenfalls vom BEMA-Prüfmodul überprüft.

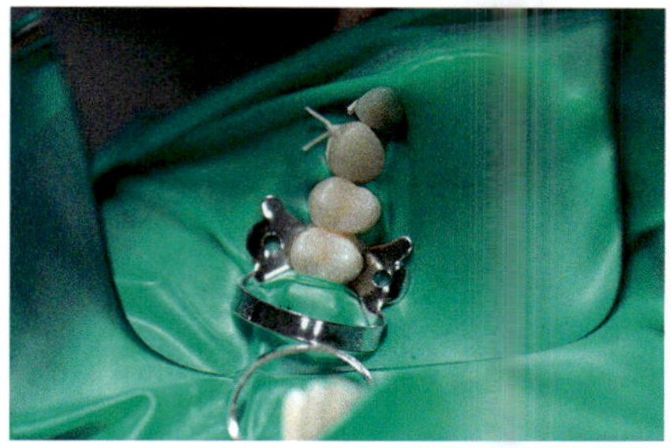

Abb. 2 Das Anlegen von Spanngummi zur absoluten Trockenlegung bei der Füllungstherapie kann mit bMF berechnet werden.

Beispiel

Die Abrechnung einer Füllungsbehandlung zeigt die nebenstehende Upload-Datei → Abb. 3. Die Ziffernfolge bedeutet folgenden Sachverhalt:
Am 30.04. wurde am Zahn 15 eine Präparation für Zahnersatz durchgeführt. Dabei wurde eine bMF-Leistung erbracht.
Am Zahn 22 wurden eine zweiflächige Füllung labial-distal gelegt und eine bMF-Leistung dazu erbracht.
Am Zahn 41 wurden eine einflächige Füllung lingual gelegt und eine bMF-Leistung erbracht.
Der Zahn 34 wurde für Zahnersatz präpariert und dabei wurde eine bMF-Leistung erbracht.

```
3004    15 12 5
        22 132 43
        22 12
        41 131 5
        41 12
        34 12 5
```

Abb. 3 Auszug aus Upload-Datei

Hinweis: Die Abrechnung der bMF im Rahmen der prothetischen Behandlung verlangt in manchen KZV-Gebieten die Zusatzbezeichnung bMF/ZE o. Ä., weil dies u. U. die einzige Leistung an diesem Zahn bleibt. In der Upload-Datei erzeugt dies dann die **Ziffer 5** neben der bMF.

Beispiel

Die Patientin ist in einer BKK als Mitglied versichert. Sie ist stark gehbehindert und wohnt 9,5 km von der Praxis entfernt.

Datum	Zahn	Behandlung	BEMA-Pos.
A		Eingehende Untersuchung mit Beratung, Befund: f: 18, 17, 28, 38, 37, 48; c: 11, 14, 22, 25, 26, 35, 36, 44, 45; z: 27 Zahnstein vorhanden	01
	27	Patientin möchte den Zahn später entfernen lassen	Dokumentation
B	11, 22	jeweils Eckenaufbau mesial mit Stiftverankerungen (je einen TMS-Stift), Anwendung von Kofferdam	2 x F4, 2 x St, bMF
C	14	Amalgamfüllung m-o-d-b, Stillen übermäßiger Papillenblutung, Zahnfleisch abgedrängt	F4, bMF
	35	Präparation wegen Schmerzen unterbrochen, provisorischer Verschluss	Dokumentation
D		Patientin erscheint nicht zum Termin und bittet um Besuch, Festlegung des Besuchstermins	Dokumentation
E	35	10:00 Uhr, Besuch bei der Patientin (9,5 km von der Praxis), Beratung und Fertigstellung der Amalgamfüllung o-b	Bs1, 7831 (Wegegeld), F2
F	36	Amalgamfüllung li-d mit einem TMS-Stift verankert, Zahnfleisch mit Retraktionsring verdrängt	F2, 601, bMF
	25	Amalgamfüllung m-o-d, Zahnfleisch mit Retraktionsring verdrängt	F3, bMF
	26	Amalgamfüllung m-o-z, Zahnfleisch mit Retraktionsring verdrängt	F2, Dokumentation
G	44	Amalgamfüllung li-b-m-o-d mit zwei Stiften verankert	F4, St, bMF
		Amalgamfüllung m-o-d und b	
	45	An beiden Zähnen OptiDam verwendet, um Zahnfleisch abzudrängen	F3, F1, Dokumentation
H		21:00 Uhr telef. Beratung außerhalb der Sprechstunde wegen Schmerzen an 27, Termin für Extraktion vereinbart	Ä1, 03
	27		

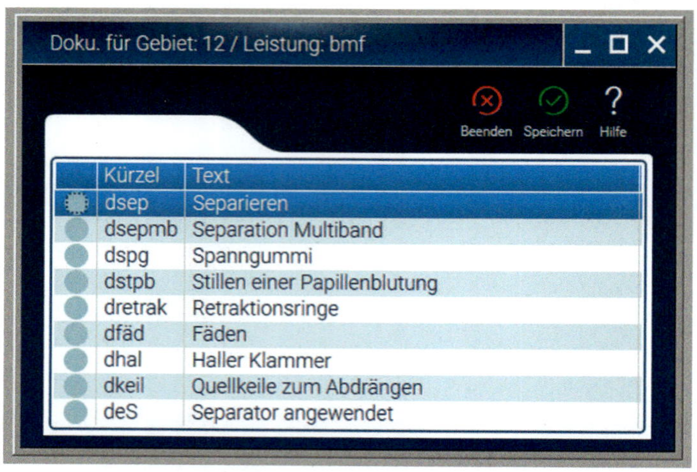
Doku. für Gebiet: 12 / Leistung: bmf
Beenden
Speichern
Hilfe
Kürzel
Text
dsep
Separieren
dsepmb
Separation Multiband
dspg
Spanngummi
dstpb
Stillen einer Papillenblutung
dretrak
Retraktionsringe
dfäd
Fäden
dhal
Haller Klammer
dkeil
Quellkeile zum Abdrängen
deS
Separator angewendet

Abb. 1 Im Abrechnungsprogramm kann zwischen unterschiedlichen Dokumentationsmöglichkeiten zur Position bMF ausgewählt werden.

Merke
Die Dokumentation über die bMF-Leistungen ist im Praxisprogramm festzuhalten.

6.2 Füllungstherapie bei Privatpatienten

6.2.1 Definitive Füllungen

Bei einem Privatpatienten gibt es für die zahnärztliche Behandlung im Rahmen der Füllungstherapie kaum Einschränkungen. Bei der Wahl des Füllungswerkstoffes ist der Zahnarzt relativ frei (Lege-artis-Behandlung).

Für notwendige definitive Füllungen kommen plastische oder starre Füllungsmaterialien in Betracht. Definitive Füllungen aus **plastischem Füllungsmaterial** werden gemäß den Positionen 2050, 2070, 2090 und 2110 abgerechnet. Dabei ist das Füllungsmaterial mit abgegolten. Der höhere Aufwand für **Kompositfüllungen** wird durch die Ziffern 2060, 2080, 2100 und 2120 abgegolten. Wenn eine Politur in gesonderter Sitzung erforderlich ist (z. B. bei Amalgam und nach verbreiteter Auffassung auch bei Glasionomerzement), kann zusätzlich die Position 2130 berechnet werden. Für **starre Füllungsmaterialien** stehen die Positionen 2150, 2160 und 2170 zur Verfügung.

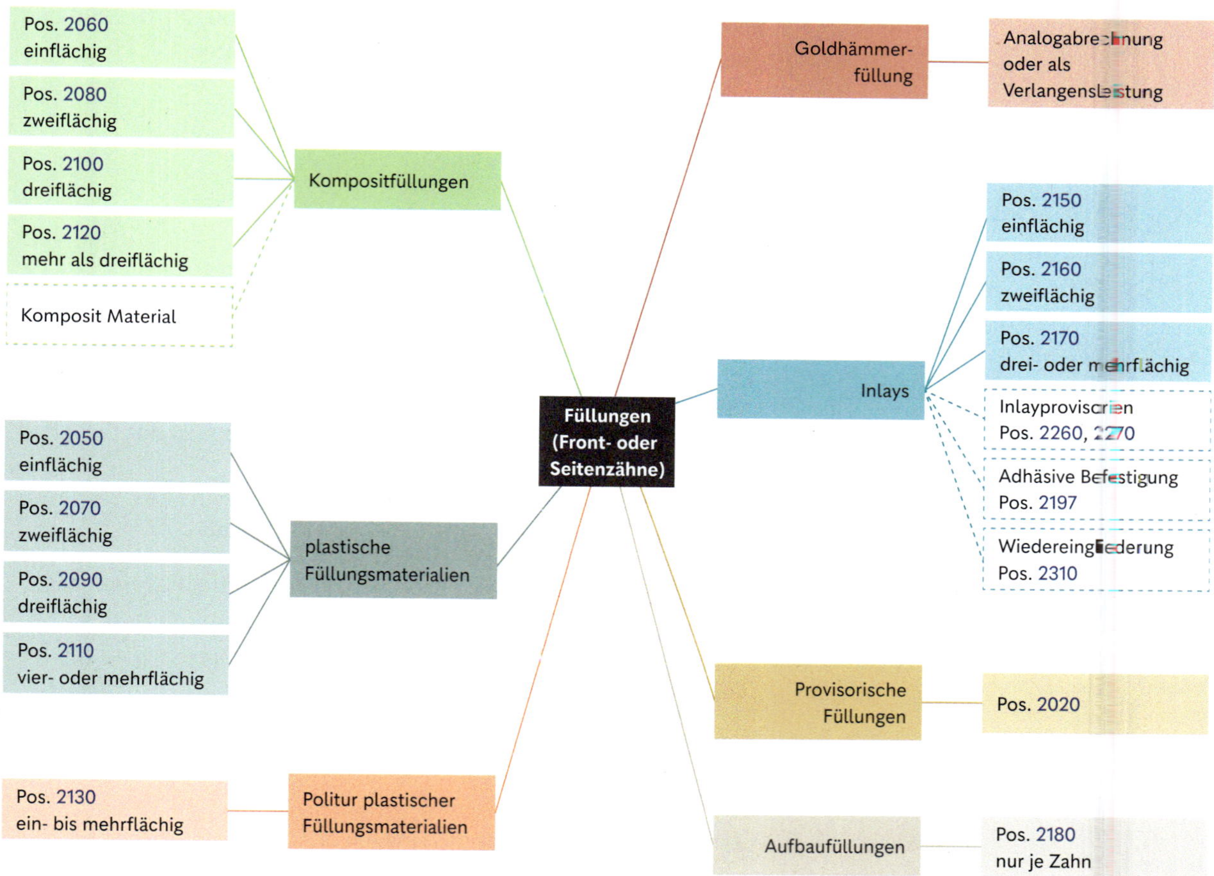

Plastische Füllungen

GOZ-Pos.	Leistung	Punktzahl
2050	Präparieren einer Kavität und Restauration mit plastischem Füllmaterial einschließlich Unterfüllung, Anlegen einer Matrize oder Benutzen anderer Hilfsmittel zur Formung der Füllung, einflächig	213 P
2070	Präparieren einer Kavität und Restauration mit plastischem Füllmaterial einschließlich Unterfüllung, Anlegen einer Matrize oder Benutzen anderer Hilfsmittel zur Formung der Füllung, zweiflächig	242 P
2090	Präparieren einer Kavität und Restauration mit plastischem Füllmaterial einschließlich Unterfüllung, Anlegen einer Matrize oder Benutzen anderer Hilfsmittel zur Formung der Füllung, dreiflächig	297 P
2110	Präparieren einer Kavität und Restauration mit plastischem Füllmaterial einschließlich Unterfüllung, Anlegen einer Matrize oder Benutzen anderer Hilfsmittel zur Formung der Füllung, mehr als dreiflächig	319 P

Ähnlich den BEMA-Bestimmungen sind mit den Positionen 2050, 2070, 2090 und 2110 sind die folgenden zahnärztlichen Leistungen mit abgegolten:
- Legen der Unterfüllung
- Anlegen einer Matrize und weiterer Hilfsmittel, z. B. Keile
- Legen der Füllung
- relative Trockenlegung
- Oberflächengestaltung der Füllung

M Folgende Materialien sind für diese Positionen nicht berechenbar:
- Füllungsmaterial (unabhängig vom Preis)
- Unterfüllungsmaterial
- Ätzgel
- Praxisverbrauchsmaterial (z. B. Watterollen, obligate Keile, H_2O_2, Alkohol)
- wiederverwendbare Instrumente und Materialien (z. B. Matrizenbänder, Schleifer)

P Neben den Positionen 2050, 2070, 2090 und 2110 dürfen Kronen nach den Positionen 2200 bis 2202 nicht in derselben Sitzung berechnet werden.

Für die **Politur** der plastischen Füllungen kann die folgende Ziffer abgerechnet werden:

GOZ-Pos.	Leistung	Punktzahl
2130	Kontrolle, Finieren/Polieren einer Restauration in separater Sitzung, auch Nachpolieren einer vorhandenen Restauration	104 P

A Diese Position kann für die Kontrolle, für das Finieren oder Polieren, auch für das Nachpolieren einer plastischen Füllung/plastischen Restauration unabhängig von ihrer Größe und von der Anzahl der Füllungsflächen auch bei einer schon länger vorhandenen Füllung abgerechnet werden. Die Abrechnung ist auch möglich bei Restauration von Inlay, Teilkrone, Krone etc., wenn die Eingliederung schon länger erfolgt ist. Wichtig ist dabei, dass es in separater Sitzung, d. h. separat von der Sitzung, in der die Restauration gefertigt wurde, durchgeführt und abgerechnet wird.

Merke
Häufig wird bei grundlegenden Sanierungsmaßnahmen erst eine umfangreiche Füllungstherapie (nach Pos. 2050 bis 2120) durchgeführt. Anschließend erfolgen die Präparationen für die notwendigen Inlays, Kronen und Brücken. Auf diese Weise treten auf einer Rechnung für einen Zahn gleichzeitig Abrechnungen für Füllungen und Kronen o. Ä. auf.
Dies ist zahnmedizinisch sinnvoll und abrechnungstechnisch zulässig.

Hauptleistungen in einer Zahnarztpraxis: Füllungen

Kompositfüllungen

Der höhere Aufwand bei Kompositfüllungen wird in den folgenden Positionen berücksichtigt:

GOZ-Pos.	Leistung	Punktzahl
2060	Präparieren einer Kavität und Restauration, mit Kompositmaterialien, in Adhäsivtechnik (Konditionieren), einflächig, ggf. einschließlich Mehrschichttechnik, einschließlich Polieren, ggf. einschließlich Verwendung von Inserts	[illegible]37 P
2080	Präparieren einer Kavität und Restauration, mit Kompositmaterialien, in Adhäsivtechnik (Konditionieren), zweiflächig, ggf. einschließlich Mehrschichttechnik, einschließlich Polieren, ggf. einschließlich Verwendung von Inserts	[illegible]56 P
2100	Präparieren einer Kavität und Restauration, mit Kompositmaterialien, in Adhäsivtechnik (Konditionieren), dreiflächig, ggf. einschließlich Mehrschichttechnik, einschließlich Polieren, ggf. einschließlich Verwendung von Inserts	[illegible]42 P
2120	Präparieren einer Kavität und Restauration, mit Kompositmaterialien, in Adhäsivtechnik (Konditionieren), mehr als dreiflächig, ggf. einschließlich Mehrschichttechnik, einschließlich Polieren, ggf. einschließlich Verwendung von Inserts	[illegible]0 P

Ähnlich wie bei den Füllungen nach 2050, 2070, 2090, 2110 sind die allgemeinen Leistungen auch bei diesen Füllungen mit abgegolten. Zusätzlich abgegolten sind bei der Abrechnung von Kompositfüllungen das Polieren, die Mehrschichttechnik, die Lichtaushärtung sowie die Verwendung von Inserts.

allgemeine Leistungen, →S. 425

P Formgebungshilfen, z. B. Matrizen, können jedoch zusätzlich als Position 2030 abgerechnet werden. Die zusätzliche Abrechnung der Position 2197 ist umstritten.

Einlagefüllungen

Für die Versorgung mit **starren Füllungsmaterialen** aus Gold, Keramik oder besonderen Kunststoffen stehen die unten genannten Ziffern zur Verfügung. Sie werden häufig auch als Inlays, Onlays oder Gussfüllungen bzw. Einlagefüllung bezeichnet.

Inlay, →S. 419

GOZ-Pos.	Leistung	Punktzahl
2150	Einlagefüllung, einflächig	1141 P
2160	Einlagefüllung, zweiflächig	1356 P
2170	Einlagefüllung, mehr als zweiflächig	1709 P

Mit den Positionen 2150, 2160 und 2170 sind folgende zahnärztliche Leistungen verbunden:
- Präparieren eines Zahnes oder Implantats
- Relationsbestimmung
- Abformungen
- Einproben
- provisorisches Eingliedern
- festes Einfügen der Einlagefüllung
- Nachkontrolle und Korrekturen

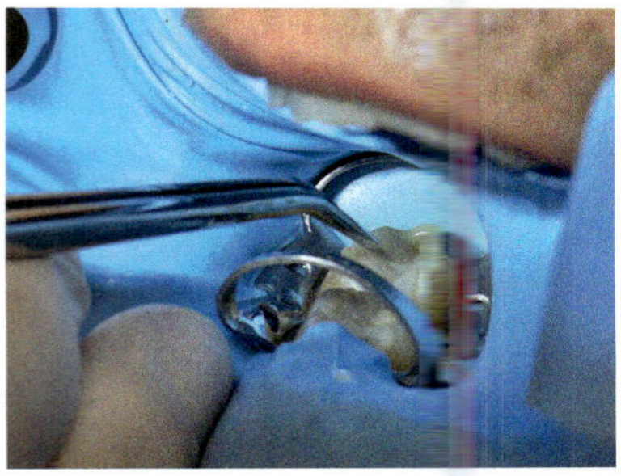

Abb. 1 Das Einsetzen des Inlays ist Teil der Leistungen nach 2150, 2160 und 2170.

In der Regel ist für ein Inlay eine **provisorische Versorgung** des Patienten nötig, da dies nach einem Abdruck im Labor hergestellt wird. Provisorisches Füllmaterial wird nach Pos. 2020 abgerechnet. Wird ein **konfektioniertes** Inlay zur provisorischen Versorgung verwendet, kommt die Position 2260 zur Anwendung.

GOZ-Pos.	Leistung	Punktzahl
2020	Temporärer speicheldichter Verschluss einer Kavität	98 P
2260	Provisorium im direkten Verfahren ohne Abformung, je Zahn oder Implantat, einschließlich Entfernung	100 P

M Das Material für das konfektionierte Provisorium ist zusätzlich abrechnungsfähig. Stellt die Zahnarztpraxis ein **individuelles** provisorisches Inlay her, kann die Position 2270 abgerechnet werden.

~~M~~ Das Material für das individuelle Provisorium ist nicht abrechnungsfähig.

Für die **adhäsive Befestigung** eines Inlays, auch mit Spezialzementen, kann die Position 2197 zusätzlich berechnet werden. Das Material ist auch dabei nicht abrechnungsfähig.

Ist ein Inlay herausgefallen und wird es von der Zahnarztpraxis wieder eingegliedert, kann die Position 2310 und eventuell die Position 2197 abgerechnet werden.

GOZ-Pos.	Leistung	Punktzahl
2270	Provisorium im direkten Verfahren mit Abformung, je Zahn oder Implantat, einschließlich Entfernung	270 P
2197	Adhäsive Befestigung (plastischer Aufbau, Stift, Inlay, Krone, Teilkrone, Veneer etc.)	130 P
2310	Wiedereingliederung einer Einlagefüllung, einer Teilkrone, eines Veneers oder einer Krone oder Wiederherstellung einer Verblendschale an herausnehmbarem Zahnersatz	145 P

M Folgende Materialien dürfen im Zusammenhang mit Inlays berechnet werden:
- Material- und Laborkosten für die Inlays
- Abformmaterial
- konfektionierte Inlayprovisorien

~~M~~ Folgende Materialien sind nicht berechenbar:
- Unterfüllungsmaterial
- Ätzgel
- Praxisverbrauchsmaterial (z. B. Watterollen, H_2O_2, Alkohol)
- wiederverwendbare Instrumente und Materialien (z. B. Schleifer)
- Befestigungsmaterial

Verlangensleistung, →S. 446

Die **Goldhämmerfüllung** ist nicht mehr Bestandteil der GOZ. In der amtlichen Begründung heißt es, dass sie als Verlangensleistung mit dem Patienten abgerechnet werden kann. Genauso kann sie natürlich auch als Analogleistung, z. B. mit Position 2170 mit erhöhtem Faktor, abgerechnet werden. Die dafür notwendigen teuren Materialkosten sind gesondert berechnungsfähig.

Sehr geehrte Frau von Braun,

für die zahnärztliche Behandlung erlaube ich mir, nach den zur Zeit geltenden Bestimmungen zu berechnen:

Datum	Region	Nr.	Leistungsbeschreibung/Auslagen	Bgr.	Faktor	Anz.	EUR
01.05.22		Ä6	Vollständige Untersuchung des stomatognathen Systems		2,3	1	13,41
		Ä-D	Zuschlag an Samstagen, Sonn- oder Feiertagen		1,0	1	12,82
		Ä1	Beratung, auch fernmündlich		2,3	1	10,72
		Ä-C	Zuschlag in der Zeit zwischen 22 und 6 Uhr		1,0	1	18,65
	35	0100	Intraorale Leitungsanästhesie		2,3	1	9,05
	35	2170	Einlagefüllung, mehr als zweiflächig		2,3	1	221,07
	35	2197	Adhäsive Befestigung		2,3	1	16,82
	35	0090	Intraorale Infiltrationsanästhesie		2,3	1	7,76
08.05.22	23	2120	Präp. e. Kavität u. Restauration in Adhäsivt., mehrflächig Erschwerte Kariesbehandlung unter vorhandener Restauration		3,0	1	129,92
	23	0090	Intraorale Infiltrationsanästhesie		2,3	1	7,76
	14	2090	Präparieren einer Kavität und Restauration, dreiflächig		2,3	1	38,42
	44	2050	Präparieren einer Kavität und Restauration, einflächig		2,3	1	27,55
15.05.22	14	2130	Kontrolle, Finieren/Polieren einer Restauration		2,3	1	13,45
	34	2310	Wiedereingl. Krone, Inlay, Veneer o. wiederherst. Verblend.		2,3	1	18,76
			Zwischensumme Honorar:				546,16
01.05.22		§4(3)	Ultracain DS forte, je Ampulle	A		1	0,49
08.05.22		§4(3)	Ultracain DS forte, je Ampulle	A		1	0,49
		§4(3)	Ultracain DS forte, je Ampulle	A		1	0,49
			Kosten für Auslagen nach § 3, § 4 GOZ und § 10 GOÄ:				1,47
			Auslagen nach § 9 GOZ gemäß Fremdlaborrechnung:				580,55
			Rechnungsbetrag:				**1.128,18**

Abb. 1 Ausschnitt aus einer Privatrechnung

Die Dokumentation entspricht der bei Kassenfüllungen. Neben Datum, Zahn und Positionen sollen die Materialien dokumentiert werden, die in der Praxis verwendet wurden. Die Begründung bei einem erhöhten Steigerungssatz muss dokumentiert werden. Die Rechnung an den Patienten sollte ebenfalls auf Papier oder elektronisch dokumentiert werden.

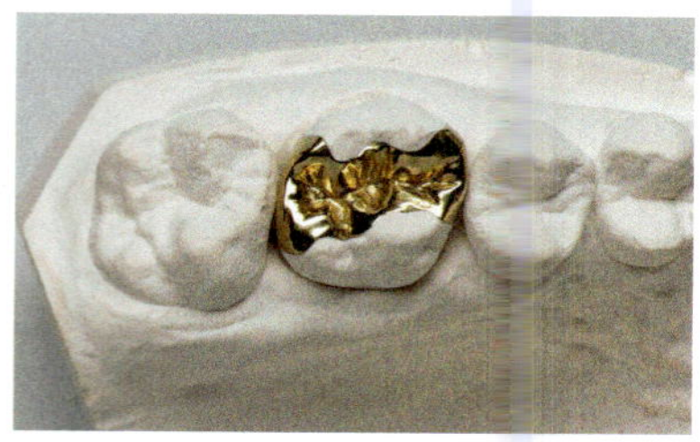

Abb. 2 Materialkosten für Goldhämmerfüllungen sind gesondert zu berechnen.

Beispiel

Ein Privatpatient ist in der Privatkasse EUROP versichert.

Datum	Zahn	Behandlungsausschnitt	GOZ-/GOÄ-Pos.
A		Eingehende Untersuchung und Beratung unter 10 Minuten Befund: f: 18, 28, 48; c: 13, 14, 24, 25	0010 Ä 1
B	24, 25	Zähne für Inlays präpariert, Abdrucknahme, provisorisch temporär verschlossen Abdrücke ins Labor für Goldinlays	Dokumentation 2020
C	13 14	Kunststofffüllung zweiflächig l-d Kunststofffüllung einflächig v	2080 2060
D	24, 25	Dreiflächige Inlays eingesetzt mit adhäsiver Befestigung	2 x 2170, 2 x 2197
E	24, 25	Telefonische Beratung 8 Minuten außerhalb der Sprechstunden am Samstag wegen Schmerzen nach Inlayeingliederung	Ä 1, Ä D
F (4 Tage nach E)		Beratung, Schmerzen haben nachgelassen, Inlay an 27 ist herausgefallen und wird adhäsiv wieder befestigt	2310 2197

Aufbaufüllungen

Plastische Aufbaufüllungen werden bei Privatpatienten nach einer eigenen Position (2180) abgerechnet. Diese ist nur einmal pro Zahn berechenbar. Es wird nicht nach der Flächenanzahl differenziert. Die Flächen werden in Programmen dennoch abgefragt.

GOZ-Pos.	Leistung	Punktzahl
2180	Vorbereitung eines zerstörten Zahnes mit plastischem Aufbaumaterial zur Aufnahme einer Krone	150 P

B Die adhäsive Befestigung der Aufbaufüllung kann zusätzlich mit der Position 2197 berechnet werden.

6.2.2 Provisorische Füllungen

Sollte eine Füllung nicht fertiggestellt werden können, so wird die unvollendete Füllung nach Position 2020 berechnet. Der temporäre Verschluss ist bei einer unvollendeten Füllung eine seltene Leistung. Sie kann seit Einführung der GOZ 2012 abgerechnet werden, wenn sie als selbstständige Leistung erbracht wurde. Im Rahmen der endodontischen Behandlung und im Rahmen der Inlayversorgung ist der temporäre speicheldichte Verschluss immer abrechenbar.

Die Abrechnung des temporären Verschlusses ist auch dann möglich, wenn die Behandlungsfähigkeit des Patienten (z. B. infolge von Schmerzen) erschöpft ist.

6.2.3 Füllungsalternative bei Kindern (konfektionierte Kronen)

Fertigkronen für die Kinderzahnheilkunde werden mit der Position 2250 abgerechnet.

GOZ-Pos.	Leistung	Punktzahl
2250	Eingliederung einer konfektionierten Krone in der pädiatrischen Zahnheilkunde	210 P

M Im Unterschied zur BEMA-Pos. 14 sind bei der Position 2250 die Materialkosten gesondert berechnungsfähig.

6.2.4 Stiftverankerungen bei Füllungen

Die (parapulpäre) Stiftverankerung von Füllungen ist in der GOZ 2012 nicht mehr enthalten. Nach Meinung des Verordnungsgebers spielt sie in der zahnärztlichen Behandlung keine Rolle mehr. Sie muss analog abgerechnet werden. Hier bietet sich die Position 2190 mit einfachem Steigerungssatz pro Stiftverankerung an. Die Materialkosten sollten gesondert berechnet werden.

Die Positionen 2190 und 2195 sind grundsätzlich für die Verankerung von Stiften im Wurzelkanal gedacht, damit der Zahn anschließend mit einer Krone versorgt werden kann. Da Einzelkronen in der GOZ nicht zur Prothetik gehören, bietet sich die Analogberechnung hier an.

Hauptleistungen in einer Zahnarztpraxis: Füllungen

GOZ-Pos.	Leistung	Punktzahl
2190	Vorbereitung eines zerstörten Zahnes durch gegossenen Aufbau mit Stiftverankerung zur Aufnahme einer Krone	450 P
2195	Vorbereitung eines zerstörten Zahnes durch einen Schraubenaufbau oder Glasfaserstift o. Ä. zur Aufnahme einer Krone	300 P

M Bei den Positionen 2190 und 2195 sind die Verankerungselemente (Schraube, Glasfaserstift, gegossener Aufbau) gesondert berechnungsfähig.

A Beide Positionen, 2190 und 2195, sind je Zahn nur einmal abrechenbar.

Beispiel

1: An Zahn 36 wird ein gegossener Aufbau mit Stiftverankerung angebracht, weil der Zahn stark zerstört ist. Der gegossene Aufbau wird im Labor hergestellt und kostet 80 €. Der Aufbau wird adhäsiv eingesetzt.
Abrechnung: 1 × 2190 und 1 × 2197 + Materialkosten des Labors

2: An Zahn 26 werden zwei Glasfaserstifte adhäsiv eingesetzt, um den Zahn für die Versorgung mit einer Krone vorzubereiten. Anschließend wird der Zahn mit einer Aufbaufüllung versehen.
Abrechnung: 1 × 2195 (einmal pro Zahn) und 2 × 2197 (je adhäsive Befestigung) sowie 2180 (Aufbaufüllung) + Materialkosten für Glasfaserstifte

6.2.5 Besondere Maßnahmen bei Füllungen

Für die Abrechnung besonderer Maßnahmen beim Füllen stehen in der GOZ zwei verschiedene, gleichbewertete Abrechnungspositionen zur Verfügung:
– 2030 für besondere Maßnahmen beim Präparieren oder Füllen
– 2040 für das Anlegen von Spanngummi

GOZ-Pos.	Leistung	Punktzahl
2030	Besondere Maßnahmen beim Präparieren oder Füllen von Kavitäten (z. B. Separieren, Beseitigen störenden Zahnfleisches, Stillung einer übermäßigen Papillenblutung), je Kieferhälfte oder Frontzahnbereich	65 P
2040	Anlegen von Spanngummi, je Kieferhälfte oder Frontzahnbereich	65 P

Die in Position 2030 angeführten Leistungen sind nur als Beispiele zu verstehen. Insbesondere kommen folgende Leistungen für die Abrechnung der Position 2030 in Betracht:
– **Stillen einer übermäßigen Papillenblutung**
– **Separieren** (Auseinanderdrängen oder Voneinandertrennen) von Zähnen, z. B. mittels Separator, Holzkeilen bzw. durch Abtragen der Kontaktpunkte mit geeigneten Streifen
– **Beseitigen oder Verdrängen störenden Zahnfleisches** durch einfaches Durchtrennen von Zahnfleischfasern mit dem Elektrotom: Werden Zahnfleischfasern nicht nur durchtrennt, sondern muss Zahnfleisch oder Granulationsgewebe herausgeschnitten werden, so ist dafür die Position 3070 berechenbar. (Falls erforderlich, kann auch die Abrechnung von Gingivektomie oder Gingivoplastik in Erwägung gezogen werden.)

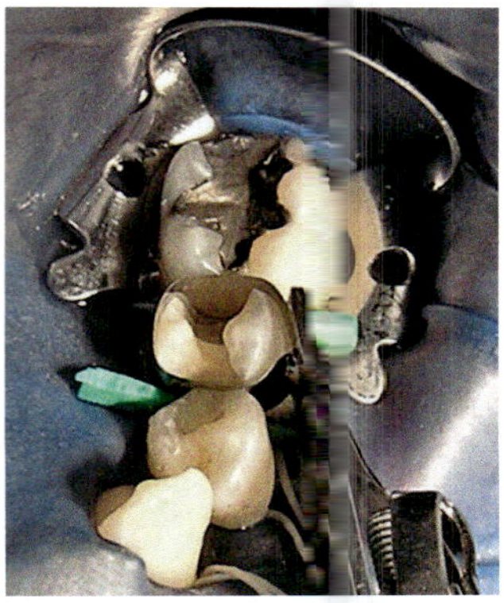

Abb. 1 Das Separieren von Zähnen (hier durch Holzkeile) wird mit Pos. 2030 abgerechnet.

- **Darstellung der Präparationsgrenze** oder unter sich gehender Stellen bei Kronen und Brücken
- **Verwendung von Retraktionsringen** und (ggf. getränkten) Retraktionsfäden

A Die Leistung nach der Position 2030 ist je Sitzung für eine Kieferhälfte oder einen Frontzahnbereich **höchstens einmal** für **besondere Maßnahmen** beim **Präparieren** und höchstens **einmal** für **besondere Maßnahmen** beim **Füllen von Kavitäten** berechnungsfähig. Daraus folgt, dass maximal 8 x die Position 2030 im OK und UK bei der Füllungstherapie abrechenbar ist: nämlich 4 x beim Präparieren und 4 x beim Füllen.

Die Bestimmung über die Abrechenbarkeit je Kieferhälfte oder Frontzahnbereich entspricht dem BEMA. (Ausnahme: Wird die 2040 in einer Kieferhälfte angewendet, um eine Kunststofffüllung zu legen, und in derselben Sitzung **erneut** Spanngummi angelegt, um in derselben Kieferhälfte eine Wurzelbehandlung durchzuführen, ist die 2040 zweimal abrechenbar.)

P Neben den Positionen 2060, 2080, 2100 und 2120 können Formgebungshilfen als 2030 berechnet werden. Insofern sind die Beispiele mit der BEMA-Position bMF identisch. Das Anlegen von Kofferdam (auch Minidam, OptiDam und Quickdam usw.) kann zusätzlich zur Position 2030 als Position 2040 berechnet werden.

M Folgende Materialien sind im Zusammenhang mit Position 2030 und 2040 nicht abrechenbar: Ätzgel, H_2O_2, Alkohol, Kofferdam, Minidam, Quickdam usw., Interdentalkeile zum Separieren, Retraktionsfäden, Retraktionsringe

Bei der Dokumentation ist es aus den oben genannten Gründen sehr wichtig, dass daraus hervorgeht, welche Maßnahmen warum ergriffen wurden.

Beispiel

Die Patientin ist privat in der DEBKU versichert.

Datum	Zahn	Behandlung	GOZ-/GOÄ-Pos.
A	26	Patientin kommt mit Schmerzen im Notdienst am Sonntag, lokale Untersuchung, Beratung unter 10 Minuten, Kompositfüllung (immer Vococomp verwendet) d-o-p, übermäßige Papillenblutung gestillt	Ä 1, Ä D Ä 5 2100 2030
B		Eingehende Untersuchung mit Beratung (5 Minuten), Befund: f: 18, 28, 38; c: 27 d-b, 23, 21 m-p-d, 11, 12, 15 o und b, 31, 43, 46, 41, 35, 36; gefüllt: 26	0010, Ä 1
	46	Präpariert für Keramikinlay, Abdrucknahme, Provisorium im direkten Verfahren hergestellt	Dokumentation 2270
C	27	Kompositfüllung d-b, dabei Zahnfleisch abgedrängt	2080 2030
	21	Eckenaufbau Schneidekante mesial aufgebaut	2120
	11	Eckenaufbau Schneidekante distal aufgebaut, dabei übermäßige Papillenblutung gestillt	2120 2030
	12	Kompositfüllung d-p-m	2100
	21, 11, 12	Kofferdam angewendet	2040
D	46	Zweiflächiges Inlay m-o unter Kofferdam adhäsiv eingebracht	2160, 2040 2197

Hauptleistungen in einer Zahnarztpraxis: Füllungen

E	15	Kompositfüllungen o und b	2 x 2060
	35, 36	Aufbaufüllung (zur späteren Überkronung) li-o-d, jeweils adhäsiv befestigt	2 x 2180, 2 x 2197
	33	Aufbaufüllungen li-o und b-d-m	2180
	41	Kompositfüllungen d-l-i-m und la	2100, 2060
	23	Präparation der Kompositfüllung wegen Schmerzen unterbrochen, provisorisch verschlossen	Dokumentation 2020
F	23	Kompositfüllung la (zervikal) vollendet	2060
G	31	Kompositfüllung la, beim Präparieren übermäßige Papillenblutung gestillt	2060, 2030
	43	Kompositfüllung la-d-l-i	2100
		Kofferdam für beide Zähne angewendet	2040

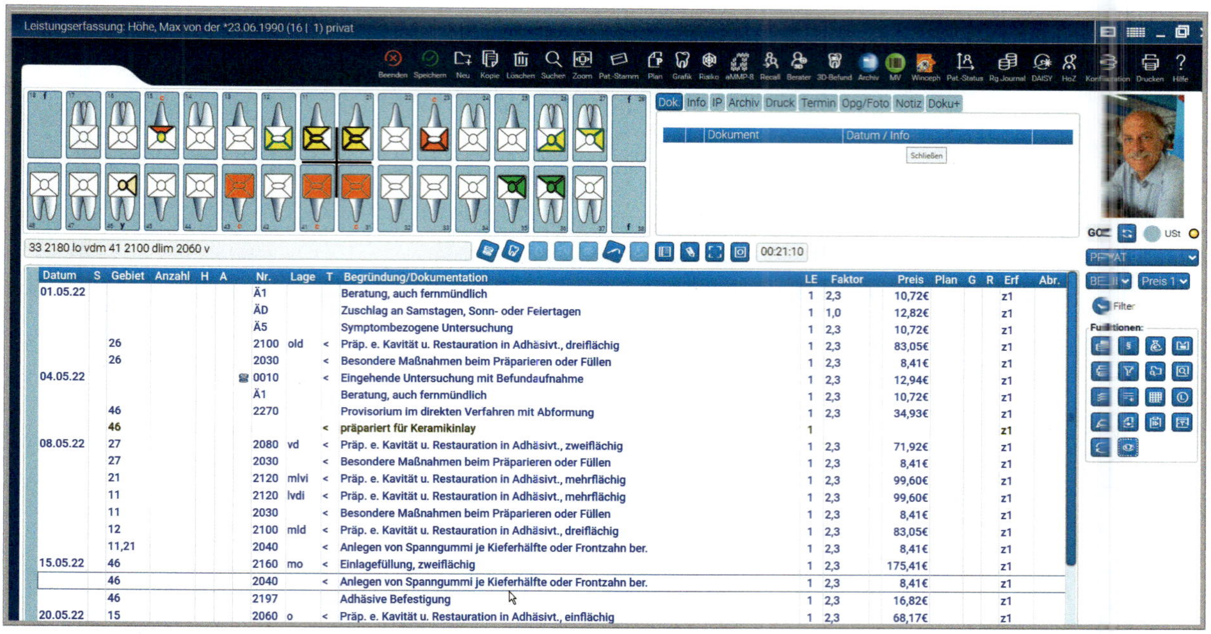

Abb. 1 Ausschnitt aus der Dokumentation von Füllungsmaßnahmen im Abrechnungsprogramm

6.3 Privatleistungen bei Kassenpatienten: Füllungstherapie

6.3.1 Mehrkostenregelung („§-28-Füllung")

Rechtliche Grundlage nach § 28 Abs. 2 SGB V (Auszug):
(2) Die zahnärztliche Behandlung umfasst die Tätigkeit des Zahnarztes, die zur Verhütung, Früherkennung und Behandlung von Zahn-, Mund- und Kieferkrankheiten nach den Regeln der zahnärztlichen Kunst ausreichend und zweckmäßig ist. [...] Wählen Versicherte bei Zahnfüllungen eine darüber hinausgehende Versorgung, haben sie die Mehrkosten selbst zu tragen.
In diesen Fällen ist von den Kassen die vergleichbar preisgünstigste plastische Füllung als Sachleistung abzurechnen.
In Fällen des Satzes 2 ist vor Beginn der Behandlung eine schriftliche Vereinbarung zwischen dem Zahnarzt und dem Versicherten zu treffen. Die Mehrkostenregelung gilt nicht für Fälle, in denen intakte plastische Füllungen ausgetauscht werden.

Im Rahmen der Füllungstherapie gibt es – anders als in anderen konservierenden und chirurgischen Abrechnungsbereichen – eine Sondersituation. Neben der Möglichkeit, Leistungen außerhalb der gesetzlichen Krankenversicherung im Rahmen einer vollständig freien Vereinbarung zu erbringen, existiert für Füllungen eine Mehrkostenregelung (auch in der KFO-Behandlung möglich). Der Patient kann aufwendigere Füllungsleistungen wählen, als im Rahmen der gesetzlichen Versicherungen erbracht werden dürfen. Dann erhält der Zahnarzt seine Vergütung aus zwei "Töpfen". → Abb. 1

Merke
Diese Mehrkostenregelung ist den Zahnersatzregelungen mit gleichartigem bzw. andersartigem Zahnersatz ähnlich.

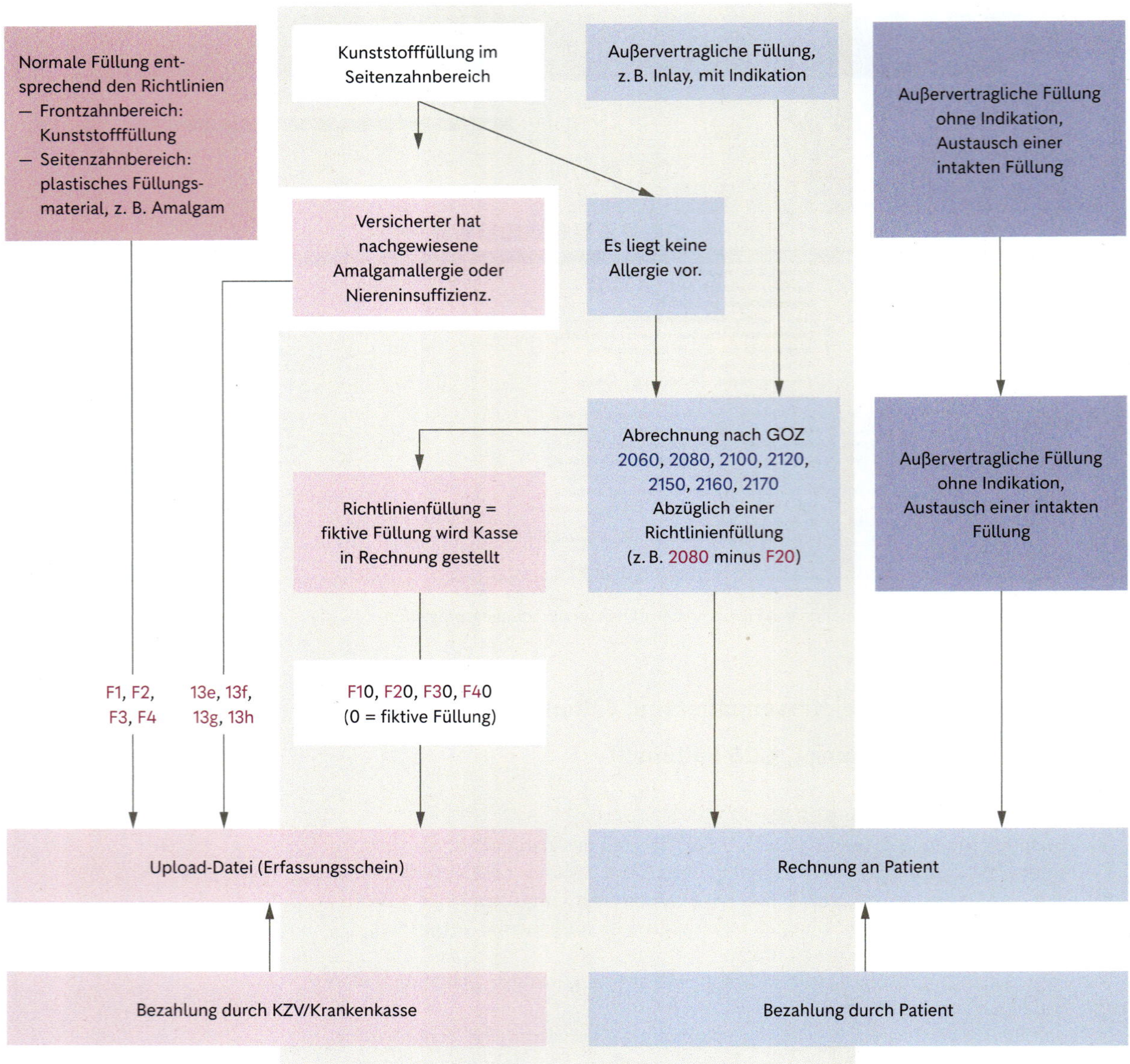

Abb. 1 Mehrkostenregelung nach § 28 SGB V Abs. 2

Hauptleistungen in einer Zahnarztpraxis: Füllungen

Wenn Füllungen nach der Mehrkostenregelung erbracht werden, ist der Zahnarzt frei in der Gestaltung seines Honorars. Daraus ergibt sich, dass Kunststofffüllungen, Inlays oder Goldhämmerfüllungen, die über ein Mehrkostenformular mit dem Patienten vereinbart wurden →Abb. 1, S. 444, folgendermaßen zu berechnen sind. →Tab. 1

Vor Beginn der Behandlung	Zusätzliche Leistung zur Kariestherapie bzw. Austausch einer defekten Füllung	Zusätzliche Privatrechnung	Abrechenbare Kassenleistungen
Beratung des Kassenpatienten, Mehrkostenvereinbarung ausfüllen und unterschreiben lassen	Nicht-Komposit-Füllungen	Betrag der Privatleistung abzüglich des Betrages der Kassenleistung: 2050 **abzüglich** F1 2070 **abzüglich** F2 2090 **abzüglich** F3 2110 **abzüglich** F4 Die für die Privatleistung erforderlichen Begleitleistungen werden normal über die GOZ berechnet.	F1**0**, F2**0**, F3**0**, F4**0** werden als „fiktive Füllungen" bezeichnet. Die für die Kassenfüllung notwendigen Begleitleistungen (z. B. Anästhesien, Überkappungen) können über Upload abgerechnet werden.
	Komposit-Seitenzahn-Füllungen in Säure-Ätz-Technik, mehrfarbige Komposit-Frontzahn-Füllungen in mehreren Schichten in Säure-Ätz-Technik, dentinadhäsive Mehrschichtrekonstruktionen und Inserts in Dentinadhäsivtechnik	Betrag der Privatleistung abzüglich des Betrages der Kassenleistung: 2060 **abzüglich** F1 2080 **abzüglich** F2 2100 **abzüglich** F3 2120 **abzüglich** F4 Die für die Privatleistung erforderlichen Begleitleistungen (z. B. Kofferdam) werden normal über die GOZ berechnet.	
	Inlays (Gold, Keramik, Kunststoff)	Betrag der Privatleistung abzüglich des Betrages der Kassenleistung: 2150 **abzüglich** F1 2160 **abzüglich** F2 2170 **abzüglich** F3 bzw. F4 Die für die Privatleistung erforderlichen Begleitleistungen werden normal über die GOZ berechnet.	

Tab. 1 Abrechnung von Füllungen nach der Mehrkostenregelung

Merke

Als fiktive **Füllungen** bezeichnet man die Füllungen F1, F2, F3 und F4 nach dem BEMA, die bei einer Abrechnung nach Mehrkostenregelung nur „zum Schein" (fiktiv) gelegt werden; stattdessen werden die aufwendigeren Füllungen gelegt. In der Abrechnung fließen sie ein, indem ihr Betrag von der tatsächlichen Leistung abgezogen wird. Meist erhalten fiktive Füllungen zusätzlich eine „**0**" als Kennung, z. B. F1**0** oder F3**0**.

30.05.2022

Vereinbarung gemäß achtes SGB V Änderungsgesetz §28(2), HKP-Nr. 1/ 3/ 1
für: Frau Göreme Hüsne, geb. am: 04.04.1973 / 3 / abc BKK

Ich bin von meinem Zahnarzt über die bei Füllungstherapie ausreichende, zweckmäßige und wirtschaftliche Form der Versorgung unterrichtet worden. Ich wünsche eine darüber hinausgehende Versorgung unter Zugrundelegung der Gebührenordnung für Zahnärzte (GOZ). Ich verpflichte mich die Mehrkosten, die durch die aufwendigere Behandlung außerhalb der Kassenrichtlinien entstehen, selbst zu tragen. Von den Kosten der gewählten Füllungstherapie verpflichtet sich der Zahnarzt, die Kosten der vergleichbaren preisgünstigeren Füllung (Sachleistung) in Abzug zu bringen. Mir ist bekannt, dass ich gegenüber meiner Krankenkasse keine weiteren Ansprüche auf Kostenübernahme geltend machen kann.

Es werden Mehrkosten wie nachstehend aufgeführt vereinbart:

Gebiet	Anz.	Nr.	Leistungsbeschreibung	Faktor	Betrag
46,36	2	2170	Einlagefüllung, mehr als zweiflächig		442,14
46,36	2	MKF	abzüglich Bema-Sachleistung (13c)		- 114,48
46,36	2	2197	Adhäsive Befestigung		33,64
	1	9243	Fremdlaborkosten		700,00

voraussichtliche Gesamtsumme der Honorarleistungen €: 361,30
voraussichtliche Gesamtsumme der Material- und Laborkosten €: 700,00
Voraussichtlicher Betrag der Mehrkosten €: 1.061,30

Der vorliegende Therapieplan ist auf Grund derzeitiger diagnostischer Unterlagen erstellt. Laborkosten können nur geschätzt werden. Bei Leistungen, die den 2,3-fachen Satz der GOZ überschreiten, werden entsprechende medizinische Begründungen in der Liquidation ausgewiesen.

Freiburg, 30.05.2022

Ort, Datum — Unterschrift des Zahnarztes

Ort, Datum — Unterschrift des Zahlungspflichtigen

Abb. 1 Beispiel für eine Mehrkostenvereinbarung (MKV) gemäß § 28 Abs. 2 SGB V (Ausschnitt)

Rechnung

Rechnungsnummer:
(bei Zahlungen bitte angeben)

Rechnungsdatum: 30.05.2022

Kostenplan: 1 vom 30.05.2022

Behandelte Person: Göreme Hüsne
Geburtsdatum: 04.04.1973

Zeitraum: 30.05.22 - 30.05.22

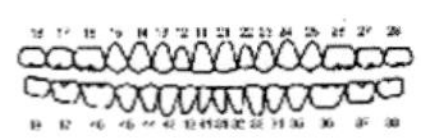

Sehr geehrter Herr Hüsne,

für die zahnärztliche Behandlung erlaube ich mir, nach den zur Zeit geltenden Bestimmungen zu berechnen:

Datum	Region	Nr.	Leistungsbeschreibung/Auslagen	Bgr.	Faktor	Anz.	EUR
30.05.22	46,36	2170	Einlagefüllung, mehr als zweiflächig		2,3	2	442,14
	46,36	2030	Besondere Maßnahmen beim Präparieren oder Füllen		2,3	2	16,82
	46,36		abzgl. Bema-Sachleistung			2	- 114,48
	46,36	2197	Adhäsive Befestigung		2,3	2	33,64

Zwischensumme Honorar: 378,12
Auslagen nach § 9 GOZ gemäß Fremdlaborrechnung: 745,45
Rechnungsbetrag: 1.123,57

Der Berechnung der Honorarleistungen liegt die Gebührenordnung für Ärzte (GOÄ) vom 01.01.96 zugrunde. Diese Rechnung ist zahlbar bis zum 13.06.2022.
Bei Überweisung des Rechnungsbetrages geben Sie bitte die Rechnungsnummer an.

Abb. 2 Rechnung für den Kassenpatienten bei Mehrkostenvereinbarung (siehe oben)

6.3.2 Reine Privatleistungen

Neben der Anwendung der Mehrkostenregelung ist es prinzipiell immer möglich, Leistungen, die auf Wunsch des Patienten erbracht werden, nach § 8 Abs. 7 BMV-Z abzudingen und dann rein privat zu berechnen. Welche Leistungen zu Mehrkosten zählen, wird in den KZV-Gebieten z. T. unterschiedlich ausgelegt.

Für Leistungen, die nicht direkt in der Mehrkostenregelung erwähnt werden, gilt das Zuzahlungsverbot. Das bedeutet, dass der gesetzlich Versicherte eine reine Privatleistung vollständig selbst bezahlen muss.

Erforderlich ist eine reine Privatbehandlung z. B. immer dann, wenn
- ein Patient den Austausch intakter Füllungen wünscht,
- ein Patient Privatleistungen wünscht, die keine Mehrkosten bei Füllungen sind.

Hier gibt es wieder zwei Abrechnungsvarianten, die in unterschiedlichen KZV-Bereichen jeweils stärker empfohlen werden:
- Die Preise für die Privatleistungen werden auf einem HKP im Rahmen der schriftlichen Vereinbarung gemäß § 8 Abs. 7 BMV-Z vor Behandlungsbeginn festgelegt. Die Rechnung erfolgt dann zu den vereinbarten Preisen aufgrund dieser (vollständig) freien Vereinbarung.
- Im Rahmen der schriftlichen Vereinbarung gemäß § 8 Abs. 7 BMV-Z wird vor Behandlungsbeginn festgelegt, dass die Leistungen gemäß einem eHKP nach der GOZ berechnet werden. Die Rechnung für diese Leistungen erfolgt dann wie bei einem „normalen“ Privatpatienten. In solchen Fällen müssen die Abrechnungsregeln der GOZ für diese Leistungen eingehalten werden.

HKP, → LF 11

Die Tabellen auf dieser und der folgenden Seite geben Hinweise für eine Auswahl von Leistungen, die häufig privat mit Kassenpatienten vereinbart werden.

1. Leistungen, die direkt nach GOZ-Positionen abrechenbar sind:

Leistung	Schriftliche Vereinbarung vor Behandlungsbeginn gemäß ...	Ggf. schriftliche Zusatzvereinbarung vor Behandlungsbeginn gemäß ...	GOZ-/GOÄ-Abrechnung[1]
Spezielle Präparationen der Kavität: **- chemisch-mechanisch (z. B. Carisolv®)** **- kinetisch (z. B. Swift)** **- mikroinvasiv (z. B. PrepStar)**	§ 8 Abs. 7 BMV-Z Dadurch wird der Patient für diese Leistung zum Privatpatienten.	§ 2 Abs. 1 und 2 GOZ oder § 2 Abs. 3 GOZ	GOZ-Pos. 2030
Amalgamentfernung (intakte Füllung) und Füllung/Inlay in einem üblichen Verfahren			Je nach weiterer Versorgung i. d. R. als Bestandteil der GOZ-Pos. 2050–2120 oder 2150–2170 abrechenbar
Ersatz verfärbter, intakter Frontzahnfüllungen mit Füllung in einem üblichen Verfahren			GOZ-Pos. 2060, 2080, 2100, 2120

[1] gängigste Abrechnungsvariante, andere Abrechnungsmodi sind ggf. möglich. Zur näheren Information → einschlägige Abrechnungskommentare

Tab. 1 Nach GOZ abrechenbare Privatleistungen

2. Leistungen, die in der GOZ 2012 nicht (mehr) aufgenommen wurden:

Leistung	Schriftliche Vereinbarung vor Behandlungsbeginn gemäß ...	Ggf. schriftliche Zusatzvereinbarung vor Behandlungsbeginn gemäß ...	GOZ-/GOÄ-Abrechnung[1]
Kariesdiagnostik mittels Laserfluoreszenzmessung	§ 8 Abs. 7 BMV-Z Dadurch wird der Patient für diese Leistung zum Privatpatienten.	§ 6 Abs. 1 GOZ	§ 6 Abs. 1 GOZ als Analogleistung abrechenbar
Devitalisieren eines Zahnes, Goldhämmerfüllung			

[1] Hier wird nur die gängigste Abrechnungsvariante dargestellt, andere Abrechnungsmodi sind ggf. möglich. Zur näheren Information sollten bei Bedarf einschlägige Abrechnungskommentare zu Rate gezogen werden. (Wann eine Analogabrechnung möglich ist, wird unterschiedlich eingeschätzt, da allein ein geändertes Vorgehen oder ein neues Material keine Analogberechnung auslöst.)

Tab. 1 Privatleistungen, die in der GOZ 2012 nicht enthalten sind

3. Leistungen, die nicht zahnmedizinisch notwendig sind:
Sie werden nach § 2 Abs. 3 GOZ als **Verlangensleistung** abgerechnet. Dabei kommt es nicht darauf an, ob die Leistung in der GOZ enthalten ist oder nicht.

§ 1 Absatz 2 Satz 2 GOZ: Leistungen, die über das Maß einer zahnmedizinisch notwendigen zahnärztlichen Versorgung hinausgehen, darf er [der Zahnarzt; d. Red.] nur berechnen, wenn sie auf Verlangen des Zahlungspflichtigen erbracht worden sind.

§ 2 Absatz 3 GOZ: Leistungen nach § 1 Absatz 2 Satz 2 und ihre Vergütung müssen in einem Heil- und Kostenplan schriftlich vereinbart werden. Der Heil- und Kostenplan muss vor Erbringung der Leistung erstellt werden; er muss die einzelnen Leistungen und Vergütungen sowie die Feststellung enthalten, dass es sich um Leistungen auf Verlangen handelt und eine Erstattung möglicherweise nicht gewährleistet ist. § 6 Absatz 1 bleibt unberührt.

Leistung	Schriftliche Vereinbarung vor Behandlungsbeginn gemäß ...	Ggf. schriftliche Zusatzvereinbarung vor Behandlungsbeginn gemäß ...	Begründung für die Zusatzvereinbarung	GOZ-/GOÄ-Abrechnung[1]
Materialunverträglichkeitstests	§ 8 Abs. 7 BMV-Z Dadurch wird der Patient für diese Leistung zum Privatpatienten.	§ 2 Abs. 3 GOZ	Es handelt sich um eine Leistung auf Verlangen. Sie ist nicht in der GOZ/GOÄ enthalten.	§ 2 Abs. 3 GOZ abrechenbar mit dem Betrag, der vorab vereinbart wurde
Mundstrommessungen				
Amalgamausleitung				
Veränderungen der Zahnform				

[1] Hier wird nur die gängigste Abrechnungsvariante dargestellt, andere Abrechnungsmodi sind ggf. möglich. Zur näheren Information sollten bei Bedarf einschlägige Abrechnungskommentare zu Rate gezogen werden.

Tab. 2 Abrechnung von Verlangensleistungen

Beispiel

Der gesetzlich versicherte Patient Reinhold Gesetz (AOK) wünscht folgende Versorgung:

- den Austausch von zwei intakten Amalgamfüllungen gegen Inlays und
- den Austausch einer verfärbten, intakten Kompositfüllung durch eine Kompoitfüllung.

Nach eingehender Beratung und umfassender Aufklärung wird eine Vereinbarung gemäß § 8 Abs. 7 BMV-Z erstellt. Gleichzeitig muss eine Vereinbarung nach § 2 Abs. 3 GOZ (Verlangensleistung) mit dem Patienten vereinbart werden. → Abb. 1.
Da es sich hier **nicht** um eine Mehrkostenvereinbarung handelt, gelten keine Einschränkungen.

Der Zahnarzt sieht in diesem Fall patientenspezifische Schwierigkeiten in der Behandlung (der Patient ist äußerst ängstlich, schmerzempfindlich und er kollabiert leicht). Daher schätzt der Zahnarzt die Behandlung als schwierig ein und setzt den 3,5fachen Steigerungssatz für einige Leistungen an. → Abb. 1, S. 448

Falls der Zahnarzt jetzt (nach Vereinbarung einer Behandlung gemäß GOZ) einen noch höheren Steigerungssatz vereinbaren wollte, müsste er vor Behandlungsbeginn zusätzlich eine Vereinbarung nach § 2 Abs. 1 und 2 GOZ abschließen.

Vereinbarung zur Privatbehandlung nach § 8 Abs. 7 BMV-Z für gesetzlich versicherte Patienten

Name des Versicherten: *Reinhold Gesetz*

Ich wurde von meinem Zahnarzt darüber aufgeklärt und ich weiß, dass ich als Patient der gesetzlichen Krankenversicherung das Recht habe, nach den Bedingungen der gesetzlichen Krankenversicherung behandelt zu werden, wenn ich meine gültige elektronische Gesundheitskarte vorlege.
Nach Aufklärung durch meinen Zahnarzt wünsche ich ausdrücklich unabhängig davon aufgrund des folgenden privaten Behandlungsvertrages gemäß der Gebührenordnung für Zahnärzte (GOZ) privat behandelt zu werden. Mir ist bewusst, dass eine Erstattung der Kosten für die unten aufgeführten Leistungen durch die gesetzlichen Krankenkassen i. d. R. nicht erfolgt.

Die Vereinbarung erfolgt aufgrund von:

[x] § 8 Abs. 7 (für gesetzlich Versicherte)

Folgende Behandlung wurde vereinbart:

____

[x] Vergleiche Heil- und Kostenplan (siehe *1* Anlage(n))

Bei der geplanten Behandlung handelt es sich um eine Behandlung, die

[ ] nicht im Leistungskatalog der gesetzlichen Krankenversicherung enthalten ist,

[ ] weit über das Maß der ausreichenden, zweckmäßigen und wirtschaftlichen Versorgung hinausgeht,

  [ ] nach § § 12, 70 SGB V,

  [ ] gemäß den Richtlinien des Bundesausschusses der Zahnärzte und Krankenkassen,

[x] auf Wunsch des Patienten durchgeführt wird.

Freiburg, 30.05.2022	*Reinhold Gesetz*	*Dr. D. Hollister*
Ort, Datum	Unterschrift des Versicherten	Unterschrift des Zahnarztes

Abb. 1 Vereinbarung zur Privatbehandlung nach § 2 Abs. 3 GOZ

Pos.	Anzahl	Leistung	Faktor	Euro
0030	1	Heil- und Kostenplan	2,3	25,87 €
0090	3	Infiltrationsanästhesien	3,5	35,43 €
0100	1	Leitungsanästhesie	3,5	13,78 €
2030	3	Besondere Maßnahmen	2,3	25,23 €
2040	2	Kofferdam	3,5	25,60 €
2120	1	Füllung, vierflächig	3,5	151,57 €
2070	2	Keramik-Inlays	3,5	672,92 €
2197	2	Adhäsive Befestigung	2,3	33,64 €
		Materialkosten gemäß § 9 GOZ	ca.	804,00 €
		Gesamtkosten	ca.	1788,04 €

Abb. 1 Heil- und Kostenplan (Anlage zur Vereinbarung nach § 8 Abs. 7 BMV-Z)

Abrechnung von Füllungen nach GOZ/GOÄ und BEMA im Vergleich

Beispiel	GOZ-/GOÄ-Pos.	Leistung	BEMA-Pos.
1	2120	Es wird m-o-d eine aufwendige Mehrschicht-Komposit-Füllung mit Dentinkonditionierung (Wet-Bond-Verfahren) zum Ersatz einer defekten Amalgamfüllung an 36 gelegt.	F30 (13c0) und Mehrkosten über GOZ
2	2090	Es wird m-o-d eine Kompositfüllung an 35 gelegt.	F30 (13c0) und Mehrkosten über GOZ
3	Analogberechnung oder Verlangensleistung	Es wird eine einflächige Goldhämmerfüllung an 45 gelegt.	F10 (13a0) und Mehrkosten analog über GOZ
4	2150 + Laborkosten + Materialkosten + 2020, 2197	Es wird ein einflächiges Goldinlay an 44 angefertigt, welches adhäsiv eingesetzt wird. Als provisorischer speicheldichter Verschluss wird Guttapercha verwendet.	F10 (13a0) und Mehrkosten über GOZ
5	2160 + Laborkosten+ Materialkosten + 2270, 2197	Es wird ein zweiflächiges Keramikinlay an 35 angefertigt. Als Provisorium wird ein provisorisches, individuell gefertigtes Kunststoffinlay eingesetzt.	F20 (13b0) und Mehrkosten über GOZ
6	2170 + Laborkosten+ Materialkosten 2270, 2197	Es wird ein Goldinlay zum Ersatz einer intakten Amalgamfüllung an 46 angefertigt und adhäsiv befestigt. Als Provisorium wird ein provisorisches, individuell gefertigtes Kunststoffinlay eingesetzt.	reine Privatleistung

7 Häufige Begleitleistungen in der zahnärztlichen Behandlung

Gerade zu Beginn einer Behandlung, aber auch im weiteren Verlauf treten immer wieder Begleitleistungen auf, die hier zusammengefasst sind.

> **Merke**
> Fluoridierungen zur Kariesprophylaxe werden als Prophylaxe berechnet, weil sie nicht der Behandlung überempfindlicher Zahnflächen dienen.

- **Sensibilitätsprüfung** bzw. **Vitalitätsprüfung:** Diese zeigt, ob die Pulpa eines Zahnes noch lebt und funktionsfähig ist, gibt wichtige Hinweise für die Behandlungsplanung.
- **Behandlung überempfindlicher Zahnflächen:** Diese kommt häufig an freiliegenden Zahnhälsen vor, die oft bei einer Parodontalerkrankung entstehen.
- **Entfernung von Zahnstein:** Zahnstein entsteht, wenn Plaque nicht regelmäßig und vollständig entfernt wird, wodurch sich Kalksalze in die Plaque einlagern. Nachpolitur der Zähne ist sinnvoll, um eine Neubildung des Zahnsteins zu reduzieren.
- **Beseitigung scharfer Kanten:** Diese Leistung erfolgt z. B., wenn Füllungsbestandteile oder Zahnkanten abgesplittert sind oder prothetische Arbeiten scharfe Kanten tragen.
- **Behandlung von Mundschleimhauterkrankungen:** Diese Leistung erfolgt z. B., durch Spülungen mit medikamentösen Lösungen.
- **Bestrahlungen:** Diese Leistungen, meist mit Rotlicht oder mit einem Mikrowellengerät, werden in der Zahnheilkunde in der Therapie von Entzündungen, Nerven- und Gelenkschmerzen und auch bei Schmerzen mit unklarer Entstehungsursache eingesetzt; reine Privatleistungen.
- **Hilfeleistung bei Ohnmacht:** Als eigenständige Leistung ist diese nur bei Kassenpatienten abrechenbar.

7.1 Begleitleistungen bei Kassenpatienten

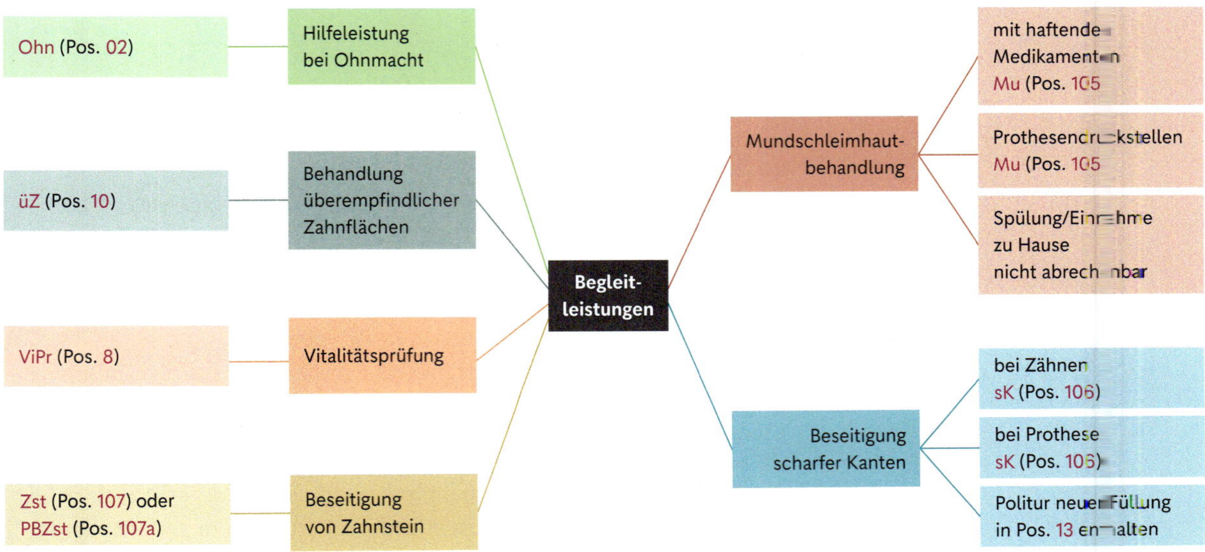

7.1.1 Sensibilitätsprüfung

Für die Abrechnung der Sensibilitätsprüfung Pos. ViPr (8) hat die Art ihrer Durchführung keine Bedeutung. Das Ergebnis der Prüfung eines Zahns kann auch unklar sein, muss aber in jedem Fall dokumentiert werden. Je nach Art der Behandlung kann die Sensibilitätsprüfung auch mehrfach in einem Quartal durchgeführt werden (z. B. bei Cp-Behandlung, Trauma).

BEMA-Pos.	Abk.	Leistung	Bewertungszahl
8	ViPr	Sensibilitätsprüfung der Zähne oder eines einzelnen Zahnes	6

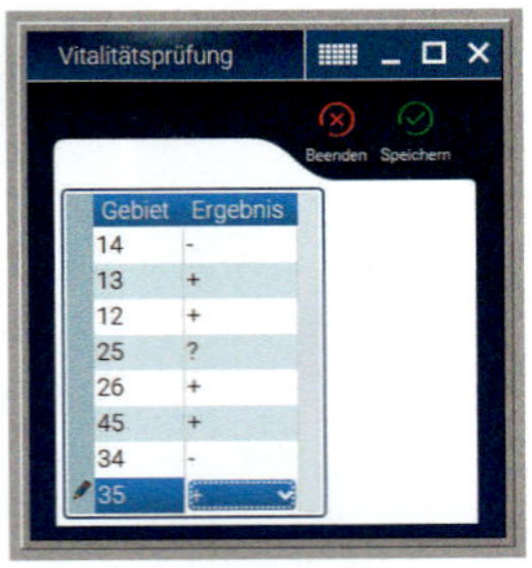

Abb. 1 Ergebnis der ViPr

A Die ViPr (8) ist nur einmal pro Sitzung abrechenbar; auch bei ZE-Behandlung.

Ausgeschlossen ist die Berechnung der Position ViPr (8) pro Zahn und mehrerer Vitalitätsprüfungen in einer Sitzung.

Während einer Behandlung über mehrere Sitzungen gibt es keine Beschränkung in der Berechnung der Position. Das Wirtschaftlichkeitsgebot muss aber beachtet werden.

Wirtschaftlichkeitsgebot, →S. 136

Manche Zahnarztprogramme verlangen bei der Eingabe der Position ViPr (8) die Angabe eines Zahnes, was aber nach dem BEMA nicht erforderlich ist. Auf jeden Fall sollte das Ergebnis an jedem geprüften Zahn dokumentiert werden. Oft erfolgt dies mit „+“ und „–“ bzw. mit „unklar“. → Abb. 1.

7.1.2 Behandlung überempfindlicher Zahnflächen

Bei der Behandlung überempfindlicher Zahnflächen werden häufig freiliegende Zahnhälse mit Medikamenten versiegelt zur Schmerzvermeidung. Dies ist oft auch nach PAR-Behandlungen nötig. Dafür wird mit üZ (10) abgerechnet.

PAR-Behandlung, →LF 8

BEMA-Pos.	Abk.	Leistungsbeschreibung	Bewertungszahl
10	üZ	Behandlung überempfindlicher Zahnflächen, für jede Sitzung	6

A Die Position üZ (10) ist einmal pro Sitzung abrechenbar.

Für die Position üZ (10) bestehen folgende Ausschlüsse:

- nicht pro Zahn abrechenbar
- nicht als prophylaktische Maßnahme zur Kariesverhütung (hier wird IP1 bis IP5 oder bei privater Abrechnung GOZ 2000 bis 2010 abgerechnet). Ist neben einer lokalen Fluoridierung als prophylaktische Maßnahme mit einem getrennten Aufwand die Behandlung überempfindlicher Zahnhälse indiziert, ist die Berechnung in derselben Sitzung im Ausnahmefall möglich (Dokumentation!)
- keine Behandlung überempfindlicher Zahnflächen bei präparierten Zähnen im Zusammenhang mit Zahnersatz

Manche Programme fordern im Zusammenhang mit der Abrechnung der Position üZ eine Zahnangabe, die abrechnungstechnisch aber nicht erforderlich ist. Es ist in jedem Fall aber für die Dokumentation erforderlich, die Zähne und die Art der Behandlung zu notieren.

7.1.3 Zahnsteinentfernung

Die Position Zst (107) wird bei der Entfernung von Zahnstein abgerechnet. Die Abkürzung Zst bedeutet Zahnstein, obwohl dies im Leistungstext so nicht benannt ist. Man unterscheidet hierbei unterschiedliche Methoden der Entfernung: Für die Abrechnung ist es aber irrelevant, ob die Entfernung mit Instrumenten (Scaler) oder maschinell (z. B. Ultraschall, Laser) erfolgt. Wichtig ist, dass **harte** Zahnbeläge entfernt werden. Eine gesonderte Nachpolitur ist nicht vorgesehen.

BEMA-Pos.	Abk.	Leistungsbeschreibung	Bewertungszahl
107	Zst	Entfernen harter Zahnbeläge, je Sitzung	16
107a	PBZst	Entfernen harter Zahnbeläge bei Versicherten, die einem Pflegegrad nach § 15 SGB XI zugeordnet sind oder Eingliederungshilfe nach § 99 SGB IV erhalten, je Sitzung	16

A Die Position Zst (107) ist einmal pro Sitzung einmal pro Kalenderjahr (01.01. bis 31.12. eines Jahres) abrechenbar. Wenn bis Dezember die Position Zst abgerechnet wurde, kann sie bereits ab Januar erneut abgerechnet werden. Bei Entzündungen ist sie auch mit Anästhesie möglich. Die PBZst (107a) ist je Kalenderhalbjahr einmal abrechenbar.

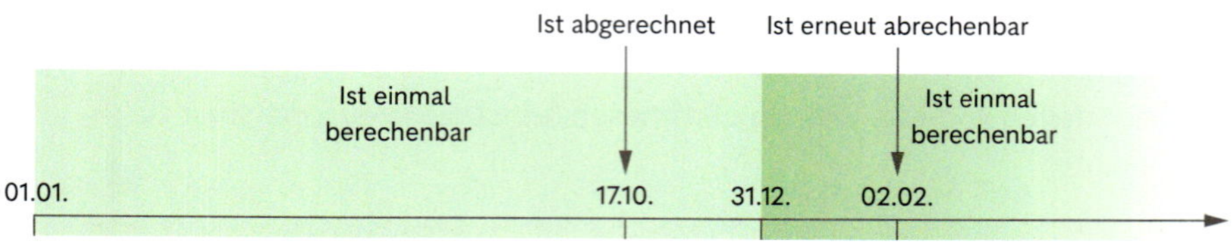

Abb. 2 Abrechenbarkeit der Position Zst

Die Pos. Zst (107) wird nicht pro Zahn und nicht für das Entfernen weicher Beläge abgerechnet; nur das Entfernen harter Zahnbeläge ist einmal pro Kalenderjahr abrechnungsfähig.

In allen Zahnarztprogrammen erfolgt die Eingabe ohne Zahnbenennung. Die Abrechnung muss auch möglich sein, wenn im 01-Befund **kein** Kreuz bei Zahnstein vorhanden ist. In der Dokumentation sollte unbedingt die behandelte Region vermerkt sein und von wem der Zahnstein auf welche Weise entfernt wurde.

7.1.4 Beseitigen scharfer Zahnkanten

Das Beseitigen scharfer Zahnkanten o. Ä. kann relativ häufig als Begleitleistung anderer Behandlungen in einer Zahnarztpraxis vorkommen.

BEMA-Pos.	Abk.	Leistungsbeschreibung	Bewertungszahl
106	sK	Beseitigen scharfer Zahnkanten oder störender Prothesenränder o. Ä. je Sitzung	10

A Die Position sK kann einmal pro Sitzung abgerechnet werden.

Die Position sK ist nicht pro Zahn (oder Kiefer!) abrechenbar, außerdem

- nicht für das Polieren von Füllungen (Ausnahme: Füllung von Fremdzahnarzt),
- nicht bei Einschleifmaßnahmen im Zusammenhang mit Zahnersatz (Position 89),
- nicht bei Einschleifmaßnahmen im Zusammenhang mit PA-Behandlung (Position 108),
- nicht bei Einschleifmaßnahmen im Zusammenhang mit KFO-Behandlung (z. B. Position 124),
- nicht bei Prothesen, die innerhalb von drei Monaten nach Eingliederung behandelt wurden, wenn sie in den letzten drei Monaten auch nicht repariert oder unterfüttert wurden (Ausnahme: Eingliederung durch Fremdarzt).

Es sollte genau dokumentiert werden, was durchgeführt worden ist. Das Datum ist dabei oft sehr wichtig. Die Programme benötigen keine Zahnangabe, da diese vom BEMA-Prüfmodul nicht geprüft wird. Pro Sitzung wird die Eingabe nur einmal toleriert.

Hinweis: Folgende Behandlungen sind im Leistungstext der Position sK mit „Ähnliches" gemeint:
- Glätten scharfer Zahnkanten (z. B. nach Unfall)
- Wegätzen von Milchzahnkaries (eine Füllung „lohnt" sich hier nicht mehr)
- Muldenförmiges Ausschleifen von Milchzähnen
- Entfernen störender Prothesenränder (es ist hier die Dreimonatsfrist zu beachten)
- Abschleifen von Klammern an Prothesen (es ist die Dreimonatsfrist zu beachten)

Merke
Wenn scharfe Kanten an KFO-Geräten entfernt werden müssen, darf der Zahnarzt dies nur dann abrechnen, wenn er die kieferorthopädische Behandlung nicht selbst durchführt.

7.1.5 Behandlung von Mundkrankheiten

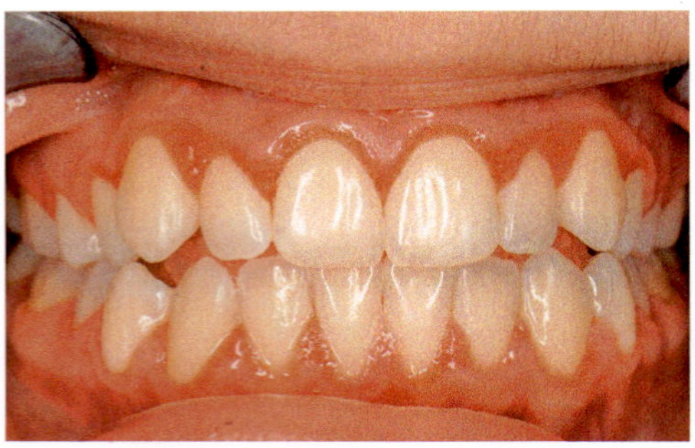

Abb. 1 Gingivitis ist eine der Indikationen für die Abrechnung der Position Mu.

Bei einer Behandlung von Mundschleimhauterkrankungen werden im Bereich des Mund-Rachen-Raumes (lokal) Schleimhauterkrankungen mit Medikamenten behandelt. Mundschleimhautkrankheiten können z. B. folgende Erkrankungen sein: Gingivitis marginalis, Parodontitis marginalis profunda, Stomatitis ulcerosa, Aphthen, Dentitio difficilis und Dekubitus. Je nach Schwere des Falles ist eine folgende systematische Parodontalbehandlung unerlässlich.

Oft ist diese Leistung mit der prothetischen Behandlung verbunden. Dabei sind jedoch Fristen zu beachten, wenn diese Leistung abgerechnet werden soll.

BEMA-Pos.	Abk.	Leistungsbeschreibung	Bewertungszahl
105	Mu	Lokale medikamentöse Behandlung von Schleimhauterkrankungen, Aufbringung von auf der Mundschleimhaut haftenden Medikamenten oder Behandlung von Prothesendruckstellen, je Sitzung	8

A Die Position Mu (105) kann einmal pro Sitzung berechnet werden für

- Behandlung von Mundschleimhauterkrankungen (siehe oben),
- Behandlung eines erschwerten Zahndurchbruchs (Dentitio difficilis).

Für die Position Mu (105) bestehen folgende Einschränkungen:

- Medikamente für die häusliche Anwendung können nicht verordnet werden (Ausnahme: ulzerierende Erkrankungen).
- Die Behandlung von Prothesendruckstellen (Decubitus) kann erst drei Monate nach Eingliederung der Prothese, oder wenn diese in den letzten drei Monaten auch nicht repariert oder unterfüttert wurde, mit Mu abgerechnet werden (Ausnahme: Fremdzahnarzt).
- Bei Behandlung des erschwerten Zahndurchbruchs ist Mu nicht neben Position N abrechenbar.

Die Diagnose und das Medikament sind genau zu dokumentieren. Die Erfassung in den Abrechnungsprogrammen erfolgt **nicht** zahnbezogen. In einer Sitzung wird die Eingabe in allen Programmen nur einmal toleriert. Die Eingabe muss auch möglich sein, wenn das Feld Mundkrankheit im 01-Befund **nicht** angekreuzt war.

7.1.6 Hilfeleistung bei Ohnmacht

Hierbei handelt es sich um eine Leistung, die nur selten in Zahnarztpraxen abgerechnet wird. Sie kann immer dann berechnet werden, wenn dem Zahnarzt ein zusätzlicher Aufwand für die Begleitung des Patienten entsteht. Als Richtschnur lässt sich die geplante Zeit für einen Eingriff heranziehen.

BEMA-Pos.	Abk.	Leistungsbeschreibung	Bewertungszahl
02	Ohn	Hilfeleistung bei Ohnmacht oder Kollaps	20

Neben der Pos. 02 darf die Pos. Ä 1 in derselben Sitzung nicht abgerechnet werden.

Behandlungsmaßnahmen, verabreichte Medikamente und die Dauer der Behandlung sollten unbedingt dokumentiert werden.

Beispiel
Die Patientin ist in der AOK pflichtversichert.

Datum	Zahn	Behandlungsauschnitt	BEMA-Pos.
A		Eingehende Untersuchung mit Beratung, Befund: f: 26, 18, 28, 38, 48; c: 27, 22, 32, 31, 41,42, 46; z: 36; Zahnstein: sehr stark ausgeprägt, Mundkrankheit: Gingivitis ulcerosa	01
	36, 32, 41	Vitalitätsprüfungen, 36 –, alle anderen +	ViPr
		Behandlung der Mundkrankheit mit Medikament	Mu
	15, 22, 31	Behandlung überempfindlicher Zahnhälse (Desensol)	üZ
	32, 33	Zahnstein entfernt an allen vorhandenen Zähnen	Zst
		Hinweis auf Extraktion von 36	Dokumentation
B	27	Aufbaufüllung für spätere Überkronung m-o-d, mit einem parapulpären Stift verankert, Zahnfleisch abgedrängt beim Präparieren	F2ZE (af2), 601 bMF
	22	Eckenaufbau (Schneidekante) mesial mit zwei parapulpären Stiften verankert	F4, St
	31, 32	Kompositfüllung jeweils lab-dist unter Minidam	F2, bMF
C	41	Kompositfüllung li und lab	2 x F1
	42	Kompositfüllung li-m-lab, beide unter Kofferdam, dabei übermäßige Papillenblutung gestillt	F3, bMF
	32, 33	Behandlung überempfindlicher Zahnhälse,	üZ
		erneut Zahnstein entfernt (Nachreinigung)	Dokumentation oder private Abrechnung
		Behandlung der Mundkrankheit,	Mu
		erneuter Hinweis auf Extraktion von 36	Dokumentation
D	21	Abschleifen eines alten Füllungsrandes	sK
	46	Unterfüllung, Amalgamfüllung li-o-b, Stillen einer übermäßigen Papillenblutung und Abdrängen von Zahnfleisch beim Präparieren	F3 bMF
		Behandlung der Mundkrankheit	Mu
E		Polieren der Füllungen	Dokumentation
		Behandlung der Mundkrankheit mit Medikament	Mu
	32, 33	Behandlung überempfindlicher Zahnhälse (Desensol)	üZ
F	21, 22	Telefonische Beratung wegen Unfall, 23.00 Uhr außerhalb der Sprechstunde, Schneidezähne beschädigt	Ä 1, 03
G	21, 22	Abschleifen scharfer Zahnkanten	sK
		Beratung der Patientin wegen Extraktion (verschoben auf nächstes Quartal)	Dokumentation

7.2 Begleitleistungen bei Privatpatienten

Die im Folgenden dargestellten Leistungen sind in der GOZ in unterschiedlichen Abschnitten formuliert. Sie sind hier in diesem Kapitel zusammengefasst, da sie im Rahmen der Abrechnung als Begleitleistung häufiger auftreten. Die entsprechenden Positionen werden bei den Behandlungen, zu denen sie systematisch gehören, nochmals erwähnt.

7.2.1 Vitalitätsprüfung

GOZ-Pos.	Leistung	Punktzahl
0070	Vitalitätsprüfung eines Zahnes oder mehrerer Zähne einschließlich Vergleichstest, je Sitzung	50 P

Es wird deutlich, dass der Leistungstext des BEMA bezüglich dieser Leistung fast identisch ist. Ähnliches gilt für die Abrechnungsbestimmungen hierzu.

Für die Dokumentation gelten die gleichen Regelungen wie im BEMA.

7.2.2 Behandlung überempfindlicher Zahnflächen

GOZ-Pos.	Leistung	Punktzahl
2010	Behandlung überempfindlicher Zahnflächen, je Kiefer	50 P

A Die Abrechnung der Behandlung überempfindlicher Zahnflächen mit fluoridhaltigen Lacken erfolgt je Kiefer, also höchstens zweimal in einer Sitzung. Hier liegt der Unterschied zur BEMA-Abrechnung. Falls sich die Behandlung einer Überempfindlichkeit über mehrere Sitzungen erstreckt, kann sie ebenfalls nur einmal pro Kiefer berechnet werden. Sollten jedoch erneut Überempfindlichkeiten auftreten, kann wiederum behandelt und abgerechnet werden.

Prophylaktische Maßnahmen zur lokalen Fluoridierung können nach Pos. 1020 abgerechnet werden. Eine lokale Fluoridierung bei stark abradierten Zähnen zur Verkieselung der Dentinkanälchen kann außerdem entweder nach Pos. 1020 oder Pos. 2010 berechnet werden.

Merke
Es besteht heute die Möglichkeit, freiliegendes Dentin zu versiegeln. Dieser Versiegelungsschutz ist in der GOZ nicht explizit aufgeführt. Als eine nach Art, Kosten und Zeitaufwand ähnliche Leistung (Analogleistung nach § 6 Abs. 1) wird z. B. Position 2000 empfohlen. Zusätzlich wird das Versiegelungsmaterial in Ansatz gebracht.

Die Dokumentation der Leistung nach Pos. 2010 entspricht der der BEMA-Abrechnung.

7.2.3 Zahnsteinentfernung

Die Entfernung von Zahnstein wird bei Privatpatienten je Zahn abgerechnet. Nach GOZ 2012 muss dabei zwischen ein- und mehrwurzeligen Zähnen unterschieden werden. Zusätzlich ist vorgesehen, dass in einer Folgesitzung eine Nachkontrolle, ggf. mit Nachreinigung und Politur, der Zähne erfolgt. Diese Leistung wird ebenfalls je Zahn abgerechnet.

GOZ-Pos.	Leistung	Punktzahl
4050	Entfernung harter und weicher Zahnbeläge, gegebenenfalls einschließlich Polieren an einem einwurzeligen Zahn oder Implantat, auch Brückenglied	10 P

GOZ-Pos.	Leistung	Punktzahl
4055	Entfernung harter und weicher Zahnbeläge, gegebenenfalls einschließlich Polieren an einem mehrwurzeligen Zahn	13 P

GOZ-Pos.	Leistung	Punktzahl
4060	Kontrolle nach Entfernung harter und weicher Zahnbeläge oder professioneller Zahnreinigung nach der Nummer 1040 mit Nachreinigung einschließlich Polieren, je Zahn oder Implantat, auch Brückenglied	10 P

Die Abrechnung der obigen Positionen weicht stark von der Abrechnung derselben Leistung bei Kassenpatienten nach dem BEMA ab. Deshalb wird sie hier genauer dargestellt:

A Die Zahnsteinentfernung kann pro Zahn einmal pro Behandlungsfall abgerechnet werden:
- mit Position 4050 bei einwurzeligen Zähnen pro Behandlungsfall
- mit Position 4055 bei mehrwurzeligen Zähnen pro Behandlungsfall
- mit Position 4060 nach den Ziffern 4050 und 4055
- zur Entfernung sowohl harter wie auch weicher Beläge
- auch bei Implantaten und Brückengliedern

A̸ Für die Abrechnung der Positionen 4050, 4055 und 4060 gelten folgende Ausschlüsse:
- nicht neben professioneller Zahnreinigung (1040) in gleicher Sitzung
- nicht neben Lappenoperationen bzw. offener Kürettage (4090, 4100) in der selben Sitzung am selben Zahn
- 4060 nicht in der selben Sitzung wie 4050 und 4055
- nicht für die Entfernung von subgingivalen Konkrementen (4070)
- nicht für die Entfernung von Belägen an Prothesen oder Aufbissschienen

Beispiel

1: Zahnsteinentfernung, gesamtes Gebiss vorhanden; Nachkontrolle und Politur in späterer Sitzung → Abb. 1
Abrechnung: 18 x 4050 und 14 x 4055 (Regelfall); 2. Sitzung: 32 x 4060

2: Zahnsteinentfernung bei f: 16, 34, 38, 44, 48, Brücke 24 auf 27, Nachkontrolle und Politur in späterer Sitzung → Abb. 2
Abrechnung: Durch Brückenglieder ersetzte Zähne können wie der „ehemalige" Zahn abgerechnet werden; 16 x 4050, 12 x 4055; 2. Sitzung: 28 x 4060.

3: Zahnsteinentfernung bei f: 15–25, 36, 37, 46, 47 (Prothese); Nachkontrolle und Politur in späterer Sitzung → Abb. 3
Abrechnung: 9 x 4055, 9 x 4050; 2. Sitzung: 18 x 4060

4: Zahnsteinentfernung bei f: 16, 17, Brücke 24–27, Brücke 44–47, Krone 35; Nachkontrolle und Politur in späterer Sitzung → Abb. 4
Abrechnung: Auch hier werden die Brückenglieder wie der „ehemalige" Zahn berechnet, sodass abgerechnet wird: 18 x 4050, 12 x 4055; 2. Sitzung: 30 x 4060.

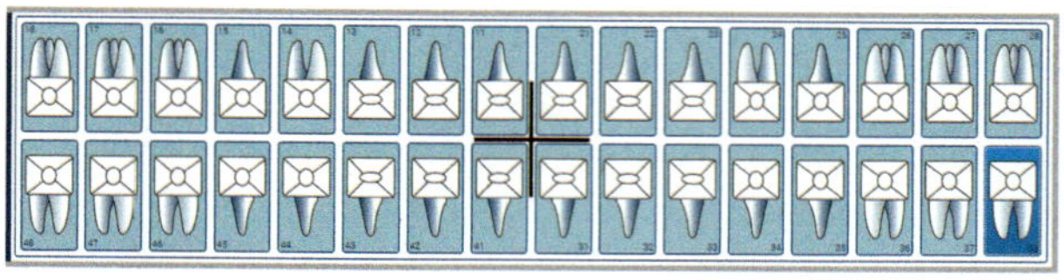

Abb. 1 Zahnstein Beispiel 1

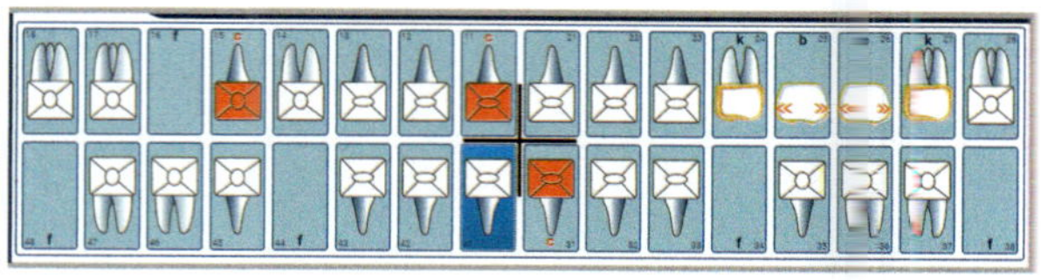

Abb. 2 Zahnstein Beispiel 2

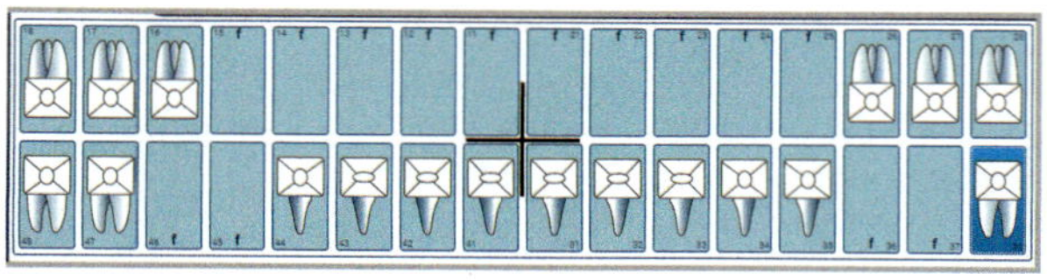

Abb. 3 Zahnstein Beispiel 3

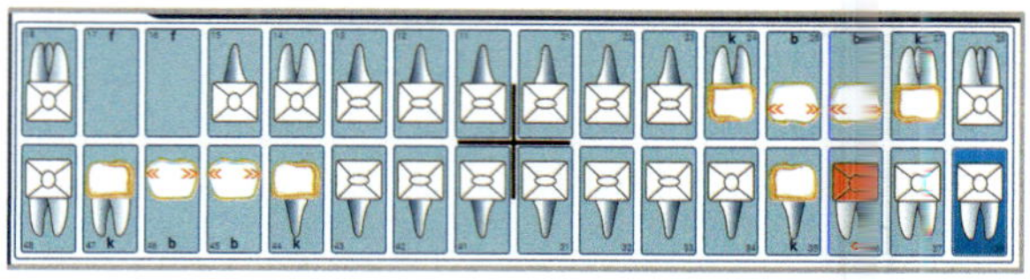

Abb. 4 Zahnstein Beispiel 4

7.2.4 Beseitigen scharfer Zahnkanten

Die GOZ kennt unterschiedliche Möglichkeiten zur Abrechnung der Beseitigung scharfer Kanten und Okklusionsstörungen. Die Entfernung scharfer Kanten ist über die Pos. 4030 abrechenbar. Dieser Position ähnlich ist die Position für das Entfernen grober Vorkontakte (Pos. 4040).

Im Rahmen der Prothetik ist Einschleifen oft erforderlich. Hier gibt es in der GOZ keine Abrechnungseinschränkungen.

GOZ-Pos.	Leistung	Punktzahl
4030	Beseitigung von scharfen Zahnkanten, störenden Prothesenrändern und Fremdreizen am Parodontium, je Kieferhälfte oder Frontzahnbereich	35 P

GOZ-Pos.	Leistung	Punktzahl
4040	Beseitigung grober Vorkontakte der Okklusion und Artikulation durch Einschleifen des natürlichen Gebisses oder bereits vorhandenen Zahnersatzes, je Sitzung	45 P

Merke
Anders als bei der vergleichbaren BEMA-Position sK sind hier keine Fristen zu beachten.

A Die Position 4030 ist je Kieferhälfte oder Frontzahnbereich und je Sitzung einmal abrechenbar, die Position 4040 ist jedoch nur je Sitzung einmal (bei Zahnersatzbehandlung) verwendbar. Die Positionen 4030 und 4040 können auch nebeneinander berechnet werden.

Es bestehen folgende Ausschlüsse:
- Die Positionen 4030 und 4040 sind nicht für Füllungspolituren abrechenbar.
- Die Positionen 4030 und 4040 sind nicht für Prothesenreinigung abrechenbar.

Beispiel

Beispiel	Zahn	Behandlungsausschnitt	GOZ-Pos.
1	13, 24, 33	Beseitigung von scharfen Zahnkanten	3 x 4030
2	17, 46	Beseitigung scharfer Kanten an im Vorjahr gelegten m-o-d Amalgam-Füllungen	2 x 4030
3	OK	Beseitigung grober Vorkontakte an einer OK-Totalprothese vor der Herstellung einer UK-Modellgussprothese	1 x 4040
4	OK	Beseitigung grober Okklusionsstörungen an den natürlichen OK-Zähnen vor der Herstellung einer UK-Modellgussprothese	1 x 4040
5	36, 45	regio 36 und 45: Beseitigung scharfer Prothesenränder drei Jahre nach Eingliederung einer UK-Totalprothese	2 x 4030

7.2.5 Behandlung von Mundkrankheiten

Medikamentöse Behandlungen der Mundschleimhaut werden in der GOZ unabhängig von der Applikationsform des Medikamentes nach den Positionen 4020 oder 4025 abgerechnet. Sie kann nur einmal in einer Sitzung berechnet werden. Für die Anwendung der Munddusche ist die Pos. 4020 nicht abrechenbar.

Häufig wird die Pos. 4020 zusammen mit der Pos. 4030 für die Behandlung von Prothesendruckstellen eingesetzt. Es gibt hier keine Abrechnungseinschränkungen oder Wartezeiten.

GOZ-Pos.	Leistung	Punktzahl
4020	Lokalbehandlung von Mundschleimhauterkrankungen, gegebenenfalls einschließlich Taschenspülungen, je Sitzung	45 P

A Wird neben der Lokalbehandlung von Mundschleimhauterkrankungen für das gleiche Gebiet die subgingivale medikamentöse antibakterielle Lokalapplikation (Pos. 4025) erbracht, so ist diese Leistung zusätzlich berechnungsfähig, da keine Leistungsüberschneidung besteht und die Behandlungen unterschiedliche Ziele haben. Die Behandlung kann pro Sitzung nur einmal berechnet werden.

M Die für die Lokalbehandlung benötigten Salben und Lösungen dürfen nicht zusätzlich berechnet werden.

Häufige Begleitleistungen in der zahnärztlichen Behandlung

GOZ-Pos.	Leistung	Punktzahl
4025	Subgingivale medikamentöse antibakterielle Lokalapplikation, je Zahn	15 P

A Die Behandlung kann pro Zahn berechnet werden.

M Abrechnungsfähig für die Anwendung subgingivaler lokaler antibakterieller bzw. antibiotischer Zubereitungen „local delivery systems" sind z. B. Metronidazol-Gele, Doxycyclin-Gele oder auch PerioChip® und Chlorhexamed®-Gel. Dabei verwendete antibakterielle Materialien sind gesondert berechnungsfähig, z. B. PerioChip®, Ligosan® und Elyzol®.

Beispiel

Beispiel	Zahn	Behandlungsausschnitt	GOZ-Pos.
1	regio 11 u. 21	Behandlung einer Aphthe und Behandlung einer Verbrennung mit einer Salbe	1 x 4020
2	regio 36, 45	Behandlung der Druckstellen mit einer Salbe drei Jahre nach Eingliederung einer UK-Totalprothese	1 x 4020
3	regio 16 und 25	Beseitigung scharfer Prothesenränder und Behandlung der Druckstellen drei Wochen nach Eingliederung einer Unterfütterung einer OK- Totalprothese	1 x 4020, 2 x 4030
4	OK	Behandlung der Druckstellen mit einer Salbe vier Monate nach Eingliederung einer Teilprothese	1 x 4020
	31–42, 36	Subgingivale lokale Applikation eines Gels	4 x 4025

7.2.6 Hilfeleistung bei Ohnmacht

Die Behandlung einer Ohnmacht kann im Rahmen der GOÄ nur als Beistand nach Ä 56 (Verweildauer) berechnet werden, wenn der Zahnarzt mindestens 30 Minuten beim Patienten verweilen muss. Auch ist die Grundleistung mit erhöhtem Steigerungssatz berechenbar.

7.2.7 Bestrahlung und Behandlung mit Strömen

Für Bestrahlungen und Reizstrombehandlungen sieht die GOÄ drei Positionen vor: Ä 538, Ä 548 und Ä 551. Die Anwendung von Position Ä 551 (Reizstrombehandlung) erfolgt in Zahnarztpraxen höchst selten.

Alle Bestrahlungen sind – wie auch Röntgenaufnahmen – **technische Leistungen**. Sie werden nach dem einfachen bis 2,5fachen Gebührensatz berechnet. Ab dem 1,8fachen Satz ist eine Begründung erforderlich.

GOÄ-Pos.	Leistung	Punktzahl
Ä 538	Infrarotbehandlung, je Sitzung	40 P
Ä 548	Kurzwellen-, Mikrowellenbehandlung (Anwendung hochfrequenter Ströme)	37 P

Die Anwendung dieser Positionen erfolgt in Zahnarztpraxen höchst selten.

Beispiel
Der Patient ist privat in der HUK versichert.

Datum	Zahn	Behandlungsausschnitt	GOZ-/GOÄ-Pos.
A	 36, 32, 41, 15, 22, 31 32, 33	Eingehende Untersuchung mit Beratung unter 10 Minuten, Befund: f: 26, 18, 28, 38, 48; c: 27, 22, 32, 31, 41,42, 46; z: 36; Zahnstein: sehr stark ausgeprägt; Mundkrankheit: Gingivitis ulcerosa Vitalitätsprüfungen, 36 –, alle anderen + Behandlung der Mundkrankheit mit Medikament Behandlung überempfindlicher Zahnhälse (Desensol) Zahnstein entfernt an allen vorhandenen Zähnen Hinweis auf Extraktion von 36	0010 Ä 1 0070 4020 2010 18 x 4050, 9 x 4055 Dokumentation
B	27 22 31, 32	Aufbaufüllung für spätere Überkronung m-o-d, mit einem parapulpären Stift verankert, Zahnfleisch abgedrängt beim Präparieren Eckenaufbau (Schneidekante) mesial mit zwei parapulpären Stiften verankert Kompositfüllung jeweils lab-dist, Abdrängen von Zahnfleisch unter Minidam	2180, 2190a (1fach) Material 2030 2120, 2190a, Material (1fach) 2 x 2080, 2030
C	41 42 32, 33	Kompositfüllung, li und lab Kompositfüllung, li-m-lab, beide unter Kofferdam, dabei übermäßige Papillenblutung gestillt Behandlung überempfindlicher Zahnhälse erneut Zahnstein entfernt (Nachreinigung) Behandlung der Mundkrankheit erneuter Hinweis auf Extraktion von 36	2 x 2060 2100, 2040 2030 2010 27 x 4060 4020 Dokumentation
D	21 46	Abschleifen eines alten Füllungsrandes Unterfüllung, Amalgamfüllung li-o-b, Stillen einer übermäßigen Papillenblutung beim Füllen, Abdrängen von Zahnfleisch beim Präparieren Behandlung der Mundkrankheit	4030 2090 2030 2030 4020
E	46 32, 33	Polieren der Füllungen Behandlung der Mundkrankheit mit Medikament Behandlung überempfindlicher Zahnhälse (Desensol)	1 x 2130 4020 2010
F	21, 22	Telefonische Beratung wegen Unfall, 23:00 Uhr außerhalb der Sprechstunde, Schneidezähne beschädigt	Ä 1, Ä C
G	21, 22	Abschleifen scharfer Zahnkanten Beratung des Patienten wegen Extraktion (verschoben auf nächstes Quartal)	4030 Dokumentation

8 Röntgenleistungen

Röntgenaufnahmen werden immer dann angefertigt, wenn eine Diagnose anders nicht möglich oder wenn die Aufnahme zur Sicherung der gestellten Diagnose erforderlich ist. Für jede Röntgenaufnahme ist eine Indikation notwendig, z.B. :
- bei Verdacht auf einen krankhaften Prozess an den Zähnen oder im Kiefer
- vor prothetischen Versorgungen, um den apikalen Zustand von Pfeilerzähnen zu beurteilen
- im Rahmen von endodontischen Behandlungen
- um den apikalen Zustand des Zahnes bei Behandlungsbeginn zu beurteilen
- als Messaufnahmen – ggf. auch mehrmals oder aus unterschiedlichen Einstellungswinkeln – während der Aufbereitung der Kanäle
- als Kontrollaufnahmen, um die Qualität der Wurzelfüllung zu beurteilen
- im Rahmen chirurgischer Eingriffe
- vor und während des Eingriffes, um das weitere operative Vorgehen festlegen zu können
- nach dem Eingriff, um sicherzustellen, dass der Eingriff vollständig und erfolgreich war

Merke
Röntgenaufnahmen werden immer nach **Anzahl der Bilder** (= Projektionen) abgerechnet. Dabei ist nicht ausschlaggebend, wie viele Zähne auf dem Bild zu sehen sind. In der Regel geht man von drei benachbarten Zähnen je Bild aus.

Bei allen Röntgenaufnahmen sind die Materialkosten für Filme und Entwicklung in den Positionen enthalten; Analoges gilt für digitale Röntgenaufnahmen. Ebenso sind die Kosten für die Dokumentation enthalten. Eine ausführliche Dokumentation des Befundes erfolgt in der Patientenakte. Eventuell entstehende Portokosten für den Versand an andere Zahnärzte sind gesondert abrechenbar.

Grundsätzlich kann man zwei unterschiedliche Arten von Röntgenaufnahmen unterscheiden, Einzelbilder und Bilder größerer Formate.

8.1 Röntgenleistungen bei Kassenpatienten

8.1.1 Abrechnung bei Zahnfilmen – Einzelbilder

BEMA-Pos.	Abk.	Leistungsbeschreibung	Bewertungszahl
Ä 925		Röntgendiagnostik der Zähne	
Ä 925a	Rö2	bis zu zwei Aufnahmen	12
Ä 925b	Rö5	drei bis fünf Aufnahmen	19
Ä 925c	Rö8	sechs bis acht Aufnahmen	27
Ä 925d	Stat	Status bei mehr als acht Aufnahmen	34

Am Wort „Diagnostik“ ist bereits erkennbar, dass nicht das Röntgenbild als solches die Leistung darstellt, sondern die aufgrund des Bildes gestellte Diagnose.

A Rö2, Rö5, Rö8 bzw. Stat können jeweils pro Sitzung abgerechnet werden. Die Anzahl der abgerechneten Rö2 richtet sich nach der Anzahl der in der Sitzung gefertigten Aufnahmen.
Ausnahme: Im Rahmen der endodontischen und der chirurgischen Behandlung gefertigte Aufnahmen können je Aufnahme (bei unterschiedlicher klinischer Situation) nach Rö2 berechnet werden.

P Stat (Ä 925d) ist nicht neben Ä 935d berechenbar.

M Die Abrechnung zusätzlicher Kosten für Material (außer Portokosten) ist nicht möglich.

Beispiel

Beispiel	Zahn	Behandlungsausschnitt	BEMA-Pos.
1	12–22	Eine Aufnahme (vier Zähne)	1 x Rö2
2	17–14 23–25	Eine Aufnahme Eine Aufnahme	1 x Rö2
3	36	Der Zahn wird vor und nach der Extraktion (Chirurgie) geröntgt; zwei Aufnahmen in einer Sitzung.	2 x Rö2
4	17–15 mit 47–45 und 25–27 mit 35–37	Zwei Bissflügelaufnahmen	1 x Rö2
5	22	Wurzelbehandlung an 22; der Zahn wird vor Beginn der Behandlung, nach der Kanalaufbereitung und nach der Kanalabfüllung geröntgt; drei Aufnahmen.	3 x Rö2
6		In einer Sitzung werden sieben Röntgenaufnahmen gefertigt.	1 x Rö8
7		Es werden vier Bissflügelaufnahmen und eine Aufnahme des Wurzelgebietes an 36 gefertigt.	1 x Rö5
8		In einer Sitzung werden neun Aufnahmen des Gebisses gefertigt.	1 x Stat
9	34, 35, 37, 11, 15, 44, 45, 46, 47, 48	Es werden Einzelröntgenbilder gefertigt.	1 x Rö8
10	22, 23, 24, 25, 26, 18, 38	Es werden Einzelröntgenbilder gefertigt.	1 x Rö5

Jede Röntgenaufnahme erfordert eine Begründung, die nach folgendem Schema erfolgt und in die Bemerkungsspalte eingetragen werden muss, weil sie in die Upload-Datei aufgenommen wird.

0 = Bissflügelaufnahme (BF)
1 = Konservierend-chirurgische Behandlung (KCH)
2 = Gelenkaufnahme (GA)
3 = Kieferorthopädische Aufnahme (KFO)
4 = PAR-Behandlung (PA)
5 = Versorgung mit Zahnersatz und Zahnkronen (ZE)

Abb. 1 Ziffern zur Begründung von Röntgenaufnahmen

Nach Eingabe des Zahnes (bzw. der Zähne) und der entsprechenden Rö-Position fragt das Abrechnungsprogramm die Begründung ab, die mit den Ziffern 0 bis 5 anzugeben ist → Abb. 1, S. 462. Danach kann genauer dokumentiert werden. Oft wird hierzu eine Auswahl an Dokumentationen angeboten. Für diese ist es erforderlich, den genauen Befund bzw. die Begründung für das Röntgenbild oder die Röntgenbilder festzuhalten. → Abb. 1 und Abb. 2

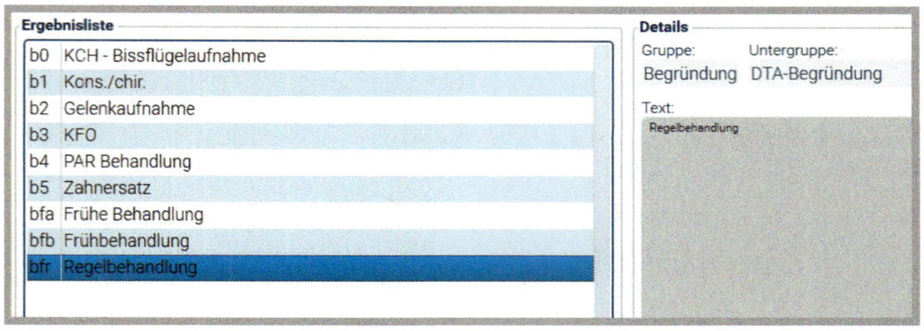
Ergebnisliste
b0 KCH - Bissflügelaufnahme
b1 Kons./chir.
b2 Gelenkaufnahme
b3 KFO
b4 PAR Behandlung
b5 Zahnersatz
bfa Frühe Behandlung
bfb Frühbehandlung
bfr Regelbehandlung
Details
Gruppe:
Untergruppe:
Begründung
DTA-Begründung
Text:
Regelbehandlung

Abb. 1 Begründung für Röntgenbilder

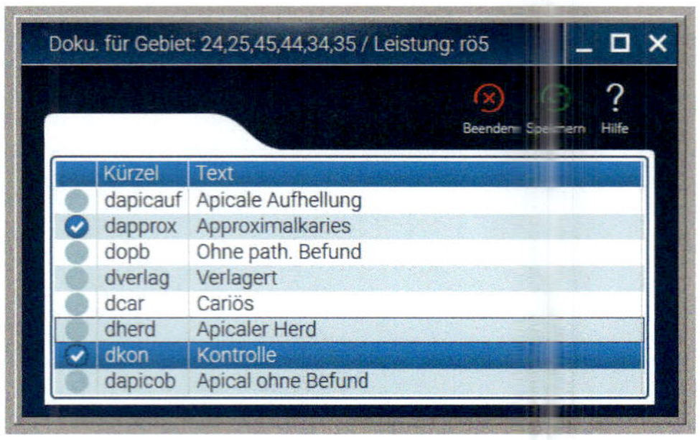
Doku. für Gebiet: 24,25,45,44,34,35 / Leistung: rö5
Beenden
Speichern
Hilfe
Kürzel
Text
dapicauf Apicale Aufhellung
dapprox Approximalkaries
dopb Ohne path. Befund
dverlag Verlagert
dcar Cariös
dherd Apicaler Herd
dkon Kontrolle
dapicob Apical ohne Befund

Abb. 2 Befundauswahl des Programms

8.1.2 Abrechnung bei Schichtaufnahmen

Aufnahmen des gesamten Schädels, z. B. Fernröntgenaufnahmen, werden nach Pos. Ä 934 abgerechnet, Handaufnahmen (in der Kieferorthopädie) nach Pos. Ä 928. Orthopantomogramme und Halbseitenaufnahmen beider Kieferseiten berechnet die Zahnarztpraxis nach Position Ä 935d, andere Teilaufnahmen des Kiefers nach Ä 935a bis c. Dabei bezieht sich die Anzahl der Aufnahmen immer nur auf die gerade geröntgte Region. Nach Ä 935a bis c werden berechnet:

- Aufbissaufnahmen (nicht auf Zahnfilmen)
- Kiefergelenkaufnahmen
- Aufnahmen der Kieferhöhle
- Halbseitenaufnahme einer Kieferseite

BEMA-Pos.	Leistungsbeschreibung	Bewertungszahl
Ä 934	**Aufnahme des Schädels**	
Ä934a	eine Aufnahme (auch Fernröntgenaufnahme)	19
Ä934b	zwei Aufnahmen	30
Ä934c	mehr als zwei Aufnahmen	36

A Eine Leistung nach Pos. Ä 934a kann im Verlauf einer kieferorthopädischen Behandlung höchstens zweimal, in begründeten Ausnahmefällen dreimal abgerechnet werden. Eine Leistung nach Pos. Ä 934a ist bei Frühbehandlung mit verkürzter Behandlungsdauer nur bei skelettalen Dysgnathien im Verlauf einer kieferorthopädischen Behandlung einmal abrechnungsfähig.

BEMA-Pos.	Leistungsbeschreibung	Bewertungszahl
Ä 935	**Teilaufnahme des Schädels (auch in Spezialprojektion), auch Nebenhöhlen, Unterkiefer, Panoramaaufnahme der Zähne eines Kiefers bzw. der Zähne des Ober- und Unterkiefers**	
Ä935a	derselben Seite	24
Ä935b	eine Aufnahme	34
Ä935c	zwei Aufnahmen	44
Ä935d	mehr als zwei Aufnahmen Orthopantomogramm sowie Panoramaaufnahmen oder Halbseitenaufnahmen aller Zähne des Ober- und Unterkiefers	48

BEMA-Pos.	Leistungsbeschreibung	Bewertungszahl
Ä 928	Röntgenaufnahme der Hand	30

Beispiel

1: Zwei Aufnahmen eines Kiefergelenkes in einer Sitzung von vorn und von der Seite
Abrechnung: 1 × Ä 935b

2: Je eine Aufnahme des linken und des rechten Kiefergelenkes in einer Sitzung
Abrechnung: 2 × Ä 935b

P Werden Röntgenbilder versandt, können dafür Portokosten mit der BEMA-Position 602 in Euro berechnet werden (ähnlich wie die Stiftkosten unter 601).

Beispiel

Patientin Sabine Wegener, familienversichert in der Barmer Südbaden

Datum	Zahn	Behandlungsausschnitt	BEMA-Pos.
A, 11:00		Patientin erscheint im Notdienst, Samstag	--, 03
	11, 21	Unfall mit Beschädigung von 11, 21, Beratung, Vitalitätsprüfung, beide +	ViPr
	11, 21	Röntgenaufnahme, Befund: keine Fraktur	Rö2
	11	Eckenaufbau unter Einbezug der Schneidekante, mesial, Verankerung mit zwei parapulpären Stiften	F4, St
	21	Eckenaufbau mesial und distal (beide Ecken unter Einbezug der Schneidekante), beide Zähne unter absoluter Trockenlegung	2 x F4 bMF
		Medikamentöse Behandlung einer Aphthe	Mu
		Patientin fällt in Ohnmacht, Zahnarzt hat einen erheblichen Zeitaufwand (30 Minuten)	Ohn
A, 21:00	11, 21	Telefonische Beratung wegen Schmerzen	Ä 1, 03
B	23–25	Bissflügelaufnahme zur Kariesdiagnose	1 x Rö2
	33–35	Eingehende Untersuchung mit Beratung, Befund: f: 18, 16, 14, 28; c: 17, 15, 13, 23, 24, 25, 35, 46; Zahnstein und Mundkrankheit vorhanden	01
		Zahnstein entfernt	Zst
		Patientin wünscht bei 15 und 25 Keramikinlays mod, MKV gefertigt, Laborschätzung 500 €	Dokumentation

C	 17, 15, 13, 37 15, 25 13	Patientin bringt MKV Röntgenaufnahmen, Befunde: 17, 15, 13 apikal o. B., 37: Zyste Aufbaufüllung für Überkronung m-o-d Präparation für Inlays, Abdrucknahme, provisorische Versorgung Aufbaufüllung für Keramikkrone d-v	Dokumentation 1 x Rö2 F2ZE Dokumentation F2ZE
D	 26, 36	Beratung wegen Kiefergelenksbeschwerden zwei Aufnahmen des rechten Kiefergelenks aus zwei Ebenen Jeweils alter Füllungsrand glatt geschliffen	Ä 935b sK
E	23 24 35 15, 25	Kompositfüllung la-d, Zahnfleisch verdrängt Plastische Füllung b und p-m Plastische Füllung m-o-li-z, dabei Papillenblutung gestillt Keramikinlays eingesetzt, Abrechnung der MKV, Laborkosten 545,70 €	F2, bMF F1, F2 F3, bMF 2 x F30
F	46	Präparation wegen Schmerzen unterbrochen, provisorisch verschlossen	Dokumentation
G	46	Patientin teilt mit, dass sie nach Stuttgart verzogen ist und nicht wieder erscheint	pV

8.2 Röntgenleistungen bei Privatpatienten

Für Röntgenleistungen bei Privatpatienten gelten die allgemeinen Bestimmungen aus **Teil O** der GOÄ:

1. Mit den Gebühren sind alle Kosten (auch für Dokumentation und Aufbewahrung der Datenträger) abgegolten.
2. Die Leistungen für Strahlendiagnostik mit Ausnahme der Durchleuchtung(en) (Pos. 5295) sind nur bei Bilddokumentation auf einem Röntgenfilm oder einem anderen Langzeitdatenträger berechnungsfähig.
3. Die Befundmitteilung oder der einfache Befundbericht mit Angaben zu Befund(en) und zur Diagnose ist Bestandteil der Leistungen und nicht gesondert berechnungsfähig.
4. Die Beurteilung von Röntgenaufnahmen (auch Fremdaufnahmen) als selbstständige Leistung ist nicht berechnungsfähig.
5. Die nach der Strahlenschutzverordnung bzw. Röntgenverordnung notwendige zahnärztliche Überprüfung der Indikation und des Untersuchungsumfangs ist auch im Überweisungsfall Bestandteil der Leistungen des Abschnitts O und mit den Gebühren abgegolten.
6. Auch in der GOÄ sind die Materialkosten für Filme und Entwicklung bei allen Röntgenaufnahmen in den Positionen enthalten (Analoges gilt für digitale Röntgen).

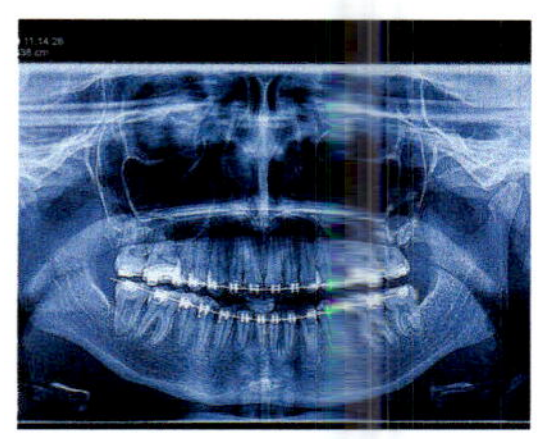

Abb. 1 Orthopantomogramm (OPG)

8.2.1 Abrechnung bei Zahnfilmen – Einzelbilder

Für die einfachen Zahnaufnahmen gibt es in der GOÄ – unabhängig von der Anzahl der Bilder – nur die Position Ä 5000. Da es sich um eine sog. technische Leistung handelt, gilt der „kleine Gebührenrahmen".

GOÄ-Pos.	Leistung	Punktzahl
Ä 5000	Zähne, je Projektion	50 P

A Die Position wird für jede notwendige Zahnfilmaufnahme berechnet. Auch die Bissflügelaufnahmen werden nach Anzahl der Projektionen (Bilder) als Ä 5000 abgerechnet. Da es für sogenannte Aufbissaufnahmen keine gesonderte Ziffer gibt, werden auch diese nach Ä 5000 abgerechnet.

P Werden mehrere Zähne mittels einer Röntgenaufnahme erfasst, so darf die Leistung nach Position Ä 5000 nur einmal und nicht je aufgenommenem Zahn berechnet werden.

M Materialkosten dürfen nicht zusätzlich berechnet werden, weder für

- Filmmaterial oder sonstige Langzeitdatenträger noch für
- Entwicklungschemikalien.

8.2.2 Abrechnung von Schichtaufnahmen

Für größere Formate, wie die Panoramaaufnahme und das Orthopantomogramm, gibt es in der GOÄ zwei Positionen für Zahnärzte. Die Panoramaaufnahme eines Kiefers wird heute allerdings kaum noch ausgeführt.

GOÄ-Pos.	Leistung	Punktzahl
Ä 5002	Panoramaaufnahme(n) eines Kiefers	250 P

Die „klassische" Panoramaaufnahme, das Orthopantomogramm, wird nach der folgenden Position abgerechnet:

GOÄ-Pos.	Leistung	Punktzahl
Ä 5004	Panoramaschichtaufnahme der Kiefer	400 P

Die Abrechnung von Handaufnahmen, die in kieferorthopädischen Praxen vorkommen, erfolgt nach der Position Ä 5020.

GOÄ-Pos.	Leistung	Punktzahl
Ä 5020	Handgelenk, Mittelhand, alle Finger einer Hand, Sprunggelenk, Fußwurzel und/oder Mittelfuß, Kniescheibe, jeweils in zwei Ebenen	220 P

Daneben existieren noch besondere Schädelaufnahmen als Übersichtsaufnahmen (Ä 5090) oder in Spezialprojektionen (Ä 5095) sowie die Computertomografie (CT) im Kopfbereich (Ä 5370), die aber in der Zahnarztpraxis seltener vorkommen.

Röntgenleistungen

Die Dokumentation ist genauso vorzunehmen wie bei den entsprechenden BEMA-Positionen. Für die Digitale Volumentomografie (DVT) empfiehlt die Bundeszahnärztekammer die Abrechnung der Position Ä 5370 und für die computergesteuerte Analyse die Position Ä 5377.

Beispiel

Patient Dr. Andreas Spechert, geboren am 05.05.1976, Mitglied der CONTINENTALE (private Krankenversicherung)

Datum	Zahn	Behandlung	GOZ-/GOÄ-Pos.
A	 11, 21 11, 21 11, 21 11 21 11, 21	Patient erscheint im Notdienst, Samstag 11:00 Uhr, Fahrradunfall mit Beschädigung von 11, 21, Beratung 9 Minuten Symptombezogene Untersuchung Vitalitätsprüfung, beide + Röntgenaufnahme, Befund: keine Fraktur Komposit-Eckenaufbau mesial in Adhäsivtechnik Komposit-Eckenaufbau mesial und distal, beide Zähne unter absoluter Trockenlegung, Stillen einer übermäßigen Papillenblutung	Ä D Ä 1 Ä 5 0070 Ä 5000 2120 2 x 2120, 2040 2030
A		17:00 Uhr, Beratung wegen Schmerzen an 11 und 21, Dauer: 12 Minuten	Ä 3 Ä D
B	 23–25, 33–35, 13–15, 43–45 23 24 25, 35 46	Eingehende Untersuchung mit Beratung (8 Minuten), Befund: f: 18, 16, 14, 28; c: 17, 15, 13, 23, 24, 25, 35, 46; Zahnstein und Mundkrankheit vorhanden Beschwerden an 11 und 21 abgeklungen Bissflügelaufnahmen zur Kariesdiagnose Medikament, Behandlung Gingivitis simplex Zahnsteinentfernung an allen vorhandenen Zähnen Kompositfüllung la-d, Zahnfleisch verdrängt Kompositfüllung b und p-m Kompositfüllung b-d-p, Zahnfleisch verdrängt Geplant: Kompositfüllung moli, Stillen einer übermäßigen Papillenblutung Nach Präparation wegen Schmerzen unterbrochen, provisorisch speicheldicht verschlossen	0010 Ä 1 2 x Ä 5000 4020 18 x 4050, 10 x 4055 2080, 2030 2060, 2080 2 x 2100, 2 x 2030 2030 2020
C	17, 15, 13, 37 17, 15 13 46	Röntgenaufnahmen, Befunde: 17, 15, 13: apikal o. B., 37: Zyste Aufbaufüllungen m-o-d für Brückenversorgung Aufbaufüllung p-d-o Kompositfüllung m-o-li unter Kofferdam Nachreinigung nach Zahnsteinentfernung	3 x Ä 5000 3 x 2180 2180 2040, 2100 28 x 4060
D		Prothetische Beratung (9 Minuten) wegen Brücke von 17 – 15 – 13	Ä 1

Aufgaben

Untersuchungen, Beratungen, Besuche

1	Erklären Sie, wie folgende Begriffe für Kassenpatienten und für Privatpatienten definiert werden:
a	alleinige Leistung
b	Krankheitsfall
c	Behandlungsfall
2	Die Position 01 (U) wird am 25.06. eines Jahres abgerechnet. Wann kann sie frühestens wieder abgerechnet werden?
3	Erstellen Sie für die Beispiele 2 und 3 von Seite 67 jeweils eine Jahresachse.
4	Erklären Sie die Unterschiede zwischen die Position 01 und Ä 1?
5	Bestimmen Sie, wann die Position Ä 1 immer abgerechnet werden kann.
6	In welchem Fall kann die Ä 1 auch vor der 01 in einem Behandlungsfall abgerechnet werden?
7	Begründen Sie, wann die Position Ä 1 anstelle der Position 01 abgerechnet werden kann.
8	Erklären Sie die Unterschiede zwischen den Positionen 01 und 01k.
9	Für welchen Personenkreis werden Leistungen nach FU1 und FU2 berechnet?
10	Wie oft dürfen FU1 und FU2 insgesamt berechnet werden?
11	Was versteht man unter einem erhöhten Kariesrisiko und welche Bedeutung hat diese für die Abrechnung im Zusammenhang mit der FU2?
12	Wann darf der Zuschlag für Leistungen bei Kassenpatienten berechnet werden?
13	Wie wird die Erhebung des PSI-Codes für Kassen, wie für Privatpatienten abgerechnet?
14	Berechnen Sie die Folgebescheinigung für das Ausstellen einer Arbeitsunfähigkeitsbescheinigung bei Kassen-, wie bei Privatpatienten.
15	Der Zahnarzt führt einen geplanten Besuch in einem Pflegeheim mit Kassenpatienten durch. Was muss vor der Abrechnung des Besuchs geklärt sein?
16	Ein Kassenpatient muss geplant zu Hause besucht werden, weil er einen Unfall hatte. Eine Naht soll entfernt werden. Rechnen Sie den Besuch mit der zutreffenden Position ab.
17	Nennen Sie den Zuschlag, wenn der Besuch in Aufgabe 15 an einem Samstag erfolgen musste?
18	Erklären Sie den Unterschied für die Berechnung des Wegegeldes bei Kassen- und Privatpatienten?.
19	Ermitteln Sie den Zuschlag bei einem Besuch eines Kindes bis zum vollendeten 4. Lebensjahr bei Kassenpatienten.
20	Begründen Sie die unterschiedlichen Beträge für die Leistungen die Leistungen 0010 und Ä 6 bei Privatpatienten im einfachen Gebührensatz, obwohl beide Leistungen mit 100 P vergütet werden?
21	Wie oft kann die Position 0010 im Jahr berechnet werden?
22	Rechnen Sie die lokale Untersuchung bei Privatpatienten ab.

Röntgenleistungen

23 Unter welcher Voraussetzung kann man die lokale Untersuchung bei Privatpatienten mit einer Beratung nach Ä1 zusammen abrechnen?

24 Was ist erforderlich damit Zuschläge bei Privatpatienten berechnet werden dürfen?

25 Nennen Sie Beratungszuschläge, die bei Privatpatienten kombiniert werden dürfen.

26 Nennen Sie den Beratungszuschlag bei Privatpatienten mit der höchsten Punktzahl.

Füllungen

27 Entscheiden Sie, welche der folgenden Leistungen in den Füllungspositionen für Kassenpatienten immer enthalten sind: Anlegen einer Matrize – Anlegen von Kofferdam – Verwendung von Keilen zur Adaption einer Matrize – Stillen einer übermäßigen Papillenblutung.

28 Nennen Sie die „Regelfüllungsmaterialien“ für Kassenpatienten.

29 Eine endgültige Füllung kann nicht fertiggestellt werden. Welche Abrechnungsmöglichkeit haben Sie bei Kassenpatienten?

30 Wann kann eine Kunststofffüllung für Kassenpatienten zu Lasten der gesetzlichen Krankenkasse im Seitenzahnbereich abgerechnet werden?

31 Sie wollen eine F2 mit einer dreiflächigen Füllung in Ihr Praxisprogramm eingeben. Ist das möglich? Erklären Sie.

32 An folgenden Zähnen werden jeweils in den Sitzungen a bis f übermäßige Papillenblutungen gestillt. Geben Sie an, wie oft die Position 12 (bMF) berechenbar ist:

a an 11 und 16
b an 11, 21 und 26
c an 13 und 23
d an 13 und 43
e an 33 und 44
f an 16, 26 und 46

33 Eine vierflächige Aufbaufüllung soll mit zwei parapulpären Stiften befestigt werden. Welche Abrechnungsmöglichkeit haben Sie bei einem Kassenpatienten?

34 Nennen Sie den grundsätzlichen Unterschied bei der Abrechnung von Füllungen bei patienten und Kassenpatienten.

35 Vergleichen Sie die Abrechnung von besonderen Maßnahmen beim Füllen und Präparieren zwischen Kassen- und Privatpatienten. (Hilfe: Welche Positionen? Welche Maßnahmen? Wie oft abrechenbar?)

36 Stellen Sie zusammen, wie eine parapulpäre Stiftverankerung bei einer Füllung eines Privatpatienten rechnet wird.

37 Vergleichen Sie die Aufbaufüllungsabrechnung bei Privat- und Kassenpatienten.

38 Wie wird ein dreiflächiges Inlay bei Privatpatienten abgerechnet?

39 Wie wird ein dreiflächiges Inlay bei einem Kassenpatienten abgerechnet?

40 Bei einem Privatpatienten wird das Legen einer definitiven Füllung unterbrochen und ein provisorischer Verschluss gelegt. Wie wird das abgerechnet?

41 Stellen Sie einen distalen Eckenaufbau am Zahn 11 in seiner Ziffernfolge in der Upload-Datei dar.

Begleitleistungen

42 Welche Positionen können für folgende Leistungen in einer Sitzung jeweils bei Kassen- bzw. Privatpatienten wie oft abgerechnet werden?
a überempfindliche Zahnhälse an 13 und 23 bei einem 50-jährigen Patienten mit Aminfluorid behandelt
b alle Zähne bei einem 14-jährigen Patienten mit Aminfluorid behandelt
c Zahnstein an folgenden Zähnen entfernt: 16–26, 36–46
d scharfe Füllungskante an fünf Jahre alter Amalgamfüllung beseitigt
e scharfe Füllungskante an fünf Tage alter Amalgamfüllung beseitigt
f Vitalitätsprobe an allen Molaren durchgeführt
g Vitalitätsprobe an 21 durchgeführt
h drei Aphthen behandelt
i Bei einem Patienten wurden im Mai der Zahnstein und die Raucherbeläge entfernt (in der UK-Front 33–43). Im Dezember muss der Zahnstein dort erneut entfernt werden.
j Eine Prothese ist repariert worden. In den ersten drei Wochen nach der Reparatur müssen dreimal störende Prothesenränder beseitigt und Druckstellen behandelt werden.
k An allen UK-Frontzähnen müssen nach einer PA-Behandlung überempfindliche Zahnhälse mit Fluoridgel behandelt werden.

43 Bei einem Patienten wird eine Beratung (erste Sitzung im Quartal) durchgeführt und eine Füllung gelegt. Der Patient fällt dabei in Ohnmacht und der Zahnarzt muss sich längere Zeit um ihn kümmern. Welche Abrechnungsmöglichkeit ergibt sich, wenn der Patient
a Kassenpatient
b Privatpatient wäre.

Röntgenleistungen

44 Es wird ein Röntgenbild für einen Patienten gefertigt, auf dem man fast nichts erkennt. Rechnen Sie die Position ab.

45 Wie viele Zähne sind i. d. R. auf einem Zahnfilm abgebildet?

46 Wie viele Zähne sieht man i. d. R. auf einem Zahnfilm mit einer Bissflügelaufnahme vom Seitenzahnbereich?

47 Wie viele Zähne können röntgenologisch i. d. R. untersucht werden, wenn die Untersuchung als Rö2 berechnet wird?

48 Es werden drei Röntgenaufnahmen für sechs Zähne gemacht. Was kann für einen Kassenpatienten, was für einen Privatpatienten abgerechnet werden?

49 Welche Position kann bei Kassenpatienten bzw. Privatpatienten abgerechnet werden, wenn bei Behandlungsbeginn diagnostische Röntgenaufnahmen der Zähne 16, 17, 26, 27, 36, 37, 46 und 47 gemacht werden?

50 Welche Röntgenposition kann bei Kassenpatienten nicht neben einem Orthopantomogramm (OPG) berechnet werden?

51 Unter welchen Bedingungen können mehrere Rö2 bei einem Kassenpatienten in einer Sitzung berechnet werden?

52 Nach welcher Abrechnungsposition wird ein OPG bei Kassenpatienten und bei Privatpatienten berechnet?

53 Nennen Sie eine Röntgenaufnahmetechnik, die nicht mit Kassenpatienten zu Lasten der gesetzlichen Krankenversicherung abgerechnet werden kann.

Zahnmedizinische Fachsprache und -wörter

In der Zahnarztpraxis werden viele zahnmedizinische Fachausdrücke verwendet. Die meisten stammen aus der lateinischen oder griechischen Sprache. Häufig setzen sie sich aus einer Vor- bzw. Nachsilbe und einem Wortstamm zusammen, z. B. Extraktion oder Gingivitis.
Wenn Sie die folgenden Vor- und Nachsilben kennen, können Sie viele zahnmedizinische Fachausdrücke leichter verstehen und behalten.
Im Anschluss finden Sie Erläuterungen zu den wichtigsten zahnmedizinischen Fachwörtern.

Vorsilben der zahnmedizinischen Fachsprache			
Vorsilben	**Bedeutung**	**Beispiele**	
a-, ab-	ab, weg, miss-	abnorm Anomalie	– abweichend von der Norm – Abweichung von der Norm
a-, an-	un-, los-, nicht	Adontie	– Zahnlosigkeit
ad-	an-, zu, nach	adäquat Adhäsion	– angemessen – Anhaften
anti-	gegen	antibakteriell	– gegen Bakterien wirkend
auto-	selbst-, eigen	autonomes Nervensystem	– vom Willen unabhängiges Nervensystem
bi-	beide, zwei	Bifurkation	– Zweigabelung; Gabelungsstelle der Wurzeln bei zweiwurzeligen Zähnen
bio-	lebens-	Biotop	– Lebensraum
contra-, kontra-	gegen	Kontraindikation	– Gegenanzeige, z. B. einer Behandlung, die nicht angewendet werden sollte
de-	von, weg, ent-	Demineralisation Deformation	– Entmineralisierung – Abweichung von der normalen Form
dis-	zwischen, zer-, miss-	Discus articularis	– Knorpelscheibe im Kiefergelenk
dys-	miss-, fehl-, von der Norm abweichend	Dysplasie	– Fehlbildung, Unterentwicklung
en-, endo-	innen, innerhalb	Endokard	– Herzinnenhaut
epi-	auf, über, durch, nach	Epithel	– äußere und innere Körperoberflächen überziehende Haut oder Schleimhaut
ex-	aus, heraus, weg	Exzision	– Herausschneiden von Gewebe
exo-	außerhalb, von außen	exokrin	– nach außen absondernd
extra-	außerhalb	extraoral	– außerhalb des Mundes
hetero-	verschieden, ungleich	heterogen	– verschiedenartig
homo-	gleich	homogen	– gleichartig
hyper-	über-, vermehrt	Hyperdontie	– Zahnüberzahl
hypo-	unter-, verringert	Hypodontie	– Zahnunterzahl
im-, in-	hinein, in	Implantat Inlay	– in Körpergewebe eingepflanztes Material – Einlagefüllung
	un-, nicht	inhomogen	– ungleichmäßig
inter-	zwischen	Interdentalraum	– Zahnzwischenraum
intra-	innerhalb	intraoral	– innerhalb der Mundhöhle
ko-, kom-, kon-	zusammen	Kompression	– (Kiefer) Zusammenpressung
kontra-	siehe „contra-“		

Zahnmedizinische Fachsprache und -wörter

leuko-	weiß	Leukozyten	– weiße Blutkörperchen
makro-	groß	Makrognathie	– übermäßig entwickelter Oberkiefer
mikro-	klein	Mikrognathie	– unterentwickelter Oberkiefer
myo-	Muskel	Myokard	– Muskelschicht des Herzens
ortho-	gerade, richtig	Orthodontie	– Beseitigung von Zahnfehlstellungen
osteo-	Knochen	Osteoblasten	– knochenbildende Zellen
para-	neben, darüber hinaus	parapulpär	– neben der Pulpa
per-	durch, über	Perforation	– Durchbohrung, Durchlöcherung
peri-	um, herum	periapikal	– um die Zahnwurzel herum
poly-	viel, zahlreich	Polysaccharide	– Vielfachzucker
post-	nach, hinter	postoperativ	– nach einer Operation
prä-	(zeitlich) vor	Prävention	– Vorbeugung
pro-	für, vor	Progenie	– Vorstehen des Unterkiefers
pseudo-	falsch, scheinbar	Pseudotumor	– Scheingeschwulst
re-	zurück, wieder	rezidivierend	– wiederkehrend
stoma-	Mund	Stomatitis	– Entzündung der Mundschleimhaut
sub-	unter, unterhalb	sublingual	– unter der Zunge
super-	über, übermäßig	Supersekretion	– vermehrte Absonderung, z. B. von Speichel
supra-	oben, oberhalb	supragingival	– oberhalb des Zahnfleischsaums
trans-	jenseits, hindurch	transparent	– durchscheinend
ultra-	darüber hinaus	Ultraschall	– Schallwellen jenseits der Hörgrenze des menschlichen Ohres

Nachsilben der zahnmedizinischen Fachsprache (In Klammern stehen die Mehrzahlendungen.)			
Nachsilben	**Bedeutung**	**Beispiele**	
-algie(n) -algesie	Schmerz	Neuralgie Analgesie	– Nervenschmerz – Schmerzlosigkeit
-ektomie(n)	Ausscheiden	Gingivektomie	– Abtragen des Zahnfleischrandes
-gen	bewirkend	mutagen	– Mutationen bewirkend
-itis (-itiden)	Entzündung	Hepatitis Gingivitis	– Entzündung des Lebergewebes – Zahnfleischentzündung
-logie	Lehre	Pathologie	– Lehre von den Krankheiten
-meter	Messgerät	Dosimeter	– Gerät zur Messung der Strahlendosis
-metrie	Messung	Kaloriemetrie	– Messung des Energieverbrauchs
-om(e) -oma(ta)	Geschwulst	Fibrom	– gutartige Geschwulst des Bindegewebes
-ose(n)	degenerative, nichtentzündliche Erkrankung	Parodontose	– nicht entzündlicher Schwund des Zahnhalteapparates
-pathie(n)	Krankheit, Leiden	Hyperplasie	– überentwickeltes Gewebe oder Organ
-tomie	schneiden	Osteotomie	– operative Knochendurchtrennung
-zid	tötend, vernichtend	viruzid	– virenabtötend
-zyt	Zelle	Leukozyt	– weißes Blutkörperchen

Erläuterungen von Fachwörtern

A

Abrasion	Abrieb, Abnutzung der Zähne
Abszess	abgeschlossene Eiteransammlung
Alveole	Zahnfach
Alveolot omie	Operation des Alveolarkammes zur Lagerverbesserung vor der Versorgung mit Prothesen
Amputation	operatives Abtrennen eines Körperteiles
Analgesie	Schmerzlosigkeit
Anamnese	Vorgeschichte einer Krankheit
Anästhesie	Betäubung, Schmerzausschaltung
Anomalie	Abweichung von der Norm
Antagonist	Gegenspieler, Gegenbeißer
antibakteriell	gegen Bakterien wirksam
Antrum	Höhle
Apex	Wurzelspitze
Aphthe	schmerzhafte, weiße Schleimhautveränderung
apikal	im Wurzelspitzenbereich
approximal	zum Nachbarzahn
Approximalraum	Raum zwischen zwei benachbarten Zähnen
Artikulation	Ineinandergreifen der Zahnreihen während der Kaufunktion
atraumatisch	ohne Verletzung einhergehend

B

bukkal	zur Wange, wangenwärts

C

Caries profunda	tiefe Zahnfäule
chronisch	langsam verlaufend, länger verlaufend

D

Dekubitus	Druckstelle
dental	den Zahn betreffend
Dentin	Zahnbein
Dentitio	Zahnung
Dentitio difficilis	erschwerter Zahndurchbruch (meist beim Weisheitszahn)
devital	abgetötet, leblos
Devitalisation	Abtötung
Diagnose	Erkennen, Benennen einer Krankheit
distal	von der Zahnbogenmitte abgewandt
Dysgnathie	anomale Kieferstellung

E

Endodontie	Behandlung des Zahninnern
enossal	im Knochen
Epulis	gutartige Geschwulst (Tumor), die vom Zahnfleisch ausgeht
Exostose	Überbein, Knochenauswuchs
Explantation	Entfernen, z. B. von Implantaten
Exstirpation	Herausreißen, Entfernung der Pulpa
extrahieren	herausziehen, Zähne entfernen
Extraktion	Entfernen eines Zahnes
extraoral	außerhalb des Mundes
Exzision	Ausschneiden, Ausschneidung

F

fazial	zum Gesicht gehörend
Fibrom	gutartige Geschwulst des Bindegewebes
finieren	abschließendes Glätten, z. B. einen Füllungs- oder Kronenrand glätten
Fissur	Einschnitt, Spalte im Zahn
Fraktur	Knochenbruch
Frenektomie	Entfernung eines störenden Bändchens

G

Gangrän	Zersetzung von abgestorbenem Gewebe
Germektomie	Zahnkeimentfernung
Gingiva	Zahnfleisch
gingival	im Zahnfleischbereich
Gingivektomie	Abtragen des Zahnfleischrandes
Gingivitis	Entzündung des Zahnfleisches

H

Habits	Gewohnheiten, z. B. Nagelbeißen
habituell	gewohnheitsmäßig

I

Immediatprothese	Sofortprothese
impaktiert	eingeschlossen, von Knochen umgeben
Implantat	eingepflanzter Fremdkörper
Indikation	Anzeige
indiziert	angezeigt
Infiltration	Eindringung, Durchdringung
Infrarot	elektromagnetische Strahlung unterhalb der Wellenlänge des sichtbaren Lichtes (Wärmestrahlung)
Injektion	Einspritzung
Inlay	Einlagefüllung
interdental	zwischen den Zähnen
Interdentalraum	Zahnzwischenraum
Interimsprothese	zeitweiliger Zahnersatz zum Überbrücken der Heilungsperiode
interradikulär	zwischen den Wurzeln
intraligamentär	zwischen den Ligamenten
intrakanalär	im (Wurzel-)Kanal gelegen
intraoperativ	während der Operation
intraoral	in der Mundhöhle
inzisal	zur Schneidekante gehörend
Inzision	Einschnitt
irreversibel	nicht umkehrbar

K

Karies	Zahnfäule
Kavität	Hohlraum (im Zahn)
kinetisch	die Bewegung betreffend
Kofferdam	dünne Gummifolie, die gelocht und dann so über die Zähne gezogen wird, dass diese vor der Feuchtigkeit der Mundhöhle geschützt werden
konfektioniert	vorgefertigt
Kontraindikation	Gegenanzeige, z. B. einer Behandlung
Kürettage	Ausschabung

L

labial	lippenwärts, an der Lippe
lateral	zur Seite
lege artis	gemäß der (zahn)ärztlichen Kunst (wissenschaftlich anerkannte Behandlungsverfahren)
Ligatur	Anbindung
lingual	zur Zunge, zungenwärts
Liquidation	Kostenrechnung, Abrechnung freier Berufe
lokal	örtlich
Lokalanästhesie	örtliche Betäubung
luxieren	lockern, ausrenken

Erläuterungen von Fachwörtern

M

manuell	mit der Hand
marginal	zum Zahnfleischrand
Matrize	Band zum Legen einer Füllung
medial	zur Mitte
mesial	zur Zahnbogen-/Kiefermitte
mikroinvasiv	nur in geringem Maße eindringend
Minidam	kleines ovales Kofferdamstück
Molar	Mahlzahn, großer Backenzahn
Mortalamputation	Entfernung der toten Kronenpulpa
Mukogingivalchirurgie	chirurgische Maßnahmen zur Verbreiterung der angewachsenen Gingiva
Mukosa	Schleimhaut

N

Nekrose	Gewebstod

O

Obturator	Apparat zum Verschluss von Hohlräumen, z. B. Zystenhöhlen, Gaumenspalten
okklusal	auf der Kaufläche
Okklusion	Zahnreihenschlussbiss
Onlay	Einlagefüllung, die die Höcker des Zahnes einbezieht
oral	zur Mundhöhle
Orthodontie	Beseitigung von Zahnfehlstellungen
Orthopantomogramm	Röntgen-Panoramaschichtaufnahme zur Darstellung des Kauorgans
Osteomyelitis	Knochenmarkentzündung
Osteotomie	Abtragung von Knochensubstanz

P

palatinal	den Gaumen betreffend
Palpation	Abtasten
Parafunktion	unphysiologische, gewohnheitsmäßige Bewegungen des Kauorgans
parapulpär	neben der Pulpa
parodontal	das Zahnbett betreffend
Parodontitis	Zahnbettentzündung
Parodontium	Zahnbett, Zahnhalteapparat
Parodontologie	Lehre vom Zahnhalteapparat und der Behandlung seiner Krankheiten
Parodontopathie	Zahnbetterkrankung
Parodontose	chronische Erkrankung des Zahnhalteapparats
pathogen	krank machend
periapikal	in der Umgebung der Wurzelspitze
Periost	Knochenhaut
Phlegmone	flächenhaft fortschreitende, nicht abgegrenzte Entzündung des Zellgewebes
Plaque	bakterieller Zahnbelag
postoperativ	nach einer Operation
Prädilektionsstellen	bevorzugte Stellen
Prävention	Vorbeugung, vorbeugende Gesundheitspflege
präventiv	vorbeugend
profundus	tief liegend
Progenie	Vorstehen des Unterkiefers
Prognose	Vorhersage (des Krankheitsverlaufes)
Prophylaxe	krankheitsvorbeugende Maßnahme
Pulpa	Zahnmark
Pulpektomie	vollständige Entfernung der Pulpa (Vitalexstirpation)
Pulpitis	Entzündung des Zahnmarkes
Pulpotomie	Entfernung der vitalen Kronenpulpa (Vitalamputation)

Q

Quadrant	Viertel eines Kreises (Kieferhälfte)
Quartal	Vierteljahr
Quickdam	Kofferdam mit „eingebautem“ Einmalspannrahmen

R

radikulär	die Wurzel betreffend, an der Wurzel
Radix	Wurzel
Reimplantation	Wiedereinpflanzung
Resektion	operative Entfernung kranker Organteile
Residualzyste	zurückgebliebene Zyste
Retention	Zurückhaltung
retiniert	zurückgehalten
Retraktion	Zurückziehen, Zusammenziehen
retrograd	rückläufig
reversibel	umkehrbar
Rezidiv	Rückfall
rezidivierend	wiederkehrend

S

sagittal	von vorn nach hinten verlaufend
Sanierung	Heilung
separieren	trennen
Septum	Scheidewand
Sequester	abgestorbener Knochenteil
Sequestrotomie	Entfernung eines abgestorbenen Knochenteiles
Status	Zustand
Stomatitis	Entzündung der Mundschleimhaut
subgingival	unter dem Zahnfleischsaum
sublingual	unter der Zunge
submukös	unter der Schleimhaut
subperiostal	unter der Knochenhaut
subtotal	unvollständig
subtraktiv	entfernend
supragingival	oberhalb des Zahnfleischsaumes
Suprakonstruktion	Zahnersatz auf Implantaten

T

temporär	vorübergehend
Therapie	Krankheitsbehandlung
Transplantation	Überpflanzung von Gewebe, Verpflanzung
transversal	quer verlaufend
Trauma	Verletzung, Gewalteinwirkung
Trepanation	Durchbohrung, Eröffnung einer Mark- oder Schädelhöhle
Trifurkation	Dreigabelung der Zahnwurzel
Tuber	Höcker, Vorsprung

V

Veneers	dünne Keramikscheiben, die auf den Frontzähnen „aufgeklebt“ werden
vestibulär	zum Mundvorhof
Vitalexstirpation	Entfernung der gesamten lebenden Kronen- und Wurzelpulpa

Z

zentral	in der Mitte
zervikal	im Zahnhalsbereich
Zyste	Hohlgeschwulst, flüssigkeitsgefüllt
Zystektomie	Entfernung der gesamten Zyste (= Operation nach Partsch II)
Zystostomie	Fensterung einer Zyste, Weiterbehandlung mit Obturator (= Operation nach Partsch I)

Stichwortverzeichnis

0180-Servicenummer 275
0800-Servicenummer 276
0900-Servicenummern 276
0-Ziffern 145

Abdingung 160
Abfallentsorgung 337
Abfallkonzept 41
Abfallvermeidung 41
Abformung, Reinigung und Desinfektion 319
Abhalten 96
Abkühlzeit 310
Abrasion 344
Abrechnungsstreitigkeiten 225
Absauganlage, Desinfektion 321
Absaugen 96
absolute Trockenlegung 374
Abtötungszeit 310
abweichende Vereinbarung 148, 155, 161, 163
Abwurfbehälter 338
Acquired Immune Deficiency Syndrome 302
Adamantoblasten 121, 341
Adhäsion 363
Adhäsiv 363
Ä 1 388
Ä 1 390
Ä 1 410
Ä 161 145
Ä 2 411
Ä 2 418
Ä 298 415
Ä 3 410
Ä 4 411
Ä 48 416
Ä 5 410
Ä 5 412
Ä 50 416
Ä 5000 466
Ä 5002 466
Ä 5004 466
Ä 5020 466
Ä 5090 466
Ä 5095 466
Ä 51 416
Ä 538 459
Ä 548 459
Ä 56 399
Ä 56 459
Ä 6 409
Ä 60 418
Ä 70 170
Ä 70 406
Ä 70 418
Ä 75 407
Ä 75 418
Ä 76 418
Ä 80 418
Ä 85 418
Ä 925a 145
Ä 925a 461
Ä 925b 461
Ä 925c 461
Ä 925d 461
Ä 928 463
Ä 934a 463
Ä 934b 463
Ä 934c 463
Ä 935a 464
Ä 935b 464
Ä 935c 464
Ä 935d 464
Ä A 413
Ä B 413
Ä C 414
Ä D 414
Ä E 416
Ä F 416
Ä G 416
Ä H 416
Ä K1 414
Ä K2 416
Ä-Ziffern 145
aerobe Bakterien 293
AIDS 302
aktive Impfung 304
akut 300
akute Hepatitis 300
allgemeiner Befund 346
Alloy 369
Alphabetleiste 236
ältere Patienten 205
Altersvermögensgesetz 73
Alveolotomie 174
Amalgam 369, 420, 421, 423, 426
Amalgamabfälle 338
Amalgamallergie 423, 428
Amalgamentfernung 445
Amöbe 295
anaerobe Bakterien 293
Analogabrechnung 161, 446
Analogleistung 151, 156
Anamnese 100, 346, 388, 407, 418
Anamnesebogen 103
Anamnesebogen 229
Anfechtbarkeit eines Vertrags 90
Angebot 89
Angst 207
Anmeldeformular 229
Anmeldung 180
Annahmeverweigerung 262
Anrufbeantworter 273
Anscheinsbeweis 213
Anschriftenprüfung 261
Ansteckung 297
Antibiotika 293
Antigene 304
Antimykotika 295
Antisepsis 308, 309
Anwenderprogramme 241
Anzeigepflicht 215
Apparategemeinschaft 49
Applikationsspritzen 362
Approbation 47
Arbeitsbedingungen 22, 26, 34, 37
Arbeitshaltung 37
Arbeitskleidung 321
Arbeitslosengeld 74
Arbeitslosenversicherung
– Arbeitslosengeld 74
– Beiträge 74
– Beitragsbemessungsgrenze 74
– Leistungen 73 f.

– Mitglieder 74
– Träger 66
Arbeitsplanung 36
Arbeitsplatz 38
Arbeitsschutz 26, 30
Arbeitsschutzgesetz 30, 312
Arbeitssicherheitsgesetz 31
Arbeitsstoffe, biologische 336
Arbeitsunfähigkeitsbescheinigung 166, 169, 407, 418
Arbeitsunfall 31
Arbeitszeit 310
Arbeitszeitregelung für Erwachsene 27
Arbeitszerlegung 36
ArbSchG 312
Artikulation 119
Arzneimittelverordnungsblatt 166
Asepsis 309
Ätiologie 348
Ätzgel 363
Ätzmuster 363
AU 407
Aufbaufüllungen 419, 423, 438
Aufbereitung der Praxiswäsche 321
Aufbereitung von Absauganlagen 320
Aufbereitung von Medizinprodukten 323
Aufbereitung von Übertragungsinstrumenten 329
Aufbereitung von wasserführenden Systemen 320
Aufbereitung, manuelle 326
Aufbereitungszyklus 325
Aufbewahrungsfrist 407
Aufbewahrungsfristen 218, 266
Aufklärungspflicht 211, 213
Aufnahme des Schädels 463
Aufzeichnung 217
Ausbildereignung 20
Ausbildungsberufe 16
Ausbildungssystem, duales 19
Ausgleichszeit 310
Auskultation 346
Auslagen 151, 153, 158, 159
Auslandsrufnummer 276
Ausschuss für Biologische Arbeitsstoffe 312
Außenbereich 180
Außendarstellung 42
äußeres Erscheinungsbild 187
autoritärer Führungsstil 60

Backhefe 295
Bakterien 292
bakterizid 309
Basisversicherte 155
Bazillen 293
bedingungsloses Grundeinkommen 75
Beendigung des Behandlungsvertrags 220
Befestigungskomposite 367
Befundbericht 407, 418
Befunderhebung 346
Beglaubigung, öffentliche 89
Begleitpersonen 203
Behandlung, kieferorthopädische 388
Behandlungsfall 391, 412
Behandlungsfehler 211
Behandlungspflicht 220, 224
Behandlungsplatzvorbereitung 183
Behandlungsraum 95, 99, 183
Behandlungsschaden 212
Behandlungsvertrag 82, 209 f.
Beihilfestellen 147, 157
Beitragsmessungsgrenze
– Arbeitslosenversicherung 74
– Krankenversicherung 68
– Rentenversicherung 71
BEMA 132, 139, 144
BEMA 01 388
BEMA 01k 390
BEMA 01k 394
BEMA 02 145
BEMA 02 453
BEMA 03 396
BEMA 04 397
BEMA 05 398
BEMA 10 450
BEMA 105 453
BEMA 106 451
BEMA 107 451
BEMA 11 425
BEMA 12 428
BEMA 13a 420
BEMA 13b 420
BEMA 13c 420
BEMA 13d 420
BEMA 13e 420
BEMA 13f 420
BEMA 13g 420
BEMA 14 425
BEMA 151 398
BEMA 152 398
BEMA 153 399
BEMA 154 399
BEMA 155 399
BEMA 16 426
BEMA 161a 400
BEMA 161b 400
BEMA 161c 400
BEMA 161d 400
BEMA 161e 400
BEMA 161f 400
BEMA 162a 400
BEMA 162b 400
BEMA 162c 400
BEMA 162d 400
BEMA 162e 400
BEMA 162f 400
BEMA 165 401
BEMA 171a 401
BEMA 171b 401
BEMA 172a 401
BEMA 172b 401
BEMA 172c 391
BEMA 172d 391
BEMA 181 403
BEMA 182 403
BEMA 7810 405
BEMA 7811 405
BEMA 7820 405
BEMA 7821 405
BEMA 7830 405
BEMA 7831 405
BEMA 7840 405
BEMA 7841 405
BEMA 7928 405
BEMA 7929 405

Stichwortverzeichnis

BEMA 7930 405
BEMA 8 145
BEMA 8 450
BEMA FU 395
BEMA IP4 145
BEMA, Aufbau des Gebührentarifs 144
BEMA-Prüfmodul 176, 393
Benutzerkennung 253
Ber 390
Beratungen 390, 396, 410
Beratungen, Zuschläge 413 ff.
Berufe im Gesundheitswesen 46
Berufsausbildungsvertrag
– Beendigung 24
– Inhalt 22
– Pflichten Ausbildende 23
– Pflichten Auszubildende 23
– rechtliche Grundlagen 19 ff.
Berufsausübungsgemeinschaft 49, 190, 215
Berufsgenossenschaft 31
Beschwerdeausschuss 216, 225
Beschwerdemanagement 191
besondere Maßnahmen bei Füllungen 428, 439
Bestrahlungen 449, 459
Besuche 151, 398, 416
Besuche, Zuschläge 400 ff., 416 ff.
Besuche in Pflegeeinrichtungen 401
Betriebsanweisungen 332, 335
Betriebswasser 320
Beurkundung, öffentliche 89
Bewegungsdaten 229
Bewertungsmaßstab für zahnärztliche Leistungen (BEMA) 132, 139, 144
Bewertungszahl 140, 141, 150
Bifurkation 124, 125
Bildschirmarbeitsplatz 38
biologische Arbeitsstoffe 336
BioStoffV 312, 337
Biostoffverordnung 312, 337
Bissflügelaufnahme 466
BKV 175
Black-Klassen 377
bleibende Zähne 118, 119
bleibendes Gebiss 119, 344
Blickkontakt 186
bMF 428
BMV-Z 132, 135, 139, 446
Bohrer 379
Bonding 364
Brief
– Annahmeverweigerung 262
– Beschriftung 259
– Eigenhändig 260
– Ersatzempfänger 260, 262
– Express 260
– Frankieren 269
– Öffnung 263
– Sortierung 177 ff.
– Versendungsformen 173 ff.
Briefbogen 269
Briefhülle 269
Briefkasten 262
Browser 244
Browser 283
Bs1 398 ff.
Bs2 398 ff.
Bs3 399 ff.
Bs4 399 ff.
Bs5 399 ff.
Bundesbeauftragte für den Datenschutz 250
Bundesamt für Sicherheit in der Informationstechnik 250 f.
Bundeseinheitliches Kassenverzeichnis (BKV) 175 f.
Bundesgebührenordnung Zahnärzte (Bugo-Z) 132
Bundesmantelvertrag Zahnärzte (BMV-Z) 132, 139 f.
Bundesurlaubsgesetz 28
Bundeszahnärztekammer 50
Bürgergeld 75

Call-by-Call 277
Candida albicans 295, 303
Carboxylatzement 366
Caries media 354, 355
Caries superficialis 354
Chargenbezeichnung 328
Chargendokumentation 328
chemische Instrumentendesinfektion 327
chemisches Desinfektionsmittel 309
chemo-thermisch 321
chirurgische Händedesinfektion 316, 317
chronisch 300
chronische Hepatitis 300
Cloud-basierte Praxisverwaltungssysteme 247
CLP-Verordnung 337
Compules 362
Computer 239 ff.
Computernetzwerk 243
Container 328
Corporate Communication 54
Corporate Culture 54
Corporate Design 54
Corporate Identity 54
Covid-19 302

DAJ 360
Dampfdurchdringungstest 328
Dampfsterilisator 320, 328
D-Arzt 306
Daten 248
Daten, Sicherheitsstufen 252
Daten, Wertstufen 265
Datenschutz 248 ff.
Datenschutzbeauftragter 249
Datensicherung 251
Datenspeicherung 216
Datenträgertransport 252
Datenweitergabe 215
decayed 359
definitive Füllungen 419, 433
Delegation 36
Delegationsrahmen 64
Deliktsfähigkeit 84 f.
Deliktshaftung 222
De-Mail-Gesetz 258
Demineralisation 349, 352
demokratischer Führungsstil 60
Dentaldepot 86
Dentalkassetten 323

Stichwortverzeichnis

Dentinadhäsiv 365
Dentinätzung 364
Dentinkaries 354, 355
Dentinkonditionierung 364
Dentition 342
Desinfektion 308
Desinfektion von Flächen 318
Desinfektionsmittel, chemisches 309
Desinfektionsverfahren, thermisches 308
desinfizierend 321
Deutsche Arbeitsgemeinschaft für Jugendzahnpflege 360
DGUV-Vorschriften 32
Diagnose 347
Diagnosefreitexte 171
Diagnostik 347
Diamantschleifer 379
Diätplan 418
Dienstvertrag 210
Digitale Volumentomographie (DVT) 467
digitales Röntgen 239
Digitalisierung 42
Diplokokken 293
Dissertation 48
distobukkal 125
DMF-S-Index 359
DMF-T-Index 359, 394
DNA 292
Dokumentation 328
Dokumentationspflicht 213, 217 ff.
Dokumentationsprogramme 239
Dokumentenmanagement 283 f.
duales Ausbildungssystem 19
Duldungsvollmacht 88
Durchbruchszeiten 344, 345
Durchgangsarzt 306

eAU 169, 172
E-Brief 258
Eckzahn 118, 124
eGK 244
e-Health-Lesegerät 244
e-Health-Lesegerät 272
Ein-Flaschen-System 365
eingehende Untersuchung 142, 388, 409
Einlagefüllung 371, 383
Einmalhandschuhe, medizinische 315
Einrichtung, technische 39
Einschleifen 457
Einschreiben 260
einseitiges Rechtsgeschäft 86
Einsichtsrecht 217
Eintauchverfahren 327
Einwilligung 213
Einwilligungsfähigkeit 83
Einzelbilder 461, 466
Einzelkronen 438
Einzelplatzsystem 242
elastische Polierer 379
Elektronic-Health-Kartenterminal (eHKT) 165
elektronische Arbeitsunfähigkeitsbescheinigung 246
elektronische Formulare 166 ff.
elektronische Gesundheitskarte 139, 142, 164, 237
elektronische Patientenakte (ePA) 246, 408
elektronischer Heilberufsausweis 238
elektronischer Medikationsplan 245
elektronisches Beantragungs- und Genehmigungsverfahren (EBZ) 246, 139
elektronisches Rezept 246
elektronisches Zahnbonusheft 246
Elterngeld 28 f.
Elternzeit 28 f.
E-Mail 251, 284
Energieverbrauch 41
Entgeltabrechnung für Auszubildende 79
Entlüftungszeit 310
Entschuldigung 193
Epiphyse 127
eRezept 167
Erfassungsschein 166, 173 f.
Ergonomie 34
erhöhter Steigerungssatz 157, 411
Erklärungsvollmacht 88
Erörterung, konsiliarische 403, 406, 418
Erosionen 353
Ersatzempfänger 260 ff.
Ersatzkassen 134 f., 139 f.
Ersatzverfahren 164, 166, 173, 175
Ersatzzähne 343
Erscheinungsbild 54
Erscheinungsbild, äußeres 187
Erstbefüllung elektronische Patientenakte 408
erster Eindruck 180
Erwachsene 204
Europäische Datenschutz-Grundverordnung 248
Europäische Krankenversichertenkarte 164
Europäische Medizinprodukte-Verordnung 312
Exkavator 380
extraoraler Befund 346

F1 420
F2 420
F3 420
F4 420
Fachkompetenz 61
Falzarten 269
Familienanamnese 103
Familienmitversicherte 133, 147
Faxgerät 273
FDI-Zahnschema 126
Fédération Dentaire Internationale 126
Fehlerbehandlung bei der Medizinprodukteaufbereitung 330
Fehlhaltung 38
Fernkopierer 273
Fernröntgenaufnahme 463
Festnetzangebot 271

Stichwortverzeichnis

Festzuschüsse 141
filled 359
Firewall 254
Fissuren 124
Fissurenbohrer 379
Flächendesinfektion 318, 319
Flächenreinigung 318
Fluoridierung, lokale 145, 455
flüssigkeitsdichte Handschuhe 315
Folienschweißgerät 327
food debris 349
Foramen apicale 120, 340
Foramen caecum 124
Foramen incisivum 367
formelle Organisation 59
Formulare 139, 142, 166
Fotobearbeitungsprogramme 239
Frankieren 269
Freigabedokument 328
freiwillig Versicherte 133
Frenulum buccale 110, 111
Frenulum labii 110, 111
Früherkennungsuntersuchung 394 f.
FU 394
Führungsstil
- autoritär 60
- demokratisch 60
- informierend 60
- kooperativ 60
- Laissez-faire 60
Füllungen 419 ff.
Füllungen, definitive 419, 433
Füllungen, fiktive 443
Füllungen, provisorische 419, 425, 438
Füllungslage 421
Füllungsmaterialien 361, 371
Fungi 295
fungizid 309
Funktionsprüfung 327

Garderobe 181
Gebiss, bleibendes 344
Gebissentwicklung 344
Gebühren 131 ff., 144 ff.
Gebührenordnungen 140 ff., 147 ff.
Gebührenordnung für Ärzte von 1996 (GOÄ 96) 134, 154 ff.
Gebührenordnung für Zahnärzte (GOZ) 134, 147
Gebührensatz 149 f.
Gefährdungsbeurteilung 30, 331
Gefahrenhinweise 331, 336
Gefahrenpiktogramm 331, 336
Gefahrstoffe 331
Gefahrstoffverordnung 331
Gefahrstoffverzeichnis 331
GefStoffV 331
Geißeln 292
Gelbsucht 300
Genesung 299
Gerätewartung, hygienische 320
Geschäfte im Arbeitsverhältnis 84
Geschäfte im selbstständigen Betrieb 84
Geschäftsführung ohne Auftrag 220
Geschäftsfähigkeit
- beschränkte 82 ff.
- unbeschränkte 84
Geschäftsunfähigkeit 82
gesetzeskonforme Praxishygiene 312
gesetzliche Krankenkasse 133 f., 142
Gestik 186
Gesundheitsfonds 68
Gesundheitsfonds 132, 146
Gesundheitskarte, elektronische 139, 142, 164, 237
Gesundheitspflege 43
Gesundheitsschutz 43
Gesundheitswesen
- Aufgaben 43
- Einrichtungen 44
- Gliederung 43
- öffentliches 44 f.
Gewinnung von Zellmaterial 398, 415
GHS-System 332
GOÄ 20, 154 ff.
GOZ 134, 147
GOZ 0010 409 ff.
GOZ 0070 455
GOZ 2010 455
GOZ 2020 436
GOZ 2030 439
GOZ 2040 439
GOZ 2050 434
GOZ 2060 435
GOZ 2070 434
GOZ 2080 435
GOZ 2090 434
GOZ 2100 435
GOZ 2110 434
GOZ 2120 435
GOZ 2130 434
GOZ 2150 435
GOZ 2160 435
GOZ 2170 435
GOZ 2180 438
GOZ 2190 439
GOZ 2195 439
GOZ 2197 436
GOZ 2250 438
GOZ 2260 436
GOZ 2270 436
GOZ 2310 436
GOZ 4005 415
GOZ 4020 458
GOZ 4025 459
GOZ 4030 457
GOZ 4040 457
GOZ 4050 456
GOZ 4055 456
GOZ 4060 456
GOZ 6190 411
Gingiva 110, 120
Gingivalrandschräger 380
GIZ 367
Glandula parotidea 114, 115
Glasionomerzement 367, 368
Glasionomerzementkapsel 367
gleichartiger Zahnersatz 442
Gold 419, 435
Goldhämmerfüllung 420, 436 f., 443, 446
Goldinlay 448

gramnegativ 292
grampositiv 292
Grundimmunisierung 304
Grundinstrumentarium 357
Gutachten 418
Gutachter 225
gutachterliche Äußerung 418
Gutachterverfahren 139

Haderup-Zahnschema 127
Haftung
- aus dem Behandlungsvertrag 222
- Deliktshaftung 222
- Grundsätze 220 f.
- schuldhafte Vertragsverletzung 221
- unerlaubte Handlung 221 f.
- vertragliche 221
- Vertragshaftung 222
- Zahnarzt 222
- Zahnarzt für Praxispersonal 223 f.
Haftvermittler 363
Hand, Röntgenaufnahme 464, 466
Händedesinfektion 316
Händehygiene 316
Händereinigung 316
Händewaschen 316
Handinstrumente 39, 380
Handlungskompetenz 61
Handschuhe 315
Handstück 378
Hardware 241
harter Gaumen 110, 111
Hartmetallbohrer 379
Hautpflege 318
Hautschutz 318
Hazard Statements 331
Heilberufsausweis, elektronischer 238
Helix 324, 328
Helix-PCD 328
Hepatitis 300, 301
Hilfstätigkeiten 16 f.
Histologie 340
HIV-Infektion 302
Höcker 124
Holzkeil 382
Homepage 284
Honorarberechnung 140
Honorarverteilungsmaßstab (HVM) 137
Honorar 141 f., 147
H-Sätze 331
Hydroxylapatit 120, 341
Hygiene 292, 308
Hygiene, persönliche 314
Hygienedokumentation 312
Hygienemanagement 312, 313
Hygienemaßnahmen 313
Hygieneplan 313
Hygieneunterweisung 312
hygienische Aufbereitung 321
hygienische Gerätewartung 320
hygienische Händedesinfektion 316

I 143
ICD-Codierung 146
IfSG 312
Ikterus 300
Immunisierung 314
Immunität 303
Impfung 303
Implantation 317
inaktive 358
inaktive Karies 358
Indikatorstreifen 328
Individualprophylaxe 137 ff., 390
Individualversicherungen 76
Infektion 297
Infektionskrankheit 299
Infektionslehre 297
Infektionsquellen 297
Infektionsschutzgesetz 299, 312
Infektionswege 297
Infiltrationsanästhesie 143
Influenza 302
Informationspflicht 213
informelle Organisation 59
informierender Führungsstil 60
Infrarotbehandlung 459
Initialkaries 354, 358
Inkubationszeit 299
Inlay 371, 384
Inlays 419, 435 ff., 443
Insellösung 242
Inserts 419, 435, 443
Inspektion 346, 357
Instrumente, oszillierende 380
Instrumente, rotierende 378
Instrumentendesinfektion, chemische 327
Instrumentenkreislauf 325
Instrumentenreinigung 308
Instrumentenwanne 308
Intensiventkeimung 321
internationales Zahnschema 126
Internet 243, 283 ff.
Internetmarke 269
Intranet 243
intraoral 123
intraorale Kamera 183, 239
intraoraler Befund 346
Inz1 145
IP-basierter Telefonanschluss 272

Jahresarbeitsentgeltgrenze 133
Jenner, Edward 303
Jugendarbeitsschutzgesetz 26 f.
Jugendliche 204

Kamera, intraorale 183, 239
Kapsid 294
Karies 348, 357
Kariesentfernung 381
Kariesentstehung 348, 351
Kariesexkavation 381
Kariesindex 359
Kariesrezidiv 355
Kariestherapie 360
Kariesverlauf 354
kariogen 349
Karteikarte 236
Kartenlesegerät 165
Kartenvertrag 274

Kassenpatienten 132 ff.
Kassenzahnärztliche Bundesvereinigung (KZBV) 133, 138 f.
Kassenzahnärztliche Vereinigung (KZV) 50 f., 165, 173 ff.
Kavität 360
Kephalometrie 239
Keramik 419, 435, 443
Kerbe 236
Kieferbruch 140, 177
Kieferbruchbehandlung 140
kieferorthopädische Behandlung 137, 140
kieferorthopädische Untersuchung 388, 394
Kinder 203
Kinderecke 182
Kinderkrone 419
Klammerzange 375
Kleinkinder 106
Kleinstlebewesen 292
Kofferdam 374, 375, 429, 440
Kokken 293
Kommission für Krankenhaushygiene und Infektionsprävention 312, 323
Kommunikation 64, 184, 194
Kommunikation im Medizinwesen 245
Kommunikationsarten
- nonverbal 185 f.
- verbal 185
Konflikte
- externe 192
- interne 64, 190 f.
- Konfliktlösung 193
- Konflikttypen 190
- Management 190 ff.
- Verhaltensregeln 193
Kommunikationsbereich 53
Kommunikationsfähigkeit 94
Kommunikationsregeln 194 ff., 280 ff.
Kommunikationsstörung 194
kommunikative Kompetenz 61, 66
Kompetenzen 61
Kompomer 368
Komposite 158, 361, 419
Kompositfüllung 383
Kompositfüllungen 420, 424, 433, 443
konfektionierte Kinderkrone 419
Konkremente 349
Konnektor 165, 244, 272
konsiliarische Erörterung 403, 406, 418
Konsilium 403, 418
Konstruktionsgeräte 240
Kontaktinfektion 298
Kontamination 297, 320
Kooperationsvertrag 173, 398 f.
kooperativer Führungsstil 60
Kopierschutz 253
Körperhaltung 37, 186, 195
Körperverletzung 213, 224
kosmetische Leistungen 162
Kostenerstattung 134, 137, 142, 147
Kostenerstattungsleistungen 141
Kostenträger, Sonstige 134 f., 138 f., 176
Krankenhäuser 43 f.
Krankenkasse, Gesetzliche 133 f., 142
Krankenkassen 131, 133, 134 ff.
Krankenversichertenkarte, Europäische 164
Krankenversicherung
- Beiträge 68
- Beitragsbemessungsgrenze 68
- Gesundheitsfonds 68
- Jahresarbeitsentgeltgrenze 67
- Leistungen 66 f.
- Mitglieder 67
- Träger 66
- Versicherungspflichtgrenze 67
Krankheitsfall 391, 412
Kreidefleck 354
KRINKO 312
KRINKO-/BfArM-Empfehlung 312, 323
Kritik
- Empfänger 193
- Sender 194
kritische Medizinprodukte 323
Kronen 158, 425, 438
Kronenflucht 123
Kronenpulpa 121, 340
Krümmungsmerkmal 123
Ksl 403
KslK 403
Kunstfehler 211
Kunststoffe 419, 435
Kunststoffmatrizenband 382
Kunststoffzement 367
Kurzwellen-, Mikrowellenbehandlung 459
KZBV 133, 138 f.
KZV 165, 173 ff.

Laborleistungen 150, 155
Lagerung von Medizinprodukten 329
Laissez-faire-Führungsstil 60
Laktobazillen 349
Landeszahnärztekammer 50 f.
Laser 381
Laserfluoreszenzmessung 357
Läsion 350
lateral 123
Latexhandschuh 315
Leberentzündung 300
Legierungen 151, 419
Leistungen, zahnärztliche 140, 147, 151, 155, 435
Leistungen, zahntechnische 151
Leistungsabkürzungen 175
Leistungsnummern 175
Leistungsnummern, alphanumerische 175
Leistungssystem, numerisches 175
Leitkarten 236
Leitsystem 181
Lernkompetenz 61
lichthärtende Materialien 362
Lichtkeile 382
Ligaturen 376

Stichwortverzeichnis

Lippenbändchen 110, 111
Liquidation 151
Lochstanze 375
lokale Fluoridierung 455
luftbetriebene Handstücke 380
Luftpost 261
makroskopisch 120, 340
Malaria 295
Manteltarifvertrag 22
manuell 324
manuelle Desinfektion 326
manuelle Reinigung 326
maschinelle Desinfektion 326
maschinelle Reinigung 326
Maßnahmen, besondere bei Füllungen 428, 439
Materia alba 349
Materialbestellung 41
Materialkosten 144, 159, 426, 461, 465
Matrix 361
Matrize 382
Medikamentenanamnese 103
medizinische Einmalhandschuhe 315
Medizinischer Dienst 226
Medizinisches Versorgungszentrum 49
Medizinprodukte-Betreiberverordnung 312, 323
Medizinprodukterecht-Durchführungsgesetz 312, 323
Mehr-Flaschen-System 365
Mehrkosten 155, 161, 442
Mehrkostenregelung 135, 160 f., 441 ff.
Mehrplatzsystem 242
mehrseitiges Rechtsgeschäft 87
Meldepflicht 31, 215, 299
mesiobukkal 125
mesiolingual 125
Metallfolie 419, 420
Methodenkompetenz 61
Mikrobiologie 292
mikrobiologisch 320
Mikroorganismen 292
mikroskopisch 120, 340
Milchgebiss 118, 344
Mimik 186
minimalinvasive Präparation 378
missing 359
Mitwirkungspflicht 211, 215, 219
Mobbing 191
Mobilfunknetzangebot 274
Molar 118, 125
MPBetreibV 312
MPDG 312
Mu 453
Mukogingivalgrenze 110
Müllentsorgung 41
Multiuser-System 242
Mundatmung 352
Mundboden 110, 112
Mundflora 109, 349
Mundhöhle 110
Mundkrankheiten 452, 458
Mundsoor 303
Mutterschutz 28
Muzine 352
Mykose 295, 303

Nachhaltigkeit 40
Nachnahme 260
Nachsendeauftrag 261
Nahrungsmittelinfektion 298
Nassentsorgung 325
Nettoentgelt 79
Neues Begutachtungsassessment 69
Nichtigkeit eines Vertrags 90
Nitrilhandschuh 315
Normtray 328
Notfalldatenmanagement 245
Notrufnummer 275
Notstand, rechtfertigender 215
numerisches Leistungssystem 175

Odontoblastenfortsätze 340
offene Bereiche, GOÄ 96 154
öffentliche Beglaubigung 89
öffentliche Beurkundung 89
Ohn 145, 453
Ohnmacht 449, 453, 459
Okklusionsfolie 383
Okklusionsstörungen 457
Ökologie 40
Onlay 371
Onlays 419, 435
Ordnung
– alphabetische 230 ff.
– alphanumerische 234 f.
– chronologische 235
– dekadische 234
– mnemotechnische 235
– numerische 233 f.
– sachliche 235
– zeitliche 234
Ordnungshilfsmittel 236
Ordnungssysteme 230 ff.
Organisation
– formelle 59
– informelle 59
Organisationsgemeinschaft 48 f.
Orthopantomogramm (OPG) 463 f., 466
oszillierende Instrumente 380
Overlay 371

Palatum durum 110, 111
Palatum molle 110, 111
Palpation 346
Panoramaschichtaufnahme 466
Papillenblutung, Stillung 428 ff., 439 ff.
parapulpäre Stifte 382, 426
parapulpäre Stiftverankerung 156, 426 f., 438 f.
Parodontalbehandlung 141, 158, 452
Parodontaler Screening-Index (PSI) 397, 415
Parodontalstatus 409
Parotisroll 377
partikelfiltrierend 315
Partnerschaft 49
passive Impfung 305
Passwortverfahren 253
Pathogene 292

Stichwortverzeichnis

Patienten
- ältere 205
- fremdsprachige 206
- herausfordernde 208
- mit Ängsten 207
- mit eingeschränkter Bewegungsfähigkeit 206
- mit Hörbehinderung 206
- mit körperlichen Einschränkungen 205
- mit Schmerzen 208
- mit Sehbehinderung 206

Patientenarchivierungssoftware 240
Patientenaufklärung 160
Patientenbereich 53
Patientenbetreuung 94
Patientenbetreuung 180
Patientengruppen 203
Patienteninformation zum Zahnersatz 139
Patienteninformationsprogramme 239
Patientenkartei
- Aufgaben 235
- Aufbau 236

Patientenlagerung 96
Patientenpflichten 211
Patientenrechte 211
Patiententoiletten 181
PBA1a und 1b 401
PCD 328
Perkussion 346
perkutane Infektion 298
Person
- juristische 81
- natürliche 81

Personalbereich 52 f.
Personalführung 60 ff.
Personenversicherungen 76
persönliche Hygiene 314
persönliche Schutzausrüstung 314
Pfeilerzähne 158
Pflegegrade 69
Pflegesatz 45
Pflichtversicherte 133
Pflegeversicherung
- Beiträge 69
- Leistungen 69
- Mitglieder 69
- Träger 66

Phosphatzement 366, 367
pH-Wert 350
Piktogramme 332
Pilze 295
Pilzerkrankungen 295
Pin 382
Plaque 449
Plasmid 292
plastische Füllungsmaterialien 361
Polierer 379
Polyacrylatzement 366
Polymerisationslampe 362
Positionierungsprogramm 240
positive Vertragsverletzung 210
Postausgang 269 f.
Posteingang 262 ff.
Postexpositionsprophylaxe 306, 314
Postfach 260 ff.
Postident 261
Postsortierung 264
Postvollmacht 262
Postzustellung 262
Postzustellungsauftrag 260
Prädentin 343
Prädilektionsstellen 348
Prämolar 118, 124
Präparation 360
Präparation, minimalinvasive 378
Präparation, sonoabrasive 380
Präparationsinstrumente 378
Praxisgemeinschaft 49
Praxiskosten 142, 149, 158, 174
Praxismüll 337
Praxisordner 182
Praxisorganisation 59
Praxisräume 35
Praxiswäsche 321
Precautionary Statements 331
Prepaid-Karten 274
Preselection 277
Primärdentin 340
Primärkassen 133 ff., 139
Primer 365
Prionen 295
Privatkleidung 321
Privatleistungen 136, 160, 162
Privatpatienten 132 ff., 147 ff.
Privatrechnung 147, 152, 437
Privatvereinbarung 160 ff.
Process Challenge Device 328
Prodromalphase 299
Produkthaftungsgesetz 221
Produktivität 36
professionelle Zahnreinigung 160, 162
Promotion 48
Protokollierung 252
Protozoen 295
provisorische Füllungen 406, 419, 424 f., 436
Prozessparameter 327
Prüfungsausschuss 216
PSA 314
P-Sätze 331
Pseudoziffern 145
PSI-Code 397
Pulpa 449
Pulpa-Dentin-Einheit 341
Pulpakammer 340
Pulpenhörner 340
Pulverstrahlgerät 381
Punktwerteliste 140
Punktzahl 144, 149 f.
pV 425

Quadrant 126
Quecksilber 369

Rabatt 220
Rachenmandel 111, 115
Randleiste 124
Raumschutz 252
RDG 309
Rechnungsstellung 151
rechtfertigender Notstand 215
rechtliche Vorteilsgeschäfte 83

Stichwortverzeichnis

Rechtsfähigkeit 81
Rechtsgeschäft
– einseitiges 86
– mehrseitiges 87
Regelsatz 150
Registraturen 267
Reinigung 308
Reinigung von Flächen 318
Reiseentschädigung 151, 399, 402, 405, 417 f.
Reiterkarte 236
Reizdentin 340
Reizstrombehandlung 459
Rekonvaleszenz 299
relative Trockenlegung 377
Rentenversicherung
– Altersvermögensgesetz 72
– Beiträge 71
– Beitragsbemessungsgrenze 71
– betriebliche Altersvorsorge 72
– Leistungen 71
– Mitglieder 71
– private Vorsorge 72 f.
– Portabilität 72
– Rentenreform 72
– Träger 66
Restauration 360
Retention 363
Rezept, elektronisches 246
Rezeption 94
Rezidiv 355
Rhetorik 195
Risikobewertung 323
Risikoeinschätzung 323
Risikogruppe 337
RKI 312
Robert-Koch-Institut 312
Rö2 461 ff.
Rö5 461 ff.
Rö8 461 ff.
Rollenspiel 196 f.
Röntgen, digitales 239
Röntgenaufnahmen 461 ff.
Röntgenleistungen 461 ff.
Röntgenuntersuchung 358
Rosenbohrer 379
rotierende Instrumente 378
Rückenbeschwerden 37

Sachleistungen 142
Sachleistungsprinzip 66
Sachversicherungen 76
sagittal 123
Sapientes 125
SARS-CoV-2 302
scharfe Zahnkanten 451, 457
Schichttechnik 362
Schiedsstellen 224
Schleifinstrumente 379
Schleifscheiben 379
Schlichtungsstellen 224
Schmelzadhäsiv 364
Schmelz-Ätz-Technik 363, 364
Schmelzkaries 354
Schmelzkonditionierung 363
Schmelzprismen 121, 341
Schmierinfektion 298
Schmutzwäsche 321
Schnecke 328
Schneidekantenmerkmal 123
Schneidezahn 118, 124
Schnelllauf-Winkelstück 378
Schriftform 89
Schriftgutablage 267
Schriftguteinteilung 265
Schriftstücke, Wertstufen 265
Schuldfähigkeit 85
Schutzausrüstung, persönliche 314
Schutzkleidung 315
Schutzkleidung, sterile 322
Schutzstufe 337
Schweigepflicht 23, 211, 214
Schweigepflichtaufhebung 214 f.
Schweigepflichtentbindung 214
Schwellenwert 150, 152
Sechsjahrmolaren 344
Sekundärdentin 340
sekundäre Kariesentstehung 351
Sekundärkaries 355
Selbstkompetenz 61
semikritische Medizinprodukte 323, 324
Semmelweis, Ignaz 308
Sender-Empfänger-Modell 184
Senioren 204
Sensibilitätsprüfung 145, 449, 450
separieren 382
Server 242 f.
SGB V 131 f., 136 ff.
Sicherheitshinweise 331, 336
Sicherheitsstufen für Daten 252
Sicherungskopie 251 f.
Signalwort 332, 336
Silan 361
Simultanimpfung 305
sK 451
Skonto 220
Software 241 f.
Solidargemeinschaft 136
Sondierung 357
sonoabrasive Präparation 380
Sonstige Kostenträger 134 f., 138 f., 176
Soor 303
Sorgfalt 23, 211
Sorgfaltspflichtverhältnis 210
Sozialgesetzbuch 65, 130, 136
Sozialkompetenz 61
Sozialkompetenz 66
Sozialversicherungen
– Entstehung 65
– Merkmale 65
– Träger 66
Spanngummi 428 f., 439 f.
SP1a 401
SP1b 401
SP1c 401
SP1d 401
Spannrahmen 375
Speichel 114, 351
Speichelabsorber 377
Speicheldrüsen 114, 115
spezielle Anamnese 102
spezieller Befund 346
Spirochäten 293
Sporen 293

Sprache 188
Sprechstundenbedarfspunktwert 143
Spritzenabwurfbehälter 338
Sprühdesinfektion 318
St 423, 426
Stammdaten 229
Stand-alone-System 242
Staphylokokken 293
Stat 461
Steigerungsfaktor 150, 154
Steigerungssatz, erhöhter 157 f., 409
Steigzeit 310
Steinchen 379
Stellvertretung 87 f.
sterile Handschuhe 315, 318
sterile Schutzkleidung 322
Sterilgutlagerung 329
Sterilisation 309, 328
Sterilisationspapier 328
Sterilisationsprotokoll 328
Sterilisierbehälter 328
Stift, parapulpär 426
Stift, parapulpärer 383
Stiftkosten 426
Stiftverankerungen 426 f., 438
Stillen einer übermäßigen Papillenblutung 428 f., 439 f.
stomatologische Schwester 15
Strafrecht 84
Streptococcus mutans 349
Streptokokken 293
Stromverbrauch 40
Stufenpräparation 429
Stylesheet (eAU) 171
Stylesheet (eRezept) 167 f.
sublingual 123
Substrat 348, 349
Suchmaschinen 285
supragingival 123
surface 359
Symbiose 292
Symptom 299
Systemprogramme 241

Tarifvertrag 21 f.
Taschengeldparagraf 83
Tätigkeitsbereiche 37
Team 62
Teamarbeit 36
Teamentwicklung 62
Teamfähigkeit 62
Technikzuschlag 404
technische Einrichtung 39
Teilzeitarbeit 29
Telefax 273
Telefon 270 ff.
Telefonanlage 271 f.
Telefongesellschaften 271
Telefongespräch
– Analyse 282 f.
– Dokumentation 278
– Durchführung 279
– eingehende Gespräche 280
– Organisation 278
– Rufnummer finden 278
– Verhaltensregeln 280 ff.
– Vorbereitung 279
Telefonhauptanschluss 271
Telefonrechnung 277
Telefonsonderdienste 275
Telefontarife 277
Telekommunikationsverzeichnis 278
Telematikinfrastruktur 165, 244
Terminplaner 59, 239
Tertiärdentin 340
Therapie 347
Therapieplan 347
thermisch 321
thermisches Desinfektionsverfahren 308
Thermodesinfektion 309
Thermodesinfektor 309
tiefe Dentinkaries 354
Tomes-Fasern 121, 340
Tonsilla palatina 110, 115
Tonsilla pharyngea 111, 115
tooth 359
total etching 365
Total-Ätz-Technik 365
Touchscreen 241
Touchscreen 243
Transport 326
Transportversicherung 260
transversal 123
TRBA 250 312
Trifurkation 125
Trockenlegung 374
Tröpfcheninfektion 298
tuberkulozid 309
Tuberkulum 124
Turbine 378

U 388
überempfindliche Zähne 342
überempfindliche Zahnflächen 449 f., 455 f.
Übertragungsinstrumente 320, 378
Übertragungsinstrumente, Aufbereitung 329
Überweisungen 411, 418
Ultraschallbad 327
Umgangsformen 188
Umgangston 187
Umschlagfalte 110, 111
Unfallverhütungsvorschriften 32
Unfallversicherung
– Beiträge 70
– Leistungen 70
– Mitglieder 70
– Träger 66
unkritische Medizinprodukte 323, 324
Untersuchung, eingehende 142, 388, 409
Untersuchung, kieferorthopädische 388, 394
Untersuchung, symptombezogene 388, 390
Untersuchungen 154 ff., 388 ff.
Unterweisungen zu Hygienemaßnahmen 312
Untersuchungen, Zuschläge 396 ff., 400 ff.
Untersuchungsmethoden 346
Upload 142, 166, 175 ff.
UploadDatei 173, 176 ff., 421
Uvula 110, 111
üZ 450

VAH 309
Vakuum 310
validieren 309
Validierung 330
Validierungsbericht 312
Vanity-Nummer 275
Velum palatinum 110, 111
Veneers 372
Verband der Ersatzkassen (vdek) 134
Verband medizinischer Fachberufe 22
Verbandbuch 31
Verbund für Angewandte Hygiene 309
Verdi 22
Vereinbarungen, abweichende 148, 155 ff.
Vergütungstarifvertrag 22
Verhalten
– gegenüber dem Arbeitsteam 188
– gegenüber Patienten 187
Verlangensleistung 152, 161 ff., 436, 446
Vermögensversicherungen 76
Verordnungen 143, 167
verpackte Medizinprodukte 328
Verpackungssystem 327
Versand medizinischen Untersuchungsmaterials 261
Versichertenstammdatenmanagement 245
Versicherungspflichtgrenze, Krankenversicherung 67
Versiegler 364
vertikal 123
Vertrag
– Anfechtbarkeit 90
– Arten 81
– Nichtigkeit 90
– Voraussetzungen 81
Vertragshaftung 222
Vertragsverletzung, positive 210
Videosprechstunde 404
Vinylhandschuh 315
ViPr 450
Viren 294
Virenscanner 254
Virenschutz 254
Virostatika 294
Virulenz 297
Virusgrippe 302
viruzid 309
Vitalitätsprüfung 450, 455
Vollmacht 87 f.
Vorausverfügung 261
Vorteilsgeschäfte, rechtliche 83
VPN-Verbindungen 283

Wangenbändchen 110, 111
Wartebereich 181
Wartezimmer 52 f.
Wartezimmerprogramme 239
wasserführende Systeme, Desinfektion 320
Wasserinfektion 298
Watterollen 377
Wechselgebiss 118, 344
Wedjets 375
Wegegeld 151, 405, 417
weicher Gaumen 110, 111
Weisheitszähne 125
Weltgesundheitsorganisation 44
Werkvertrag 209
Wertstufen von Daten 265
Wertstufen von Schriftstücken 265
White spot 354
Wiederholungsrezept 409, 411, 418
Willenserklärung
– Abgabe 86
– Behandlungsvertrag 209
– Form 89 f.
Winkelhaken-Zahnschema 127
Winkelmerkmal 123
Winkelstück 378
Wirkspektrum 309
Wirtschaftlichkeitsgebot 136, 161
Wirtszelle 294
Wischdesinfektion 318
WORM-Verfahren 240
Wortwahlnummer 274
Wundkontrolle 390
Wurzelkanäle 125
Wurzelkaries 355
Wurzelmerkmal 123
Wurzelpulpa 121, 340

Zahlungspflicht 219 f.
Zahnanlagen 342
Zahnarzt
– Ausbildungsweg 48
– Berufsvoraussetzung 47 f.
– Organisationen 49 ff.
– Praxisformen 48 f.
Zahnarzthelferin 15
zahnärztliche Rechnung 220
Zahnarztpraxis
– Ausstattung 54
– Funktionsbereiche 52
– interner Bereich 53
– Kommunikationsbereich 53
– öffentlicher Bereich 53
– Partner 55
– Patientenbereich 53
– Personalbereich 53
– Praxisformen 48 f.
– Räume 51 f.
Zahnarztpflichten 211
Zahnarztrechte 211
Zahnbein 120, 121
Zahnbeläge 348
Zahndurchbruch 342
Zähne, überempfindliche 342
Zahnersatzleiste 342, 343
Zahnfäule 348
Zahnglocke 342
Zahnhalteapparat 110, 121
Zahnkappe 342
Zahnknospen 342
Zahnleiste 342
Zahnmark 120, 121
Zahnmedizinische Fachangestellte
– Berufsentstehung 14 f.
– Einsetzbarkeit 16
– Fortbildung 46
– Qualifikationen 18

– Tätigkeitsfelder 15 ff.
Zahnpapille 342
Zahnsäckchen 342
Zahnschema nach Hade-rup 127
Zahnschemata 126
Zahnschmelz 121, 341
Zahnstein 349
zahntechnische Werkstücke reinigen und desinfizieren 319
Zäpfchen 110
Zement 366
Zementkaries 354
Zementoblasten 121, 342
zentral 123
Zeugnis 23
Zeugnispflicht 23
Zinkoxid-Eugenol-Zement 366
Zinkoxid-Phosphat-Zement 366
Zugriffsberechtigung 253
Zunge 110, 112
Zungenreinigung 113
Zutrittskontrollsysteme 252
Zuwachszähne 343
Zytoplasma 292

Bildquellenverzeichnis

Cornelsen / Gabriele Heinisch: S. 186, 364, 365
Cornelsen / Iris Karcher: S. 315, 319, 320, 325, 328, 329
Cornelsen / Angelika Kramer: S. 221, 299, 304, 305, 310, 324, 325, 335, 336
Cornelsen / Werner Krüper: S. 37, 39, 53, 96, 97, 98, 113, 182, 203, 206, 326, 239, 256, 261, 298, 315, 317, 326, 328, 337, 375
Cornelsen / Jörg Mair: S. 38, 46, 52, 58, 110, 112, 114, 115, 118, 119, 120, 122, 123, 124, 125, 126, 181, 183, 192, 262, 269, 270, 292, 293, 294, 316, 318, 327, 342, 343, 350, 352, 354, 355, 371, 377, 382, 426
Cornelsen / Albert Mergelsberg: S. 59, 152, 153, 202, 227, 229, 230, 233, 236, 253, 444
Cornelsen / PER Medien+Marketing: S. 62, 89, 103, 104, 107, 126, 127, 133, 134, 135, 139, 146, 161, 162, 190, 222, 247, 297, 313, 330, 351, 371, 389, 392, 406, 409, 412, 421, 427, 429, 433, 442, 449, 451
Cornelsen / Gerda Raichle: S. 113, 122, 125, 361, 370
Cornelsen / Jens Schünemann: S. 96, 308, 317, 338, 363, 367, 372, 377, 382, 385, 435
Cornelsen / Vitaledesign: S. 15, 24, 37, 43, 44, 52, 68, 69, 72, 85, 86, 87, 184, 191, 211, 244, 258, 259, 263, 272, 340, 350

S. 14 (1): akg-images/Heritage Images/Heritage Art; **S. 14 (2):** bpk; **S. 14 (3):** mauritius images/alamy stock photo/Pez Photography; **S. 16:** dpa Picture-Alliance/dpa-infografik GmbH; **S. 19 (li.):** dpa Picture-Alliance/Westend61/Josu Acosta; **S. 19 (re.):** Imago Stock & People GmbH/Westend61; **S. 21:** dpa Picture-Alliance/dpa-infografik GmbH; **S. 29:** Vorlage: Rebecca Traurig; Umsetzung: Cornelsen/Vitaledesign; **S. 34:** INTERFOTO/CLASSICSTOCK/Debrocke; **S. 40 (ob.):** Grüner Strom Label e.V.; **S. 40 (un.):** OK Power; **S. 41 (ob.):** stock.adobe.com/Jérôme Rommé; **S. 41 (un.):** Grüner Strom Label e.V.; **S. 47:** dpa Picture-Alliance/dpa-infografik GmbH; **S. 50:** IZZ BW/Fischer; **S. 51:** Imago Stock&People GmbH/Raimund Müller; **S. 53:** stock.adobe.com/www.fhmedien.de/photowahn; **S. 54:** stock.adobe.com/Evgeniy Kalinovskiy; **S. 65:** bpk - Bildagentur für Kunst, Kultur und Geschichte; **S. 67:** dpa Picture-Alliance/dpa-infografik GmbH; **S. 70:** dpa Picture-Alliance/dpa-infografik GmbH; **S. 81 (ob.):** Shutterstock.com/blvdone; **S. 81 (un.):** Shutterstock.com/Gerald Mayer; **S. 94:** Shutterstock.com/stockfour; **S. 94:** Shutterstock.com/stockfour; **S. 95 (1):** mauritius images/Pitopia; **S. 95 (2):** Cornelsen/PER Medien+Marketing; Illustration: mauritius images/Pitopia; **S. 99:** Cornelsen/Albert Mergelsberg; Software: CompuGroup Medical (CGM) Deutschland; **S. 104:** stock.adobe.com/yurolaitsalbert; **S. 105:** Bundeszahnärztekammer (BZÄK) /K. Eyferth; **S. 109 (ob.):** mauritius images/Science Photo Library; **S. 109 (un.):** Dr. Jochen Eble; **S. 111 (1-2):** Dr. Jochen Eble; **S. 112:** mauritius images/alamy stock photo/Art Library; **S. 114:** dpa Picture-Alliance/OKAPIA KG, Germany/Okapia/Neufried; **S. 118:** KZBV und GKV-Spitzenverband/Albert Mergelsberg; **S. 130:** @ Bridgemanimages.com; **S. 130:** @ Bridgemanimages.com; **S. 132:** interfoto e.k./Sammlung Rauch; **S. 137:** stock.adobe.com/Alex Mit; **S. 142:** Cornelsen/ PER Medien+Marketing, Imago Stock & People GmbH/Ikon Images/xAndreaxEbertx 32590015 (Zahnarzt), stock.adobe.com/MG/Stockfotos/Stockfotos-MG (Gesundheitskarte); **S. 146:** stock.adobe.com/DOC RABE Media; **S. 147:** Cornelsen/ PER Medien+Marketing, Imago Stock & People GmbH/Ikon Images/xAndreaxEbertx 32590015 (Zahnarzt), stock.adobe.com/Joachim/Nitschmann, Hans/nmann77 (Krankenkasse); **S. 157:** CompuGroup Medical (CGM) Deutschland; **S. 164 (1-2):** AOK-Mediendienst; **S. 166:** Cornelsen/ Vitale Design; Formular: Kassenärztliche Bundesvereinigung (KZBV); **S. 167 (1-2):** CompuGroup Medical (CGM) Deutschland; **S. 168 (1-3):** CompuGroup Medical (CGM) Deutschland; **S. 169:** CompuGroup Medical (CGM) Deutschland; **S. 170:** CompuGroup Medical (CGM) Deutschland; **S. 171:** CompuGroup Medical (CGM) Deutschland; **S. 172:** CompuGroup Medical (CGM) Deutschland; **S. 173:** Kassenzahnärztliche Bundesvereinigung (KZBV); GKV-Spitzenverband; **S. 175 (1-3):** Kassenzahnärztliche Bundesvereinigung (KZBV); GKV-Spitzenverband; **S. 175 (4):** CompuGroup Medical (CGM) Deutschland; **S. 176:** CompuGroup Medical (CGM) Deutschland; **S. 177 (1-2):** CompuGroup Medical (CGM) Deutschland; **S. 210 (1):** stock.adobe.com/Nestor; **S. 210 (2+4):** stock.adobe.com/HBS; **S. 210 (3):** Shutterstock.com/Drazen Zigic; **S. 212:** Shutterstock.com/Anton Gvozdikov; **S. 224:** stock.adobe.com/helmutvogler; **S. 237 (1-2):** AOK-Mediendienst; **S. 240 (1-3):** Dentsply Sirona; **S. 243:** Shutterstock.com/SeventyFour; **S. 252:** Shutterstock.com/Tanoy1412; **S. 254:** G DATA CyberDefense AG; **S. 258:** stock.adobe.com/Kzenon; **S. 260:** Shutterstock.com/Production Perig; **S. 261:** Deutsche Post AG; **S. 267:** LEITZ ACCO Brands GmbH & Co KG; **S. 275:** stock.adobe.com/EyeEm/settharach markmee; **S. 278:** Imago Stock&People GmbH/Schöning; **S. 284:** Zahnärzte am Mühlbach; **S. 292 (1-2):** mauritius images/BSIP; **S. 293 (1):** Science Photo Library / Cnri; **S. 293 (2-4):** Shutterstock.com/Kateryna Kon; **S. 294 (2):** Cornelsen/PER Medien+Marketing; Illu: Jörg Mair; **S. 295 (1):** mauritius images/Science Photo Library; **S. 295 (2):** mauritius images/Science

Bildquellenverzeichnis

Source; **S. 295 (3):** Shutterstock.com/molekuul_be; **S. 298 (1):** Shutterstock.com/Heather Merlo; **S. 298 (2):** Shutterstock.com/nechaevkon; **S. 298 (3):** Shutterstock.com/absolutimages; **S. 298 (5):** Shutterstock.com/Roman Seliutin; **S. 298 (6):** Shutterstock.com/Thomas Francois; **S. 300:** Shutterstock.com/Casa nayafanaShutterstock/Casa nayafana; **S. 301 (1):** mauritius images/BSIP; **S. 301 (2):** Cornelsen/ PER Medien+Marketing/Zoriana Zaitseva/Monkey Business Images/ChaNaWiT/gkrphoto/enginakyurt/beccarra/Werner Krüper; **S. 302 (1):** mauritius images/alamy stock photo/Scott Camazine; **S. 302 (2):** mauritius images/BSIP; **S. 303:** mauritius images/Science Source; **S. 303:** Shutterstock.com/Georgios Kollidas; **S. 304:** Dr. med. Uta Groger, Fachärztin für Allgemeinmedizin; **S. 308 (1):** mauritius images/Science Source; **S. 308 (2):** Shutterstock.com/Elena_foto_2018; **S. 309:** Dr. Uta Groger; **S. 310:** MELAG Medizintechnik oHG; **S. 314:** Shutterstock.com/BK_graphic; **S. 316:** Shutterstock.com/ALPA PROD; **S. 318:** stock.adobe.com/Lumos sp; **S. 319:** Dr. Jochen Eble; **S. 322:** Shutterstock.com/jevelin; **S. 327:** Dr. Jochen Eble; **S. 327:** MELAG Medizintechnik oHG; **S. 328:** MELAG Medizintechnik oHG; **S. 329:** Shutterstock.com/ViktoriiaNovokhatska; **S. 332-334:** Shutterstock.com/Migren art; **S. 341 (1):** mauritius images/Science Photo Library; **S. 341 (2-3):** sciencephotolibrary/EYE OF SCIENCE; **S. 342:** Dr. Jochen Eble; **S. 344 (1-2):** Dr. Jochen Eble; **S. 344 (3):** Imago Stock & People GmbH/CHROMORANGE; **S. 348 (1-4):** CompuGroup Medical (CGM) Deutschland; **S. 350:** Dr. Jochen Eble; **S. 352 (2):** Shutterstock.com/Alexander Raths; **S. 352 (3):** CompuGroup Medical (CGM) Deutschland; **S. 353:** Prof. Dr. Jürgen Manhart; **S. 354:** mauritius images/Science Source; **S. 355 (2):** Shutterstock.com/botazsolti; **S. 355 (3):** Cornelsen / Jörg Mair; Foto: Dr. Claudia R. Barthel-Zimmer; **S. 357 (1):** Shutterstock.com/Kasama Kanpittaya; **S. 357 (2):** KaVo Dental GmbH, Biberach/Riss; **S. 357 (3-4):** Dr. Jochen Eble; **S. 357 (5):** CompuGroup Medical (CGM) Deutschland; **S. 358 (1):** Shutterstock.com/Algirdas Gelazius; **S. 358 (2):** Shutterstock.com/Good Image Studio; **S. 360:** CompuGroup Medical (CGM) Deutschland; **S. 362:** DMG Dental-Material Gesellschaft mbH, Hamburg 2022; **S. 362:** Dr. Jochen Eble; **S. 363 (li.):** Dr. U. Blunck, Charité CC3 – Abtlg. für Zahnerhaltung und Präventivzahnmedizin/Dr. Olivia Wolf, CharitéCentrum 3 für Zahn-, Mund- und Kieferheilkunde; **S. 364 (2-3):** Dr. U. Blunck, Charité CC3 – Abtlg. für Zahnerhaltung und Präventivzahnmedizin/Dr. Olivia Wolf, CharitéCentrum 3 für Zahn-, Mund- und Kieferheilkunde; **S. 372 (2-3):** Shutterstock.com/RCB Shooter; **S. 372 (4-5):** Dr. Jochen Eble; **S. 373 (1-3):** Dr. Jochen Eble; **S. 374 (1-2):** Dr. Jochen Eble; **S. 374 (3):** Shutterstock.com/hightowernrw; **S. 375 (2-5):** Prof. Dr. Rainer Seemann; **S. 376 (1-6):** Prof. Dr. Rainer Seemann; **S. 378 (1-2):** KaVo Dental GmbH, Biberach/Riss; **S. 379 (1):** KaVo Dental GmbH, Biberach/Riss; **S. 379 (2-4):** Dr. Jochen Eble;; **S. 380 (1-2):** Dr. Jochen Eble; **S. 380 (3-5):** KaVo Dental GmbH, Biberach/Riss; **S. 381:** Dr. Jochen Eble; **S. 382:** Dr. Jochen Eble; **S. 383 (1-6):** Dr. Jochen Eble; **S. 384:** CompuGroup Medical (CGM) Deutschland; **S. 385:** Dr. U. Blunck, Charité CC3 – Abtlg. für Zahnerhaltung und Präventivzahnmedizin/Dr. Olivia Wolf, CharitéCentrum 3 für Zahn-, Mund- und Kieferheilkunde; **S. 389 (1-3):** CompuGroup Medical (CGM) Deutschland; **S. 391 (1-2):** CompuGroup Medical (CGM) Deutschland; **S. 394:** CompuGroup Medical (CGM) Deutschland; **S. 396 (ob.):** stock.adobe.com/M.Jenkins; **S. 396 (un.):** CompuGroup Medical (CGM) Deutschland; **S. 397:** CompuGroup Medical (CGM) Deutschland; **S. 398:** BPR Swiss GmbH; **S. 404:** mauritius images/alamy stock photo/Prostock-studio; **S. 405:** CompuGroup Medical (CGM) Deutschland; **S. 410:** Shutterstock.com/Prostock-studio; **S. 415:** CompuGroup Medical (CGM) Deutschland; **S. 417:** Shutterstock.com/Red Vector; **S. 419:** mauritius images/alamy stock photo/Szasz-Fabian Jozsef; **S. 421:** CompuGroup Medical (CGM) Deutschland; **S. 422 (1-4):** CompuGroup Medical (CGM) Deutschland; **S. 424 (1-2):** CompuGroup Medical (CGM) Deutschland; **S. 426:** CompuGroup Medical (CGM) Deutschland; **S. 430:** CompuGroup Medical (CGM) Deutschland; **S. 431 (1+3):** CompuGroup Medical (CGM) Deutschland; **S. 431 (2):** Dr. Jochen Eble; **S. 432:** CompuGroup Medical (CGM) Deutschland; **S. 437 (1+3):** CompuGroup Medical (CGM) Deutschland; **S. 437 (2):** stock.adobe.com/Chris; **S. 439:** Dr. Jochen Eble; **S. 441:** CompuGroup Medical (CGM) Deutschland; **S. 450:** CompuGroup Medical (CGM) Deutschland; **S. 452:** stock.adobe.com/Dirk Saeger2019/Dirk; **S. 457 (1-4):** CompuGroup Medical (CGM) Deutschland; **S. 463 (1-2):** CompuGroup Medical (CGM) Deutschland; **S. 465:** mauritius images/alamy stock photo/STANCA SANDA;

Übersicht über die Videos

Realfilme

Titel	Seite
Anlegen steriler Handschuhe	318
Aufbereitung von kritischen Instrumenten	324
Aufbereitung von semikritischen und unkritischen Instrumenten	324
Desinfektion der Hände	316
Einstufung von Medizinprodukten	323
Empfangsgespräch (deutsch und englisch)	94
Füllungstherapie (Instrumente bereitlegen, Ablauf)	373
Relative und absolute Trockenlegung	374
Umgang mit älteren Patientinnen und Patienten	95

Animationsfilme

Titel	Seite
Abrechnung Heil- und Kostenplan	139
Abrechnung Kassenpatientinnen und Kassenpatienten	136
Abrechnung Privatpatientinnen und Privatpatienten	147
Anfechtbarkeit	90
Aufbau des Verdauungssystems	109
Ausbildungsvertrag	20
Der Schluckakt	115
Die Mundschleimhaut und die verschiedenen Zahnbeläge	110, 349
Die verschiedenen Praxisformen	49
Einrichtungen des Gesundheitswesens	44
Entstehung von Karies	348
Gebiss: Zahnschemata und Zahndurchbruchzeiten	118, 126
Geschäftsfähigkeit	82
Die Gesundheitsfonds	68
Immunsystem (spezifische Abwehr)	299, 302
Immunsystem (unspezifische Abwehr)	299
Nichtigkeit	90
Rechtsfähigkeit	81
Rechtsgeschäfte	86
Steigerungssätze nach GOZ	150, 154
Tarifvertrag, Tarifvertragspartner	22
Telematikinfrastruktur	244
Vertragsverhältnisse	209
Viereckmodell	142
Zahnärztekammern und Kassenzahnärztliche Vereinigungen	51
Zusammensetzung und Funktionen von Speichel	114, 351

Abkürzungsverzeichnis

AHA	American Heart Association
AIDS	Acquired Immune Deficiency Syndrome
ALS	advanced life support
API	Approximalraum-Plaque-Index
ArbSchG	Arbeitsschutzgesetz
ASS	Acetylsalicylsäure
BEB	Bundeseinheitliche Benennungsliste für zahntechnische Leistungen, Privatgebührenverzeichnis für Zahntechniker
BEL II	Bundeseinheitliches Verzeichnis der abrechnungsfähigen zahntechnischen Leistungen (für Kassenpatienten)
BEMA	Einheitlicher Bewertungsmaßstab für zahnärztliche Leistungen
BG	Berufsgenossenschaft
BGB	Bürgerliches Gesetzbuch
BGR	Berufsgenossenschaftliche Regel
BGW	Berufsgenossenschaft für Gesundheitsdienst und Wohlfahrtspflege
BioStoffV	Biostoffverordnung
BKV	Bundeseinheitliches Kassenverzeichnis
BLS	basic life support
BMV-Z	Bundesmantelvertrag Zahnärzte
Btm	Betäubungsmittel
BtMG	Betäubungsmittelgesetz
BtMVV	Betäubungsmittel-Verschreibungsverordnung
BZÄK	Bundeszahnärztekammer
CHX	Chlorhexidin
CPR	kardiopulmonale Reanimation
CT	Computertomografie
DAJ	Deutsche Arbeitsgemeinschaft für Jugendzahnpflege
D-Arzt	Durchgangsarzt
DAZ	Deutscher Arbeitskreis für Zahnheilkunde
DGE	Deutsche Gesellschaft für Ernährung e. V.
DGK	Deutsche Gesellschaft für Kardiologie
DGZMK	Deutsche Gesellschaft für Zahn-, Mund- und Kieferheilkunde
DH	Dentalhygieniker*in
DPE	Datensatz Persönliche Erklärungen (auf eGK)
Drg.	Dragee
DVT	Digitale Volumentomografie
DVT	digitale Volumentomografie
eAU	(elektronische) Arbeitsunfähigkeitsbescheinigung
e-Bonusheft	elektronisches Bonusheft
EBZ	Elektronisches Beantragungs- und Genehmigungsverfahren Zahnärzte
eGK	elektronische Gesundheitskarte
eHBA	(elektronischer) Heilberufsausweis
eHKP	(elektronischer) Heil- und Kostenplan
eHKT	e-Health Kartenterminal (Lesegerät für eGK)
EKG	Elektrokardiogramm
eMP	elektronischer Medikationsplan (auf eGK)
Endo	Endodontie, Endodontologie
ePA	elektronische Patientenakte
ERC	European Resuscitation Council
eRezept	(elektronisches) Rezept
EWZ	Einwirkzeit
F.	Foramen
FAL	funktionsanalytische Leistungen
FDI	Fédération Dentaire Internationale
FFP	filtering facepiece (engl.); partikelfiltrierende Halbmaske
FRS	Fernröntgenseitenaufnahme/-bild
FZ	Festzuschuss
G-BA	Gemeinsamer Bundesausschuss
GefStoffV	Gefahrstoffverordnung
GHS	Global Harmonisiertes System
GIZ	Glasionomerzement
GKV	gesetzliche Krankenversicherung
GOÄ	Gebührenordnung für Ärzte
GOZ 12	Gebührenordnung für Zahnärzte von 2012
HIV	human immunodeficiency virus, Humanes Immunschwäche-Virus
HVM	Honorarverteilungsmaßstab
i. a.	intraarteriell
i. c.	intrakutan
i. m.	intramuskulär
i. v.	intravenös
ICD	Internationale Klassifikation medizinischer Diagnosen
IfSG	Infektionsschutzgesetz
INR	International Normalized Ratio
IP	Individualprophylaxe
ISO	International Organization for Standardization
ITN	Intubationsnarkose
KBR-Behandlung	Kieferbruchbehandlung
KCH-Leistungen	konservierend-chirurgische Leistungen
KFO	Kieferorthopädie
KFO-Leistungen	kieferorthopädische Leistungen
KIG	kieferorthopädische Indikationsgruppen
KIM	Kommunikation im Medizinwesen (über verschlüsselte Emails)
Kps.	Kapsel
KZBV	Kassenzahnärztliche Bundesvereinigung
KZV	Kassenzahnärztliche Vereinigung

Abkürzungsverzeichnis

LA	Lokalanästhetika
Lsg.	Lösung
LZÄK	Landeszahnärztekammer
M.	Musculus
MAV	Mund-Antrum-Verbindung
MIO	medizinisches Informationsobjekt (für e-Bonusheft, Untersuchungshefte, usw.)
MKV	Mehrkostenvereinbarung
Mm.	Musculi
MPBetreibV	Medizinprodukte-Betreiberverordnung
MPDG	Medizinprodukterecht-Durchführungsgesetz
MRSA	mulitresistenter Staphylococcus aureus, methicillinresistenter Staphylococcus aureus
N.	Nervus
NBS	Nursing-Bottle-Syndrom
NEM	Nicht-Edelmetall
NEM-Legierung	Nicht-Edelmetall-Legierung
NFD	Notfalldatensatz (auf eGK)
Nn.	Nervi
NNH	Nasennebenhöhlen
OK	Oberkiefer
OP	Operation
OPG	Orthopantomogramm
PA-	Parodontal-
PA(R)	Parodontalbehandlung/Parodontalstatus
PBI	Papillen-Blutungs-Index
PKV	private Krankenversicherung
ppm	parts per million (Teile pro Million)
PSA	persönliche Schutzausrüstung
PSI	parodontaler Screening-Index
PVS	Praxisverwaltungssystem
PZR	professionelle Zahnreinigung
QES	qualifizierte elektronische Signatur (über KIM im EBZ)
RDA	Radioactive Dentin Abrasion, Relative Dentin-Abrasion
RDG	Reinigungs- und Desinfektions-Gerät
RKI	Robert Koch-Institut
RöV	Röntgenverordnung
s.c.	subkutan
s.m.	submukös
SBI	Sulkus-Blutungsindex
SGB V	Sozialgesetzbuch – Fünftes Buch
Supp.	Suppositorien ,-um
Susp.	Suspension
Sv	Sievert
TB, Tb, Tbc, TBC	Tuberkulose
Tbl.	Tablette, Tabletten
TI	Telematikinfrastruktur
TRBA	Technische Regeln für biologische Arbeitsstoffe
UK	Unterkiefer
UVV	Unfallverhütungsvorschriften
vdek	Verband der Ersatzkassen
VSDM	Versichertenstammdatenmanagement
WHO	World Health Organization, Weltgesundheitsorganisation
WSR	Wurzelspitzenresektion
ZA	Zahnarzt
ZE	Zahnersatz
ZFA	Zahnmedizinische*r Fachangestellte*r
ZMF	Zahnmedizinische*r Fachassistentin*er
ZMP	Zahnmedizinische*r Prophylaxeassistent*in
ZMV	Zahnmedizinische Verwaltungsassistent/in
ZNS	zentrales Nervensystem, Zentralnervensystem

Die idealen Begleiter zu diesem Buch

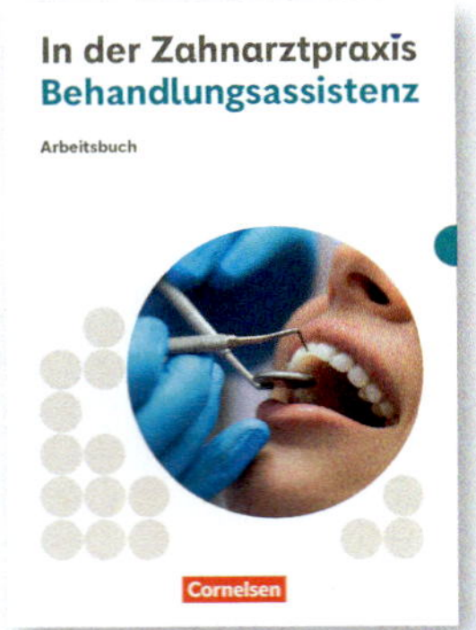

Behandlungsassistenz in der Zahnarztpraxis
Arbeitsbuch
978-3-06-452393-7

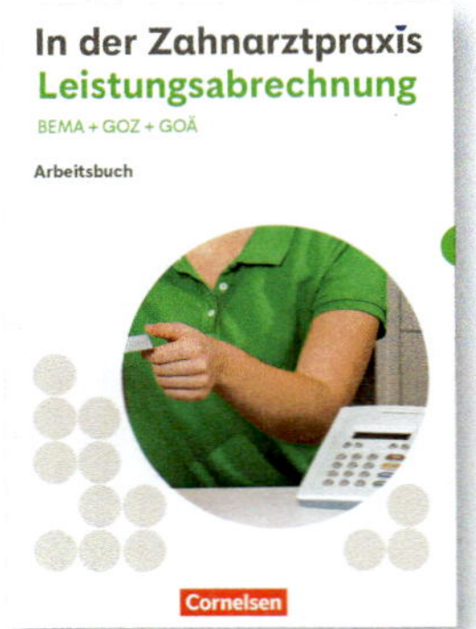

Leistungsabrechnung in der Zahnarztpraxis
Arbeitsbuch
978-3-06-452395-1

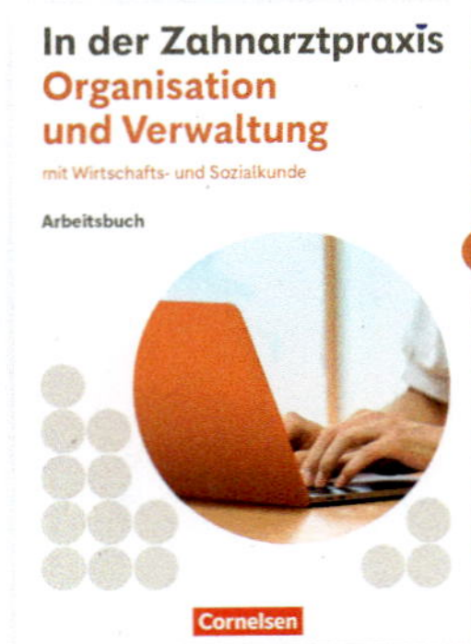

Organisation & Verwaltung in der Zahnarztpraxis
Arbeitsbuch
978-3-06-452394-4

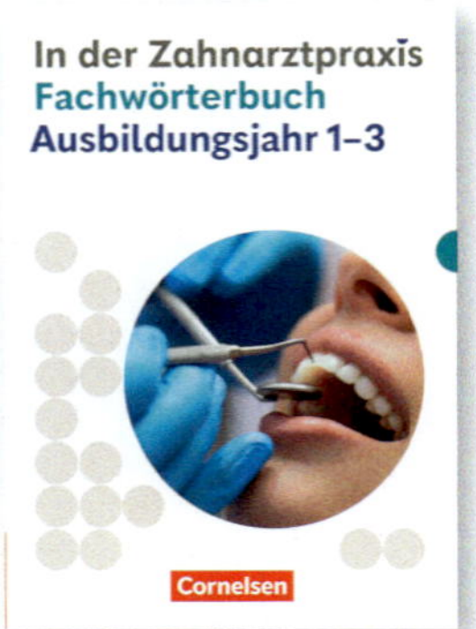

Fachwörter in der Zahnarztpraxis
Fachwörterbuch
978-3-06-452398-2

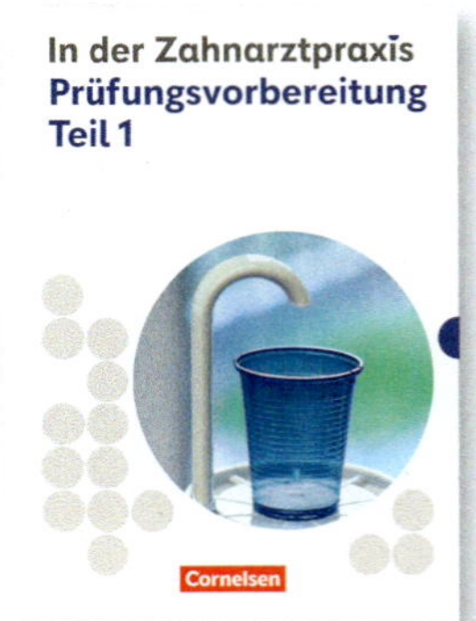

Prüfungsvorbereitung in der Zahnarztpraxis
Teil 1
978-3-06-452396-8

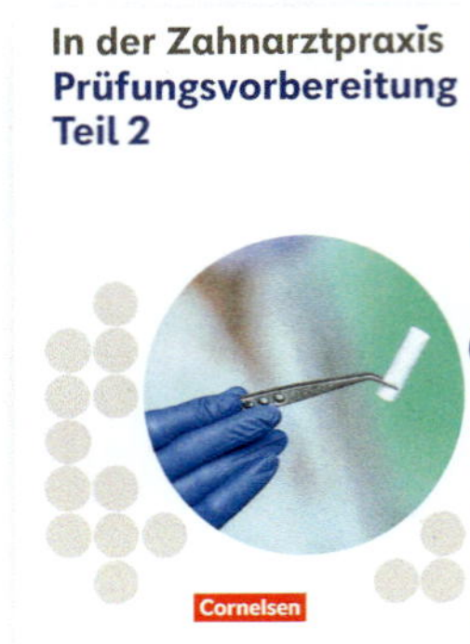

Prüfungsvorbereitung in der Zahnarztpraxis
Teil 2
978-3-06-452397-5

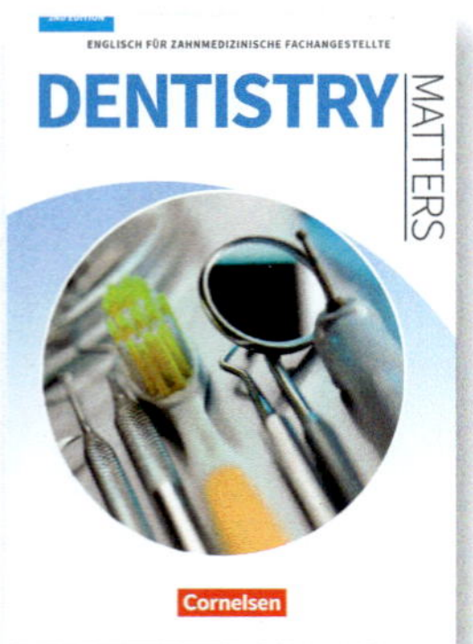

Dentistry Matters
Englisch für zahnmedizinische Fachangestellte
Second Edition A2/B1
Schulbuch
978-3-06-451423-2